宫颈癌保育手术治疗学

Fertility-sparing Surgery for
Cervical Cancer

宫颈癌保育手术治疗学

Fertility-sparing Surgery for Cervical Cancer

主　编　吴小华

副主编　李　璡　陈小军

人民卫生出版社
·北　京·

图书在版编目（CIP）数据

宫颈癌保育手术治疗学 / 吴小华主编 . —北京：人民卫生出版社，2023.1（2023.4 重印）

ISBN 978-7-117-34147-9

Ⅰ.①宫…　Ⅱ.①吴…　Ⅲ.①子宫颈疾病 —癌 —妇科外科手术　Ⅳ.①R737.330.5

中国版本图书馆 CIP 数据核字（2022）第 229395 号

人卫智网	www.ipmph.com	医学教育、学术、考试、健康，购书智慧智能综合服务平台
人卫官网	www.pmph.com	人卫官方资讯发布平台

宫颈癌保育手术治疗学
Gongjing'ai Baoyu Shoushu Zhiliaoxue

主　　编：吴小华

出版发行：人民卫生出版社（中继线 010-59780011）

地　　址：北京市朝阳区潘家园南里 19 号

邮　　编：100021

E - mail：pmph @ pmph.com

购书热线：010-59787592　010-59787584　010-65264830

印　　刷：人卫印务（北京）有限公司

经　　销：新华书店

开　　本：889×1194　1/16　印张：39

字　　数：1098 千字

版　　次：2023 年 1 月第 1 版

印　　次：2023 年 4 月第 2 次印刷

标准书号：ISBN 978-7-117-34147-9

定　　价：258.00 元

打击盗版举报电话：010-59787491　E-mail：WQ @ pmph.com

质量问题联系电话：010-59787234　E-mail：zhiliang @ pmph.com

数字融合服务电话：4001118166　E-mail：zengzhi @ pmph.com

编者（以姓氏汉语拼音为序）

曹思宇
Siyu Cao，M.D.
主治医师
复旦大学附属肿瘤医院 妇瘤科

陈小军
Xiaojun Chen，M.D.，Ph.D.
副主任医师
复旦大学附属肿瘤医院 妇瘤科

冯 威
Wei Feng，M.D.，Ph.D.
主任医师
复旦大学附属肿瘤医院 心理医学科

冯 征
Zheng Feng，M.D.
主治医师
复旦大学附属肿瘤医院 妇瘤科

付 怡
Yi Fu，M.D.
主治医师
复旦大学附属肿瘤医院 放射诊断科

葛慧娟
Huijuan Ge，M.D.
主治医师
复旦大学附属肿瘤医院 病理科

Carlos Martínez Gómez，M.D.
Department of Gynecologic Oncology，Oscar
Lambret Center，France

郭勤浩
Qinhao Guo，M.D.，Ph.D.
主治医师
复旦大学附属肿瘤医院 妇瘤科

Houssein El Hajj，M.D.
Department of Gynecologic Oncology，Oscar
Lambret Center，France

韩啸天
Xiaotian Han，M.D.
副主任医师
复旦大学附属肿瘤医院 妇瘤科

胡 娜
Na Hu，M.D.
副主任医师
复旦大学附属肿瘤医院 超声科

黄官梦茜
Guanmengqian Huang，M.D.，Ph.D.
住院医师
复旦大学附属肿瘤医院 妇瘤科

Delphine Hudry，M.D.
Department of Gynecologic Oncology，
Oscar Lambret Center，France

居杏珠
Xingzhu Ju，M.D.，Ph.D.
主任医师
复旦大学附属肿瘤医院 妇瘤科

柯桂好
Guihao Ke，M.D.，Ph.D.
副主任医师
复旦大学附属肿瘤医院 妇瘤科

Christhardt Köhler，M.D.
Professor and Chief doctor（Chefarzt）
Department of Special Operative and Oncologic
Gynecology，Asklepios Klinik Altona，Germany.

Éric Leblanc，M.D.，Ph.D.
Professor and Chair（Chef de pôle）
Department of Gynecologic Oncology，Centre Oscar Lambret，France

李 璡
Jin Li，M.D.，Ph.D.
副主任医师
复旦大学附属肿瘤医院 妇瘤科

李佳佳
Jiajia Li，M.D.，Ph.D.
主治医师
复旦大学附属肿瘤医院 妇瘤科

李晓琦
Xiaoqi Li，M.D.
主治医师
复旦大学附属肿瘤医院 妇瘤科

梁山辉
Shanhui Liang，M.D.，Ph.D.
副主任医师
复旦大学附属肿瘤医院 妇瘤科

刘 群
Qun Liu，B.M.
护师
复旦大学附属肿瘤医院 心理医学科

刘 帅
Shuai Liu，M.D.，Ph.D.
副主任医师
复旦大学附属肿瘤医院 核医学科

刘开江
Kaijiang Liu，M.D.
主任医师
上海交通大学医学院附属仁济医院 妇科肿瘤科

Fabrice Narducci，M.D.
Department of Gynecologic Oncology，Oscar Lambret Center，France

倪孟冬
Mengdong Ni，M.D.
住院医师
复旦大学附属肿瘤医院 妇瘤科

平 波
Bo Ping，M.D.，Ph.D.
副主任医师
复旦大学附属肿瘤医院 病理科

Pedro T.Ramirez，M.D.
Professor
Department of Gynecologic Oncology and Reproductive Medicine，Division of Surgery，The University of Texas MD Anderson Cancer Center，USA

Gloria Salvo，M.D.
Clinical Research Associate
Department of Gynecologic Oncology and Reproductive Medicine，The University of Texas MD Anderson Cancer Center，USA

佘 蔚
Wei She，B.M.
心理评估师
复旦大学附属肿瘤医院 心理医学科

沈 洁
Jie Shen，Ph.D.
主管医师
复旦大学附属肿瘤医院 肿瘤预防部

孙晓溪
Xiaoxi Sun，M.D.，Ph.D.
主任医师
复旦大学附属妇产科医院 妇科内分泌与生殖医学科

王 宁
Ning Wang，M.D.，Ph.D.
主任医师
大连医科大学附属第二医院 妇产科

于 泽
Ze Yu，M.D.
住院医师
复旦大学附属肿瘤医院 心理医学科

温 灏
Hao Wen，M.D.
副主任医师
复旦大学附属肿瘤医院 妇瘤科

余 敏
Min Yu，M.D.
住院医师
复旦大学附属肿瘤医院 妇瘤科

吴 勇
Yong Wu，M.D.，Ph.D.
住院医师
复旦大学附属肿瘤医院 妇瘤科

张丹丹
Dandan Zhang，M.D.
副主任医师
中国医科大学附属盛京医院 妇产科

夏玲芳
Lingfang Xia，M.D.
副主任医师
复旦大学附属肿瘤医院 妇瘤科

郑 莹
Ying Zheng，MPH.
主任医师
复旦大学附属肿瘤医院 肿瘤预防部

徐 菲
Fei Xu，M.D.，Ph.D.
住院医师
复旦大学附属肿瘤医院 妇瘤科

朱 俊
Jun Zhu，M.D.
副主任医师
复旦大学附属肿瘤医院 妇瘤科

主编秘书 倪孟冬 李嘉娜 余 敏

宫颈癌保育手术治疗学

Fertility-sparing Surgery for
Cervical Cancer

序 一

如果说人类消除天花与人类登月同辉，也可以说消除宫颈癌，犹如奉献给妇女一片明亮的天空。吴小华教授主编的《宫颈癌保育手术治疗学》，则是澄澈明亮天空飘来的一股清风。

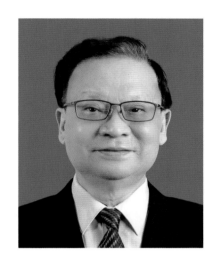

宫颈癌是世界第四大常见的女性癌症，80% 发生在发展中国家。我国人口众多，经济、文化、卫生发展不平衡，宫颈癌的患病率和死亡率均较高，这是一项重要的防治任务。

值得提出的是，WHO 在 2020 年 11 月发布了包括中国在内的 194 个国家共同签署和承诺的《加速消除子宫颈癌全球战略》。提出在 2030 年，90% 的女孩，在 15 岁以前进行 HPV 疫苗接种；70% 的 35~45 岁的女性能接受高质量的筛查；90% 的宫颈癌及癌前病变患者都能得到治疗和护理。使之在 2030 年发病率降到 4/100 000 万以下。这一目标是全球战略，是国家行动，是我们的责任。

我国政府高度重视宫颈癌的防治，近年来相继发布了多项指示，强化宫颈癌的防治及其具体措施，以完成全球战略任务，这是我们攻克和消除子宫颈癌的集结号和动员令。

在这样的情势下，《宫颈癌保育手术治疗学》问世了，不啻是锦上添花，尤为令人振奋！

手术是宫颈癌治疗的主要手段之一，从 1878 年以来，Wertheim 和 Meigs 建立了以切除子宫为基础的宫颈癌根治性手术，大大改善了宫颈癌的预后，成为宫颈癌治疗的经典手术，但这一术式也使比较年轻的宫颈癌患者失去了生育功能。身体和心理的救治是相辅相成的。当经历了破坏性手术的长期阵痛之后，学者们一直在寻求保护性或者建设性的手术或其他治疗方法，"鱼与熊掌"或可兼而有之。

因此，1987 年，法国医生 Daniel Dargent 革命性地开创了经阴道根治性宫颈切除而保留子宫或生育功能的手术，谱写了宫颈癌手术的新篇章。

根治性宫颈切除术（或称 Dargent 手术）是现代技术和人文观念的完美结合，是具有时代标志的手术。正如 Dargent 所说，"外科医生的职责并不是创造吉尼斯纪录，而是让他们的患者信任他们自己，并为患者提供最适合的治疗手段"。我想这也是本书的主要技术论点和哲学观念。

借此，也让我们更深入地理解本书的要旨，即对病人全生命周期的管理与手术治疗的全方位考虑；更确切地诠释了微创是减少损伤、避免损伤的一种理念，而不仅仅是一种术式；更强化了保护意识，如保护器官、保护组织、保护功能和保护精神心理。这才是外科或者外科医生的基本修养、观念和技术体现。

吴小华教授从事妇科肿瘤临床诊疗工作 30 余年，致力于临床和基础研究，特别是对于保留患者生育功能的研究,是国内率先开展经腹宫颈癌保留生育功能手术的专家之一,其团队也是世界上完成这一手术例数最多的团队,值得称道。这本书虽然名曰"保育手术",实际上,他们利用自身丰富的经验和卓尔不凡的成果,从宏观的历史到微观的分子病理,从具体的影像评估到抽象的心理分析,从经典的经腹手术及腹腔镜手术资料的展示到前沿的临床试验分享,乃至HPV疫苗的应用等,都阐述得十分全面、周详而细腻,是难得的重要参考书。

我们要完成"加速消除宫颈癌"的战略任务,如若还有吴小华教授奉献的保留生育功能的大作相辅,岂不是更加完美和鼓舞人心!因此,我高兴地读到这本书,并且更高兴地把它推荐给同道们。

郎景和

著名妇产科学家

中国工程院　院士

北京协和医院妇产科名誉主任

二〇二二年国庆节

序 二

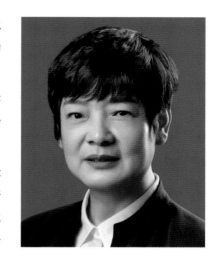

　　全球肿瘤发病率整体呈上升趋势，另外，随着宫颈癌筛查的普及和诊断技术的进步，宫颈癌发病越发趋于年轻化。伴随着多种治疗的进展，患者生存期延长，年轻患者对于生育功能保存的需求越发凸显。而手术、化疗、放疗和靶向治疗均可不同程度地导致生育力损害或者降低，因此建立完善的治疗体系，加强肿瘤患者生理、心理多方位支持，为患者提供生育选择具有显著的社会意义。

　　在为探索保留生育功能做出的诸多尝试中，最为引人注目的即是保留宫体的广泛宫颈切除术。子宫是孩子的摇篮，该类手术的开展跨出了宫颈癌保育革命性的一步。但目前宫颈癌患者生育功能保护主要还处在结构完整性的保护阶段，部分患者在接受广泛宫颈切除后生育力降低，或无法自然妊娠，个中原因包括心理畏惧、生殖道不通畅、内分泌异常等等，不一而足。辅助生殖技术的进步，与宫颈癌保育手术相辅相成，胚胎、配子或者卵巢冷冻技术日臻成熟，联合妇科内分泌治疗，肿瘤患者生育不再是遥不可及的奢望。

　　《宫颈癌保育手术治疗学》详述了不同分期、分级及病理类型下的宫颈恶性肿瘤患者的个体化选择。与常规手术类书籍不同的是，该书还对术后的妊娠相关问题、女性心理健康问题进行阐述，不失为一大特色。全书贯穿着"保育"这一主线，同时将近年宫颈癌治疗中最重要、最前沿的内容涵盖其中，内容新颖，资料丰富，相信本书对所有从事妇科肿瘤的医生们都有所助益。

　　人口是国家的永恒话题，适度提高生育水平，实现人口均衡发展，每一个微小的努力都值得肯定。宫颈癌保育实现的不仅是个人家庭的和谐，也为社会的和谐起到推动作用。

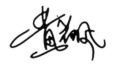

中国科学院　院士

英国皇家妇产科学院　荣誉院士

发展中国家科学院　院士

中国医学科学院　学部委员

复旦大学附属妇产科医院　教授

复旦大学生殖与发育研究院　院长

二〇二二年十月

PREFACE THREE

Surgery for cervical cancer has evolved dramatically over the past 70 years. Due to advances in cervical cancer screening and the early detection and treatment of precancerous lesions, the incidence of cervical cancer continues to decrease year over year in many nations. Worldwide, however, cervical cancer, which largely affects younger women, remains the fourth most common gynecologic malignancy, as high rates persist in low-and middle-income countries. As the uptake of cervical cancer screening begins to increase in many of these nations more women will be diagnosed with localized as opposed to advanced-stage disease, warranting more precise, personalized treatment, especially for those who desire uterine preservation and future childbearing.

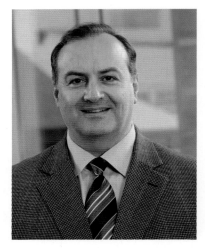

Historically, cervical cancer surgery has consisted of an upfront abdominal or vaginal radical hysterectomy to resect primary disease or an ultraradical pelvic exenteration to manage recurrent disease after radiation therapy. During my training in the 1990s, there were minimal less-radical options even for early-stage ⅠA-ⅠB1 cervical carcinoma, and fertility-sparing surgery was not available even in the most advanced cancer centers. As newer, less-invasive procedures were developed over the past three decades, the concept of fertility-sparing treatment for early-stage cervical cancer began to take hold, eventually becoming a standard of care in numerous practices worldwide and included in national and international guidelines.

This textbook, by Professor Xiaohua Wu and colleagues, is the first academic work of its kind in the field of fertility-sparing treatment for cervical cancer published in China. Professor Wu has put together a remarkable series of chapters that cover the most important aspects of cervical cancer treatment, with an emphasis on surgical anatomy, pathology, accurate imaging diagnostics, and the prioritization of fertility-sparing approaches, including conization, radical trachelectomy, minimally invasive approaches, uterine transplantation, and the management of cervical cancer during pregnancy.

I envision this work on the *Fertility-Sparing Surgery for Cervical Cancer* will quickly become an essential educational resource and guide for all gynecologists, gynecologic oncologists, and other physicians who care for women of reproductive age in China, enhancing the awareness, popularization, and dissemination of these life-changing techniques in a safe, responsible manner. I applaud my colleagues for this amazing work.

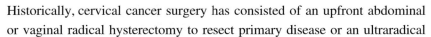

M. D., Prof.
Chief, Gynecology Service
Avon Chair Gynecologic Oncology
Weill Cornell Medical College
Memorial Sloan Kettering Cancer Center
Oct., 2022

序 三

在过去的 70 年中,宫颈癌手术有了长足进展,随着宫颈癌筛查及癌前病变早期诊治的进步,许多国家的宫颈癌发病率呈持续下降趋势。然而,在全球范围内,宫颈癌仍为第四大最常见妇科恶性肿瘤,主要影响年轻女性,且在中低收入国家中发病率居高不下。随着宫颈癌筛查在诸多国家开始普及,将有更多的女性在疾病早期就被诊断出来,因此亟需更精准和个体化的治疗,尤其对于那些希望保留子宫和生育功能的女性。

历史上,宫颈癌手术包括为清除原发病灶而进行的直接经腹或经阴道根治性子宫切除术,以及为切除放疗后复发病灶而进行的超根治性盆腔廓清术。在 20 世纪 90 年代的妇瘤专科培训时期,即便是ⅠA~ⅠB1 期的宫颈癌也鲜有相对保守的根治术式选择,而且即使在最先进的癌症中心也没有宫颈癌保育手术。在过去 30 年中,随着新的改良手术的发展,在早期宫颈癌患者中施行保育手术这一理念开始站稳脚跟,最终在全世界诸多临床实践中成为标准治疗,并被纳入国际指南。

由吴小华教授及其团队所撰写的宫颈癌保育手术治疗教科书,是第一部宫颈癌保育治疗领域的学术著作。吴教授以保育手术为重点编写了系列章节,涵盖宫颈癌治疗的诸多重要方面,强调了解剖、病理以及影像诊断,全方位阐述了包括锥切术、根治性宫颈切除术、微创手术甚至子宫移植术在内的多种保育相关术式,此外还介绍了妊娠期宫颈癌的管理,可谓精彩纷呈。

我乐见其成,这本《宫颈癌保育手术治疗学》将很快成为中国所有关心育龄期女性生育的妇科、妇瘤科医生以及其他医生的重要学习资源,它以严谨负责的方式提高这项改变命运的技术的知晓度,并且起到传播和普及的作用。我为我的同行们所做的出色工作而鼓掌喝彩。

医学博士,教授

纽约斯隆凯特琳癌症中心妇外科主任

Avon(雅芳)妇科肿瘤讲席教授

威尔康奈尔大学医学院教授

二〇二二年十月

前　言

我国每年约有 23 万新发育龄期女性恶性肿瘤患者,得益于现代肿瘤诊疗水平的提高,部分肿瘤患者获得了长期生存。然而,现代肿瘤治疗手段,无论是手术、放疗、化疗甚至靶向治疗均会影响患者的生育力,如何提高这些长期生存患者的生存质量、保留生育力是一个新的、重要的话题,由此,肿瘤生殖学(Oncofertility)这一交叉学科应运而生。美国临床肿瘤学会已发布并定期更新癌症患者保留生育力的临床指南,告诫每一位肿瘤医生对患者生育力做最大努力的保护,并且在治疗开始前告知患者目前治疗措施对生育力的损害及生育力保存的最佳选择。近 30 年来,宫颈癌发病年龄趋于年轻化,15~45 岁患者占 40%,其中不乏未婚未育或者希望再次生育的患者。尤其在 2021 年我国公布了《中共中央国务院关于优化生育政策促进人口长期均衡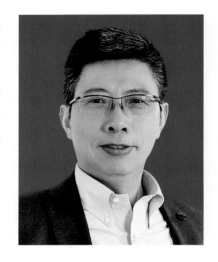发展的决定》后,实施一对夫妻可以生育三个子女政策及配套支持措施,年轻宫颈癌患者保育需求日益增加。根治性子宫切除作为治疗早期宫颈癌行之有效的成熟技术,已有百年历史,术后患者 5 年生存率可高达 90% 以上,但年轻患者往往因生育力丧失而遗憾终身。而根治性宫颈切除术的出现正是实现了宫颈癌患者生育力从无到有的跨越,成为肿瘤患者保留生育力治疗成功的典范。

自根治性宫颈切除术问世以来,不过短短 30 年时间,在美国 30 岁以下宫颈癌患者中,根治性宫颈切除术手术占比从 2004 年的 4.6% 增至 2014 年的 17.0%,已然成为早期年轻宫颈癌患者的标准治疗选择。21 世纪之初,根治性宫颈切除术被引入我国,该手术迄今总共报道仅 1 000 余例,相较于中国宫颈癌每年 12 万的新增量显得尤为不足,因此亟须将此项手术推广优化,让更多的中国年轻宫颈癌患者从中获益。2002 年,复旦大学附属肿瘤医院在国内率先开展经腹根治性宫颈切除术,至今已积累 500 余例手术经验,成为世界上单中心手术数量最大的医院。到目前为止,国内外尚无根治性宫颈切除术专著来系统地介绍宫颈癌保育手术术式以及相关术前、术后处理原则和方法。结合国内外该领域进展,把我们复旦标准、经验、心得总结成册,供同行们参考,一直是我们团队的心愿,也是我们义不容辞的责任。苦于繁忙的日常临床工作,难以成书,今年夏春之际,让我们觅得写作之隙,历经数月,《宫颈癌保育手术治疗学》终于呈现在您的面前。

本书以"手术篇"作为中心内容,用图文和影像的形式,详尽介绍经腹(ART)、经阴道(VRT)、腹腔镜(LRT)根治性宫颈切除术,以及多种方法的宫颈锥切术。其中,为了溯源来自法国的 Dargent 手术,我们特地邀请法国 Eric Leblanc 教授编写 VRT 章节,以及德国 Christhardt Köhler 教授录制 VRT 手术视频。2018 年发表在 *NEJM* 杂志的 LACC 研究震撼妇瘤界,并影响保育手术术式的选择。为此,我们又特邀 LACC 研究 PI——来自美国 MDACC 的 Pedro T.Ramirez 教授撰写"微创根治性宫颈切除术：手术入路的思考"一章，他基于 IRTA 国际多中心研究，就手术入路问题给出了清晰答案。本篇进一步展开对宫颈癌各类保育手术的适应证、肿瘤安全性及妊娠结局等问题的讨论，为读者提供保育手术的全方位视角。此外，好发于年轻女性甚至女童的宫颈恶性肿瘤，如宫颈葡萄簇横纹肌肉瘤、宫颈腺肉瘤和宫颈透明细胞癌等，因发病罕见，往往只有个例保育手术报道，指南中均不涉及此类肿瘤，本篇结合本中心的经验与大家分享。子宫移植和移位以及卵巢移位作为保育失败的补救措施，我们在"特殊手术处理篇"中就其有效性及争议等进行讨论。淋巴结切除和神经保留与提高宫颈癌患者生活质量相关，故此亦分别讨论。

围绕保育手术，在"基础篇"中涉及的术前影像学评估和术中病理学诊断，均是保育是否成功的关键所在。此外，宫颈癌流行病现状和趋势强调了提升对宫颈癌认知的必要性，宫颈癌的分子特征又为生物靶向治疗提供了理论支持。在特定的保育人群中，虽然根治性宫颈切除术完全达到、甚至超过非保育根治性子宫切除术的肿瘤安全性，但术后随访与处理同样不可或缺，我们进一步在"随访与复发处理篇"中分别讨论术后并发症处理，放疗、系统治疗及盆腔廓清术的应用。宫颈癌保育患者的心理往往被低估或忽视，本书同样邀请相关心理学专家给予专业指导，为宫颈癌患者的保育提供全程管理参考。

本书的编写得到诸多国内外同行关心和帮助，国际著名专家欣然应邀参编，更是体现了国际合作精神和友谊情怀。在本书付梓之际，幸得我国著名妇产科专家郎景和院士、生殖医学专家黄荷凤院士和美国纽约 MSKCC 妇外科主任 Nadeem R. Abu-Rustum 教授序言，充满肯定和激励，在此一并感谢！

回顾宫颈癌治疗的历史进程，每百年树立一个伟大的里程碑。19 世纪末 Wertheim 手术给予无数宫颈癌患者以生命，20 世纪末 Dargent 手术给予无数年轻患者以生育希望，那么 21 世纪末呢？经科学预测，宫颈癌在 21 世纪末或可成为第一个通过三级预防即可实现被彻底消灭的人类恶性肿瘤。在充满期许的同时，前方仍有近 80 年的长路要走，任重道远，借本书为此尽绵薄之力，深感欣慰！

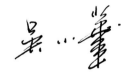

医学博士、教授、主任医师、博士研究生导师

复旦大学附属肿瘤医院　妇瘤科主任

妇科肿瘤多学科综合治疗首席专家

中国抗癌协会妇科肿瘤专委会　主任委员

上海市抗癌协会妇科肿瘤专委会　主任委员

二〇二二年十月于黄浦江畔

宫颈癌保育手术治疗学

Fertility-sparing Surgery for
Cervical Cancer

目 录
CONTENTS

《宫颈癌保育手术治疗学》配套增值内容步骤说明

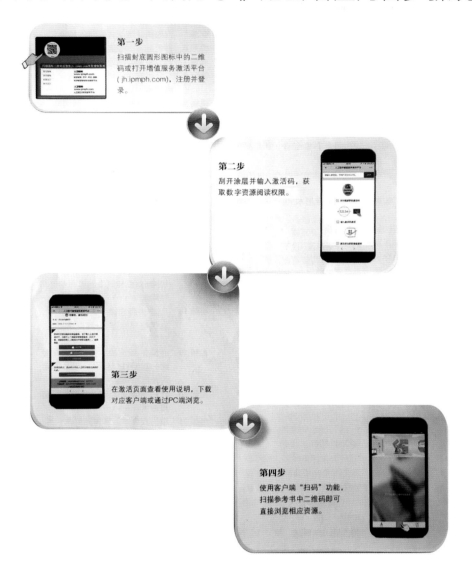

第一步
扫描封底圆形图标中的二维码或打开增值服务激活平台（jh.ipmph.com），注册并登录。

第二步
刮开涂层并输入激活码，获取数字资源阅读权限。

第三步
在激活页面查看使用说明，下载对应客户端或通过PC端浏览。

第四步
使用客户端"扫码"功能，扫描参考书中二维码即可直接浏览相应资源。

二维码资源

（以下视频需下载"人卫图书增值客户端"，扫描方法见配套增值内容步骤说明）

宫颈癌保育手术治疗学

Fertility-sparing Surgery for
Cervical Cancer

第一篇 基础篇

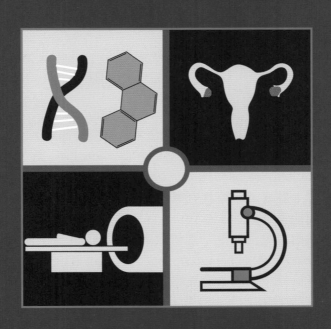

第一章 宫颈癌手术治疗演进史

Chapter 1 Evolution of Surgical Treatment for Cervical Cancer

倪孟冬 吴小华

第一节 根治性手术发展历史

1895 年,美国约翰霍普金斯医院的住院医生 John Clark 施行了第一次真正意义上的子宫根治性切除。1912 年,奥地利医生 Ernst Wertheim 在 *the American Journal of Obstetrics and Diseases of Women and Children* 杂志上发表了一篇具有里程碑意义的文章,详细描述了 1898 年至 1911 年期间他所开展的 500 例"子宫恶性肿瘤的腹部扩大手术",即目前被广泛认知的经腹根治性子宫切除术(abdominal radical hysterectomy),简称魏氏术(Wertheim's operation),也成为宫颈癌根治手术的代名词。但是,由于当时根治性手术的高致死率,以及 1898 年镭和 X 线的发现并被应用于肿瘤治疗,放疗在接下来的数十年里成为宫颈癌的首要治疗方式,而宫颈癌的手术治疗进入了低谷。与此同时,1931 年上海成立了中比镭锭治疗院,即如今复旦大学附属肿瘤医院的前身,开启了采用镭治疗包括宫颈癌在内的肿瘤的国内先河。1940 年后,随着抗生素的发现以及输血技术的成熟,手术并发症及死亡率得到极大降低,同时放疗的远期并发症和放疗抵抗的宫颈癌病例逐渐显现,人们重新将目光投向手术治疗。随着魏氏术的推广和改良,根治性手术的目标也逐渐从降低死亡率转为提高术后生活质量,20 世纪末,宫颈癌保留生育功能手术技术的成熟与推广,标志着宫颈癌手术治疗革命性的进步。

一、魏氏术的起源

早在 1878 年,德国妇科医生 Wilhelm Alexander Freund 便提出标准化经腹子宫切除术,为妇科肿瘤的手术治疗做出了初步尝试,但限于其高死亡率以及生存获益甚微,后续并未广泛开展[1]。1889 年,美国医生 William Halsted 在乳腺癌中提出完整切除(en bloc resection)概念后,约翰霍普金斯医院的两位住院医生 John Clark 和 Emil Ries 也提出针对宫颈癌的完整切除范围,包括宫颈、宫体、输卵管及宫旁组织,并且在 1895 年做了首次尝试[1]。1898 年,

Wertheim 报道了首例经腹根治性子宫切除术,并于 1912 年回顾性分析了 500 个手术案例,对围手术期及技术难点做了细致描述,为宫颈癌根治术的发展奠定了基础[2]。

Wertheim 认为腹膜炎是导致术后死亡的重要原因,因此他主张经腹手术,并且坚持将阴道切开作为取出标本前的最后一步操作,还为此设计了特殊的弯曲的夹子用于夹紧阴道,以减少肿瘤组织以及阴道内细菌在腹腔内的播散。另外,术中大量失血也是增加手术死亡率的重要原因。为此,Wertheim 尝试过结扎髂内动脉,后来他通过使用宫旁夹钳以减少术中出血。对于术后并发症,Wertheim 提出将输尿管自阔韧带至膀胱入口处进行全程钝性游离,以减少输尿管损伤以及输尿管阴道瘘的发生;他还提出用手指充分分离直肠阴道间隙,以保护直肠从而减少直肠阴道瘘的发生。针对区域淋巴结的处理问题,Wertheim 主张在髂内外血管、闭孔血管区域探查,只切除肿大淋巴结而非进行系统性淋巴结清扫。在他所报道的 500 例患者中,可切除率达 50%,总体围手术期死亡率为 18.6%,另外 18.4% 的患者在 5 年内无复发证据,这些数据也成为以后几十年其他手术方法比较的标准。

二、魏氏术的改良

1911 年,日本医生 Shouhei Takayama 报道其在 Wertheim 的基础上扩大宫旁切除范围,从而将可切除率提高至 81.5%[3]。至 1921 年,Takayama 的学生 Hidekazu Okabayashi 在此基础上进一步对手术进行改良,将膀胱宫颈韧带后叶进行分离,进一步增加宫旁及阴道可切除范围[4]。由于放疗技术的发展,宫颈癌手术发展进入了短暂的停滞。直到放疗相关并发症越来越显著以及部分宫颈癌患者对放疗不敏感,人们才又将视线重新转向手术治疗。

1951 年,美国妇科医生 Joe Vincent Meigs 在美国妇科学会会议上展示了 100 例魏氏术联合 Taussig 盆腔淋巴结整块切除,并强调尽可能地切除宫旁和阴道旁组织以及完整切除区域淋巴结[5]。Meigs 多次提到,淋巴侵犯比以往想象中更常见,仅靠肉眼或者双手探查不足以发现,只有病理才是判断淋巴结是否转移的唯一证据。此外,为了增加阴道切除范围,Meigs 在术中并没有用到 Wertheim 设计的阴道钳。另外,磺胺类抗生素的问世,使得导致围手术期死亡的罪魁祸首——腹腔感染变得微不足道。在 Meigs 所报道的 100 例手术患者中,围手术期死亡率为零,且 I、II 期宫颈癌患者的 5 年生存率更是高达 89.7% 和 63.0%。至此,根治性子宫切除加上盆腔淋巴结清扫被定义为标准宫颈癌根治术,被沿用至今,也称为 Wertheim-Meigs 手术(Wertheim-Meigs operation)。

三、宫颈癌根治术在中国的发展

我国的宫颈癌手术始于 20 世纪 30 年代,至 50 年代日趋成熟,多种手术方式同期进行比较研究。1960 年,天津医学院(现天津医科大学)报道了自 1947 年至 1959 年收治的宫颈癌手术患者 100 例[6]。先后采用子宫切除术、Wertheim 术,后又将盆腔淋巴结的系统性摘除列为手术常规步骤。自 1949 年后连续 79 例无泌尿道损伤,86 例行广泛子宫切除的患者无围手术期死亡。

1962 年,北京医学院(现北京大学医学部)康映渠教授报道了北京的宫颈癌手术的相关资料,即从 1949 年至 1961 年的 432 例宫颈癌手术病例[7]。对于浸润性宫颈癌,于 1955 年前均进行 Wertheim 术,1956 年后均加行淋巴清扫术。

上海的林元英教授于 1934 年起先后于维也纳医学院、美国约翰霍普金斯大学医学院等学习,1951 年开始在上海开展宫颈癌根治术,于 1962 年与天津的柯应夔教授联合编写了我国第一本宫颈癌手术学专著《子宫颈癌广泛性切除术》[8],推动了全国宫颈癌手术的发展。

中比镭锭治疗院自 1931 年成立之初即收治宫颈癌放疗患者,1956 年刘泰福教授总结了 1950 年以前 178 例宫颈癌放射治疗的效果,采用镭及深度 X 线照射后 5 年生存率达 40%,其中 I 期为 67%,II 期为 45%,III 期为 28%,IV 期为 0[9]。李月云教授作为复旦大学附属肿瘤医院肿瘤外科的创始人,20 世纪 50 年代领衔开展了宫颈癌外科手术治疗。

李月云于 20 世纪 30 年代就读于上海基督教女子学院(Shanghai Woman's Christian Medical College),受该校王淑珍校长影响,她随后去美国留学,学习妇产科学。当时正值二战期间,美国的男性医生应征至欧洲前线,而美国本土缺乏外科医生,李月云借此契机转至纽约纪念医院(Memorial Hospital)学习外科。美国纪念医院在当时是世界上最著名的癌症医院之一,现称为斯隆凯特琳癌症纪念中心(Memorial Sloan-Kettering Cancer Center,MSKCC)。李月云从住院医师做起,接受培训后,又应聘留在这家医院担任主治医师,成为该医院历史上第一位女性外科主治医师。1946 年中国抗日战争结束不久,她即回国报效祖国,将当时最为先进的宫颈癌的手术技术和理念带回国内。

1959 年上海第一医学院肿瘤医院妇科(现复旦大学附属肿瘤医院妇科)成立,由外科医师张志毅、吴百生,放疗医师王琪、蔡树模以及妇产科医师刘淑香组成,开启了宫颈癌综合治疗模式,并建立了妇科肿瘤多学科综合治疗的雏形。1987 年张志毅教授总结了自 1960 年至 1979 年的 451 例子宫颈癌手术治疗结果,对早期宫颈癌的手术范围进行了详细讨论,建议 IA 期浸润不超过 3mm 者行次广泛子宫切除且不做淋巴结清扫,而浸润 3~5mm 的宫颈癌患者考虑行次广泛子宫切除加淋巴结清扫,IB 期患者的盆腔淋巴结清扫极为重要,且宫旁切除范围以 2~3cm 为宜[10]。根据肿瘤浸润深度、肿瘤大小不同,有选择性地缩小手术范围,既达到根治目的,又减少术后并发症、保留一定生理功能。此外,他还创新地倡导了输尿管鞘膜内分离、淋巴结整块切除、腹主动脉旁淋巴结切除等技术,这些手术技巧见于他的专著《妇癌临床手术学》。

四、宫颈癌根治术的进展

（一）保留盆腔自主神经的宫颈癌根治术

从 20 世纪 60 年代开始，宫颈癌根治术日趋成熟，生存率也逐渐提高，外科医生们开始注重宫颈癌患者术后的生活质量改善问题。1961 年，Kobayashi 提出将主韧带从上至下分为血管成分和神经成分，在结扎主韧带中穿行的脉管时可保留神经成分[11]。1988 年，Kobayashi 的学生 Sakamoto，首次以英文报道了该技术，并将该技术称为"东京术式（Tokyo Method）"[12]。在 2000 年，Yoshinori Kuwabara 进一步提出保留膀胱宫颈韧带后叶中的自主神经，将术后残余尿小于 50ml 的时间提早 12 天以上[13]。自 Kobayashi 概念性地提出保留膀胱支配神经后，后续又有各种神经保护技术被提出，包括腹下神经（hypogastric nerve，HN）、盆腔内脏神经（pelvic splanchnic nerve，PSN）、下腹下丛（inferior hypogastric plexus，IHP）和 IHP 的膀胱神经分支等的保护技术，但目前尚未有标准化的保留神经的根治性子宫切除术。

（二）腹腔镜 / 机器人辅助的宫颈癌微创手术

1987 年，Daniel Dargent 报道了首例宫颈癌微创手术[14]，他采用 Schauta 经阴道根治性子宫切除术联合腹腔镜下盆腔淋巴结清扫术，从此开启了妇科肿瘤微创手术的大门。1992 年 Nezhat 报道了首例腹腔镜下根治性子宫切除联合盆腔及腹主动脉旁淋巴结清扫术[15]。在 2005 年达芬奇机器人经美国食品药品监督管理局（Food and Drug Administration，FDA）批准可用于妇科手术后，紧接着在 2006 年 Sert 报道了首例机器人辅助的根治性子宫切除术，强调 Wertheim-Meigs 手术的根治性范围并不受限于该机器人平台[16]。2012 年 Garrett 和 Boruta 又报道了单孔腹腔镜（laparo-endoscopic single site surgery，LESS）下根治性子宫切除术[17]，至 2014 年多中心成功率达 91%。

2018 年，*The New England Journal of Medicine* 杂志发表了两项关于早期宫颈癌的手术方式与生存率的研究，其中由安德森癌症中心（M.D.Anderson Cancer Center）牵头的包括中国在内的国际多中心随机对照研究（the Laparoscopic Approach to Cervical Cancer，LACC），比较了微创（腔镜或机器人）与经腹手术治疗早期宫颈癌的生存率，共 631 例早期宫颈癌患者入组，微创组较经腹组 4.5 年无病生存率（86.0% *vs.* 96.5%）和 3 年总生存率（93.8% *vs.* 99.0%）低，但两组间生活质量无显著性差异[18]。另一项研究对美国癌症数据库中 2 461 例ⅠA 和ⅠB1 期宫颈癌病例进行回顾性分析，结果显示与经腹手术相比，微创手术治疗宫颈癌 4 年死亡率较高（9.1% *vs.* 5.3%，*HR* 1.65，*P*=0.002），并提示了美国宫颈癌微创手术率增加与宫颈癌患者生存率下降的相关性[19]。2020 年，Nitecki 等对 9 499 例早期宫颈癌手术患者进行 meta 分析，结果同样提示：与经腹手术相比，微创手术增加患者复发和死亡的风险[20]。2022 年美国妇科肿瘤协会（Society of Gynecologic Oncology，SGO）年会上公布了 LACC 研究的最终结果，在意向性治疗人群（intention-to-treat population，ITT population）中，微创手术组 4.5 年无病生存率较经腹手术组更低（85% *vs.*

96.0%),总生存较差(*HR* 2.71,*P*=0.007),且具有更高的局部复发和盆腹腔转移率[21]。

2020年始,包括美国国立综合癌症网络(National Comprehensive Cancer Network,NCCN)指南在内的宫颈癌诊疗指南中均更新了推荐,ⅠA1期宫颈癌可通过经阴道、经腹或者微创手术,而ⅠA1期伴淋巴脉管间隙浸润(lymph-vascular space invasion,LVSI)及以上期别的宫颈癌患者则建议行经腹手术。

(三)根治性子宫切除的分型演变

1974年,Piver等提出宫颈癌手术治疗范围5型分类法(表1-1)[22,23],对宫颈癌手术范围及对应适应证进行系统性描述:Ⅰ型相当于筋膜外子宫切除,适用于原位癌;Ⅱ型即改良根治性子宫切除术(或称次广泛子宫切除术),适用于ⅠA2期宫颈癌;Ⅲ型即根治性子宫切除术(或称广泛子宫切除术),即宫颈癌标准术式;Ⅳ~Ⅴ型为扩大根治性子宫切除术。Piver宫颈癌手术分型成为应用最广泛的宫颈癌手术分型系统,指导临床40余年。随着宫颈癌手术技术和理念的进展,Piver分型(Piver-Rutledge-Smith classification)的局限性逐渐凸显,如没有固定的解剖学标志、原文献描述不够确切;阴道切除范围过大;仅适用于传统经腹手术;保留神经、保留生育功能手术不适用等。

表1-1 根治性子宫切除术Piver分型的手术范围

	子宫动脉	主韧带	子宫骶韧带	阴道	淋巴结
Ⅰ型	宫颈筋膜外侧缘	宫颈筋膜外侧缘	宫颈筋膜外侧缘	宫颈外侧缘	不切除
Ⅱ型	与输尿管交汇处结扎	从中间切断	靠近子宫切断	切除上1/3	选择性切除增大的淋巴结
Ⅲ型	髂内动脉起始处结扎	全部切除	近骶骨处切断	切除上1/2	常规行盆腔淋巴结清扫术
Ⅳ型	必要时于盆壁处结扎髂内动脉	全部切除	近骶骨处切断	切除3/4	常规行盆腔淋巴结清扫术
Ⅴ型	结扎髂内动脉	全部切除	近骶骨处切断	切除3/4	常规行盆腔淋巴结清扫术

注:Ⅴ型手术包括肿瘤累及其他盆腔脏器时行盆腔脏器累及部分切除术。

2008年Q-M分型(Querleu-Morrow classification)应运而生,它是由法国Querleu和美国Morrow两位妇瘤科医生基于三维解剖结构提出的宫颈癌手术新分型,应用解剖学结构作为标志来界定切除范围,将子宫的切除范围分为A、B、C、D 4型(表1-2)[23,24]。此外,Q-M分型对淋巴结的处理进行了单独描述,以髂总动脉分叉、腹主动脉分叉、肠系膜下动脉、肾动脉为界,将淋巴结清扫范围分为4级水平。

表 1-2 根治性子宫切除术 Q-M 分型的手术范围

	宫旁组织	子宫骶韧带	膀胱子宫韧带	阴道及阴道旁组织	输尿管
A 型	输尿管内侧、宫颈筋膜外横断	近子宫段切除	近子宫段切除	尽量少,一般在 1cm 以内,不切除阴道旁组织	不游离,以直视或触诊方式确定其位置及走行
B 型	垂直输尿管隧道切除	部分切除	部分切除	阴道切缘距肿瘤至少 10mm	切开输尿管隧道,暴露输尿管,向外侧牵拉
B1 型	只切除闭孔神经内侧的宫旁淋巴结				
B2 型	切除包括闭孔神经外侧在内的盆腔淋巴结				
C 型	切除至输尿管外侧	直肠旁切断	膀胱旁切断	切除距肿瘤 15~20mm 的阴道及阴道旁组织	完全游离
C1 型	保留子宫深静脉下的盆腔淋巴结				
C2 型	不保留神经				
D 型	向盆壁延伸切除范围	完全切除	完全切除	根据病变累及阴道的情况,保证切缘阴性	完全游离
D1 型	结扎髂内动、静脉分出的所有血管,暴露至坐骨神经根部				
D2 型	相当于侧方扩大骨盆内切除术				

目前 Q-M 分型已被纳入 NCCN 指南中,它使宫颈癌手术更加精准和个体化,充分体现了保留功能的理念,是目前指导宫颈癌临床的重要标准。

(四)宫颈癌分期演变

国际妇产科联盟(The International Federation of Gynecology and Obstetric, FIGO)采用的女性生殖道恶性肿瘤分期规则,起源于卫生组织国家联盟癌症委员会放射治疗分会所开展的工作[25]。1929 年,放射治疗分会收集欧洲各放疗中心患者的临床信息,模拟宫颈癌自然发展过程,根据肿瘤侵犯范围建立并发表了首版宫颈癌分期。后续几年卫生组织通过结合每年发表的宫颈癌放疗预后年报,对宫颈癌分期进行了多次修改调整。1950 年,编委会在纽约的国际妇科大会和第四届美国妇产科大会上会面,进一步对宫颈癌分期进行修正,并将其命名为"宫颈癌国际分期系统",以作全面推广。1958 年,FIGO 开始接手宫颈癌预后年报公布工作,并于 1961 年第一次制定和发表国际宫颈癌临床分期,被世界卫生组织官方接受并推广,被全世界采用。

1961 年至 2008 年期间,宫颈癌分期修订主要集中在 I 期宫颈癌,2009 年公布的新分期做了 2 处重要更新:一是删除 0 期宫颈癌(原位癌)称谓;二是根据宫颈原发肿瘤大小,将 II A 期细分为 II A1 期(肿瘤直径 ≤ 4cm)和 II A2 期(肿瘤直径>4cm)[26]。基于绝大部分宫颈癌集中在影像学资源有限的中低收入国家,且半数以上宫颈癌患者不能手术治疗,故 2018 年前 FIGO 均以"临床检查"为分期依据,即以准确的盆腔双合诊和三合诊为基础,判断宫颈原发肿瘤局部累及范围,评估手术的彻底性和可行性,如果分期存在异议则归入较早分期,且不因后来的发现而改变已确定的期别。

2009 年的 FIGO 分期系统一直沿用至 2018 年,随着影像技术的快速发展以及在中低收入国家的普及,宫颈癌所坚持的临床分期原则受到越来越多的争议。临床分期主要存在的问题,一是主观性强,影响分期准确性的因素过多,如临床医师的经验、患者肥胖度、年龄、盆腔炎症等;二是淋巴结未纳入分期标准,而越来越多的证据表明淋巴结转移是影响宫颈癌预后的重要因素。因此,2018 年 10 月 FIGO 将影像学结果(r)和术后病理结果(p)也作为分期的分类依据,且新增ⅢC 期作为淋巴结转移宫颈癌的独立分期,对宫颈癌患者的治疗决策和预后指导有重要意义。表 1-3 所示为 2009 年与 2018 年 FIGO 分期对比[27,28]。除 FIGO 分期系统外,肿瘤、淋巴结、转移灶分期系统(the tumor,node,metastasis system,TNM)是妇科肿瘤的另一国际分期系统,其是由美国癌症联合委员会(the American Joint Committee on Cancer,AJCC)和国际抗癌联盟(the International Union against Cancer,UICC)共同制定和颁布的。与 FIGO 的不定期更新特点不同,AJCC 癌症分期系统平均 5~6 年发布一次新分期系统,自 1977 年第一版发布至今已有 40 余年,最新的第 8 版 AJCC 癌症分期系统于 2018 年 1 月 1 日在全球发布。AJCC 在制定其 TNM 分期时会与 FIGO 和 UICC 保持密切联系,以保证其与 FIGO 分期大体保持一致,而又具有每个分期的 TNM 详细细节。FIGO 最新宫颈癌分期在第 8 版 AJCC 系统发布后近 1 年才发表,且做了重大改动,为此 AJCC 在 2020 年 6 月又制定了第 9 版 AJCC TNM 宫颈癌分期,将影响临床决策的重要因素反映在其中(表 1-4)[29]。

表 1-3　2009 年与 2018 年 FIGO 分期对比

FIGO 分期	2018 年描述	2009 年描述
Ⅰ期	肿瘤仅局限于子宫颈(扩散至子宫体者不予考虑)	肿瘤仅局限于子宫颈(扩散至子宫体者不予考虑)
ⅠA 期	显微镜下诊断的浸润性癌,最大浸润深度 ≤5mm	显微镜下诊断的浸润性癌,最大浸润深度 ≤5mm 且最大浸润宽度 ≤7mm
ⅠA1 期	间质浸润深度 ≤3mm	间质浸润深度 ≤3mm,宽度 ≤7mm
ⅠA2 期	间质浸润深度 >3mm 且 ≤5mm	间质浸润深度 >3mm 且 ≤5mm,宽度 ≤7mm
ⅠB 期	最大浸润深度 >5mm 的浸润癌(大于ⅠA 期的范围);肿瘤局限在子宫颈,病变大小为肿瘤最大直径	临床可见肿瘤限于宫颈,或临床前肿瘤大小超出ⅠA 期范围
ⅠB1 期	间质浸润深度 5.0mm 而最大径线 ≤2cm 的浸润癌	最大径线 ≤4cm 的浸润癌
ⅠB2 期	最大径线 >2cm 而 ≤4cm 的浸润癌	最大径线 >4cm 的浸润癌
ⅠB3 期	最大径线 >4cm 的浸润癌	N/A
Ⅱ期	肿瘤侵犯至子宫外,但未累及阴道下 1/3 或骨盆壁	肿瘤侵犯至子宫外,但未累及阴道下 1/3 或骨盆壁
ⅡA 期	累及阴道上 2/3,无子宫旁浸润	累及阴道上 2/3,无子宫旁浸润
ⅡA1 期	肿瘤最大径线 ≤4cm	肿瘤最大径线 ≤4cm
ⅡA2 期	肿瘤最大径线 >4cm	肿瘤最大径线 >4cm
ⅡB 期	子宫旁浸润,但未达骨盆壁	子宫旁浸润,但未达骨盆壁

续表

FIGO 分期	2018 年描述	2009 年描述
Ⅲ期	肿瘤累及阴道下 1/3 和 / 或累及骨盆壁和 / 或导致肾积水或无功能肾和 / 或累及盆腔和 / 或腹主动脉旁淋巴结	癌症累及阴道下 1/3 和 / 或累及骨盆壁和 / 或导致肾积水或无功能肾
ⅢA 期	肿瘤累及阴道下 1/3，未累及骨盆壁	肿瘤累及阴道下 1/3，未累及骨盆壁
ⅢB 期	累及骨盆壁和 / 或肾积水或无功能肾(明确排除其他原因所致)	累及骨盆壁和 / 或肾积水或无功能肾(明确排除其他原因所致)
ⅢC 期	盆腔和 / 或腹主动脉旁淋巴结受累(包括微小转移)，不论肿瘤的大小与范围(采用 r 与 p 标注)	N/A
ⅢC1 期	仅有盆腔淋巴结转移	N/A
ⅢC2 期	腹主动脉旁淋巴结转移	N/A
Ⅳ期	肿瘤已扩散超出真骨盆或已累及膀胱或直肠黏膜(活检证实)，出现泡状水肿不足以诊断为Ⅳ期	肿瘤已扩散超出真骨盆或已累及膀胱或直肠黏膜(活检证实)，出现泡状水肿不足以诊断为Ⅳ期
ⅣA 期	累及周围盆腔器官	累及周围盆腔器官
ⅣB 期	远处器官转移	远处器官转移

注:N/A. 不适用。

表 1-4　2018 年 FIGO 分期与第 9 版 AJCC TNM 宫颈癌分期对照表

T 分类	FIGO 分期	T 标准	N 分类	FIGO 分期	N 标准
T_X		原发肿瘤无法评估	N_X		区域淋巴结无法评估
T_0		无原发肿瘤证据	N_0		无区域淋巴结转移
T_1	Ⅰ期	肿瘤仅局限于子宫颈(扩散至子宫体者不予考虑)	$N_{0(i+)}$		区域淋巴结中的孤立肿瘤细胞 ≤0.2mm 或单个淋巴结横截面中的单细胞或细胞簇 ≤200 个
T_{1a}	ⅠA 期	显微镜下诊断的浸润性癌，最大浸润深度 ≤5mm	N_1	ⅢC1 期	仅有盆腔淋巴结转移
T_{1a1}	ⅠA1 期	间质浸润深度 ≤3mm	N_{1mi}	ⅢC1 期	盆腔淋巴结转移(最大径>0.2mm 且 ≤2mm)
T_{1a2}	ⅠA2 期	间质浸润深度>3mm 且 ≤5mm	N_{1a}	ⅢC1 期	盆腔淋巴结转移(最大径>2mm)
T_{1b}	ⅠB 期	最大浸润深度>5mm(大于ⅠA 期范围)；病变局限在子宫颈，病变大小为肿瘤最大直径	N_2	ⅢC2 期	腹主动脉旁淋巴结转移，伴或不伴盆腔淋巴结转移
T_{1b1}	ⅠB1 期	间质浸润深度>5mm 且最大径 ≤2cm	N_{2mi}	ⅢC2 期	腹主动脉旁淋巴结转移(最大径>0.2mm 且 ≤2mm)
T_{1b2}	ⅠB2 期	最大径>2cm 且 ≤4cm			伴或不伴盆腔淋巴结转移
T_{1b3}	ⅠB2 期	最大径>4cm	N_{2a}	ⅢC2 期	腹主动脉旁淋巴结转移(最大径>2mm)，伴或不伴盆腔淋巴结转移

T 分类	FIGO 分期	T 标准	N 分类	FIGO 分期	N 标准
T_2	II 期	肿瘤侵犯至子宫外且累及阴道下 1/3 或骨盆壁			
T_{2a}	IIA 期	累及阴道上 2/3,无子宫旁浸润			
T_{2a1}	IIA1 期	最大径 ≤ 4cm			
T_{2a2}	IIA2 期	最大径 > 4cm			
T_{2b}	IIB 期	子宫旁浸润,但未达骨盆壁			
T_3	III 期	肿瘤累及阴道下 1/3 和 / 或累及骨盆壁和 / 或导致肾积水			
		或无功能肾和 / 或累及盆腔和 / 或腹主动脉旁淋巴结	M 分类	FIGO 分期	M 标准
T_{3a}	IIIA 期	肿瘤累及阴道下 1/3,未扩散到骨盆壁	M_0		无远处转移
T_{3b}	IIIB 期	肿瘤累及骨盆壁和 / 或肾积水或无功能肾(明确排除其他原因所致)	cM_1	IVB 期	远处转移(包括腹股沟淋巴结、腹腔内、肺、肝、骨转移;除外盆腔转移、腹主动脉旁转移、阴道转移)
T_4	IVA 期	肿瘤侵犯膀胱、直肠黏膜或邻近器官(经活检证实),黏膜泡状水肿不属于 IVA 期	pM_1	IVB 期	镜下证实远处转移(包括腹股沟淋巴结、腹腔内、肺、肝、骨转移;除外盆腔转移、腹主动脉旁转移、阴道转移)

对肿瘤进行分期的主要目的是对肿瘤的受累范围进行统一描述,以便于临床沟通评价病情和预后、制订相应的治疗计划,因此它必须是有效、可靠且实用的。为具备这三要素,分期制定需要临床工作者们以循证医学为基础,不断探索总结。尽管新的宫颈癌分期系统也存在争议,如 IIIC 期患者的异质性等,但不可否认,将影像学和病理学数据共同用于分期制定对指导临床诊疗具有深远意义。

第二节 保留生育功能手术发展

早在 1652 年,荷兰的 Nikolas Tulpius 通过宫颈切除治疗宫颈癌,1801 年至 1808 年间,德国的 Frederich Benjamin Osiander 记录了 8 例通过切除宫颈阴道部分来治疗宫颈癌,但这些都不是以保育为目的。后续出现的宫颈癌手术治疗方法及放疗均以牺牲生育能力为基础。在 1977 年,Burghardt 和 Holzer 率先提出保留生育功能的概念,他们提出体积小于 500mm³ 且仅显微镜下可见间质浸润的微浸润癌,可考虑保留子宫体[30]。1987 年,法国的 Daniel

Dargent 在经阴道根治性子宫切除术（Schauta 术）的基础上，革命性地进行了经阴道根治性宫颈切除术（vaginal radical trachelectomy，VRT），并且在 1994 年对该术式进行了首次报道展示[31]，被认为是现代宫颈癌保育手术的先驱。该手术通过腹腔镜下盆腔淋巴结清扫联合 VRT，切除范围包括宫颈、阴道上部及宫旁组织，保留完整的子宫体并加以永久性的宫颈环扎线。尽管该手术方式在一开始遭受质疑，但随着后续的广泛开展和病例积累，临床数据表明在早期宫颈癌中 VRT 和根治性子宫切除术的患者复发率相近。2000 年 Dargent 报道了自 1987 年以来接受保育手术的 47 例患者中共有 25 例怀孕，13 例成功生产[32]，证明了该手术的可行性。

1997 年 Smith 及其团队开展了可行性和在发展中国家可及性更高的经腹根治性宫颈切除术（abdominal radical trachelectomy，ART），他将残余宫颈重新与阴道吻合。该方法的优点是手术方法基于经腹根治性子宫切除术，技术上更易于接受，无须专门的经阴道手术培训，且宫旁切除范围更广。

2003 年 Lee 报道了腹腔镜根治性宫颈切除术（laparoscopic radical trachelectomy，LRT）[33]，2008 年 Chuang、Persson 和 Geisler 等又分别报道了机器人辅助根治性宫颈切除术（robotic radical trachelectomy，RRT）[34-36]。LRT、RRT 微创手术操作步骤与根治性宫颈切除术相仿，不同的是或部分腔镜下切除和部分阴道切除术，或全部操作由腔镜下完成。这些术者认为，微创根治性宫颈切除术具有出血量少、输血率低、住院时间短及术后恢复快等微创手术相关的优势。

自 2003 年起，微创保留生育功能手术逐渐盛行，从 2010 年至 2015 年，美国的宫颈癌保育手术微创占比从 29.3% 跃升至 75%[37]。但在 2018 年 LACC 研究结果发布后，由于其纳入人群与保育适用人群相近，微创根治性宫颈切除术的安全性遭到质疑。而牵头 LACC 研究的安德森癌症中心则在结果发表后，推荐所有保育手术患者行经腹手术联合术后快速康复（enhanced recovery after surgery，ERAS）。而经腹保育手术也有一定的缺陷，如宫颈管狭窄、输卵管堵塞等并发症发生率相对较高，从而影响术后生育率等[38]。鉴于保育患者数量少，且复发率低，比较经腹与微创保育手术的临床随机对照研究开展相对困难。目前最大的回顾性国际合作研究 IRTA 的结果显示，肿瘤直径 ≤2cm 的患者接受经腹或者微创根治性宫颈切除术的无进展生存期和总生存期相近[39]，但应审视其回顾性研究、小样本及两组观察时间的局限性，所以微创保育手术的安全性仍有待更多证据的积累。

1998 年 Roy 和 Plante 报道了他们的 30 例经阴道根治性宫颈切除术的结果，并将保育的指征扩大。既往通常推荐肿瘤局限在宫颈且 ≤2cm 的宫颈癌患者可进行保育手术。Dargent 等总结了 1987 至 2002 年间 96 例根治性宫颈切除术患者的预后信息，发现肿瘤大于 2cm 的宫颈癌复发率较高[40]。2013 年，复旦大学附属肿瘤医院[41]、MSKCC[42] 以及欧洲临床研究[43]，一共报告了 2~4cm 肿瘤大小的 136 例 ART 结局，复发率 4.6%，死亡率 1.6%，妊娠率 40%，其肿瘤安全性不劣于甚至优于根治性子宫切除术。2015 年起 NCCN 指南中 ART 手术指征进一步扩大到瘤体直径 ≤4cm[44]。

　　2002 年,复旦大学附属肿瘤医院在国内率先开展 ART 手术,2007 年总结了复旦肿瘤 ART 手术技术要点并向国内同行推荐[45],至 2020 年底共已完成 550 例各类宫颈癌保育手术,成为世界上单中心实施保留生育功能根治性宫颈切除术最多的医院。2011 年,团队总结十几年的临床经验并创新优化了手术技术,提出 ART 的"复旦标准",证实 ART 手术在治疗ⅠB2 期 2~4cm 宫颈肿瘤的手术安全性和有效性[41,46],扩大了获益人群。2015 年起,NCCN 宫颈癌诊治指南引用并推荐"复旦标准"至今:如果肿瘤<2cm,建议采用 VRT 术式;肿瘤直径为 2~4cm,则建议采用 ART 术式[44]。2019 年,复旦大学附属肿瘤医院妇科报告了 333 例行 ART 手术患者的生存结局,其中 132 例患者肿瘤大小 2~4cm,5 年无复发生存及总生存分别高达 96.3% 及 98.6%[47]。2020 年,团队又提出在低风险早期宫颈癌患者中,采取单纯宫颈锥切术加上盆腔淋巴结切除手术的方式是切实可靠的[48]。表 1-5 就目前 NCCN 指南(2022.v1)对保育手术切除范围及手术方式作具体描述[44]。

表 1-5　NCCN 指南(2022.v1)保留生育功能的宫颈切除术式比较

	单纯宫颈切除术	根治性宫颈切除术
适应证	原位癌、ⅠA1 期	ⅠA2~ⅠB1 期、部分ⅠB2 期
卵巢、宫体	保留	保留
宫颈	大部分切除(保留约 5mm 用于环扎)	大部分切除(保留约 5mm 用于环扎)
阴道	尽量少	切缘约 1~2cm
输尿管	不游离	切开输尿管隧道,暴露输尿管
宫旁	贴近宫颈切断	垂直输尿管隧道切除
子宫骶韧带	贴近宫颈切断	部分切除
膀胱	分离至腹膜反折	分离至阴道上段
直肠	分离至腹膜反折	分离至宫颈下方
手术入路	经阴道 / 经腹 / 微创	经阴道 / 经腹 / 微创(2B 类证据)

注:缺乏关于微创下宫颈切除术的肿瘤结局数据。

　　回顾宫颈癌手术治疗的百年发展历史,不难发现,宫颈癌手术范围演变是一个由小变大,又逐渐缩小的精细化、个体化的过程。在手术技术日臻完善、多数早期宫颈癌患者获得长期生存的时代,保育手术最大化地保留了女性生理功能并提高了生活质量,成为宫颈癌手术发展史上一个重要的里程碑。纵观历史,我们应清楚认识到,宫颈癌手术治疗新技术的引入必然要经受金标准的拷问:能否提高患者的生存率? 能否提高患者的生存质量? 以及能否降低患者的经济负担?

参考文献

[1] DURSUN P, GULTEKIN M, AYHAN A. The history of radical hysterectomy. J Low Genit Tract Dis, 2011, 15 (3): 235-245.

[2] WERTHEIM E. The extended abdominal operation for carcinoma uteri (based on 500 operative cases). American Journal of Obstetrics and Diseases of Women and Children, 1912, 66: 169-232.

[3] OKABAYASHI H. Radical abdominal hysterectomy for cancer of the cervix uteri: modification of the Takayama operation. Surgery, Gynecology and Obstetrics, 1921, 33: 335-341.

[4] FUJII S. Original film of the Okabayashi's radical hysterectomy by Okabayashi himself in 1932, and two films of the precise anatomy necessary for nerve-sparing Okabayashi's radical hysterectomy clarified by Shingo Fujii. Int J Gynecol Cancer, 2008, 18 (2): 383-385.

[5] MEIGS JV. Radical hysterectomy with bilateral pelvic lymph node dissections; a report of 100 patients operated on five or more years ago. Am J Obstet Gynecol. 1951, 62 (4): 854-870.

[6] 天津医科大学妇产科教研组. 早期子宫颈癌的手术治疗（附 100 例报告）. 中华妇产科杂志. 1960, 2: 148-151.

[7] 康映渠, 沈祝萱, 孙若荃, 等. 手术治疗 432 例子宫颈癌的临床和病理分析. 中华医学杂志, 1962 (9): 570-571.

[8] 柯应夔, 林元英. 子宫颈癌广泛性切除术. 天津: 天津人民出版社, 1962.

[9] 刘泰福, 李松年. 子宫颈癌的放射治疗. 中华放射学杂志, 1956, 42 (11): 1091.

[10] 张志毅, 周美惠, 范建玄, 等. 二十年来手术治疗子宫颈癌的经验. 中华妇产科杂志, 1987, 22 (1): 9-11.

[11] MAAS CP, TRIMBOS JB, DERUITER MC, et al. Nerve sparing radical hysterectomy: latest developments and historical perspective. Crit Rev Oncol Hematol, 2003, 48 (3): 271-279.

[12] SAKAMOTO S, TAKIZAWA K. An improved radical hysterectomy with fewer urological complications and with no loss of therapeutic results for invasive cervical cancer. Baillieres Clin Obstet Gynaecol, 1988, 2 (4): 953-962.

[13] KUWABARA Y, SUZUKI M, HASHIMOTO M, et al. New method to prevent bladder dysfunction after radical hysterectomy for uterine cervical cancer. J Obstet Gynaecol Res, 2000, 26 (1): 1-8.

[14] ZAKASHANSKY K, BRADLEY WH, CHUANG L, et al. Recent advances in the surgical management of cervical cancer. Mt Sinai J Med, 2009, 76 (6): 567-576.

[15] NEZHAT CR, BURRELL MO, NEZHAT FR, et al. Laparoscopic radical hysterectomy with paraaortic and pelvic node dissection. Am J Obstet Gynecol, 1992, 166 (3): 864-865.

[16] SERT BM, ABELER VM. Robotic-assisted laparoscopic radical hysterectomy (Piver type Ⅲ) with pelvic node dissection—case report. Eur J Gynaecol Oncol, 2006, 27 (5): 531-533.

[17] GARRETT LA, BORUTA DM, Laparoendoscopic single-site radical hysterectomy: the first report of LESS type Ⅲ hysterectomy involves a woman with cervical cancer. Am J

Obstet Gynecol, 2012, 207 (6): 518. e511-512.

[18] RAMIREZ PT, FRUMOVITZ M, PAREJA R, et al. Minimally invasive versus abdominal radical hysterectomy for cervical cancer. N Engl J Med, 2018, 379 (20): 1895-1904.

[19] MELAMED A, MARGUL DJ, CHEN L, et al. Survival after minimally invasive radical hysterectomy for early-stage cervical cancer. N Engl J Med, 2018, 379 (20): 1905-1914.

[20] NITECKI R, RAMIREZ PT, FRUMOVITZ M, et al. Survival after minimally invasive vs open radical hysterectomy for early-stage cervical cancer: a systematic review and meta-analysis. JAMA Oncol, 2020, 6 (7): 1019-1027.

[21] PEDRO T. RAMIREZ MMF, MICHAEL M FRUMOVITZ. Open vs. minimally invasive radical hysterectomy in early cervical cancer: LACC trial final analysis. 2022 SGO, Late Breaking Abstract 10, 2022.

[22] PIVER MS, RUTLEDGE F, SMITH JP. Five classes of extended hysterectomy for women with cervical cancer. Obstet Gynecol, 1974, 44 (2): 265-272.

[23] 唐嘉, 吴小华. 基于三维解剖结构的子宫颈癌广泛性子宫切除术新分型方法. 中华妇产科杂志, 2012, 47 (5): 398-400.

[24] QUERLEU D, MORROW CP. Classification of radical hysterectomy. Lancet Oncol, 2008, 9 (3): 297-303.

[25] ODICINO F, PECORELLI S, ZIGLIANI L, et al. History of the FIGO cancer staging system. Int J Gynaecol Obstet, 2008, 101 (2): 205-210.

[26] 吴小华. 宫颈癌的新分期与临床意义. 实用妇产科杂志, 2011, 27 (6): 406-407.

[27] PECORELLI S. Revised FIGO staging for carcinoma of the vulva, cervix, and endometrium. Int J Gynaecol Obstet, 2009, 105 (2): 103-104.

[28] BHATLA N, AOKI D, SHARMA DN, et al. Cancer of the cervix uteri: 2021 update. Int J Gynaecol Obstet, 2021, 155 Suppl 1: 28-44.

[29] OLAWAIYE AB, BAKER TP, WASHINGTON MK, et al. The new (Version 9) American Joint Committee on Cancer tumor, node, metastasis staging for cervical cancer. CA Cancer J Clin, 2021, 71 (4): 287-298.

[30] BURGHARDT E, HOLZER E. Diagnosis and treatment of microinvasive carcinoma of the cervix uteri. Obstet Gynecol, 1977, 49 (6): 641-653.

[31] DARGENT D BJ, REMY I. Pregnancies following radical trachelectomy for invasive cervical cancer. Society of Gynecologic Oncologists—Abstracts. Gynecol Oncol, 1994: 52.

[32] DARGENT D, MARTIN X, SACCHETONI A, et al. Laparoscopic vaginal radical trachelectomy: a treatment to preserve the fertility of cervical carcinoma patients. Cancer, 2000, 88 (8): 1877-1882.

[33] LEE CL, HUANG KG, WANG CJ, et al. Laparoscopic radical trachelectomy for stage I b1 cervical cancer. J Am Assoc Gynecol Laparosc, 2003, 10 (1): 111-115.

[34] CHUANG LT, LERNER DL, LIU CS, et al. Fertility-sparing robotic-assisted radical trachelectomy and bilateral pelvic lymphadenectomy in early-stage cervical cancer. J Minim Invasive Gynecol, 2008, 15 (6): 767-770.

［35］ PERSSON J, KANNISTO P, BOSSMAR T. Robot-assisted abdominal laparoscopic radical trachelectomy. Gynecol Oncol, 2008, 111 (3): 564-567.

［36］ GEISLER JP, ORR CJ, MANAHAN KJ. Robotically assisted total laparoscopic radical trachelectomy for fertility sparing in stage IB1 adenosarcoma of the cervix. J Laparoendosc Adv Surg Tech A, 2008, 18 (5): 727-729.

［37］ MATSUO K, MATSUZAKI S, MANDELBAUM RS, et al. Association between hospital surgical volume and perioperative outcomes of fertility-sparing trachelectomy for cervical cancer: A national study in the United States. Gynecol Oncol, 2020, 157 (1): 173-180.

［38］ ROB L, SKAPA P, ROBOVA H. Fertility-sparing surgery in patients with cervical cancer. Lancet Oncol, 2011, 12 (2): 192-200.

［39］ SALVO G, RAMIREZ PT, LEITAO M, et al. International radical trachelectomy assessment: IRTA study. Int J Gynecol Cancer, 2019, 29 (3): 635-638.

［40］ DARGENT D, FRANZOSI F, ANSQUER Y, et al. Extended trachelectomy relapse: plea for patient involvement in the medical decision. Bull Cancer, 2002, 89 (12): 1027-1030.

［41］ LI J, WU X, LI X, et al. Abdominal radical trachelectomy: Is it safe for IB1 cervical cancer with tumors ≥ 2 cm? Gynecol Oncol, 2013, 131 (1): 87-92.

［42］ WETHINGTON SL, SONODA Y, PARK KJ, et al. Expanding the indications for radical trachelectomy: a report on 29 patients with stage IB1 tumors measuring 2 to 4 centimeters. Int J Gynecol Cancer, 2013, 23 (6): 1092-1098.

［43］ LINTNER B, SASO S, TARNAI L, et al. Use of abdominal radical trachelectomy to treat cervical cancer greater than 2 cm in diameter. Int J Gynecol Cancer, 2013, 23 (6): 1065-1070.

［44］ NCCN. the NCCN Clinical Practice Guidelines in Oncology. Cervical Cancer (Version 1. 2022). 2021 [2022-03-30]. https://www. nccn. org/guidelines/guidelines-detail ? category=1&id=1426.

［45］ 吴小华. 保留生育功能经腹根治性宫颈切除术治疗宫颈癌的技术要点. 肿瘤学杂志, 2007, 13 (4): 13-14.

［46］ 李璡, 吴小华. IB1 期肿瘤直径 ≥ 2cm 的年轻子宫颈癌: 保留生育功能手术 "复旦标准" 存在的争议和证据. 中国实用妇科与产科杂志, 2019, 35 (6): 614-618.

［47］ LI X, LI J, JIANG Z, et al. Oncological results and recurrent risk factors following abdominal radical trachelectomy: an updated series of 333 patients. BJOG, 2019, 126 (9): 1169-1174.

［48］ LI X, XIA L, CHEN X, et al. Simple conization and pelvic lymphadenectomy in early-stage cervical cancer: A retrospective analysis and review of the literature. Gynecol Oncol, 2020, 158 (2): 231-235.

第二章 宫颈癌的流行现况和趋势
Chapter 2　Epidemiology of Cervical Cancer

沈洁　李晓琦　郑莹

　　宫颈癌在全球最常见的女性癌症中排位第四位,在女性生殖系统恶性肿瘤中发病率最高。2020年,估计全球新发宫颈癌约60万例,标化发病率达13.3/10万[1]。

　　全球宫颈癌的发病和死亡地区差异显著,80%以上的宫颈癌新发病例和死亡病例发生在发展中国家。宫颈癌发病年龄不断年轻化,2020年宫颈癌新发病例中15~44岁可生育妇女有177 944名,约占2020年所有新发宫颈癌的30%,是全球15~44岁女性第二常见的恶性肿瘤,仅次于乳腺癌[1]。

　　宫颈癌病因和发病自然史较明确,目前已经确认有12种高危人乳头瘤病毒(human papilloma virus,HPV)的持续感染是宫颈癌发病的必要条件,其中HPV 16型和HPV 18型是两种最常见的高危型别,与全世界约70%的宫颈癌病例相关。其他相关的危险因素有过早性行为和多个性伴侣、吸烟、多孕多产、口服避孕药以及其他感染、遗传易感因素等。普及HPV疫苗接种和开展有效的宫颈癌筛查是目前最重要的宫颈癌预防和控制措施。

第一节　全球宫颈癌流行现况

一、发病与死亡地区分布

　　据世界卫生组织(World Health Organization,WHO)国际癌症研究中心(International Agency for Research on Cancer,IARC)2020年公布的全球癌症状况的最新资料(GLOBOCAN,2020)显示,全球185个国家2020年估计新发宫颈癌604 127例,死亡341 831例,标化发病率和死亡率达13.3/10万和7.3/10万[1]。

　　宫颈癌发病的全球地理分布显示:东非地区发病率最高,标化发病率高达40.1/10万,西亚地区发病率最低,标化发病率为4.1/10万;从五大洲发病分布来看,非洲地区发病率最高,标化发病率为25.6/10万,是发病率最低的北美洲的4倍;从国家分布来看,宫颈癌发病率最高的五个国家为斯瓦蒂尼、马拉维、赞比亚、坦桑尼亚、津巴布韦,标化发病率达84.5/10万~61.7/10万;发病率最低的国家或地区有伊拉克、伊朗、也门、沙特阿拉伯、埃及、加沙地带和西岸、约旦,宫颈癌标化发病率均低于 3/10 万。

　　宫颈癌发病在全球地理分布有显著差异,主要原因是资源的不平等以及社会经济水平、人群 HPV 感染水平、有效宫颈癌筛查实施的差异,还与遗传、人种、生活方式尤其是性行为危险暴露的差异以及文化风俗有关[2,3]。研究指出,国家收入越低、资源越缺乏、社会经济水平越差,宫颈癌发病率越高。美国国家癌症中心的资料显示,居住于同一国家的不同民族,宫颈癌发病也存在显著差异,美国黑种人宫颈癌发病率显著高于白种人,美国的西班牙裔妇女的宫颈癌发病率高于非西班牙裔或非裔美国妇女[4]。移民流行病学研究也显示,移居人群宫颈癌的发病率与原籍地区人群发病率存在不同。Gomez 等利用1990—2008 年 SEER(Surveillance,Epidemiology,End Results)数据库 13 个登记点的癌症发病数据分析了亚裔美国人的恶性肿瘤发病情况,结果显示亚裔美国人宫颈癌发病率与原籍地区发病率存在显著差异,亚裔美国人宫颈癌发病急剧下降,尤其是原籍地为越南、柬埔寨及老挝的妇女,很大程度上归因于癌症筛查的增加[5]。

　　全球宫颈癌死亡率的地区分布和发病分布较为一致,东非地区死亡率最高,标化死亡率高达 28.6/10 万,澳大利亚和新西兰死亡率最低,标化死亡率仅为 1.6/10 万;从五大洲死亡分布来看,非洲地区宫颈癌死亡率最高,标化死亡率为 17.7/10 万,是发病率最低的北美洲(标化死亡率为 2.1/10 万)宫颈癌死亡率的 8.5 倍;从国家分布来看,宫颈癌死亡率最高的五个国家为:斯瓦蒂尼、马拉维、赞比亚、津巴布韦、坦桑尼亚,标化死亡率达 55.7/10 万 ~ 42.7/10 万,远高于世界平均死亡率水平(7.3/10 万);死亡率最低的国家有瑞士、芬兰、马耳他、荷兰,这些国家宫颈癌标化死亡率均低于 1.5/10 万。由于人口众多,死亡负担最重的国家为印度,2020 年估计死亡人数达到 77 348。全球宫颈癌死亡率和发病率一样呈现显著地区差异,且死亡率与国家收入、国家资源呈反比(图 2-1)。

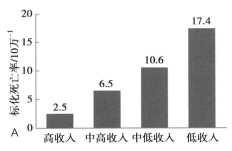 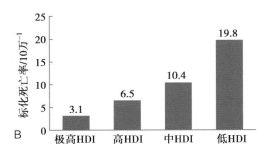

图 2-1　全球女性宫颈癌标化死亡率与国家收入及资源分布关系

A. 全球女性宫颈癌标化死亡率与国家收入的关系;B. 全球女性宫颈癌标化死亡率与国家资源分布的关系。根据人类发展指数(HDI)将全球国家分为极高、高、中等以及低资源国家;极高资源国家:HDI ≥ 0.8;高资源国家 0.7 ≤ HDI<0.8;中等资源国家0.55 ≤ HDI<0.7;低资源国家 HDI<0.55。

[资料来源:GLOBOCAN,2020(IARC)]

综上，全球宫颈癌发病、死亡地区分布差异显著，且发病、死亡地区分布的相对一致性均提示宫颈癌的发病、死亡与社会经济条件、收入水平、医疗卫生水平关系密切。

二、发病与死亡年龄分布

2020 年全球宫颈癌发病平均年龄为 53 岁。20 岁之前宫颈癌发病处于极低水平，但从 20 岁之后，发病率急剧上升，到 60~70 岁达到发病峰值，70 岁之后发病率显著下降（图 2-2A）。全球各国宫颈癌发病年龄分布曲线差异显著，和国家资源水平关系密切（图 2-2C）。国家资源越丰富，平均发病年龄越低，发病高峰出现越早，发病曲线越平缓；资源丰富国家中 40 岁以后女性的宫颈癌发病并未上升，反而持续下降，提示宫颈癌筛查的作用。

2020 年全球宫颈癌死亡的平均年龄为 59 岁，年龄别死亡率随年龄的增长而不断增加（图 2-2B），50 岁以上死亡者占 72.9%，70 岁以上女性宫颈癌死亡率最高，标化死亡率达 28.5/10 万。宫颈癌是 20~39 岁年轻女性第二位癌症死亡原因，全世界每周有 10 名 20~39 岁女性因宫颈癌而过早死亡。

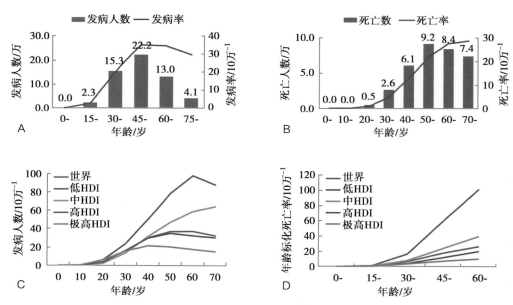

图 2-2　全球宫颈癌发病率、死亡率的年龄分布

A. 2020 年全球宫颈癌发病人数与发病率的年龄分布；B. 全球范围内因宫颈癌死亡人数及标化死亡率的年龄分布；C. 全球不同资源水平宫颈癌发病率的年龄分布；D. 全球不同资源水平宫颈癌标化死亡率年龄分布。
［资料来源：GLOBOCAN，2020（IARC）］

全球宫颈癌年龄别死亡率随年龄的增长不断上升。各国差异主要体现在死亡率随年龄不断上升的幅度，与国家资源水平、国家收入关系密切（图 2-2D）。国家资源越丰富，死亡率开始上升的年龄越大，且上升幅度小。人类发展指数（human development index，HDI）大于 0.8 的极高资源国家和地区，因宫颈癌死亡的患者在 45 岁以上观察到死亡率的显著上升，60 岁以上年龄组患者死亡率达到峰值,标化死亡率为 10.0/10 万,而国家资源贫乏(HDI<0.55)的国家,30 岁开始就显示出死亡率的显著上升趋势,60 岁以上年龄组患者死亡达到峰值,标化死亡率高达 100.0/10 万,是国家资源丰富国家死亡率的 10 倍。不同国家和地区女性各年龄阶段死亡率也有显著不同(图 2-3)。除了与各国卫生资源水平有关外,也可能与种族差异、危险暴露水平以及治疗水平的差异有关。一般从 30 岁开始即可观察到各国或各地区之间出现差异,60 岁以后的差异最为显著。

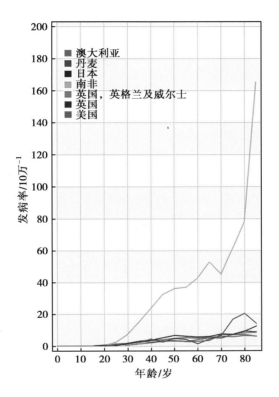

图 2-3　全球部分国家宫颈癌死亡年龄分布(2015 年)

[资料来源:CI5(Cancer Incidence in Five Continents)(IARC)]

三、发病和死亡变化趋势

近 50 年来,世界上大多数国家宫颈癌发病率都出现了显著下降(图 2-4A)[6]。大多数欧洲、南美洲、北美洲和大洋洲国家,以及亚洲的一些国家(如日本、中国和印度)都出现了明显的下降趋势[7-9]。北欧的大部分国家,如丹麦、芬兰、挪威等,宫颈癌发病在 2000 年之前下降的变化幅度较大,而在 2000 年之后的一段时期下降幅度较平稳,没有显著变化[10];而在一些东欧国家,特别是爱沙尼亚、立陶宛和保加利亚,总体宫颈癌发病率呈下降趋势,但在 2000 年之后发病率呈现小幅上升趋势。非洲的一些国家如乌干达、津巴布韦等是全球少数宫颈癌发病没有出现下降趋势的国家,相反,发病率从有记录开始一直持续增长(图 2-5)[11]。目前对此较为一致的解释是,这些趋势与宫颈癌的筛查密切相关[12]。

尽管宫颈癌发病率在下降,但由于全球人口的快速增长,宫颈癌新发病例的绝对数是逐年增长的,1980—2010 年,全球宫颈癌发病数从 1980 年的每年 378 000 例(256 000~489 000 例)上升到 2010 年的每年 454 000 例(318 000~620 000 例),年增长率为 0.6%。

　　全球宫颈癌死亡趋势和发病趋势基本一致。除了非洲国家,大多数欧洲国家、南美洲国家、北美洲和大洋洲,以及亚洲的一些国家(如新加坡、中国和日本)都出现了明显的下降趋势(图 2-4B)。

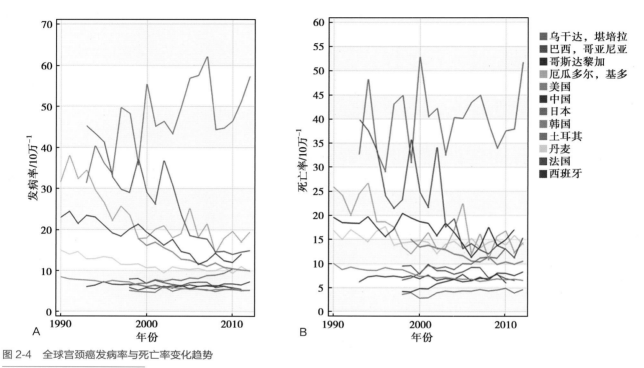

图 2-4　全球宫颈癌发病率与死亡率变化趋势

A. 全球部分国家 1990—2015 年宫颈癌发病率趋势;B. 全球部分国家 1990—2015 年宫颈癌死亡率趋势。

(资料来源:CI5/IARC)

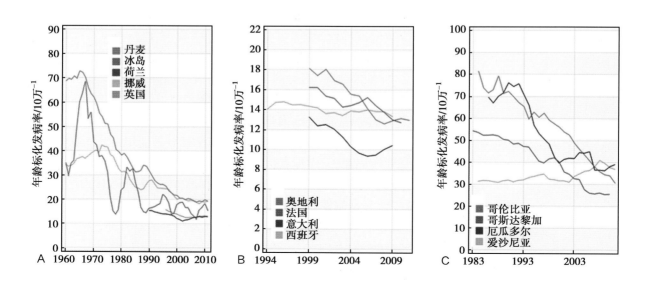

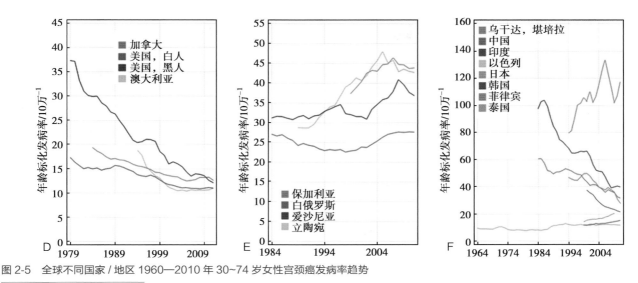

图 2-5　全球不同国家 / 地区 1960—2010 年 30~74 岁女性宫颈癌发病率趋势

[资料来源：CI5（IARC）]

虽然宫颈癌发病率和死亡率在全球大多数国家都是呈现出下降趋势，但宫颈癌在年轻女性中的发病变化尤其值得关注。最近的研究表明，在一些开展覆盖全国范围的宫颈癌筛查、并且开展时间比较久的国家如芬兰、荷兰等，虽然所有女性中宫颈癌发病率总体仍然呈下降趋势，但近年出现小幅上升趋势，尤其是在年轻女性中的发病率呈现一定的增长[10,13,14]。

第二节　宫颈癌在中国的流行现况和趋势

宫颈癌是我国第二常见的女性恶性肿瘤，发病仅次于乳腺癌。据 GLOBOCAN 2020 估计，中国妇女的宫颈癌标化发病率和死亡率水平与中上收入国家水平相当，标化发病率（10.7/10 万）与极高资源水平国家（HDI≥0.8）接近，标化死亡率（4.4/10 万）与高资源水平国家（0.8>HDI≥0.7）相当。由于我国人口基数庞大，宫颈癌发病数位列全球首位，因此防控任务仍然十分艰巨。

一、中国宫颈癌发病与死亡地区分布

根据我国肿瘤登记中心 2022 年发表的最新数据资料显示，2016 年全国新发女性宫颈癌 119 300 例，发病粗率为 17.7/10 万，标化率为 11.3/10 万，位居女性癌症发病第 6 位[15]。

2016 年全国因宫颈癌死亡人数为 37 200 例，死亡粗率为 5.5/10 万，标化率 3.3/10 万。中国宫颈癌发病城乡、地区差异显著，农村发病率和死亡率均高于城市；中部地区最高，西部次之，东部地区最低（表 2-1）。

表 2-1　全国肿瘤登记地区宫颈癌的发病与死亡(2015 年)

地区	病例数	粗率 /(×10 万 $^{-1}$)	构成 /%	中国人口标划率 / (×10 万 $^{-1}$)	世界人口标化率 / (×10 万 $^{-1}$)	0~74 岁 累积率 /%
发病						
全国	25 707	16.2	6.2	11.8	10.8	1.1
城市	12 080	15.7	5.4	11.2	10.3	1.0
农村	13 627	16.7	7.1	12.3	11.4	1.2
东部地区	13 042	14.9	5.1	10.6	9.7	1.0
中部地区	8 471	18.9	8.3	14.1	13.4	1.4
西部地区	4 194	15.9	7.5	11.8	10.9	1.1
死亡						
全国	8 027	5.0	3.8	3.3	3.1	0.3
城市	3 785	4.9	3.6	3.1	2.9	0.3
农村	4 242	5.2	4.1	3.5	3.3	0.3
东部地区	3 871	4.4	3.1	2.7	2.5	0.2
中部地区	2 708	6.0	5.1	4.3	4.1	0.4
西部地区	1 448	5.5	5.0	3.8	3.6	0.4

资料来源:2018 中国肿瘤登记年报。

二、中国宫颈癌发病与死亡年龄分布

中国宫颈癌年龄别发病率呈明显的倒 "V" 形单峰,发病率在 20 岁之前处于较低水平,20 岁开始快速上升,50~54 岁到达峰值,之后逐渐下降。城市和农村的年龄别发病率趋势和全国发病率趋势一致,但城市地区 55 岁之后的下降更快速、显著,而农村地区下降较缓和。

中国宫颈癌年龄别死亡率在 25 岁之前处于较低水平,25 岁之后随年龄的增加逐步升高,80 岁达到峰值。城乡的年龄别死亡率曲线走向基本一致,但农村地区 50 岁之后死亡率上升更为显著(图 2-6)。

三、中国宫颈癌发病与死亡变化趋势

我国宫颈癌发病率总体呈上升趋势。国家癌症中心肿瘤登记点的连续数据资料显示,2000—2016 年中国女性宫颈癌发病在城市和农村均呈快速上升趋势,年龄调整后上升幅度减缓,但仍呈上升趋势[15]。其中 2000—2007 年全国宫颈癌发病处于快速上升趋势,每年增幅为 16.0%(95% CI:13.0%-19.1%),2007—2016 年发病仍处于上升趋势,但上升速度趋缓,平均每年增长 2.9%(95% CI:1.1%-4.8%)。

农村地区女性宫颈癌的发病率水平在 2009 年之前均低于城市地区水平,

但发病率增长速率相当；农村地区在 2010 年开始出现快速上升趋势，2014 年农村地区女性宫颈癌发病率接近城市地区女性水平，经过年龄调整后，城市和农村女性宫颈癌在 2009 年之前发病率水平相当，城市发病率略高于农村，每年缓慢上升，2009 年城市、农村均出现一定下降后，2010 年开始两个地区宫颈癌发病率均出现显著上升，城市地区女性在 2009—2013 年经历了 4 年快速上升后 2014 年开始上升趋势变缓，农村地区始终维持快速上升趋势，2014 年农村地区女性宫颈癌发病率已高于城市地区女性发病水平（图 2-7A）[16]。

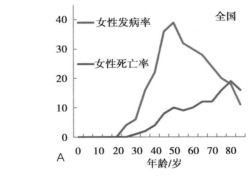

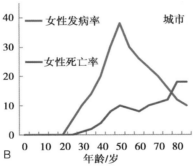

图 2-6 2015 年中国肿瘤登记地区宫颈癌年龄别发病率和死亡率(/10 万)

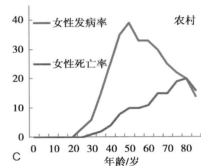

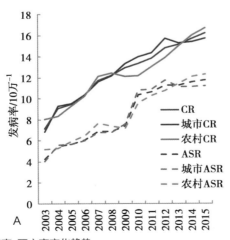

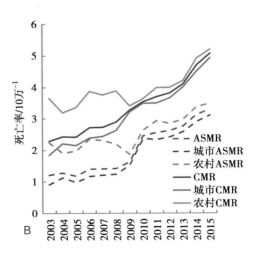

图 2-7 中国女性宫颈癌发病率、死亡率变化趋势

A. 2003—2015 年全国 22 个肿瘤登记地区女性宫颈癌发病变化趋势；B. 2003—2015 年全国 22 个肿瘤登记地区女性宫颈癌死亡变化趋势。CR. 粗率；ASR. 标化率；CMR. 死亡粗率；ASMR. 标化死亡率。

[资料来源：中国肿瘤登记年报（2003—2015 年）]

我国宫颈癌死亡率变化近年来也是呈现持续上升趋势。国家癌症中心最新的统计数据显示,2000—2016 年我国宫颈癌死亡率年平均增长(annual percentage change,APC)达到 5.4%(95% *CI*:4.9%-5.9%)。

农村地区女性宫颈癌死亡率水平较高,但上升幅度相对较缓,而城市地区女性宫颈癌死亡率较农村地区低,但上升幅度较大,农村地区和城市地区女性宫颈癌死亡率的差距在逐年缩小(图 2-7B)。

第三节　宫颈癌患者的临床特征

伴随着宫颈癌筛查在全球的不断推进,宫颈癌的临床特征、组织学类型、治疗方式都发生了变化。现有临床来源和以人群为基础的资料提示,主要变化表现在确诊的宫颈癌早期比例增加和手术方式改变。

一、组织学类型

IARC 最新发布的世界癌症报告 2020(World Cancer Report 2020)中指出全球宫颈癌常见的组织学类型主要有三种:鳞癌、腺癌和鳞腺癌,以鳞癌最多见,约占 80%~85%,腺癌次之,约占 5%~10%,鳞腺癌较低,占比<5%。中国宫颈癌组织学类型占比与全球相似。"中国宫颈癌临床诊疗大数据"项目显示中国女性宫颈癌患者中,72.0% 为鳞癌,7.7% 为腺癌,2.1% 为鳞腺癌,0.2% 为透明细胞癌,0.7% 为神经内分泌癌,1.7% 为其他类型,15.6% 未分型[17]。其中鳞癌占比由 2004 年的 84.8% 到 2016 年的 73.9%,有下降趋势(图 2-8)[18]。

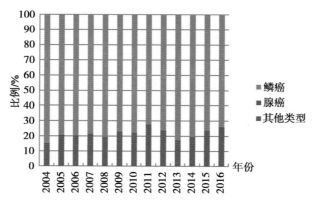

图 2-8　中国女性宫颈癌组织学类型变化(2004—2016 年)

(资料来源:中国宫颈癌临床诊疗大数据)

上海的人群肿瘤登记资料显示,按照世界卫生组织的肿瘤学疾病分类标准(ICD-O-3)分类,2002—2005 年上海女性新诊断宫颈癌中 58.6% 为鳞癌,16.2% 为腺癌,0.6% 为肉瘤,0.2% 其他,未分型 24.4%[19]。

二、诊断时分期

宫颈癌诊断时分期不仅是个体化宫颈癌精准治疗的重要依据,也是评价宫颈癌筛查和早发现的重要指标,与生存期密切相关。

世界卫生组织基于同行评议及国家癌症报告、IARC 癌症登记中心的分析显示,不同地区诊断时分期具较大差异(表 2-2)[20]。欧洲及中亚地区,Ⅰ期比例最高,34% 的女性宫颈癌患者诊断时处于 FIGO Ⅰ期;东亚和太平洋地区早中期比例最高,62% 的患者诊断时处于 FIGO Ⅰ期和Ⅱ期,除撒哈拉以南非洲地区外,全球大部分地区的宫颈癌诊断时 50% 都处于早中期,非洲地区女性宫颈癌早期比例较低,占比接近 8%,大部分为 FIGO Ⅲ期及以上,占 51%。

"中国宫颈癌临床诊疗大数据"项目显示在临床手术病人中 75.7% 为 FIGO ⅠA1~ⅡA2 期,代表了中国临床手术病人的分期,以人群为基础的数据可以更好地代表中国人群中宫颈癌诊断时分期的比例;2012—2016 年上海肿瘤登记资料显示,Ⅰ期宫颈癌占比 33.6%,Ⅱ期占比 14.8%、Ⅲ期 3.6%、Ⅳ期 5.3%,42.7% 诊断时型别未知,一定程度上反映了我国医疗资源较好的大型城市宫颈癌初诊病人的分期情况。

表 2-2　全球不同地区宫颈癌诊断时分期

单位:%

地区	Ⅰ期	Ⅱ期	Ⅲ~ⅣA 期	ⅣB 期
东亚和太平洋地区	23	39	27	11
欧洲、中亚	34	19	28	19
拉丁美洲和加勒比海地区	23	26	46	5
北非和中东地区	13	43	31	13
南亚	13	36	40	11
撒哈拉以南非洲	8	36	48	8

注:分期根据 FIGO 分期 2009 版和 TNM 分期第 7 版。

三、主要治疗方式

宫颈癌治疗方案的选择主要是依据临床分期及可能影响预后的危险因素。传统的宫颈癌治疗方法是根治性切除。"中国宫颈癌临床诊疗大数据"项目显示,我国大部分医院(包括肿瘤专科医院、综合医院和妇幼专科医院等)宫颈癌患者子宫切除的范围是以根治性子宫切除术(radical hysterectomy,RH)为主,且呈逐年递增的趋势(图 2-9)。对于局部晚期宫颈癌患者,将近 90% 选择手术治疗,明显多于根治性放化疗,其中 60% 左右会采取新辅助化疗后再行手术治疗。

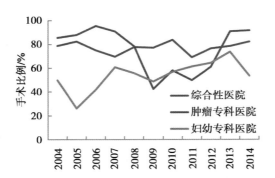

图 2-9　中国不同医院根治性子宫切除术比例变化（2004—2014 年）

（资料来源：中国宫颈癌临床诊疗大数据）

随着微创技术的发展，越来越多的宫颈癌手术治疗选择宫颈癌腹腔镜手术（laparoscopic approach to cervical cancer，LACC）。2018 年《新英格兰医学杂志》（*The New England Journal of Medicine*，NEJM）发表了美国安德森癌症中心领衔全球多中心的宫颈癌腹腔镜手术与经腹手术的随机对照试验的研究结果和美国哈佛医学院真实世界研究结果，两者都认为相比于传统经腹手术，早期宫颈癌微创手术病死率、复发率均较高，而无瘤生存率（disease-free survival，DFS）和总生存率（overall survival，OS）均较低[21,22]。这一结果挑战了腹腔镜手术既往在宫颈癌治疗中的地位，引发更多的反思。

"中国宫颈癌临床诊疗大数据"项目对中国宫颈癌腹腔镜和经腹手术的病例进行了分析，结果显示，尽管腹腔镜手术在中国发展迅速，但宫颈癌经腹手术依然是主流，65.6% 的患者仍然选择经腹手术；对于ⅠA1~ⅠB1 期、ⅠB2期及ⅡA1 期的患者，腹腔镜手术肿瘤学结局不亚于经腹手术，临床数据显示各期患者 5 年 OS 差异均无统计学意义；但对于ⅡA2 期宫颈癌，且术后病理有 1 个高危因素或有 2 个及以上中危因素的患者，腹腔镜手术的肿瘤学结局差于经腹手术，5 年 OS 显著低于经腹手术（73.4% *vs.* 87.4%，*P*=0.046）[23]。

近年来，宫颈癌发病年龄呈年轻化趋势，许多宫颈癌患者在诊断时均未生育，使宫颈癌的治疗方式更多倾向于保留生育功能和保留卵巢功能，由手术治疗、同步放化疗、放射治疗、新辅助化疗的不同组合形成的综合治疗模式正在成为宫颈癌治疗的主流模式。

保育手术使宫颈癌患者在治愈肿瘤的同时保留了生育功能，进一步提高了患者的生活质量。复旦大学附属肿瘤医院从 2004 年开始在 45 岁以下的年轻患者中进行保育手术治疗，且手术量逐年上升，到 2020 年，共为 527 名年轻宫颈癌患者成功地实施了保育手术（表 2-3），为年轻女性患者提供了更多手术选择，也使更多的年轻女性在生存和生活上双重受益。

表 2-3　复旦大学肿瘤医院住院手术治疗的宫颈癌患者保育手术比例变化（2004—2020 年）

年份	住院手术人数	45 岁以下住院人数	保育人数	保育人数占总住院人数比例 /%	保育人数占 45 岁以下住院人数比例 /%
2004—2010	5 608	2 735	69	1.2	2.5
2011—2015	7 894	3 034	206	2.6	6.8
2016—2020	8 119	2 734	252	3.1	9.2

研究显示,保育术后患者肿瘤复发、转移和生存结局与 RH 术后患者相似。复旦大学附属肿瘤医院对 2004—2010 年 62 例接受保育手术的患者随访,至 2012 年,无一例复发转移。Covens 等报道了 34 例肿瘤最大径 ≤2cm 的患者保育术后的结果,2 年生存率为 95%。

第四节　宫颈癌患者的生存状况

随着宫颈癌筛查在全球范围内的不断扩大实施,宫颈癌诊断的早期比例显著增加,同时,随着宫颈癌治疗手段的进展,全球大部分国家宫颈癌的总体生存状况有所改善,宫颈癌预后影响因素的研究也成为热点。

一、全球宫颈癌患者的生存状况

世界癌症生存研究项目 CONCORD 研究发表的 2010—2014 年期间诊断的来自 64 个国家 295 个全球肿瘤登记点的 660 744 名宫颈癌女性的生存资料显示,全球各国宫颈癌患者的生存差异较大[24]。2010—2014 年诊断的宫颈癌患者,年龄标化后的 5 年净生存率在 70% 以上的共有 7 个国家 / 地区:日本、韩国、中国台湾、丹麦、挪威、瑞士和古巴;包括中国、美国、加拿大、新加坡、土耳其、澳大利亚、新西兰以及 18 个欧洲国家的年龄标化 5 年生存率在 60%~69%,而阿根廷、印度、科威特以及保加利亚、波兰、俄罗斯等欧洲国家的宫颈癌 5 年生存率不足 60%(图 2-10)。

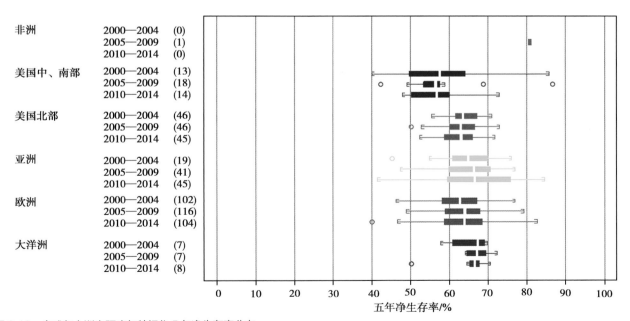

图 2-10　全球各大洲宫颈癌年龄标化 5 年净生存率分布

来自 61 个国家和地区 269 个肿瘤登记点,按照时间分成 2000—2004 年、2005—2009 年和 2010—2014 年三组。

　　1995—2014 年这 20 年间，全球宫颈癌的生存率在许多国家都出现显著增长。中国 5 年生存率在 2000—2004 年到 2010—2014 年之间增长了 14.3%，印度、保加利亚、爱沙尼亚以及瑞士增长了 8%~10%。其余大部分国家 / 地区包括非洲地区均出现小幅稳定增长（5% 左右），而中美、南美等地区女性宫颈癌生存率出现小幅下降，如来自阿根廷 5 个肿瘤登记点的数据显示，2000—2004 年宫颈癌生存率为 58.3%，2010—2014 年小幅下降为 52.7%。

　　宫颈癌生存和诊断时期别、诊疗水平密切相关。来自美国癌症协会（ACS）2020 年最新公布的人群基础的统计结果显示，美国女性宫颈癌 5 年相对生存率为 66%，早期（localized）生存率可达 92%，局部（regional）宫颈癌的 5 年生存率为 56%，而一旦出现远处转移，5 年生存率仅为 17%；且相同分期的白种人群体的生存率显著高于黑种人群体[4]。

　　世界卫生组织消除宫颈癌模型协会（Cervical Cancer Elimination Modelling Consortium，CCEMC）2020 年基于对 43 个国家宫颈癌登记信息（基于人群的癌症登记资料优先）的系统评估显示，不同国家或地区不同诊断时期别的 5 年、10 年生存率也存在较大差异（表 2-4）[20]。

表 2-4　不同地区宫颈癌 5 年、10 年总生存率分布（按不同诊断时期别）

地区	5 年生存率 /%				10 年生存率 /%			
	Ⅰ 期	Ⅱ 期	Ⅲ~ⅣA 期	ⅣB 期	Ⅰ 期	Ⅱ 期	Ⅲ~ⅣA 期	ⅣB 期
东亚和太平洋地区	65	51	15	2	15	13	10	2
欧洲、中亚	74	62	34	6	42	37	28	4
拉丁美洲和加勒比海地区	73	61	32	6	39	34	26	4
北非和中东地区	80	69	46	9	59	52	39	6
南亚	74	62	34	6	42	37	28	4
撒哈拉以南非洲	62	47	9	1	6	5	4	1

　　注：分期根据 FIGO 分期 2009 年版和 TNM 分期第 7 版。

二、中国宫颈癌患者的生存状况

　　一项基于我国 17 个肿瘤登记点人群数据的研究显示，2012—2015 年诊断的中国女性宫颈癌 5 年年龄标化相对生存率为 59.8%（95% *CI*：57.1%-62.5%）[25]。

　　2003—2015 年间，中国女性宫颈癌生存率以平均每年 4.5% 的增幅不断上升，2003—2005 年生存率仅为 45.4%，2012—2015 年增长至 59.8%。农村地区女性宫颈癌的生存率平均每年增幅达 6.4%，显著高于城市地区水平（1.6%）。

　　中国女性宫颈癌生存率随诊断年龄上升而快速下降（图 2-11）。2012—2015 年诊断的 45 岁以下女性宫颈癌，5 年生存率为 83.4%，75 岁以上的宫颈癌生存率仅为 36.4%，年龄别生存率差异显著。2003—2015 年间，75 岁以下中国女性宫颈癌生存率呈现不断上升趋势，尤其是 65~74 岁年龄组，近 10 年来生存率出现快速显著增长,75 岁以上女性宫颈癌生存率变化不大。

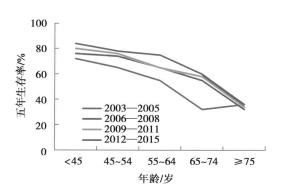

图 2-11　中国宫颈癌年龄别相对 5 年生存率变化(2003—2015 年)

三、复旦大学附属肿瘤医院大型单中心的宫颈癌患者生存情况

复旦大学附属肿瘤医院是中国东部地区的大型肿瘤专科医院,其妇科癌症临床诊疗中心的宫颈癌的生存率数据及早期根治术后的无病生存率数据,在一定程度上反映了我国医疗资源较好的大型城市的宫颈癌诊疗状况及生存水平。

2008—2017 年在复旦大学附属肿瘤医院确诊为恶性宫颈癌的患者共14 780 例,5 年观察总生存率(OS)为 83.0%,10 年 OS 为 75.8%,其中 45 岁以下年轻女性 5 年 OS 为 86.7%,10 年 OS 为 83.0%(表 2-5)。

早期宫颈癌根治术患者的 5 年 OS 为 87.3%,其中 ⅠA1 期、ⅠA2 期、ⅠB1 期、ⅠB2 期、ⅡA1 期和ⅡA2 期的 5 年观察生存率分别为 99.8%、98.5%、92.7%、81.9%、82.6% 和 75.0%;10 年观察生存率为 81.8%,不同临床分期(ⅠA1 期、ⅠA2 期、ⅠB1 期、ⅠB2 期、ⅡA1 期和ⅡA2 期)的 10 年观察生存率分别为 99.3%、98.5%、88.6%、79.6%、72.9%、68.0%(表 2-6)。

早期宫颈癌根治术患者的 5 年无病生存率(DFS)为 84.2%,其中 ⅠA1期、ⅠA2 期、ⅠB1 期、ⅠB2 期、ⅡA1 期和ⅡA2 期的 5 年 DFS 分别为 99.3%、98.5%、89.6%、78.6%、78.9% 和 71.0%;10 年 DFS 为 79.6%,不同临床分期(ⅠA1 期、ⅠA2 期、ⅠB1 期、ⅠB2 期、ⅡA1 期和ⅡA2 期)的 10 年 DFS 分别为 98.8%、98.5%、86.3%、76.7%、70.1%、67.0%(表 2-7)。

表 2-5　2008—2017 年复旦大学肿瘤医院宫颈癌患者的总体生存率(OS)

年龄组 / 岁	中位随访时间 / 月	5 年 OS/%	10 年 OS/%
总体	53.0(52.1,53.9)	83.0(82.3,83.7)	75.8(74.4,77.1)
<45	56.0(54.4,57.6)	86.7(85.7,87.7)	83.0(81.5,84.5)
45~54	52.0(50.6,53.4)	82.0(80.8,83.2)	75.2(72.9,77.5)
55~64	52.0(50.2,53.8)	80.9(79.1,82.6)	69.0(64.9,73.1)
65~74	47.0(43.0,51.0)	71.7(67.6,75.8)	49.8(40.5,59.1)
>75	72.0(53.0,91.0)	55.8(45.1,66.5)	32.8(18.7,47.0)

表 2-6 2006—2014 年复旦大学肿瘤医院宫颈癌根治性手术患者的总生存率(OS)

特征	分组	中位随访时间 / 月	5 年 OS/%	10 年 OS/%
总体		74.5(73.5,75.6)	87.3(86.4,88.2)	81.8(80.5,83.1)
年龄 / 岁	<45	74.1(72.6,75.7)	89.4(88.2,90.6)	86.7(85.3,88.2)
	45~54	75.4(73.4,77.4)	87.0(85.4,88.5)	81.9(79.6,84.2)
	55~64	73.2(71.4,74.9)	84.2(81.7,86.7)	70.6(65.5,75.6)
	65~74	75.8(69.8,81.8)	79.6(73.9,85.4)	65.3(55.7,75.0)
	>75	80.7(66.8,94.7)	69.4(51.6,87.2)	39.2(15.7,62.6)
分期	ⅠA1	74.9(71.9,77.8)	99.8(99.3,100.0)	99.3(98.2,100.0)
	ⅠA2	78.6(67.5,89.7)	98.5(95.5,100.0)	98.5(95.5,100.0)
	ⅠB1	77.8(75.9,79.7)	92.7(91.6,93.7)	88.6(87.0,90.2)
	ⅠB2	71.3(68.4,74.1)	81.9(78.2,85.6)	79.6(75.2,83.9)
	ⅡA1	75.0(72.9,77.0)	82.6(80.7,84.5)	72.9(69.8,75.9)
	ⅡA2	70.0(68.2,71.8)	75.0(71.7,78.3)	68.0(63.5,72.6)

表 2-7 2006—2014 年复旦大学肿瘤医院宫颈癌根治性手术患者无病生存率(DFS)

特征	分组	中位随访时间 / 月	5 年 DFS/%	10 年 DFS/%
总体		74.9(73.8,76.0)	84.2(83.2,85.1)	79.6(78.3,80.9)
年龄 / 岁	<45	74.8(73.1,76.5)	86.1(84.8,87.4)	84.2(82.7,85.6)
	45~54	76.2(74.2,78.2)	84.2(82.5,85.8)	79.2(76.9,81.5)
	55~64	73.2(71.4,75.0)	80.5(77.8,83.2)	70.8(66.4,75.1)
	65~74	75.8(69.5,82.1)	77.7(71.8,83.6)	65.2(55.7,74.6)
	>75	87.6(68.5,106.7)	63.2(44.9,81.4)	35.4(13.6,57.3)
分期	ⅠA1	75.4(72.4,78.4)	99.3(98.4,100.0)	98.8(97.5,100.0)
	ⅠA2	78.6(67.5,89.7)	98.5(95.5,100.0)	98.5(95.5,100.0)
	ⅠB1	78.2(76.3,80.1)	89.6(88.4,90.9)	86.3(84.7,87.9)
	ⅠB2	71.0(67.8,74.2)	78.6(74.7,82.5)	76.7(72.2,81.1)
	ⅡA1	75.3(73.2,77.4)	78.9(76.9,80.9)	70.1(67.2,73.1)
	ⅡA2	70.1(68.2,72.0)	71.0(67.6,74.4)	67.0(62.9,71.1)

第五节 年轻育龄女性宫颈癌患者发病和死亡状况

全球宫颈癌发病呈现不断年轻化趋势,一方面是全球宫颈癌筛查的不断扩大使得早期宫颈癌的确诊比例升高;另一方面,宫颈癌发病具备年轻化的特征,现代社会生育年龄推迟,在宫颈癌患者尤其是浸润性宫颈癌患者中,未生育的患者的数量呈上升趋势。

全球 45 岁以下女性中,宫颈癌是仅次于乳腺癌的第二位最常见恶性肿瘤。在所有宫颈癌新发病例中,1/3 为 45 岁以下患者。宫颈癌平均发病年龄下降,接近 40% 的患者在确诊时仅生育一胎或尚未生育。近期也有资料显示,部分欧洲国家和亚洲国家年轻育龄女性宫颈癌发病率呈现不断上升趋势。由此,宫颈癌患者中保留生育功能的治疗的需求越来越多。

一、发病和死亡特征

相比其他女性常见恶性肿瘤,全球宫颈癌发病具有年轻化的特征。据 IARC 估计,2020 年宫颈癌新发病例中,45 岁以下有 178 036 人,占所有宫颈癌新发病例的 29.5%,标化发病率为 5.6/10 万,继乳腺癌之后,位居全球 45 岁以下女性恶性肿瘤发病的第二位。

随着宫颈癌新发病例中年轻女性的占比不断增加及现代社会生育年龄的推迟,宫颈癌新发患者中未生育患者的比例逐年上升。2020 年宫颈癌新发病例中 15~44 岁女性患者有 177 944 名,占 2020 年所有新发宫颈癌的 29.4%,发病粗率为 10.6/10 万,标化发病率为 9.7/10 万,15~44 岁女性累积发病风险为 0.3%。

各大洲 15~44 岁女性宫颈癌患者在所有女性宫颈癌患者中的占比差异较大(表 2-8),大洋洲 15~44 岁女性宫颈癌患者占比最高,占了所有大洋洲女性宫颈癌患者的 46.1%,亚洲占比最低(26.5%)。

表 2-8 各大洲 15~44 岁宫颈癌发病人数在所有宫颈癌发病人数中的比例

地区	0~85+	15~44 岁	占比 /%
亚洲	351 720	93 257	26.5
非洲	117 315	38 522	32.8
欧洲	58 169	19 836	34.1
拉丁美洲	59 439	19 619	33.0
北美洲	14 971	5 551	37.0
大洋洲	2 512	1 159	46.1
全世界	604 127	177 944	29.4

15~44 岁宫颈癌发病率也呈现出显著的地区差异,非洲发病率最高,北美洲最低,非洲 15~44 岁宫颈癌标化发病率为 14.6/10 万,是北美洲地区的 2 倍,北美标化发病率为 7.3/10 万。不同资源水平的国家年轻育龄女性宫颈癌发病率有较大差异。资源极丰富的国家 / 地区以及国家资源最贫乏的地区,育龄女性宫颈癌发病率比中等资源国家更高,呈现出两极化的趋势,极高资源国家(HDI ≥ 0.8)育龄妇女宫颈癌标化发病率为 10.2/10 万,低资源国家(HDI<0.5)标化发病率为 14.9/10 万。

我国年轻女性宫颈癌发病负担严重。按照 GLOBOCAN 估计,我国 2020 年宫颈癌新发病例中 15~44 岁女性患者有 32 302 名,位居全球第二,仅次于印度。发病粗率为 11.3/10 万,标化发病率为 9.1/10 万,15~44 岁女性累积发病风险为 0.3%。

2020 年全球因宫颈癌死亡患者中,15~44 岁患者占 16.7%。所有因宫颈癌死亡的患者中,80.9% 来自亚洲和非洲国家;各大洲 15~44 岁宫颈癌死亡在所有宫颈癌死亡中的占比存在较大差异(表 2-9),大洋洲死亡总量和该年龄段死亡数量都最少,但该年龄段占比最高,为 28.8%,亚洲、欧洲和拉丁美洲占比较低。

表 2-9　各大洲 15~44 岁宫颈癌死亡人数在所有宫颈癌死亡人数中比例

地区	0~85+	15~44 岁	占比 /%
亚洲	199 902	27 418	13.7
非洲	76 745	17 321	22.5
欧洲	25 989	4 097	15.7
拉丁美洲	31 582	6 887	21.8
北美洲	6 343	988	15.5
大洋洲	1 270	366	28.8
全世界	341 831	57 077	16.7

从死亡率全球分布看,非洲地区 15~44 岁宫颈癌死亡率最高,标化死亡率达 6.5/10 万,累积死亡风险为 0.2%;其次为拉丁美洲,标化死亡率为 4.1/10 万,累积死亡风险为 0.1/10 万,北美死亡率最低(1.2/10 万)。

不同国家年轻育龄女性患者因宫颈癌死亡也各有差异,与国家收入成反比,国家收入越高的国家,15~44 岁患者宫颈癌死亡率越低。按照GLOBOCAN 全球估计,高收入国家宫颈癌标化死亡率为 1.3/10 万,低收入国家死亡率是高收入国家的 5 倍(7.3/10 万)。与国家资源丰富水平成正比,低资源国家宫颈癌标化死亡率为 7.1/10 万,是极高资源国家宫颈癌死亡的 4 倍。

我国年轻宫颈癌患者死亡负担严重。按照 GLOBOCAN 2020 估计,我国 2020 年 15~44 岁因宫颈癌死亡的患者有 5 541 人,位居全球第二,仅次于印度,死亡粗率为 1.9/10 万,标化死亡率为 1.6/10 万,累积发病风险为 0.1%。

二、发病和死亡趋势

近50年来,世界上大多数国家15~44岁宫颈癌发病率都呈下降趋势(图2-12)。但由于全球人口激增,以及暴露于宫颈癌危险因素的女性数量增多,每年新增15~44岁宫颈癌的绝对病例数仍在不断增长。

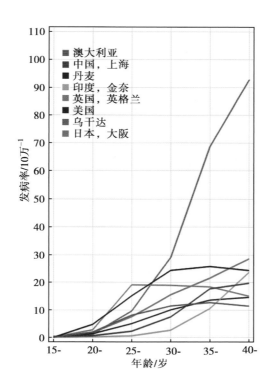

图 2-12 部分国家 15~44 岁宫颈癌发病率年龄趋势图

[数据来源:CI5(IARC)]

北欧的大部分国家(如丹麦、芬兰、挪威等)和大部分北美洲国家以及大洋洲国家,15~44岁女性宫颈癌发病率在2000年之前下降幅度较大,而在2000年之后的一段时期发病率变化幅度较平稳,部分国家如英国、澳大利亚、新西兰在2000年之后还出现年轻病例的小幅增长趋势;其他欧洲国家年轻患者宫颈癌发病率都较稳定,东欧国家从19世纪80年代开始一直稳定在(5~20)/10万,奥地利、法国等中欧国家,总体发病率较低且呈下降趋势,持续稳定在10/10万以下;亚洲国家如中国、日本中年轻育龄女性宫颈癌发病率呈现不断上升趋势,非洲一些国家如乌干达、津巴布韦等,年轻宫颈癌发病率稳定在高水平(图2-13A)。

除了非洲国家,全球15~44岁患者宫颈癌死亡趋势和发病趋势较一致,大多数欧洲国家、南美国家、北美和大洋洲国家,以及亚洲的一些国家(如新加坡、中国和日本)都出现了明显的下降趋势(图2-13B)。20世纪70年代,全球大部分国家年轻患者的死亡率都在6/10万以上,之后出现大幅下降,到2000年左右,大部分国家该年龄段患者标化死亡率维持在2/10万左右的低水平。部分东欧国家(俄罗斯、保加利亚等)2000年后死亡率维持在4/10万左右,并出现小幅上升趋势；部分亚洲国家（如韩国、新加坡）在 2000 年之后宫颈癌年轻患者的死亡率维持在 1/10 万的低水平。大部分非洲国家中年轻宫颈癌患者的死亡率仍呈不断上升趋势。

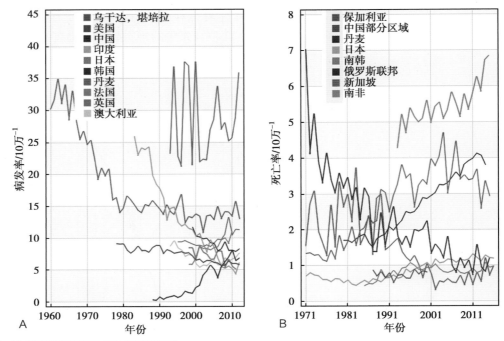

图 2-13　全球部分国家 15~44 岁宫颈癌发病率、死亡率变化趋势

A. 全球部分国家 15~44 岁宫颈癌发病率变化趋势（1960—2012 年）；B. 全球部分国家 15~44 岁宫颈癌死亡率率变化趋势（1971—2017 年）。

[数据来源：CI5（IARC）]

　　全球宫颈癌发病和死亡的地区差异显著，发达国家宫颈癌发病和死亡均控制在较低水平，而年轻宫颈癌患者发病率近期有所上升；全球大部分病例均发生在发展中国家，其中年轻患者的比例有所增加，宫颈癌发病有年轻化特征。年轻宫颈癌患者对于生存质量及生理功能有更高的要求，治疗方式的选择、不同的治疗模式对于年轻宫颈癌患者产生的影响更大。对于年轻宫颈癌患者的治疗，不仅要以手术彻底、肿瘤不复发转移、提高预后、延长生存时间为目的，还需要最大程度地提高生存质量、保留女性生理功能，育龄女性保留生育功能，从而达到最优化的治疗效果。

第六节　宫颈癌的病因和危险因素

　　1983 年，德国科学家 Harald zur Hausen 从宫颈癌患者活检组织中首次分离出人乳头瘤病毒（human papillomavirus，HPV）16 型，并发现了新的可引起人类肿瘤的 HPV 亚型；之后，他成功地克隆出 HPV 16 型和 18 型病毒基因组,并检测到与人的肿瘤细胞整合后的特定 HPV DNA 基因的表达,首先提出 HPV 是宫颈癌病因的学说。此后,大量的流行病学调查和实验室研究数据均证明,几乎所有(99%)宫颈癌病例都与生殖器官感染 HPV 有关,HPV 感染是宫颈癌的主要致病因素,感染高危型 HPV 与宫颈癌高度相关。为此,Harald zur Hausen 于 2008 年荣获诺贝尔生理学或医学奖。

除了 HPV 感染外,与宫颈癌相关的其他危险因素包括过早性行为和多个性伴侣、吸烟、多孕多产、口服避孕药(oral contraceptive,OC)、其他感染、遗传易感因素和人类免疫缺陷病毒(human immunodeficiency virus,HIV)感染等造成的免疫缺陷,或长期口服免疫抑制药物导致的免疫抑制等。

一、HPV 感染

几乎所有(99%)的宫颈癌都与 HPV 感染相关。HPV 持续感染是宫颈癌及其癌前病变的必要条件。从流行病学病因推断角度来看,HPV 感染与宫颈癌发病之间的关联从关联的时间顺序、关联的强度、关联的特异度、生物学和流行病学证据的一致性等都符合因果推断准则。

目前已经分离出的 HPV 病毒有 200 多个亚型,根据致癌的潜能可分为高危型(致癌性)与低危型。根据 IARC 专著项目(IARC Monographs Programme)的最新评估显示,12 种 HPV 亚型被明确认为是与人类宫颈癌相关的致癌物:16 型、18 型、31 型、33 型、35 型、39 型、45 型、51 型、52 型、56 型、58 型和 59型,其中以 16 型和 18 型最常见,约 70% 的宫颈癌与 HPV 16 型和 18 型持续感染有关,其中宫颈鳞癌中 HPV 16 型最常见,其次为 18 型;而宫颈腺癌中 HPV 18 型最常见,其次为 16 型。

大量流行病学研究显示 HPV 感染与宫颈癌发生有非常高的关联强度[26]。几乎所有的流行病学及实验室的数据都显示 HPV 与宫颈癌高度相关,其相对危险度或危险度比值比在 9~250 不等。我国女性高危型 HPV 阳性人群发生宫颈癌前病变和宫颈癌的风险是阴性者的 250 倍,归因危险度超过 95%[27];高危型 HPV 阳性的妇女发生宫颈上皮内瘤变(cervical intraepithelial neoplasia,CIN)2 及以上病变(CIN 2+)的风险是阴性妇女的 167 倍[28]。一项对 38 个国家 10 575 例经组织学证实的浸润性宫颈癌患者的石蜡包埋样本行 HPV 感染评估的研究发现,85% 的患者 HPV DNA 呈阳性。

二、过早性行为和多个性伴侣

流行病学研究证实,宫颈癌的发病与性行为因素有着密切关系。早婚及过早有性行为可增加患宫颈癌的风险。

在 18 岁之前开始有活跃性生活的女性,感染 HPV 的概率高于其他女性。研究发现,18 岁以前发生性关系的女性比 18 岁以后的女性宫颈癌发病率高 4 倍。妇女性生活开始早且患有梅毒、淋病等性传播疾病,则宫颈癌发病率较正常妇女高 6 倍;性伴侣越多,感染概率越大,患宫颈癌的概率增加 5~10 倍;

IARC 一项汇集分析了 21 个流行病学研究,纳入 15 461 名浸润性宫颈癌和 29 164 名健康对照的研究结果显示,有多个性伴侣(≥6 个性伴侣)浸润性宫颈癌的风险是健康对照(1 个性伴侣)的 2.3 倍(95% CI:1.9-2.6)[29]。究其原因,过早开始性生活,宫颈处于鳞状上皮化生期,对病毒、致癌因素等较为敏感,且未成年少女生殖道发育不完全,宫颈黏膜无法有效隔离细菌、病毒或致癌物,从而产生浸润癌、鳞状上皮化生、原位癌、不典型增生等变化,而性行为紊乱又可增加宫颈创伤及感染概率。

三、吸烟

吸烟时间越长,每天吸得越多,HPV 感染后患宫颈癌的风险越高,自主吸烟、电子烟和二手烟危害程度相似。一项以人群为基础的病例对照研究显示,吸烟者患宫颈癌的风险是不吸烟者的 3.4 倍(95% CI:2.1-5.5);两项大型队列(队列一样本量为 24 792 人,队列二样本量为 26 381 人)研究显示,吸烟者的宫颈癌风险是不吸烟者的 2.6 倍(95% CI:1.7-4.1)和 1.7 倍(95% CI:1.1-2.6);Meta 分析显示吸烟是宫颈癌发生的危险因素,合并比值比(odds ratio,OR)为 1.9。吸烟降低机体的免疫力,并使宫颈黏液中尼古丁和可替宁的含量升高,降低宫颈黏液的免疫防护作用,更容易感染 HPV 病毒,影响对 HPV 感染的清除,导致宫颈癌特别是宫颈鳞癌的风险增加。

吸烟导致宫颈癌不同组织学型别的风险不同。宫颈癌流行病学研究国际合作组织汇总了 23 项流行病学研究,包含 13 541 名患宫颈癌妇女和 23 017 名非宫颈癌妇女的数据,分析显示吸烟者患宫颈鳞状细胞癌的风险显著增加[相对危险度(relative risk,RR)=1.6,95% CI:1.5-1.7],而宫颈腺癌的风险不显著(RR=0.9,95% CI:0.7-1.1)[30]。

被动吸烟对宫颈病变也有不利影响。病例对照研究显示不吸烟女性每天被动吸烟 ≥3 小时可使宫颈癌的发生风险增加 2.9 倍(95% CI:1.2-7.0)[31];一项泰国东北部的宫颈癌危险因素调查发现,每天被动吸烟时间 ≥5 小时者发生宫颈癌的危险性增加 11.8 倍;队列研究显示被动吸烟者宫颈癌患病相对危险度为 2.1(95% CI:1.3-3.3)。

四、早婚早孕和多孕多产

频繁流产、多孕多产(3~5 胎及以上)等都会增加宫颈癌的发病风险。研究显示多次(≥7 次)足月妊娠生育者浸润性宫颈癌的发生风险是正常者(1~2 次)的 2 倍[32]。

妊娠时体内雌孕激素水平升高、局部免疫状态改变等都增加了 HPV 感染机会,且孕期内分泌的改变可使宫颈转化区外移,多次妊娠则宫颈转化区反复变动;在分娩过程中往往会出现不同程度的宫颈损伤,转化区活跃的未成熟细胞或鳞状上皮细胞在诱因的作用下易出现不典型增生,当出现 HPV 感染并且持续存在时,不典型增生可继续发展为原位癌,最后形成浸润癌。

五、长期口服避孕药

目前对于口服避孕药（oral contraceptive，OC）与宫颈癌发病的关系，不同研究结果仍存在争议。2001 年，国际癌症研究机构在关于激素与肿瘤的报告中提出，OC 为宫颈癌的可能致癌因素之一。IARC 多中心病例对照研究发现，使用 OC 少于 5 年者并不增加宫颈癌的发病危险度（OR=0.7，95% CI：0.5-1.0），使用 5~9 年者相对危险度为 2.8（95% CI：1.4-5.4），超过 10 年者相对危险度高达 4.0（95% CI：1.4-5.4），而 HPV 阳性又使用 OC 者宫颈浸润癌发病率极高[33]。一项 meta 分析综合了 1996—2005 年 OC 与宫颈癌发病的文献，发现长期使用 OC 者宫颈癌的发病危险度是对照组的 1.5 倍（95% CI：1.2-1.9）。

大规模流行病学调查显示，长期服用避孕药对宫颈组织由 HPV 感染向宫颈癌前病变的演变有促进作用，可能是服用避孕药使宫颈内膜微腺体过度增生，加大宫颈外翻发生率，便于致癌物进入阴道，刺激宫颈黏膜。另一方面，雌孕激素对宫颈癌的促进作用，还体现在它们能够促进 HPV E6、E7 的表达，降解 $p53$ 基因，促进肿瘤发生。

六、其他感染

持续的生殖道感染，也会增加宫颈癌发病风险，目前相关研究主要集中在沙眼衣原体（Chlamydia trachomatis，CT）、疱疹病毒 II 型和巨细胞病毒。

病例对照的 meta 分析发现，在 HPV 阳性女性中，CT 抗体滴度升高者发生侵袭性鳞癌的风险显著升高；前瞻性研究探索 CT 与宫颈癌癌前病变关联的研究发现，按照 HPV 感染分层后，两者无直接关联。然而，对多次就诊数据的纵向分析发现，高危型 HPV 的持续感染时间越长，CIN 3 或以上风险越大，尤其是合并 CT 反复感染者。

另有研究表明，持续感染导致阴道 pH 值变化，从而使乳酸杆菌减少，可能更有利于 HPV 感染和持续感染。

第七节　宫颈癌的预防和控制策略

宫颈癌的危害可以通过现有的预防和控制措施加以控制。全球各国在宫颈癌预防和控制计划及成果方面，都存在显著的差异，且这种差异及不平等现象日益严重。

2018 年 5 月，世界卫生组织总干事呼吁全球各国采取行动消除宫颈癌，并于 2019 年发布了《全球消除宫颈癌战略草案》（*The Draft WHO Strategic Plan for Elimination of Cervical Cancer*），提出了未来 100 年在全球消除宫颈癌的目标，并倡议全面实施三项干预措施：扩大疫苗接种、宫颈癌筛查以及促进癌前病变治疗和侵袭性癌症治疗。该战略明确了到 2030 年实现"90-70-90"的三个具体目标:15 岁以下女孩 HPV 疫苗接种覆盖率达到 90% 以上、35~45 岁成年女性接受有效的宫颈癌筛查的覆盖率达到 70% 以上,筛查之后有病变的女性 90% 以上可获得规范治疗和合理管理。

一、HPV 疫苗接种

预防宫颈癌最主要的途径就是预防 HPV 感染,90% 的宫颈癌是由于 HPV 病毒感染引起的,因此接种 HPV 疫苗,可以有效预防宫颈癌。

自 2006 年 HPV 疫苗问世以来,其安全性和有效性已在多个国家和地区得到了证实。除筛查以外,HPV 疫苗接种是预防宫颈癌最有效的手段。WHO 提出 2030 年全球消除宫颈癌的战略目标,倡导 HPV 疫苗接种纳入各国计划免疫项目,以预防宫颈癌及其他 HPV 相关疾病,推荐 9~13 岁青少年女孩接种 HPV 疫苗,在条件允许的情况下,将接种范围扩大至所有青少年女性和年轻妇女。

HPV 疫苗推荐接种对象主要是有性行为之前的青少年女性,一般推荐为 9~25 岁,HPV 疫苗接种对 25 岁以上已有性行为的女性,同样也有保护作用。HPV 疫苗目前共有 3 种类型:2 价、4 价和 9 价疫苗。其中 2 价疫苗针对 HPV 16、18 型,研究数据显示,超过 70% 的宫颈癌都是由这两种病毒引起的,因此 2 价疫苗可预防约 70% 的宫颈癌发生,也可预防由这 2 种病毒造成的肛门感染;4 价疫苗包含了高危的 HPV 16、18 型及较低危的 6 型、11 型,除了宫颈癌之外还能预防由上述 4 种型别 HPV 病毒导致的外阴、阴道病变和生殖器疣;9 价疫苗在 4 价的基础上,还包含了 HPV 31、33、45、52、58 型病毒亚型,9 价疫苗能预防 90% 的宫颈癌,保护效力高达 96.7%(95% CI:80.9%-99.8%),同时还能预防 HPV 引起的外阴癌、阴道癌、肛门癌、生殖器疣、持续感染、癌前病变或不典型增生。

为达到消除宫颈癌的战略目标,WHO 建议到 2030 年 HPV 疫苗接种的覆盖率达到 90% 以上。在 HPV 疫苗 90% 的高覆盖率下,预计到 2070 年,宫颈癌死亡率可降低 88.9%(95% CI:84.0%-89.3%)。

二、宫颈癌筛查

鉴于肿瘤病因的不确定性,HPV 疫苗接种并不能替代宫颈癌筛查。宫颈癌筛查仍然是重要的预防策略。大量证据已经证实,大规模人群宫颈癌筛查可早期发现并及早处理宫颈高度病变或早期宫颈癌,有效降低宫颈癌的死亡率并降低宫颈癌的疾病负担。美国、英国和瑞典等国家,已经建立了宫颈癌筛查体系,在大规模开展筛查之后,其宫颈癌发病和因宫颈癌而死亡的人数呈大规模下降趋势。

WHO 全球消除宫颈癌战略目标建议,终生两次宫颈癌筛查覆盖率应达到 70% 以上。HPV 疫苗接种加上宫颈癌筛查,预计十年内可将宫颈癌死亡率降低 34.2%,维持到 2070 年,宫颈癌死亡率可降低 92.3%,基本消除宫颈癌死亡。

世界卫生组织提出的关于预防和控制宫颈癌的新指南为各个国家和政府以及卫生保健服务人员提供了综合的宫颈癌控制和预防方法,确认了妇女一生中可采取宫颈癌控制和预防行动的主要机会和年龄,包括:

一级预防:为 9~13 岁女童接种人乳头瘤病毒疫苗,在开始性行为之前就建立免疫屏障。

二级预防:向 30 岁以上妇女提供醋酸着色肉眼观察(visual inspection with acetic acid,VIA)或人乳头瘤病毒检测筛查等技术服务,并对检出的宫颈癌前病变进行治疗。

三级预防:为所有年龄的妇女提供宫颈癌的治疗和管理,包括手术、化疗和放疗等。

最后,在治愈性治疗已不可能的情况下,提供至关重要的姑息治疗。

三、全球"消除宫颈癌策略"的实施进展

全球各国在宫颈癌预防和控制计划及成果方面都存在显著的差异,且这种差异及不平等现象日益严重。

HDI 较高的国家在宫颈癌预防、早期诊断及癌症管理方面已经取得了较大成果,有些国家宫颈癌防控已经达到了 WHO "2030 年全球消除宫颈癌"的目标。在 HDI 较低的国家,消除宫颈癌的负担仍然较重。

为达到全球消除宫颈癌的目标,所有国家都需要在现有循证和成本效益干预措施的基础上,合理有效地实施 WHO《2013—2020 年全球行动计划》中的干预措施,制定适合各国现况条件、经济有效的干预策略。

发达国家的 HPV 接种率已经较高,未来可能提高筛查覆盖率的作用更大。以美国为例,作为最早开始 HPV 疫苗接种的 HDI 高水平国家之一,年轻女孩 / 男孩的 HPV 接种覆盖率为 42%,并有 14.4% 的女性从未接受过任何方式的宫颈癌筛查,要达到消除宫颈癌的目标,利用哈佛模型和 Policy1-Cervix 模型预测,到 2038 年和 2046 年,每 10 万妇女中新增宫颈癌病例将减少到少于 4 例,基本达到消除目标。在 2020 年将筛查覆盖率扩大到 90% 是加快消除宫颈癌最有效的干预措施,其次是 15 岁及以下女孩中的 HPV 疫苗接种率提高到 90%,以及提高在 26~45 岁女性中的 HPV 接种率。

对于发展中国家,迅速提高 HPV 疫苗接种覆盖率是更为有效的措施。世界卫生组织宫颈癌消除模型联盟(The WHO Cervical Cancer Elimination Modelling Consortium,CCEMC)利用三个独立的传播动力学模型,根据 WHO 消除宫颈癌预设的目标,在 78 个低收入及中低收入国家(low-income and lower-middle-income countries,LMICs)中模拟了三种标准化场景下达到预期宫颈癌消除目标的策略及假设。这三种场景具体是:女孩 HPV 疫苗接种,女孩 HPV 疫苗接种加上适龄女性覆盖一次宫颈癌筛查,女孩 HPV 疫苗接种加上适龄女性覆盖两次宫颈癌筛查。结果显示,女孩 HPV 接种并达到 90% 的覆盖率可让大部分中低收入国家在 21 世纪末达到宫颈癌消除的目标;在宫颈

癌负担最重的部分国家,要达到消除宫颈癌目标,必须女孩 HPV 接种和合理筛查共同实施。

中国的宫颈癌负担严重,需要在实现"2030 年全球消灭宫颈癌"目标的过程中发挥重要作用。我国人口基数大,不同地区经济、卫生资源及卫生发展水平极不平衡,HPV 接种率低,宫颈癌筛查的人群覆盖程度不高。据现有资料,我国目前适龄妇女中接受过筛查的比例低于 30%,15 岁以下女孩 HPV 接种率不足 1%。针对不同地区制定适宜的、符合中国特色的宫颈癌筛查方案,并通过各种有效途径增加 HPV 疫苗在 15 岁以下女孩中的接种覆盖率,将是我国宫颈癌防控的核心问题。

参考文献

[1] SUNG H, FERLAY J, SIEGEL RL, et al. Global cancer statistics 2020: globocan estimates of incidence and mortality worldwide for 36 cancers in 185 countries. CA Cancer J Clin, 2021, 71 (3): 209-249.

[2] VACCARELLA S, LAVERSANNE M, FERLAY J, et al. Cervical cancer in Africa, Latin America and the Caribbean and Asia: Regional inequalities and changing trends. Int J Cancer, 2017, 141 (10): 1997-2001.

[3] SHRESTHA AD, NEUPANE D, VEDSTED P, et al. Cervical Cancer Prevalence, Incidence and Mortality in Low and Middle Income Countries: A Systematic Review. APJCP, 2018, 19 (2): 319-324.

[4] SIEGEL RL, MILLER KD, JEMAL A. Cancer statistics, 2020. CA Cancer J Clin, 2020, 70 (1): 7-30.

[5] GOMEZ SL, NOONE AM, LICHTENSZTAJN DY, et al. Cancer incidence trends among Asian American populations in the United States, 1990-2008. J Natl Cancer Inst, 2013, 105 (15): 1096-1110.

[6] ARBYN M, WEIDERPASS E, BRUNI L, et al. Estimates of incidence and mortality of cervical cancer in 2018: a worldwide analysis. Lancet Glob Health, 2020, 8 (2): e191-e203.

[7] ANTTILA A, RONCO G, CLIFFORD G, et al. Cervical cancer screening programmes and policies in 18 European countries. Br J Cancer, 2004, 91 (5): 935-941.

[8] OBEL J, SOUARES Y, HOY D, et al. A systematic review of cervical cancer incidence and mortality in the Pacific Region. APJCP, 2014, 15 (21): 9433-9437.

[9] JEMAL A, SIMARD EP, DORELL C, et al. Annual Report to the Nation on the Status of Cancer, 1975-2009, featuring the burden and trends in human papillomavirus (HPV)-associated cancers and HPV vaccination coverage levels. J Natl Cancer Inst, 2013, 105 (3): 175-201.

[10] ANTTILA A, PUKKALA E, SODERMAN B, et al. Effect of organised screening on cervical cancer incidence and mortality in Finland, 1963-1995: recent increase in cervical cancer incidence. Int J Cancer, 1999, 83 (1): 59-65.

［11］ADEFUYE PO, BROUTET NJ, DE SANJOSE S, et al. Trials and projects on cervical cancer and human papillomavirus prevention in sub-Saharan Africa. Vaccine, 2013, 31 Suppl 5: F53-59.

［12］BRISSON M, KIM JJ, CANFELL K, et al. Impact of HPV vaccination and cervical screening on cervical cancer elimination: a comparative modelling analysis in 78 low-income and lower-middle-income countries. Lancet, 2020, 395 (10224): 575-590.

［13］SANDER BB, REBOLJ M, LYNGE E. Trends of cervical cancer in Greenland: a 60-year overview. Acta Oncol, 2014, 53 (4): 452-461.

［14］SASIENI P. Analysis of trends is insufficient to posit the existence of two aetiological types of cervical cancer. BJOG, 2016, 123 (5): 779.

［15］ZHENG R ZS, Zeng H. Cancer incidence and mortality in China, 2016. Journal of the National Cancer Center, 2016, 2 (1): 1-9.

［16］LI X, ZHENG R, LI X, et al. Trends of incidence rate and age at diagnosis for cervical cancer in China, from 2000 to 2014. Chin J Cancer Res, 2017, 29 (6): 477-486.

［17］LI S, HU T, LV W, et al. Changes in prevalence and clinical characteristics of cervical cancer in the People's Republic of China: a study of 10, 012 cases from a nationwide working group. Oncologist, 2013, 18 (10): 1101-1107.

［18］刘萍. 中国大陆 13 年宫颈癌临床流行病学大数据评价. 中国实用妇科与产科杂志, 2018, 34 (1): 41-45.

［19］王春芳, 郑莹, 邱永莉, 等. 上海市 2002—2005 年宫颈癌病理与预后分析. 上海预防医学, 2007, 19 (4): 149-151.

［20］CANFELL K, KIM JJ, BRISSON M, et al. Mortality impact of achieving WHO cervical cancer elimination targets: a comparative modelling analysis in 78 low-income and lower-middle-income countries. Lancet, 2020, 395 (10224): 591-603.

［21］RAMIREZ PT, FRUMOVITZ M, PAREJA R, et al. Minimally invasive versus abdominal radical hysterectomy for cervical cancer. N Engl J Med, 2018, 379 (20): 1895-1904.

［22］MELAMED A, MARGUL DJ, CHEN L, et al. Survival after minimally invasive radical hysterectomy for early-stage cervical cancer. N Engl J Med, 2018, 379 (20): 1905-1914.

［23］中国子宫颈癌临床诊疗大数据研究项目组. 中国子宫颈癌临床诊疗大数据研究项目第一期总结——腹腔镜与开腹手术肿瘤学结局对比. 中国实用妇科与产科杂志, 2020, 36 (1): 80-85.

［24］ALLEMANI C, MATSUDA T, DI CARLO V, et al. Global surveillance of trends in cancer survival 2000-14 (CONCORD-3): analysis of individual records for 37 513 025 patients diagnosed with one of 18 cancers from 322 population-based registries in 71 countries. Lancet, 2018, 391 (10125): 1023-1075.

［25］ZENG H, CHEN W, ZHENG R, et al. Changing cancer survival in China during 2003-15: a pooled analysis of 17 population-based cancer registries. Lancet Glob Health, 2018, 6 (5): e555-e567.

［26］WALBOOMERS JM, JACOBS MV, MANOS MM, et al. Human papillomavirus is a necessary cause of invasive cervical cancer worldwide. J Pathol, 1999, 189 (1): 12-19.

［27］ 戎寿德, 陈汶, 吴令英, 等. 山西省襄垣县宫颈癌危险因素分析. 中华预防医学杂志, 2002, 36 (1): 41-43.

［28］ 赵方辉, 马俊飞, 乔友林, 等. 人乳头状瘤病毒 DNA 载量与子宫颈病变的关系. 中华流行病学杂志, 2004, 25 (11): 921-924.

［29］ International Collaboration of Epidemiological Studies of Cervical C. Cervical carcinoma and sexual behavior: collaborative reanalysis of individual data on 15, 461 women with cervical carcinoma and 29 164 women without cervical carcinoma from 21 epidemiological studies. Cancer Epidemiol Biomarkers Prev, 2009, 18 (4): 1060-1069.

［30］ International Collaboration of Epidemiological Studies of Cervical C, Appleby P, Beral V, et al. Carcinoma of the cervix and tobacco smoking: collaborative reanalysis of individual data on 13 541 women with carcinoma of the cervix and 23 017 women without carcinoma of the cervix from 23 epidemiological studies. Int J Cancer, 2006, 118 (6): 1481-1495.

［31］ SLATTERY ML, ROBISON LM, SCHUMAN KL, et al. Cigarette smoking and exposure to passive smoke are risk factors for cervical cancer. JAMA, 1989, 261 (11): 1593-1598.

［32］ International Collaboration of Epidemiological Studies of Cervical C. Cervical carcinoma and reproductive factors: collaborative reanalysis of individual data on 16 563 women with cervical carcinoma and 33 542 women without cervical carcinoma from 25 epidemiological studies. Int J Cancer, 2006, 119 (5): 1108-1124.

［33］ MORENO V, BOSCH FX, MUNOZ N, et al. Effect of oral contraceptives on risk of cervical cancer in women with human papillomavirus infection: the IARC multicentric case-control study. Lancet, 2002, 359 (9312): 1085-1092.

第三章 宫颈癌分子特征及生物靶向治疗基础

Chapter 3　Molecular Characteristics and Basis of Targeted Therapy

余敏　李佳佳　吴小华

作为最常见的妇科恶性肿瘤之一,早期宫颈癌治疗以手术为主,局部晚期宫颈癌治疗以放化疗为主,而晚期及复发性宫颈癌的治疗仍面临巨大的挑战。分子靶向治疗和免疫治疗为宫颈癌的治疗提供了新方向。随着二代测序技术(next generation sequencing,NGS)的普及,泛肿瘤标志物及相应靶向药的 FDA 获批,基因突变检测及靶向治疗在宫颈癌患者的诊治中具有较大潜力。宫颈癌作为一种高度人乳头瘤病毒(human papilloma virus,HPV)依赖的病毒相关肿瘤,具有较强的免疫原性,免疫治疗已经开启了宫颈癌诊疗的新模式。从 HPV 疫苗到免疫检查点抑制剂,从单药到联合用药,免疫治疗已经从宫颈癌后线治疗提至一线治疗。但由于免疫调节机制的复杂性和肿瘤微环境(tumor microenvironment,TME)的异质性,单一的治疗方式可能无法取得令人满意的治疗效果,多种治疗策略的联合是下一步宫颈癌治疗的研究方向,这种治疗方式可克服单药治疗的局限性,有望为宫颈癌的治疗提供更广阔的思路。

第一节　宫颈癌遗传易感性

绝大多数的宫颈癌和癌前病变都是由高危型 HPV 持续感染所导致的,目前尚未发现与宫颈癌直接相关的遗传基因突变。但在 HPV 持续感染过程中,宿主的基因组学特征以及免疫防御在病毒清除中仍然发挥着重要的作用。已发现大多数 HPV 感染是暂时的,可通过免疫反应自发清除,仅高危 HPV 感染不足以诱发肿瘤进展。此外,大多数受感染的女性从未患过癌症,只有不到 4% 的 HPV 感染者发生持续感染和癌前病变,发展为侵袭性癌的人数更少,这表明宿主与病毒之间存在复杂的关系。

在宿主的遗传学特征中,基因的多态性是宫颈癌遗传易感性的分子基础。

而单核苷酸多态(single nucleotide polymorphisms，SNP)是人类基因组变异最丰富的一种 DNA 序列变化形式，当 DNA 一个位点替换的碱基出现频率大于 1/100，该位点即称为 SNP，包括单个碱基的转换、颠换、插入、缺失等形式。

1998 年，Storey 等在 *Nature* 杂志发表了宫颈癌遗传易感性的开创性研究，认为宫颈癌的发生与抑癌基因 *TP53* 第 72 位氨基酸多态性有关，携带精氨酸等位基因纯合子的个体发生 HPV 相关宫颈癌的概率是脯氨酸、精氨酸杂合个体的 7 倍[1]，此后 SNP 位点与宫颈癌遗传易感性的研究成为了热点。随着技术的进步，全基因组关联分析(genome wide association study，GWAS)极大地促进了分子流行病学的发展，GWAS 可以在人类全基因组范围内筛选出与疾病相关的 SNP，中外科学家在后续的 GWAS 研究中也识别出多个宫颈癌遗传易感的单核苷酸多态性位点。

2013 年，首个宫颈癌中的 GWAS 研究在瑞典人群中发现染色体 6p21.3 编码主要组织相容性复合体(major histocompatibility complex，MHC)区域的三个 SNP 位点与宫颈癌相关，其中 *HLA* 基因(*HLA-DPB2* 等)变异可能通过免疫应答影响宫颈癌的发生[2]。同年，在中国人群中的 GWAS 研究除证实了先前报道的 6p21.32 位点突变，还新发现了 2 个位于 *EXOC1* 和 *GSDMB* 基因(4q12 和 17q12)区段的遗传易感 SNP 变异位点[3]。*EXOC1*、*GSDMB* 和 *HLA-DP* 的遗传变异 SNP 位点在 T 细胞介导的免疫应答或肿瘤细胞增殖中起到重要作用，验证了遗传免疫和致癌因子在宫颈癌发病中至关重要的假说。2021 年，英国团队通过分析英国生物样本库中超过 15 万名 40~69 岁欧洲女性的 GWAS 数据[4]，揭示了 *PAX8*、*CLPTM1L* 和 *HLA* 区域的 6 个独立位点与宫颈癌前病变和浸润性宫颈癌有关。后又通过 12.8 万芬兰人群样本进一步验证了 6 个潜在关联的 SNP 位点，验证结果提示 *PAX8*、*CLPTM1L* 和 *HLA-DQA1* 三个位点 SNP 变异与宫颈癌风险增加有关。其中，*PAX8* 在多种肿瘤致癌过程中发挥调控作用；*CLPTM1L* 编码跨膜蛋白，与调控细胞生长周期、影响细胞凋亡有关；*HLA-DQA1* 在针对感染的适应性免疫反应中起着重要作用。这些大规模的 GWAS 研究更加清晰地阐明了宫颈癌的分子流行病学特征，为宫颈癌的预防以及疫苗的接种提供了基因层面的指导。

第二节 宫颈癌基因组学特征

一、HPV 在宿主基因组整合特征

绝大部分的宫颈癌发生与 HPV 感染有关。在 HPV 感染宿主细胞的过程中，病毒的基因也整合进了宿主细胞的基因组中。HPV 在宿主基因组的整合特征可以作为分子标志物应用于宫颈癌的早期诊断、个体化治疗以及预后评估。

2015 年，中国的研究团队基于大样本的研究首先报道了宫颈癌中 HPV 整合特征[5]。该研究采集了 26 例宫颈癌前病变、104 例宫颈癌和 5 例宫颈癌细胞系的样本,利用全基因组测序和自主研发的高通量病毒整合探测技术,发现了 3 667 个 HPV 在人体基因组的整合位点。其中包括了既往报道的基因位点:POU5F1B(9.7%)、FHIT(8.7%)、KLF12(7.8%)、KLF5(6.8%)、LRP1B(5.8%)和 LEPREL1(4.9%),同时也发现了新的基因位点:HMGA2(7.8%)、DLG2(4.9%)和 SEMA3D(4.9%)。研究发现,由于 HPV 在其基因的内含子区域整合而导致 FHIT 和 LRP1B 蛋白表达的下调,HPV 整合在基因的邻近区域而导致 MYC 和 HMGA2 蛋白表达的上调。

癌症基因组图谱计划(The Cancer Genome Atlas,TCGA)的研究中也报道了 HPV 基因组整合特征。研究者在 83% 的 HPV 阳性宫颈癌中检测到了 HPV 在宿主基因组整合的信息,其中 64% 的样本中发现了 1 个整合事件,25% 的样本中发现 2 个整合事件,11% 的样本中发现 3 个或以上的整合事件。HPV 整合事件涉及所有的染色体,包括此前报道的热点区域:3q28 和 8q24。

二、宫颈癌基因组分子特征

在二代测序大规模应用之前,研究者只能通过有限的技术手段获取不够全面的肿瘤基因特征。随着二代测序的出现以及 TCGA 计划的开展,我们有机会可以更加全面地了解肿瘤的基因组学特征。

2014 年,哈佛大学团队首次利用全外显子组测序(whole exome sequencing,WES)获得了宫颈癌人群的基因组学特征[6]。通过对 115 例欧美宫颈癌患者组织进行 WES 测序,发现宫颈癌患者的平均突变负荷为每百万碱基(mega base,Mb)3.7 个突变,鳞状细胞癌的突变负荷(4.2 突变/Mb)显著高于腺癌(1.6 突变/Mb)。揭示了宫颈癌中常见的高频突变基因有 EP300(16%)、PIK3CA(15%)、HLA-B(9%)、MAPK1(8%)、PTEN(6%)、STK11(4%) 和 NFE2L2(4%),其中,EP300、HLA-B、MAPK1 和 NFE2L2 等为首次报道。

随后在 2017 年,TCGA 研究组报道了更加全面的宫颈癌分子遗传特征。研究通过对 178 例宫颈癌样本进行 WES 测序,其中鳞状细胞癌 144 例,腺癌 31 例,腺鳞癌 3 例[7],发现 11 例肿瘤组织中存在超突变现象(>600 个突变),所有患者的平均突变负荷为 4.04 突变/Mb,如果去除 11 例超突变患者,余下患者的平均突变负荷为 2.53 突变/Mb。研究首次在宫颈癌中报道 SHKBP1、ERBB3、CASP8、HLA-A 和 TGFBR2 的基因突变。同时也发现了之前报道的 PIK3CA、EP300、FBXW7、HLA-B、PTEN、NFE2L2、ARID1A、KRAS 和 MAPK1 等基因突变。其中,HLA-A、HLA-B、NFE2L2、MAPK1、CASP8、SHKBP1 和 TGFBR2 等基因的突变只出现在鳞状细胞癌中。PIK3CA 突变最常见的是 E542K 和 E545K,与膀胱癌和 HPV 阳性头颈鳞癌中的突变类似,但是与乳腺癌中 PIK3CA 的常见突变位点不同。拷贝数变异分析发现宫颈癌中平均拷贝数变异事件为 88 个,显著低于卵巢高级别浆液性癌,但高于子宫内膜样腺癌。

三、宫颈癌分子靶向治疗

肿瘤靶向药物的开发及应用,正是基于人们对基因功能的不断解析和认识,以及对肿瘤基因组的测序。大规模的肿瘤基因组学研究为肿瘤的精准靶向、免疫治疗及药物研发提供了重要的参考信息。通过对肿瘤基因组数据的分析,我们可以鉴定出新的治疗靶点。靶向治疗在血液肿瘤、非小细胞肺癌(non-small cell lung cancer,NSCLC)、乳腺癌及恶性黑色素瘤中取得了巨大的进展,给患者带来了生存获益。然而在宫颈癌中,尚未有靶向治疗药物获批临床。我们将根据宫颈癌基因组学特征探讨分子靶向治疗在宫颈癌中的应用前景,针对宫颈癌中的异常分子事件,综合其他肿瘤中的临床和基础研究,总结宫颈癌中潜在的可靶向治疗的癌基因变异。

(一)激活突变

1. *PIK3CA* 磷脂酰肌醇 -3 激酶(phosphatidylinositol-3-kinase,PI3K)通路信号影响包括细胞生长、增殖、生存,蛋白翻译的调节、代谢,细胞迁移和血管形成等多种细胞功能,是最主要的抑制细胞凋亡的信号途径。PI3K 信号传递在多种肿瘤的发生中发挥重要作用。PI3K 信号通路中某个组分激活是多种肿瘤中调节潜在的致癌基因和抑癌基因的关键步骤。且 PI3K 信号通路中某个组分的激活也导致了某些肿瘤对放化疗、激素治疗等治疗方式的耐药。PI3K 信号通路激活由多种原因导致,包括但不限于:① PI3K 亚单位功能获得性激活,*PIK3CA*(phosphatidylinositol-4,5-bisphosphate 3-kinase catalytic subunit alpha)基因编码 PI3K 催化亚单位 p110α,如基因发生突变,则该催化亚单位功能增强,或者正向调节 PI3K 的致癌基因激活性突变;② PI3K 负向调节因子的失活性基因突变或表观改变,如磷酸酶和 *PTEN* 突变或功能的丧失,也会导致 PI3K 信号传递异常。很多肿瘤组织中发现 *PIK3CA* 基因错义突变增强了 PI3Kα 蛋白激酶的活性,该蛋白的活性与细胞转化相关。常见的基因位点突变发生在编码外显 9 和编码外显子 20,这些突变通常会提高 PI3K 激酶的活性,上调该信号通路中下游的 AKT 和 S6 的磷酸化水平,促进细胞转化和生存[8]。

根据 TCGA 数据,宫颈癌中 *PIK3CA* 基因突变频率为 27.9%,其中鳞状细胞癌为 26.7%,腺癌为 34.8%。*PIK3CA* 最常见的突变位点是 E545K、E542K 和 E726K,而乳腺癌中最常见的 H1047X 突变[9]和子宫内膜癌中常见的 R88Q 突变[10]在宫颈癌中并不常见。复旦大学附属肿瘤医院的一项宫颈癌 *PIK3CA* 突变研究发现,外显子 9 和外显子 20 测序中总的突变率是 13.6%(TCGA 数据中为 17.2%)[11]。既往研究发现宫颈癌中超过半数的 *PIK3CA* 突变出现在外显子 9,但仍有很大一部分 *PIK3CA* 突变散在分布,这些非热点突变的功能以及对 PI3K 抑制剂的响应仍有待进一步研究。

2019 年,PI3Kα 抑制剂 alpelisib 获批应用于携带 *PIK3CA* 突变的 HR 阳性、HER2 阴性的转移性乳腺癌。

根据既往研究,*PIK3CA* 在宫颈癌中突变频率较高,可能是宫颈癌中很有前景的治疗靶点。2018 年，一项 PI3K 抑制剂单药治疗宫颈癌的临床研究也表现出一定疗效。目前多种 PI3K 抑制剂正在宫颈癌中开展 Ⅰ / Ⅱ 期临床试验。未来 PI3K 抑制剂有望应用于携带 *PIK3CA* 突变的宫颈癌治疗。

2. RAS 家族　*RAS* 基因是最早被发现的一种重要的致癌基因，其突变存在于约 30% 的人类肿瘤中，是人类肿瘤中最常见的致癌基因突变。*RAS* 家族（*RAS* gene family）包括 *KRAS*、*NRAS* 和 *HRAS* 三个重要的癌基因。研究发现，KRAS 蛋白作为分子开关发挥作用：它响应上游 EGFR 激活并调节下游 MAPK 和 PI3K/mTOR 通路，最终控制细胞增殖、分化和存活。SOS1 是 KRAS 的关键鸟嘌呤核苷酸交换因子（guanine nucleotide-exchange factor，GEF），它在其催化结合位点结合并激活鸟苷二磷酸（guanosine diphosphate，GDP）结合的 RAS 家族蛋白，从而促进 GDP 与鸟苷三磷酸（guanosine triphosphate，GTP）交换。除催化位点外，SOS1 还可以在变构位点与 GTP 结合的 KRAS 结合，从而增强其 GEF 功能，构成正反馈调节机制。SOS1 的消耗或其 GEF 功能的特定遗传失活已被证明会降低携带 *KRAS* 突变的肿瘤细胞的存活率。作为 RAS 家族中最常见的突变基因，*KRAS* 在肿瘤中突变有几种主要的亚型，主要是蛋白的第 12 个或第 13 个氨基酸发生了突变，从而产生一种强致癌蛋白[12]。

根据 TCGA 数据，*KRAS* 突变存在于 5% 的宫颈癌中，其中 80% 的突变位于 G12 和 G13 位点，与 *KRAS* 突变频率较高的胰腺癌，非小细胞肺癌和肠癌一致。宫颈癌中，*KRAS* 在腺癌中的突变频率（19.6%）远高于鳞癌（2.4%）。而 *NRAS* 和 *HRAS* 在宫颈癌中突变均较为罕见，频率分别为 1.0% 和 0.3%。

既往 RAS 一直被认为是不可成药靶点，近年来研究的不断深入为靶向 KRAS 治疗肿瘤提供了新的可能性，KRAS 抑制剂的研发也因此取得了显著的进展。*KRAS* 相比于其他两种 *RAS* 亚型更易出现突变，在实体瘤中尤为常见，长期以来 KRAS 一直是精准治疗努力攻克的靶点，包括靶向 KRAS 蛋白本身、其翻译后修饰、膜定位、蛋白质 - 蛋白质相互作用及 RAS 下游信号通路。但针对 *RAS* 基因策略中的大多数化合物研发都失败了，直到 *KRAS* G12C 抑制剂问世。2013 年 Kevan 教授等人找到了一种新策略[13]，他们使用共价抑制剂来和 *KRAS* G12C 突变的半胱氨酸结合，从而将 *KRAS* G12C 锁定在 GDP 结合的非活性状态，阻止其与 GTP 的结合，进而抑制 *KRAS* G12C 过度激活，从而阻断致癌信号。Sotorasib（AMG510）是第一款被批准用于临床针对 KRAS 突变的靶向药，结束了 *KRAS* 突变不可成药的历史[14,15]。基础科研人员和临床医务人员正在共同努力，希望开辟针对其他 *KRAS* 突变体的靶向治疗。继 G12C 之后，G12D 有望成为下一个被突破的 *KRAS* 突变亚型[16]，*KRAS* G12D 突变患者数量是 *KRAS* G12C 突变的 2.5 倍以上。

除了直接靶向突变 KRAS 蛋白的抑制剂，间接靶向突变 KRAS 的药物也在研发当中。RAS 激活需要核苷酸交换、加工、膜定位和效应子结合。改变这些基本步骤中的一个，可用于间接抑制 RAS 激活。目前最主要的策略是通过抑制 SHP2 或 SOS1 来影响 KRAS 的核苷酸交换和激活。作为 KRAS 的上游激活因子，SOS1 抑制剂和 SHP2 抑制剂在联合用药组合中具有广泛前景，正在进行多项临床前和临床联合用药研究。

3. FGFR 家族　成纤维细胞生长因子受体(fibroblast growth factor receptor,FGFR)属于酪氨酸激酶受体,FGFR 与成纤维生长因子(fibroblast growth factor,FGF)结合,激活下游一系列信号通路,参与调控细胞增殖、迁移等。当 FGFR 发生异常时,通过驱动肿瘤细胞增殖、存活及促进血管生成,促进肿瘤发生和发展。截至目前,已在十余种恶性肿瘤中发现 *FGFR* 基因改变[17],其中最常见的是尿路上皮癌,其次是乳腺癌、子宫内膜癌等。一项泛瘤种研究分析显示[18],在纳入分析的 4 853 例实体肿瘤患者中,7.1% 存在 *FGFR* 基因改变,其中以基因扩增(66%)为主,其次是激活突变(26%)和基因重排(8%)。*FGFR2* 和 *FGFR3* 的基因融合也是 *FGFR* 基因变异的一种独特形式,其中最常见的是融合形式是 *FGFR3-TACC3* 融合基因,*FGFR3* 和 *TACC3* 基因位于人类第 4 号染色体 p16 上,该融合基因过度表达的肿瘤具有高度侵袭性[19]。

在宫颈癌中,FGFR 家族四位成员 *FGFR1*、*FGFR2*、*FGFR3* 和 *FGFR4* 均有检测到基因变异的存在。*FGFR1*(0.7%)、*FGFR2*(1.7%)和 *FGFR4*(1.0%)的变异以基因突变为主,但发生频率均较低,其中 *FGFR2* 的变异为散发的点突变,子宫内膜癌中常见的 S252W 和 N549K 热点突变未见报道。*FGFR3* 的基因异常的频率为 1.7%,且均为 *FGFR3-TACC3* 基因融合,该基因融合同时也见于脑胶质瘤、肺鳞状细胞癌及尿路上皮癌,尿路上皮癌中常见的 *FGFR3* S249C 热点突变在宫颈癌中未见。

FGFR 抑制剂可分为泛 FGFR 抑制剂和高选择性 FGFR 抑制剂。基于 Ⅱ 期临床试验 BCL2001,2019 年 FDA 批准一种口服泛 FGFR 酪氨酸激酶抑制剂(tyrosine kinase inhibitor,TKI)erdafitinib 用于治疗携带 *FGFR2/3* 基因突变或融合的局部进展或转移性尿路上皮癌的成年患者。目前有两款针对 FGFR1、FGFR2 和 FGFR3 的强效选择性口服抑制剂,pemigatinib 和 infigratinib,被批准用于治疗先前接受过治疗、携带 *FGFR2* 融合或重排的局部晚期或转移性胆管癌患者。由于泛 FGFR 抑制剂有导致高磷酸血症的副作用,所以高选择性的 FGFR2/3 抑制剂也是目前临床研发的重点。FGFR4 抑制剂主要集中在肝癌的研究中,2022 年美国临床肿瘤学会(American Society of Clinical Oncology,ASCO)首次发布的 RAGNAR 研究中期分析结果显示,erdafitinib 在存在 *FGFR1/2/3* 突变和融合的 14 种不同肿瘤类型患者中观察到了不错的疗效,总的客观缓解率为 29.2%。

尽管目前尚无 FGFR 抑制剂在宫颈癌中运用的临床数据报道,结合既往相关研究数据,FGFR 激酶抑制剂在携带 *FGFR* 变异的宫颈癌中应用前景广阔。

4. ERBB 家族　ERBB(Erb-B2 receptor tyrosine kinase)家族包括 Her1(EGFR)、Her2(Neu,ERBB2)、Her3(ERBB3)和 Her4(ERBB4)。ERBB 的胞外配体结合区与配体结合使受体二聚化,形成同源二聚体或与家族其他成员形成异源二聚体。受体二聚化后构象发生改变,与 ATP 分子结合,激活胞内的酪氨酸激酶活性,导致自身磷酸化,从而为多种下游分子提供停泊位点,启动下游信号转导通路,引起细胞的生长、增殖、抗凋亡等活动。ERBB 家族成员激活的下游信号通路相互重叠并互相影响。ERBB 家族受体的基因改变会引起肿瘤的发生和发展,其异常激活则可能与点突变、缺失突变、基因扩增等相关[20]。

EGFR 在宫颈癌中突变率为 2.4%。*ERBB2* 在宫颈癌中突变率为 4.5%,其中腺癌中突变率(13%)明显高于鳞状细胞癌(2.8%),可见 S310F/Y 热点突变,此外 *ERBB2* 扩增见于 5.5% 的宫颈癌中,腺癌中 *ERBB2* 扩增比例(13%)也明显高于鳞状细胞癌(4%)。*ERBB3* 和 *ERBB4* 在宫颈癌中突变率分别为 5.5% 和 2.4%,*ERBB3* 突变中可见 V104M 热点突变,腺癌中 *ERBB3* 突变比例(13%)也明显高于鳞状细胞癌(4%),而 *ERBB4* 突变全部发生在宫颈鳞状细胞癌中,展现出与 *ERBB2* 和 *ERBB3* 不同的组织学特异性。

EGFR 的突变、靶向治疗及耐药机制在肿瘤的精准医学研究中占据着极其重要的地位。*EGFR* 突变主要发生在酪氨酸激酶域 18~21 外显子区,19 外显子缺失和 21 外显子 L848R 突变代表了多数 *EGFR* 突变。以吉非替尼为代表的第一代靶向药物和以阿法替尼为代表的第二代靶向药物一般用于患者的初始治疗[21],可应对 *EGFR* 激活突变 Del19 和 L858R,但 50% 患者会产生 T790M 耐药突变。以奥希替尼为代表的第三代靶向药物能够克服该突变,适用于第一代或第二代靶向药治疗耐药的患者[22,23]。然而第三代靶向药物在临床使用中,患者也相继出现新的复发耐药,其中 *EGFR* C797S 突变是第三代耐药的最主要原因[24],C797S 突变使得第三代药物无法与蛋白形成共价非可逆结合,降低了药物与 ATP 的竞争活性。这种突变主要分为 *EGFR* Del19/T790M/C797S 和 L858R/T790M/C797S 三突变两类。由此,主要靶向 C797S 突变的第四代 EGFR-TKI 抑制剂应运而生,在美国癌症研究学会(American Association for Cancer Research,AACR)2022 上报道的多个第四代 EGFR 抑制剂早期临床试验结果也展现了积极的安全性和有效性数据。

对于 *HER2* 扩增,自 1998 年曲妥珠单抗上市以来,为 *HER2* 阳性肿瘤患者的治疗带来了革命性的变化。2012 年,新一代的 HER2 抑制剂帕妥珠单抗上市,双靶组合给患者带来了更多的获益。随后又有多款 HER2 的小分子抑制剂被批准上市,近几年来,新型抗体药物偶联物(antibody-drug conjugate,ADC)显示出了更优的疗效,ADC 类药物是一种结合单克隆抗体药物及小分子药物的新型靶向药,其有选择特异靶点的高特异性,又载有细胞毒类药物的活性。不同于传统抗 HER2 药物只针对 *HER2* 过表达患者的特点,此类药物对于 *HER2* 过表达或低表达的肿瘤皆可发挥作用。目前此类 ADC 药物在多种实体瘤中均在开展了 Ⅰ~Ⅲ 期临床试验,可能为临床治疗 HER2 过表达或低表达肿瘤提供新的治疗方法[25-27]。

HER2 基因突变常发生在酪氨酸激酶结构域中的四个外显子(18~21 号外显子)中,其中以第 20 外显子的插入突变最为常见。2021 年 9 月,*The New England Journal of Medicine* 杂志上公布了 trastuzumab deruxtecan 治疗 *HER2* 突变的晚期非小细胞肺癌的完整 Ⅱ 期试验结果[28]中位 PFS 为 8.2 个月,中位总生存期(overall survival,OS)为 17.8 个月,为 *HER2* 突变肿瘤提供了新的治疗选择。

对于 *HER3* 突变,既往研究提示,抗 HER2 疗法可能对携带 *HER3* 活化突变的肿瘤有效[29]。另外,在对 *HER2* 突变的实体肿瘤进行共突变分析发现,*HER2* 突变和 *HER3* 突变同时发生具有显著的趋势,而 *EGFR* 或 *HER4* 突变与 *HER2* 突变并没有共同发生的趋势。两者协同激活肿瘤中的 HER2/HER3 和 PI3K 信号通路,增强肿瘤细胞的生长、侵袭和对 HER2 抑制剂的耐药性,提示抗 HER2-TKI 联合 PI3Kα 抑制剂联用或可提高抗肿瘤效果[30]。Patritumab deruxtecan 是一种抗 HER3-ADC 药物,目前的临床研究提示其对 *EGFR* 突变型肺癌患者在 EGFR-TKI 和化疗进展后具有抗肿瘤疗效[31]。

对于靶向 *HER4* 突变的肿瘤,目前尚未有报道何种治疗有效。考虑到 ERBB 受体家族可通过异源二聚体形式激活下游通路,ERBB 家族其他成员的靶向抑制剂可能可以作为靶向 *HER4* 突变的一种选择。

5. *MAPK1* 有丝分裂原活化蛋白激酶(mitogen-activated protein kinase,MAPK)信号通路是一条广泛存在于哺乳动物细胞中的信号级联通路,MAPK 通路具有高度保守性。活化的 ERK 进入细胞核后,对其他激酶和转录因子等多种底物如 RSK、CREB、Elk-1、NF-κB 等进行磷酸化修饰,改变相关基因的表达,最终引起细胞增殖、周期、分化、凋亡等变化。ERK 是一种丝 / 苏氨酸蛋白激酶,作为 MAPK 信号通路中关键的下游蛋白,其异常活化在肿瘤的发生发展中起着重要作用。目前随着人们对 ERK1/2 结构与功能的深入研究,ERK1/2 逐渐成为抗肿瘤药物研究的十分重要的靶点[32]。

在宫颈癌中,*MAPK1* 突变率为 3.8%,其中 E322K 突变也是 *MAPK1* 唯一的热点突变,亦见于头颈鳞癌及子宫内膜癌中。2005 年首先报道了 *MAPK1* E322K 热点突变,发现该突变可以导致下游的磷酸化激活[33]。后续的研究表明 *MAPK1* E322K 突变与 RAS-RAF-MEK 上游的靶向治疗耐药有关,但对 ERK1/2 抑制剂敏感。*MAPK3* 在宫颈癌中的突变较为罕见,仅为 0.7%。

研究人员发现与抑制 MAPK 信号通路的上游靶点相比,抑制下游的 ERK 同样能够起到阻断细胞信号转导的作用。更重要的是,选择性 ERK1/2 抑制剂不仅能够直接针对 ERK 的激活突变,从而阻断 ERK 信号通路,而且同时克服上游靶点突变而导致的耐药性[34],在临床上具有更广泛的应用前景。虽然目前尚无 ERK1/2 抑制剂被正式批准上市,但已有多个 ERK 抑制剂进入临床研究,包括 GDC-0994、BVD-523 和 LY3214996 等。随着 ERK 抑制剂的不断研发以及临床研究的逐步深入,ERK 抑制剂有望成为继 RAF 抑制剂和 MEK 抑制剂之后的新一代 MAPK 信号通路相关药物,针对 ERK1/2 激活突变精准治疗并克服 RAF 抑制剂和 MEK 抑制剂的耐药性问题[35]。

6. *NFE2L2* 细胞应激不仅在促进肿瘤形成方面起着关键作用,在肿瘤启动后的成功治疗中也非常重要。增强的抗氧化能力和解毒作用在对抗氧化应激和防止肿瘤发生前的恶性适应中起着至关重要的作用。然而一旦肿瘤形成,恶性转化的细胞也可以利用这些相同的防御系统来维持所需的环境,以应对快速增殖和不利微环境的压力,这也为癌细胞提供了对抗由产生氧化应激导致的细胞毒性的能力。*NFE2L2* 编码的转录因子 NRF2 是氧化应激反应中维持细胞氧化还原稳态的主要调节因子。KEAP1 作为 E3 泛素连接酶 Cullin-3（CUL3）的转接器发挥作用，并通过泛素 - 蛋白酶体系统靶向作用于 NRF2 进行泛素化和降解。在肿瘤中，抗氧化基因的转录增加，一方面是通过获取更稳定的 NRF2 突变体，另一方面是通过失活负调控因子 KEAP1。在氧化压力条件下，KEAP1 和 NRF2 的结合受到抑制，NRF2 因此得以稳定。激活的 NRF2 可诱导谷胱甘肽合成相关酶的表达，并通过调节磷酸戊糖和丝氨酸生物合成途径中的酶，促进还原型烟酰胺腺嘌呤二核苷酸磷酸（reduced nicotinamide adenine dinucleotide phosphate，NADPH）的生成，谷胱甘肽是 NRF2 途径中产生的一种关键抗氧化剂[36]。目前已在多种类型的人类癌症中观察到诱导 NRF2 组成型激活的 NFE2L2 基因突变。NRF2 的激活性突变和改变有助于肿瘤的转移以及对放化疗抵抗[37]。

在宫颈癌中，NFE2L2 的变异频率为 6.7%，其中，基因突变率为 5.4%，基因扩增频率为 1.3%，全部基因变异均在鳞状细胞癌中发现，75% 的 NFE2L2 突变发生在 2 号外显子上。而 NRF2 的负向调控基因 KEAP1 在宫颈癌中的突变较为罕见，仅为 0.7%。

过去十余年，研究者前赴后继地针对 KEAP1/NRF2 基因突变研发药物，但却都以失败告终。在动物学试验中，小分子 ML385 能对 NRF2 进行抑制，当 ML385 与化疗药物卡铂组合，可以产生不错的抗肿瘤活性，但目前仅停留在动物学水平[38]。其次针对 KEAP1/NRF2 基因组合的下游也是一个思路，但是这个基因组合调控的基因数量过多，针对下游打击的研究也很难在短时间内看到效果。于是研究者改变思路，临床前研究中发现 NRF2 激活依赖于谷氨酰胺酶活性，这种依赖性可以让谷氨酰胺酶抑制剂达到较好的抑制 NRF2 突变的肿瘤。Telaglenastat（CB-839）是一种谷氨酰胺酶抑制剂，NRF2 突变肿瘤可利用谷氨酰胺酶生长和存活，药物通过抑制谷氨酰胺酶活性达到抑制肿瘤的效果。谷氨酰胺酶抑制剂目前正在 KEAP1/NRF2 突变的非小细胞肺癌中进行临床试验[39]。

目前，靶向宫颈癌中癌基因的激活突变，已有大量小分子抑制剂或抗体在其他癌种中获批用于临床或临床研究因此，通过小分子靶向药靶向宫颈癌的激活突变，抑制其功能从而达到治疗肿瘤的目的，这在宫颈癌中具有极大的临床潜能。然而对于宫颈癌中大量存在的抑癌基因失活，仍没有合适的治疗靶点。

（二）抑制基因失活

合成致死（synthetic lethality）的概念最早由美国的遗传科学家 Calvin Bridge 在 1922 年提出，他发现具有某两个特定基因突变的果蝇不能存活，而当这两个基因单独发生突变时，则不会给果蝇造成致命伤害。21 世纪初，合成致死的概念被引入肿瘤的靶向治疗中。合成致死疗法中最为著名的、也是目前唯一应用于临床的便是 PARP 抑制剂，其用于治疗有 BRCA1/2 突变的卵巢癌、乳腺癌及前列腺癌[40]。目前除 PARP 抑制剂外，合成致死治疗有 DNA 损伤修复领域的多个靶点抑制剂处在临床研究阶段，但更多靶点仍处于靶点的验证及化合物发现的阶段，在不远的将来，Wee1 抑制剂（P53 失活）、ATR 抑制剂（ATM 失活）等合成致死的药物有望为患者提供更多的治疗选择。以下我们总结了宫颈癌中常见突变的抑癌基因,并根据当前的研究进展提出可能的靶向治疗手段。

1. *FBXW7* 泛素介导的蛋白降解系统是调节蛋白稳态的关键过程,其紊乱可导致易发包括肿瘤在内的多种疾病。*FBXW7* 位于人类第 4 号染色体 q31(4q31),*FBXW7* 编码的 FBW7 蛋白属于 F-box 蛋白家族,是 Skp1-Cullin-F-box(SCF)泛素连接酶复合物的底物识别组分。在大多数情况下,FBW7 识别磷酸化底物并促进它的泛素化降解。FBW7 主要通过泛素化降解几个关键促癌蛋白,包括 c-MYC、mTOR、MCL-1、Notch 和 cyclin E,发挥抑癌功能[41]。

根据 TCGA 数据,*FBXW7* 的变异存在于 13.3% 的宫颈癌中,其中 11.78% 的人群伴有 *FBXW7* 突变,1.35% 的人群伴有 *FBXW7* 基因的缺失。在宫颈癌中,*FBXW7* 的突变以无义突变和错义突变为主。*FBXW7* 基因变异亦多见于子宫癌肉瘤(38.6% 突变率),子宫内膜癌(17.9% 突变率)。

目前尚无报道针对 *FBXW7* 突变的合成致死药物。研究提示靶向由于 FBW7 失活而上调的底物蛋白是一种有效的靶向治疗策略,然而相关研究均还在实验室阶段[42]。2020 年 ASCO 一项 Wee1 抑制剂 AZD1775 在复发性子宫浆液性癌中的 Ⅱ 期临床试验提示,*FBXW7* 功能缺失的患者对 WEE1 抑制剂的反应更佳。

2. *ARID1A* SWI/SNF 是一种多亚基染色质重塑复合体,它在染色质重塑中起着至关重要的作用。SWI/SNF 利用其 ATP 酶水解 ATP 产生的能量重新定位非编码调控元件上的组蛋白八聚体,使得转录机制能够自由访问 DNA。肿瘤基因组学研究发现 20% 以上的恶性肿瘤中存在 SWI/SNF 复合物亚基编码基因的体细胞突变。*ARID1A* 又名 *BAF250a*(BRG1-associated factor 250a),是 SWI/SNF 染色质重塑复合物的核心亚基。*ARID1A* 基因位于人染色体 1p36.11,ARID1A 的 N 端包括一个 ARID 结构域(AT-rich interactive domain),约包含 100 个氨基酸,可与富含腺嘌呤(adenine,A)、胸腺嘧啶(thymine,T)的 DNA 序列非特异性结合,ARID1A 的 C 末端 LXXLL 序列含有几个与糖皮质激素受体相互作用的结合位点。ARID1A 作为 SWI/SNF 染色质重塑复合物的 DNA 结合亚基,是人类癌症中最常见的突变基因之一。ARID1A 在维持其染色质可及性方面起着至关重要的作用,在缺乏 ARID1A 的情况下会导致广泛的基因表达失调,从而推动肿瘤的形成[43]。

ARID1A 在宫颈癌中突变率为 5.4%,突变以无义突变和错义突变为主。这些突变会导致 ARID1A 蛋白功能的缺失。*ARID1A* 在多达 60% 的卵巢透明细胞癌(ovarian clear cell cancer,OCCC)中突变,其中绝大部分的 *ARID1A* 突变导致蛋白质表达的丧失。此外,*ARID1A* 突变亦多见于子宫内膜癌(42.7% 突变率)、膀胱癌(24.8% 突变率)和胃癌(24.3% 突变率)。

针对 *ARID1A* 突变肿瘤的靶向治疗探索,也多利用了合成致死效应。目前已发现多个潜在的协同致死治疗靶点,如 EZH2、HDAC6、PARP1、ATR 等[44-47]。在最近研究中,研究人员从代谢的角度出发,通过代谢物组学分析,发现 *ARID1A* 突变的肿瘤细胞增加了对谷氨酰胺的利用,并通过多种实验验证,为谷氨酰胺酶抑制剂作为 *ARID1A* 突变肿瘤精准治疗靶标提供了证据[48]。

3. *FAT1*　*FAT1* 基因编码蛋白是 Fat 钙黏蛋白家族成员之一,Fat 钙黏蛋白家族主要与组织生长发育,细胞平面极性及细胞迁移相关。目前研究提示 FAT1 与多种恶性肿瘤的发生发展相关,在人类癌细胞中表达水平各不相同,且在不同肿瘤中可通过不同通路(如 Hippo,Wnt 和 MAPK/ERK 信号通路)发挥抑癌基因的作用[49]。FAT1 具有抑癌作用,能够阻止癌症的产生,其在许多人类癌症中非常频繁地发生突变,尤其是鳞状细胞癌。基因突变以无义突变和错义突变为主,这些突变导致其功能丧失。尽管 *FAT1* 的突变频率很高,但是人们对它在癌症中的具体作用机制知之甚少。

根据 TCGA 数据,*FAT1* 的变异存在于 10.1% 的宫颈癌中,均为鳞状细胞癌,其中 7.41% 的人群伴有 *FAT1* 突变,2.69% 的人群伴有 *FAT1* 基因的缺失,另有两例 *FAT1* 基因融合事件(*FAT1-NTRK3*,*FAT1-SORBS2*)。在宫颈癌中,*FAT1* 的突变以无义突变和错义突变为主,和基因缺失一起导致约 10% 的患者发生 *FAT1* 基因功能的缺失。*FAT1* 基因无明显的突变热点,突变可以发生在基因全长范围内,影响 FAT1 蛋白胞外段、跨膜区及胞内段。

FAT1 的失活导致其胞内段的功能丧失,无法抑制 β-catenin,从而促进 Wnt 通路的激活,导致 myc 和 cyclinD1 等促癌蛋白的表达。研究提示 Wnt 通路的抑制可能作为靶向 FAT1 失活肿瘤的一种手段[50]。

4. *ATRX*　α 地中海贫血伴智力低下综合征 X 连锁基因(α-thalassemia mental retardation X-linked,*ATRX*)是染色质重塑蛋白 SWI/SNF2 家族的成员,*ATRX* 基因编码产生 ATRX 蛋白,ATRX 可以结合组蛋白 H3.3 分子伴侣 DAXX 蛋白,介导和调控端粒和中心体等位置的 H3.3 组蛋白变体的堆积。大量研究发现,*ATRX* 在多种血液系统肿瘤和实体肿瘤中发生突变,约 85% 的肿瘤依赖端粒酶的激活,15% 的肿瘤则依赖端粒的替代延长机制通过同源重组的方式维持端粒长度。而 *ATRX* 突变与非端粒酶依赖的端粒替代延长机制之间也存在密切的相关性[51,52]。

ATRX 在宫颈癌中的突变率为 5.8%,突变频率在鳞癌和腺癌中无明显差异。*ATRX* 突变以错义突变和无义突变为主,突变位点分布于基因全部外显子区域,无明显突变热点。由于 *ATRX* 的突变 / 缺失主要发生在脑胶质瘤中,目前相关研究主要集中在脑胶质瘤领域。目前已有研究发现 ATRX 突变肿瘤对 PARP、ATR、EZH2 等抑制剂敏感[53-55]。

5. *STK11*　*STK11*(又称 *LKB1*)定位于人染色体 19p13.3 的位置,含有 10 个外显子,编码蛋白由 433 个氨基酸组成,包括激酶区域(44~309),N 端调节域和 C 端调节域。N 端调节域含一个核定位序列,使蛋白定位于细胞核中。*STK11* 基因的胚系失活突变可导致癌症易感的黑斑息肉综合征(Peutz-Jeghers syndrome,PJS)[56],该病患者的主要临床特征是色素性病变、胃肠道息肉以及患癌风险显著上升。*STK11* 基因的体细胞突变则广泛地存在于众多类型的恶性肿瘤中,因此,*STK11* 被普遍认为是抑癌基因。

STK11 在宫颈癌中的突变率为 4.4%,3.4% 的人群伴有 *STK11* 基因的缺失,这些基因变异几乎全部发生在鳞状细胞癌中。*STK11* 突变以移码突变和错义突变为主。宫颈癌中未检出任何形式的 *STK11* 基因融合事件。

　　STK11 作为一种广泛参与重要细胞过程的基因，其基因突变导致的功能缺失会在多个层面影响肿瘤的恶性表型，近期研究人员揭示 *STK11* 的缺失会通过 LKB1-SIK-SOX17 通路改变染色质的开放程度进而驱动肿瘤的转移。我们最为熟知的 STK11 功能是 AMPK 的激活因子，所以研究者首先是从代谢的角度来寻找 STK11 缺失的肿瘤治疗靶点，包括多项临床试验研究二甲双胍在 STK11 缺失的非小细胞肺癌中的应用[57]，以及通过实施禁食模拟饮食（fasting-mimicking diet，FMD）联合二甲双胍治疗来提高 STK11 缺失的非小细胞肺癌的化疗效果[58]。也有多项研究提示 STK11 参与 DNA 损伤修复的调控，其功能的缺失使肿瘤细胞对 DNA 损伤修复通路的靶点敏感，为 Wee1 抑制剂、PARP 抑制剂及 CHK1 抑制剂在 STK11 缺陷的肿瘤中的应用提供了理论基础[59,60]。

第三节　宫颈癌微环境靶向治疗

　　肿瘤免疫微环境（tumor immune microenvironment，TIME）是由肿瘤细胞、免疫细胞、间质细胞以及细胞外成分组成。根据免疫细胞浸润情况将 TIME 分为三种类型：免疫炎症型（immune-inflamed）、免疫排斥型（immune-excluded）和免疫沙漠型（immune-desert）。炎症型肿瘤又称为"热肿瘤"，肿瘤细胞表面高表达程序性死亡蛋白配体 -1（programmed death ligand-1，PD-L1；又称 B7 同源物 1，B7-H1）分子，肿瘤内较多细胞毒性淋巴细胞（cytotoxic lymphocyte，CTL）浸润，这类肿瘤对免疫检查点抑制剂敏感。排斥型是指间质分布有大量免疫细胞，但 CTL 仅存在于肿瘤边缘而不能有效浸润肿瘤核心的肿瘤。沙漠型肿瘤缺乏 CTL 和免疫细胞浸润。免疫排斥型肿瘤和免疫沙漠型肿瘤合称为"冷肿瘤"，具有癌细胞 PD-L1 和 MHC 表达水平低、肿瘤突变负荷（tumor mutation burden，TMB）低、CTL 浸润少和免疫抑制细胞浸润多［如肿瘤相关巨噬细胞（tumor-associated macrophages，TAMs）、调节性 T 细胞（regulatory T cell，Treg 细胞）和髓源性抑制细胞（myeloid-derived suppressor cells，MDSCs）］等特点，这类肿瘤对免疫检查点抑制剂治疗不敏感[61]。宫颈癌具有较高 TMB、中等微卫星不稳定性（microsatellite instability，MSI）、高 PD-L1 和高炎症状态等特点，被认为是一个中等免疫强度的肿瘤。

　　然而，由于冷肿瘤中效应细胞的启动及归巢缺陷，热肿瘤中免疫抑制性受体上调及免疫效应细胞耗竭等原因，单一免疫治疗的疗效都十分有限。冷肿瘤 TMB 低、肿瘤特异性抗原（tumor specific antigen，TSA）缺乏、MHC Ⅰ 分子下调、树突状细胞（dendritic cell，DC）激活受损及共抑制信号的过度表达等导致免疫效应细胞激活和抗肿瘤免疫反应启动受损。致癌通路的激活（Wnt/β-catenin 信号通路、KRAS 通路、MYC 通路等）、趋化因子受体和配体相互作用、异常肿瘤代谢、乏氧、乳酸堆积和多种免疫抑制因子［如转化生长因子 -β（transforming growth factor-β，TGF-β）、吲哚胺 2,3- 双加氧酶（indoleamine 2,

3-dioxygenase 1,IDO)]生成等导致 T 细胞排斥,抑制 T 细胞向肿瘤部位转运。热肿瘤中尽管有 T 细胞浸润,但在持续性肿瘤抗原刺激和免疫抑制微环境诱导下,大部分 CTL 转变为耗竭 / 失能状态,从而失去抗肿瘤能力。因此,将"冷肿瘤"加热为"热肿瘤",阻断 T 细胞耗竭是肿瘤免疫治疗的关键,具体方式有,①促进免疫源性细胞死亡,促进肿瘤特异性抗原释放;②促进肿瘤抗原呈递;③解除免疫抑制状态;④促进免疫细胞活化、生存、扩增及浸润(图 3-1)。

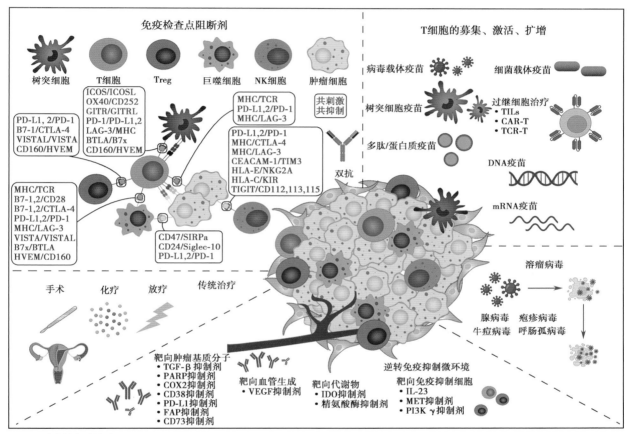

图 3-1　肿瘤的免疫治疗

一、T 细胞

T 细胞是机体抗肿瘤免疫的主力军,通过 T 细胞受体(T-cell receptor, TCR)与抗原提呈细胞上的肿瘤抗原肽 -MHC 复合物结合并被激活,进而杀伤肿瘤细胞。肿瘤特异 T 细胞对于癌症的发展及转归至关重要,它们可有效促进肿瘤免疫疗法发挥功能。研究表明,T 细胞在 HPV 清除、宫颈癌的发生发展中发挥重要作用,随着宫颈癌进展,肿瘤浸润淋巴细胞(tumor infiltrating lymphocyte,TIL)浸润增多,TIL 浸润与肿瘤进展和患者生存有关。$CD4^+T$ 细胞减少提示更差的预后。放化疗后宫颈癌样本中活化的 $CD8^+T$ 细胞比例增加,提示更好的预后[62]。靶向 T 细胞是目前宫颈癌免疫治疗的主要研究方向。

　　然而,在持续性抗原刺激和免疫抑制微环境的诱导下,肿瘤特异性 T 细胞最终无法向免疫记忆表型分化,处于功能耗竭状态,从而失去抗肿瘤能力。耗竭 T 细胞具有免疫抑制性受体持续高表达、效应功能丧失、记忆稳态失调、表观和转录谱改变等特点。根据 T 细胞表面分子(PD-1、TIM-3)和转录因子 TCF-1 的表达情况,将耗竭 T 细胞分为两个亚群,前体耗竭 T 细胞(PD-1$^+$ TCF-1$^+$ TIM-3$^-$)和终末耗竭 T 细胞(PD-1$^+$ TCF-1$^-$TIM-3$^+$)。其中,前体耗竭 T 细胞几乎没有肿瘤杀伤活性,而终末耗竭 T 细胞仍保留部分的肿瘤杀伤能力。但终末耗竭 T 细胞的增殖能力受损,在缺乏有效干预的情况下,终末耗竭 T 细胞会进一步丧失增殖能力和细胞毒性,变成没有功能的 T 细胞,从而逐渐丧失肿瘤杀伤能力[63]。因此,阻断和逆转 T 细胞耗竭是肿瘤免疫治疗的关键。目前,靶向 T 细胞的肿瘤免疫疗法有免疫检查点抑制剂、免疫检查点激动剂、肿瘤浸润淋巴细胞疗法、T 细胞受体工程化 T 细胞疗法(T-cell receptor-engineered T cell therapy,TCR-T 细胞疗法)和嵌合抗原受体 T 细胞疗法(chimeric antigen receptor T cell therapy,CAR-T 细胞疗法)等。

　　(一) 免疫检查点调节剂

　　多种共刺激和抑制性分子参与肿瘤特异性 T 细胞的活化过程。在长期肿瘤抗原刺激下,T 细胞上调免疫抑制分子,下调免疫刺激分子,从而失去抗肿瘤能力。免疫检查点调节剂通过阻断或激动 T 细胞上的免疫检查点分子,发挥加"油门"和减"刹车"作用,从而恢复其特异性杀伤肿瘤细胞的能力。目前临床上对复发宫颈癌的免疫检查点治疗主要是以程序性死亡蛋白 -1(programmed death-1,PD-1)及其配体 PD-L1 为靶点的治疗。

　　1. 疫检查点抑制剂　近年来,以 PD-1 单抗和细胞毒性 T 淋巴细胞相关蛋白 4(cytotoxic T-lymphocyte associated protein 4,CTLA-4)单抗为代表的免疫检查点抑制剂(immune checkpoint inhibitors,ICIs)在肿瘤治疗领域取得了卓越的成绩。除此之外,一些新兴的免疫检查点分子如 LAG3、TIGIT、TIM3 等也进入大众视野,为肿瘤免疫检查点治疗提供了更多选择[64,65]。

　　(1) PD-1:PD-1/PD-L1 轴是主要的免疫负调节信号,防止免疫系统过度活化。PD-1 主要在活化的 T 细胞及耗竭 T 细胞上表达,其配体 PD-L1 表达于肿瘤细胞或免疫抑制细胞。当肿瘤细胞上的 PD-L1 与 T 细胞上的 PD-1 结合后,T 细胞停止攻击肿瘤细胞,从而诱导肿瘤免疫逃逸的发生。PD-1 或 PD-L1 抗体通过阻断这一抑制性信号的传递,促进肿瘤识别 T 细胞的活化、增殖,恢复其杀伤肿瘤细胞的能力。

　　研究发现,HPV 感染与宫颈癌细胞上 PD-L1 表达明显相关,高达 59.1% 的宫颈癌细胞表达 PD-L1,同时 60.6% 的 TIL 表达 PD-1。因此,阻断 PD-1/PD-L1 可能使宫颈癌患者获益。基于 KEYNOTE-158 试验[66],FDA 批准帕博利珠单抗(pembrolizumab,K 药)用于化疗期间或之后出现疾病进展,肿瘤 PD-L1 联合阳性分数(combined positive score,CPS)≥ 1 的复发或转移性宫颈癌的二线治疗,是首款获批用于宫颈癌的免疫检查点抑制剂。CheckMate 358 试验[67]表明化疗联合纳武利尤单抗在ⅣB 期宫颈癌中具有良好的耐受性和潜在的有效性。西米普利单抗(cemiplimab,C 药)在不考虑肿瘤的 PD-L1 表达水平和组织学类型的情况下,显著提高了含铂药物一线治疗后疾病进展的复发转移性宫颈癌患者的生存期[68]。赛帕利单抗(zimberelimab)用于接受过一线或以上含铂标准化疗后进展的复发或转移、PD-L1 阳性的宫颈癌,其 ORR 达 28%,目前上市申请已被国家药品监督管理局药品审评中心(center for drug evaluation,CDE)受理。然而,2022 年度伐利尤单抗(durvalumab)联合放化疗治疗局部晚期宫颈癌的 Ⅲ 期 CALLA 研究未达到改善主要终点 PFS。PD-1/PD-L1 单抗用于局部晚期宫颈癌标准治疗尚需更多的研究。

目前除帕博利珠单抗和西米普利单抗获批用于宫颈癌二线治疗外,尚有多个 PD-1/PD-L1 抑制剂用于宫颈癌的临床试验正在进行中。宫颈癌治疗已经进入免疫治疗时代,放化疗联合 PD-1/PD-L1 抑制剂有望延长晚期宫颈癌患者的生存时间。

(2)CTLA-4:CTLA-4 高表达于活化的 T 细胞和 Treg 细胞。CTLA-4 通过与 CD28 竞争结合 CD80 和 CD86,从而减少 CD28 的共刺激信号,增加共抑制信号,下调 T 细胞毒性,诱导 T 细胞耗竭。CTLA-4 也是 Treg 细胞发育分化和维持 Treg 细胞功能的关键基因。与 PD-1/PD-L1 单抗通过恢复耗竭 T 细胞的效应功能从而促进机体抗肿瘤免疫反应不同,CTLA-4 单抗既可通过 Fc 受体介导的抗体依赖性细胞介导的细胞毒作用(antibody-dependent cell-mediated cytotoxicity,ADCC)效应清除 Treg 细胞解除肿瘤微环境的免疫抑制,也可通过阻断 CTLA-4 和 B7 相互作用激活 T 细胞发挥作用。CTLA-4 抗体通过阻断 CTLA-4 解除肿瘤免疫抑制微环境,激活 T 细胞抗肿瘤免疫反应,在肿瘤免疫治疗中发挥关键作用。

2011 年,首款 CTLA-4 单抗——伊匹单抗获批用于黑色素瘤、非小细胞肺癌和间皮瘤。CTLA-4 单抗 / 双抗在多种实体瘤治疗中亦取得了较好的成绩。既往研究表明宫颈癌中 CTLA-4 的表达水平与其病理类型、分期、淋巴结转移、患者预后等相关。宫颈鳞癌样本中 CTLA-4 的表达水平明显高于腺癌,几乎所有进展期 / 晚期宫颈癌样本中均可见 CTLA-4 表达,约 15.4% 的宫颈癌浸润免疫细胞和 60% 的肿瘤细胞上表达 CTLA-4 分子,CTLA-4 与宫颈癌淋巴结转移及更差的预后有关,因此,CTLA-4 是宫颈癌免疫检查点阻断的有力靶点。除此之外,HPV 相关癌蛋白下调了免疫系统的抗原呈递能力,而 CTLA-4 阻断能增加抗原提呈,导致杀伤性 T 细胞对抗原的反应增加。因此,CTLA-4 是宫颈癌免疫治疗潜在的有力靶点。

然而,在伊匹单抗治疗转移 / 复发宫颈癌的 Ⅱ 期研究中,PFS 仅为 2.5 个月,OS 仅为 8.5 个月,疗效并不显著[69],但受试者均表现出较好的耐受性。目前尚无靶向 CTLA-4 的抑制剂被批准用于宫颈癌,联合放疗、化疗、靶向治疗或其他免疫检查点抑制剂可能是 CTLA-4 抑制剂治疗宫颈癌的方向。

(3)T 细胞免疫球蛋白和黏蛋白 3(T-cell immunoglobulin domain and mucin domain-3,TIM3):TIM3 是一种抑制性检查点蛋白,表达于终末分化的 CD4$^+$T 细胞、CD8$^+$T 细胞和 Treg 细胞等,与 PD-1 等抑制性受体共表达于功能失调或耗竭 T 细胞。TIM3 具有多种不同的配体(Galectin 9、PtdSer、CEACAM1

和 HMGB1)，与不同配体结合调节先天性和适应性免疫反应，潜在地发挥积极或消极作用。在肿瘤微环境中，TIM3 与 Galectin 9 相互作用，诱导辅助 T 细胞(Th1/Th17)凋亡、CD8⁺T 细胞耗竭和免疫耐受；与 PtdSer 结合促进凋亡小体的清除；与凋亡肿瘤细胞释放的 HMGB1 结合从而抑制树突状细胞介导的抗肿瘤先天免疫反应[70]。TIM3 是目前肿瘤免疫治疗最有前景的新兴靶点之一。

　　TIM3 抑制剂在血液系统肿瘤治疗中表现出较好的疗效。Sabatolimab 联合去甲基化药物在极高危/高危骨髓增生异常综合征(very high-risk or high risk myelodysplastic syndromes，vHR/HR-MDS)和急性髓系白血病(acute myeloid leukemia，AML)患者中显示出持久的临床反应，欧盟委员会(European Commission，EC)授予了 sabatolimab 治疗 MDS "孤儿药" 的称号。目前 sabatolima 已进行Ⅲ期临床试验。靶向 TIM3 药物在实体瘤中也取得了一定疗效，sabatolimab 联合 spartalizumab 治疗晚期实体瘤表现出较好的安全性和抗肿瘤活性[71]。2022 年 ASCO 会议报道了 cobolimab 单药治疗以及联合 PD-1 抑制剂治疗晚期实体肿瘤的安全性和疗效评估的临床试验，结果表明总体耐受性良好，并显示出初步的抗肿瘤活性。

　　在宫颈癌中，TIM3 的高表达提示预后不良，与肿瘤淋巴结转移和远处转移有关。TIM3 表达越高，宫颈癌患者的生存期越短，可作为宫颈癌患者潜在的独立预后指标。且研究发现，宫颈癌样本中存在 TIM3/Galectin 9 与 PD-L1 的共表达。目前，TIM3 单抗治疗进展期宫颈癌已进入Ⅰ期临床试验。TIM3 抑制剂单药或联合放化疗、靶向治疗或 PD-1/PD-L1 抑制剂是目前宫颈癌 TIM3 临床转化研究的热点[72,73]，TIM3 有望成为继 PD-1/PD-L1 后下一个潜在宫颈癌免疫治疗的靶点。

　　(4)淋巴细胞激活基因 3(lymphocyte activation gene 3，LAG3)：LAG3 在结构上与 CD4 相似，有四个细胞外区域。主要表达于活化的 CD4⁺ 和 CD8⁺T 细胞、Treg 细胞和 NK 细胞等。LAG3 与 TCR 结合并降低免疫突触局部酸碱度(pH value，pH 值)，破坏 T 细胞辅助受体(CD4 或 CD8)与 TCR 下游激酶 Lck 的结合，进而阻碍 TCR 信号向下游传递，抑制 T 细胞的活化；且 LAG3 能够以 MHC Ⅱ 非依赖的方式发挥免疫抑制作用。肿瘤中 LAG3 表达水平和 LAG3⁺ 细胞浸润与肿瘤进展、预后不良相关。多项研究表明 LAG3 参与了类似 PD-1 的肿瘤免疫逃逸机制，已成为癌症治疗中最有前景和潜力的靶点之一[72]。

　　基于 RELATIVITY-047 研究，FDA 于 2022 年 3 月批准 relatlimab 联合 nivolumab 用于治疗 12 岁以上不可切除或转移性黑色素瘤。该研究还发现 LAG3 表达水平 ≥1% 的患者组 PFS 更长，LAG3 高表达的患者对该药的反应更好，因此，评估 LAG3 的表达水平对患者分层及精准治疗具有重要指导价值。除此之外，耗竭 T 细胞表面常共同表达 LAG3、PD-1、TIM3 等免疫抑制检查点，因此同时靶向 LAG3 和其他免疫检查点的双特异性抗体也是目前研究的热点。

　　LAG3 也是宫颈癌免疫检查点抑制剂的一个热门靶点。临床前研究表明与正常宫颈相比，宫颈癌样本中 LAG3 表达明显增多，特别是 HPV 相关的宫颈癌。目前靶向 LAG3 治疗晚期／复发宫颈癌的多项临床实验正在进行中，LAG3 单抗联合其他免疫检查点抑制剂、放化疗或小分子靶向药可能是临床研究的主要方向。

(5) T 细胞免疫球蛋白和 ITIM 结构域蛋白（T-cell immunoreceptor with Ig and ITIM domains, TIGIT）：TIGIT 是 Ig 超家族的一种免疫抑制性受体，在固有免疫和适应性免疫中发挥关键作用。TIGIT 受到淋巴细胞的严格限制，主要表达于活化的 CD8$^+$T 细胞和 CD4$^+$T 细胞、NK 细胞和 Treg 细胞等。在肿瘤耗竭 T 细胞上，与多种免疫抑制受体如 TIM3、LAG3 等共表达。TIGIT 通过与其配体 CD155（PVR）或 CD112 结合而抑制免疫细胞的杀伤活性，促使肿瘤细胞逃逸[73]。临床前研究表明，靶向 TIGIT/PVR 通路可解除免疫微环境中 T 细胞和 NK 细胞抑制。多项研究表明 PD-1 和 TIGIT 信号通路具有协同作用。同时阻断 PD-1 和 TIGIT 既能增强 CD8$^+$T 细胞的抗癌活性，也能减弱 Treg 细胞的免疫抑制能力。因此，TIGIT 可能是潜在的联合免疫治疗靶点。

目前多个临床研究正在评估 TIGIT 单抗／双抗联合其他免疫检查点抑制剂治疗实体瘤／血液系统肿瘤的安全性与疗效，并取得了积极的早期临床试验结果。Ⅱ期临床试验 CITYSCAPE 表明[74]，与阿替利珠单抗单药治疗相比，联用 tiragolumab 使晚期 NSCLC 患者疾病进展或死亡的风险降低了38%；在 PD-L1 高表达（TPS ≥ 50%）患者中疗效更显著，患者疾病进展或死亡的风险降低 71%。另外两个 TIGIT 抗体 vibostolimab、domvanalimab 分别联合 PD-1 单抗治疗 NSCLC 患者的早期临床试验也取得了积极疗效。然而在2022 年，两项 tiragolumab 治疗肺癌的Ⅲ期临床试验显示，SKYSCRAPER-01研究（tiragolumab 联合阿替利珠单抗一线治疗 PD-L1 高表达的局部晚期或转移性 NSCLC）和 SKYSCRAPER-02 研究（tiragolumab 联合阿替利珠单抗和化疗一线治疗广泛期小细胞肺癌），均未能达到无进展生存期共同主要终点。"PD-L1+TIGIT" 联合疗法的连续受挫，为 TIGIT 这一靶点的研发带来了巨大的挑战。

多项临床前研究表明 TIGIT 在抗宫颈肿瘤免疫反应中发挥重要作用。与正常人相比，HPV-16 阳性宫颈癌患者外周血中 TIGIT$^+$CD56^{bright} NK 细胞明显增多。宫颈癌浸润 T 细胞和 NK 细胞存在 PD-1 和 TIGIT 共同表达。一项 ociperlimab 联合替雷利珠单抗治疗包括宫颈癌在内的晚期实体瘤的Ⅰ期临床试验（AdvanTIG-105 研究），表现出良好的安全性和耐受性[75]。

基于前期研究，TIGIT 被认为是宫颈癌免疫治疗的有力靶点。目前，一项替雷利珠单抗联合 TIGIT 单抗 ociperlimab 治疗一线化疗后进展的复发／转移性宫颈癌的Ⅱ期临床试验（AdvanTIG-202）正在进行中。

(6) 其他免疫抑制检查点：除了 PD-1、CTLA-4、TIGIT、LAG3 和 TIM3 外，其他的免疫抑制检查点分子 B7-H3、B7-H4、VISTA 和 BLTA 等的研究也在积极进行中。B7 蛋白及其他共刺激分子通过与 T 细胞上的受体结合形成第二信号激活或抑制 T 细胞反应，在免疫耐受和肿瘤免疫中发挥关键作用。除了众所周知的 B7-H1（PD-L1）外，B7 家族其他蛋白也与多种肿瘤预后相关，并可作为潜在的靶点。宫颈癌中，抑制性 B7 蛋白（B7-H3、B7-H4 和 VISTA）表达明显升高,特别是宫颈鳞癌。B7-H3 高表达与宫颈癌患者预后差有关,B7-H4 和 VISTA 双阳性则是预后好的独立预测因素。且 B7 蛋白与 PD-1/PD-L1 存在共表达,提示阻断 B7 抑制性蛋白可能提高 PD-1/PD-L1 单抗的疗效。因此,除上述在实体瘤免疫治疗中研究较多的免疫检查分子外,仍有众多免疫靶点亟需深入探索,它们可能在宫颈癌免疫治疗中发挥重要作用。

免疫治疗是肿瘤治疗史的一个新的里程碑。免疫检查点抑制剂在肿瘤免疫治疗中占据了举足轻重的地位,在过去十年里取得了飞速发展,目前已有靶向 PD-1/PD-L1、CTLA-4 和 LAG3 的多种抑制剂获批用于实体瘤治疗,两种 PD-1/PD-L1 单抗获批用于宫颈癌二线治疗。不同于既往基于细胞毒性或靶向治疗的治疗方法,免疫检查点抑制剂通过激活宿主抗肿瘤免疫反应来发挥肿瘤杀伤作用,因此具有更长时间的停药后反应。免疫检查点抑制剂的成功已彻底改写宫颈癌治疗史,临床亟需更多联合疗法、双抗/三抗或新型免疫检查点抑制剂的探索。

2. 免疫检查点激动剂　除了阻断共抑制受体,靶向免疫细胞活化"油门"——共刺激受体也是目前的研究热点。这些共刺激受体大部分是肿瘤坏死因子受体超家族(tumor necrosis factor receptor superfamily,TNFRSF)成员,如 OX40、GITR、4-1BB 和 CD28 等[76]。共刺激分子提供的第二信号在 T 细胞活化和增殖中发挥重要作用。

OX40 是一种 I 型跨膜蛋白,主要由活化 T 细胞表达,临床前研究表明,OX40 和 CTLA-4 在肿瘤特异性 Treg 细胞(CD4[+],Foxp3[+])中高表达。OX40 在 T 细胞活化、Treg 细胞耗竭中发挥关键作用,使用激动剂抗体可以促进其 T 细胞刺激作用并增加活化的效应 T 细胞的数量[77]。以 OX40 为靶点的药物对免疫细胞的调节和抗肿瘤活性已在一些临床前小鼠模型中得到证实[78]。HPV-16 相关肿瘤患者能从 OX40 激动剂获益。OX40 激动剂增加小鼠肿瘤微环境中 Ki67[+]CD4[+] 和 CD8[+]T 细胞,减少 OX40[+]FOXP3[+] 调节性 T 细胞。OX40 靶向序贯治疗后,抗 PD-1 或抗 PD-L1 治疗能够使患者获得更长的生存期并减少耗竭 T 细胞数量。目前已有数十个靶向 OX40 的激动剂进入临床研究,3 个治疗进展期宫颈癌的 OX40 激动剂也进入 I 期临床试验。

糖皮质激素诱导的 TNFR 相关蛋白(glucocorti-coid-induced TNF receptor-related protein,GITR)主要表达在活化的 T 细胞和 Treg 细胞[79,80],在肿瘤细胞上不表达。临床前研究使用多种癌种的同源小鼠模型(如 B16-F10 黑色素瘤、CT26 结肠癌、MC38 结肠腺癌和 TC1 宫颈癌模型等)表明 GITR 激动剂通过增强 CD8[+] 和 CD4[+] 效应 T 细胞活性,减少肿瘤浸润 Treg 细胞发挥抗肿瘤能力[81]。GITR 作为一种共刺激受体,是增强免疫治疗效果的潜在靶点,目前数十个 GITR 单抗/双抗已进入临床研究阶段。

4-1BB 表达于活化 T 细胞,可作为肿瘤特异性细胞毒性 T 淋巴细胞的标志。抗 4-1BB 激动剂单抗已被证明在几种癌症模型中可诱导和提高抗癌免疫能力,但单药疗效受限。临床前研究表明 4-1BB 激活增加 TIL 上 PD-1 和肿瘤细胞上的 PD-L1 的表达,增加 CTL 杀伤能力。PD-1/PD-L1 和 4-1BB 的双靶可能是未来的研究热点[82]。

另一个研究较多的共刺激分子是免疫球蛋白超家族成员——诱导共刺激分子（inducible co-stimulator，ICOS）。ICOS 表达在活化的 T 细胞和 Treg 细胞。一项伊匹木单抗治疗黑色素瘤的研究中，ICOS+CD4+T 细胞增多提示较好预后。

与研究较多的免疫抑制检查点不同，肿瘤微环境中正向免疫调节分子间的相互作用及作用机制尚未完全阐明，靶向免疫共刺激分子的激动剂也并未表现出显著的临床活性。免疫检查点激动剂（immune checkpoint agonists）的临床转化仍需进一步探索。

3. 免疫检查点抑制剂耐药　近些年，免疫检查点抑制剂在宫颈癌治疗中取得了重要进展，但 PD-1/PD-L1 抑制剂只对小部分宫颈癌患者长期有效，能够从已获批的 PD-1/PD-L1 单抗中获益的宫颈癌患者不足 15%。大部分患者存在原发性耐药、短期有效后获得性耐药或因严重免疫相关不良反应（immune-related adverse events，irAEs）中断治疗等问题。明确免疫检查点抑制剂耐药机制，防止、规避或逆转对 ICIs 的耐药性是极其重要的。

目前认为 ICIs 耐药的机制主要有：① TIME 中存在的多种诱导肿瘤免疫抵抗的因素（免疫抑制细胞、免疫抑制环境和癌细胞固有因子）；②抗原提呈缺陷；③ IFN-γ 信号通路缺陷；④新抗原丢失等。基于此，提高宫颈癌 ICIs 疗效的策略主要有：①寻找生物标志物用于选择潜在的应答者或排除潜在的无应答者，如 PD-L1；②联用不同作用机制的药物，从而克服肿瘤细胞免疫耐受。

联合其他作用机制的药物是目前克服宫颈癌 PD-1/PD-L1 单抗耐药的最有力的治疗方案。目前有多项 PD-1/PD-L1 单抗联合放疗、化疗、靶向治疗及其他免疫检查点抑制剂治疗宫颈癌的临床试验正在进行中[83]。

研究表明，同时靶向多个免疫检查点分子可以提高肿瘤患者的临床疗效。免疫检查点抑制剂联用中最成熟的是 PD-1/PD-L1 单抗与 CTLA-4 单抗的联用。2022 年美国妇科肿瘤学会年会（SGO）报道了吴小华教授主持的 AK104-201 研究，前期数据表明卡度尼利单抗（cadonilimab/AK104，PD-1/CTLA-4 双抗）单药治疗经含铂化疗失败的复发或转移性宫颈癌不仅在 PD-L1 阳性人群中有较高的应答率，在 PD-L1 阴性人群中也看到了良好的效果，PFS 和 OS 显著提升。CDE 已经受理 AK104 治疗复发 / 转移性宫颈癌的新药上市申请。2021 年欧洲肿瘤内科学会（ESMO）公布了 balstilimab（PD-1 单抗）联合 zalifrelimab（CTLA-4 单抗）治疗复发 / 转移性宫颈癌的 Ⅱ 期临床试验最终结果，总人群 ORR 达 25.6%，中位生存期达 12.8 个月，PD-L1 阳性患者 ORR 达 32.8%，整体安全性良好。上述研究表明，与单用 PD-1/PD-L1 抑制剂相比，同时靶向 PD-1 和 CTLA-4 治疗宫颈癌可获得更高的疗效应答，且是安全可耐受的。IBI310（CTLA-4 单抗）与信迪利单抗联合用于治疗复发或转移性晚期宫颈癌患者的 Ⅱ 期临床试验正在入组。PD-1/PD-L1 单抗与其他免疫相关靶点联用也在不断探索，靶点包括 CTLA-4、TGF-β、TIGIT 和 LAG3 等。

除免疫检查点抑制剂外，联用细胞治疗、肿瘤疫苗和溶瘤病毒等均在宫颈癌治疗中取得了较好的前景。一些研究表明免疫检查点抑制剂无效的患者仍能从 TIL 疗法中获益。lifileucel（LN-144）联合帕博利珠单抗在多种实体瘤中显示出良好的协同效应，在晚期宫颈癌中 ORR 达 57.1%。癌症疫苗通过激发 T 细胞和 NK 细胞抗肿瘤免疫反应，与免疫检查点抑制剂也存在协同作用。2022 年 ASCO 会议报道了一项 II 期临床试验——GX-188E 疫苗联合帕博利珠单抗治疗 HPV 16/18 阳性的经标准治疗后复发的晚期宫颈癌患者，结果表明与单独使用 PD-1 单抗相比，联用 GX-188E 疫苗可以获得更高的疗效应答，且在 PD-L1 阳性、HPV 16 阳性的宫颈鳞癌患者中有更高的应答率。在 VBC-02 研究中，联用 HPV 肿瘤疫苗 VB10.16 和阿替利珠单抗治疗 HPV 16 阳性的晚期宫颈癌，成功使接受治疗的晚期宫颈癌患者疾病控制率达 64%。

肿瘤小分子靶向药（如抗血管生成药）、放化疗等通过激发肿瘤细胞释放新抗原，增强树突状细胞对于抗原的呈递，增加肿瘤微环境的免疫原性，促进肿瘤浸润性淋巴细胞增殖和活化，对于免疫治疗有很好的协同作用。2022 年 *Journal of Clinical Oncology* 发表了一项关于信迪利单抗联合安罗替尼治疗复发／转移性宫颈癌的前瞻性 II 期临床试验[84]，结果显示在疗效可评估人群确认的 ORR 达 54.8%，具有较好的安全性和有效性。Keynote-826 研究[85]表明帕博利珠单抗＋化疗 ± 贝伐珠单抗显著延长了 PD-L1 阳性的持续性、复发性或转移性宫颈癌患者的 PFS 和 OS，并且具有可控的毒性。除上述研究外，我们期待更多宫颈癌免疫治疗联合放疗／化疗／放化疗／靶向药的安全性和有效性的研究结果。

由于肿瘤的异质性和复杂的免疫抑制性肿瘤微环境，免疫疗法的单药治疗往往无法克服这些因素，而出现应答率不高或出现继发性耐药。因此，宫颈癌免疫治疗的方向趋向于不同疗法的联合应用。

（二）过继细胞疗法（ACT）

过继细胞疗法（adoptive cell therapy，ACT）是一种利用患者自身免疫细胞来发现和消除肿瘤细胞的免疫疗法。利用患者自身（自体移植）或供体（异体移植）的免疫细胞以抗原特异性方式清除肿瘤细胞。ACT 疗法包括 TIL 疗法、TCR-T 细胞疗法和 CAR-T 细胞疗法。随着单细胞测序技术的发展，针对肝癌、肺癌、结直肠癌、胰腺癌等的单细胞转录组免疫图谱的研究发现，肿瘤微环境中存在特异性识别肿瘤基因突变的 T 淋巴细胞——肿瘤新抗原识别性 T 细胞（neoantigen-reactive T cell，NRT）[86]。NRT 是杀伤肿瘤细胞的主要效应细胞，但肿瘤微环境的大多数 NRT 呈现出耗竭状态。既往研究认为 T 细胞在肿瘤抗原的持续刺激下发生功能耗竭是导致肿瘤免疫逃逸的主要原因，因此直接靶向 NRT 的 ACT 疗法在实体瘤免疫治疗中具有更好的研究前景。ACT 疗法不依赖抗原提呈细胞的抗原呈递，也不易产生免疫耐受，在多种实体瘤中取得了突破性的进展，如黑色素瘤、胆管癌、结直肠癌等。但如何从高异质性的肿瘤微环境中快速鉴定、识别和扩增肿瘤新抗原识别性 T 细胞仍是亟须解决的难题。

宫颈癌细胞表达 HPV 癌蛋白而正常细胞不表达，这有利于肿瘤特异性 T 细胞归巢并减少对正常组织的杀伤作用。理论上，HPV 相关宫颈癌是 ACT 疗法的潜在适应证，但仍需更多基础和临床转化研究探索。

1. 肿瘤浸润淋巴细胞疗法　肿瘤浸润淋巴细胞（tumor infiltrating lymphocyte，

TIL)疗法通常是指从肿瘤组织中分离 T 细胞,离体扩增,白介素(interleukin,IL)-2 选择肿瘤抗原特异性 T 细胞,然后回输到患者体内。1982 年,Steven Rosenberg 博士首次从小鼠肿瘤模型中分离出 TIL。大量临床前和临床研究在多种实体瘤中发现 TIL 疗法可引起肿瘤客观缓解,约 25% 的患者能够完全缓解,一半以上的患者部分缓解。

　　TIL 疗法在宫颈癌治疗中展现出良好的抗肿瘤效果。基础研究表明 HPV 阳性宫颈癌细胞特异性表达 E6 或 E7 癌蛋白,宫颈癌肿瘤微环境中存在特异性识别这类抗原的 T 细胞。这类 T 细胞可能通过特异性杀伤 HPV 阳性宫颈癌细胞发挥抗肿瘤免疫反应。基于此前研究,2015 年,Rosenberg 等人首先使用 TIL 治疗 9 例难治性转移性的宫颈癌患者,其中 2 例患者达到完全缓解(complete response,CR),1 例患者达到部分缓解(partial response,PR),ORR 达 33%[87]。2017 年一项Ⅱ期单臂临床研究纳入 18 名 HPV 阳性宫颈癌患者,其中 PR 3 例,CR 2 例,ORR 为 27.8%,这项研究还发现外周血中 HPV 反应性 T 细胞的再增殖与患者临床预后明显相关[88]。2018 年一项病例研究报道了 2 名宫颈癌患者接受 TIL 治疗后 CR。在 LN-145 治疗局部晚期、复发性或转移性宫颈癌的Ⅱ期临床试验(innovaTIL-04)中,2 例达 CR,9 例达 PR,ORR 达 44%,疾病控制率(disease control rate,DCR)达 85%[89]。基于前期临床研究,FDA 已批准 LN-145 用于治疗复发性、转移性或持续性宫颈癌以及化疗前后的疾病进展。另外一项Ⅱ期临床试验发现联用 lifileucel(LN-144)与帕博利珠单抗可显著改善晚期宫颈癌患者预后,总缓解率达 50.0%[90]。目前多项 TIL 单药或联合其他疗法治疗宫颈癌的临床研究正在进行中。

　　TIL 疗法在宫颈癌中具有其他免疫疗法无可比拟的优势。首先,TIL 是由靶向肿瘤细胞中多种抗原的 T 细胞组成,可克服肿瘤异质性问题;其次,TIL 来自肿瘤,已经具有合适的趋化因子受体系统,具有优越的归巢能力;最后,TIL 特异性识别宫颈癌细胞上的抗原(如 HPV E6/7 蛋白、TAA、TSA 和新抗原等),脱靶反应低,对正常组织的杀伤相对较少。简而言之,TIL 疗法具有多靶点、肿瘤趋向和浸润能力强、副作用小等优势。然而,TIL 疗法作为一种高度差异化、定制化和靶向性的免疫疗法,在有效性、安全性和可及性方面仍需进一步探索。

　　2. T 细胞受体工程化 T 细胞疗法　T 细胞受体工程化 T 细胞(T-cell receptor-engineered T cell,TCR-T 细胞)通过在 T 细胞上转导嵌合抗原受体或者 TCR α/β 异二聚体,以提高特异性识别肿瘤相关抗原的 TCR 的亲和力。为了获得安全有效的 TCR-T 细胞,首先需要确定理想的靶抗原,其次分离肿瘤特异性 T 细胞和 TCR,进行 TCR 克隆性、安全性和有效性验证,最后将扩增的 TCR-T 细胞回输体内。TCR-T 细胞疗法依赖于 MHC-TCR 相互作用,识别肿瘤细胞的能力取决于 TCR α/β 异二聚体的细胞表面丰度和对肿瘤抗原的亲和力。TCR-T 细胞通过靶向细胞表面蛋白和胞内蛋白,特异性识别杀伤肿瘤细胞。TCR-T 细胞疗法作为一种新兴的肿瘤治疗方式,已成为恶性肿瘤治疗研究的热点领域。

　　2022 年 1 月,FDA 批准首个 TCR 药物——kimmtrak(tebentafusp-tebn,

IMCgp100)用于 HLA-A*02 :01 阳性的无法切除或转移性葡萄膜黑色素瘤成人患者。TCR-T 细胞疗法在黑色素瘤、骨髓瘤、非小细胞肺癌和 HPV 相关恶性肿瘤等实体瘤中均显示出安全性和一定的临床疗效。

多项临床前研究表明 TCR-T 细胞疗法是宫颈癌免疫治疗的潜在领域。TCR-T 细胞具有识别宫颈癌细胞表面 HPV E6/E7 蛋白的能力。靶向 HPV-16 E6 的 TCR-T 细胞治疗 HPV-16 相关恶性肿瘤的 Ⅰ/Ⅱ 期临床试验中观察到了患者肿瘤病灶缩小[91]。在这 2 例治疗有反应的肿瘤残留病灶中观察到了 E6 TCR-T 细胞浸润增加。另一项 Ⅰ 期临床试验使用了靶向 HPV-16 E7 的 TCR-T 细胞治疗 HPV 相关恶性肿瘤,研究纳入了 4 例头颈部鳞状细胞癌(head and neck squamous cell carcinoma,HNSCC)、2 例肛门癌、5 例宫颈癌和 1 例外阴癌[92]。最终,6/12 名(50%)患者肿瘤明显缩小。E7 TCR-T 细胞在体内表现出良好的持久性。

基于上述临床前及其他癌种的临床研究表明,靶向病毒抗原对病毒相关肿瘤具有较好的治疗前景。目前,国外有 2 项探索 HPV 特异性 TCR-T 细胞治疗宫颈癌(NCT02379520、NCT03578406)的临床研究正在进行中。国内也启动了一项关于工程化分泌抗 PD-1 单抗的 HPV 特异性 TCR-T 细胞(TC-E202)治疗 HPV 阳性复发/转移性宫颈癌的 Ⅰ/Ⅱ 期临床试验。

HPV 抗原特异性的 TCR-T 细胞疗法在宫颈癌治疗中具有较好的前景。TCR-T 细胞能够识别 90% 的肿瘤抗原,具有脱靶率低、亲和力强等优点。但仍存在诸多挑战:理想靶抗原的选择;高亲和力靶向正常组织的脱靶毒性;MHC 限制性;TCR 表达不足或短暂表达;T 细胞耗竭和功能障碍;肿瘤免疫逃逸等。第四代 TCR-T 细胞靶向肿瘤新抗原的出现有望解决上述难题。与靶向肿瘤相关抗原(tumor-associated antigen,TAA)的传统 TCR-T 细胞疗法相比,靶向 TSA 的 TCR-T 细胞疗法安全性更高,脱靶率更低;采用多个 TCR 同时靶向多个肿瘤特异抗原,预期疗效更好;TCR 来自患者本身,无人类白细胞抗原(human leucocyte antigen,HLA)限制性;靶向患者自身的肿瘤抗原,不受已知抗原的限制,适用于大部分实体肿瘤患者。

3. 嵌合抗原受体 T 细胞疗法　嵌合抗原受体 T 细胞(chimeric antigen receptor T cell,CAR-T 细胞)是指通过基因转导使自体 T 细胞表达嵌合抗原受体(CAR),再经过纯化、扩增后回输到体内使其特异性识别及杀伤肿瘤细胞。CAR 结构包括三个主要部分:胞外结合域、跨膜结构域和胞内结构域。胞外结构域由抗原结合域(如识别 CD19 的单链抗体序列 scFv)和铰链区构成。scFv 是 CAR 特异性结合肿瘤抗原的基础,其免疫原性、亲和力、特异性及其结合表位对肿瘤的选择性识别和抗肿瘤毒性具有关键作用。目前临床上主要针对肿瘤相关抗原(如 CD19、CD20、CD22、CD30、CD33、BCMA 等)来开发抗体。铰链区的长度取决于靶细胞抗原表位的位置及暴露程度。常用的跨膜结构域来源于 CD4、CD8α、CD28 和 CD3ζ。胞内结构域包括共刺激结构域和信号转导结构域。共刺激结构域通常来自 CD28 受体家族(CD28、ICOS)或肿瘤坏死因子受体家族(4-1BB、OX40、CD27),协同共刺激分子和细胞内信号的双重活化,使 T 细胞持续增殖并释放细胞因子,提高 T 细胞的抗肿瘤能力[93,94]。

CAR-T 细胞通过抗原抗体结合机制特异性识别肿瘤抗原,无 MHC 依赖性,避免了肿瘤细胞由于 MHC 下调导致的免疫逃逸,因此,CAR-T 细胞疗法可用于抗原提呈缺陷的肿瘤。2017 年,FDA 首次批准一款靶向 CD19 的 CAR-T 细胞疗法用于复发 / 难治性急性淋巴细胞白血病(acute lymphoblastic leukemia,ALL)和弥漫大 B 细胞淋巴瘤(diffuse large B cell lymphoma,LBCL)。目前,CAR-T 细胞疗法在血液系统肿瘤中取得了较好成绩,已有 7 款 CAR-T 细胞疗法获批。与血液系统肿瘤不同,抗原的多样性和特异性抗原靶点的缺乏限制了 CAR-T 细胞疗法在实体瘤中的开发和临床运用。

近年来,随着新靶点的发现和 CAR-T 技术的创新,CAR-T 细胞疗法在治疗胃癌、前列腺癌等实体瘤中取得了重大突破。2022 年 ASCO 会议报道了第一项 CAR-T 细胞治疗实体瘤的 Ⅰ 期临床试验,结果表明靶向 TGF-β 的 CAR-T 细胞疗法治疗转移性去势抵抗性前列腺癌是安全、有效的。2022 年 AACR 会议报道首个 CAR-T⁺ CARVac 联合治疗 Claudin6(CLDN6)阳性实体瘤(睾丸癌、卵巢癌等)的 Ⅰ / Ⅱ 期临床试验结果,客观缓解率(objective response rate,ORR)达 43%。2022 年 5 月,CLDN18.2-CAR-T 细胞疗法(CT041)治疗 CLDN18.2 阳性消化系统肿瘤的 Ⅰ 期临床试验显示[95],CT041 用于常规治疗失败的消化系统肿瘤特别是胃癌是安全且有效的,总体缓解率和疾病控制率分别达到 48.6% 和 73.0%。目前 CT041 是全球首个进入到确证性 Ⅱ 期临床试验、针对实体瘤的 CAR-T 药物。除此之外,多个临床前和临床研究表明 CAR-T 细胞疗法在治疗肝癌、胰腺癌、甲状腺癌和卵巢癌等 14 种实体瘤中表现良好的安全性与有效性。

然而,由于 CAR-T 细胞不使用 MHC 提呈的 HPV 抗原作为宫颈癌免疫治疗的靶标,而是靶向肿瘤细胞表面的 GD2、PSMA、Muc1 或间皮素分子,目前 CAR-T 细胞疗法治疗宫颈癌的临床运用受到一定限制。目前尚无 CAR-T 细胞疗法治疗宫颈癌的临床研究报道。但早期的一项靶向 ErbB 的 CAR-T 细胞疗法治疗 HPV 相关的 HNSCC 的 Ⅰ 期临床试验显示了出较好的疗效与安全性(69% 的患者达到 PD)[96]。基于此,CAR-T 细胞疗法用于宫颈癌免疫治疗是可期待的,目前有一项 CAR-T 细胞疗法治疗宫颈癌的 Ⅰ / Ⅱ 临床试验(NCT03356795)正在进行中。

4. CAR-γδ T 细胞疗法　与通常用于制备 CAR-T 细胞疗法的 αβ T 细胞不同,γδ T 细胞是先天免疫系统的一部分,只占人体内所有 T 细胞数量的 5% 左右。γδ T 细胞能够独立于 MHC 识别抗原,通过预先的编程来定位和破坏由癌症相关转化所引起的“应激”细胞。此外,γδ T 细胞能够识别癌细胞分泌的异戊烯焦磷酸。由于 γδ T 细胞具有非 MHC 限制性和分泌大量杀伤性细胞因子的能力,γδ T 细胞免疫疗法对比 CAR-T 细胞疗法在癌症治疗尤其是实体瘤治疗具有显著优势。目前已经有不少临床试验使用 γδ T 细胞疗法治疗癌症,基于 Vγ9Vδ2 T 细胞的免疫疗法已被研究用于血液恶性肿瘤、头颈癌、肝细胞癌、肾癌、乳腺癌、前列腺癌、神经母细胞瘤和肺癌等。但 γδ T 细胞疗法的开发仍然面临一定挑战,主要是 γδ T 细胞在外周血中的数量较少,且难以进行体外扩增;其次,γδ T 细胞同时具有抗肿瘤和亲肿瘤的特性,可能从抗肿瘤细胞极化为亲肿瘤细胞而发挥促癌作用[97]。

γδ T 细胞在机体清除 HPV 病毒和 HPV 阳性宫颈癌细胞中发挥重要作用。宫颈癌样本中 γδ T 细胞浸润明显低于正常宫颈样本，γδ T 细胞浸润减少与肿瘤患者预后差有关[98]。临床前研究表明 γδ T 细胞特异性杀伤 HPV 阳性肿瘤细胞，γδ T 细胞联合 galectin-1 抗体抑制小鼠异种移植瘤生长。靶向 γδ T 细胞可能是宫颈癌免疫治疗的新方向，但目前尚无临床试验报道。

二、自然杀伤细胞

自然杀伤细胞(natural killer cell, NK 细胞)是一种先天淋巴细胞，在抗肿瘤、清除病毒感染和应激等方面发挥重要作用。NK 细胞的活性受到细胞表面表达的多种激活性和抑制性受体的调控。NK 细胞在抗肿瘤免疫中发挥关键作用。NK 细胞可以直接杀死 MHC 下调的肿瘤细胞，且迅速表达多种细胞因子和趋化因子，募集其他免疫细胞和促进 T 细胞和 B 细胞的适应性免疫反应。其次，NK 细胞可以被 IgG 抗体激活，产生抗体依赖性细胞介导的细胞毒性(ADCC)。因此，NK 细胞被认为是肿瘤免疫治疗的潜在靶标。

然而，研究发现实体瘤中 NK 细胞浸润极少且效应功能明显受损。在胃癌、食管癌、结直肠癌、NSCLC 和 HNSCC 等多种实体瘤中均观察到低水平的 NK 细胞浸润和过表达的 NK 抑制受体，且与疾病进展和患者预后差有关。除此之外，在多种实体瘤中发现 NK 细胞效应功能明显受损。胃癌和肝癌中发现 NK 细胞产生 γ 干扰素(interferon-γ, IFN-γ)和肿瘤坏死因子(tumor necrosis factor, TNF)的能力受损。在乳腺癌和胰腺癌中发现 NK 细胞的激活受体 NKp30、NKG2D、NKp46、DNAM1 和 CD16 的表达水平较低，而抑制性受体如 NKG2A、PD-1、TIM3 等表达升高[99,100]。

NK 细胞在清除 HPV 病毒及宫颈癌细胞中发挥着重要作用。研究发现，NK 细胞激活性受体配体(MICA 和 CD155)在 HPV-16 阳性的宫颈癌细胞中高度表达。在接种 HPV 预防性疫苗的健康人群中观察到 NK 细胞的激活性受体 NKp30、NKp46 和 NKG2D 的表达显著上调，这表明 NK 细胞参与了 HPV 病毒清除的过程，具有提高疫苗疗效的潜能。然而，在宫颈癌免疫抑制状态下，NK 细胞激活受体 NKp30 和 NKp46 的表达显著下调，NK 细胞效应功能下调，与宫颈癌患者预后差有关[101]。

NK 细胞作为抗癌的第一道防线，靶向 NK 细胞的免疫疗法在近年来取得了较大进展。由于实体瘤中 NK 细胞浸润少，且在免疫抑制压力下 NK 细胞多处于功能失调/耗竭状态，基于 NK 细胞的免疫疗法主要包括两方面：增强 NK 细胞功能和提高 NK 细胞浸润。

(一)细胞因子

NK 细胞受到细胞因子网络的整体调控，目前有多种激活性细胞因子或者抑制性细胞因子的拮抗剂正在进行临床试验。常见的激活 NK 细胞的细胞因子包括 IL-2、IL-15、IL-12、IL-18、IL-21 等。IL-2 最早被用于体外激活 NK 细胞，目前已有多家公司开发了选择性激活 NK 细胞的 IL-2 类似物，但 IL-2 体内使用受到毒副作用和激活 Treg 细胞的限制。IL-15 能够选择性刺激 NK 细胞和 CD8[+]T 细胞，但是不会激活 Treg 细胞，具有较好特异性。目前 IL-15 激动剂如 ALT-803、anktiva（N-803）等在治疗 HNSCC、膀胱癌、惰性非霍奇金淋巴瘤患者中已获得积极结果[102-104]，但在宫颈癌中尚未见报道。

（二）NK 细胞免疫检查点抑制剂

NK 细胞通过抑制性受体检测肿瘤细胞上的 MHC Ⅰ类分子，通过激活性受体活化 NK 细胞而发挥杀伤作用。NK 细胞表面的抑制性受体分为三个家族：杀伤细胞免疫球蛋白样受体（killer-cell immunoglobulin-like receptor，KIR）、白细胞免疫球蛋白样受体（leukocyte Immunoglobulin-like receptor，LIR）和自然杀伤细胞 2 族 A（natural killer group 2 member A，NKG2A），激活性受体包括 NKp46、NKp30、NKp44 和 CD16 等。癌细胞通过控制免疫细胞表面的抑制受体进行免疫逃逸，靶向 NK 细胞免疫检查点促进 NK 细胞杀伤肿瘤作用是目前研究的热点。

1. NKG2A 家族　自然杀伤细胞凝集素样受体亚家族 C 成员 1（NK cell lectin-like receptor subfamily C member 1，KLRC1；也称为 NKG2A）是 NKG2 受体家族中的抑制性受体。NKG2A 主要表达在 NK 细胞表面和部分 T 细胞（CD8[+]T 细胞、Th2 细胞以及 NKT 细胞）。外周血 CD8[+]T 细胞低表达 NKG2A，但瘤内大部分 CD8[+]T 细胞大量表达 NKG2A，可认为 CD8[+]T 细胞上 NKG2A 的表达水平受 TME 调控。HLA-E 是异二聚体受体 CD94/NKG2A 的唯一配体。HLA-E 分子在正常情况下低表达，但在肿瘤细胞中 HLA-E 表达增加从而诱导级联抑制信号，抑制 NK 细胞和 CD8[+]T 细胞的细胞毒性及细胞因子的分泌[105]。因此，NKG2A 阻断可能在抑制肿瘤逃脱 NK 细胞和 T 细胞的免疫检查方面有一定的疗效。

目前，NKG2A 抑制剂在治疗晚期实体瘤中取得了一定成绩，尤其是在部分转移性结直肠癌或头颈癌中。Monalizumab（PH2201）是一种 NKG2A 单抗，特异性阻断 NKG2A 与 HLA-E 的相互作用。此外，多项 monalizumab 联合抗表皮生长因子受体（epidermal growth factor receptor，EGFR）抗体、PD-1/PD-L1 抗体、TKI 或化疗药物用于实体瘤的临床研究也正在进行中，包括 PD-1 单抗耐药的非小细胞肺癌、晚期头颈部鳞状细胞癌、难治性慢性淋巴细胞白血病和干细胞移植后的其他恶性血液病等。目前，BMS-986315 单药或与西妥昔单抗和 nivolumab 联用治疗晚期实体瘤的研究也已进入Ⅰb/Ⅱ临床试验阶段。

多项基础研究表明 NKG2A/CD94 和 HLA-E 的相互作用在病毒感染清除中发挥关键作用。病毒感染诱导宿主细胞表达与 NK 细胞和 CD8[+]T 细胞 NKG2A 抑制性受体结合的配体——HLA-E，从而逃避免疫系统的清除。HPV-16/18 阳性的宫颈上皮内瘤变样本中 HLA-E 表达水平明显升高。宫颈癌中 HLA-E 的高表达与宫颈癌患者的预后差有关。基于此，阻断 NKG2A 可能在清除 HPV 感染和宫颈癌细胞中发挥一定作用。一项 monalizumab 单药治疗晚期、复发性或转移性女性生殖系统肿瘤的研究结果显示其有良好的治疗效果和耐受性，甚至可实现短期的疾病稳定。目前尚无 NKG2A 抗体治疗宫颈癌的临床研究报道，其临床转化仍需进一步探索。

2. KIR 家族 KIR 家族(也被称为 CD158)是一类具有多样性和多态性的 NK 细胞受体亚型,包含抑制性和激活性 KIR。抑制性 KIR2DL1、KIR2DL2 和 KIR2DL3 识别 HLA-C,作为它们的配体,除了 NK 细胞外,CD4⁺T 细胞、CD8⁺T 细胞和 NKT 细胞等也表达 KIR。

目前有 3 个针对 KIR 家族的免疫抑制检查点(IPH2102、lirilumab 和 IPH4102)正在多种血液系统肿瘤和实体瘤中进行临床试验。但在实体瘤治疗中尚未见较好结果报道。在宫颈癌中未见靶向 KIR 家族免疫检查点抑制剂的临床报道。因此,NK 细胞免疫检查点抑制剂与其他疗法联用是未来的研究热点,如免疫检查点抑制剂(PD-1/PD-L1 抑制剂、CTLA-4 抑制剂等)、细胞疗法、肿瘤疫苗、放疗、化疗和靶向治疗等。随着 B7-H3、CD200R、CD47 和 Siglecs7/9 等新的 NK 细胞检查点的加入,将这些检查点结合起来进行协同抗肿瘤反应是未来充分发挥 NK 细胞杀伤肿瘤作用的方向。

(三) CAR-NK 细胞疗法

在 NK 细胞表面表达靶向肿瘤抗原的嵌合抗原受体(CAR)可以赋予 NK 细胞靶向特定肿瘤的能力。与 CAR-T 细胞疗法相比,CAR-NK 细胞疗法具有安全性更高,不依赖于自体 NK 细胞;CAR-NK 细胞寿命短,几乎不会产生靶向效应;既能通过单链抗体识别肿瘤表面抗原,也能通过多种受体识别各种配体,从而抑制癌细胞等优点。即使 CAR-NK 细胞失去了 CAR,仍然可以通过内在表达的激活性受体识别和杀伤肿瘤细胞。

近年来,CAR-NK 细胞疗法在实体瘤和血液系统肿瘤中均取得了较好的成绩[106,107]。尽管目前尚无 CAR-NK 细胞治疗宫颈癌的临床研究报道,但是通过体外和小鼠模型发现靶向 PSCA 的 CAR-NK 细胞能够溶解宫颈癌细胞,诱导 IL-2、IFN-γ、TNF-α 分泌增加,因此 CAR-NK 细胞疗法治疗宫颈癌是可期待的。

三、免疫抑制细胞

肿瘤免疫微环境中,存在大量免疫抑制细胞,如髓源性抑制细胞(MDSCs)、肿瘤相关巨噬细胞(TAMs)和调节性 T 细胞(Treg 细胞)等,它们会显著抑制细胞毒性淋巴细胞(CTL)的浸润和功能,导致肿瘤免疫逃避。免疫抑制细胞及其所产生的免疫抑制因子也是导致 ICI 耐药,TIL、TCR-T 细胞和 CAR-T 细胞二次衰竭的原因之一[108]。因此,除了靶向抗肿瘤免疫效应细胞,针对免疫微环境中产生的免疫抑制细胞和抑制因子也是一种免疫治疗策略。其次,靶向肿瘤微环境中的免疫抑制细胞或免疫抑制因子不依赖于肿瘤特异性抗原呈递,这种类型的免疫疗法适应证更广。

(一) Treg 细胞

Treg 细胞(regulatory T cell)是一类具有显著免疫抑制作用的 CD4⁺T 细胞亚群,在维持机体免疫平衡和预防自身免疫性疾病、移植排斥方面发挥着重要作用。Treg 细胞通过多种机制抑制抗肿瘤免疫反应:①分泌 IL-35、IL10 和 TGF-β 等可溶性免疫抑制分子;②高表达 IL-2 的高亲和力受体,竞争性掠夺邻近活化 T 细胞生存所需要的 IL-2，促进活化 T 细胞的凋亡；③通过颗粒酶 A、颗粒酶 B 以穿孔素依赖方式诱导 CTL 和 NK 细胞等凋亡；④表达 CTLA-4 等膜分子，反式内吞树突状细胞上的 CD80、CD86 分子，弱化树突状细胞抗原提呈能力。

研究表明肿瘤浸润 Treg 细胞在大多数实体瘤处于激活和高增殖状态，高表达 T 细胞活化共抑制 / 刺激分子（如 CD25、CTLA-4、PD1、LAG3、TIGIT、4-1BB、OX40 和 GITR 等）及趋化因子受体（CCR4 和 CCR8），与肿瘤患者预后差相关。因此，Treg 细胞可作为免疫治疗靶点，通过耗竭删除、阻断募集、抑制诱导或抑制功能等方法对靶向 Treg 细胞治疗产生抗肿瘤效应[109,110]。

目前研究较多的 Treg 细胞靶点分子有 CD25、CTLA-4、CCR4 和 CCR8 等。其中靶向 CCR4 的 mogamulizumab 单抗在淋巴瘤治疗中表现出良好的安全性和抗肿瘤活性[111,112]。2022 年 AACR 会议报道了多个靶向 CCR8 的药物的临床前研发进展，大多数此类药物通过清除肿瘤微环境中的 Treg 细胞从而发挥抗肿瘤活性。CCR8 单克隆抗体 BMS-986340 与 O 药（nivolumab）联用治疗包括宫颈癌在内的多种实体瘤的 Ⅱ 期临床试验（NCT04895709）正在进行中。

Treg 细胞在宫颈癌的免疫逃逸中发挥重要作用[113,114]。在宫颈上皮内瘤变（cervical intraepithelial neoplasia，CIN）和宫颈癌中均发现了大量的 $CD4^+CD25^+FoxP3^+$Treg 细胞，Treg 细胞的浸润与疾病的严重程度成正相关。研究发现 Treg 细胞浸润与 HPV 病毒负荷相关，且表现出对 HPV 抗原的特异性，表明 Treg 细胞可能参与抗 HPV 免疫和体内 HPV 的清除过程。在宫颈癌患者的原发部位、淋巴结转移和外周血中均发现了表达具有低增殖反应的调节表型的 Treg 细胞。既往研究表明 Treg 细胞在 HPV 感染、宫颈癌细胞浸润和转移中发挥重要作用，因此，靶向 Treg 细胞可能逆转 HPV 相关宫颈癌细胞的免疫逃逸，是潜在的免疫治疗方案。目前 Treg 细胞治疗和 CAR-Treg 细胞疗法主要面向自身免疫性疾病和异体移植排斥等，其在宫颈癌等实体瘤中的运用仍面临着一系列挑战。其中，选择性地去除肿瘤浸润性 Treg 细胞，避免清除 Treg 细胞引起的自身免疫反应，是靶向 Treg 细胞的抗肿瘤免疫治疗的关键。傅阳心团队设计的 anti-CTLA-4XSIRPα 双特异性融合蛋白[115]，能够同时靶向 Treg 细胞的 "eat me" 信号——CTLA-4 和 "do not eat me" 信号——CD47，实现了精准删除肿瘤浸润性 Treg 细胞，再增强疗效的同时有效降低了副作用。

（二）肿瘤相关巨噬细胞

肿瘤相关巨噬细胞（tumor-associated macrophages，TAMs）是 TME 中一种可塑性异质细胞群体，是 TME 最多的免疫细胞，约占所有免疫细胞的 50%，在肿瘤的发生发展、侵袭转移中发挥 "双刃剑" 作用。TAMs 主要分为两个亚群，M_1 和 M_2 巨噬细胞，TAM_1 具有高水平的有氧糖酵解活性，产生活性氧（reactive oxygen species，ROS）发挥抗肿瘤效应；相反，TAM_2 则依赖于高水平的氧化磷酸化，产生 IL-10 和 VEGF 促进肿瘤的生长。TAM_2 以多种不同机制直接或间接抑制 T 细胞功能。大部分实体瘤中以发挥免疫抑制功能的

M_2 亚型为主。TAM_2 通过多种机制抑制抗肿瘤免疫反应：①表达 B7-1/CD80 和 B7-2/CD86，与 CTLA-4 结合抑制 T 细胞活化；②表达 Fas 配体（FasL）和 TRAIL 直接促进 T 细胞凋亡；③表达 HLA Ⅰ 类分子与异质性受体相互作用抑制免疫细胞活化；④产生 IL-10 和 TGF-β1 等抑制性细胞因子；⑤产生趋化因子（如 CCL2、CCL5、CCL20 和 CCL22）和免疫抑制代谢产物（如犬尿氨酸和 ROS）招募 Treg 细胞，抑制效应细胞活化；⑥表达信号调节蛋白 α（signal regulatory protein α，SIRPα），与肿瘤细胞表面的 CD47 相互作用诱导免疫逃逸等[116]。因此，清除 TAM_2、抑制 TAM_2 招募，及促进 TAM_2 逆转为 TAM_1 对打破肿瘤免疫抑制状态至关重要。

巨噬细胞是宫颈癌微环境中浸润最多的免疫细胞，通过调控抗肿瘤免疫反应和血管生成参与宫颈癌发生。研究发现随着宫颈病变的进展，高危 HPV 整合感染比例逐渐增加，宫颈肿瘤微环境中逐渐出现 TAMs 的聚集。缺氧肿瘤微环境中 TAMs 通过形成淋巴转移小体促进宫颈癌淋巴结转移。宫颈癌细胞分泌的乳酸促进 TAMs 向 M_2 型转化，$CD204^+M_2$ 型 TAMs 浸润与宫颈癌预后差有关。临床前研究发现，经过 sizofiran 和 rIFN-γ 处理的巨噬细胞在宫颈癌中表现出强大的肿瘤杀伤能力[117]。因此，靶向巨噬细胞可能逆转宫颈癌免疫抑制状态，为晚期/复发/难治性宫颈癌治疗提供新方向，尚需更多临床前和临床研究探索。

1990 年首次使用从单核细胞衍生的巨噬细胞作为效应细胞对 15 例经标准治疗失败的晚期肿瘤患者进行过继免疫细胞治疗，尽管肿瘤病灶退缩不明显，但患者均显示出较好的耐受性。近年来，靶向巨噬细胞的肿瘤免疫疗法有了很大进展。目前靶向 TAMs 提高肿瘤免疫应答的研究方向有：靶向巨噬细胞免疫检查点通路（CD47-SIRPα）和嵌合抗原受体表达的巨噬细胞（CAR-M）等。

1. CD47-SIRPα　巨噬细胞具有多种免疫抑制受体（如 SIRPα、PD-1、KIR、NKG2 家族等），与相应配体结合在各种细胞活性的调控中发挥作用，包括巨噬细胞介导的吞噬作用（CD47-SIRPα），T 细胞应答（CTLA-4-CD80/CD86，PD-1/PD-L1）和 NK 细胞活化等。到目前为止，CD47 是调节巨噬细胞吞噬功能的最有前景的靶点之一。许多针对 CD47-SIRPα 的抗体和小分子抑制剂在临床试验中显示出惊人的效果。

CD47 是一种具有糖基化的跨膜蛋白，通过与巨噬细胞表面的 SIRPα 结合，产生一系列的级联反应抑制巨噬细胞的吞噬作用。CD47 在多种肿瘤中存在过度表达，包括宫颈癌、骨髓瘤、平滑肌肉瘤、急性淋巴细胞白血病、非霍奇金淋巴瘤、乳腺癌、骨肉瘤、头颈部鳞状细胞癌等。肿瘤细胞通过 CD47-SIRPα 介导 "don't eat me" 信号通路逃避巨噬细胞的吞噬作用。CD47 高表达与患者预后差有关。临床前研究表明阻断 CD47 信号通路促进巨噬细胞对肿瘤细胞的吞噬作用，从而抑制肿瘤生长，为抗肿瘤免疫治疗提供了新的靶点[118]。

阻断 CD47-SIRPα 通路的药物主要有抗 CD47 单克隆抗体、SIRPα 融合蛋白、抗 SIRPα 抗体、CD47-SIRPα 双特异性抗体和 CD47 小分子抑制剂等。目前多种靶向 CD47-SIRPα 的药物均已进入临床研究阶段，且在多种实体瘤和血液系统肿瘤中取得了较好的成绩,包括 AML、MDS、非霍奇金淋巴瘤（non-Hodgkin lymphoma,NHL）、膀胱癌、乳腺癌、胃癌和肺癌等。CD47 单抗 magrolimab 和阿扎胞苷联合治疗 AML/MDS 显示出持续的疗效,这一研究标志着 CD47 靶向药物的开发获得了新生,并进入了一个新时代[119]。基于此,magrolimab 联合阿扎西丁治疗 MDS 进入Ⅲ期临床试验。另一种抗 CD47 的单克隆抗体 TJC4（lemzoparlimab）在Ⅰ期临床试验中表现出较好的安全性和耐受性,目前在 AML 中进行Ⅱ期临床试验（NCT04202003）。靶向 CD47 通路治疗实体瘤也取得了较多进展。2021 年 ASCO 会议报道了 AK117（CD47 单抗）治疗晚期或转移性实体瘤的Ⅰ期临床试验具有较好的安全性与耐受性。2022 年 AACR 会议报告了 IBI322（PD-L1/CD47 双特异性抗体）用于经标准治疗后失败的晚期恶性肿瘤的Ⅰ期临床试验的初步结果。研究显示 IBI322 安全性、总体耐受性良好;并有一定的疗效,在 20 例可评估疗效的患者中,4 例 PR、7 例疾病稳定（stable disease,SD）,其中 9 例非小细胞肺癌中,3 例 PR,5 例 SD。综上,目前靶向 CD47-SIRPα 抑制剂在实体瘤和多种血液系统肿瘤均已取得较好成绩。

临床前研究表明靶向 CD47-SIRPα 是宫颈癌免疫治疗的潜在靶标,但靶向 CD47-SIRPα 的药物在治疗宫颈癌中的疗效尚需进一步临床研究探索。

靶向 CD47-SIRPα 信号通路具有巨大的治疗潜力。在癌症免疫治疗中,CD47 已成为继 PD-1/PD-L1 之后另一个高度竞争的靶点。然而,这类治疗方法仍然存在一系列的挑战,包括安全性问题,以及 CD47-SIRPα 复合物上游和下游的信号转导机制还不完全清楚。因此,更好地了解肿瘤细胞逃避免疫清除的机制,以及抗 CD47 药物的给药途径的改进,将有助于开发新的、有效的抗癌治疗方法,增强对恶性细胞的吞噬功能。

2. CAR-M　嵌合抗原受体巨噬细胞（CAR-M）以巨噬细胞为中心,通过基因工程方法将 CAR 引入巨噬细胞,最终实现肿瘤杀伤。CAR 由识别特定肿瘤抗原（CA19 和 HER2）的细胞外信号转导域、跨膜区域和细胞内激活信号区域组成。CAR-M 不仅可以直接吞噬杀伤肿瘤细胞,还能逆转免疫抑制微环境,并且还可以递呈肿瘤抗原给 T 细胞,增强 T 细胞的抗肿瘤能力。CAR-M 具有"一石三鸟"的作用,被认为是最有望攻克实体瘤的细胞免疫疗法。多个临床前研究表明 CAR-M 对肿瘤细胞具有良好杀伤效果。Saar Gill 和 Michael Klichinsky 团队报道靶向 HER2 的 CAR-M 能够将 M_2 巨噬细胞转化为 M_1 巨噬细胞,诱导炎症性肿瘤微环境,增强 T 细胞的抗肿瘤细胞毒性[120,121]。浙江大学张进团队发现诱导多能干细胞 iPSC 分化得到的表达 CAR 的巨噬细胞（CAR-expressing iPSC-derived Macrophage,CAR-iMac）胞在小鼠不同血液瘤和实体瘤模型中均展现出了良好的抗癌能力[122]。目前仅有两项 CAR-M 治疗复发/难治性实体瘤的研究进入Ⅰ期临床试验（NCT04660929 和 NCT03608618）,尚无阳性结果报道,CAR-M 的研发道阻且长。

（三）髓源性抑制细胞

髓源性抑制细胞（myeloid-derived suppressor cells,MDSCs）是骨髓来源

的一群异质性细胞,是树突状细胞、巨噬细胞和粒细胞的前体,具有负向调控免疫应答的能力,促进肿瘤免疫逃逸。MDSCs 协助肿瘤免疫逃逸需要经过以下过程,首先肿瘤来源因子(TDFs)阻碍髓系细胞正常发育从而导致 MDSCs 增多;其次肿瘤微环境(TME)中的各类因子可介导 MDSCs 的异常扩增;然后趋化因子受体/配体以及 MMP-9 等介导 MDSCs 向肿瘤病灶的迁移;最后 MDSCs 通过干扰 T 细胞代谢(如上调 IDO),上调 TME 炎症反应、氧化应激反应[如上调环氧合酶 2(cyclooxygenase-2,COX-2)、诱生型一氧化氮合酶(inducible nitric oxide synthase,iNOS)、精氨酸酶 1(arginase 1,ARG1)、ROS等)],分泌免疫抑制因子(IL-10)等发挥免疫抑制活性[123,124]。

靶向上述 MDSCs 介导免疫逃逸的过程中的相关分子,研究者开发了一系列针对性药物,其中部分已进入临床阶段,并显示出一定的治疗潜力。HDAC4 靶向药 tasquinimod 治疗前列腺癌的Ⅲ期临床试验显示出良好的耐受性,延长了患者的 PFS[125]。一项Ⅰ期临床试验显示,靶向 TRAIL-R2 的小分子激动剂 DS-8273a 能有效清除晚期实体瘤患者外周血中的 MDSCs。除此之外,数十种通过阻止 MDSCs 招募、抑制功能、促进清除和诱导分化等的小分子药物处在不同临床研究阶段。宫颈癌中尚无 MDSCs 药物的临床研究结果报道,但临床前研究表明宫颈癌患者外周血中 MDSCs 增多,与肿瘤进展有关。MDSCs 介导的免疫抑制分子 IDO 在宫颈癌中表达增加,且常与 PD-L1 共表达。因此,IDO 小分子抑制剂或 MDSCs 药物可能为宫颈癌免疫治疗和协同治疗提供新方向。

四、其他

迄今为止的肿瘤免疫治疗研究主要集中在 T 细胞、NK 细胞和巨噬细胞,但越来越多的证据表明,肿瘤浸润性 B 淋巴细胞(tumor infiltration B lymphocytes,TIL-B)在肿瘤控制中具有关键的协同作用。在许多肿瘤包括宫颈癌中,TIL-B 在标准治疗和免疫检查点阻断的背景下都显示出重要的预测和预后意义,为利用其独特的免疫学特性提供了新的治疗机会。TIL-B 通过其独特的抗原呈递方式促进 T 细胞的抗肿瘤免疫,在募集和维持 T 细胞和 NK 细胞相关的"热"肿瘤微环境中的发挥关键作用。TIL-B 还具有通过放松自我耐受机制对抗免疫编辑和肿瘤异质性的潜力。深入理解 TIL-B 的效应器机制,及与 T 细胞和其他免疫细胞的相互作用,可能为肿瘤免疫治疗提供一种新的手段[126]。

肿瘤相关成纤维细胞(cancer-associated fibroblast,CAF)作为肿瘤微环境的主要成分,具有高度异质性,在肿瘤的发生发展及转移过程中发挥重要功能。CAF 通过分泌多种细胞因子或代谢产物抑制免疫细胞的功能,促进肿瘤发展、侵袭、转移;还参与塑造肿瘤外基质,阻止药物与免疫细胞向肿瘤组织的深层渗透,从而降低肿瘤治疗效果。在宫颈癌中,CAF 诱导上皮-间质转化,促进宫颈癌细胞的迁移与侵袭,促进宫颈癌细胞的放疗耐受[127,128]。调控CAF 或肿瘤外基质可能促进免疫细胞浸润,是宫颈癌联合治疗的潜在方案。

然而,既往许多靶向 CAF 的疗法未能改善临床结果,进一步明确 CAF 和肿瘤外基质的异质性具有重要意义。

第四节　宫颈癌生物治疗

一、肿瘤疫苗

肿瘤疫苗(tumor vaccine)通过将抗原辅以佐剂或通过树突状细作为递送载体,制备成疫苗制剂导入患者体内,激活抗原特异性细胞毒性 T 细胞从而发挥杀伤肿瘤细胞的作用。由于大部分宫颈癌与 HPV E6 和 E7 蛋白的持续表达密切相关,目前宫颈癌中研究较多的肿瘤疫苗均为治疗性 HPV 疫苗。临床上使用的治疗性 HPV 疫苗不同的技术来传递 HPV 相关抗原以及不同的佐剂来刺激免疫反应,按照载体不同分为活载体疫苗、肽 / 蛋白质疫苗、核酸疫苗和树突状细胞疫苗。

（一）活载体疫苗

活载体疫苗选择细菌和病毒作为载体,诱导产生较强的细胞和体液免疫反应。同时,活载体疫苗也存在一些问题,首先是可能引起机体针对载体而非编码抗原的免疫反应,其次不适用于免疫低下或免疫缺陷的人群。

常见的细菌载体有李斯特菌和干酪乳杆菌等,将携带的 E7 蛋白以 MHC 依赖的方式呈递给 T 细胞。LmLLOE7（ADXS11001）为 HPV-16 E7 与 LLO 融合的李斯特菌疫苗,临床试验显示可引起晚期宫颈癌肿瘤缩小及外周血中 HPV-16 E7 特异性 T 细胞增加,目前该疫苗已进入 III 期临床试验（NCT02853604）。

常见的病毒载体疫苗通常靶向 E6 和 E7 抗原,包括腺病毒、腺相关病毒、甲病毒和牛痘病毒等。目前,表达 HPV 16/18 型 E6/E7 的重组痘苗病毒 TA-HPV、含牛乳头瘤病毒 E2 蛋白的基于安卡拉病毒的重组疫苗 MVA E2、含 *HPV 16 E6/E7* 和 *IL-2* 基因的改良安卡拉病毒载体的 tipapkinogen sovacivec 疫苗,以及基于 HPV-16 E6/E7 的 arenavirus 病毒疫苗都已进入临床试验阶段,均能诱导 HPV 特异性细胞毒性 T 细胞免疫反应、较高病毒清除率和 HPV 相关 CIN 2/3 病变清除作用[129]。2022 年 ASCO 会议报道了一项 HB-201 和 HB-202 治疗 HPV 16+HNSCC 的临床研究,安全性方面总体耐受性良好,未观察到剂量限制性毒性。无论是 HB-201 单药还是 HB-201 和 HB-202 联用均表现出了较好的抗肿瘤活性。HB-202/HB-201 组和 HB-201 组中,出现靶病灶缩小的患者比例分别为 56% 和 38%;出现内脏病变缩小的患者比例分别为 59% 和 18%。

（二）基于肽 / 蛋白质的疫苗

基于肽 / 蛋白质的疫苗较活载体疫苗具有更好的安全性和稳定性,但免疫原性较差,常需佐剂 / 脂质增强。源自 HPV 抗原的肽 / 蛋白质被树突状细胞吸收后以 MHC 依赖方式提呈给 T 细胞发挥作用。一项 HPV 16-SLP

（ISA101）治疗转移 / 复发宫颈癌的 Ⅰ / Ⅱ 临床试验中观察到 T 细胞应答和临床组织学应答[130]。TA-CIN 疫苗即组织抗原 - 宫颈上皮内瘤变疫苗是一种靶向 HPV-16 E6/E7 和 L2 蛋白的疫苗,用于治疗高级别鳞状上皮内病变（high-grade squamous intraepithelial lesion,HSIL）和低级别鳞状上皮内病变（low-grade squamous intraepithelial lesion,LSIL）是安全有效的,并观察到 HPV-16 E6/E7 特异性 T 细胞增多,目前评估其用于 HPV 相关宫颈癌的临床研究（NCT02405221）正在进行中。TVGV-1 疫苗是一种由 HPV 16 型 E7 肽序列与铜绿假单胞菌外毒素 A 和内质网组成的融合蛋白疫苗,临床前研究发现可诱导 HPV-16 E7 特异性的 CD8$^+$T 细胞,目前接种 TVGV-1 治疗 HSIL 的 Ⅱ 期临床试验（NCT02576561）正在开展。2022ASCO 会议报道了另一项联合应用 PDS0101（脂质体 HPV-16 E6/E7 多肽疫苗）、M9241 和 bintrafusp alfa 治疗 HPV 16+ 实体瘤的 Ⅱ 期临床试验,初步数据显示,在既往未接受过 ICIs 治疗的患者中,ORR 达到 88%（7/8）,既往接受过 ICIs 治疗的复发患者,ORR 达 27%（6/22）。

（三）核酸疫苗

核酸疫苗是将编码某种抗原蛋白的外源基因（DNA 和 RNA）直接导入细胞内,通过宿主细胞的表达系统合成抗原蛋白,诱导宿主产生对该抗原蛋白的免疫应答,进而达到预防和治疗疾病的目的。根据主要成分的不同,核酸疫苗可主要分为 DNA 疫苗和 mRNA 疫苗。

1. DNA 疫苗　DNA 疫苗由编码疫苗抗原的重组真核表达载体组成,能同时激活体液免疫和细胞免疫。许多临床试验表明 DNA 疫苗治疗实体瘤具有良好的耐受性和特异性[131]。2022 年 ASCO 会议报道了一项肿瘤新生抗原 DNA 疫苗及相关抗原疫苗 prostvac 联合 PD-1 抗体 nivolumab/CTLA-4 抗体 ipilimumab 治疗转移性激素敏感性前列腺癌（metastatic hormone-sensitive prostate cancer,mHSPC）患者的单中心 Ⅰ 期临床试验（NCT03532217）。试验初步证明了个体化新生抗原 DNA 疫苗、肿瘤相关抗原疫苗 prostvac 联合 nivolumab/ipilimumab 治疗 mHSPC 患者的安全性、耐受性及抗肿瘤活性。

近年来,DNA 疫苗在治疗 CIN 和宫颈癌中取得了较好的成绩。VGX-3100 是编码 HPV E6/E7 的 DNA 疫苗,是全球首个开发用于 HPV 相关癌前病变的治疗性疫苗。VGX-3100 的 Ⅱ 期临床试验显示,部分接受治疗的 CIN 2/3 患者病变消退[132],目前正在宫颈 HSIL 患者中进行 Ⅲ 期临床试验。2021 年 ASCO 会议报道了 HPV 治疗性疫苗 GX-188E 联合帕博利珠单抗治疗 HPV 16/18 阳性的经标准治疗后复发的晚期宫颈癌的 Ⅱ 期临床试验（KEYNOTE-567）,试验结果表明与单独使用 PD-1 单抗相比,联用 GX-188E 疫苗可以获得更高的疗效应答;且在 PD-L1 阳性、HPV 16 阳性的宫颈鳞癌患者中有更高的应答率。VB10.16 是一款潜在“现货型”DNA 肿瘤疫苗,用于治疗 HPV 16 阳性肿瘤表现出良好的抗肿瘤活性。在接受 VB10.16 单药治疗的宫颈癌中,观察到 PD-L1 表达水平提高。基于此,Nykode 开展了 VB10.16 联合阿替利珠单抗治疗晚期或复发性、不可切除的 HPV 16 阳性宫颈癌患者的多中心、单臂、开放标签的Ⅱ期临床研究(VB C-02),其中期结果显示在中位随访时间为 6 个月时,ORR 达 21%,包括 2 名 CR 的患者和 6 名 PR 的患者,疾病控制率(disease control rate,DCR)达 64%;且在 PD-L1 阳性和 PD-L1 阴性的患者中均观察到了抗肿瘤活性。VB C-02 研究表明联合 VB10.16 治疗性疫苗和 PD-1/PD-L1 单抗在 PD-L1 阴性人群中也有潜在的临床获益。

2. mRNA 疫苗　mRNA 疫苗(mRNA vaccine)就是以病原体抗原蛋白对应的 mRNA 结构为基础,通过不同的递送方式递送至人体细胞内,经翻译后能刺激细胞产生抗原蛋白、引发机体特异性免疫反应的疫苗产品。相比于传统疫苗和 DNA 疫苗,mRNA 疫苗具有研发周期短、相对安全、免疫应答时间长、生产周期短等优势。COVID-19 mRNA 疫苗证明了 mRNA 疗法的前景。随着 mRNA 疫苗研发技术的成熟,mRNA 疫苗用于抗癌症有了越来越强的可行性。目前已有超过 20 种基于 mRNA 的免疫疗法进入临床试验,并在实体瘤的治疗中取得了一些有意义的结果。

抗肿瘤 mRNA 疫苗根据作用机理一般分为两类,即基于树突状细胞给药的 mRNA 疫苗和直接注射的 mRNA 疫苗。基于树突状细胞给药的 mRNA 疫苗是指用体外转录后的 mRNA 转染树突状细胞,在细胞质中翻译形成抗原,激活树突状细胞,再将已激活的树突状细胞注入人体,激发体内免疫系统应答,从而达到杀死肿瘤细胞的目的。直接注射的 mRNA 疫苗以粒细胞 - 巨噬细胞集落刺激因子(granulocyte-macrophage colony stimulating factor,GM-CSF)作为佐剂,将编码相关抗原的 mRNA 皮下注射入患者体内,从而刺激机体产生抗原抗体,抑制癌细胞的增长[133,134]。

(1)编码肿瘤相关抗原(tumor associated antigen,TAA)的直接注射 mRNA 疫苗: 癌症疫苗可以选择在肿瘤细胞中优先表达的 TAA 为靶向,目前多个以 TAA 为靶点的 mRNA 疫苗正在进行临床研究。BNT111 是一种使用 lipoplex 脂质体纳米颗粒包裹 4 种黑色素瘤抗原(NY-ESO-1、MAGE-A3、酪氨酸酶和 TPTE)的 mRNA 疫苗。研究表明 BNT111 单独或联合 ICIs 治疗晚期黑色素瘤患者具有良好的安全性和抗肿瘤反应,2022 年 FDA 批准 BNT111 快速通道资格,用于治疗晚期黑色素瘤。多项研究表明靶向 TAA 的 mRNA 疫苗可能与其他靶向 TAA 的 CAR-T/NK 细胞疗法具有协同作用,表现出"1+1>2"的抗肿瘤免疫效应。2022 年 AACR 会议报道了 BNT211(CLDN6 CAR-T⁺CARVac)治疗复发性或难治性晚期实体瘤患者的安全性和初步疗效,研究表明 CLDN6 CAR-T 单药或与 CARVac 联合用药具有良好的耐受性和安全性,在睾丸癌患者表现出令人鼓舞的抗肿瘤活性。肿瘤相关抗原疫苗 ADXS-503(A503)是一种以李斯特菌为基础的免疫生物工程减毒活疫苗,包含 NSCLC 中 22 种肿瘤相关抗原,能够诱导 NSCLC 患者体内产生特异性 T 细胞反应。2022 年 ASCO 会议报道,A503 疫苗联合帕博利珠单抗治疗转移性 NSCLC 的疾病控制率高,且安全可控。2022 年 ASCO 会议还报道了一种 TAA 疫苗 Nous-209 联合 PD-1 抗体帕博利珠单抗用于 DNA 错配修复功能缺陷(DNA mismatch repair,dMMR)/ 微卫星不稳定(MSI)肿瘤患者治疗具有较好的安全性和抗肿瘤活性[135]。

靶向 TAA 的 mRNA 疫苗在黑色素瘤、非小细胞肺癌等多种实体瘤中取得了一定的成绩,但在宫颈癌治疗中仍缺乏相关报道。目前存在一些问题限制编码 TAA 的直接注射 mRNA 疫苗的临床运用:①对于某些实体瘤,仅鉴定出有限的 TAA,导致其应用受到了限制;②患者的 TAA 具有广泛的变异性,导致其可以逃避免疫效应物的识别;③ TAA 也存在于正常组织中,因此针对 TAA 的疫苗可能会引发中枢和外周耐受反应,从而降低疫苗接种效率或者产生针对正常组织的自身免疫。

(2)编码肿瘤新抗原的直接注射 mRNA 疫苗:肿瘤在发展的过程中不断积累突变和基因组变化,产生新抗原。这些新抗原特异性存在于癌细胞中,且具有免疫原性。大多数新抗原产生于个体患者所独有的突变,这使得靶向新抗原的免疫疗法成为一种完全个体化的治疗方法。个性化癌症疫苗的开发策略是识别肿瘤特异性突变的基因序列,预测肿瘤新抗原,从而设计个性化肿瘤疫苗以重新激活肿瘤特异性 T 细胞。这些抗原只在肿瘤中表达,因此不会引起由于 T 细胞对健康组织的攻击而产生的毒副作用[136]。目前针对新抗原已经开发了各种个性化肿瘤疫苗,其中,mRNA 疫苗凭借在免疫原性、安全性及工业化生产方面的突出优势,已经在个性化癌症疫苗领域占据了重要地位。

编码肿瘤新抗原的 mRNA 疫苗是一种真正的个性化疫苗,目前有多项评估其安全性和有效性的临床试验正在进行中。BNT122 是一种可以靶向 20 种新抗原的 mRNA 癌症疫苗。BNT122 在治疗转移性黑色素瘤、胰腺导管腺癌的Ⅰ期临床试验中显示出良好的抗肿瘤活性,且激发新抗原特异性 T 细胞反应。TG4050 疫苗是一种个性化设计的以修饰的痘苗病毒——安卡拉病毒(MVA)为载体的新生抗原疫苗,每个 TG4050 疫苗可编码 30 个新生抗原位点,2022 年 ASCO 会议报道了 TG4050 疫苗用于卵巢癌复发患者,以及接受根治手术的鳞状细胞癌患者的安全性、耐受性及部分抗肿瘤活性(NCT03839524,NCT04183166)。mRNA-4157 疫苗是一种封装在脂质纳米颗粒个性化的新生抗原癌症疫苗,可编码 34 种新生抗原。2019 年 ASCO 会议报道了 mRNA-4157 和 keytruda 联合用药的Ⅰ期临床研究,疫苗是安全可耐受的。后续研究进一步表明 mRNA-4157 联合 keytruda 疗法能够缩小多种晚期实体肿瘤病灶。mRNA-5671,编码了 4 种最常见的 *KRAS* 突变(G12D、G12V、G13D 和 G12C)的多肽序列,目前正在携带 *KRAS* 基因突变的晚期或转移性非小细胞肺癌、结肠直肠癌及胰腺癌中进行Ⅰ期临床试验。

个性化 mRNA 肿瘤疫苗的研发基于患者特异性的新抗原的发现,有望实现肿瘤精准治疗,目前多款靶向 TSA 的 mRNA 疫苗已进入临床阶段。尽管目前尚无靶向 TSA 的 mRNA 疫苗治疗宫颈癌的临床研究报道,但通过其在多种实体瘤中的成功,我们相信个性化 mRNA 宫颈癌疫苗是可期待的。但这种个性化 mRNA 肿瘤疫苗的临床推广仍面临一系列挑战,包括新抗原选择困难、疫苗制备时间长、载体选择和成本高等。简而言之,从抗原筛选到疫苗制备,再到疫苗递送至人体,个性化肿瘤疫苗制备的每个环节都存在着巨大的挑战。

(3)基于树突状细胞给药的 mRNA 疫苗:基于树突状细胞的 mRNA 疫苗使用确定的 TAA/TSA 的 mRNA 转染树突状细胞,体外激活扩增后回输到患者体内发挥抗肿瘤能力。自 1996 年首次报道了用电穿孔转染 mRNA 的树突状细胞可以引发针对肿瘤抗原的有效免疫反应后，许多研究和临床试验都证实了这种方法的可行性和有效性。目前已经在转移性前列腺癌、转移性肺癌、肾细胞癌、脑癌、黑色素瘤、急性髓系白血病、胰腺癌等多种癌症中验证了这种疫苗的潜力。此外，还有多项临床试验显示，树突状细胞 mRNA 癌症疫苗与传统化疗药物或免疫检查点抑制剂联用可能具有更好的改善效果[137-139]。

尽管目前尚无 mRNA 肿瘤疫苗治疗宫颈癌的临床前和临床研究报道，但 mRNA 疫苗作为一种个性化、安全有效的癌症治疗方法，在宫颈癌中仍是可期待的。首先，宫颈癌是明确的 HPV 相关肿瘤，多种免疫疗法靶向病毒特异性抗原——HPV E6 和 E7 癌蛋白均已取得一定成绩，因此，靶向 HPV 癌蛋白制备 mRNA 疫苗可能是一个潜在方向。其次，宫颈癌是一种 TMB 相对较高的肿瘤类型，可能产生更多免疫原性肿瘤新抗原。最后，目前已有靶向 HPV 的预防性 mRNA 疫苗正在研制中。

（四）树突状细胞疫苗

树突状细胞（DC）是唯一能够激活初始型 T 细胞的专职抗原递呈细胞。DC 疫苗属于全细胞疫苗的变体，DC 作为抗原呈递细胞发挥作用，充当先天免疫和适应性免疫之间的桥梁。自 2010 年批准第一个 DC 疫苗用于前列腺癌治疗以来[140]，以 DC 为基础的肿瘤免疫治疗在国内外取得了较大进展，在黑色素瘤、脑胶质瘤、肾癌、乳腺癌和卵巢癌等实体瘤中均显示出良好的抗肿瘤作用。临床前研究发现，用 HPV-16/18 E7 刺激 DC 并与 IL-2 联合回输患者或用全长 HPV-16/18 E7 和匙孔血蓝蛋白（keyhole limpet hemocyanin，KLH）共同刺激 DC 成熟后能有效治疗宫颈肿瘤。Ⅰ期临床试验表明靶向 HPV 的宫颈癌 DC 疫苗可激发 E7 特异性抗肿瘤免疫，DC 疫苗在宫颈癌治疗中的前景是可期待的。

二、溶瘤病毒

溶瘤病毒（oncolytic virus，OV）是一类可以选择性地感染和杀死癌细胞，但不伤害正常细胞的天然或重组 DNA 或 RNA 病毒。溶瘤病毒通过直接杀伤或激活免疫反应发挥抗肿瘤活性。溶瘤病毒早在 20 世纪中期就开始被尝试用于肿瘤治疗。随着肿瘤免疫治疗的发展，溶瘤病毒类药物在多种恶性肿瘤等中的治疗潜力得到越来越多的关注。目前常见的溶瘤药物所属病毒包括以下 4 种：单纯疱疹病毒（herpes simplex virus，HSV）、牛痘病毒（vaccinia virus，VV）、腺病毒（adenovirus，Adeno）和呼肠孤病毒（reovirus，REO）[141]。到目前为止，全球已有 5 种溶瘤病毒药物被批准用于鼻咽癌、黑色素瘤、HNSCC 和脑胶质瘤的治疗。以单纯疱疹病毒 1 型（herpes simplex virus-1，HSV-1）为载体的 T-VEC 单药或联用 ICI 治疗复发不可切除的黑色素瘤表现出良好的耐受性、安全性和抗肿瘤活[142,143]，T-VEC 是首个 FDA 批准用于治疗复发不可切除的黑色素瘤的溶瘤病毒药物。2021 年日本批准 teserpaturev 用于治疗胶质母细胞瘤等脑癌。重组人 5 型腺病毒注射液（H101）是首个国家药品监督管理局批准的用于治疗晚期鼻咽癌的基因编辑溶瘤病毒药物,在结直肠癌肝转移、恶性黑色素瘤中也具有良好抗肿瘤活性。此外,溶瘤病毒 ONCOS-102 (Ad5/3-D24-GMCSF) 联合培美曲塞 / 顺铂治疗不可切除的恶性胸膜间皮瘤的临床试验结果表明 ONCOS-102 能够刺激局部和全身免疫应答并重新调节肿瘤微环境。

溶瘤病毒在妇科肿瘤治疗中也取得了一定疗效。在一些复发 / 难治妇科肿瘤的小样本研究中,联合溶瘤病毒和放化疗能有效控制肿瘤进展,总体有效率达 70%[144]。H101 瘤体注射联合放疗治疗难治性及复发转移性妇科肿瘤的临床研究(NCT05051696)正在进行中。

近年来,随着对病毒基因功能和结构的认识不断深入,优化设计和操作病毒基因组以产生非致病性病毒已成为溶瘤病毒研究的方向,极大推动了溶瘤病毒疗法的进步。然而,溶瘤病毒药物作为单一疗法疗效有限。许多研究表明溶瘤病毒与化疗或免疫治疗药物联合治疗,甚至多种溶瘤病毒药物联合应用,可能会更有效地控制肿瘤进展。

参考文献

[1] STOREY A, THOMAS M, KALITA A, et al. Role of a p53 polymorphism in the development of human papilloma-virus-associated cancer. Nature, 1998, 393 (6682): 229-234.

[2] CHEN D, JUKO-PECIREP I, HAMMER J, et al. Genome-wide association study of susceptibility loci for cervical cancer. Journal of the National Cancer Institute, 2013, 105 (9): 624-633.

[3] SHI Y, LI L, HU Z, et al. A genome-wide association study identifies two new cervical cancer susceptibility loci at 4q12 and 17q12. Nature genetics, 2013, 45 (8): 918-922.

[4] BOWDEN SJ, BODINIER B, KALLIALA I, et al. Genetic variation in cervical preinvasive and invasive disease: a genome-wide association study. The Lancet Oncology, 2021, 22 (4): 548-557.

[5] HU Z, ZHU D, WANG W, et al. Genome-wide profiling of HPV integration in cervical cancer identifies clustered genomic hot spots and a potential microhomology-mediated integration mechanism. Nature genetics, 2015, 47 (2): 158-163.

[6] OJESINA AI, LICHTENSTEIN L, FREEMAN SS, et al. Landscape of genomic alterations in cervical carcinomas. Nature, 2014, 506 (7488): 371-375.

[7] Network CGAR. Integrated genomic and molecular characterization of cervical cancer. Nature, 2017, 543 (7645): 378.

[8] FRUMAN DA, CHIU H, HOPKINS BD, et al. The PI3K pathway in human disease. Cell, 2017, 170 (4): 605-635.

[9] CHEN L, YANG L, YAO L, et al. Characterization of PIK3CA and PIK3R1 somatic mutations in Chinese breast cancer patients. Nature communications, 2018, 9 (1): 1-17.

[10] LEVINE DA. Integrated genomic characterization of endometrial carcinoma. Nature,

2013, 497 (7447): 67-73.

[11] XIANG L, JIANG W, LI J, et al. PIK3CA mutation analysis in Chinese patients with surgically resected cervical cancer. Scientific reports, 2015, 5 (1): 1-7.

[12] SIMANSHU DK, NISSLEY DV, MCCORMICK F. RAS proteins and their regulators in human disease. Cell, 2017, 170 (1): 17-33.

[13] OSTREM JM, PETERS U, SOS ML, et al. K-Ras (G12C) inhibitors allosterically control GTP affinity and effector interactions. Nature, 2013, 503 (7477): 548-551.

[14] HONG DS, FAKIH MG, STRICKLER JH, et al. KRASG12C inhibition with sotorasib in advanced solid tumors. New England Journal of Medicine, 2020, 383 (13): 1207-1217.

[15] SKOULIDIS F, LI BT, DY GK, et al. Sotorasib for lung cancers with KRAS p. G12C mutation. New England Journal of Medicine, 2021, 384 (25): 2371-2381.

[16] ERLANSON DA, WEBSTER KR. Targeting mutant KRAS. Current Opinion in Chemical Biology, 2021, 62: 101-108.

[17] HALLINAN N, FINN S, CUFFE S, et al. Targeting the fibroblast growth factor receptor family in cancer. Cancer treatment reviews, 2016, 46: 51-62.

[18] HELSTEN T, ELKIN S, ARTHUR E, et al. The FGFR landscape in cancer: analysis of 4, 853 tumors by next-generation sequencing FGFR aberrations in cancer. Clinical cancer research, 2016, 22 (1): 259-267.

[19] FRATTINI V, PAGNOTTA SM, FAN JJ, et al. A metabolic function of FGFR3-TACC3 gene fusions in cancer. Nature, 2018, 553 (7687): 222-227.

[20] ARTEAGA CL, ENGELMAN JA. ERBB receptors: from oncogene discovery to basic science to mechanism-based cancer therapeutics. Cancer cell, 2014, 25 (3): 282-303.

[21] CHONG CR, JÄNNE PA. The quest to overcome resistance to EGFR-targeted therapies in cancer. Nature medicine, 2013, 19 (11): 1389-1400.

[22] RAMALINGAM SS, VANSTEENKISTE J, PLANCHARD D, et al. Overall survival with osimertinib in untreated, EGFR-mutated advanced NSCLC. New England Journal of Medicine, 2020, 382 (1): 41-50.

[23] MOK TS, WU YL, AHN MJ, et al. Osimertinib or platinum-pemetrexed in EGFR T790M-positive lung cancer. New England Journal of Medicine, 2017, 376 (7): 629-640.

[24] THRESS KS, PAWELETZ CP, FELIP E, et al. Acquired EGFR C797S mutation mediates resistance to AZD9291 in non-small cell lung cancer harboring EGFR T790M. Nature medicine, 2015, 21 (6): 560-562.

[25] MODI S, JACOT W, YAMASHITA T, et al. Trastuzumab Deruxtecan in Previously Treated HER2-Low Advanced Breast Cancer. New England Journal of Medicine, 2022. 387 (1): 9-20.

[26] SHITARA K, BANG YJ, IWASA S, et al. Trastuzumab deruxtecan in previously treated HER2-positive gastric cancer. New England Journal of Medicine, 2020, 382 (25): 2419-2430.

[27] SIENA S, DI BARTOLOMEO M, RAGHAV K, et al. Trastuzumab deruxtecan (DS-8201) in patients with HER2-expressing metastatic colorectal cancer (DESTINY-

CRC01): a multicentre, open-label, phase 2 trial. The Lancet Oncology, 2021, 22 (6): 779-789.

［28］ LI BT, SMIT EF, GOTO Y, et al. Trastuzumab deruxtecan in HER2-mutant non-small-cell lung cancer. New England Journal of Medicine, 2022, 386 (3): 241-251.

［29］ JAISWAL BS, KLJAVIN NM, STAWISKI EW, et al. Oncogenic ERBB3 mutations in human cancers. Cancer cell, 2013, 23 (5): 603-617.

［30］ HANKER AB, BROWN BP, MEILER J, et al. Co-occurring gain-of-function mutations in HER2 and HER3 modulate HER2/HER3 activation, oncogenesis, and HER2 inhibitor sensitivity. Cancer Cell, 2021, 39 (8): 1099-1114. e1098.

［31］ JÄNNE PA, BAIK C, SU WC, et al. Efficacy and safety of patritumab deruxtecan (HER3-DXd) in EGFR inhibitor-resistant, EGFR-mutated non-small cell lung cancer. Cancer discovery, 2022, 12 (1): 74-89.

［32］ LAVOIE H, GAGNON J, THERRIEN M. ERK signalling: a master regulator of cell behaviour, life and fate. Nature Reviews Molecular Cell Biology, 2020, 21 (10): 607-632.

［33］ ARVIND R, SHIMAMOTO H, MOMOSE F, et al. A mutation in the common docking domain of ERK2 in a human cancer cell line, which was associated with its constitutive phosphorylation. International journal of oncology, 2005, 27 (6): 1499-1504.

［34］ CAUNT CJ, SALE MJ, SMITH PD, et al. MEK1 and MEK2 inhibitors and cancer therapy: the long and winding road. Nature Reviews Cancer, 2015, 15 (10): 577-592.

［35］ KIDGER AM, SIPTHORP J, COOK SJ. ERK1/2 inhibitors: New weapons to inhibit the RAS-regulated RAF-MEK1/2-ERK1/2 pathway. Pharmacology & therapeutics, 2018, 187: 45-60.

［36］ TONELLI C, CHIO IIC, TUVESON DA. Transcriptional regulation by Nrf2. Antioxidants & redox signaling, 2018, 29 (17): 1727-1745.

［37］ TAGUCHI K, YAMAMOTO M. The KEAP1-NRF2 system in cancer. Frontiers in oncology, 2017, 7: 85.

［38］ SINGH A, VENKANNAGARI S, OH KH, et al. Small molecule inhibitor of NRF2 selectively intervenes therapeutic resistance in KEAP1-deficient NSCLC tumors. ACS chemical biology, 2016, 11 (11): 3214-3225.

［39］ HARDING JJ, TELLI M, MUNSTER P, et al. A phase I dose-escalation and expansion study of telaglenastat in patients with advanced or metastatic solid tumors. Clinical Cancer Research, 2021, 27 (18): 4994-5003.

［40］ LORD CJ, ASHWORTH A. PARP inhibitors: Synthetic lethality in the clinic. Science, 2017, 355 (6330): 1152-1158.

［41］ DAVIS RJ, WELCKER M, CLURMAN BE. Tumor suppression by the Fbw7 ubiquitin ligase: mechanisms and opportunities. Cancer cell, 2014, 26 (4): 455-464.

［42］ YEH C-H, BELLON M, NICOT C. FBXW7: a critical tumor suppressor of human cancers. Molecular cancer, 2018, 17 (1): 1-19.

［43］ MATHUR R. ARID1A loss in cancer: Towards a mechanistic understanding. Pharmacology & therapeutics, 2018, 190: 15-23.

［44］ MULLEN J, KATO S, SICKLICK JK, et al. Targeting ARID1A mutations in cancer. Cancer treatment reviews, 2021, 100: 102287.

［45］ KIM H, XU H, GEORGE E, et al. Combining PARP with ATR inhibition overcomes PARP inhibitor and platinum resistance in ovarian cancer models. Nature communications, 2020, 11 (1): 1-16.

［46］ BITLER BG, WU S, PARK PH, et al. ARID1A-mutated ovarian cancers depend on HDAC6 activity. Nature cell biology, 2017, 19 (8): 962-973.

［47］ BITLER BG, AIRD KM, GARIPOV A, et al. Synthetic lethality by targeting EZH2 methyltransferase activity in ARID1A-mutated cancers. Nature medicine, 2015, 21 (3): 231-238.

［48］ WU S, FUKUMOTO T, LIN J, et al. Targeting glutamine dependence through GLS1 inhibition suppresses ARID1A-inactivated clear cell ovarian carcinoma. Nature cancer, 2021, 2 (2): 189-200.

［49］ PENG Z, GONG Y, LIANG X. Role of FAT1 in health and disease. Oncology Letters, 2021, 21 (5): 1-13.

［50］ MORRIS LG, KAUFMAN AM, GONG Y, et al. Recurrent somatic mutation of FAT1 in multiple human cancers leads to aberrant Wnt activation. Nature genetics, 2013, 45 (3): 253-261.

［51］ VALENZUELA M, AMATO R, SGURA A, et al. The multiple facets of ATRX protein. Cancers, 2021, 13 (9): 2211.

［52］ AMORIM JP, SANTOS G, VINAGRE J, et al. The role of ATRX in the alternative lengthening of telomeres (ALT) phenotype. Genes, 2016, 7 (9): 66.

［53］ GARBARINO J, ECKROATE J, SUNDARAM RK, et al. Loss of ATRX confers DNA repair defects and PARP inhibitor sensitivity. Translational oncology, 2021, 14 (9): 101147.

［54］ FLYNN RL, COX KE, JEITANY M, et al. Alternative lengthening of telomeres renders cancer cells hypersensitive to ATR inhibitors. Science, 2015, 347 (6219): 273-277.

［55］ QADEER ZA, VALLE-GARCIA D, HASSON D, et al. ATRX in-frame fusion neuroblastoma is sensitive to EZH2 inhibition via modulation of neuronal gene signatures. Cancer Cell, 2019, 36 (5): 512-527. e519.

［56］ WESTERMAN AM, ENTIUS MM, DE BAAR E, et al. Peutz-Jeghers syndrome: 78-year follow-up of the original family. The Lancet, 1999, 353 (9160): 1211-1215.

［57］ WANG JL, TSAI YT, LIN CH, et al. Benefits of metformin combined with pemetrexed-based platinum doublets as a first-line therapy for advanced lung adenocarcinoma patients with diabetes. Biomolecules, 2021, 11 (8): 1252.

［58］ VERNIERI C, SIGNORELLI D, GALLI G, et al. Exploiting fasting-mimicking diet and metformin to improve the efficacy of platinum-pemetrexed chemotherapy in advanced LKB1-inactivated lung adenocarcinoma: the FAME trial. Clinical Lung Cancer, 2019, 20 (3): e413-e417.

［59］ SAPKOTA GP, DEAK M, KIELOCH A, et al. Ionizing radiation induces ataxia telangiectasia mutated kinase (ATM)-mediated phosphorylation of LKB1/STK11 at Thr-366. Biochemical Journal, 2002, 368 (2): 507-516.

［60］ LIANG J, ZHAO H, DIPLAS BH, et al. Genome-Wide CRISPR-Cas9 Screen Reveals Selective Vulnerability of ATRX-Mutant Cancers to WEE1 InhibitionWEE1 Inhibitors Selectively Kill ATRX-Deficient Cancer Cells. Cancer research, 2020, 80 (3): 510-523.

［61］ PITT JM, MARABELLE A, EGGERMONT A, et al. Targeting the tumor microenvironment: removing obstruction to anticancer immune responses and immunotherapy. Ann Oncol, 2016, 27 (8): 1482-1492.

［62］ FERRALL L, LIN KY, RODEN R, et al. Cervical Cancer Immunotherapy: Facts and HopesImmunotherapy for Cervical Cancer. Clinical Cancer Research, 2021, 27 (18): 4953-4973.

［63］ THOMMEN DS, SCHUMACHER TN. T cell dysfunction in cancer. Cancer cell, 2018, 33 (4): 547-562.

［64］ QIN S, XU L, YI M, et al. Novel immune checkpoint targets: moving beyond PD-1 and CTLA-4. Molecular Cancer, 2019, 18 (1): 155.

［65］ KRAEHENBUEHL L, WENG C-H, EGHBALI S, et al. Enhancing immunotherapy in cancer by targeting emerging immunomodulatory pathways. Nat Rev Clin Oncol, 2022, 19 (1): 37-50.

［66］ CHUNG HC, ROS W, DELORD J-P, et al. Efficacy and Safety of Pembrolizumab in Previously Treated Advanced Cervical Cancer: Results From the Phase II KEYNOTE-158 Study. J Clin Oncol, 2019, 37 (17): 1470-1478.

［67］ HOLLEBECQUE A, MEYER T, MOORE KN, et al. An open-label, multicohort, phase Ⅰ / Ⅱ study of nivolumab in patients with virus-associated tumors (CheckMate 358): Efficacy and safety in recurrent or metastatic (R/M) cervical, vaginal, and vulvar cancers. Journal of Clinical Oncology, 2017, 35 (15_suppl): 5504-5504.

［68］ TEWARI KS, MONK BJ, VERGOTE I, et al. Survival with cemiplimab in recurrent cervical cancer. N Engl J Med, 2022, 386 (6): 544-555.

［69］ LHEUREUX S, BUTLER MO, CLARKE B, et al. Association of ipilimumab with safety and antitumor activity in women with metastatic or recurrent human papillomavirus-related cervical carcinoma. JAMA Oncol, 2018, 4 (7): e173776.

［70］ ZHAO L, CHENG S, FAN L, et al. TIM-3: An update on immunotherapy. Int Immunopharmacol, 2021, 99: 107933.

［71］ CURIGLIANO G, GELDERBLOM H, MACH N, et al. Phase Ⅰ / Ⅰ b clinical trial of sabatolimab, an anti-TIM-3 antibody, alone and in combination with spartalizumab, an anti-PD-1 antibody, in advanced solid tumors. Clin Cancer Res, 2021, 27 (13): 3620-3629.

［72］ ANDREWS LP, MARCISCANO AE, DRAKE CG, et al. LAG3 (CD223) as a cancer immunotherapy target. Immunol Rev, 2017, 276 (1): 80-96.

［73］ JOHNSTON RJ, COMPS-AGRAR L, HACKNEY J, et al. The immunoreceptor TIGIT regulates antitumor and antiviral CD8 (+) T cell effector function. Cancer Cell, 2014, 26 (6): 923-937.

［74］ CHO BC, ABREU DR, HUSSEIN M, et al. Tiragolumab plus atezolizumab versus placebo plus atezolizumab as a first-line treatment for PD-L1-selected non-small-cell lung cancer (CITYSCAPE): primary and follow-up analyses of a randomised, double-blind, phase 2 study. Lancet Oncol, 2022, 23 (6): 781-792.

［75］ FRENTZAS S, MENIAWY T, KAO SCH, et al. AdvanTIG-105: Phase 1 dose-escalation study of anti-TIGIT monoclonal antibody ociperlimab (BGB-A1217) in combination with tislelizumab in patients with advanced solid tumors. Journal of Clinical Oncology, 2021, 39 (15 suppl): 2583.

［76］ CHOI Y, SHI Y, HAYMAKER CL, et al. T-cell agonists in cancer immunotherapy. J Immunother Cancer 2020, 8 (2): e000966.

［77］ BUCHAN SL, ROGEL A, AL-SHAMKHANI A. The immunobiology of CD27 and OX40 and their potential as targets for cancer immunotherapy. Blood, 2018, 131 (1): 39-48.

［78］ MA Y, LI J, WANG H, et al. Combination of PD-1 inhibitor and OX40 agonist induces tumor rejection and immune memory in mouse models of pancreatic cancer. Gastroenterology, 2020, 159 (1).

［79］ KNEE DA, HEWES B, BROGDON JL. Rationale for anti-GITR cancer immunotherapy. Eur J Cancer, 2016, 67: 1-10.

［80］ VENCE L, BUCKTROUT SL, FERNANDEZ CURBELO I, et al. Characterization and Comparison of GITR Expression in Solid Tumors. Clin Cancer Res, 2019, 25 (21): 6501-6510.

［81］ BUZZATTI G, DELLEPIANE C, DEL MASTRO L. New emerging targets in cancer immunotherapy: the role of GITR. ESMO Open, 2020, 4 (Suppl 3): e000738.

［82］ CHESTER C, SANMAMED MF, WANG J, et al. Immunotherapy targeting 4-1BB: mechanistic rationale, clinical results, and future strategies. Blood, 2018, 131 (1): 49-57.

［83］ MONK BJ, ENOMOTO T, KAST WM, et al. Integration of immunotherapy into treatment of cervical cancer: Recent data and ongoing trials. Cancer Treatment Reviews, 2022, 106: 102385.

［84］ XU Q, WANG J, SUN Y, et al. Efficacy and safety of sintilimab plus anlotinib for PD-L1-positive recurrent or metastatic cervical cancer: a multicenter, single-arm, prospective phase Ⅱ trial. J Clin Oncol, 2022, 40 (16): 1795-1805.

［85］ COLOMBO N, DUBOT C, LORUSSO D, et al. Pembrolizumab for persistent, recurrent, or metastatic cervical cancer. N Engl J Med, 2021, 385 (20): 1856-1867.

［86］ ZHENG C, FASS JN, SHIH YP, et al. Transcriptomic profiles of neoantigen-reactive T cells in human gastrointestinal cancers. Cancer Cell, 2022, 40 (4): 410-423. e7.

［87］ STEVANOVIĆ S, DRAPER LM, LANGHAN MM, et al. Complete regression of metastatic cervical cancer after treatment with human papillomavirus-targeted tumor-infiltrating T cells. J Clin Oncol, 2015, 33 (14): 1543-1550.

［88］ STEVANOVIC S, HELMAN SR, WUNDERLICH JR, et al. Treatment of metastatic human papillomavirus-associated epithelial cancers with adoptive transfer of tumor-infiltrating T cells. Journal of Clinical Oncology, 2018, 36 (15 suppl): 3004.

［89］ JAZAERI AA, ZSIROS E, AMARIA RN, et al. Safety and efficacy of adoptive cell transfer using autologous tumor infiltrating lymphocytes (LN-145) for treatment of recurrent, metastatic, or persistent cervical carcinoma. Journal of Clinical Oncology, 2019, 37 (15 suppl): 2538.

［90］ GETTINGER S, KLUGER H, SCHOENFELD A, et al. Abstract CT235: A phase 2, multicenter study of autologous tumor infiltrating lymphocytes (TIL, LN 144/LN-145/LN-145-S1) in patients with solid tumors. Cancer Research, 2021, 81 (13 Suppl): CT235.

［91］ DORAN SL, STEVANOVIĆ S, ADHIKARY S, et al. T-cell receptor gene therapy for human papillomavirus-associated epithelial cancers: a first-in-human, phase Ⅰ/Ⅱ study. J Clin Oncol, 2019, 37 (30): 2759-2768.

［92］ NAGARSHETH NB, NORBERG SM, SINKOE AL, et al. TCR-engineered T cells targeting E7 for patients with metastatic HPV-associated epithelial cancers. Nature Medicine, 2021, 27 (3): 419-425.

［93］ MILONE MC, XU J, CHEN S-J, et al. Engineering enhanced CAR T-cells for improved cancer therapy. Nature Cancer, 2021, 2 (8): 780-793.

［94］ MA S, LI X, WANG X, et al. Current Progress in CAR-T Cell Therapy for Solid Tumors. Int J Biol Sci, 2019, 15 (12): 2548-2560.

［95］ QI C, GONG J, LI J, et al. Claudin18. 2-specific CAR T cells in gastrointestinal cancers: phase 1 trial interim results. Nature Medicine, 2022, 28 (6): 1189-1198.

［96］ PAPA S, ADAMI A, METOUDI M, et al. A phase I trial of T4 CAR T-cell immunotherapy in head and neck squamous cancer (HNSCC). Journal of Clinical Oncology, 2018, 36 (15 suppl): 3046-3046.

［97］ SEBESTYEN Z, PRINZ I, DÉCHANET-MERVILLE J, et al. Translating gammadelta (γδ) T cells and their receptors into cancer cell therapies. Nat Rev Drug Discov, 2020, 19 (3): 169-184.

［98］ VAN HEDE D, POLESE B, HUMBLET C, et al. Human papillomavirus oncoproteins induce a reorganization of epithelial-associated γδ T cells promoting tumor formation. Proc Natl Acad Sci U S A, 2017, 114 (43): E9056-E9065.

［99］ SHIMASAKI N, JAIN A, CAMPANA D. NK cells for cancer immunotherapy. Nat Rev Drug Discov, 2020, 19 (3): 200-218.

［100］ LIU S, GALAT V, GALAT Y, et al. NK cell-based cancer immunotherapy: from basic biology to clinical development. J Hematol Oncol, 2021, 14 (1): 7.

［101］ GUTIÉRREZ-HOYA A, SOTO-CRUZ I. NK cell regulation in cervical cancer and strategies for immunotherapy. Cells, 2021, 10 (11): 3104.

［102］ WRANGLE JM, VELCHETI V, PATEL MR, et al. ALT-803, an IL-15 superagonist, in combination with nivolumab in patients with metastatic non-small cell lung cancer: a non-randomised, open-label, phase 1b trial. Lancet Oncol, 2018, 19 (5): 694-704.

［103］ FOLTZ JA, HESS BT, BACHANOVA V, et al. Phase I trial of N-803, an IL15 receptor agonist, with rituximab in patients with indolent non-hodgkin lymphoma. Clin Cancer Res, 2021, 27 (12): 3339-3350.

［104］ CHANG SS, CHAMIE K, GONZALGO ML, et al. Positive efficacy and safety phase 3 results in both CIS and papillary cohorts BCG-unresponsive nonmuscle invasive bladder cancer (NMIBC) after IL-15RαFc superagonist N-803 (Anktiva) and BCG infusion. Journal of Clinical Oncology, 2022, 40 (6 suppl): 431-431.

［105］ ANDRÉ P, DENIS C, SOULAS C, et al. Anti-NKG2A mAb is a checkpoint inhibitor that promotes anti-tumor immunity by unleashing both T and NK cells. Cell, 2018, 175 (7): 1731-1743. e13.

［106］ DAHER M, REZVANI K. Outlook for new CAR-Based therapies with a focus on CAR NK Cells: what lies beyond CAR-Engineered T Cells in the race against cancer. Cancer Discovery, 2021, 11 (1): 45-58.

［107］ GONG Y, KLEIN WOLTERINK RGJ, WANG J, et al. Chimeric antigen receptor natural killer (CAR-NK) cell design and engineering for cancer therapy. J Hematol Oncol, 2021, 14 (1): 73.

［108］ NAKAMURA K, SMYTH MJ. Myeloid immunosuppression and immune checkpoints in the tumor microenvironment. Cell Mol Immunol, 2020, 17 (1): 1-12.

［109］ TOGASHI Y, SHITARA K, NISHIKAWA H. Regulatory T cells in cancer immunosuppression-implications for anticancer therapy. Nat Rev Clin Oncol, 2019, 16 (6): 356-371.

［110］ WING JB, TANAKA A, SAKAGUCHI S. Human FOXP3 regulatory T cell heterogeneity and function in autoimmunity and cancer. Immunity, 2019, 50 (2): 302-316.

［111］ KIM YH, BAGOT M, PINTER-BROWN L, et al. Mogamulizumab versus vorinostat in previously treated cutaneous T-cell lymphoma (MAVORIC): an international, open-label, randomised, controlled phase 3 trial. Lancet Oncol, 2018, 19 (9): 1192-1204.

［112］ PHILLIPS AA, FIELDS PA, HERMINE O, et al. Mogamulizumab investigator's choice of chemotherapy regimen in relapsed/refractory adult T-cell leukemia/lymphoma. Haematologica, 2019, 104 (5): 993-1003.

［113］ BONIN CM, PADOVANI CTJ, DA COSTA IP, et al. Detection of regulatory T cell phenotypic markers and cytokines in patients with human papillomavirus infection. J Med Virol, 2019, 91 (2): 317-325.

［114］ LU Z, ZHU M, MARLEY JL, et al. The combined action of monocytic myeloid-derived suppressor cells and mucosal-associated invariant T cells promotes the progression of cervical cancer. Int J Cancer, 2021, 148 (6): 1499-1507.

［115］ ZHANG A, REN Z, TSENG K-F, et al. Dual targeting of CTLA-4 and CD47 on T cells promotes immunity against solid tumors. Sci Transl Med, 2021, 13 (605): eabg8693.

［116］ CASSETTA L, POLLARD JW. Targeting macrophages: therapeutic approaches in cancer. Nat Rev Drug Discov, 2018, 17 (12): 887-904.

［117］ WANG Q, STEGER A, MAHNER S, et al. The Formation and therapeutic update of tumor-associated macrophages in cervical cancer. Int J Mol Sci, 2019, 20 (13): 3310.

［118］ LOGTENBERG MEW, SCHEEREN FA, SCHUMACHER TN. The CD47-SIRPα immune checkpoint. Immunity, 2020, 52 (5): 742-752.

[119] SALLMAN DA, ASCH AS, AL MALKI MM, et al. The first-in-class anti-CD47 anti-body magrolimab (5F9) in combination with azacitidine is effective in MDS and AML patients: ongoing phase 1b results. Blood, 2019, 134 (Suppl 1): 569-569.

[120] KLICHINSKY M, RUELLA M, SHESTOVA O, et al. Human chimeric antigen receptor macrophages for cancer immunotherapy. Nat Biotechnol, 2020, 38 (8): 947-953.

[121] REISS KA, YUAN Y, UENO NT, et al. A phase 1, first-in-human (FIH) study of adenovirally transduced autologous macrophages engineered to contain an anti-HER2 chimeric antigen receptor (CAR) in participants with HER2 overexpressing solid tumors. Journal of Clinical Oncology, 2022, 40 (16 suppl): TPS2677-TPS2677.

[122] ZHANG L, TIAN L, DAI X, et al. Pluripotent stem cell-derived CAR-macrophage cells with antigen-dependent anti-cancer cell functions. J Hematol Oncol, 2020, 13 (1): 153.

[123] HEGDE S, LEADER AM, MERAD M. MDSC: Markers, development, states, and unaddressed complexity. Immunity, 2021, 54 (5): 875-884.

[124] YANG Z, GUO J, WENG L, et al. Myeloid-derived suppressor cells-new and exciting players in lung cancer. J Hematol Oncol, 2020, 13 (1): 10.

[125] STERNBERG C, ARMSTRONG A, PILI R, et al. Randomized, double-blind, placebo-controlled phase III study of tasquinimod in men with metastatic castration-resistant prostate cancer. Journal of Clinical Oncology, 2016, 34 (22): 2636-2643.

[126] LAUMONT CM, BANVILLE AC, GILARDI M, et al. Tumour-infiltrating B cells: immunological mechanisms, clinical impact and therapeutic opportunities. Nat Rev Cancer, 2022, 22 (7): 414-430.

[127] BIFFI G, TUVESON DA. Diversity and biology of cancer-associated fibroblasts. Physiol Rev, 2021, 101 (1): 147-176.

[128] MAO X, XU J, WANG W, et al. Crosstalk between cancer-associated fibroblasts and immune cells in the tumor microenvironment: new findings and future perspectives. Molecular Cancer, 2021, 20 (1): 131.

[129] CHEN Z, DONG D, ZHU Y, et al. The role of Tim-3/Galectin-9 pathway in T-cell function and prognosis of patients with human papilloma virus-associated cervical carcinoma. FASEB J, 2021, 35 (3): e21401.

[130] SOUSA LGD, RAJAPAKSHE K, RODRIGUEZ CANALES J, et al. ISA101 and nivolumab for HPV-16 cancer: updated clinical efficacy and immune correlates of response. J Immunother Cancer, 2022, 10 (2): e004232.

[131] TANG J, LI M, ZHAO C, et al. Therapeutic DNA vaccines against HPV-related malignancies: promising leads from clinical trials. Viruses 2022, 14 (2): 239.

[132] BHUYAN PK, DALLAS M, KRAYNYAK K, et al. Durability of response to VGX-3100 treatment of HPV16/18 positive cervical HSIL. Hum Vaccin Immunother, 2021, 17 (5): 1288-1293.

[133] MIAO L, ZHANG Y, HUANG L. mRNA vaccine for cancer immunotherapy. Molecular Cancer, 2021, 20 (1): 41.

［134］ HE Q, GAO H, TAN D, et al. mRNA cancer vaccines: Advances, trends and challenges. Acta Pharm Sin B, 2022, 12 (7): 2969-2989.

［135］ OVERMAN M, FAKIH M, LE D, et al. 410 Phase I interim study results of Nous-209, an off-the-shelf immunotherapy, with pembrolizumab, for the treatment of tumors with a deficiency in mismatch repair/microsatellite instability (dMMR/MSI). J Immunother Cancer, 2021, 9 (Suppl 2): A441-A441.

［136］ PENG M, MO Y, WANG Y, et al. Neoantigen vaccine: an emerging tumor immunotherapy. Molecular Cancer, 2019, 18 (1): 128.

［137］ PEREZ CR, DE PALMA M. Engineering dendritic cell vaccines to improve cancer immunotherapy. Nature Communications, 2019, 10 (1): 5408.

［138］ DING Z, LI Q, ZHANG R, et al. Personalized neoantigen pulsed dendritic cell vaccine for advanced lung cancer. Signal Transduct Target Ther, 2021, 6 (1): 26.

［139］ HARARI A, GRACIOTTI M, BASSANI-STERNBERG M, et al. Antitumour dendritic cell vaccination in a priming and boosting approach. Nat Rev Drug Discov, 2020, 19 (9): 635-652.

［140］ KANTOFF PW, HIGANO CS, SHORE ND, et al. Sipuleucel-T immunotherapy for castration-resistant prostate cancer. N Engl J Med, 2010, 363 (5): 411-422.

［141］ HEMMINKI O, DOS SANTOS JM, HEMMINKI A. Oncolytic viruses for cancer immunotherapy. J Hematol Oncol, 2020, 13 (1): 84.

［142］ CHESNEY J, PUZANOV I, COLLICHIO F, et al. Randomized, open-label phase Ⅱ study evaluating the efficacy and safety of talimogene laherparepvec in combination with ipilimumab versus ipilimumab alone in patients with advanced, unresectable melanoma. J Clin Oncol, 2018, 36 (17): 1658-1667.

［143］ DUMMER R, GYORKI DE, HYNGSTROM J, et al. Neoadjuvant talimogene laherparepvec plus surgery versus surgery alone for resectable stage IIIB-IVM1a melanoma: a randomized, open-label, phase 2 trial. Nature Medicine, 2021, 27 (10): 1789-1796.

［144］ ZHANG J, ZHANG Q, LIU Z, et al. Efficacy and safety of recombinant human adenovirus type 5 (H101) in persistent, recurrent, or metastatic gynecologic malignancies: A retrospective study. Frontiers In Oncology, 2022, 12: 877155.

第四章 宫颈癌保育手术的外科应用解剖

Chapter 4 Practical Anatomy of Cervical Cancer Surgery

王宁 张丹丹

第一节 女性生殖系统解剖

女性生殖系统包括内、外生殖器及相关组织。女性外生殖器,又称外阴(vulva),是指女性生殖器官的外露部分,包括两股内侧从耻骨联合至会阴间的组织;女性内生殖器位于真骨盆内,包括阴道、子宫、输卵管和卵巢,后两者常被称为子宫附件。

阴道(vagina)是由黏膜、肌层和外膜组成的肌性管道,属于性交器官,也是月经血排出及胎儿娩出的通道。子宫(uterus)是产生月经、孕育胚胎和胎儿的空腔器官,位于盆腔中央,前方是膀胱,后方是直肠,下端连接阴道,两侧为输卵管和卵巢。子宫底位于骨盆入口平面以下,子宫颈外口位于坐骨棘水平稍上方。子宫的正常位置依靠子宫韧带及盆底肌和筋膜的支托,其中最主要的四条韧带分别为圆韧带、阔韧带、主韧带和宫骶韧带,与骨盆底肌肉和筋膜共同维持子宫的正常位置。输卵管(fallopian tube 或 oviduct)是一对细长弯曲的肌性管道,全长 8~14cm,位于阔韧带的上缘内,内侧与宫角相连通,外端游离呈伞状,与卵巢相近;是精子和卵子相遇的场所及向子宫腔运送受精卵的管道。卵巢(ovary)为一对扁椭圆形的性腺,是产生和排出卵细胞,并分泌甾体激素的性器官。卵巢由外侧的骨盆漏斗韧带(卵巢悬韧带)和内侧的卵巢固有韧带悬于盆壁与子宫之间。前缘借卵巢系膜与阔韧带相连,系膜中部有卵巢门,血管神经通过骨盆漏斗韧带经卵巢系膜在此出入卵巢;卵巢后缘游离。

女性内、外生殖器官的血液供应,主要来自卵巢动脉、子宫动脉、阴道动脉及阴部内动脉。各部位静脉与同名动脉伴行,但数目比动脉多,并在相应器官及其周围形成静脉丛,且互相吻合,故盆腔静脉感染容易蔓延。

女性生殖器官具有丰富的淋巴系统,淋巴结一般沿相应的血管排列,其数目、大小和位置均不恒定。主要分为外生殖器淋巴结与内生殖器淋巴结两组。外生殖器淋巴结由腹股沟浅淋巴结和腹股沟深淋巴结构成;内生殖器淋巴结由髂内淋巴结、髂外淋巴结、骶前淋巴组和腰淋巴组构成。当内、外生殖器发生感染或恶性肿瘤时，通常沿各部回流的淋巴管传播，导致相应淋巴结肿大。

女性内、外生殖器由躯体神经和自主神经共同支配。外生殖器主要由阴部神经支配，由第Ⅱ、Ⅲ、Ⅳ骶神经分支组成，含感觉和运动神经纤维，走行与阴部内动脉途径相同，在坐骨结节内侧下方分成三支，分布于会阴、阴唇、阴蒂和肛门周围。内生殖器主要由交感神经和副交感神经所支配。交感神经纤维自腹主动脉前神经丛分出，下行进入盆腔后分为卵巢神经丛和骶前神经丛两部分，分布于卵巢、输卵管、子宫体、膀胱上部等。子宫平滑肌有自主节律活动，完全切除其支配神经后仍能有节律性收缩，还能完成分娩活动。临床上可见低位截瘫的产妇仍能自然分娩。

第二节　子宫颈的解剖及生理功能

子宫颈（简称宫颈）解剖分成外科解剖和组织学解剖，与受孕、妊娠、早产相关。保留生育功能的根治性宫颈切除术往往涉及宫颈上切缘确定、环扎线放置位置及宫颈粘连的预防等相关问题。

一、子宫颈的外科解剖

子宫颈是子宫的下端部分，位于宫颈峡部以下，阴道穹窿以上。其形状为纺锤形，长约 3cm，从前到后呈扁平状，平均宽度约为 4cm。子宫颈外口至阴道壁之间的部分为子宫颈阴道部，子宫颈外口以上至组织学内口部分为子宫颈管（图 4-1）。肌肉纤维与宫体连接处为解剖学内口，此纤维性组织形成子宫颈括约肌与肌肉性宫体分界。子宫颈主要由纤维结缔组织构成，平滑肌占 10%~25%，且主要分布于子宫颈的外 1/3~1/4，作为主韧带与宫骶韧带的附着点，并与阴道壁的平滑纤维相连接。组织学内口位于子宫颈管最狭窄的部分——解剖学内口的稍下方。解剖学内口与组织学内口之间为子宫峡部。子宫峡部在非妊娠期时长度为 1cm，妊娠足月时长度拉伸至 7~10cm，并与子宫颈管统称为子宫下段。明确区分子宫颈、子宫体及阴道壁的界限主要是为了子宫颈肿瘤术前准确的临床分期。

子宫颈经阴道前壁突出于阴道成为前短后长的阴道上部和下部。阴道上皮反褶环绕子宫颈，构成阴道穹窿。子宫颈阴道上部的前方借膀胱阴道隔与膀胱底部相邻，由明显的结缔组织层（宫旁组织）与膀胱分开，并延伸到子宫颈侧面的阔韧带中。子宫动脉包裹于此组织中，在子宫颈两侧输尿管分别向下向前走行入宫旁组织内，距子宫颈约 2cm 处，其后输尿管在阔韧带基底部进入输尿管隧道（图 4-2）。在后面，子宫颈阴道上部由腹膜覆盖，向下连续被覆阴道后壁上段，反折向直肠构成直肠子宫陷凹，又称 Douglas 窝。

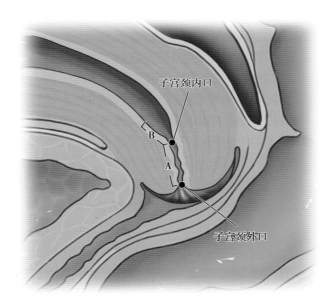

图 4-1　子宫颈管的解剖及分段

A. 子宫颈管；B. 子宫下段。

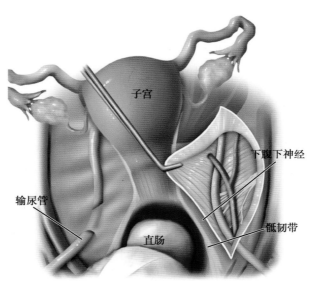

图 4-2　输尿管走向手术侧面观

　　子宫颈由宫骶韧带和主韧带维持在盆腔的正常位置。宫骶韧带起于子宫颈阴道部，向后到达第 2、3、4 骶椎。韧带主要由纤维组织和少许平滑肌构成。侧韧带，亦称宫颈横韧带或 Mackenrodt 主韧带，位于阔韧带基底部，包含结缔组织和平滑肌，也包含神经、血管和淋巴系统的带状韧带（图 4-3）。其呈扇形，中央附着于子宫颈阴道上部，侧方至肛提肌筋膜，因此侧（主）韧带为支持宫颈的主要结构。

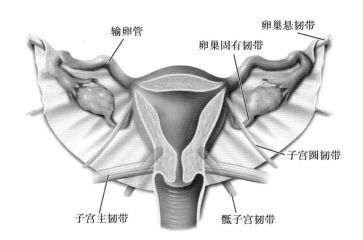

图 4-3 子宫韧带解剖示意图

二、子宫颈的组织学解剖

宫颈管的外口直径、颈管大小、组织血管量、宫颈黏液量等生理学特征均呈周期性变化。充血水肿和黏膜分泌量于月经早期（内膜增殖期）显著加重和增多，至排卵期达高峰，为精子运送创造理想的环境。此外，宫颈变化是由其总体大小增减和宫颈管上皮外翻引起的，在妊娠期尤为明显。

宫颈壁由纤维膜、肌层和黏膜组成。宫颈外层的纤维膜主要由纤维性结缔组织生成；中间肌层主要由结缔组织构成，内含少量且分散的平滑肌组织；宫颈管内层的黏膜上皮由单层柱状上皮组成，内含少量纤毛细胞、较多分泌细胞以及储备细胞，从而形成许多高大而分支的皱襞。黏膜层的上皮纤毛可向阴道方向摆动，促进分泌细胞分泌的碱性黏液排出并流向阴道。黏膜层的分泌细胞受卵巢激素的影响，发生周期性变化。在排卵前期及排卵前后，雌激素使得黏液分泌量不断增加，分泌物变稀薄，黏蛋白沿宫颈管呈纵行排列，有利于精子穿过；排卵后，在孕激素的影响下，分泌物变得黏稠、混浊且呈酸性，并在宫颈管内形成黏液栓，不利于精子活动。宫颈阴道部的黏膜上皮为复层扁平上皮，其与阴道的复层鳞状上皮细胞内都含有可变的糖原。在幼年女孩和老年妇女仅有几层细胞厚的萎缩性上皮；在性成熟期，因孕激素的缘故，使中层细胞增厚，且可变得富含糖原。宫颈外口处，宫颈单层柱状上皮与复层扁平鳞状上皮的交接处，也同样受激素调节的作用发生移行，被称为"转化区（transformation zone）"，是宫颈癌的好发部位。

三、宫颈与妊娠

宫颈内口括约肌先天薄弱或损伤可导致妊娠宫颈功能不全因而造成流产。分娩中可因产伤进一步改变宫颈的形态，经产妇宫颈典型外观呈球形，且较未产妇大，宫颈外口为横形，而未产妇宫颈口为圆形。宫颈功能不全的发生率约 0.1%~2%，在妊娠 16~28 周习惯性流产中占 15% 左右。宫颈功能不全的病因不明，现阶段依照病因学，主要分为先天性及后天性。先天性宫颈发育不良，主要考虑宫颈解剖结构、组织结构的异常，如米勒管畸形、宫颈胶原蛋白和弹性蛋白缺乏以及胎儿期暴露于己烯雌酚等构成宫颈的胶原纤维减少，胶原/平滑肌的比率降低致使宫颈维持宫内妊娠物的能力降。例如，服用己烯雌酚的孕妇生育的女婴将来发生宫颈功能不全的频率高，是由于己烯雌酚通过胎盘达胎儿体内，影响宫颈胶原纤维的构成。后天性原因包括机械性损伤、创伤及生化因素等，例如宫颈锥切术（尤其是当切除宫颈长度 ≥ 1.7~2.0cm 时）或广泛性宫颈切除术导致的宫颈内口括约肌功能丧失；深部宫颈裂伤史（人工流产扩张宫颈过快或过猛、阴道分娩手术助产、临产后剖宫产时子宫下段切口较低）造成的具有括约肌功能的宫颈内口松弛。

此外，宫颈黏液栓是宫颈管黏膜层分泌细胞的一种无色或微黄的黏稠液体，也被称为天然屏障，可在正常生理条件下能阻止细菌等病原微生物进入宫腔，同时还具有抗感染蛋白成分。若先天性或后天手术造成的宫颈过短，会使得黏液栓屏障功能丧失，继而导致宫内感染。Peltier 指出，Toll 样受体（Toll-like receptors，TLRs）信号通路可以促进一系列促炎症因子的生成，从而增加炎症介质前列腺素等的生成，而宫颈内的前列腺素可引起细胞外基质变形，使宫颈管消失、宫口扩张[1]；Lee 也报道，80% 的急性宫颈功能不全与羊膜腔感染密切相关[2]。

四、宫颈癌保育手术治疗前后的改变及影响

宫颈癌保留生育功能手术后的患者，由于宫颈组织的缺失，使得妊娠风险升高[3-5]。正常的宫颈不仅是胎儿的机械支撑，而且也可以作为屏障防止宫内感染[6]。手术切除子宫颈后，使得子宫口对胎儿的支撑力下降，同时伴随着阴道内细菌逆行性感染的风险增加，易导致流产或早产。

首先，宫颈切除术后会出现的一系列并发症从而影响患者术后妊娠结局，例如宫颈管挛缩狭窄、宫颈黏液缺乏、亚临床子宫内膜炎、亚临床输卵管炎、盆腔粘连等。特别是宫颈瘢痕挛缩或阴道黏膜侵犯新宫颈口所引起的生理性狭窄（发生率约为 10%~15%），可使 40% 的患者出现术后继发不孕，但此并发症多可在术中或术后给予纠正[7]。

其次，不同手术方式的术后妊娠率差异也较大。与 ART 相比较，VRT 有较理想的妊娠率。从单纯的宫颈因素考虑，ART 与 VRT 相比，切除的宫颈组织多，剩余宫颈长度较短，易引发宫颈口细菌逆向迁延，造成宫颈闭合粘连和宫颈功能不全，引发不孕；结合手术方式考虑，也可能是因为 ART 手术范围较VRT 广泛，创伤大、出血多，不除外影响盆腔腹膜及卵巢微环境的可能，进而导致患者术后出现排卵困难，影响自然妊娠率。另外，ART 术中可切除的宫旁组织较 VRT 多，而切除的范围越大，对盆腔内环境的影响越大，对盆底功能的损伤就越大，术后出现盆腔炎症、输卵管炎、宫颈粘连狭窄、宫颈功能不全等相关并发症的概率越高。因此 ART 术后应用辅助生殖技术的患者多于 VRT[8]。但是也不排除 VRT 手术开展时间早于 ART，病例数较多的原因。

再者，术后宫颈残留长度也会影响妊娠结局。目前关于 RT 术后宫颈长

度与妊娠结局的关系研究较少,参考宫颈锥切术的锥切高度对妊娠结局的影响。Kyrgiou 报道的一项回顾性研究称在接收宫颈锥切手术的患者中,锥切高度越高,发生不良妊娠结局的概率就越大,特别是早产的风险随着锥切高度的增加而增加[9]。Berretta 等的研究结果建议宫颈锥切的高度应尽可能 ≤15mm,因为此锥切高度既不会显著增加早产的风险也不会提高病变部位的复发率;但是当宫颈锥切高度>15mm 时,术后发生自发性早产的风险明显增加[10]。

此外,继发性的宫颈功能不全,在临床上多以孕中晚期流产和早产为表现。Althuisius 等研究结果显示,孕中期行宫颈环扎术能够有效延长剩余宫颈的长度,从而降低由于宫颈功能不全所带来的早产和中期复发性流产等风险[11]。因此,若对 RT 术后的患者行预防性宫颈环扎,术前需要测量残余宫颈长度,确保术后有效宫颈长度应在 10mm 以上。如果宫颈环扎术失败也可以行宫颈缝合术进行补救。Korb 等对 18 例有不良孕产史的患者进行宫颈环扎术失败后的补救,结果显示术后无并发症,而且 16 例患者共计妊娠 20 次,足月分娩率为 47%,早产率为 32%,中期流产率为 16%,有效地改善了患者的妊娠结局[12]。术后环扎线的脱落和侵蚀可能会导致流产和早产,因此需做好孕期定期监测。

宫颈再生所需的时间约为术后 6 个月,但 Schlaerth 等认为术后 6~12 个月宫颈管组织仍较松弛,建议患者术后 1 年再考虑妊娠[13]。Shepherd 等认为患者在术后第 1 次磁共振检查排除复发或转移后才可考虑妊娠,较长时间的手术妊娠间隔有利于改善妊娠结局[14]。

第三节　子宫韧带的解剖及功能

子宫由主韧带、骶韧带和圆韧带维持正常体位,保持正常生理功能(见图 4-3)。当宫颈发生癌症时,宫颈癌向宫体方向蔓延的概率极小,主要通过主韧带和骶韧带向宫颈周围局部浸润蔓延,无论是根治性子宫切除术或是根治性宫颈切除术,均以相同的标准切除这些韧带,达到肿瘤安全性要求。此外,这些韧带内穿行的血管、输尿管、神经又是保留患者生理功能的重要组织。

一、子宫主韧带

子宫主韧带(cardinal ligament of uterus)最早由 Savage 于 1870 年提出,它起于子宫颈,位于两侧子宫阔韧带基底部下方,由结缔组织构成,延伸至盆侧壁,对子宫起最主要的支持作用,维持子宫正常位置,预防脱垂。对于主韧带的命名、起止点、结构功能等学术上一直争议不断。主韧带也被称为子宫旁组织(parametrium)(现在美国国立综合癌症网络在关于宫颈癌手术范围的描述已将"主韧带"改成"宫旁组织")、子宫颈旁组织(paracervix)、宫颈横韧带（transverse cervical ligament）、马肯罗特氏韧带（Mackenrodt ligament）等，连于子宫颈与盆壁之间，呈扇形，向下与盆膈上筋膜相接，由上方脉管部和下方神经结缔组织部构成。其中脉管部包含子宫动脉和子宫静脉（子宫浅、深静脉）组成，走行方向与主韧带平行，且在其下方距宫颈旁 2~3cm 处，有输尿管自上而下纵向穿过，形成"桥下流水"。Range 等通过对尸体标本研究发现[15]主韧带起始于髂内动脉水平，到达宫颈和阴道的侧缘，其本质是包裹着血管和盆丛神经的肠系膜样结构的网状结缔组织。Samaan 等解剖 38 具尸体标本后报道[16]，主韧带近端连接在盆侧壁三角形区域内，顶点位于髂内动脉第一分支子宫动脉，后方为臀下动脉，前方为髂内动脉前干，底部连于肛提肌群；而远端连接在宫颈的侧面构成宫颈周围筋膜环，并在宫颈后侧与骶韧带融合形成主骶韧带汇合体（cardinal-uterosacral confluence，CUSC）。研究者测量了主韧带的长度平均为 10.0cm，以输尿管穿越点为标记将其分为末段（宫颈段）、中间段、近段（骨盆段）。Chen 等[17]通过影像技术清楚地显示出主韧带在盆壁髂内血管起始部周围的起始点，并向内侧走行连于宫颈和阴道上部，最后与宫骶韧带纤维混合，形成 CUSC。同样，通过组织结构分析及三维成像建模，也有研究报道主韧带和子宫骶韧带在子宫颈和阴道上段合并汇聚，在距宫颈外侧面 2.0cm 处相互融合，形成一独立结构。在组织学水平上，Zhang 等研究发现正常引流宫颈组织的淋巴管主要分布在主韧带，并分为外、前、后三条淋巴通路[18]，另有部分淋巴管分散分布在子宫骶韧带的宫颈侧，偶见于膀胱子宫韧带。

二、子宫骶韧带

子宫骶韧带（uterosacral ligament of uterus）由平滑肌和结缔组织构成，起自两侧宫颈阴道结合部（宫颈内口和 / 或阴道后壁上 1/3 的背侧），弧形向后绕过直肠的两侧，呈扇形延伸至骶髂关节的宫骶腹膜褶皱止于骶骨前面（并未直接连于骨面），向下延伸至第三骶骨或骶尾关节水平，向上可延伸至第二骶骨或第一骶骨水平。此韧带由内层（浅层）和外层（深层）两部分构成，表面盖以腹膜，形成弧形皱襞为直肠子宫襞。其内层主要由纤维结缔组织构成，外层中包含腹下神经，经由骶韧带到达盆腔内脏器官。Vu 等通过解剖尸体标本[19]，测量了骶韧带的总长约为 12.0~14.0cm，并在解剖学上将其划分成宫颈段（2~3cm）、中间段（3~5cm）、骶段（5~6cm）。Butler Manuel 利用神经特异性抗体和免疫组化成像计算机辅助分析技术分析了骶韧带中由腹膜被覆的浅层和含神经成分的深层，进一步明确了浅层主要由平滑肌及结缔组织构成，而深层含有丰富的交感神经纤维（感觉 / 痛觉纤维）和少量的副交感神经纤维[20]。Chen 等通过免疫组化染色[21]定位了交感神经主要集中在骶韧带的深部，且愈靠近宫颈端神经纤维数量愈密集，并推测神经是从骶骨下行至宫颈。此外，骶韧带中还含有大量与神经伴行的中、小、微动静脉，及由骶韧带内侧面向外侧面分散的淋巴管。Zhang 等[18]解剖了 9 具尸体的骶韧带进行苏木精 - 伊红染色及免疫组化染色，证实了宫颈周围支持韧带中淋巴组织和神经的分布，且主要为交感神经，由腹下神经经骶韧带外侧面下行至宫颈旁组织。

三、子宫圆韧带

子宫圆韧带（round ligament of uterus）全长 12~14cm，为一对长条状圆索，由血管、神经、纤维结缔组织和来自子宫的平滑肌组织组成（图 4-4）。起于子宫外侧缘宫角处、输卵管子宫口的前下方，在子宫阔韧带前层覆盖下，由内向前外跨过髂外血管，沿盆腔侧壁经内环出腹部，与圆韧带动脉、腹股沟神经伴行穿腹股沟管终止于阴阜及大阴唇上部之中，维持子宫前倾姿势。Honor 等在解剖的 1 064 例无临床或病理意义的手术标本[22]中，在子宫圆韧带的近侧残端发现了 30 例（2.8%）存在非肿瘤性成熟横纹肌（即横纹肌的异常增生），这种正常女性胎儿时期就应该退化消失的横纹肌细胞发生了偶发异常持续分化的现象，目前尚无相关报道进行解释。此外，子宫圆韧带的张力会影响子宫前倾前屈位，特别是妊娠和分娩使得子宫圆韧带的张力减弱后，可能引起女性子宫脱垂、不孕不育症等疾病的发生。Ozdegirmenci 的研究发现[23]，盆腔脏器脱垂患者子宫圆韧带与非脱垂妇女相比，其胶原蛋白和肌肉含量显著下降，即子宫圆韧带平滑肌含量的降低是子宫脱垂的重要致病因素之一。Martins 通过对 15 例健康的女性尸体进行了韧带单轴拉伸测试[24]，结果显示子宫圆韧带的最大刚度和最大应力都小于子宫骶韧带；而在 Rivaux 的盆腔韧带的生物力学性能[25]非线性应力 - 应变关系评估测试结果显示，子宫圆韧带的强度优于子宫阔韧带，仅次于子宫骶韧带。Smith 等利用类固醇激素受体定位于平滑肌细胞核的特点，对绝经前后妇女的子宫圆韧带标本中的雌孕激素进行了免疫组织化学分析[26]，结果显示子宫圆韧带受激素水平的影响，在怀孕前后和停经期间可能会出现相应的变化。因此，我们在 RT 手术时往往尽可能完整保留子宫圆韧带，而不是切断后再缝合上，主要为保持血供和子宫正常体位，以提高术后妊娠率。

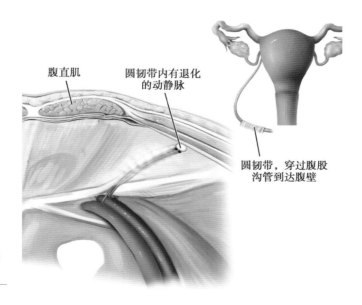

图 4-4　子宫圆韧带走向及横断面

四、子宫阔韧带

子宫阔韧带（broad ligament of uterus）是来源于腹膜的一个双层褶皱，连接子宫的外侧部分直达盆侧壁。阔韧带分为子宫系膜、输卵管系膜和卵巢系膜。在阔韧带中子宫系膜占绝大部分，即整个子宫表面向两侧延伸至盆壁。输卵管系膜是覆盖在两侧输卵管上的腹膜褶皱，卵巢系膜是连接每个卵巢前部和阔韧带后部的褶皱。卵巢系膜并不覆盖每个卵巢的整个表面，但有助于保持其在骨盆内的位置。阔韧带是连接女性盆腔器官的重要系膜，包含了卵巢、输卵管和子宫的供血血管。阔韧带虽然有助于支撑子宫和维持其在盆腔内的位置，但不能作为子宫的主要支撑。

第四节　盆腔血管的解剖与功能

盆腔血管主要由腹主动脉在盆上缘分为左、右两主干，即左、右髂总动脉，然后在盆壁上分别分成两支，其中一支为髂外动脉，穿过腹股沟韧带成为股动脉，另一支走向盆内为髂内动脉，并向盆后壁发出臀上、下动脉，再向下分为子宫、膀胱动脉。同时下腔静脉分为左、右髂总静脉，随后各分支与动脉伴行。盆腔脏器主要由腹主动脉和髂内动脉供血，女性生殖器官的子宫、阴道和外阴等均由髂内动脉供血，唯卵巢直接由腹主动脉分支、静脉回流的下腔静脉及肾静脉供血。盆腔动脉的侧支循环见表 4-1，图 4-5。

表 4-1　盆腔动脉的侧支循环

主要动脉	侧支动脉
主动脉	
卵巢动脉	子宫动脉
直肠上动脉	直肠中动脉
	直肠下动脉
腰动脉	髂腰动脉
椎动脉	髂腰动脉
骶正中动脉	骶外动脉
髂外动脉	
旋髂深动脉	髂腰动脉
	臀上动脉
腹壁下动脉	闭孔动脉
股动脉	
旋股内动脉	闭孔动脉
	臀下动脉
旋股外动脉	臀上动脉
	髂腰动脉

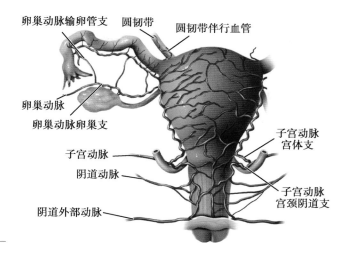

图 4-5　子宫血供

　　髂内动脉一般在坐骨大孔处分为前干、后干,每干均有三个动脉分支。髂内动脉后干分为髂腰动脉、髂外侧动脉和臀上动脉;髂内动脉前干常分为臀下动脉、阴部内动脉和闭孔动脉;另有子宫动脉、直肠中动脉和膀胱上动脉分别供应子宫、阴道、直肠和膀胱。其中子宫动脉可起自髂内动脉干、脐动脉、阴部内动脉等,有 1~2 支。沿骨盆壁向下向内,经子宫阔韧带基部两层间向内,距子宫颈外侧约 2cm 处跨越输尿管前上方,靠近子宫颈沿其侧缘向上,沿途分支至子宫外,并分支至输卵管、卵巢、子宫圆韧带和阴道上部。

　　腹主动脉供应盆腔脏器的两条最重要的分支是直肠上动脉和卵巢动脉。直肠上动脉是肠系膜上动脉的终末分支,与直肠中动脉吻合,参与直肠和阴道血液供应。卵巢动脉由腹主动脉发出,在卵巢系膜内输卵管下方与子宫动脉的卵巢支吻合成弓,参与子宫和附件血液供应。

　　子宫体的血液供应主要来源于子宫动脉上行支和卵巢动脉子宫支。子宫动脉在宫体与宫颈交界处,即子宫峡部附件,到达子宫。在宫颈附近,子宫动脉跨过输尿管并发出一些小分支至输尿管。数支子宫动脉与子宫静脉伴行,子宫静脉存在变异,有时位于输尿管上方,有时则位于下方。子宫动脉分成上行支和下行支,上行支较粗大,沿子宫体侧缘上行,下行支较细,沿宫颈缘下行。子宫动脉在子宫侧缘相互吻合成动脉网供应子宫壁。

　　宫颈的血供来源于子宫动脉下行支或子宫动脉宫颈支及阴道动脉上行支。血液供应是双侧的,动脉供应直接来自子宫动脉、子宫动脉宫颈阴道支和阴道动脉 3 个主要来源,其中以子宫动脉宫颈阴道支为主,由子宫动脉从宫颈内口水平发出,沿宫颈侧缘向下,发出分支向内与阴道动脉分支汇合。

　　盆腔血管系统具有广泛的侧支循环网,在不同大血管系统间存在丰富的交通支,促成充盈的血供及储存,保障在遭受较大创伤或血管受累时,器官得到足够营养。如髂内动脉结扎术、子宫动脉结扎术或栓塞术、卵巢动脉结扎术等,均可大大降低盆腔血压,此时侧支循环为盆腔脏器提供血供,而血管网络及血管丛又存在良好的储存,均可为阻止休克和挽救生命赢得时间。有报道以上血管结扎后成功妊娠的范例。

外阴的血管分支:包括阴蒂支、会阴支、痔下支。阴蒂支:位于会阴隔膜上方分布至阴蒂。会阴支:在会阴隔膜后方进入会阴皮下组织,分布至坐骨海绵体肌、球海绵体肌、会阴深浅横肌,另行至大阴唇内侧、小阴唇和前庭。痔下支:分布至肛门外括约肌和肛周(表4-2)。

表4-2 盆腔及会阴部主要血管分布及走行

动脉	起点	走行器官	分支归宿	静脉回流
卵巢动脉	起自主动脉腹侧面或肾动脉下方	跨过髂总动脉,并行输尿管,进入骨盆后并入骨盆漏斗韧带,进入输卵管外侧	发出分支至卵巢、阔韧带,小分支至子宫	右侧汇入下腔静脉,左侧汇入左肾静脉
肠系膜下动脉	在主动脉分叉近端2~5cm处起自主动脉,非成对,为左侧腹膜后动脉	该动脉及分支越过左腰大肌和髂总血管	(1)左结肠动脉:供横结肠(左侧段)、脾曲、降结肠。(2)乙状结肠动脉:供乙状结肠。(3)直肠上动脉:分2个终末支供直肠	肠系膜下静脉汇入脾静脉
髂总动脉	在第4腰椎水平主动脉终末分支	斜向外下方走行,长约5cm	(1)髂外动脉。(2)髂内动脉	在动脉后方偏内,汇入下腔静脉
髂外动脉股动脉	髂总动脉外侧分支,在骶髂关节处分支	沿骨盆外侧壁走行,经腹股沟韧带深部,成为股动脉,供下肢	(1)腹壁浅动脉:供腹前壁。(2)阴部外动脉:供外阴前部及阴阜。(3)旋髂浅动脉:供侧腹。(4)腹壁下动脉:供腹壁下部	位于动脉后方,进入大腿前部至动脉内侧,汇入髂总静脉
髂内动脉	髂总动脉内侧分支,在骶髂关节处分出,主供盆腔	迅速下降进入盆腔3~4cm,后分为前支和后支	(1)后支:髂腰动脉、骶外侧动脉、臀上动脉。(2)前支:闭孔动脉,阴部内动脉,脐动脉,膀胱上、中、下动脉,直肠中动脉,臀下动脉。子宫动脉:供子宫、阴道上段、输卵管、阔韧带和卵巢。阴道动脉:供阴道	位于深面,起自静脉丛,汇入髂总静脉
阴部内动脉	起自髂内动脉,主要供应会阴区	穿过坐骨大孔,经过坐骨直肠窝,进入会阴	(1)直肠下动脉:肛管、括约肌、肛提肌。(2)会阴动脉:会阴浅层及皮肤。(3)阴蒂动脉:供阴蒂、前庭、尿道、前庭大腺	汇入髂内静脉
骶正中动脉	位于中线的不成对血管,起自动脉终末支	跨越腰、骶及尾椎	供应盆腔后壁肌肉	骶正中静脉成对汇入左髂总静脉
腰动脉	为节段动脉,于每一腰椎从主动脉发出	跨越4个腰椎	供养腹壁肌肉	汇入下腔静脉

在RT手术中,子宫动脉的保留或者结扎也会影响妊娠,保留子宫动脉虽然符合逻辑,但是手术失血量大。而结扎子宫动脉后,保存的卵巢血管可生成侧支循环为子宫供血。在已有的关于术后血供的研究中,Yang[27]报道了1例

患者,术中因止血原因结扎了一侧,保留了另一侧。术后 2 周复查多普勒超声显示左、右两侧血管指数(vascularity index,VI)分别为 0.078 与 2.298,有明显不同,术后 4 个月复查多普勒超声显示左、右两侧血管指数分别为 0.452 与 0.599,即代偿血管的建立导致两侧血管指数无差别,结扎一侧不影响子宫的血供。复旦大学附属肿瘤医院通过计算机体层血管成像(computed tomography angiography,CTA)重建图像可显示清晰的子宫动脉全程,发现双侧供血是 ART 术后主要的血供模式,即术后卵巢动脉通过代偿性增粗支持残余子宫的血供,且 ART 术中保留子宫动脉的益处是有限的,因为术后保留的子宫动脉中有 87.5% 闭塞[28]。Makino 等利用动态对比增强磁共振成像(DCE-MRI)对术前、术后 1 个月和 3 个月患者子宫增强显影情况进行测量,发现子宫增强率差异无统计学意义[29]。另有研究在 RT 手术过程当中,应用吲哚菁绿(indocyanine green,ICG)进行激光血管造影和 ICG 测量来分析子宫灌注。结果表明,术中子宫动脉保留组和子宫动脉非保留组平均 ICG 宫底荧光强度差异无统计学意义(162.5 *vs.* 160.5),且术后月经复潮和妊娠率等均未表现出有意义的差异。

但 Nishio 等曾报道过,其研究中所有患者都保留了子宫动脉,闭经率达到 8%[30]。一项包括近 500 例接受 RT 的患者的系统综述显示,无论是否保留子宫动脉,重新假设月经发生率为 97.7%(428/438)[31]。也可认为,结扎子宫动脉可能会影响卵巢和子宫内膜的血供,从而影响月经及妊娠。

第五节　盆腔淋巴结解剖与肿瘤转移

淋巴结的主要功能是滤过淋巴液,产生淋巴细胞和浆细胞,参与机体的免疫反应。当局部感染时,细菌、病毒或癌细胞等可沿淋巴管侵入,引起局部淋巴结肿大。如该淋巴结不能阻止和消灭它们,则病变可沿淋巴管的流注方向扩散和转移。宫颈癌的扩散途径以直接蔓延和淋巴转移为主,所以探讨女性盆腔、腹主动脉旁及腹股沟淋巴结的解剖,淋巴转移的常见途径及宫颈癌淋巴结转移的规律具有重要的临床意义。

一、淋巴结的解剖

(一)盆腔淋巴结的解剖

1. **髂外区域**　髂外区域淋巴结的内侧界限是由膀胱侧窝的开放间隙形成的,这一间隙以侧脐韧带为界,外侧界为腰肌,腹侧界限通常定义为旋髂深静脉起始处,但这个血管的起始处有很大变异,此区域部分淋巴结的位置更靠近腹侧,所以有学者认为,腹侧界限应为耻骨升支或股管入口。但是另外一些学者提出,对于髂外远端的淋巴结,肿瘤转移风险低,并且切除这些淋巴结后,下肢淋巴水肿发生率高,所以建议保留旋髂深静脉远端的脂肪和淋巴组织。

髂外区域背侧界限为髂总动脉分叉水平。尾部界限为髂外静脉尾侧边缘。

2. 闭孔区域　闭孔区域的内侧界为膀胱侧间隙，即起自膀胱侧壁；外侧界限至闭孔内肌；头侧界限为髂外静脉的尾侧边缘；尾侧解剖标志为闭孔血管；背侧界至髂总血管分叉水平；腹侧界为由耻骨、肛提肌及闭孔肌组成。其中，闭孔神经由此区域穿过闭孔管离开骨盆。

3. 髂内区域　髂内区域的内侧界为输尿管系膜，即由输尿管向骶骨走行的一层菲薄组织。该系膜将内侧的直肠侧窝与外侧的淋巴脂肪组织及大血管分隔开来，其内含有腹下神经丛。髂内区域的头侧和外侧均为髂内血管走行，腹侧界限是子宫静脉起始水平；尾侧为骶骨，背侧为髂总血管分叉水平。

4. 髂总区域　髂总区域淋巴组织在解剖学上可以分为浅深两支。其中，浅支由髂外区域延续而来；深支，由闭孔区域的淋巴组织延续而来，沿髂总静脉和腰肌深部走行总区域淋巴结的内侧界限为髂总血管内侧面和输尿管系膜，外侧界为髂腰肌；背侧界限为主动脉分叉水平；腹侧界为髂总血管分叉。尾侧界限由骶骨、内侧的腰骶干头侧部（腰4和腰5）以及外侧的闭孔神经组成。

5. 骶前区域　头侧及外侧界限由双侧髂总血管走行，内侧界为输尿管系膜组成。尾侧界为骶骨前，腹侧界至髂总血管分叉水平。

（二）腹主动脉旁淋巴结的解剖

腹主动脉旁淋巴结是一组沿腹主动脉向上走行的淋巴结，主要收集胃肠道和腹部器官回流的淋巴液，最后到达乳糜池。腹主动脉旁淋巴结按照其与腹主动脉的位置关系，可分为腹主动脉前组、腹主动脉后组及左右腹主动脉外侧组。腹主动脉前组主要引流腹部直肠中段以上的胃肠道淋巴；腹主动脉后组主要引流主动脉前面及外侧的淋巴结。腹主动脉外侧组邻近主动脉，位于脊柱前方，向上达膈脚，向外侧延伸至腰大肌边缘，主要引流髂血管、卵巢及盆腔器官的淋巴。右腹主动脉外侧淋巴结分布在肾静脉终支-下腔静脉前方附近以及下腔静脉后方腰大肌起始处；左腹主动脉外侧淋巴结连成一串，分布在腹主动脉左侧腰大肌起始处的前方。

（三）腹股沟淋巴结的解剖

腹股沟淋巴结是分布在双侧腹股沟区的股三角内，根据解剖位置分为浅表淋巴结和腹股沟深淋巴结。腹股沟浅淋巴结分为下组、上外侧组及上内侧组。其中，下组位于大隐静脉孔下方，主要收集小腿淋巴回流；上外侧组位于大隐静脉孔一侧，主要收集侧臀部及下腹壁的淋巴引流；上内侧组位于大隐静脉孔中央，主要收集会阴及外生殖器淋巴引流。腹股沟深淋巴结分布在阔筋膜的深方股三角内、股动脉起始部的周围，沿大腿股静脉收纳腘淋巴结的输出管，引流下肢深部、女性阴蒂及男性阴茎的淋巴，并有大腿及少数足、小腿的深淋巴管直接加入此淋巴结。

二、肿瘤的淋巴结转移

关于子宫颈癌淋巴转移的部位和发生率，至今仍不完全一致。宫颈癌淋巴结转移的规律对疾病的诊断及治疗具重要意义。

（一）淋巴转移的常规途径

子宫癌的淋巴转移与子宫颈的淋巴流向一致，多累及盆腔淋巴结，一部分可至腰淋巴结及腹股沟淋巴结。宫颈癌转移的淋巴结多是位于髂外动、静脉及髂内动、静脉干和它们的分支周围；淋巴结的名称也与伴行的血管一致。淋巴转移的路径是沿着血管的走向从远侧累及近侧，向上侵至髂总淋巴结和腹主动脉旁淋巴结，即腰淋巴结，与子宫的淋巴流向完全一致。1971 年 Plentl 总结了 12 篇文献中有淋巴结转移的 744 例子宫颈癌（表 4-3）[32]，共见到 2 090个有转移的淋巴结，发现肿瘤多累及髂外淋巴结、闭孔淋巴结及髂内淋巴结，一部分为髂总淋巴结、子宫旁淋巴结及子宫颈旁淋巴结，少数为主动脉旁淋巴结、骶淋巴结及阴道旁淋巴结（图 4-6）。

表 4-3　744 例子宫颈癌 2 090 个转移淋巴结的分布

淋巴结名称	淋巴结数目	占比 /%
髂外淋巴结	479	22.9
闭孔淋巴结	398	19.0
髂内淋巴结	363	17.4
髂总淋巴结	266	12.7
子宫旁淋巴结	231	11.1
子宫颈旁淋巴结	213	10.2
主动脉旁淋巴结	103	1.9
骶淋巴结	28	1.3
阴道旁淋巴结	9	0.1

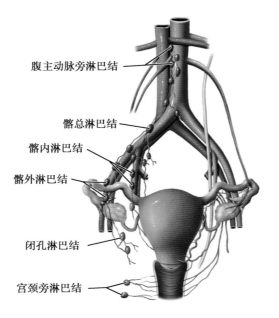

图 4-6　子宫淋巴回流

腹主动脉旁淋巴结
髂总淋巴结
髂内淋巴结
髂外淋巴结
闭孔淋巴结
宫颈旁淋巴结

（二）局部淋巴结的分类

根据子宫的淋巴流向,结合 Plentl 总结的转移发生率,按国内目前统一的命名法,将宫颈癌转移的盆部、腰部及腹股沟部的淋巴结分为两类。

1. **Ⅰ类淋巴结**　淋巴结转移率高,并都属于1级淋巴结(第一淋巴屏障)。

(1)髂外淋巴结:Plentl 的总结结果提示,髂外淋巴结的转移率最高,占转移淋巴结总数的22.95%。

(2)髂间淋巴结:在71.3%的注射标本中,子宫颈部都有集合淋巴管注入该淋巴结。但是大部分研究都未区分出髂间淋巴结,而是把它列入髂外或髂内淋巴结。

(3)髂内淋巴结:髂内淋巴结可分为沿髂内动脉干起始部内侧的主群和沿其壁支排列的臀淋巴结、臀下淋巴结、闭孔淋巴结和骶淋巴结。研究表明,在17%的注射标本中,子宫颈有集合淋巴管注入该淋巴结。Plentl 总结,髂内淋巴结转移占转移淋巴结总数的17.4%。

(4)闭孔淋巴结:为髂内淋巴结群的一部分,在20%的注射标本中,子宫颈的一部分集合淋巴管注入该淋巴结。Plentl 统计,其转移率占转移淋巴结总数的19.0%。

(5)子宫旁淋巴结:在11.3%的注射标本中,子宫颈的一条集合淋巴管注入该淋巴结。Plentl 统计该淋巴结转移占转移淋巴结总数的10.2%。Plentl 将位于子宫旁组织中的淋巴结称为子宫旁淋巴结,而子宫颈两侧的淋巴结称为子宫颈旁淋巴结。笔者团队按目前统一的名称仅将子宫颈旁的淋巴结称为子宫旁淋巴结。在注射标本上,可以见到子宫颈的一部分集合淋巴管,注入沿子宫动脉干排列的位于子宫阔韧带内的淋巴结,这可能相当于 Plentl 记载的子宫旁淋巴结。

(6)骶淋巴结:为髂内淋巴结群的一部分。在27.5%的注射标本中,子宫颈的1~2条集合淋巴管注入骶淋巴结。但据 Plentl 的总结,该淋巴结转移仅占淋巴结总数的1.3%。

2. **Ⅱ类淋巴结**　Ⅱ类淋巴结为子宫颈的2级或1级淋巴结,即上述的Ⅰ类淋巴结的输出淋巴管注入此类淋巴结,并且也可直接收纳子宫颈的集合淋巴管,其转移的发生率一般较Ⅰ类淋巴结更低。

(1)髂总淋巴结:子宫颈部淋巴经过髂外、髂内、髂间及闭孔淋巴结之后,都注入髂总淋巴结,所以髂总淋巴结相当于子宫颈的2级淋巴结。但是,根据笔者团队研究,在2.5%的注射标本中,子宫颈的1条集合淋巴管可向上直接注入髂总淋巴结,所以髂总淋巴结有时也是子宫颈的1级淋巴结。Plentl 报道该淋巴结转移占转移淋巴结总数的12.7%。

(2)腰淋巴结:很多研究将腰淋巴结称为主动脉旁淋巴结。子宫颈的集合淋巴管经过盆部淋巴结后都汇入腰淋巴结,然后注入胸导管。因此,子宫颈癌晚期常出现腰淋巴结转移。Plentl 报道腰淋巴结转移占转移淋巴结总数的4.9%。Nahans 等的研究纳入了145例临床Ⅰ~Ⅳ期子宫颈癌患者,经剖腹探查和淋巴结活检,发现12例(7.3%)有转移。Wharton 报道临床Ⅲ期宫颈癌动脉旁淋巴结的转移率为32%,Ⅳ期则为38%。腰淋巴结还可直接收纳子宫体上部及子宫底的集合淋巴管。因此,如果子宫颈浸润癌累及子宫体上部,则有可能通过该部的集合淋巴管,向上直接侵至腰淋巴结。

(3)腹股沟淋巴结:Plentl 报道,有 5% 的子宫颈癌可出现腹股沟淋巴结转移,但大部分学都将这转移视为远部位转移。

（三）前哨淋巴结

1. 定义及分布　经淋巴途径转移的肿瘤所经过的首站淋巴结被定义为前哨淋巴结(sentinel lymph node,SLN)。通常认为肿瘤发生转移时前哨淋巴结虽不一定包含转移瘤细胞,但却是肿瘤最可能首先转移的部位,若前哨淋巴结没有发现肿瘤转移,则提示全部的淋巴结都没有肿瘤转移;若前哨淋巴结检测阳性,则提示其后的淋巴结转移风险极高。前哨淋巴结检查主要适用于临床检查无区域淋巴结转移的早期病例。除少数禁忌证外,多数早期患者可行前哨淋巴结检查。1971 年,Plentl 和 Friedman 对宫颈淋巴引流途径进行了系统描述,按照这个途径,宫旁淋巴结为宫颈淋巴引流最先到达的淋巴结,理论上最有可能成为前哨淋巴结。但宫旁淋巴结体积较小,且解剖位置靠近宫颈,手术中通常不单独分离,病理检查也容易忽略。目前临床研究发现,在宫颈癌中 83.2% 的前哨淋巴结主要位于髂间区(包括髂内和闭孔)或髂外区,其他部位分别为髂总区(9.2%)、宫旁区(3.9%)、骶岬区(1.6%)、腹主动脉旁(1.5%),余下部位为 0.5%。

2. 前哨淋巴结示踪剂

(1)蓝色染料:蓝色染料是一种生物染料,也是最早用于前哨淋巴结研究的示踪剂,目前常用的有亚甲蓝、专利蓝、异硫蓝等。蓝色染料具有廉价、安全、有效、可常温保存、操作简单等优势,被认为是一种经典的示踪剂,已在临床上被广泛应用,目前在我国应用较多的是亚甲蓝。在肿瘤或其周围组织内注射数毫升蓝色染色剂后,蓝色染料通过淋巴管聚集于淋巴结引起淋巴结蓝染,即可以沿蓝染的淋巴管寻找蓝染的第一个淋巴结。亚甲蓝分子量小,排泄速度较快,在前哨淋巴结中的滞留时间短,易向下一级淋巴结扩散,因此显影时间不定用于于术中精确定位较困难。且亚甲蓝与蛋白结合力强,易向周围组织渗出,影响手术视野的同时还有可能引起组织硬化、坏死。

(2)放射性核素:放射性核素是应用特定探测仪检测术前注射在肿瘤或其周围的放射性物质,其进入人体后被前哨淋巴结内的巨噬细胞吞噬,通过采集核素衰减发射出的射线在特定时间内确定前哨淋巴结的数量及位置,目前最常用的是锝 -99(^{99}Tc)。其优势是通过仪器定量检测,使得前哨淋巴结检出的特异度和准确率均有所提高,但由于放射性物质的辐射危害以及伽马探头的价格较高等缺点,使其很难在国内大范围推广应用。

(3)荧光染色剂:最常见的是吲哚青绿(ICG),一种水溶性的近红外免疫荧光染料。ICG 在配制后呈绿色,宫颈部位的注射后,可经淋巴管引流迅速流至前哨淋巴结,并在荧光实时显像下,经红外光照射后产生较强的蓝色荧光信号从而显影。其优点是前哨淋巴结以外渗漏的组织不会显影,可精确分辨前哨淋巴结的同时,具有成本低、无辐射、操作简单、直观准确的优点,且合适的荧光示踪剂可以穿透一定厚度的组织,引导手术切口的选择和 SLN 的准确定位。但 ICG 用于前哨淋巴结的显影需要特殊荧光设备的支持。

(4) 纳米炭：纳米炭是一种新兴的淋巴结示踪剂，是由普通活性炭经过纳米技术处理为平均直径 150nm 的极微小炭颗粒。与传统的液性淋巴结示踪剂相比，它不被血管吸收，但可迅速被巨噬细胞吞噬后进入淋巴管中，吸附能力优越，吸附面积也极宽，将淋巴结染成黑色的同时在淋巴结中停留较长时间。其使用方法与蓝色染料示踪剂相似，不需特殊器械辅助显影，可直接通过肉眼识别前哨淋巴结。由于纳米炭可在淋巴结中停留较久，为术者在术中移除淋巴结争取了足够的手术时间。

（四）宫旁淋巴结

由于临床上开展盆腔脏器癌的根治手术，所以对于盆腔脏器附件的淋巴结转移较为重视。根据 1982 年《中国人体解剖学名词》，将盆腔内子宫旁的淋巴结命名为子宫旁淋巴结（parauterine lymph node，PLN），主要位于子宫颈侧方的子宫阔韧带内，在子宫动脉与输尿管交叉处，所以也称为输尿管淋巴结或子宫颈淋巴结。该淋巴结多在输尿管的外侧，并覆盖子宫动脉。淋巴结的大小和形状很不恒定，并且有无不定，出现率约为 1%，形态为 1 个细长或圆形的小结，所以仅在肿大或变硬时才可以见到。

在 1971 年，Plentl 和 Friedman 对宫颈癌的淋巴结引流途径做出了详细描述[32]，即由宫颈间质经宫旁淋巴结至盆腔淋巴结，即解剖位置与宫颈最为接近的宫旁淋巴结理论上为肿瘤淋巴转移的"必经之路上的第一站"。但由于宫旁淋巴结位于宫旁韧带组织中，且体积小，位置特殊，数目具有不确定性，所以常常被临床医师及病理科医师所忽略。Bader 在 2007 年针对 619 例宫颈癌患者的前哨淋巴结进行研究[33]，发现 21% 的前哨淋巴结为宫旁淋巴结，在 120 例发现淋巴结转移的患者中，32% 的患者为宫旁及盆腔淋巴结均受累，10% 的患者为单纯宫旁淋巴结受累。Bader 在与既往已发现的研究相对比后认为，若患者出现淋巴结转移，其位置最可能出现在宫旁或近宫旁的盆腔淋巴结。

早在 1978 年，Brughardt 和 Pickel 就报道了一种全新的病理检查方法——大切片法（giant section）对宫旁组织进行研究[34]。其方法是将宫颈连同宫旁组织整体固定，沿冠状面连续切片，所得到的大切片中包含了肿瘤浸润宫颈间质及发生宫旁转移的全部细胞，且宫旁淋巴结也得到了很好的呈现。但此方法需要特殊的技术及专业人员，在国外未获得普及，而在国内，尚未有相关文献报道应用此方法检出宫旁淋巴结。

近年来，随着前哨淋巴结研究的兴起，有学者应用前哨淋巴结显影的方法识别宫旁淋巴结[35]。因为肿瘤部分淋巴引流的第一站淋巴结通常被定义为前哨淋巴结，因此，此法通过在宫颈肿瘤周围注射亚甲蓝等生物活性染料，术中追踪蓝染的淋巴管，识别染料所到达的第一站，即为前哨淋巴结。但此法检出的宫旁淋巴结数量较少，主要是由于宫旁淋巴结体积小，距离肿瘤组织较近，深藏于宫旁组织中，且常出现染料浸润使得宫旁组织蓝染，使得宫旁淋巴结识别困难。

笔者团队曾采用三段式宫旁取材法[36]，即将未行福尔马林固定的新鲜标本,对宫颈/宫体部双侧的宫旁组织进行平铺展开,并用解剖针固定于标本板上。将标本的宫旁组织自宫颈管外缘与宫颈离断,以2cm为单位从近宫颈侧自内向外将标本分为近、中及远三段,其中近段与中近宽度各为2cm,其余部分为远段(见图4-6),宫旁标本取材见图4-7。取材后宫旁组织经24小时甲醛固定,并行脱水、石蜡包埋后,连续切片。可以避免因宫旁组织蓝染而导致宫旁淋巴结识别度降低,也不需要大切片取材法的专业设备与人员。将全部宫旁组织分段包埋也可避免因对局部宫旁组织的忽视而导致宫旁淋巴结漏检。既往仅有的两项采用大切片法的研究报道中,宫旁淋巴结的识别率为59%~93%[37-38],而采用前哨淋巴结法后宫旁淋巴结的识别率仅为63%。三段式取材法的宫旁淋巴结识别率在经腹根治性宫颈切除术(ART)与经腹根治性子宫切除术(ARH)组分别为80.85%和96.33%,与现有报道中识别率相比较高。且可证实Benedetti-Panici等的推断,宫旁淋巴结应存在于所有女性体内[38]。Brughardt和Pickel采用大切片法发现每例患者检出的宫旁淋巴结为2~5枚不等,最多1例可检出25枚宫旁淋巴结。三段式取材法的中位宫旁淋巴结检出数为4枚,最多1例检出6枚宫旁淋巴结,也与大切片法所获得的结果符合[37-38]。对于宫旁淋巴结的分布规律,Girardi等描述其为"零散分布于整个宫旁组织内,且主要分布在宫旁组织外部靠近盆壁一侧"[20]。笔者团队研究发现,部分宫旁淋巴结的确沿子宫动脉走向分布,ART与ARH组分别有63/86(73.26%)和222/341(65.10%)的宫旁淋巴结位于宫旁组织的内区,

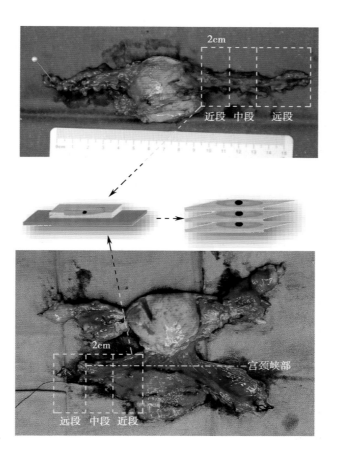

图4-7　宫旁标本取材示意图

105

这与 Girardi 的研究结果存在差异[37]。而也存在 6.98% 与 10.85% 的宫旁淋巴结位于宫旁组织外侧,靠近盆壁处。其中,85%~86% 的宫旁淋巴结存在于主韧带及宫旁组织内,膀胱宫颈韧带及宫骶韧带内也有少数宫旁淋巴结分布。李斌等应用前哨淋巴结法研究发现有 60% 的宫旁淋巴结沿子宫动脉走向分布[35],并有明显的淋巴管与之连接,且 40% 的宫旁淋巴结集中在主韧带内,少数分布在膀胱宫颈韧带及宫骶韧带内,这也与 Benedetti-Panici 等的研究结果相吻合[38]。本研究进一步肯定了膀胱宫颈韧带及宫骶韧带内有宫旁淋巴结存在,从而与 Reiffensthul 所描述的宫颈前、中、后三路淋巴引流中均存在作为第一站淋巴结的 PLMN 相符合[39]。此外,本研究发现,ART 组与 ARH 组术后中位宫旁淋巴结检出个数存在统计学差异[分别为 2 个(0~8 个)与 3 个(0~12 个)],(P=0.004),ARH 组宫旁淋巴结检出数量相对较多,依据 Girardi 的描述[1],部分 PLMN 伴行于子宫动脉上行支,位于宫体周围的宫旁组织内,而 ART 手术保留子宫体的同时保留了子宫动脉的上行支,从而导致少量宫旁淋巴结存留。

宫旁淋巴结作为通常被病理及临床忽视的要点,其是否存在肿瘤转移与患者的盆腔淋巴结转移及其预后密切相关。BenedettiPanici 等分析了ⅠB~ⅡA 期宫颈癌患者盆腔淋巴结转移与宫旁淋巴结转移的关系[38],发现临床分期ⅠB1、ⅠB2、ⅡA 期的患者宫旁淋巴结转移率分别是 31%、63%、58%,且出现盆腔淋巴结转移的患者均有宫旁淋巴结转移。Girardi 等研究发现,约 80% 宫旁淋巴结阳性患者伴有盆腔淋巴结转移[37],74% 宫旁淋巴结阴性患者则无盆腔淋巴结转移。笔者团队前期研究发现,在根治性宫颈切除术中 5 例发生淋巴结转移,其中 3 例患者为单纯宫旁淋巴结阳性,另外 2 例患者除发现宫旁淋巴结阳性的同时还伴有盆腔淋巴结阳性;而根治性子宫切除术组 6 例发生盆腔淋巴结转移的患者中,4 例(66.67%)患者伴随宫旁淋巴结转移,这与既往的研究结果相一致[35]。Takeda 等通过多因素分析后发现[40],宫旁淋巴结转移是影响患者预后的重要因素。而 Aoki 等通过研究根治术后由于淋巴结阳性而接受辅助盆腔放疗患者的相关预后影响因素,发现宫旁淋巴结转移与患者的生存期缩短显著相关[41]。

第六节　子宫神经的解剖

女性盆腔神经由分布到盆壁的躯体神经和分布到盆腔脏器的自主神经两部分组成,支配盆部的感觉与运动,调节盆腔脏器的功能。

一、躯体神经

躯体神经主要分布于盆部体表的皮肤、黏膜以及骨、关节和骨骼肌,将盆部皮肤的浅感觉(痛、温、触、压觉)和肌腱、关节的深感觉(本体感觉)冲动传入中枢,同时支配盆部骨骼肌的运动。盆腔主要躯体神经为闭孔神经及骶丛。

（一）闭孔神经

闭孔神经由腰丛发出,在髂总动、静脉的后方,腰大肌内侧,沿盆腔侧壁、髂内动静脉的外侧缘向前下行进,与闭孔血管伴行,穿经闭膜管出闭孔后分成前、后两支,分别支配股内收肌群、除耻骨肌以外的大腿内侧群肌和闭孔外肌。在行盆腔淋巴结清扫术时,特别是清扫闭孔淋巴结时,极易损伤该神经。如果术中损伤该神经,则术后患者会出现患侧大腿出现内收及外旋障碍,以及伴有股内侧皮肤感觉障碍;因此,若术中出现该神经损伤,应即行神经吻合术。

（二）骶丛

骶丛被认为是人体最大的脊神经丛,由腰骶干和骶、尾神经的前支组成。腰骶干在骶髂关节前方由第4腰神经前支的一部分和第5腰神经前支共同组成,在腰大肌内侧深面下降至骨盆,并沿骨盆后壁、骶椎及梨状肌的前方、髂内血管的背侧与骶尾神经前支结合。骶丛的主要功能除支配骨盆盆壁各肌外,还发出臀上神经、臀下神经、闭孔内肌神经、梨状肌神经、肛提肌神经、尾骨肌神经、肛门括约肌神经、盆内脏神经、股后皮神经、坐骨神经和阴部神经,分别经梨状肌上、下孔出盆,分布于会阴、臀部、股后部、小腿和足部,支配髋后部、阴部、大腿背侧、胫部和下肢末端肌肉和皮肤。其中坐骨神经由骶丛远端直接延续而成,是全身最长、最粗大的外周神经。其始于第4腰神经至第3骶神经的神经根,绕过坐骨大孔在臀大肌深面的梨状肌下孔,经股骨大转子和坐骨结节之间下行至大腿后面,走行至腘窝上方分成胫神经和腓总神经。当骶丛损伤时将出现其神经支所支配的部位感觉和运动功能障碍。但妇科手术范围多位于盆腔内,故通常情况下不易损伤骶丛神经。

二、腹腔自主神经

腹盆腔的自主神经属于周围神经的一部分,包括交感神经部分和副交感神经部分。盆腹腔自主神经主要分布于盆腹部的内脏、血管及腺体,将盆部内环境变化的各种感觉信息传入中枢,支配平滑肌的运动,控制腺体的分泌。

（一）腰交感干

腰交感干为胸交感干尾端行于内侧弓状韧带的背侧（或穿过膈脚）延续而来,沿着腰椎椎体的前外侧缘向下走行,在髂总动脉后方延续为盆交感干。单个腰交感干神经节一般为菱形或多角形,大小不一,形态各异;融合的腰节则呈长条形或葫芦状。腰交感神经节的数目每侧1~6个不等,以3~4个最多见。L_2~L_5 神经节中的2、3腰神经节发出白交通支到脊神经,由这些神经发出分支分布于腹主动脉,参与腹主动脉丛的组成。

两侧腰交感干长约16~17cm,当下降至腰大肌的内侧缘前方时,左腰交感干位于左肾血管、胰、十二指肠升部、卵巢动脉、肠系膜下动脉和左髂总血管的后方,腹主动脉外侧,与主动脉左侧相距1cm。右腰交感干在右肾动脉、下腔静脉右缘和髂总血管的后方,被下腔静脉外侧缘所覆盖。术中若行高位腹主动脉旁淋巴结切除术,有损伤腰交感干的可能。

（二）腹主动脉丛（肠系膜间丛）

腹主动脉丛主要分布于 L_2~L_4 椎体水平的主动脉两侧和前方，位于肠系膜上、下动脉起始部之间，部分纤维分布在下腔静脉前方，故又称为肠系膜间丛。该丛由腹腔神经丛和腹腔神经节的分支形成，并接受来自肠系膜上丛、肠系膜间丛以及双侧腰内脏神经的神经纤维。其中，腰内脏神经在腹主动脉左侧旁组织内走行；而在腹主动脉右侧，在下腔静脉与腰椎椎体间的间隙中走行，最后在主动脉和下腔静脉之间的空隙中汇入腹主动脉丛。腹主动脉丛与腹腔丛、腹腔神经节和主动脉肾节相延续，向下延续为肠系膜下丛、下腹上丛。由于妇科恶性肿瘤的腹主动脉旁淋巴结切除术的最高切除位置是肾静脉水平，其上方的腹腔丛及肠系膜上丛不会受到损伤，与手术损伤有关的主要为腹主动脉丛以下的神经丛。

（三）肠系膜下丛

肠系膜下丛主要发自腹主动脉丛，自肠系膜下动脉起点包绕肠系膜下动脉走行，故多位于腹主动脉丛的左侧。肠系膜下丛神经纤维沿随肠系膜下动脉分支分布，同时接受来自 L_2 的内脏神经，因此有研究将肠系膜下丛分成左结肠丛及直肠上丛，前者支配降结肠和乙状结肠，后者支配直肠。但另有学者将其分为右结肠丛及直肠丛，前者支配横结肠左部、降结肠和乙状结肠，后者支配直肠。

三、盆腔自主神经

腰神经和胸部下段交感神经节发出的交感神经纤维自腹主动脉前神经丛分出，下行盆腔分为两部分：卵巢神经丛经卵巢门入卵巢，并有分支分布于输卵管，另外一支沿腹主动脉下降，形成骶前神经进入盆腔。由骶前神经延续而来的这一分支为盆腔自主神经主要部分，分为三段，即腹下神经上丛（骶前神经）、腹下神经及腹下神经下丛（盆丛）。自第 5 腰椎前方至骶岬表面这一段为腹下神经上丛（骶前神经），其从骶岬表面分两侧走行，形成双侧腹下神经，距输尿管盆腔中段背侧 2cm 左右与之平行向下进入骨盆，之后与第 2 骶椎和第 4 骶椎表面发出的盆内脏神经（副交感神经）相融合，一起构成两侧的腹下神经下丛（即盆腔神经丛，简称盆丛）。矢状面看腹下神经下丛沿直肠前外侧向前向下行，通过宫颈及阴道穹窿的外侧面，延伸至阴道壁外侧和膀胱底部及直肠。盆腔自主神经由于呈网状分布，分支多，分布广且交错纵横。

（一）腹下神经上丛

腹下神经上丛（superior hypogastric plexus，SHP）又称上腹下丛或骶前神经丛，分布于主动脉分叉处，第 5 腰椎体、骶正中血管和骶骨岬的前方，两侧髂总动脉之间的三角内。其右侧有右侧输尿管、右髂总血管，左侧有乙状结肠、肠系膜下血管及左侧输尿管。腹下神经上丛位于腰前腹膜外结缔组织中，宽约 5mm，长约 5cm 的条索状神经结构。它是神经束而非单一的神经，为来自宫颈、子宫及近端输卵管的痛觉神经纤维（副交感神经的感觉神经纤维）和乙状结肠传入神经、骶交感干的交感神经纤维组成。腹下神经上丛是盆腔脏器神经分支向上级中枢神经传导的必经之路,如果此神经损伤,会造成一定的盆腔器官功能障碍。因此,临床上应用腹下神经上丛阻断术来减少中枢神经系统接收的痛觉,用于治疗子宫内膜异位症或其他原因引起的顽固性盆腔疼痛。做盆腔根治性手术时,如果盆腔神经切除的范围过广,可出现一过性的膀胱功能障碍、乙状结肠功能紊乱,从而出现尿频、尿急、排尿困难或便秘、乳糜样腹泻等症状,同时可能会伴有阴道干涩。因此,常规行根治性手术时,切除神经长度不宜超过 3~5cm。

（二）腹下神经

腹下神经上丛在其尾端沿骶岬表面水平向下分为左、右腹下神经。每侧腹下神经为宽约 4mm,为双侧对称的交感神经纤维,在直肠旁间隙,骨盆入口处水平输尿管内侧约 1~2cm 处沿直肠系膜向下进入盆腔后,在髂内动脉的内侧、直肠壶腹两侧盆腔内脏神经共同汇成下腹下丛。主要分布于宫骶韧带及直肠阴道韧带的外侧面并与之紧贴。

腹下神经与输尿管走行关系密切,盆腔手术中两者之前的确切位置关系,对术中保护腹下神经至关重要。腹下神经一般伴行于骨盆侧壁的输尿管内侧 1~2cm 处,也可在骶骨岬距中线 1.0cm 处扪及。此外,腹下神经与副交感神经混合形成下腹下丛,走行在子宫骶韧带外侧的薄层中,这个薄层延伸到输尿管,沿着输尿管朝向膀胱走行,该薄层也被一些作者称为输尿管系膜。分离腹下神经主干可追踪腹下神经至宫颈后外侧壁,因此,在行根治性宫颈切除术靠近盆壁后侧切除宫骶韧带时易损伤腹下神经。陈春林等对宫骶韧带的精细显微结构进行生物体视学定性定量研究结果表明,宫骶韧带中特别是宫骶韧带的外侧面富含交感神经,以宫骶韧带下半部(即尾部)和骶骨部(即远段)居多,而副交感神经仅在骶韧带近宫颈部(即近段)有极少量分布。所以认为腹下神经走行于宫骶韧带深层的外侧面。因此手术时分离宫骶韧带和直肠阴道韧带时,存在损伤腹下神经的可能,从而使患者术后出现一系列交感神经损伤的症状。

（三）盆内脏神经

盆内脏神经由 S_2~S_4 骶神经前支副交感神经核出骶前孔发出,离开骶神经构成盆内脏神经,与交感神经下腹下丛分支共同形成盆丛,行程约 25~30mm,随盆丛分支分布到所支配的脏器附近或在脏器壁内交换神经元。节后内脏运动纤维分布于结肠左曲、乙状结肠、降结肠和宫颈、膀胱等盆内脏器。盆内脏神经有少数纤维加入阴部神经,向阴蒂勃起组织供应血管扩张纤维,为阴蒂勃起的主要神经,故盆内脏神经又名勃起神经;同时盆腔内脏神经也是副交感神经,传递来自是膀胱、直肠、性器官的感觉信息。在行根治性宫颈切除术时,清扫髂内静脉中部、子宫深静脉周围的淋巴组织及切除主韧带时容易损伤该神经,导致性功能障碍、膀胱功能障碍和直肠功能障碍等。陈春林等通过免疫组化染色结合生物体视学方法对主韧带精细显微结构进行定性及定量研究[42],发现主韧带中富含神经组织,其中副交感神经以神经部的远段分布最多,中段次之,近段最少,并推测盆腔内脏神经由外向内走行于主韧带下半部(神经部)的底部,在主韧带中外侧段与腹下神经形成下腹下丛后逐渐发出分支向相应支配器官走行。由于盆内脏神经在主韧带中的分布较规律,因此在行根治性宫颈切除术时应尽可能避免损伤盆内脏神经。

(四) 盆腔神经丛(盆丛)

又称腹下神经下丛,在腹膜外壁结缔组织内,长约2.5cm,位于骶骨前面和直肠、子宫颈和阴道穹窿的外侧,平行于直肠阴道韧带,与子宫血管和宫旁结缔组织共同组成阔韧带,与子宫静脉、阴道静脉、膀胱静脉关系密切。盆丛分布多呈近似四边形的多孔神经板,也有三角形和梭形两种。也有学者研究中,依照盆丛内神经纤维和神经节密度不同将其分为集聚型和分散型。前者约占25%,主要表现为纤维和神经节汇聚成单一团块;而后者约占75%,表现为纤维和神经节汇聚成2个或2个以上的团块。盆丛神经分支细小而密集,其主要成分为交感与副交感神经纤维和传入神经纤维,其交感神经纤维来自骶交感干的节后纤维,而副交感神经纤维来自盆内脏神经。由盆丛发出的神经纤维伴随髂内动脉的分支形成次级神经丛(直肠丛、膀胱丛、子宫阴道丛等),与动脉伴行分布于盆腔器官,直接或间接支配各脏器的功能。在行广泛宫颈切除术切除时,在离断膀胱宫颈韧带时容易损伤其膀胱丛,在切除主韧带、宫骶韧带、直肠阴道韧带和阴道时容易损伤直肠丛和子宫阴道丛,从而相应器官术后出现功能障碍。为了避免在广泛子宫切除术时造成盆丛损伤,可采用以下方法[43]:①在处理宫骶韧带浅层时,对恰在其外侧的盆丛加以分离。宫骶韧带浅层之间有一层纤维,为盆内脏神经发出的纤维。先将该层纤维分开,继将宫韧带深层外侧的盆内脏神经分离,以保留其根干。②游离输尿管隧道时,沿其前上方分离,以保留其外侧的盆丛神经纤维。③切除主韧带时,尽量将主韧带内侧及上、下方的盆丛分支推向盆壁,特别是下方的神经纤维,必要时可以切断去宫颈的盆丛分支。④切除阴道旁组织时,勿过于靠近盆壁,以保存进入尿道内口、膀胱颈部的神经纤维。

参考文献

[1] PELTIER MR. Immunology of term and preterm labor. Reprod Biol Endocrinol, 2003, 1: 122.

[2] LEE SE, ROMERO R, PARK CW, et al. The frequency and significance of intraamniotic inflammation in patients with cervical insufficiency. Am J Obstet Gynecol, 2008, 198 (6): 633. e1-8.

[3] SHINKAI S, ISHIOKA S, MARIYA T, et al. Pregnancies after vaginal radical trachelectomy (RT) in patients with early invasive uterine cervical cancer: results from a single institute. BMC Pregnancy Childbirth, 2020, 20 (1): 248.

[4] PLANTE M. Evolution in fertility-preserving options for early stage cervical cancer: radical trachelectomy, simple trachelectomy, neoadjuvant chemotherapy. Int J Gynecol Cancer, 2013, 23 (6): 982-989.

[5] OKUGAWA K, KOBAYASHI H, SONODA K, et al. Oncological and obstetric outcomes

and complications during pregnancy after fertility-sparing abdominal trachelectomy for cervical cancer: a retrospective review. Int J Clin Oncol, 2017, 22: 340-346.

[6] TAKADA S, ISHIOKA S, ENDO T, et al. Difficulty in the management of pregnancy after vaginal radical trachelectomy. Int J Clin Oncol, 2013, 18 (6): 1085-1090.

[7] LI X, LI J, WU X. Incidence, risk factors and treatment of cervical stenosis after radical trachelectomy: a systematic review. European Journal of Cancer, 2015, 51 (13): 1751-1759.

[8] SCHNEIDER A, ERDEMOGLU E, CHIANTERA V, et al. Clinical recommendation radical trachelectomy for fertility preservation in patients with early-stage cervical cancer. Int J Gynecol Cancer, 2012, 22 (4): 659-666.

[9] KYRGIOU M, ATHANASIOU A, PARASKEVAIDI M, et al. Adverse obstetrical outcomes after local treatment for cervical pre-invasive and early invasive disease according to the cone depth: a systematic review and meta-analysis. BMJ, 2016, 354 (11): 646-648.

[10] BERRETTA R, GIZZO S, DALL ASTA A, et al. Risk of preterm delivery associated with prior treatment of cervical precancerous lesion according to the depth of the cone. Dis Markers, 2013, 35 (6): 721-726.

[11] ALTHUISIUS SM, DEKKER GA. A five century evolution of cervical incompetence as a clinical entity. Curr Pharm Des, 2005, 11 (6): 687-697.

[12] KORB D, OURY JF, SIBONY O. Trachelorraphy in cases of recurrent second trimester loss and prior failed vaginal cerclage. Eur J Obstet Gynecol Reprod Biol, 2014, 180: 126-129.

[13] SCHLAERTH JB, SPIRTOS NM. Radical trachelectomy and pelvic lymphadenectomy with uterine preservation in the treatment of cervical cancer. Am J Obstet Gynecol, 2003, 188 (1): 29-34.

[14] SHEPHERD JH, MILLIKEN DA. Conservative surgery for carcinoma of the cervix. Clin Oncol (R Coll Radiol), 2008, 20 (6): 395-400.

[15] RANGE RL, WOODBURNE RT. The gross and microscopic anatomy of the transverse cervical ligament. Am J Obstet Gynecol, 1964, 90: 460-467.

[16] SAMAAN A, VU D, HAYLEN BT, TSE K. Cardinal ligament surgical anatomy: cardinal points at hysterectomy. Int Urogynecol J, 2014, 25 (2): 189-195.

[17] CHEN L, RAMANAH R, HSU Y, et al. Cardinal and deep uterosacral ligament lines of action: MRI based 3D technique development and preliminary findings in normal women. Int Urogynecol J, 2013, 24 (1): 37-45.

[18] ZHANG J, FENG L, LU Y, et al. Distribution of lymphatic tissues and autonomic nerves in supporting ligaments around the cervix uteri. Mol Med Rep. 2013, 7 (5): 1458-1464.

[19] VU D, HAYLEN BT, TSE K, et al. Surgical anatomy of the uterosacral ligament. Int Urogynecol J, 2010, 21 (9): 1123-1128.

[20] BUTLER-MANUEL SA, BUTTERY LD, POLAK JM, et al. Autonomic nerve trauma at radical hysterectomy: the nerve content and subtypes within the superficial and deep

uterosacral ligaments. Reprod Sci, 2008, 15 (1): 91-96.

[21] CHEN C, HUANG L, LIU P, et al. Neurovascular quantitative study of the uterosacral ligament related to nerve-sparing radical hysterectomy. Eur J Obstet Gynecol Reprod Biol, 2014, 172: 74-79.

[22] HONORÉ LH, MANICKAVEL V. Striated muscle heteroplasia in the uterine round ligament. A report of 30 cases. Arch Pathol Lab Med, 1991, 115 (3): 223-225.

[23] OZDEGIRMENCI O, KARSLIOGLU Y, DEDE S, et al. Smooth muscle fraction of the round ligament in women with pelvic organ prolapse: a computer-based morphometric analysis. Int Urogynecol J Pelvic Floor Dysfunct, 2005, 16 (1): 39-43.

[24] MARTINS P, SILVA-FILHO AL, FONSECA AM, et al. Strength of round and uterosacral ligaments: a biomechanical study. Arch Gynecol Obstet, 2013, 287 (2): 313-318.

[25] RIVAUX G, RUBOD C, DEDET B, et al. Comparative analysis of pelvic ligaments: a biomechanics study. Int Urogynecol J, 2013, 24 (1): 135-139.

[26] SMITH P, HEIMER G, NORGREN A, et al. The round ligament: a target organ for steroid hormones. Gynecol Endocrinol, 1993, 7 (2): 97-100.

[27] YANG WJ, WANG KL, HSU CY, et al. The Assessment of unilateral uterine artery ligation in radical abdominal trachelectomy with three-dimensional power doppler ultrasonography. Int J Gerontol, 2008, 2 (1): 22-27.

[28] TANG J, LI J, WANG S, et al. On what scale does it benefit the patients if uterine arteries were preserved during ART. Gynecol Oncol, 2014, 134 (1): 154-159.

[29] MAKINO H, KATO H, FURUI T, et al. Assessment of uterine enhancement rate after abdominal radical trachelectomy using dynamic contrast-enhanced magnetic resonance imaging. Arch Gynecol Obstet, 2016, 293 (3): 625-632.

[30] NISHIO H, FUJII T, KAMEYAMA K, et al. Abdominal radical trachelectomy as a fertility-sparing procedure in women with early-stage cervical cancer in a series of 61 women. Gynecol Oncol, 2009, 115: 51-55.

[31] PAREJA R, RENDON GJ, SANZ-LOMANA CM, et al. Surgical, oncological, and obstetrical outcomes after abdominal radical trachelectomy—a systematic literature review. Gynecol Oncol, 2013, 131: 77-82.

[32] PLENTL AA, FRIEDMAN EA. Lymphatic system of the female genitalia. The morphologic basis of oncologic diagnosis and therapy. Major problems in obstetrics and gynecology, 1971, 2: 1-223.

[33] BADER AA, WINTER R. Where to look for the sentinel lymph node in cervical cancer. American journal of obstetrics and gynecology, 2007, 197 (6): 678. e1-. e7.

[34] BURGHARDT E, PICKEL H. Local spread and lymph node involvement in cervical cancer. Obstetrics and gynecology, 1978, 52 (2): 138-145.

[35] 李斌, 吴令英. 早期子宫颈癌宫旁淋巴结的识别及其临床意义. 中华妇产科杂志, 2006, 41 (9): 608-611.

[36] 张丹丹. 早期宫颈癌患者保留生育功能的腹式根治性宫颈切除术相关病理安全性评估. 上海: 复旦大学, 2014.

［37］ GIRARDI F, LICHTENEGGER W. The importance of parametrial lymph nodes in the treatment of cervical cancer. Gynecologic oncology, 1989, 34 (2): 206-211.

［38］ BENEDETTI-PANICI P, MANESCHI F. Early cervical carcinoma: the natural history of lymph node involvement redefined on the basis of thorough parametrectomy and giant section study. Cancer, 2000, 88 (10): 2267-2274.

［39］ REIFFENSTUHL G. The prognostic value of lymphography in collum carcinoma. Geburtshilfe und Frauenheilkunde, 1967, 27 (6): 589-598.

［40］ TAKEDA N, SAKURAGI N. Multivariate analysis of histopathologic prognostic factors for invasive cervical cancer treated with radical hysterectomy and systematic retroperitoneal lymphadenectomy. Acta obstetricia et gynecologica Scandinavica, 2002, 81 (12): 1144-1151.

［41］ AOKI Y, SASAKI M. High-risk group in node-positive patients with stage ⅠB, ⅡA, and ⅡB cervical carcinoma after radical hysterectomy and postoperative pelvic irradiation. Gynecol Oncol, 2000, 77 (2): 305-309.

［42］ CHEN C, LI W, LI F, et al. Classical and nerve-sparing radical hysterectomy: an evaluation of the nerve trauma in cardinal ligament. Gynecol Oncol, 2012, 125 (1): 245-251.

［43］ 姚书忠, 卢姗. 盆腔神经解剖及与其相关妇科疾病的手术治疗. 中国实用妇科与产科杂志, 2009, 25 (3): 180-183.

第五章 宫颈癌保育手术的影像学

Chapter 5 Imaging Evaluation of Fertility-sparing Surgery for Cervical Cancer

付怡　刘帅　胡娜

既往的宫颈癌 FIGO 分期是唯一采用临床分期的妇科恶性肿瘤,影像学评估仅作为分期的补充,对 FIGO 分期无影响。由于缺乏客观指标,肿瘤大小、宫旁浸润、直肠膀胱侵犯的误判率较高,临床分期具有很大的局限性。随着现代影像学技术的发展和广泛应用,2018 年,新的 FIGO 分期将 2009 年 FIGO 分期进一步补充修改,首次将影像学评估纳入分期标准,ⅠB 期按照肿瘤大小进一步划分,并将淋巴结转移归为新的ⅢC 期[1]。新的分期肯定了影像学诊断对于更准确的分期和预测的重要性,强调了影像学分期对不同节点的治疗方向的辅助作用[1]。

保留生育功能的宫颈癌手术对术前病人的选择要求较高,文献报道有 10%~12% 的患者在术中由于宫颈内口的浸润和 / 或淋巴结阳性导致保育失败,中转行根治性子宫切除术及术后辅助治疗[2]。术前的磁共振评估是保育手术患者筛选不可或缺的一环,在术前磁共振评估的一系列研究中显示,磁共振测量肿瘤大小与病理标本测量大小的误差仅为 0.7mm,磁共振诊断宫颈内口的侵犯灵敏度约 90%,特异度达 98%,阳性预测值、阴性预测值达 86%、98%[3]。磁共振测量肿瘤距离内口小于 5mm,能够高度提示根治性子宫切除术的必要性,或者鼓励外科医生寻求替代治疗方案,如新辅助化疗缩小肿瘤,使保育手术成为可能。同时磁共振能够提示锥切术后肿瘤残留与否,避免对早期宫颈癌患者选择过度的手术方式[3-5]。

基于肿瘤糖代谢的 Warburg 效应,给予 18F- 氟代脱氧葡萄糖(18F-fluoro-deoxyglucose,18F-FDG) 放射性药物,通过正电子发射断层显像(positron emission tomography,PET) 这一正电子检查设备扫描,数据处理后形成断层示踪剂分布图像。PET/CT、PET/MR 将 PET 与 CT、MRI 设备融合,既可以显示人体组织脏器的解剖图像,又能同时显示人体组织、细胞代谢的功能图像。PET/CT 显像扫描时间短、分辨率高,可直观地评估全身病灶的转移情况,在诊断淋巴结转移方面优于 MRI。对于要求保留生育能力,但无法直接手术的患者,可先行新辅助化疗缩小肿瘤。与解剖学的变化相比,PET 的高灵敏度可在功能学角度更早地评估肿瘤退缩的程度。在诊断淋巴结转移方面优于 MRI。MRI 具有软组织高分辨力、多参数多功能成像的特性,可准确判定病变是否突破宫颈结合带及宫颈间质环,病变是否侵犯宫旁及周围组织,这一优势弥补了平扫 CT 软组织分辨率欠佳的缺点。PET/MR 在肿瘤分期、判断淋巴结转移方面优于 PET/CT。但 PET/MR 在国内尚处于初级阶段,并未系统应用于早期宫颈癌保育手术前的评估及术后复查。随着保育 MRI 显像标准逐渐完善,PET/MR 有望为早期宫颈癌保育治疗评估提供"一站式服务"。

第一节　计算机体层成像

计算机体层成像(computed tomography,CT)的基本原理是用 X 线束对人体检查部位一定厚度的层面进行扫描,由探测器接收透过该层面的 X 线,转变为可见光后,由光电转换器转变为电信号,再经模拟/数字转换器(analog/digital converter)转为数字信号,输入计算机处理。图像形成的处理有如将选定层面分成若干个体积相同的长方体,称之为体素(voxel)。扫描所得信息经计算而获得每个体素的 X 线衰减系数或吸收系数,再排列成矩阵,即数字矩阵(digital matrix),数字矩阵可存储于磁盘或光盘中。经数字/模拟转换器(digital/analog converter)把数字矩阵中的每个数字转为由黑到白不等灰度的小方块,即像素(pixel),并按矩阵排列,即构成 CT 图像。

CT 平扫、增强检查由于扫描辐射剂量较高,软组织分辨率较低,较少用于宫颈癌的分期诊断及治疗后随访。盆腔结构复杂,且宫颈方向与横断位不成直角关系,CT 横断面扫描对间质浸润、阴道受累及程度的判断误差较大,因此 CT 对宫颈癌早期病灶的鉴别存在很大的局限性。仅在子宫置入金属性节育环的部分患者,或因地区医疗限制等,可选择 CT 检查进行分期诊断及治疗后复查。

文献报道 CT 对于 I B 期肿瘤扫描存在盲区,但对于宫颈癌 II 期以上的肿瘤,肿瘤大小在 CT 检查下可以明确显示,与 MRI 检查的诊断符合率无明显差异。同时 CT 对宫旁浸润、大于 1/2 间质浸润的晚期宫颈癌的诊断准确率较高[2]。

CT 在诊断宫颈癌腹膜后淋巴结转移有其快捷、准确的优势,目前 CT 诊断淋巴结转移的影像标准仍为:①淋巴结短径大于 1cm;②形态呈圆形,淋巴门消失;③明显环形强化。文献报道的常规增强 CT 的淋巴结转移准确率约58.3%,早期宫颈癌的准确率更低,因此临床不推荐使用 CT 用于保育手术的术前影像学评估[6]。

目前 CT 检查多选择使用新的成像技术来辅助临床诊断,如 CT 灌注成像技术,为准确反映肿瘤内血流改变情况,可通过对比剂密度随时间变化的趋势间接反映器官供血状态及宫颈癌组织的新生血管情况,该技术常应用于宫颈癌放化疗后的疗效评估,通过肿瘤微血管状态反映肿瘤活性[7]。CT 血管三维重建技术可通过造影剂显影显示子宫动脉主干的起源位置,走行方向、肿瘤血供等[8],新型的能谱 CT 技术在此基础上利用双能量虚拟平扫技术扫描,大幅度降低盆腔 CT 辐射剂量,且图像质量不受干扰,同时可自动去骨获得 CT 血管成像(computed tomography angiography,CTA),直观显示肿瘤与周围血管的关系和供血动脉而不受骨质结构干扰,为手术方式及入路的选择等术前准备及后续的介入放化疗方案的制订提供重要的辅助信息[9,10]。

复旦大学附属肿瘤医院采用 CTA 技术,研究经腹根治性宫颈切除术(ART)后子宫体血供模式,发现 ART 术后子宫血供主要来自卵巢血管(65.4%),其次是卵巢和子宫血管混合型供血(26.9%),而仅由子宫动脉供血只占 7.7%,ART 术后血供主要的三种模式见图 5-1[11]。本研究证实 ART 术后卵巢动脉成为最主要血供模式,虽然术中解剖上保留了子宫动脉,但这些保留的子宫动脉中有 87.5% 术后发生了阻塞,保留子宫动脉与否并不影响术后月经和妊娠,因此,保留子宫动脉的临床价值非常有限。

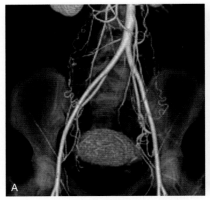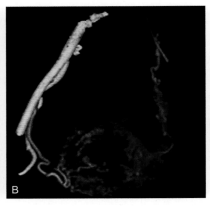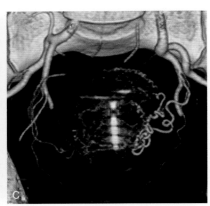

图 5-1　ART 术后 CTA 子宫血供成像

A. 卵巢血供为主;B. 卵巢和子宫动脉共同供血;C. 主要由子宫动脉供血。

第二节　磁共振成像

一、磁共振技术

(一) 磁共振原理

磁共振成像(magnetic resonance imaging,MRI)是利用射频(radio frequency,RF)电磁波对置于磁场中有磁性的原子核进行激发,并用感应线圈采集磁共振信号,按照一定的数学方法进行处理计算而建立的一种数字图像。

含单数质子的原子核,例如人体内广泛存在的氢原子核,其质子拥有自旋运动带正电,产生磁矩小磁体,自旋轴的排列无一定规律,但如果在均匀的强磁场中,小磁体的自旋轴将按磁场磁力线的方向重新排列,质子带正电荷做绕轴转动,并有自己的磁场。正常情况下质子处于杂乱无章的排列状态,当把它们置于强外磁场后,质子仅在平行或反平行于外磁场两个方向上排列,用特定频率的射频脉冲进行激发。作为小磁体的氢原子核吸收一定量的能量而产生共振,停止发射射频脉冲后,被激发的氢原子核将所吸收的能量逐步放出,其相位和能级都恢复到激发前的状态,这一恢复过程称为弛豫过程,而恢复到原来平衡状态所需要的时间,称为弛豫时间。自旋 - 晶格间隔弛豫时间又称为纵向弛豫时间,反映把吸收的能量传给周围所需要的时间,又称为 T_1 值。自旋 - 自旋弛豫时间又称为横向弛豫时间,反映横向磁化衰减丧失的过程,又称为 T_2 值。

物质的宏观磁化强度及变化与质子密度 T_1、T_2 密切相关,但这些信息不能够直接测出,仅能通过弛豫过程中的射频信号来分析。利用质子密度的测量判断自旋核的密度,如人体中不同组织含水量的多少,是以自由水还是结合水存在等。对于揭示能量代谢和生化反应的过程很有帮助。人体不同器官的正常组织与病理组织的 T_1、T_2 是相对固定的,这种组织间弛豫时间的差别是磁共振的成像基础。

利用成像参数的调整使图像反映组织某方面的特性,而尽量抑制组织其他特性对磁共振信号的影响,这称为加权。T_1 加权(T_1-weighted imaging, T_1WI)重点突出纵向弛豫差别;T_2 加权(T_2-weighted imaging, T_2WI)重点突出组织的横向弛豫差别。

磁共振的软组织分辨率高于 CT,在宫颈癌的诊断、分期及疗效评估等方面中具有重要地位。保育手术发展以来,基于磁共振成像技术的术前评估及术后复查标准逐渐完善,为患者的个体化治疗提供了可靠的影像支持。

(二)磁共振应用

通常建议使用 1.5T 及以上机型进行盆腔磁共振成像检查。磁共振成像检查的术前准备除确认必要的禁忌证以外,仍需再次确认宫内节育器是否存在。目前国产宫内节育器产生伪影明显,需取环后再行检查,进口节育器因为材料差异,伪影对宫颈的成像不构成影响,可不必取出。

1. 平扫检查　使用相控阵体线圈。患者仰卧位,平静呼吸。扫描范围从耻骨联合下缘到髂动脉分叉处。采用自旋回波(SE)序列或快速自旋回波(FSE)序列。扫描序列如下:矢状位 T_2 加权,横断位 T_1 加权;横断位 T_2WI 脂肪抑制,斜轴位高分辨率 T_2WI。

2. 增强扫描　T_1WI 脂肪抑制平扫序列完成后行动态增强扫描,常用的对比剂为钆喷替酸葡甲胺(G-DTPA),剂量 0.2mmol/kg,注射速率 2~3ml/s。虽然文献对宫颈扫描期像的设定不统一,根据欧洲泌尿生殖系统放射学学会推荐指南,使用矢状位动态增强扫描有助于发现 T_2WI 无法显示的小肿瘤。通常建议不使用阴道内导管线圈。

3. 功能磁共振　最常采用单次激发自旋回波平面序列扫描的弥散加权成像(diffusion weighted imaging, DWI)。使用矢状位及斜轴位(b=0,800s/mm^2)和表观弥散系数(apparent diffusion coeffecient, ADC)图[13]。

二、宫颈癌磁共振的影像表现

(一)Ⅰ期～Ⅳ期影像分期表现

Ⅰ期宫颈癌局限于宫颈。ⅠA 期肿瘤仅镜下可见,常规 MRI 的 T_2WI 序列无法显示,仅部分微小肿瘤可在动态增强及弥散序列中显示[12,13](图 5-2)。

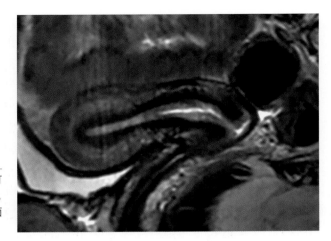

图 5-2　ⅠA 期宫颈癌磁共振影像表现

患者活检术后示 CIN 3,局部可疑鳞癌,浸润深度小于 3mm,T_2WI 图像中结合带及黏膜面完整,病灶较难检出。

　　ⅠB 期肿瘤局限于宫颈,以 2cm、4cm 为界分为ⅠBl、ⅠB2 期及ⅠB3 期。在保留生育功能的影像评估中,病灶直径是否超过 2cm 是手术类型选择的重要依据。因此对肿瘤大小的测量提出了更高的要求。文献报道,常规 MRI 测量肿瘤大小的准确率约为 93%,分期准确率可提高到 90%,但部分浸润型及颈管型病灶不仅临床检查困难,常规 MRI 也无法明确肿瘤边界,仍需要结合功能 MRI 测量肿瘤范围(图 5-3)。

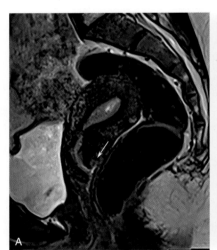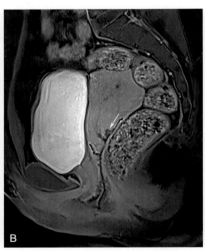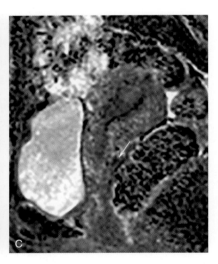

图 5-3　ⅠB 期宫颈鳞癌

A. 矢状位 T_2WI 显示后唇病灶约 6mm;B. 增强后位置所对应的病灶;C. 表观弥散系数图中可见病灶信号减低,病理证实病灶直径约 8mm。

　　Ⅱ期宫颈癌侵犯超出子宫,但未累及骨盆壁或阴道下 1/3。ⅡA 期肿瘤纵向侵犯累及阴道,但未及阴道下 1/3,在 T_2WI 上,阴道侵犯表现为低信号的阴道壁被中高信号强化的肿瘤破坏。ⅡB 期肿瘤横向侵犯,明显累及宫旁组织,T_2WI 上除了低信号阴道壁破坏,亦可见宫旁软组织影或宫旁血管包绕,宫旁脂肪间隙模糊(见图 5-3)。

　　Ⅲ期肿瘤侵犯盆壁,和 / 或累及阴道下 1/3。阴道侵犯征象同Ⅱ期表现。

肿瘤与盆壁间脂肪间隙消失,肿瘤与盆壁肌肉分界不清伴异常强化可明确诊断盆腔侵犯(见图5-3),肿瘤距离盆壁小于3mm则需考虑存在盆壁侵犯的可能。

　　Ⅳ期宫颈癌侵犯范围超出真骨盆,或经活检证实膀胱黏膜或直肠黏膜受侵。T_2WI矢状位、轴位显示膀胱后壁的完整低信号中断(图5-4),肠道管壁结节状或不规则增厚。肠管水肿易与肿瘤侵犯混淆。MRI诊断膀胱、直肠侵犯的灵敏度为71%~100%,特异度为89%~91%,阴性预测值达100%,基本可取代内镜检查。远处转移的好发部位依次为肺、肝、骨、肾上腺及腹膜[3,12,13]。

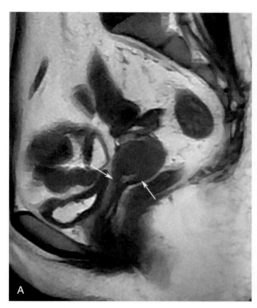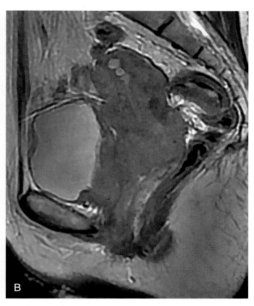

图 5-4　宫颈癌阴道、宫旁、膀胱侵犯征像

A. Ⅱ期宫颈癌患者 T_2WI 序列显示宫颈病灶侵犯阴道上 1/3,肿瘤信号取代阴道正常低信号(箭头);B. Ⅳ期宫颈癌患者,宫颈肿瘤信号亦侵犯宫旁组织及前方膀胱壁,两者脂肪间隙消失。

(二) 锥切术后磁共振表现

　　宫颈锥切术后的影像表现取决于锥切的深度及术后时间。矢状位 T_2WI 显示残余宫颈信号不同程度增高,外口形态不规则,黏膜局部缺如,宫颈前后唇可出现形态不对称,宫颈管扩大(图5-5)。残余宫颈及阴道组织水肿,通常会掩盖锥切残留病灶(图5-6),一般建议术后 2~4 周再行磁共振成像检查[14,15]。

三、根治性宫颈切除术前磁共振评估

　　MRI 目前被认为是保育手术,特别是根治性宫颈切除术(RT),患者术前评估的必要检查之一,参与分期的放射科医生必须熟知保守治疗及不同类型手术的选择标准。随着保育手术的发展及研究深入,不同机构对治疗方案的选择标准虽略有差异,一份包含完整影像信息的标准化 MRI 报告必不可少[16]。详见表5-1。

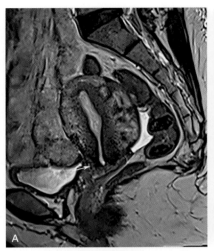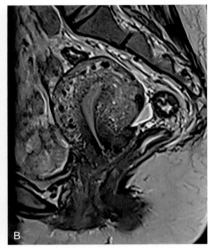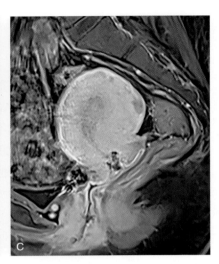

图 5-5　锥切术后 MRI 表现

A. 患者锥切术后，T_2WI 可见颈管缩短，宫颈内口、残余颈管黏膜均可显示；B、C. 另一患者锥切术后残余颈管黏膜缺如，形态不规则，增强后伪影遮蔽正常结构，遮蔽锥切后残留病灶。

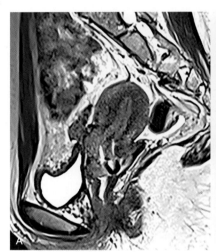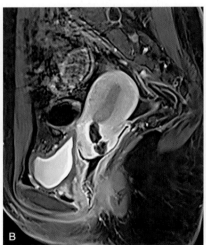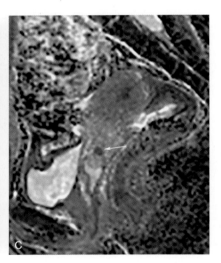

图 5-6　宫颈锥切术后，病理提示切缘阳性

A. T_2WI 可见锥切后伪影；B. 增强序列显示宫颈管扩张；C. 弥散序列提示残留病灶存在（箭头）。

表 5-1　标准化 MRI 报告指南

保育术前磁共振评估表	
肿瘤大小	生长方式
病灶距离宫颈内口的长度	宫颈管及宫体的长度
间质浸润程度	淋巴结转移
宫旁浸润	邻近组织侵犯及远处转移

（一）肿瘤大小、生长方式

MRI 测量肿瘤大小误差约为 5mm。报告中需测量肿瘤的三维大小（横向、前后、纵向）。由于 T_2WI 序列无法检出ⅠA 期病灶，若 T_2WI 图像发现病灶，则提示分期至少为ⅠB1。活检及锥切后发生的急性水肿有可能高估肿瘤大小。部分病灶 T_2WI 序列边缘无法明确，可尝试选择矢状位弥散图像定位测量（图 5-7）。

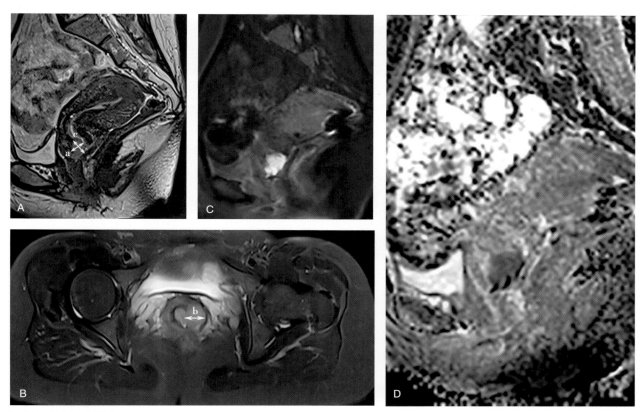

图 5-7　肿瘤大小测量

A、B. 矢状位及横断位 T_2WI 图像测量三维最大径（a，b，c）；C、D. 部分病灶 T_2WI 序列边缘模糊，可尝试选择矢状位弥散图像确定肿瘤边界。

另外报告中需提及肿瘤的生长方式，其中包括外生性（向外 / 偏心性）、内生性（向内 / 沿颈管）。

（二）病灶距离内口长度

病灶距离宫颈内口长度是术前评估的重要参考数据。宫颈内口的定位通常选择矢状位 T_2WI 图像上子宫体与宫颈过渡的最窄处，同时也是中等信号的子宫肌层与低信号强度的宫颈间质交界处。斜轴位可寻找子宫血管的入口处作为内口标记（图 5-8）。以内口位置做垂直于宫颈的水平线，测量肿瘤上缘距离内口水平线的距离。文献报道，T_2WI 图像测量准确性约为 95%，灵敏度达 100%，特异度为 96%[3]（图 5-9）。

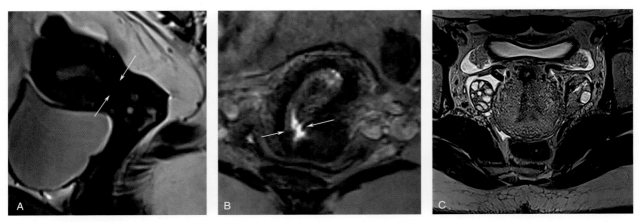

图 5-8　标记宫颈内口

A. T₂WI 矢状位、斜轴位及横轴位以宫颈最窄处（箭头）定位宫颈内口；B. 宫颈管间质与子宫肌层信号交界处（箭头）定位宫颈内口；C. 子宫血管入口处（箭头）作为宫颈内口标记。

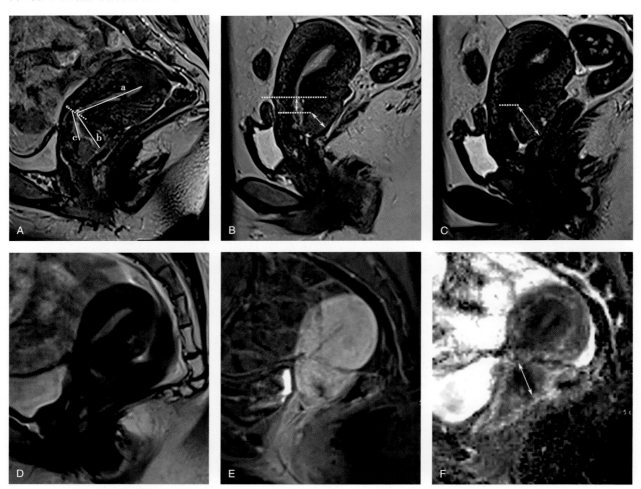

图 5-9　病灶距离内口长度测量

A. 如图测量宫腔长度（a）、颈管长度（b）及宫颈肿瘤距离内口长度（c）；B. 部分浸润性病灶以侵犯肌层为主，颈管结合带完整，仍需以病灶整体距离内口最近处为水平测量距离内口长度；C. 该病灶浸润性生长，肿瘤边缘最高点紧邻内口（虚线），提示无法行保育手术；D、E、F. 另一患者，病灶沿宫颈管生长，累及宫颈管全程，但通常 T₂WI、增强序列肿瘤边界无法测量，依靠弥散图像明确范围（箭头），提示无法保育。术后病理证实颈管腺癌，侵犯内口，与术前 MRI 诊断一致。

部分患者检查前曾接受锥切手术,在影像中表现为宫颈长度的缩短及外口的形态改变,残留颈管长度及宫体长度同样也影响手术方式的选择,该数据亦需要在报告中体现。

（三）间质浸润

由于宫颈的黏膜 - 间质交界区在 MRI 图像中常难以明确分辨,间质浸润的评估准确度降低。间质浸润 T_2WI 图像表现为低信号强度的宫颈间质部分或完全中断,形成中高信号强度病灶(图 5-10)。在动态对比增强序列中,增强早期呈相对低强化灶。超过 3mm 的间质浸润动态增强优于 T_2WI 序列,诊断灵敏度约 93%,超过 5mm 的间质浸润 T_2WI 及动态增强的灵敏度均可达 100%。以间质浸润 50% 为界,动态对比增强诊断准确率约为 78%[17,18]。

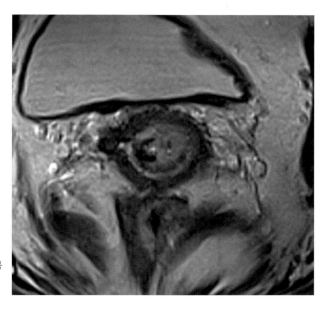

图 5-10　T_2WI 图像显示低信号强度的宫颈间质环完整

（四）宫旁浸润

横断位 T_2WI 完整的间质低信号环可排除宫旁浸润的阳性预测值仅 50%,阴性预测值约 94%~100%,当低信号环厚度>3mm 时,阴性预测值可达 100%。若肿瘤及宫旁组织交界处形态不规则伴两侧宫旁不对称、血管穿入,诊断准确率可提高至 77%~96%,明显高于临床检查(53%)。但瘤周水肿与继发感染也会导致 MRI 高估,诊断准确性下降[19](图 5-11)。

（五）淋巴结转移

传统定义淋巴结转移的标准为短径大于 10mm,呈圆形,边缘不规则,T_2WI 图像呈中高强化信号(与原发灶信号相似),和 / 或伴有异常强化及坏死。而对于早期宫颈癌,短径小于 10mm 的淋巴结转移概率约为 54.5%,MRI 诊断淋巴结转移的灵敏度为 43%~73%,Kon 等建议盆腔淋巴结转移的形态学诊断标准定义为大于 8mm 及腹膜后淋巴结大于 10mm,且结合原发灶的信号特征及淋巴结位置判定。目前多数文章报道正常大小的转移淋巴结 ADC_{min} $(0.71 \times 10^{-3} mm^2/s)$ 明显低于正常淋巴结,但目前是否能提高淋巴结转移的诊断准确性结果不一[7,20,21](图 5-12)。

123

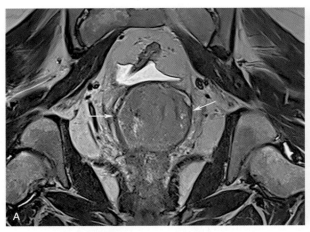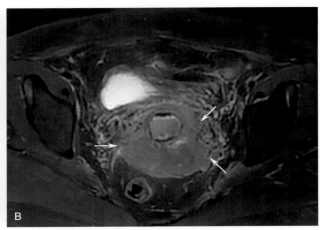

图 5-11　宫颈癌宫旁浸润

A. 病灶间质全层浸润明确，但病灶周围仍可见约 3mm 低信号环（箭头），可诊断宫旁浸润阴性，后病理证实；B. 另一患者双侧宫旁低信号环完全消失，强化软组织影与宫旁组织及血管分界不清，提示宫旁阳性。

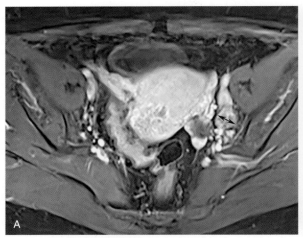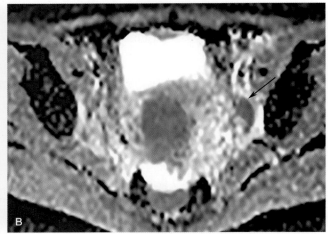

图 5-12　宫颈癌淋巴结转移

A. 左侧髂血管旁淋巴结增大（箭头），短径 10mm；B. ADC 图明显减低，提示转移（箭头）。后病理证实淋巴结阳性。

（六）阴道、盆壁、膀胱、直肠侵犯

表现同Ⅲ、Ⅳ期宫颈癌。尽管患者在保育术前有着充分的临床检查及完整的影像评估，但仍有 11% 的患者在术中放弃保育手术，其中术中发现淋巴结转移占 60%，宫颈内口受累占 30%。当阴道上段与宫颈病灶无法分清时，建议增强序列[13]（图 5-13）。

四、根治性宫颈切除术后磁共振表现

（一）术后正常表现

锥切术后磁共振表现详见第二节磁共振成像。

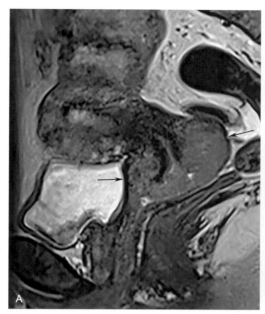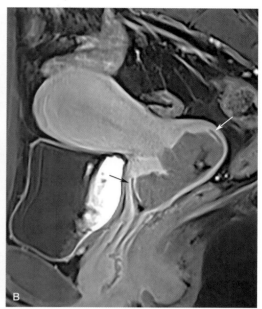

图 5-13　宫颈癌阴道侵犯判断

A. T₂WI 显示宫颈病灶前后穹窿消失，阴道上段与病灶无法区分；B. 增强序列可明确显示阴道上段及前后穹窿分界清晰，提示阴道上 1/3 未受累（箭头）。术后病理证实阴道未受累。

经腹根治性宫颈切除术（ART）后，MRI 上显示宫颈缺如或宫颈明显缩短，其残留长度取决于病灶大小及肿瘤切缘，断端与阴道相连，吻合口处缩窄，子宫体长度因保留范围而异，宫腔内膜及阴道内黏膜 T₂WI 线状高信号影连续可见[4,22]（图 5-14）。

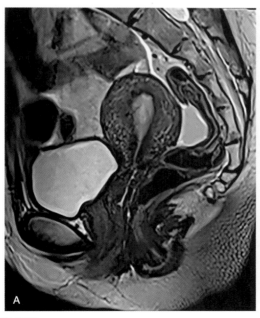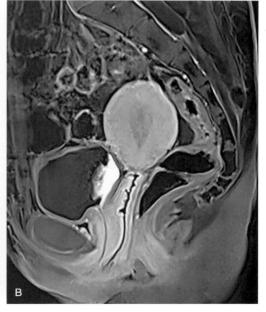

图 5-14　ART 术后 MRI 表现

A. ART 术后 T₂WI；B. 增强序列。显示子宫峡部与阴道断端相连，宫腔内膜及阴道内黏膜 T₂WI 线状高信号影连续可见。

　　文献报道,56% 的病例可见吻合口下方阴道后壁延长突向后方,形成假性后穹窿,又称阴道后穹窿,为术后正常表现(图 5-15)。约 7% 的患者的阴道壁弥漫增厚伴 T_2WI 信号增高,可能与阴道旁组织血供受阻有关,多在术后 1 年缓解(图 5-16)。

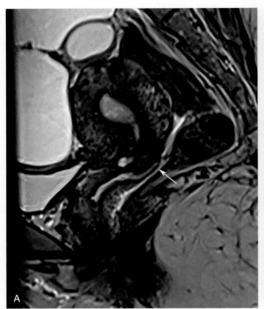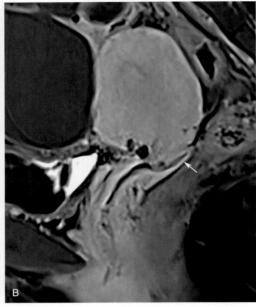

图 5-15　ART 术后假性后穹窿

A. T_2WI;B. 增强序列。吻合口后方阴道后穹窿形成(箭头)。

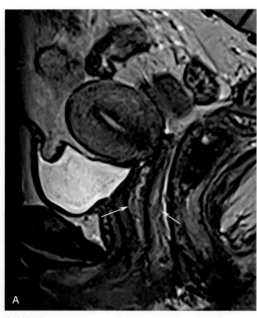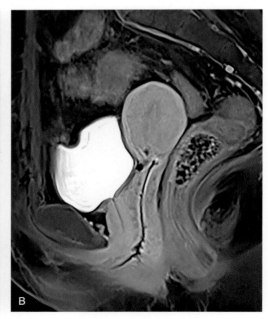

图 5-16　ART 术后阴道壁增厚

A、B. ART 术后一年随访中,阴道全程弥漫性增厚(箭头),血供丰富。

环扎线伪影可在 22% 的患者中出现,伪影在 T_2WI 及增强序列显示明显,有可能掩盖吻合口处小复发灶,需结合妇科临床检查(图 5-17)。

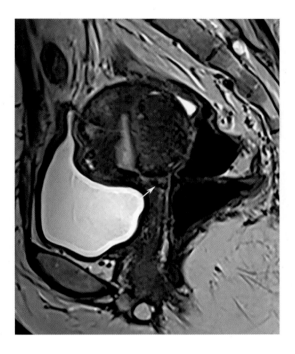

图 5-17　T_2WI 可显示环扎线低信号伪影(箭头)

(二)术后并发症

淋巴管囊肿见于盆腔淋巴结切除术后,发生率为 10%~25%,多在术后 3 周到 6 个月间发生,MRI 上表现为边界清晰的类圆形或椭圆形液体信号影,多数位于髂血管旁,T_1WI 呈低信号,T_2WI 显著高信号,继发感染时内部信号可较为混杂,囊壁轻度强化(图 5-18)。

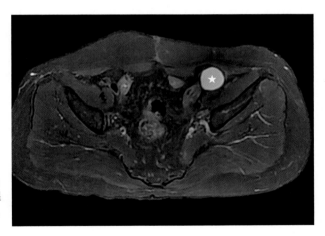

图 5-18　盆腔淋巴结清扫后,左侧髂血管旁显示淋巴囊肿(星号),T_2WI 高亮信号,壁薄无强化

子宫峡部狭窄发生率约 10%~15%,是锥切及 ART 手术的潜在并发症。该类患者通常发生继发性闭经及盆腔疼痛,MRI 显示宫腔扩张,内容物信号混杂,T_1WI 高信号,T_2WI 信号多变,强化不明显。同时可伴发子宫、输卵管积血、盆腔积血积脓及子宫内膜异位(图 5-19、图 5-20)。

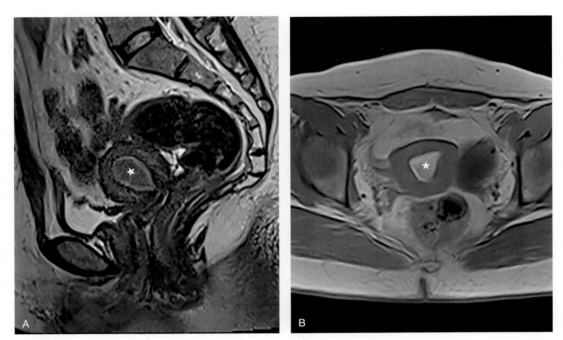

图 5-19　ART 术后子宫峡部狭窄

A、B. 患者 ART 术后继发闭经,T$_2$WI、T$_1$WI 宫腔扩张伴血液信号(星号),吻合口处 T$_2$WI 高信号黏膜中断,组织粘连分界不清。

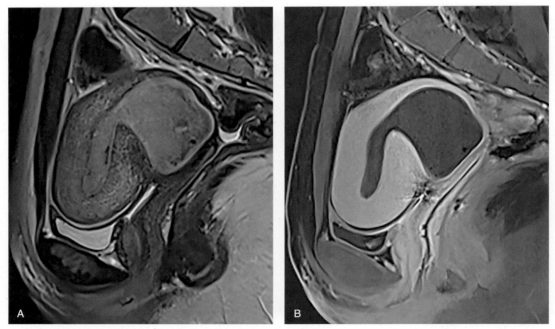

图 5-20　ART 术后闭经,宫颈吻合口粘连,宫腔及残留宫颈管扩张,内见陈旧性积血积脓

阴道壁血肿占术后并发症的 6%,常见于术后早期,常在术后一年内消退。血肿信号随时间发生信号强化变化(图 5-21)。

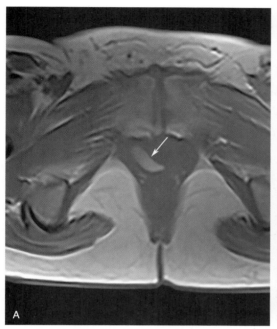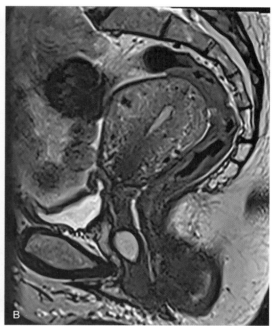

图 5-21　ART 术后,阴道前壁血肿形成(箭头),T₁WI、T₂WI 均呈高信号

盆腔静脉丛在 MRI 中显示为子宫旁纤曲管状结构,由于其血管特性,T₁WI、T₂WI 可见血管流空信号,管腔内血流缓慢则呈 T₂WI 高信号。卵巢静脉扩张(大于 8mm)亦可在术后出现[4,12](图 5-22)。

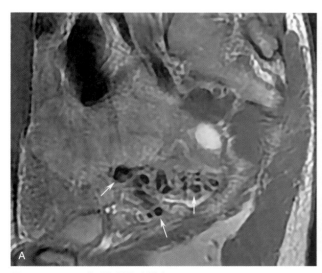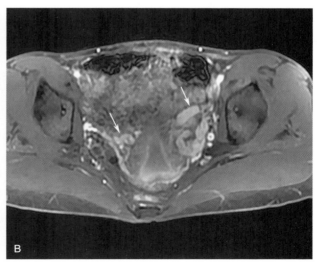

图 5-22　ART 术后卵巢静脉扩张

A. 矢状位 T₂WI 显示盆底明显粗大流空的低信号卵巢静脉扩张血管影(箭头);B. 增强序列显示更明确,血管强化高于周围软组织。

（三）术后随访、复发

目前尚未有明确的保育术后 MRI 随访指南，但临床常建议术后 6 个月、12 个月、一年后 MRI 复查。

常见复发部位包括阴道穹窿、宫旁及盆壁，占复发的 40%，淋巴结转移占 25%~30%，主要见于盆腔、主动脉旁和锁骨上淋巴结。MRI 诊断的灵敏度高（90%~91%），而特异性较低（22%~38%），常见复发灶在 T₂WI 上呈中等高信号，高于纤维瘢痕组织，增强后呈早期强化，有别于纤维瘢痕的渐进性增强模式（图 5-23）。DWI 成像作为补充诊断序列，在高 b 值弥散中呈高信号，ADC 图减低。当 MRI 怀疑复发时，可密切观察随访或进一步结合 PET 诊断。在随访中也需注意将阴道后穹窿及阴道壁弥漫增厚等术后正常表现与复发相鉴别[13,23]。

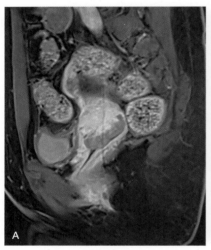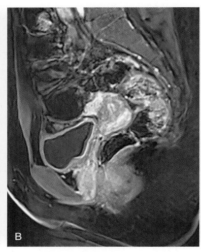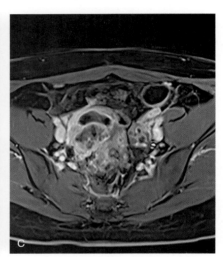

图 5-23　ART 术后复发

A. 患者初诊磁共振 T₂WI 示 5cm 外生型肿块；B. 新辅治疗后明显退缩；C. 行 ART 手术后 1 年随访，右侧盆壁复发灶显示腹膜后淋巴结转移（本图未显示）。

第三节　PET 显像

一、¹⁸F-FDG PET 肿瘤显像原理

肿瘤细胞具有能量代谢异常的特征，即使在有氧条件下也以糖酵解为主要产能方式，即 Warburg 效应。因此恶性肿瘤摄取的葡萄糖远远高于其他正常组织。2- 氟 -2- 脱氧 -D- 葡萄糖，即氟代脱氧葡萄糖（fluorodeoxyglucose，FDG）是葡萄糖的氟代衍生物，通过葡萄糖转运体（glucose transporter，GLUT）转运至细胞内，在己糖激酶 -2 作用下磷酸化成 6- 磷酸 -FDG，后者不能进一步代谢而滞留在细胞内。因此，用放射性正电子核素 ¹⁸F 标记的 FDG 作为显像剂（¹⁸F-FDG）可显示肿瘤细胞的糖代谢情况，进而反映肿瘤的生物学活性。

正电子发射断层显像（positron emission tomography，PET）是一种先进的核医学影像技术，可以接收正电子核素发射的γ射线信号，通过数据处理，形成断层示踪剂分布图像。标准化摄取值（standard uptake value，SUV）是肿瘤摄取FDG程度的量化指标。显像范围从大腿上段至头部，必要时可包含四肢。

分别将PET显像技术与CT、MRI整合到同一台设备，并把不同性质的图像进行同机融合显示，即为PET/CT、PET/MR显像技术。它实现了两种不同设备在相同空间内对各自数据的同时采集，又兼具各设备的独立功能。其优势在于既可以显示人体组织脏器的解剖图像，又能同时显示人体组织、细胞代谢的功能图像。目前 ^{18}F-FDG 的 PET/CT 显像已常规应用于宫颈癌的诊断、分期、寻找原发灶、术前评估、术后随访、疗效评价、确定活检部位、指导放疗活性靶区勾画等方面。受限于检查费用高、采集时间长、扫描序列及参数未能发挥检查的最大效能等因素，PET/MR检查在国内尚处于初级阶段。但初步的临床及科研成果是令人鼓舞的[24-32]。基于MRI技术实施的早期宫颈癌保育手术术前评估及术后复查标准的完善，联合PET显像高灵敏度及数据半定量化的特征，PET/MR在宫颈癌保育评估中的应用值得期待。

二、宫颈癌 PET/CT 表现

（一）不同分期 PET/CT 表现

ⅠA期肿瘤仅镜下可见，PET/CT上表现为假阴性（图5-24）。ⅠB期肿瘤局限于宫颈，以2cm、4cm为界，分为ⅠB1期（≤2cm）、ⅠB2期（2~4cm）和ⅠB3期（>4cm）。PET/CT上表现为宫颈增粗，FDG摄取不同程度增高（图5-25）。

Ⅱ期宫颈癌侵犯超出子宫，但未累及骨盆壁或阴道下1/3。ⅡA期宫颈癌表现为宫颈增粗、肿块，侵犯宫体或阴道中上段，伴有不同程度FDG代谢，两侧宫旁脂肪间隙清晰（图5-26）。ⅡB期宫颈癌除了上述原发灶表现外，可见宫旁脂肪间隙浑浊、牵拉，明显侵犯者可见宫旁絮状增厚、结节形成（图5-27）。

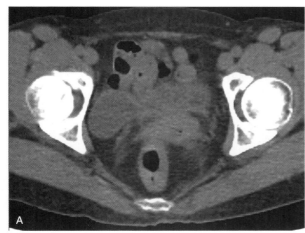
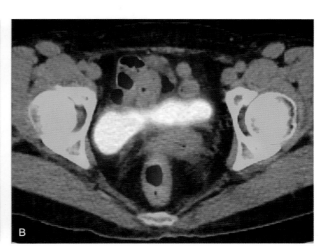

图 5-24　ⅠA期宫颈鳞癌，PET/CT上未见异常FDG代谢增高灶

A. CT 图像；B. PET/CT 融合图像。

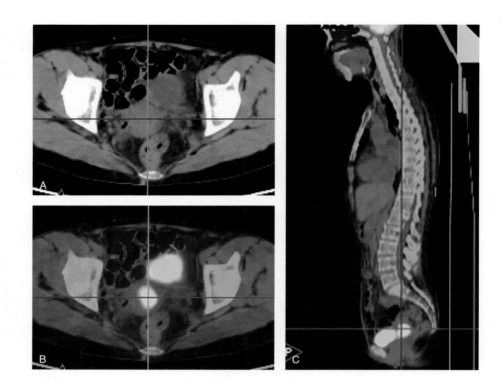

图 5-25　ⅠB2 期宫颈鳞癌

A. CT 图像；B. PET/CT 融合图像冠状位；C. PET/CT 融合图像矢状位。PET/CT 显像显示宫颈肿块，直径约 3.1cm，局灶性 FDG 代谢异常增高，SUV_{max}=12.2。

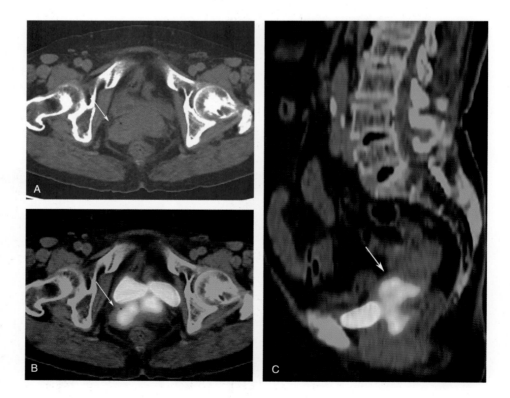

图 5-26　ⅡA 期宫颈鳞癌

A. CT 图像；B. PET/CT 融合图像冠状位；C. PET/CT 融合图像矢状位。PET/CT 显像示宫颈肿块，累及阴道上段，FDG 代谢明显增高，SUV_{max}=7.9（箭头示）。

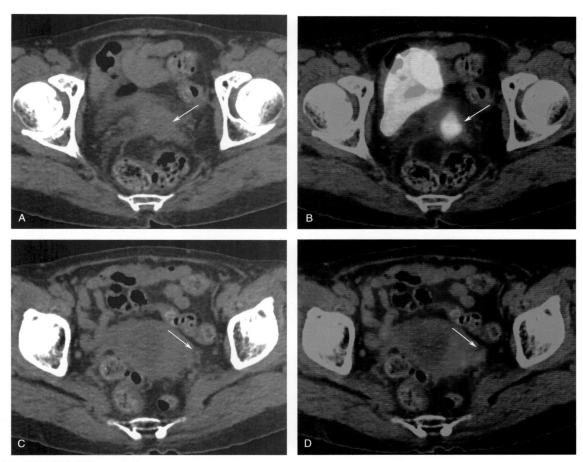

图 5-27　ⅡB 期宫颈鳞癌 PET/CT 显像

A、B. 宫颈肿块,FDG 代谢增高,SUV_{max}=6.5(箭头示)。C、D. 肿瘤侵犯左侧宫旁,致左侧宫旁结节样增厚,FDG 代谢轻度增高,SUV_{max}=3.5(箭头示)。

　　Ⅲ期宫颈癌表现为矢状位肿瘤侵犯阴道下段(ⅢA 期,图 5-28),肿瘤与盆壁肌肉粘连、牵拉,脂肪间隙消失,也可直接与盆壁肌肉融合,向外侵犯闭孔内肌,向后侵犯梨状肌,PET 图像上表现为肿瘤 FDG 高代谢。输尿管末端周围脂肪间隙模糊,需警惕输尿管末端受侵犯、梗阻引起的肾盂积水。FDG 在尿路系统的分布情况可以提示肾脏功能是否降低。当肾脏或扩张的输尿管内 FDG 分布降低或缺损时,提示肾脏功能降低(ⅢB 期,图 5-29)。PET/CT 上提示盆腔或腹主动脉旁淋巴结 FDG 代谢增高时,需考虑淋巴结转移的可能(ⅢC 期,图 5-30),FDG 代谢越高,转移可能性越大。

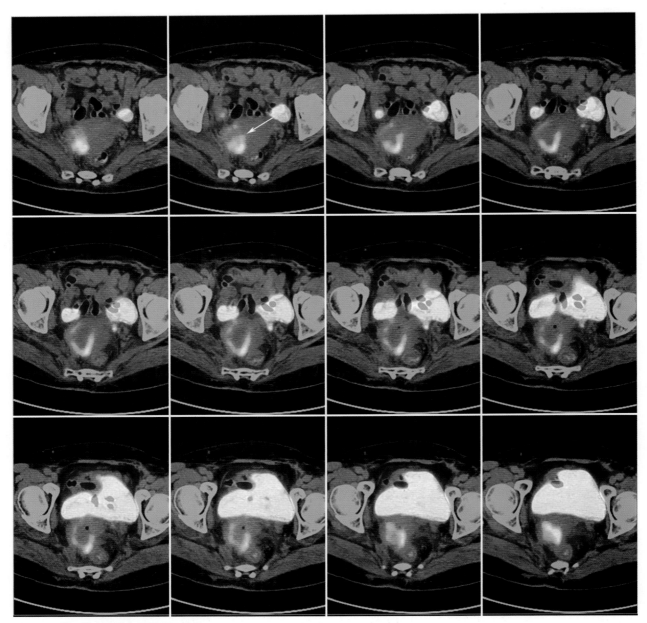

图 5-28　ⅢA 期宫颈鳞癌 PET/CT 显像

冠状位连续层面图像示宫颈肿块伴坏死,肿瘤侵犯右侧盆壁,FDG 代谢增高,SUV$_{max}$=5.7(箭头示)。

　　Ⅳ期宫颈癌中,直肠或膀胱壁呈锯齿状增厚或肿瘤结节向直肠或膀胱腔内突出为肯定的侵犯征象,直肠或膀胱周围脂肪间隙消失是可能受侵的征象。原发灶及受侵犯的直肠 FDG 代谢异常增高。值得注意的是,受膀胱内尿液高放射性影响,膀胱壁 FDG 代谢的真实情况可能被掩盖,此时,延迟显像有助于判断膀胱受侵犯的情况。但宫颈肿瘤只是贴近膀胱和直肠,不能确定该脏器黏膜是否受侵犯。远处转移好发于肺、肝、骨等部位。PET/CT 作为全身显像,在评价远处转移方面具有明显的优势(Ⅳ期,图 5-31)。

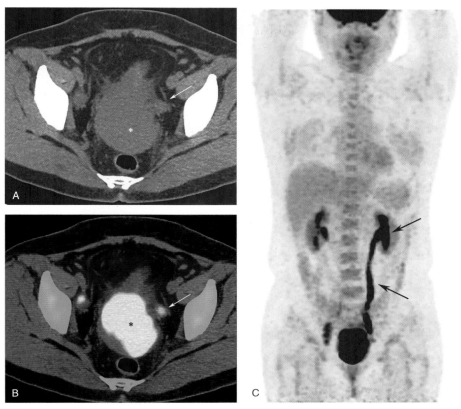

图 5-29 ⅢB 期宫颈鳞癌 PET/CT 显像

A、B. 宫颈巨大肿块（星号示），侵犯左侧宫旁、输尿管下段（箭头示），FDG 代谢异常增高，SUV_max=21.1；C. 左侧肾盂、输尿管明显扩张、积水（MIP 图，箭头示）。

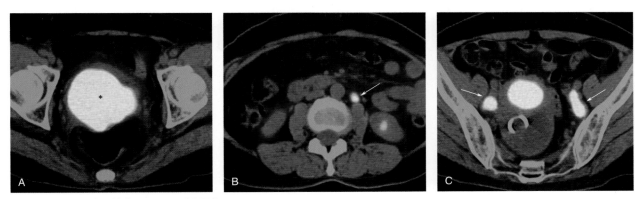

图 5-30 ⅢC 期宫颈鳞癌 PET/CT 融合图像

A. 宫颈巨大肿块，累及宫腔，FDG 摄取明显增高，SUV_max=20.7（星号示）；B、C. 腹主动脉左旁、两侧髂血管旁多发肿大淋巴结，FDG 代谢异常增高，SUV_max=11.0（箭头示）。

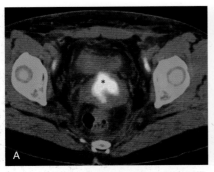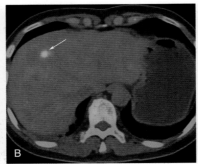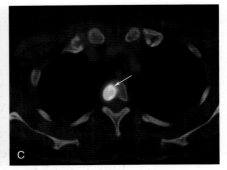

图 5-31　Ⅳ期宫颈鳞癌 PET/CT 融合图像

A. 宫颈肿块，FDG 摄取异常增高，SUV_{max}=7.3（星号示）；B. 肝脏转移病灶，FDG 代谢增高，SUV_{max}=4.3（箭头示）；C. T_4 胸椎溶骨性骨质破坏，FDG 代谢明显增高，SUV_{max}=8.6（箭头示）。

（二）FDG 代谢的异质性

　　绝大多数宫颈癌表现为 FDG 代谢异常增高，但少部分肿瘤仍存在异质性，表现为 FDG 轻度摄取或不摄取。我们发现，在临床上，与鳞癌相比，腺癌 FDG 低代谢或不代谢的比率更高，比如微偏腺癌、胃肠型腺癌、部分内生浸润性生长的腺癌等。即使是同一病理类型，FDG 代谢也存在异质性（图 5-32、图 5-33）。

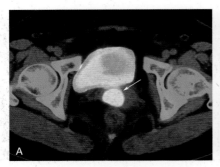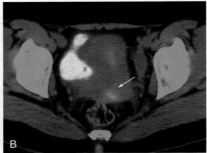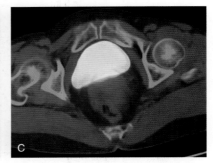

图 5-32　宫颈鳞癌 PET/CT 融合图像

A. 宫颈肿块，FDG 摄取异常增高，SUV_{max}=11.5（箭头示）；B. 宫颈后唇局灶性 FDG 代谢轻度增高，SUV_{max}=4.1（箭头示）；C. 宫颈未见 FDG 代谢增高灶。

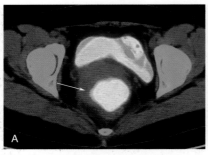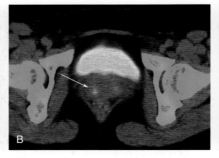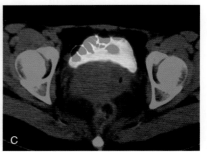

图 5-33　宫颈腺癌 PET/CT 融合图像

A. 宫颈巨大肿块，FDG 摄取异常增高，SUV_{max}=13.6（箭头示）；B. 宫颈后唇局灶性 FDG 代谢轻度增高，SUV_{max}=4.0（箭头示）；C. 宫颈未见 FDG 代谢增高灶。

（三）PET/CT 假阳性

可表现为 FDG 代谢增高的假阳性的良性病例少之又少,如内膜异位、子宫非典型增生性腺肌瘤[33]（图 5-34、图 5-35）。

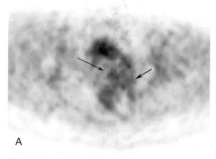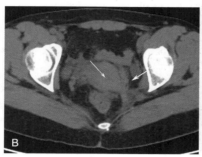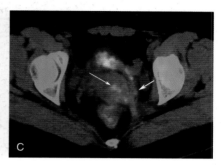

图 5-34　宫颈子宫内膜异位 PET/CT 显像

A. PET 图像;B. CT 图像;C. PET/CT 融合图像。
左侧宫颈明显增粗（细箭头示）,边界不清,累及宫旁,致宫旁增厚（粗箭示）,FDG 代谢轻度增高,SUV_{max}=4.3。

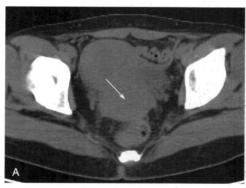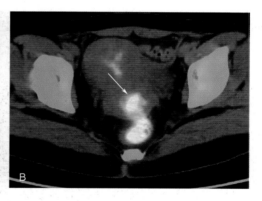

图 5-35　宫颈非典型增生性腺肌瘤 PET/CT 显像

A. CT 图像;B. PET/CT 融合图像。
左侧宫颈增粗,边界不清,FDG 代谢明显增高,SUV_{max}=8.1（箭头示）。

三、宫颈癌 PET/CT 的临床应用

受分辨率的限制,PET/CT 在判断肿瘤间质浸润深度、宫旁侵犯等方面的价值不如 MRI。因此不推荐使用 PET/CT 评价宫颈癌的局部浸润情况。根据 2018 年国家卫生健康委员会发布的《宫颈癌诊疗规范》,对于下列情况,推荐有条件者使用 PET/CT:①FIGO 分期为 ⅠB1 期及以上的初诊患者治疗前分期（包括 ⅠB1 期有保留生育功能需求的患者）;②因其他原因行单纯子宫切除术意外发现宫颈癌,拟全身评估者;③拟行放射治疗需影像辅助勾画靶区;④FIGO 分期为 ⅠB2 期及以上或其他存在高危因素的患者治疗结束 3~6 个月后随访监测;⑤随访过程中可疑出现复发转移的患者,包括出现临床症状或相关肿瘤标志物升高。

值得注意的是,宫颈 FDG 代谢情况受膀胱内尿液高放射性影响,必要时

在排尿后或者反复饮水、排尿后,再次对盆腔进行延迟显像,可提高宫颈病灶及对邻近脏器侵犯情况评估的准确性[34](图 5-36)。

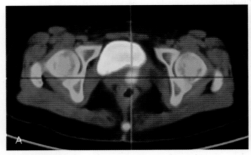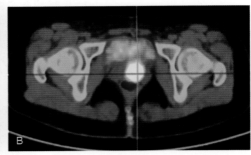

图 5-36 宫颈鳞癌 PET/CT 融合图像

A. 早期显像,宫颈局灶性 FDG 代谢增高,SUV$_{max}$=6.7。B. 排尿后延迟显像,宫颈病灶较早期显像增大,边界更清晰,有助于术前分期(十字线示)。

(一) PET/CT 在宫颈癌保育术前评估中的应用

宫颈癌保育术前影像学评估的项目点包括肿瘤与宫颈内口距离测量、判断间质浸润深度、是否宫旁浸润、淋巴结转移与否、局部脏器侵犯及远处转移情况。如前所述,PET/CT 对局部浸润情况诊断不佳。因此在保育术前评估中,PET/CT 应用的重点是判断淋巴结转移与否、局部脏器侵犯及远处转移情况。

1. 淋巴结转移 约 15%~20% 早期宫颈癌患者发生盆腔淋巴结转移[35],临床上,腺癌多于鳞癌。CT、MRI 和 PET/CT 均用于淋巴结转移的判断。PET/CT 作为一种功能显像,在诊断淋巴结转移的方面比 CT、MRI 更具优势,其灵敏度、特异度分别为 82%、98%[36-41](图 5-37)。但对 1cm 以下的淋巴结,PET/CT 诊断准确率明显下降。最新的 PET/CT 列线图研究发现,在早期宫颈鳞癌患者中,鳞状细胞抗原(SCCA)联合 PET/CT 可提高盆腔淋巴结转移的诊断准确率[42]。研究还发现,高达 12.4% 的患者发生病理性盆腔淋巴结转移,这一假阴性的表现限制了影像学的应用[42-44]。此外,淋巴结增生造成的 FDG 摄取假阳性表现是导致 PET/CT 误诊的另一因素(图 5-38)。

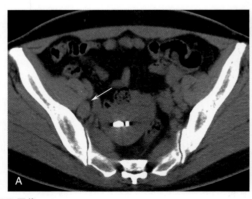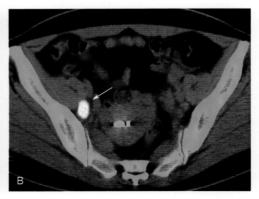

图 5-37 宫颈鳞癌 PET/CT 显像

A. CT 图像;B. PET/CT 融合图像。

右侧髂血管旁肿大淋巴结,直径约 1.5cm,FDG 代谢明显增高,SUV$_{max}$=7.6(箭头示)。术后病理为淋巴结转移。

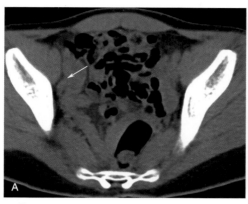
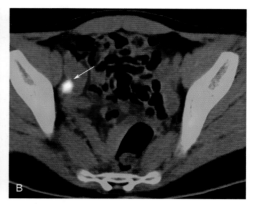

图 5-38 宫颈鳞癌 PET/CT 显像

A. CT 图像;图 B. PET/CT 融合图像。

右侧髂血管旁稍大淋巴结,直径约 1.1cm,FDG 代谢明显增高,SUV$_{max}$=5.9(箭头示)。术后病理为右侧髂血管旁淋巴结反应性增生。

2. 局部脏器侵犯及远处转移 局部脏器侵犯及远处转移的 PET/CT 表现同前。

(二)PET/CT 在宫颈癌保育术后的应用

鉴于宫颈癌保育手术的患者的生育需求,^{18}F-FDG 注射及 PET/CT 机器扫描所产生的电离辐射,不推荐使用 PET/CT 进行术后随访。但临床症状出现或相关肿瘤标志物升高,高度怀疑复发转移时,可行 PET/CT 检查(图 5-39)。

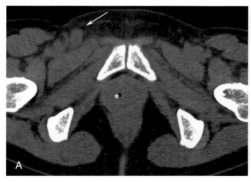
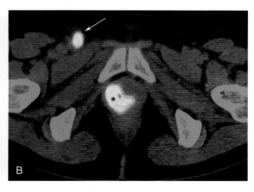

图 5-39 宫颈鳞癌术后放化疗后 PET/CT 显像

A. CT 图像;B. PET/CT 融合图像。

宫颈鳞癌术后放化疗后 10 月余,复查发现 SCCA 明显升高,为 12.7ng/ml。进一步 PET/CT 显像显示,阴道中下段肿块(星号示),右侧腹股沟肿大淋巴结(箭头示),FDG 代谢均异常增高,SUV$_{max}$=13.7。病理提示阴道复发伴右侧腹股沟淋巴结转移。

四、PET/MR 在早期宫颈癌保育治疗中的应用前景

研究表明对于宫颈癌Ⅲ期及ⅣA 期,PET/CT、PET/MR 分期均可清晰显示盆壁及邻近器官受累情况[31]。因 MRI 具有软组织高分辨力、多参数多功能成

像的特性,可清晰显示宫颈各层次解剖结构的完整性和信号特性,准确地判断病变是否突破宫颈结合带及宫颈间质环,病变是否侵犯宫旁及周围组织,对诊断宫颈癌ⅠB~ⅡB期起决定性作用[45]。这一优势弥补了平扫CT软组织分辨率欠佳的缺点。因此,对于早期宫颈癌,PET/MR的分期诊断准确率明显高于PET/CT[31]。Wang等对79名宫颈癌患者的[18]F-FDG PET/MR图像进行体素分割法评价宫颈癌宫旁浸润的初步研究,结果显示PET/MR+灰度值对宫旁浸润诊断的准确度、灵敏度和假阳性率分别为87.3%、83.8%和86.4%,均明显高于MRI检查[46]。

淋巴结转移对早期宫颈癌的意义重大。常规MRI判定转移淋巴结多以淋巴结短径>10mm为阳性诊断标准,但临床短径≤10mm的淋巴结转移率约为54.5%。无论是PET/CT还是MRI,对10mm以下淋巴结的诊断准确率均明显下降。Kitajima等对比了MRI-DWI扫描及PET/CT在评估宫颈癌淋巴结转移的诊断价值,发现MRI-DWI对诊断淋巴结转移灵敏度高但特异度低,PET对诊断淋巴结转移灵敏度低但特异度高[47]。因此PET在一定程度上对MRI的高灵敏度有一定的矫正作用,PET/MR显像能提高宫颈癌患者转移淋巴结的阳性检出率和准确率[45,47,48]。

目前,PET/MR尚未系统用于早期宫颈癌保育治疗前评估及术后复查中。但随着保育MRI显像标准逐渐完善(标准见本章第二节磁共振成像),PET/MR作为PET及MRI的融合图像,结合了MRI的高软组织对比、高分辨率的形态学信息与PET的代谢数据,有望为早期宫颈癌保育治疗评估提供"一站式服务"。

第四节 超声

超声(ultrasound imaging)作为一种影像技术,利用声波在人体组织中传播的特点,完成对人体组织器官信息的显示,为疾病发现、诊断、鉴别提供可靠、无创的手段。超声检查因其便捷、实时、重复性好、没有辐射且无创等优点,是目前临床上最常用、最直接、最方便的影像学方法。超声检查,尤其是经阴道或直肠超声,由于腔内探头紧贴宫颈区域以及其高分辨力的特点,能清晰显示病变部位和肿块大小,同时根据病灶的不规则程度、血供情况、对周围组织的浸润程度及淋巴转移等因素判断病灶的良恶性。超声在宫颈癌保育治疗的术前评估、术后宫颈管狭窄的诊断和治疗、术后下肢深静脉血栓的诊断及保育术后妊娠评估中也具有独特、重要的应用价值。

一、常用的超声检查技术

(一)二维超声技术

又称黑白超声(或B型超声)。各种新的超声检查技术均是在二维超声的基础上完成的。二维超声反应的是组织和脏器的断层解剖图像,类似于断层解剖。二维超声可以直接显示肿瘤的形态、大小、边界、内部性质等信息,通过观察肿瘤与周围脏器的关系,可以帮助判别病变的可能来源,根据肿瘤的病理形态变化所对应的超声图像有利于判断病变的性质。

（二）彩色超声技术

多普勒是利用声波传播过程中,遇到运动的物体(人体中主要是血管内流动的红细胞),可造成入射声波频率和反射的声波频率的不同,该频率的差异称为频移,频移大小与被检测物体之间的相对运动速度成正比,因此可根据频移的大小计算血液的流动速度,并能推算出血液在血管中的流体动力学特点。在妇科肿瘤的诊断和鉴别中,多普勒超声可以为临床提供血流动力学指标,包括血流速度(最大、最小和平均)和血管阻力参数。

彩色超声是建立在二维超声基础上,利用多普勒原理和彩色编码技术,显示红细胞和探头之间的相对运动情况,从而在二维超声图像上显示血管的存在,弥补二维超声不能显示血管的不足,尤其在妇科脏器和肿瘤中,由于血管内径较小,常规二维超声图像上根本无法显示血管的存在、走向等,彩色超声的应用,可以十分容易地显示组织、器官和病灶中血管是否存在、走向和分布。彩色超声检查的目的是在二维超声的基础上提供血管方面的信息,从而为肿瘤良恶性的鉴别诊断增加信息。

（三）弹性超声技术

妇科检查时通过双合诊或三合诊对妇科脏器进行触诊,从而判断组织的软硬度。弹性超声在临床上的应用解决了临床触诊的问题。通过弹性超声检查可以较为客观地评估妇科脏器和妇科肿瘤的质地和硬度,从而根据软硬度为肿瘤的良恶性提供不同于二维超声的信息。弹性超声的原理是根据在一定的压力(外力、内在力或声辐射力)下,组织器官和病灶在压力作用前后形态的变化,从而根据变化的幅度评估脏器和病灶的软硬度;根据恶性肿瘤硬度一般大于良性肿瘤,从而可以帮助良恶性肿瘤的鉴别。

（四）超声造影技术

超声造影技术是利用超声造影剂在血管内增强声波信号的散射信号,尤其对谐波非线性信号的显示,明显不同于组织对声波反射和红细胞的散射信号,从而大大提高血管的显示率。不同于彩色超声显示血管,超声造影显示的血管更小、血流速度更低。研究发现超声造影显示的血管可达内径 $20\sim40\mu m$。超声造影技术对妇科良恶性肿瘤的诊断及鉴别,主要从 3 个方面进行评估:①血管形态学的改变,其中包括肿瘤内部及周边血管的形态、分布以及肿瘤内部血管的分布密度情况。②造影前后多普勒信号强度的变化及时间强度曲线(time-intensity curve,TIC)分析。③肿瘤的血流灌注模式及其灌注的特点。我们通过观察造影后病变组织内血管的形态以及血流灌注的情况分析,能够明显提高妇科恶性肿瘤的定性诊断率。超声造影技术和三维超声计算有机结合可显示脏器和肿瘤内部血管的空间立体分布等情况,为临床提供血管空间结构和诊断新线索。

二、宫颈癌的超声表现

（一）二维超声表现

早期宫颈癌在二维超声上可无明显异常改变,表现为宫颈正常或稍大,回声正常或稍不均匀,宫颈内膜与肌层分界清晰,无占位性病变。随着疾病进展,表现为宫颈增大,内部回声不均匀,内见不规则实质性病灶,病灶边缘无明显包膜,病灶后方可伴声影,宫颈黏膜线可中断或消失。晚期宫颈癌在二维超声上可见子宫体积增大,病变突出宫颈进而累及宫体,宫体内膜中断或消失,宫体肌层回声不均匀。宫颈癌伴盆腔淋巴结转移时,超声图像可见腹股沟、腹主动脉旁、髂血管旁或盆壁结节状低回声,可边界清晰或融合成团,形态不规则,内部回声不均匀,淋巴门结构偏移或消失。宫颈癌侵及阴道壁时,超声上可见正常阴道双平行线中断或消失,出现边缘模糊的斑片状强回声。病变侵及膀胱后壁或直肠时可表现为宫颈病变与膀胱、直肠分界不清,膀胱壁或直肠壁局部不规则增厚。宫颈癌宫旁浸润在超声上多表现为宫旁组织回声紊乱、不规则增厚、出现不规则结节状或团块状低回声。由于声束经过肿瘤会吸收衰减,所以二维超声对宫旁浸润情况评价的准确性不及磁共振。

（二）彩色超声表现

早期宫颈癌在彩色超声上可无异常血流信号改变。当二维超声上可见占位性病变时,宫颈癌在彩色超声上表现为血流信号分布在肿瘤内部或周边,呈杂乱点状或条状,分期越晚病灶内血流信号越丰富。彩色频谱呈高速低阻型动脉血流,极少数为静脉频谱。当病灶侵犯阴道壁、宫旁、膀胱后壁时,侵犯部位内亦可见丰富血流信号。宫颈癌出现淋巴结转移时,彩色超声可见转移淋巴结内偏移淋巴门的血流信号或杂乱无序的血流信号。

（三）弹性超声表现

1. 弹性评分　根据 Thomas 等[49]提出的宫颈弹性图像 5 级法对弹性图像进行评分:1 分表示正常,表现为区域中 2/3 呈绿色,1/3 呈红色,极少呈蓝色,宫颈管线清晰,无蓝色区域;2 分表示基本正常,表现为区域中 2/3 呈绿色,1/3 呈红色和蓝色,宫颈管线清晰,局灶性蓝色区域伴有其他颜色;3 分表示交界状态,表现为区域中 2/3 呈绿色,1/3 呈红色和蓝色,宫颈管线基本可见,伴局部蓝色区域;4 分表示大致异常,宫颈中蓝色多于红色,宫颈管线中断,存在可疑蓝色区域,突出宫颈轮廓;5 分表示异常,蓝色区域最大,宫颈管线中断,蓝色区域边缘清晰可见,突出宫颈轮廓。多数研究者将弹性评分 ≥3 分作为宫颈癌的诊断标准,但也有部分研究者将弹性评分 ≥4 分作为宫颈癌的诊断标准。

2. 应变率比　在宫颈组织中选择感兴趣区(region of interest,ROI),同时选择一正常宫颈组织区作为对照,分别测量两个区域的应变率,然后计算两个区域的应变率比值(应变率比值 = 应变率正常宫颈组织区域 / 应变率 ROI),该比值越大提示 ROI 组织相较于正常宫颈组织的硬度越大。超声弹性应变率比弹性评分的准确率高,且 4.525 为临界值可作为鉴别标准[50]。

3. 剪切波弹性成像　通过彩色编码、具体数值直观、定量地体现组织硬度,其量化为杨氏模量值 E,计算公式为 $E=3pc 2$,单位是 kPa,p 为组织密度,c 为剪切波传播速度。组织密度(即硬度)越高,弹性模量值越大。杨氏模量值越大,其图像颜色越红,组织硬度越高,相反,弹性模量值越小,其图像颜色越蓝,组织硬度越低[51]。宫颈癌在剪切波弹性成像上主要呈红色,肿块组织硬度高,E_{max}(杨氏模量最大值)基本对应于二维图像对应病灶占位部位。超声弹性成像在宫颈癌的临床分期和临床疗效评价中拥有很高的应用价值,能确定病变部位、肿瘤浸润到阴道或子宫的程度以及子宫旁浸润情况,从而提高临床分期的准确率。Zhang 等[52]的研究显示超声弹性成像对宫颈癌的灵敏度(94.67%)、特异度(92.94%)、诊断符合率(93.75%)均明显高于常规超声。

(四) 超声造影表现

Ⅰ 期:宫颈存在异常灌注区,局限于宫颈内,多显示为早期高增强或部分为早期等增强、消退为低增强。Ⅱ 期:病变超出宫颈,上方达宫体,下方与阴道分界不清、未达阴道下段和 / 或与宫旁组织分界不清。宫颈病变增强强度高于正常宫体组织,开始增强时间早于宫体组织,消退时间也早于正常组织。Ⅲ 期:病变累及阴道下段且与宫旁组织分界不清。Ⅳ 期:病变与膀胱、直肠分界不清。Ⅲ 期及 Ⅳ 期宫颈病灶早期快速高增强,消退时间早,部分中央可见无增强区。

对于早期宫颈癌病变,病灶内有新生血管生成,超声造影能显示异常灌注区,能发现常规超声未能显示的病灶,补充了常规二维超声的不足。

三、超声在宫颈癌保育治疗中的应用

(一) 术前超声评估

超声检查,尤其是经阴道或直肠超声,由于腔内探头紧贴宫颈区域以及其高分辨力的特点,可清晰显示肿瘤大小和位置、与内口的距离关系,能评估盆腔及远处转移的存在,对术前评估具有至关重要的作用。在预测肿瘤与内口之间的距离上,MRI 具有 98% 的高特异度和 95% 的阳性预测值,比超声的准确性更高[53],但对于不适宜 MRI 的患者,阴道超声检查仍然是首选的术前评估方法。

(二) 术后宫颈管狭窄的诊断和治疗中的作用

宫颈癌保育手术因宫颈切除范围广而深、术后脱痂出血时间较长、创面感染、新形成的宫颈管口在术后发生纤维化以及远期有肉芽组织增生等因素可造成术后宫颈管狭窄粘连,是宫颈癌保育术后相对常见的远期并发症。1 项包含 1 547 例保育手术患者的 meta 分析报道,宫颈管狭窄粘连发生率为 10.5%[54]。宫颈管狭窄粘连可能无症状,但更常见的情况是引起月经紊乱,通常表现为经量少伴腹痛或经期延长、淋漓不尽,粘连严重者则引起宫腔积血或积脓,也直接影响后期妊娠结局。由于宫颈管狭窄粘连可引起宫腔积液的表现,在超声图像上表现为宫腔分离,内呈无回声或弱回声,部分严重者可有子宫体增大,这些超声征象也为临床诊断宫颈管狭窄提供了影像学依据。

对于术后出现的宫颈管狭窄粘连,临床上通常可通过扩张宫颈管、分解粘连、置入宫内节育器、改变残留"新"宫颈切面的缝合方式等措施加以缓解或预防。术中实时超声提供了可靠的影像学指引,可实时动态监测宫颈管口及宫腔情况,引导宫内节育器准确置入宫腔,进而避免节育器穿孔或异位的情况[55],为手术顺利保驾护航。

(三) 术后下肢深静脉血栓的超声评估及术后随访

由于术后血液的高凝状态及久卧制动导致的血流缓慢,宫颈癌保育术后的患者和绝大多数的术后患者一样,容易出现下肢深静脉血栓(deep venous thrombosis,DVT)。轻者引起下肢功能障碍,重者由于血栓脱落形成肺栓塞,威胁患者生命安全。下肢深静脉血栓的早期诊断和治疗对于改善患者的预后有积极意义。超声检查是无创诊断静脉血栓的首选检查方法。彩色多普勒超声具有安全无创、灵敏度高、重复性强的优势,可直观显示患者静脉管腔内血栓的形成,并能直接反映血栓的大小、形态和回声强度,在血管腔内血流信号显示方面具有明显的优势。下肢深静脉血栓病变在超声图像上主要表现为深静脉管腔内有较为明显的实质性回声;当处于亚急性或慢性期时,患者静脉血管变细且血管壁有局部或弥漫性的增厚现象,血栓表现为实质性的强回声;而当患者处于急性期时血栓呈无回声或低回声。宫颈癌保育术后患者的下肢静脉超声检查可为临床诊断提供准确、真实的诊断依据,具有参考价值。

有经验的超声医生发现保育术后宫颈影像学改变的灵敏度与 MRI 相当,超声可作为除 MRI 外保育术后患者常规随访的另一种影像学检查手段。且超声检查可同时评估保育术后宫颈形态学和血流信号上的改变,有助于及早发现复发情形,因此建议保育术后患者每 6 个月进行超声随访[56]。

(四) 保育术后妊娠中的超声应用

1. 孕中期残留宫颈的测量　RT 手术切除了大部分宫颈组织,残留宫颈较小。研究表明,接受 RT 手术的患者,孕期平均宫颈长度为 21~24mm,临产前宫颈长度为 14~16mm,较正常孕妇明显缩短[57]。宫颈较短导致宫颈对子宫的机械性支撑作用减弱,使得宫颈口部的胎膜难以承受局部宫腔增加的压力而破裂,从而出现未足月胎膜早破(preterm premature rupture of the membrane,pPROM),进而引发流产或早产。保育术后患者妊娠较普通妊娠妇女发生早产的风险更高[58-60]。经阴道超声测量孕中期宫颈长度(cervical length,CL)可以预测患者是否会在孕 34 周前发生早产[61]。残留宫颈长度定义为环扎缝合处至宫颈外口的距离。在孕前和孕早期,环扎缝合处在超声上呈高回声,经阴道超声难以鉴别环扎缝合处与宫颈肌层,无法测量残留宫颈长度。孕中期因羊水提供了良好的透声界面,经阴道超声可显示残留宫颈并测量长度。在孕中期经阴道超声测量残留宫颈的长度是评价保育术后残留宫颈的适宜方法,进而可以有效评估发生早产的风险[62],以 13mm 为临界值,预测 34 周前发生早产的灵敏度为 67%,特异度为 75%,阳性预测值为 55%,阴性预测值为 86%[61]。

2. 子宫阴道吻合处静脉曲张　RT 术中,残留宫颈与阴道壁经可吸收线缝合相接[63]。RT 术后患者易出现残留宫颈异常出血的情况,与术后子宫阴道吻合处静脉曲张相关[59,64]。因此,妊娠期异常阴道流血也是 RT 术后患者妊娠时需面对的重要问题之一,需要外科止血,必要时甚至需要输血。子宫阴道吻合处静脉曲张在孕前和孕早期超声不易发现,孕中期彩色多普勒超声可表现为吻合口丰富的血流信号。RT 术后患者妊娠期间一旦经彩色超声发现子宫阴道吻合处丰富的血流信号,就要警惕发生异常流血的可能[59]。

参考文献

［1］ CIBULA D, POTTER R, PLANCHAMP F, et al. The European Society of Gynaecological Oncology/European Society for Radiotherapy and Oncology/European Society of Pathology guidelines for the management of patients with cervical cancer. Radiother Oncol, 2018, 127 (3): 404-416.

［2］ LEE SI, ATRI M. 2018 FIGO staging system for uterine cervical cancer: enter cross-sectional imaging. Radiology, 2019, 292 (1): 15-24.

［3］ LAKHMAN Y, AKIN O, PARK KJ, et al. Stage ⅠB1 cervical cancer: role of preoperative MR imaging in selection of patients for fertility-sparing radical trachelectomy. Radiology, 2013, 269 (1): 149-158.

［4］ BOURGIOTI C, KOUTOULIDIS V, CHATOUPIS K, et al. MRI findings before and after abdominal radical trachelectomy (ART) for cervical cancer: A prospective study and review of the literature. Clinical Radiology, 2014, 69 (7): 678-686.

［5］ DE BOER P, ADAM JA, BUIST MR, et al. Role of MRI in detecting involvement of the uterine internal os in uterine cervical cancer: Systematic review of diagnostic test accuracy. European Journal of Radiology, 2013, 82 (9): e422-e428.

［6］ WILLIAMS AD, COUSINS C, SOUTTER WP, et al. Detection of pelvic lymph node metastases in gynecologic malignancy: a comparison of CT, MR imaging, and positron emission tomography. American journal of roentgenology, 2001, 177 (2): 343.

［7］ LI XS, FAN HX, ZHU HX, et al. The value of perfusion CT in predicting the short-term response to synchronous radiochemotherapy for cervical squamous cancer. Eur Radiol, 2012, 22 (3): 617-624.

［8］ FUJIOKA H, KATO T, SONE M, et al. Study of preoperative 3D-CT angiography of uterine artery in patients with uterine cervical cancer. Nihon Hoshasen Gijutsu Gakkai Zasshi, 2017, 73 (2): 112-119.

［9］ PACHE G, KRAUSS B, STROHM P, et al. Dual-energy CT virtual noncalcium technique: detecting posttraumatic bone marrow lesions--feasibility study. Radiology, 2010, 256 (2): 617-624.

［10］ YANG L, LUO D, LI L, et al. Differentiation of malignant cervical lymphadenopathy by dual-energy CT: a preliminary analysis. Sci Rep, 2016, 6: 31020.

［11］ TANG J, LI J, WANG SP, et al. On what scale dose it benefit the patients if uterine arteries were preserved during ART？ Gynecol Oncol, 2014, 134 (1): 154-159.

［12］ 强金伟. 妇科影像学. 北京：人民卫生出版社, 2016.

［13］ NICOLET V, CARIGNAN L, BOURDON F, et al. MR imaging of cervical carcinoma: a practical staging approach. Radiographics, 2000, 20 (6): 1539-1549.

［14］ WOO S, KIM HS, CHUNG HH, et al. Early stage cervical cancer: role of magnetic resonance imaging after conization in determining residual tumor. Acta Radiologica, 2016, 57 (10): 1268-1276.

［15］ HUANG JW, SONG JC, CHEN T, et al. Making the invisible visible: improving detectability of MRI-invisible residual cervical cancer after conisation by DCE-MRI. Clinical Radiology, 2019, 74 (2): 166. e15-166. e21.

［16］ ROCKALL AG, QURESHI M, PAPADOPOULOU I, et al. Role of imaging in fertility-sparing treatment of gynecologic malignancies. Radiographics, 2016, 36 (7): 2214-2233.

［17］ OKUNO K, JOJA I, MIYAGI Y, et al. Cervical carcinoma with full-thickness stromal invasion: relationship between tumor size on T_2-weighted images and parametrial involvement. Journal of computer assisted tomography, 2002, 26 (1): 119-125.

［18］ STEIN EB, HANSEN JM, MATUREN KE. Fertility-sparing approaches in gynecologic oncology: role of imaging in treatment planning. Radiol Clin North Am, 2020, 58 (2): 401-412.

［19］ MONGULA JE, BAKERS FCH, MIHL C, et al. Assessment of parametrial invasion of cervical carcinoma, the role of T_2-weighted MRI and diffusion weighted imaging with or without fusion. Clinical Radiology, 2019, 74 (10): 790-796.

［20］ ZHANG A, SONG J, MA Z, et al. Application of apparent diffusion coefficient values derived from diffusion-weighted imaging for assessing different sized metastatic lymph nodes in cervical cancers. Acta Radiologica, 2020, 61 (6): 848-855.

［21］ XIAO M, MA F, LI Y, et al. Multiparametric MRI-based radiomics nomogram for predicting lymph node metastasis in early-stage cervical cancer. Journal of magnetic resonance imaging, 2020, 52 (3): 885-896.

［22］ SAHDEV A, JONES J, SHEPHERD JH, et al. MR imaging appearances of the female pelvis after trachelectomy. RadioGraphics, 2005, 25 (1): 41-52.

［23］ PAIK ES, LIM MC, KIM MH, et al. Comparison of laparoscopic and abdominal radical hysterectomy in early stage cervical cancer patients without adjuvant treatment: Ancillary analysis of a Korean Gynecologic Oncology Group Study (KGOG 1028). Gynecol Oncol, 2019, 154 (3): 547-553.

［24］ DELSO G, FÜRST S, JAKOBY B, et al. Performance measurements of the Siemens mMR integrated whole-body PET/MR scanner. J Nucl Med, 2011, 52 (12): 1914-1922.

［25］ WEHRL HF, SAUTER AW, DIVINE MR, et al. Combined PET/MR: A technology becomes mature. J Nucl Med, 2015, 56 (2): 165-168.

［26］ GONG J, WANG N, BIAN LH, et al. Cervical cancer evaluated with integrated ^{18}F-FDG PET/MR. Oncology Letters, 2019, 18 (2): 1815-1823.

［27］ DANG HD, ZOU LP, TIAN JH, et al. Etiologic classification of infantile spasms using positron emission/magnetic resonance imaging and the efficacy of adrenocorticotropic hormone therapy. Eur J Nucl Med Mol Imaging, 2020, 47 (6): 1585-1595.

［28］ 杜思瑶，孙洪赞，张乐，等 . ^{18}F-FDG PET/MR 用于宫颈鳞状细胞癌 SUV 与体素内不相干运动成像参数的相关性分析 . 中华核医学与分子影像杂志，2018, 38 (4): 229-233.

［29］ 孙逊，阮伟伟，黄小娟，等 . 一体化 PET/MR 结合统计参数图辅助 ^{11}C-PIB 显像的半定量分析及其临床应用 . 中华核医学与分子影像杂志，2020, 40 (4): 207-212.

［30］ 李小燕，孙洪赞，卢再鸣 . 宫颈癌宫旁浸润影像诊断研究进展 . 现代肿瘤医学，2020, 28 (9): 1571-1574.

［31］ 尚靳，孙洪赞，辛军，郭启勇 . PET/CT 与 PET/MR 在诊断宫颈癌原发灶及评价盆腔淋巴结转移的比较研究 . 妇产科影像学，2018, 34 (1): 94-98.

［32］ JEFFRY L, KERROU K, CAMATTE S, et al. Endometriosis with FDG uptake on PET. Eur J Obstet Gynecol Reprod Biol, 2004, 117 (2): 236-239.

［33］ 刘帅，夏玲芳，葛慧娟，等 . 子宫非典型息肉样腺肌瘤 ^{18}F-FDG PET/CT 显像一例 . 中华核医学与分子影像杂志，2020, 40 (1): 37-38.

［34］ CHEN YW, HUANG MY, HOU PN, et al. FDG PET/CT delayed diuretic imaging technique for differentiating invasive pelvic cancer. Clin Nucl Med, 2009, 34 (4): 233-235.

［35］ FERRANDINA G, PEDONE ANCHORA L, GALLOTTA V, et al. Can we define the risk of lymph node metastasis in early-stage cervical cancer patients? A Large-Scale, Retrospective Study. Ann Surg Oncol, 2017, 24 (8): 2311-2318.

［36］ BHATLA N, AOKI D, SHARMA DN, et al. Cancer of the cervix uteri. Int J Gynaecol Obstet, 2018, 143 (2): 22-36.

［37］ KIM DY, SHIM SH, KIM SO, et al. Preoperative nomogram for the identification of lymph node metastasis in early cervical cancer. Br J Cancer, 2014, 110 (1): 34-41.

［38］ ROSE PG, ADLER LP, RODRIGUEZ M, et al. Positron emission tomography for evaluating para-aortic nodal metastasis in locally advanced cervical cancer before surgical staging: a surgicopathologic study. J Clin Oncol, 1999, 17 (1): 41-45.

［39］ CHOI HJ, ROH JW, SEO SS, et al. Comparison of the accuracy of magnetic resonance imaging and positron emission tomography/computed tomography in the presurgical detection of lymph node metastases in patients with uterine cervical carcinoma: a prospective study. Cancer, 2006, 106 (4): 914-922.

［40］ LOFT A, BERTHELSEN AK, ROED H, et al. The diagnostic value of PET/CT scanning in patients with cervical cancer: a prospective study. Gynecol Oncol, 2007, 106 (1): 29-34.

［41］ CHOI HJ, JU W, MYUNG SK, et al. Diagnostic performance of computer tomography, magnetic resonance imaging, and positron emission tomography or positron emission tomography/computer tomography for detection of metastatic lymph nodes in patients with cervical cancer: meta-analysis. Cancer Sci, 2010, 101 (6): 1471-1479.

［42］ LIU S, FENG Z, ZHANG J, et al. A novel 2-deoxy-2-fluorodeoxyglucose (18F-FDG) positron emission tomography/computed tomography (PET/CT)-based nomogram to predict lymph node metastasis in early-stage uterine cervical squamous cell cancer. Quant

Imaging Med Surg, 2020, 11 (1): 240-248.

［43］ DU R, LI L, MA SQ, et al. Lymph nodes metastasis in cervical cancer: Incidences, risk factors, consequences and imaging evaluations. Asia Pac J Clin Oncol, 2018, 14 (5): e380-e385.

［44］ DARAÏ E, ROUZIER R, BALLESTER M, et al. Sentinel lymph node biopsy in gynaecological cancers: the importance of micrometastases in cervical cancer. Surg Oncol, 2008, 17 (3): 227-235.

［45］ MA OHLIGER, TA HOPE, JS CHAPMAN, et al. PET/MR imaging in gynecologic oncology. Magn Reson Imaging Clin N Am, 2017, 25 (3): 667-684.

［46］ WANG T, SUN HZ, HAN FF, et al. Evaluation of parametrial infiltration in cervical cancer with voxel-based segmentation of integrated 18F-FDG PET/MR images: A preliminary study. Eur J Radio, 2019 (118): 147-152.

［47］ KITAIIMA K, SUENAGA Y, UENO Y, et al. Fusion of PET and MRI for staging of uterine cervical cancer: Comparison with contrast-enhanced (18) F-FDG PET/CT and pelvic MRI. Clin Imaging, 2014, 38 (4): 464-469.

［48］ BEIDERWELLEN K, GRUENEISEN J, RUHLMANN V, et a1.(18) F] FDG PET/MRI vs PET/CT for whole-body staging in patients with recurrent malignancies of the female pelvis: Initial results. Eur J Nucl Med Mol Imaging, 2015, 42 (1): 56-65.

［49］ THOMAS A, KÜMMEL S, GEMEINHARDT O, et al. Real-time sonoelastography of the cervix: tissue elasticity of the normal and abnormal cervix. Acad Radiol, 2007, 14 (2): 193-200.

［50］ 林凡入，罗娅红 . CT、MRI 及超声在宫颈癌诊断中的应用进展 . 肿瘤影像学 , 2017, 26 (5): 375-378.

［51］ DOHERTY JR, TRAHEY GE, NIGHTINGALE KR, et al. Acoustic radiation force elasticity imaging in diagnostic ultrasound. IEEE Trans UItrason Ferroelectr Freq Control, 2013, 60 (4): 685-701.

［52］ ZHANG Y, YAN Y, YANG Y, et al. Study on value of ultrasonic elastography in diagnosis of clinical staging of cervical cancer and efficacy evaluation of radiotherapy. Oncol Lett, 2019, 17 (6): 4901.

［53］ BHOSALE PR, IYER RB, RAMALINGAM P, et al. Is MRI helpful in assessing the distance of the tumour from the internal os in patients with cervical cancer below FIGO Stage IB2？ Clin Radiol, 2016, 71 (6): 515-522.

［54］ LI X, LI J, WU X. Incidence, risk factors and treatment of cervical stenosis after radical trachelectomy: a systematic review. Eur J Cancer, 2015, 51 (13): 1751-1759.

［55］ SAPIENZA LG, JHINGRAN A, KOLLMEIER MA, et al. Decrease in uterine perforations with ultrasound image-guided applicator insertion in intracavitary brachytherapy for cervical cancer: A systematic review and meta-analysis. Gynecol Oncol, 2018, 151 (3): 573-578.

［56］ SLAMA J, FISCHEROVA D, ZIKAN M, et al. Sensitivity of follow-up methods in patients after fertility-sparing surgery for cervical cancers. Int J Gynecol Cancer, 2017, 27

(1): 147-153.

［57］ EBISAWA K, TAKANO M, FUKUDA M, et al. Obstetric outcomes of patients undergoing total laparoscopic radical trachelectomy for early stage cervical cancer. Gynecol Oncol, 2013, 131 (1): 83-86.

［58］ BENTIVEGNA E, MAULARD A, PAUTIER P, et al. Fertility results and pregnancy outcomes after conservative treatment of cervical cancer: a systematic review of the literature. Fertil Steril, 2016, 106 (5): 1195-1211.

［59］ KASUGA Y, NISHIO H, MIYAKOSHI K, et al. Pregnancy outcomes after abdominal radical trachelectomy for early-stage cervical cancer: a 13-year experience in a single tertiary-care center. Int J Gynecol Cancer, 2016, 26 (1): 163-168.

［60］ KASUGA Y, MIYAKOSHI K, TANAKA M. Ultrasound findings of varices at the site of uterovaginal anastomosis in a pregnant woman after radical trachelectomy. J Ultrasound Med, 2019, 38 (12): 3363-3364.

［61］ KASUGA Y, MIYAKOSHI K, NISHIO H, et al. Mid-trimester residual cervical length and the risk of preterm birth in pregnancies after abdominal radical trachelectomy: a retrospective analysis. BJOG, 2017, 124 (11): 1729-1735.

［62］ KASUGA Y, MIYAKOSHI K, TANAKA M. Transvaginal ultrasound features of the residual cervix in pregnancy after radical trachelectomy. J Med Ultrason (2001), 2020, 47 (2): 335-337.

［63］ NISHIO H, FUJII T, KAMEYAMA K, et al. Abdominal radical trachelectomy as a fertility-sparing procedure in women with early stage cervical cancer in a series of 61 women. Gynecol Oncol 2009, 115 (1): 51-55.

［64］ OKUGAWA K, KOBAYASHI H, SONODA K, et al. Oncologic and obstetric outcomes and complications during pregnancy after fertility-sparing abdominal trachelectomy for cervical cancer: a retrospective review. Int J Clin Oncol, 2017, 22 (2): 340-346.

第六章 宫颈癌保育手术的外科病理
Chapter 6　Pathology of Fertility-sparing Surgery

葛慧娟

宫颈癌的病理诊断在保留生育功能的宫颈根治性切除术中扮演了重要的角色,涉及术前评估、术中快速诊断和术后的辅助治疗。一般在术前筛选患者时,先行宫颈活检或宫颈锥切术,用以明确宫颈肿瘤组织学类型、浸润深度和淋巴脉管间隙浸润(lymph-vascular space invasion,LVSI)状态,并结合影像学评估,决定是否适合保育手术,以及保育手术的大致范围。术中快速诊断包括术中淋巴结状态以及宫颈安全切缘的评估。对于拟行保育手术的患者,若手术过程中发现盆腔淋巴结阳性,则不能行宫颈根治性切除术,而应改行根治性子宫切除术。对于宫颈上切缘的安全距离的快速、精准判断是保障该术式安全性的关键,尤其对部分肉眼肿块不明显的宫颈癌患者,因为难以在直视下明确肿瘤范围,此时术中切缘评估尤其重要,其安全状态是宫颈癌患者术后是否存在复发风险和是否需要进一步治疗的重要指标。术后石蜡切片、免疫组化和分子学诊断等是决定术后辅助治疗的依据。本章将介绍最新的 WHO 宫颈肿瘤组织学分类,以及结合大量的宫颈根治术临床实践,创新地提出快速上切缘诊断的复旦方法。

第一节　术前的病理依据

宫颈癌的组织学类型是能否实施保留生育功能的根治性宫颈切除术的重要指征之一,2022 年宫颈癌美国国立综合癌症网络(National Comprehensive Cancer Network,NCCN)治疗指南及既往版本均推荐肿瘤直径 ≤2cm(ⅠB1 期)的宫颈鳞状细胞癌、腺癌以及腺鳞癌进行保留生育功能的根治性宫颈切除术(radical trachelectomy,RT),一些具有高度侵袭性的组织学类型,如宫颈透明细胞癌、胃型腺癌、小细胞癌等均不建议进行保留生育能力的手术[1]。但是,由于宫颈癌是发展中国家女性第二常见的癌症,随着宫颈癌筛查的广泛应用,许多女性在相对年轻的年龄和早期阶段得到诊断,意味着越来越多年轻女性有保留生育的需求。因此,年轻宫颈癌患者对保育手术选择的强烈需求对该疾病的治疗提出了新的挑战,一些非高度侵袭性的其他类型的宫颈肿瘤也逐渐开始进行该术式,那么术前对病变的定性就格外重要,术前应通过宫颈活检或宫颈锥切术明确肿瘤组织学类型。

宫颈肿瘤依据组织学起源分为上皮源性肿瘤、间叶源性肿瘤、上皮间叶混合性肿瘤、淋巴造血肿瘤、生殖细胞肿瘤等类型,其中以上皮源性肿瘤最为常见,在下文中将重点介绍。既往版本的 WHO 上皮源性肿瘤的分类多单纯以组织学形态为基础,而这些形态学分型缺乏重复性并且没有预后意义。2020年第 5 版女性生殖器官肿瘤 WHO 分类(表 6-1)中,上皮源性肿瘤摒弃了以组织学形态为依据的分类方式,而依据人乳头瘤病毒(human papilloma virus, HPV)状态分为 HPV 相关性肿瘤及 HPV 无关性肿瘤。宫颈腺癌分类更是整合了 HPV 状态、组织形态及浸润方式来分类[2]。

表 6-1 宫颈癌常见组织学类型

2014 年第 4 版 WHO 分型	2020 年第 5 版 WHO 分型
鳞状细胞肿瘤及前驱病变	鳞状上皮肿瘤及前驱病变
鳞状上皮内病变	鳞状上皮内病变
低级别鳞状上皮内病变	低级别鳞状上皮内病变
高级别鳞状上皮内病变	高级别鳞状上皮内病变
鳞状细胞癌,非特异性	鳞状细胞癌
角化性	鳞状细胞癌,HPV 相关性
非角化性	鳞状细胞癌,HPV 无关性
乳头状	鳞状细胞癌,非特殊类型
基底样	
湿疣性	
疣状	
鳞状移行细胞	
淋巴上皮瘤样	
腺体肿瘤及前驱病变	腺体肿瘤及前驱病变
原位腺癌	原位腺癌,HPV 相关性
	原位腺癌,HPV 无关性
腺癌	腺癌
宫颈腺癌,普通型	腺癌,HPV 相关性
黏液性癌,非特异性	
胃型	腺癌,HPV 无关性,胃型
肠型	
印戒细胞型	
绒毛状腺癌	
透明细胞癌	腺癌,HPV 无关性,透明细胞型
中肾管癌	腺癌,HPV 无关性,中肾管型
内膜样癌	内膜样癌
浆液性癌	浆液性癌
腺癌混合性神经内分泌癌	

续表

2014 年第 4 版 WHO 分型	2020 年第 5 版 WHO 分型
其他上皮肿瘤	其他上皮肿瘤
腺鳞癌	腺鳞癌
毛玻璃细胞癌	癌肉瘤
腺样基底细胞癌	腺样基底细胞癌
腺样囊性癌	黏液表皮样癌
未分化癌	未分化癌
神经内分泌肿瘤	
低级别神经内分泌肿瘤	
类癌	
不典型类癌	
高级别神经内分泌肿瘤	
小细胞神经内分泌癌	
大细胞神经内分泌癌	
混合性上皮和间叶肿瘤	混合性上皮间叶肿瘤
腺肉瘤	腺肉瘤
癌肉瘤	
间叶性肿瘤	
平滑肌肉瘤	
横纹肌肉瘤	
腺泡状软组织肉瘤	
血管肉瘤	
恶性外周神经鞘膜瘤	
其他肉瘤	
瘤样病变	
术后梭形细胞增生	
淋巴瘤样病变	

一、上皮源性肿瘤

（一）鳞状细胞肿瘤及前驱病变

1. 鳞状细胞前驱病变　鳞状上皮内病变（squamous intraepithelial lesion, SIL）是由 HPV 感染导致的鳞状上皮异常增生、异常成熟和细胞学非典型性。细胞学异常包括核深染、染色质分布异常、核多形性和核质比增高。SIL 的传统分级是根据上皮细胞改变的范围，将 SIL 半定量地分成三类：CIN 1——肿瘤占据上皮层的下 1/3；CIN 2——肿瘤细胞占据下 2/3 层；CIN 3——肿瘤细胞累及上 1/3 层。由于，CIN 2 的诊断重复性很差，很多活检诊断的 CIN 2 在随后的切除标本中最终诊断为 CIN 3，并且尚无生物学标志物可以证明 CIN

2 是独特的中间状态。后采用 TBS（The Bethesda system）系统命名法，将 SIL 分为高级别鳞状上皮内病变（high-grade squamous intraepithelial lesion，HSIL，CIN 2/CIN 3）和低级别鳞状上皮内病变（low-grade squamous intraepithelial lesion，LSIL，CIN 1）。

（1）LSIL：其特征是核的异型性，表现为核大小不一、核增大、染色质深染、不规则，以及核膜皱缩。为基底层细胞/副基底层细胞增殖，可见核分裂象，一般不超过上皮下 1/3 层，而且绝大多数 LSIL 无病理性核分裂象。在上皮的上层，可见挖空细胞，在上皮的上 1/3 层尤为显著，细胞质丰富、核增大、核膜不规则，核周常有界限清楚的空晕。表面细胞可显示角化不全或角化过度。虽然大多数 LSIL 显示挖空细胞，但并非所有病例都是如此。大约有 1/3 病例显示弥漫性 p16 免疫染色，累及基底层和副基底层，因此，p16 阳性不能作为判读 HISL 的绝对指征，而应当结合病变的 HE 染色形态做出诊断。

（2）HSIL：细胞有异常的核特征，包括核增大、核膜不规则、核质比增加，伴有核分裂。与 LSIL 相比，细胞质更少，异型细胞扩展至上皮的中 1/3 层（HSIL/CIN 2）或表面 1/3 层（HSIL/CIN3）。核分裂较 LSIL 更加常见，并且不局限于上皮的下 1/3 层，通常全层可见。常见病理性核分裂，p16 一般呈弥漫性强阳性表达。

2. 鳞状细胞癌（squamous cell carcinoma）　一种浸润性上皮源性肿瘤，主要由不同分化程度的鳞状细胞组成。最常用的分级系统来自 1920 年 Broders 提出的分级系统，依据形成角化珠的角化性肿瘤所占的比例和核分裂的数量分为三级：高分化、中分化和低分化，以中分化最为常见。虽然有些研究显示肿瘤分级与预后相关，但大多数研究认为宫颈鳞状细胞癌肿瘤分级不影响预后。

众所周知，宫颈鳞状细胞癌与高危型 HPV 持续感染密切相关。既往宫颈鳞状细胞癌以组织学形态为依据，将其分为以下几种类型（图 6-1）。

（1）角化型（keratinizing）：是一种分化良好的鳞状细胞癌，呈片状、条索状或巢状生长，肿瘤细胞形状一般不规则，呈多角形，胞质大多嗜酸性，核大，深染，核分裂象少；含有角化珠，细胞间桥常见（见图 6-1A、图 6-1B）。

（2）非角化型（non-keratinizing）：肿瘤细胞由不同分化程度的多角形肿瘤细胞构成，可有单个细胞角化及细胞间桥，一般无角化珠形成；细胞和细胞核的异型性更加明显，核分裂象多见（见图 6-1C）。

（3）基底样（basaloid）：是一种高级别（低分化）鳞状细胞癌，由巢状不成熟的基底样鳞状细胞组成，胞质稀少，可出现单个细胞角化，角化珠罕见。细胞核多形性可以相当明显，核分裂指数高，"地图样"或"粉刺样"坏死均为常见表现。该肿瘤占据了宫颈基底样形态肿瘤谱系中最具侵袭性的末端。

（4）湿疣性（warty）：具有显著的湿疣性改变。在早期浸润性病变中，上皮可能有角化。细胞异型性类似非典型挖空细胞，为该肿瘤的特征。

（5）乳头状（papillary）：由粗细不同的乳头构成，乳头内有纤维血管轴心，表面被覆上皮形态学类似于 HSIL 细胞。阴道镜下活检可能不能显示浸润证据，肿瘤深部与普通型浸润性鳞状细胞癌类似（见图 6-1D）。

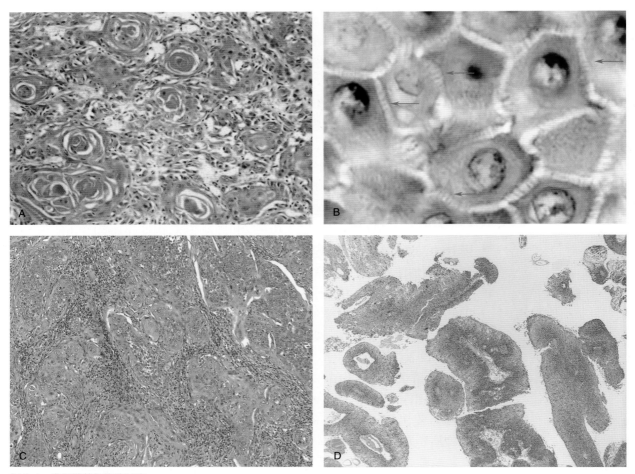

图 6-1　常见鳞状细胞癌形态

A. 角化型鳞状细胞癌，由分化良好的鳞状细胞构成，可见角化珠；B. 细胞间桥；C. 非角化型鳞状细胞癌，未见明确角化，肿瘤细胞巢状浸润性生长；D. 乳头状鳞状细胞癌，由粗细不同的乳头构成，乳头内有纤维血管轴心。

　　(6) 鳞状 - 移行细胞癌（squamotransitional）：罕见，与对应的膀胱肿瘤无法鉴别。多数作为鳞状细胞癌中的一种形态。

　　(7) 疣状癌（verrucous）：罕见，在女性生殖系统中更常见于外阴，以外生性生长方式为主，是一种高分化的鳞状细胞癌。肿瘤细胞异型性小，表层角化明显，肿瘤基底宽大，呈膨胀性生长，推挤式向下浸润，上皮与间质交界处常有显著的炎症反应。由于该肿瘤有很厚的上皮层，表浅活检或细胞学检查可能低估该疾病的严重性。疣状癌切除后有局部复发的倾向，一般不转移。

　　(8) 淋巴上皮瘤样癌（lymphoepithelioma-like）：罕见，由未分化的鳞状细胞组成界限欠清的上皮岛，周边伴多量淋巴细胞浸润。肿瘤细胞有一致的泡状核，伴有显著的核仁，大多与 HPV 感染相关，部分亚洲患者中可检测出 EB 病毒感染。以上所有类型中，以非角化型及角化型最为常见，其他组织学形态较为少见。

　　由于这些组织学形态分型缺乏重复性且对治疗及预后基本没有影响，并且约 90%~95% 的宫颈鳞状细胞癌是高危型 HPV（16，18，31，33，35，39，45，51，52，56，58 和 59 型）相关性肿瘤，其中 HPV 16 型和 18 型约占所有鳞状细胞癌的 70%，以 HPV 16 型更为常见。故 2020 年第 5 版女性生殖器官肿瘤 WHO 分类（以下简称第 5 版 WHO 分类）摒弃了既往依据组织学形态的分类，而根据 HPV 状态分为 HPV 相关性及 HPV 无关性鳞状细胞癌。绝大多数是高危型 HPV 相关性鳞状细胞癌，罕见情况下，一些低危型 HPV（6 型，11 型）也可以导致宫颈鳞状细胞癌。仍存在少数鳞状细胞癌与 HPV 感染无关。HPV 相关性及无关性鳞状细胞癌，两者根据形态学标准不能区分，两者均可以是任何组织学形态，但是 HPV 无关性鳞状细胞癌，以角化型更为常见。虽然在其他部位，HPV 相关性和 HPV 无关性的区分具有预后意义，总体来说 HPV 相关性肿瘤预后较好，但在宫颈癌中这种区分的预后意义目前尚不清楚。

（二）腺体肿瘤及前驱病变

1. 原位腺癌（adenocarcinoma in situ，AIS） 第 5 版 WHO 分类也将腺性前驱病变分成 HPV 相关性和 HPV 无关性。HPV 相关性宫颈腺癌的前驱病变主要为 AIS，少见的为复层产黏液的上皮内病变（stratified mucin-producing intraepithelial lesion，SMILE），由复层上皮组成，细胞内含有黏液，表现为细胞全层的散在空泡或透明胞质。核异型、深染、核分裂和凋亡小体常见。p16 阳性，Ki-67 增殖指数高。SMILE 通常与其他病变（HSIL、AIS）伴发，偶为独立病变。

然而，各种 HPV 无关性宫颈腺癌前驱病变更加少见且未能明确，在 HPV 无关性腺体肿瘤前驱病变分类中，胃型 AIS 和非典型小叶状宫颈腺体增生（atypical lobular endocervical glandular hyperplasia，Atypical LEGH）可能是胃型腺癌的癌前病变。免疫组化幽门腺黏液标记物阳性（MUC6 和 HIK1083），并表达 CK7、P53 和 CEA，而 CK20 可能仅局灶阳性，常有 *TP53* 突变，而 HPV 相关性肿瘤一般 *p53* 为野生型。

2. 腺癌（adenocarcinoma） 正如宫颈鳞状细胞癌，宫颈腺癌也分为 HPV 相关性腺癌及 HPV 无关性腺癌，大多数宫颈腺癌同样继发于高危型 HPV 持续感染，最常见为 HPV 18、16、45 型。研究显示，与鳞状细胞癌不同，在腺癌内 HPV 18 型远比 HPV 16 型更常见；同时腺癌内 HPV 无关性的比例较鳞状细胞癌高，约 15%~20%，且表现为较高的分期和较差的预后。

（1）HPV 相关性宫颈腺癌：包括普通型和黏液型。

1）普通型（usual type）：宫颈腺癌的最主要类型，约占所有宫颈腺癌的 75%，肿瘤内 <50% 的细胞内含有黏液，由圆形或卵圆形腺体组成，形成筛状、腺管状或乳头状，肿瘤细胞一般为多层，细胞核异型性明显，胞质有丰富的浅染颗粒状物，常见显著的大核仁和凋亡小体，间质可有硬化性改变，可见黏液，形成黏液湖（图 6-2A、B）。既往的绒毛状腺癌现在也归在普通型内。绒毛状腺癌（villoglandular carcinoma），是显示显著的外生性、绒毛乳头状生长方式的一种腺癌，组织学形态类似于肠道的绒毛状腺瘤，被覆上皮轻度异型。与普通型相比，此癌通常发生于较年轻的患者（平均约 35 岁）。细胞异型性至多为轻到中度。肿瘤的外生性部分显示绒毛分叶状，被覆高柱状宫颈型上皮，黏液少或无，可见核分裂和假复层。通常仅有表浅浸润，但有些病例可能显示深部间质浸润（图 6-2C、D）。表浅浸润者罕见淋巴结转移，预后极佳。

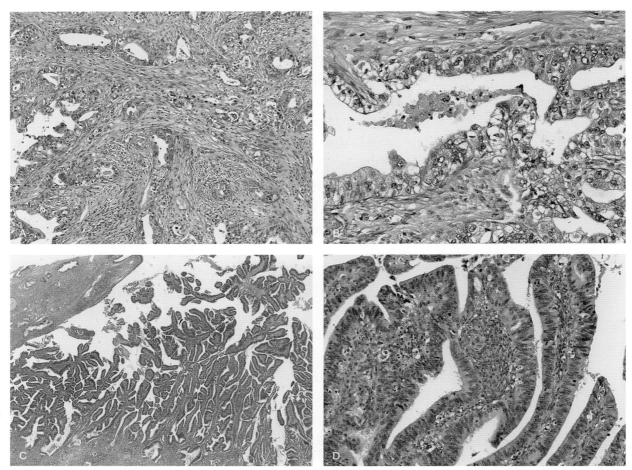

图 6-2 HPV 相关性腺癌,普通型

A. HPV 相关性腺癌,普通型,大而不规则的腺体浸润性生长,细胞内可见黏液;B. 细胞异型性大,腔内可见坏死;C. HPV 相关性腺癌——绒毛状腺癌,肿瘤具有乳头状结构,中央由纤维血管轴心;D. 乳头和腺体表面被覆单层柱状细或多层柱状细胞,细胞内无明显黏液,细胞核低 - 中级别。

    2)黏液型(mucinous type):约占所有宫颈腺癌的 15%,伴显著黏液成分,胞质内含黏液的肿瘤细胞占比>50%,这个分类包括了以下几种变异性。①非特殊型腺癌(mucinous NOS adenocarcinoma),形态类似于普通宫颈腺癌,胞质富于黏液,HE 染色下胞质苍白淡染。②复层产黏液的癌(stratified mucin-producing carcinoma),与产生黏液的复层上皮内病变(SMILE)关系密切,常合并出现,与 SMILE 形态一致,呈浸润性生长模式,一般为中 - 低分化。③肠型腺癌(intestinal adenocarcinoma),显示肠型分化的黏液腺癌。病灶中可能仅有局灶性肠型分化,其他表现为典型的黏液型上皮,在局灶出现杯状细胞,嗜银颗粒和 Paneth 细胞较为少见。④印戒细胞癌(signet-ring cell carcinoma),腺癌的一种罕见亚型,>50% 的肿瘤细胞呈印戒细胞样。细胞伴有丰富黏液,位于扩张的胞质空泡内,使得核偏位,呈印戒细胞样改变。单纯印戒细胞癌罕见,通常与其他亚型腺癌混合。将黏液亚型单独划分出来是因为这一亚型较普通型预后更差。

之前腺癌的各种分型都是基于形态学的改变,与宫颈癌的预后及复发关系不明确。2013 年 Silva 教授提出了宫颈腺癌全新的分型方法,2015 年 Rutgers 等提出了适用于 HPV 相关性普通型宫颈腺癌的 Silva 分型。在对来自 12 个大型医疗中心的 352 例普通型子宫颈腺癌病例进行研究后提出:与现有依据形态学基础的子宫颈浸润性腺癌的病理分型相比,Silva 分型体现出更好的预后判断价值,能很好地预测淋巴结转移、复发的可能性以及预后,更好地指导临床治疗。Silva 分型根据肿瘤浸润方式分为 A、B 和 C 三种生长方式(表 6-2,图 6-3)。

表 6-2 Silva 分型标准[4]

A 型(无毁损性浸润)

肿瘤边界清晰

无淋巴脉管侵犯,可以有复杂腺体(如筛状,乳头状)

缺乏实性生长方式

B 型(早期 / 局灶毁损性浸润)

单个或小簇肿瘤细胞浸润;局限性促纤维性 / 炎症反应

单发、多发或呈线性分布

淋巴脉管侵犯(+/−)

缺乏实性生长方式

C 型(广泛毁损性浸润)

弥漫浸润性生长伴有广泛的间质反应

腺体成角,小管状,散在开放腺体

腺体融合性生长范围达到 5mm(腺样,乳头状或黏液湖)

实性生长方式,低分化成分(结构高级别)

淋巴脉管侵犯(+/−)

Ⅰ. A 型:膨胀或推挤式浸润,边界清晰的腺体成群分布,腺体可以是复杂腺体伴有腔内乳头或筛状结构,但无细胞离散,无脉管侵犯。迄今为止,所有病例中 A 型浸润的宫颈腺癌均为 FIGO 分型Ⅰ期,无论肿瘤大小还是浸润深度,均未见有淋巴结转移或复发的病例(见图 6-3A)。

Ⅱ. B 型:浸润方式介于 A 型与 C 型之间,是在 A 型的基础上,肿瘤基底部间质出现单个细胞 / 小细胞簇,伴间质反应 / 炎症反应,这种浸润灶可以单发、多发或呈线性分布,但累加起来不应该超过 5mm,可有脉管侵犯(见图 6-3B)。

Ⅲ. C 型:毁损性浸润,肿瘤弥漫性浸润生长伴间质反应 / 炎症反应,腺体可成角 / 小管状 / 迷路状,且常出现不完整 / 破碎的腺体(类似子宫内膜样癌的 MELF 模式),可有黏液湖,或实性生长方式,伴有脉管侵犯。C 型浸润方式多为进展期宫颈癌,可伴有淋巴结转移(22.5%)、复发(19.7%)和死亡(见图 6-3C)。

简而言之,A 型常为高分化腺癌,无破坏性间质浸润,无血管淋巴管侵犯;B 型是在 A 型的基础上,局灶性破坏性生长,可能伴有血管淋巴管侵犯;C 型则是高度侵袭性生长方式,弥漫性浸润,可以伴有血管淋巴管血管。HPV 无关性宫颈腺癌如胃型腺癌、透明细胞癌、中肾管腺癌等一般归在 C 型中[3,4]。

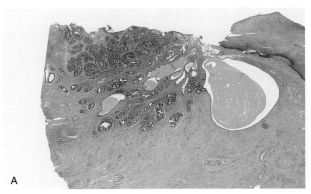
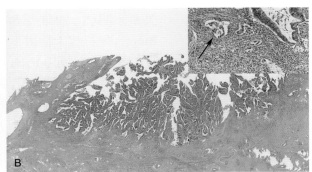
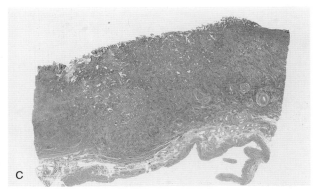

图 6-3 HPV 相关性腺癌 Silva 分型

A. A 型,病变膨胀性浸润,边界清楚;B. B 型,总体膨胀性生长,局灶可见单个或小簇肿瘤细胞浸润(箭头所示),伴周边局限性促纤维性 /
炎症反应;C. C 型,损毁性浸润性生长,浸润性宫颈管全层。

  (2)HPV 无关性腺癌:HPV 无关性腺癌包括胃型腺癌(最常见亚型)、透明
细胞癌、中肾管腺癌等,它们几乎总是 p16 阴性或局灶阳性(非块状型免疫染
色),但罕见情况下能显示弥漫性块状型免疫染色,此时多伴有 *p53* 基因突变,
可能会导致与 HPV 相关性腺癌的混淆。

  1)宫颈腺癌,HPV 无关性,胃型(cervical adenocarcinoma,HPV-independent,
gastric type):是一种 HPV 不相关的,显示胃型分化的黏液腺癌(图 6-4)。肿
瘤由黏液上皮组成,浸润宫颈管间质,腺体大小不等,与普通型相比,胃型腺
癌预后较差,侵袭性更强,常见腹膜和腹腔蔓延。胃型腺癌不是单一的个体,
而是一系列病变。该谱系还包括高分化的微小偏离腺癌(minimal deviation
adenocarcinoma),也称为恶性腺瘤,形态与正常宫颈管腺体类似,由分化极好
的腺体组成,细胞温和,核分裂罕见,在宫颈活检中诊断困难,极端病例在宫颈
锥切标本乃至根治标本中仍难以定性。临床多表现为桶状宫颈及大量阴道
排液。有报道提示这一亚型与 Peutz-Jeghers 综合征相关,因为部分病例具有
STK11 基因突变。胃型腺癌免疫组化标记结果显示胃型分化,表达 HIK1083
和 / 或 MUC6 等标记物。有学者提出,胃型宫颈腺癌可能起源于宫颈管小叶
状增生(lobular endocervical glandular hyperplasia,LEGH),也称幽门腺化生
(pyloric gland metaplasia,PGM)。其特征是多个囊肿,通常位于宫颈上部。临
床上,与普通型 HPV 相关的宫颈腺癌相比,胃型腺癌的范围通常更广,诊断时

FIGO 分期较高[5]。

　　与其他组织学类型相比,胃型腺癌患者的 5 年无病生存率和 5 年疾病相关生存率显著降低。此外,普通型腺癌和胃型腺癌之间对化疗的敏感性和生存结果也存在显著差异。胃型腺癌对由多西紫杉醇和卡铂组成的新辅助化疗的反应率明显较低,导致生存结果更差。因此,即使采用最彻底的经腹子宫颈切除术,宫颈胃型腺癌的以下几个特征也不利于实施保育手术:①整个宫颈内受累;②深部间质浸润;③位于宫颈上部,癌前病变广泛。由于这些原因,在不累及子宫内膜的情况下,完整切除肿瘤、保证安全切缘,是极其困难的。此外,术后的生育率难以保证,复发率也可能较高[6]。

　　2) 宫颈腺癌,HPV 无关性,透明细胞型(cervical adenocarcinoma,HPV-independent,clear cell type):与子宫内膜及卵巢部位的透明细胞癌形态一致,由透明细胞或靴钉样细胞组成,形成实性、管状囊性和 / 或乳头状结构(图 6-5)。

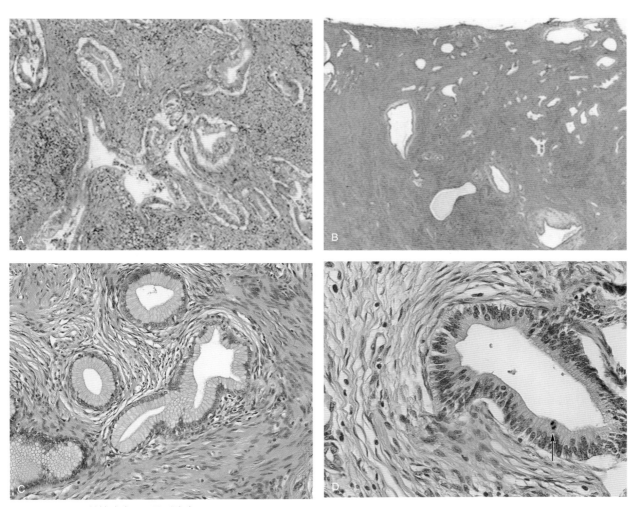

图 6-4　HPV 无关性腺癌——胃型腺癌

A. 胃型腺癌,肿瘤由大小不等,分化良好的腺体浸润性生长,深部腺体周围可出现反应性间质;B. 微偏腺癌,低倍镜下,大小不等,分化良好的腺体浸润性生长;C. 微偏腺癌,腺体分化良好,部分腺体成角,细胞形态温和;D. 微偏腺癌,部分腺体细胞具有显著异型性,核分裂象可见(箭头所示)。

有大量富含糖原的胞质,有时可见胞质内嗜酸性透明小球,大多病例至少在局部可见高级别核异型性。一般认为与 HPV 感染不相关。既往认为透明细胞癌与己烯雌酚(diethylstilbestrol,DES)宫腔内暴露有关,有暴露史的患者发病年龄较轻,多发生于年轻女性,偶尔在青少年中发病。没有 DES 接触史的病例主要为绝经后女性。

因为宫颈透明细胞癌往往表现出较强的侵袭性生物学行为,所以传统的首选治疗方法一直是根治性子宫切除加盆腔淋巴结清扫术,目前的指南同样不推荐保留生育能力的治疗[1],但是部分宫颈透明细胞癌患者年龄很小,甚至为青少年或者儿童,保留生育能力便成了亟待解决的问题。也有个别文献报道对该类患者进行了保留生育能力的治疗尝试。根据目前的证据,在严格筛选患者的情况下,可尝试进行该类手术,可能最大限度地增加未来的生育机会。

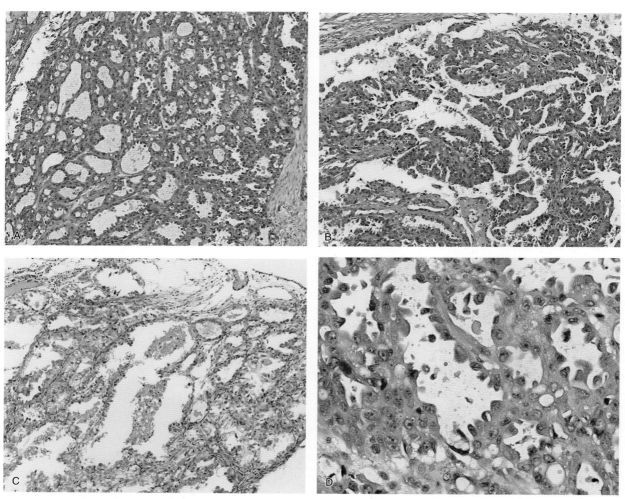

图 6-5　HPV 无关性腺癌——透明细胞癌

A. 囊管性结构;B. 乳头状结构;C. 部分肿瘤细胞胞质透亮;D. 内衬靴钉样细胞。

3）宫颈腺癌，HPV无关性，中肾管型（cervical adenocarcinoma，HPV-independent，mesonephric type）：一种源于中肾残余的腺癌，罕见。与HPV感染不相关。肿瘤通常起源于宫颈侧壁或后壁，可能深部浸润，体积大或外生性。与其他宫颈腺癌相比，它们更加常见累及子宫下段。肿瘤最独特的形态是背靠背排列的腺管，伴有嗜酸性腔内分泌物，部分结构复杂，乳头状结构伴有细胞出芽，常有砂砾体（图6-6）。

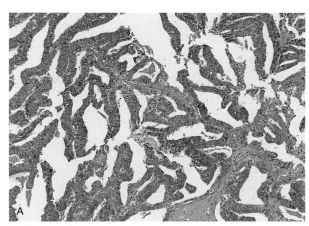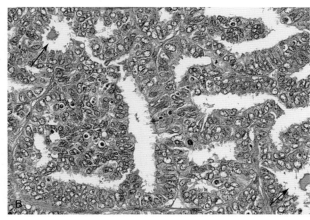

图6-6　HPV无关性腺癌——中肾管型

A. 乳头状结构；B. 腺管结构，腔内可见嗜酸性分泌物。

（3）其他腺癌

1）宫颈子宫内膜样癌（endometrioid cervical carcinoma）：具有子宫内膜样形态特征的宫颈腺癌，在所有宫颈腺癌中不到5%，既往分型中的宫颈子宫内膜样癌大部分是HPV相关性普通型宫颈腺癌，少部分是子宫内膜样腺癌累及宫颈。在第5版WHO分类中，一般认为宫颈原发性子宫内膜样腺癌起源于宫颈异位子宫内膜，是HPV无关性腺癌，诊断时需严格排除子宫内膜癌累及宫颈后方可诊断。

2）浆液性癌（serous carcinoma）：大多数以前诊断的宫颈浆液性癌可能是具有乳头状结构和高级别核特征（包括微乳头亚型）的普通型HPV相关的宫颈腺癌，或者是输卵管、卵巢或子宫内膜浆液性癌累及至宫颈。所以必须在排除其他部位浆液性癌累及后，才能认定为原发。因为原发性宫颈的宫内膜样癌和浆液性癌罕见，第5版分类把这两类均列入了"其他腺癌"中。

（三）其他上皮源性肿瘤

1. 腺鳞癌（adenosquamous carcinoma）　占所有伴有腺体成分宫颈癌的1/3。组织学上，有明确的腺体成分及鳞状分化区域，一般不需要特殊染色就可辨识，两种成分可以混杂出现，也可以有明确分界（图6-7）。腺体成分一般是HPV相关性腺癌。有时鳞状细胞癌中部分肿瘤细胞内可见散在黏液，此时不应诊断为腺鳞癌。两种成分一般均表达P16，鳞状成分表达P63、P40，腺体成分表达CK7、CEA和PAX8。

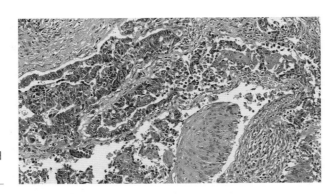

图 6-7 腺鳞癌、腺癌与鳞状细胞癌混杂出现

2. 黏液表皮样癌（mucoepidermoid carcinoma） 原发于宫颈的黏液表皮样癌十分罕见,由三种细胞构成,表皮样细胞,产生黏液的细胞和中间型细胞,并显示出 *MAML2* 基因重排。

3. 腺样基底细胞癌（adenoid basal carcinoma,ABC） 肿瘤通常在锥切或根治术标本中偶然发现,ABC 通常与鳞状上皮内病变或其他癌的亚型共存。由基底样细胞形成分化好的小而圆的细胞巢,胞质稀少,肿瘤细胞形成圆的细胞巢或条索状,浸润表浅宫颈间质。肿瘤细胞周边呈栅栏状结构,表面可能与 HSIL 病变融合。基底样细胞巢中间常见腺腔结构,偶尔囊性扩张,巢中央也可见局灶腺样或鳞状分化。小细胞呈 p16 阳性。单纯 ABC 为低级别肿瘤,预后极佳,罕见转移。

4. 腺样囊性癌（adenoid cystic carcinoma,ACC） 该亚型在第 5 版 WHO 分类中删除,不再作为一种单独亚型进行分类,因为现在认为这种形态的肿瘤不是真正的腺样囊性癌,而是 HPV 相关性鳞状细胞癌的变异型或具有腺样囊性癌形态学特征的腺癌。

（四）神经内分泌肿瘤

神经内分泌肿瘤在女性生殖系统中是一种罕见肿瘤,在第 5 版 WHO 分类中作为独立章节,而不在每个部位中介绍,目前,除了卵巢仍然沿用类癌、不典型类癌这一诊断外,阴道、宫颈、内膜等部位与其他部位神经内分泌肿瘤统一使用国际癌症研究机构（International Agency for Research on Cancer,IARC）标准。肿瘤表达神经内分泌标志物,Syn、CgA、CD56 有助于诊断,在部分低分化神经内分泌癌中,神经内分泌标志物表达下调,甚至表达缺失,TTF-1 通常阳性,但是并不提示是肺来源的。

1. 神经内分泌瘤（neuroendocrine tumor,NET） 宫颈 NET 极为罕见,形态学与其他部位神经内分泌瘤类似。呈梁状、带状、腺样或巢状生长,部分报道与 HPV 感染相关,可以与宫颈鳞癌或者腺癌伴发。不同级别肿瘤的区别在于核异型性程度、核分裂象的数量以及是否有坏死。胃、肠、胰肿瘤推荐使用 Ki-67 指数和核分裂计数用于肿瘤分级,而宫颈肿瘤尚无明确证据。一般来说 1 级（Grade 1,G1）核分裂罕见,核仁小,形态温和;2 级（Grade 2,G2）核分裂较 G1 显著增多,可达 5~10 个 /10HP,局灶可有坏死。NET（尤其是低级别）可产生多种肽类,例如降钙素、胃泌素、血清素、P 物质、血管活性肠肽、胰多肽、生长抑素和肾上腺皮质激素,但仅在罕见情况下患者发展为类癌综合征。

2. 神经内分泌癌（neuroendocrine carcinoma, NEC）　神经内分泌癌是高度恶性肿瘤，分为小细胞型和大细胞型，与高危型 HPV 感染关系密切，多为 HPV 16 型和 18 型。小细胞神经内分泌癌（small cell neuroendocrine carcinoma, SCNEC）最为常见，肿瘤细胞小，核质比高，染色质深染，胞质缺乏，常有大量核分裂、凋亡及广泛坏死（图 6-8A），浸润淋巴血管和神经。SCNEC 可能伴有原位或浸润性鳞癌或腺癌。大细胞神经内分泌癌（large cell neuroendocrine carcinoma, LCNEC）较小细胞神经内分泌癌少见，由中等大小肿瘤细胞或者大细胞构成，染色质粗糙，核仁明显，胞质较小细胞神经内分泌癌丰富，弥漫性生长。核分裂多，常见坏死，部分肿瘤细胞有嗜酸性胞质颗粒（图 6-8）。可与小细胞神经内分泌癌、鳞状细胞癌或腺癌合并。

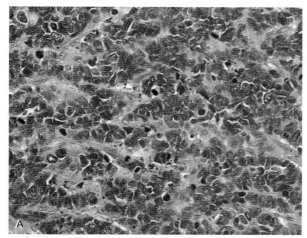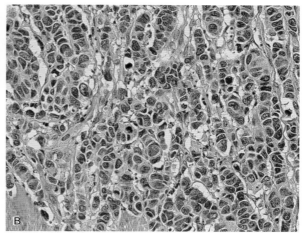

图 6-8　神经内分泌癌

A. 小细胞癌，细胞核小，胞质少，呈裸核样改变，可见大量核分裂象；B. 大细胞癌，细胞中等到大，多边形，胞质较小细胞癌丰富。

二、混合性上皮和间叶肿瘤

（一）腺肉瘤

腺肉瘤（adenosarcoma）是一种罕见的双相性肿瘤，约占女性生殖器官腺肉瘤的 2%。由良性或至多轻度异型性米勒上皮腺体和低级别间质成分混合构成。典型肿瘤是位于黏膜的息肉样肿瘤，绝大部分为Ⅰ期。镜下为良性或轻度非典型米勒上皮腺体均匀分布于肿瘤中，部分呈叶状或囊状。腺体通常为宫颈黏膜，可伴有鳞状化生。腺体周围围绕富细胞性间质，形成袖套样结构，以及腔内息肉样突起。间质通常为低级别，类似低级别子宫内膜间质肉瘤，伴有多少不等的核分裂。异源性成分见于 20% 的肿瘤，脂肪、软骨、横纹肌母细胞到胚胎性横纹肌肉瘤均有报，少数可见性索样区域。约 10% 肿瘤伴有肉瘤性过度生长，高级别肉瘤成分至少占肿瘤的 25%。罕见情况下，肿瘤可能在宫颈内形成多灶性病变，也可能同时累及宫颈和子宫体。典型的腺肉瘤是低度恶性的肿瘤，约 25% 的病例伴有阴道或盆腹腔复发，只要不伴有肉瘤性过度生长，它通常是局部复发低度恶性肿瘤，也是宫颈根治性手术的适应证之一。

（二）癌肉瘤

癌肉瘤（carcinosarcoma）由上皮成分和间叶成分组成的双相性恶性肿瘤。原发于宫颈的癌肉瘤较原发于子宫体和卵巢的癌肉瘤少得多。部分肿瘤与高危型 HPV 相关,本质可能是一种去分化癌。癌的成分可以是原发于宫颈的任何一种亚型,间叶成分通常是同源性的,比如纤维肉瘤,子宫内膜间质肉瘤,但偶尔也有异源性成分,比如横纹肌肉瘤、骨肉瘤、软骨肉瘤等（图 6-9）。

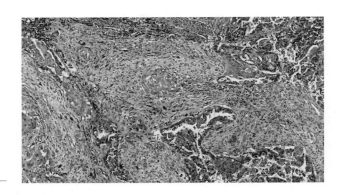

图 6-9　癌肉瘤:腺癌与肉瘤成分混杂生长

三、间叶源性肿瘤

除了以上常见上皮源性肿瘤,宫颈还可以发生一些间叶源性肿瘤,比如平滑肌肉瘤、横纹肌肉瘤、腺泡状软组织肉瘤、恶性外周神经鞘膜瘤、脂肪肉瘤、未分化肉瘤、NTRK 重排的梭形细胞肿瘤、卡波西肉瘤、血管肉瘤等。宫颈原发肉瘤罕见,不到宫颈恶性肿瘤的 1%。

（一）平滑肌肉瘤

平滑肌肉瘤（leiomyosarcoma）是一种显示平滑肌分化的恶性肿瘤,可能起源于正常宫颈间质内散在的平滑肌细胞。平滑肌肉瘤是最常见的生殖道肉瘤,多见于子宫体,下生殖道少见,罕见原发于宫颈。肿瘤可以形成息肉状肿物,突入宫颈管和阴道腔,可在正常黏膜表面形成溃疡,切面通常质软,呈鱼肉样。黏液样亚型通常呈胶样,与周围宫颈间质的边界欠清或显示明显浸润。典型平滑肌肉瘤由交叉生长的梭形肿瘤细胞组成,胞质丰富,嗜酸性,胞核伸长,两端钝圆。分为以下三种类型:①梭形细胞平滑肌肉瘤,至少表现出以下 3 种特征中的 2 种,a. 中至重度细胞异型性,b. 核分裂>10 个 /10HP,c. 肿瘤细胞坏死;或以下 4 种特征中的 3 种,a. 肿瘤>5cm,b. 浸润性生长,c.>5个 /10HP,d. 中 - 重度细胞异型性（图 6-10）。②上皮样平滑肌肉瘤。③黏液样平滑肌肉瘤。后两种亚型由于罕见,未得到广泛研究,但推测其恶性标准类似于子宫体平滑肌肿瘤。免疫组化显示平滑肌标志物,如 SMA、desmin 和 h-caldesmon 等。

（二）横纹肌肉瘤

横纹肌肉瘤（rhabdomyosarcoma,RMS）是一种显示骨骼肌分化的侵袭性恶性肿瘤,女性生殖道的横纹肌肉瘤罕见,多见于儿童和年轻人,成人尤其罕见。成人女性生殖器官最常见的部位为宫颈,在儿童为阴道。在两种人群中,胚胎性横纹肌肉瘤都是最常见的组织学类型。通常表现为宫颈息肉或阴道出血。对于患有这种罕见肿瘤的年轻女性来说,儿科、成人外科及内科肿瘤团队之间的合作对于实施保留生育能力的治疗策略至关重要。

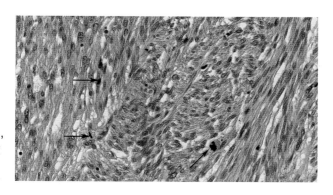

图 6-10　梭形细胞平滑肌肉瘤,肿瘤细胞编织状排列,细胞中度异型性,可见大量核分裂象

1. 胚胎性横纹肌肉瘤(embryonal rhabdomyosarcoma,ERMS)　是一种在形态学和生物学上再现胚胎性骨骼肌特点的原始间叶性肉瘤,由原始小圆形细胞和不同分化阶段的横纹肌母细胞以不同比例混合,是最为常见的横纹肌肉瘤亚型,约占横纹肌肉瘤的49%~60%。可伴发一些综合征,包括NF1综合征、Noonan综合征,以及伴发宫颈胚胎性横纹肌肉瘤的DICER1综合征等。肿瘤细胞形态多样,基本重演了骨骼肌胚胎发育中各阶段的细胞。如分化较为原始的星状细胞和小圆细胞(胚基间叶细胞),核圆形或卵圆形,核深染,核分裂象易见,胞质少。当瘤细胞逐渐分化成熟时,胞质增多,瘤细胞从形态上也由星状和小圆形演变成蝌蚪样、梭形、带状、网球拍样、大圆形或卵圆形、蜘蛛状等各种形态的横纹肌母细胞(图6-11)。除了原始间叶样细胞和横纹肌母细胞外,部分病例可以看到数量不等的瘤巨细胞,也称间变性横纹肌肉瘤。

根据横纹肌母细胞所占的比例分为原始型(横纹肌母细胞<10%),中间型(横纹肌母细胞为10%~50%)和分化型(横纹肌母细胞>50%)三种。多达50%的肿瘤中可见软骨结节。肿瘤细胞表达desmin和myogenin。宫颈胚胎性横纹肌肉瘤的预后比阴道部位好。

葡萄簇样横纹肌肉瘤(botryoid rhabdomyosarcoma):也称葡萄状肉瘤(sarcoma botryoides)是胚胎性横纹肌肉瘤的一种特殊亚型,好发于被覆黏膜的空腔器官,因外观上常呈葡萄状而得名,本型较少见,约占横纹肌肉瘤的6%。好发于5岁以下的婴幼儿,平均年龄为1.8岁,偶可发生于年轻,甚至绝经后的女性,少数甚至可以发生于妊娠女性。通常情况下,患者会出现异常阴道出血和阴道突出的肿块。此类肿瘤的治疗尚存在争议,包括各种外科手术、放射治疗和全身治疗。这种宫颈恶性肿瘤通常影响青春期前、青少年和年轻女性[7]。因此,在这些患者的治疗中,保留生育能力是一个重要的考虑因素。

肿瘤位于黏膜下,低倍镜下呈宽乳头或分叶状,表面黏膜上皮完整,也可增生或者有溃疡形成,其中增生的黏膜上皮可发生鳞状化生。本瘤的特征性形态表现为在紧靠黏膜上皮的下方由深染密集的瘤细胞形成一宽带状区域,

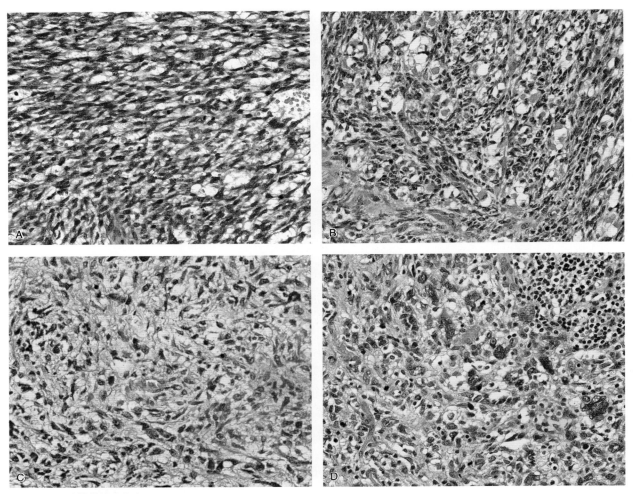

图 6-11 胚胎性横纹肌肉瘤

A. 胚基间叶细胞;B. 不同分化程度的横纹肌母细胞;C. 部分区间质水肿;D. 局灶区域可见瘤巨细胞。

数层至十数层,称为"形成层"(cambium layer)。形成层以下为黏液样区域,间质疏松、黏液水肿样,内有散在的分化程度不一的梭形、卵圆形或圆形横纹肌母细胞,可见核分裂象。当伴有感染时,间质内大量的急慢性炎症细胞浸润,有时可掩盖瘤细胞(图 6-12)。瘤细胞表达 desmin、MSA、myogenin 和 MyoD1。

2. 腺泡状横纹肌肉瘤(alveolar rhabdomyosarcoma,ARMS) 是一种原始小圆细胞恶性肿瘤,瘤细胞部分显示骨骼肌分化,组织学上以瘤细胞形成腺泡状结构为特征,本型较为常见,仅次于胚胎性横纹肌肉瘤,约占横纹肌肉瘤的 31%。肿瘤有三种类型:经典型,实体型和胚胎性 - 腺泡状混合型,其中实体型包括透明细胞变型。

经典型腺泡状横纹肌肉瘤中,瘤细胞排列呈片状和巢状,巢中央的瘤细胞常因发生蜕变和坏死失去黏附性而脱落,形成特征性的腺泡状结构。腺泡之间为纤维血管性间隔。肿瘤细胞由未分化的原始间叶性细胞及少量早期分化的幼稚横纹肌母细胞组成。原始间叶细胞呈圆形、卵圆形或小多边形,核

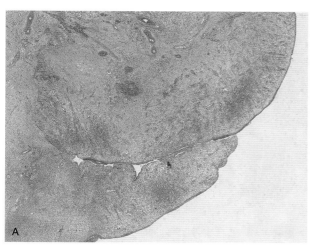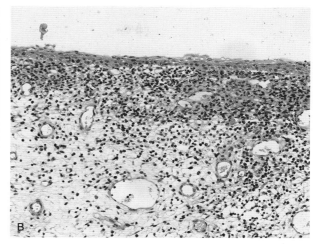

图 6-12 葡萄簇状横纹肌肉瘤

A. 低倍镜下呈宽乳头或分叶状；B. 瘤细胞在黏膜下聚集形成宽带状，间质疏松、水肿，伴大量炎细胞浸润时可能会遮盖肿瘤细胞。

深染，核分裂易见，胞质少。约 30% 的病例可见散在的横纹肌母细胞。实体型腺泡状横纹肌肉瘤由实性细胞巢组成，腺泡状结构或纤维血管性分隔不明显，有时，瘤细胞胞质丰富，富含糖原而淡染或透明，类似肾透明细胞癌或软组织透明细胞肉瘤，也称透明细胞变型。胚胎性 - 腺泡状混合型除经典的腺泡状区域外，部分区域显示胚胎性横纹肌肉瘤的形态，包括梭形细胞、带状横纹肌母细胞和黏液样间质。瘤细胞表达 desmin、MSA、myogenin、MyoD1，其中 myogenin 以位于腺泡状结构变异及血管周围的瘤细胞染色最强。大多数（60%~70%）病例含有特征性的 t（2；13）（q35；q14），导致位于 2 号染色体上的 PAX3 基因与位于 13 号染色体上的 FOXO1A（FKHR）基因融合，产生 PAX3-FOXO1 融合性基因，约 10%~20% 的病例含有 t（1；13）（p36；q14），导致 PAX7-FOXO1A 融合基因。除以上常见亚型外，还有间变性横纹肌肉瘤、多形性横纹肌肉瘤、硬化性横纹肌肉瘤，上皮样横纹肌肉瘤等少见亚型。

（三）腺泡状软组织肉瘤

腺泡状软组织肉瘤（alveolar soft part sarcoma，ASPS）为原发于宫颈的肿瘤，非常罕见。是一种分化方向不明确的恶性肿瘤，好发于青少年。组织学上由嗜伊红的大多边形上皮样细胞组成，伴有颗粒状、嗜酸性胞质，实性或腺泡状生长，显示巢状肿瘤细胞，中央细胞失去黏附性，腺泡之间为衬覆单层扁平内皮细胞的裂隙状或血窦样毛细血管网，瘤细胞胞质内含有过碘酸希夫染色（periodic acid-Schiff staining，PAS）阳性的结晶物质，并具有特异性的染色体易位 der（17）t（X；17）（p11.2；q25），产生 TFE3-ASPSCR1 融合性基因。

四、瘤样病变

术后梭形细胞结节是一种发生于宫颈的罕见的非肿瘤性的梭形细胞增生性病变，病变形似肉瘤，多为反应性增生。病变发生于原先手术部位，通常为术后数周。临床和病理均可能貌似肉瘤,通常会被误诊。获知先前手术史,例如清宫术,有助于诊断。病变由交错呈束状的、大小一致的、肥胖的梭形细胞组成,伴有纤细的小血管网和慢性炎症细胞。细胞有丰富的嗜酸性至嗜碱性胞质,核分裂可能很多。

五、宫颈癌中的神经侵犯

神经周围浸润(perineural invasion,PNI)是肿瘤沿神经鞘扩散、浸润神经的一种病理过程。神经由周围神经系统中功能相关的神经纤维集合在一起,外包致密结缔组织构成。这些致密的结缔组织构成三层结构——神经外膜、神经束膜及神经内膜。当肿瘤细胞累及神经鞘膜任何一层或神经外周的 1/3 以上被肿瘤细胞包绕时,称为 PNI。

PNI 最早由欧洲文献报道,在前列腺癌、胰腺癌、结直肠癌、胆管癌等多种肿瘤内提示具有更高的侵袭性及更差的预后,尤其是头颈部鳞状细胞癌。值得注意的是,PNI 状态还能影响头颈癌的手术策略和辅助治疗。

许多研究表明,PNI 与较高的肿瘤分期、较大的肿瘤大小(≥4cm)和肿瘤的淋巴浸润密切相关。在宫颈癌中,PNI 具有重要的临床病理意义,与淋巴结转移、肿瘤复发、治疗的敏感性、生存期等预后因素息息相关,不仅是肿瘤单纯迁移扩散的结局,更是肿瘤浸润和远隔转移的重要途径之一。已有文献显示,PNI 在宫颈癌中的发生率从 1.5% 到 35.1% 不等,与肿瘤大小、脉管侵犯、宫旁浸润、浸润深度以及淋巴结转移具有相关性,并且与头颈部鳞状细胞癌类似,可能对 FIGO 分期和手术方式产生一定的影响[8]。

第二节 术中冰冻检查内容

早期宫颈癌患者可否行保留生育功能的根治性宫颈切除术,受多重条件限制。术前除了病理定性,影像学评估进行临床分期以了解肿瘤大小、估计宫颈管长度,在影像学角度确定病变上缘至宫颈内口的距离,明确有无宫旁侵犯及盆腔淋巴结转移等情况以外,作为保留生育功能的根治性宫颈切除术的重要组成部分,术中盆腔淋巴结的状态及子宫下段/宫颈内口(lower uterine segment/endocervix,LUS/EC)宫颈上切缘的评估结果也决定了患者能否进行该手术方式。

一、盆腔淋巴结

盆腔淋巴结有无转移是影响宫颈癌治疗和预后的重要因素。既往研究表明,早期宫颈癌患者仍然具有一定的淋巴结转移率,ⅠA1 期及ⅠA2 期宫颈癌盆腔淋巴结转移率分别为 0.5% 和 7.4%,ⅠB 期宫颈癌盆腔淋巴结转移率已达到 17.3%。如果没能对盆腔淋巴结做出准确的评估,造成淋巴结阳性的患者强行施以保育手术,术后便需给予盆腔外照射放疗,影响卵巢功能,致使保留生育功能失去意义。因此,对于拟行保留生育功能的根治性宫颈切除术的患者,一般术中先行盆腔淋巴结的切除,并送术中冰冻病理检查。如果淋巴结冰冻病理提示淋巴结转移阳性,则应改变术式,行根治性子宫切除术。

　　子宫是一个中位器官,所以宫颈的盆腔淋巴引流具有双侧性。理论上,宫颈癌双侧盆腔前哨淋巴结(sentinel lymph node,SLN)阴性,整个盆腔淋巴结则应无转移,可以免去盆腔淋巴清扫术,即用 SLN 活检术代替盆腔淋巴清扫术。目前研究也显示,宫颈癌 SLN 的分布呈现出一定的规律性,多数研究提示,宫颈癌 SLN 多位于闭孔及髂内、外区。2011 年发表的 SENTICOL 研究对 139 例ⅠA1 合并 LVSI 至ⅠB1 期宫颈癌患者进行了腹腔镜下淋巴结绘图及前哨淋巴结活检[9]。发现这种方法评估淋巴结转移的灵敏度为 92.0%,阴性预测值为 98.2%。2011 年美国纪念斯隆凯特琳癌症中心建立了早期宫颈癌前哨淋巴结绘图与切除的标准流程[10]。按照这个流程图操作,75% 的患者可以避免不必要的双侧盆腔淋巴结清扫,避免下肢水肿等。

　　对于盆腔前哨淋巴结的检出,示踪剂的选择是关键步骤之一,评估其优劣的重要指标是显影率和双侧显影。最早使用的示踪剂为蓝染剂,但研究发现单独染色剂的灵敏度和阳性预测值均较低,不建议单独使用。目前推荐的示踪方式是 ^{99}Tc 联合蓝染剂,也是前哨淋巴结示踪的"金标准"。但是 ^{99}Tc 为放射性核素,在国内使用和管理均存在困难,尚无法大范围推广应用。吲哚菁绿(ICG)是一种近红外荧光显影剂,近年在 SLN 示踪应用中显示了较好的应用前景。一项 meta 分析纳入了 45 项研究共 538 例患者,发现在宫颈癌和子宫内膜癌中,ICG 具有与联合示踪(^{99}Tc+ 蓝染剂)相当的全部和双侧显影率[11]。LEITAO 等报道 ICG 示踪较传统联合示踪有更高的双侧显影率(96% *vs.* 63%)[12]。自 2017 年起,NCCN 提出 ICG 可达到与联合示踪同样的效果,推荐应用于宫颈癌的 SLN 示踪。具体操作为在子宫颈 3 点、9 点或 3 点、6 点、9 点、12 点位置注射染料或者 ^{99}Tc。

　　此外,NCCN 强调所有 HE 染色阴性的 SLN,术后必须进行病理超分期检查,从而更高程度的检测出可能会改变术后处理的肿瘤微转移。而对术后超分期病理检查为阳性者,建议再次行同侧盆腔淋巴结清扫,以改善预后。病理超分期检测是对前哨淋巴结进行连续切片和免疫组织化学染色,从而对前哨淋巴结进行病理学评估的一种方法,可发现常规 HE 染色无法发现的肿瘤微转移[13]。

　　虽然在 RT 手术开展的近 30 年来,前哨淋巴结的检出不论是检出率还是阴性预测率都趋于完善,但是对前哨淋巴结检出的准确性及其冰冻病理结果的可信度仍充满争议,尤其是对淋巴结微转移及孤立性肿瘤细胞的灵敏度还有限。所以目前行根治性宫颈切除术依然是常规先行盆腔淋巴结切除术,并送冰冻病理检查。

二、子宫下段 / 宫颈内口切缘

除了盆腔淋巴结,子宫下段 / 宫颈内口切缘的评估也至关重要。手术切缘作为根治性宫颈切除术标本的边界,其安全状态是宫颈癌患者术后是否存在复发风险和是否需要进一步治疗的重要指标。切缘阴性距离目前无统一的标准,部分学者认为 5mm 阴性切缘足够,部分研究认为 8mm 或 10mm 阴性切缘才是满意的。大量研究认为 10mm 的宫颈内口阴性切缘足以降低局部复发率,尤其是直径 ≥ 2cm 的宫颈肿瘤。手术离断面的切缘是否存在肿瘤累犯至关重要。一般该切缘的安全与否依靠术中冰冻病理切片结果进行评估,其冰冻病理结果的准确性极大地影响了该手术的治疗效果及安全性。

在过去的十几年里,对根治性宫颈切除术的大量研究陆续发表,但对于上切缘的安全范围尚没有一个统一的病理标准,大部分仅依据病理医生的经验行术中冰冻或术后石蜡切片进行测量,且标本取材方法、测量方式及安全范围的评估标准也不尽相同。主要的研究方式与方法如下。

（一）平行取材法

Dargent 在 2000 年对早期宫颈癌患者实施了根治性宫颈切除术,认为肿瘤上缘距手术切缘大于 5mm 是一个比较安全的残端距离[14]。因此在术中对根治性宫颈切除术的标本应平行于手术切缘取材,即盘状取材,取材距离约为 5mm,并行冰冻切片用以评估手术切缘的安全性（图 6-13）。该方法是最早的评估根治性宫颈切除术切缘安全性的取材方式,简便、快捷,易于操作。

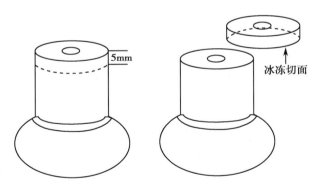

图 6-13　平行取材法

（二）垂直取材法

2004 年,Tanguay 等人提出采用垂直取材法,对宫颈根治性切除术后肿瘤切缘距离进行测量,以明确肿块上缘至手术切缘的精确距离[15]。在研究中对患者的宫颈切除标本先行肉眼评估,并将肿瘤形态分为三种类型：①没有明显可见的病变；②非特异性病变；③肉眼可见的肿瘤。对于有明确肿块的根治性宫颈切除术标本,均经肿块行垂直取材,即沿宫颈长轴纵向取材,而对于无肉眼可见病变及非特异性病变均行选择性取材,即部分标本于距切缘 5mm 处平行取材,部分为同前方法的垂直取材。若术中冰冻评估切缘距离<5mm,则对患者行宫颈补充切除术或直接行根治性子宫切除术（图 6-14）。

170

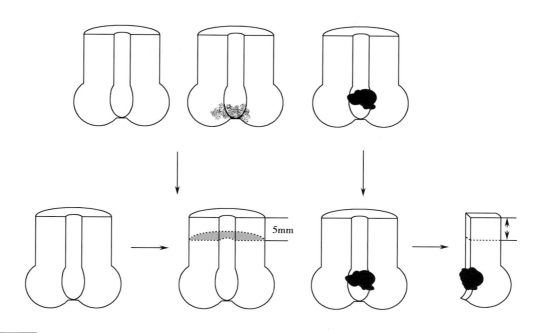

图 6-14　垂直取材法

无肉眼可见病变及非特异性病变均行选择性取材,即部分标本于距切缘 5mm 处平行取材,对于有明确肿块的标本,经肿块行垂直取材。

(三) 联合取材法

Park 等将 Dargent 与 Tanguay 方法相结合,在 2008 年提出应用联合取材法进一步评估手术切缘的安全性[16]。病理科医生先于手术切缘行厚度为 2mm 水平组织切片,用于评估 LUS/EC 的肿瘤浸润情况。若该手术切缘为阳性,则直接对患者行宫颈补充切除术或根治性子宫切除术;若为阴性,则于 3 点或 9 点处沿宫颈长轴将宫颈剖开。对于肉眼可见的肿块,测量肿块上缘距取材切缘之间的距离,实际距离记为该距离加上 2mm;对于非特异性病变标本则进一步经病变区垂直取材,冰冻切片中测量肿块上缘至取材切缘的距离,则安全范围为此距离加上 2mm;若无肉眼可见病灶的标本,则自取材上切缘 8mm 向下再平行取材第二块宫颈组织,即此取材处距手术上切缘 10mm,若无肿瘤组织侵犯,则为安全(图 6-15)。若发现肿瘤组织残留则行宫颈补充切除术或根治性子宫切除术。

(四) 全面取材法

Ismiil 等在 2009 年对 Park 的方法进行改进,提出了更为详细的全面取材评估方法[17]。首先于距离手术切缘 10mm 处离断宫颈组织,并于 12 点处剖开该组织,依次将其分 12 点方向连续切成 12 片组织,并对所有的组织进行冰冻切片检查,确认是否有肿瘤组织残留,并明确残留肿瘤组织的具体位置以及至手术切缘的距离。若冰冻切片中未见肿瘤残留则认为肿瘤上缘距手术切缘 >1cm,为安全距离;若存在残留肿瘤,则测量切片中肿瘤上缘距手术切缘的距离,当肿瘤切缘距离 <5mm,则需另行宫颈补充切除术,同时补充切缘同样行冰冻病理检查(图 6-16)。该方法可以全面彻底地评估根治性宫颈切除术的手术切缘的安全性,并精确测量肿瘤切缘距离。

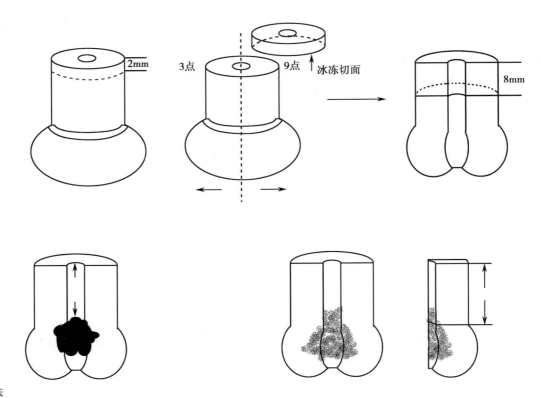

图 6-15　联合取材法

先切取宽度为 2mm 水平组织切片，若为阴性，则于 3 点或 9 点处沿宫颈长轴将宫颈剖开。若无肉眼可见病灶，则自取材上切缘 8mm 向下再平行取材第 2 块宫颈组织，评估切缘；对于肉眼可见肿块，测量肿块上缘距取材切缘之间的距离，实际距离记为该距离加上 2mm；对于非特异性病变标本则进一步经病变区垂直取材，冰冻切片中测量肿块上缘至取材切缘的距离，则安全范围为此距离加上 2mm。

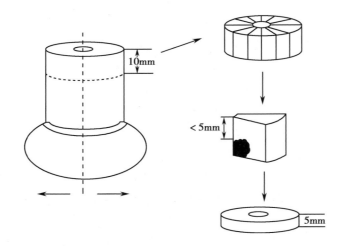

图 6-16　全面取材法

距离手术切缘 10mm 处离断宫颈组织，并于 12 点处剖开该组织，依次将其分 12 点方向连续切成 12 片组织，并对所有的组织进行冰冻切片检查。

第三节　术中冰冻检查方法

一、盆腔淋巴结

前哨淋巴结的概念是 Cabana 于 1977 年提出的,他在阴茎淋巴管造影时发现,有一种最先接受肿瘤区域淋巴引流并最早发生肿瘤转移的特异淋巴结,故将其命名为前哨淋巴结。直至 1992 年 Morton 等首先将前哨淋巴结活检用于黑色素瘤的治疗中,并取得了成功,之后前哨淋巴结活检运用越来越广泛。对前哨淋巴结的检查,目前常用的有印片法细胞学检查和快速冰冻切片检查两种方法。

(一) 术中印片法细胞学检查

对于送检的前哨淋巴结沿长轴对半切开,分别印片,对于可疑区域可用刀片轻轻刮擦,获得的组织涂在玻片上。固定后,常规 HE 染色后镜检。细胞印片方法检测宫颈癌的 SLN 转移情况的报道不多,Barranger 等报道的 36 例中,34 例检出 SLN,8 例(22.2%)共有 12 枚转移的 SLN(4 枚宏转移,5 枚微转移,3 枚孤立性肿瘤细胞),印片法细胞学检查仅检出 1 例阳性,印片细胞学的灵敏度、特异度、准确率分别为 8.3%、100% 和 85.7%,阳性和阴性预测值为 100% 和 85.5%[18]。印片法细胞学检查的灵敏度与淋巴结转移灶的大小有关,淋巴结微转移者印片细胞学检出的灵敏度较低,为 22%,而淋巴结转移灶>2mm 者印片法细胞学检查的灵敏度为 87%,可以将淋巴结每隔 2~3mm 切开印片,通过增加取样面积来提高印片的检出率。

目前认为,尽管印片法细胞学检查存在一定的假阴性率,但具有不损耗标本、操作简单、廉价等优点,而且通过增加取样面积、多层面印片以及由专门培训过的细胞病理学家阅片,可以提高诊断的准确性,所以不失为一种快速、简单、有效的术中诊断方法。

(二) 术中快速冰冻检查

快速冰冻切片技术是术中快速诊断的另外一种主要手段,具有快速(通常平均制片时间为 20~30 分钟),准确率高(98.6%~99.1%)等优点。对于<5mm 的淋巴结,沿长轴对剖,全部包埋。直径>5mm 的淋巴结,沿长轴间隔 2mm 书页状切开,观察切面,有条件的情况全部包埋;对于淋巴结较大者,对可疑剖面进行包埋行快速冰冻检查。对可疑转移病灶,可以加做术中快速免疫组化染色帮助诊断。复旦大学附属肿瘤医院自开展该术式以来,有不到 1% 的假阴性率,可能是由盆腔淋巴结脂肪化使术中冰冻切片制片困难,导致假阴性或淋巴结转移灶较小,冰冻切片内漏诊而造成。

(三) 术中印片法细胞学检查与快速冰冻检查的比较

快速冰冻切片和印片法细胞学检查是目前较常用的前哨淋巴结术中病理评估方法,其各有优缺点。

快速冰冻切片的优势在于可识别淋巴结结构,对于有条件的单位还可以行术中快速免疫组化染色帮助明确微转移病灶;报道显示,宫颈癌盆腔淋巴结快速冰冻切片的灵敏度较细胞印片高,为68%~92%。Scholz报道96例早期宫颈癌,行盆腔淋巴结快速冰冻切片检查,灵敏度为81%,并发现盆腔淋巴结微转移者冰冻切片不易检出,2/3以上快速冰冻切片检测的假阴性与微转移有关[19]。通过增加冰冻切片量可以提高微转移的检出率,但是组织损耗较大,不利于后续石蜡切片的制作。

印片法细胞学检查可对多切面进行快速检查,保留较多组织,有助于石蜡切片检查,缺点是可供评价的细胞数量可能较少,并可能出现无法评价的不典型、可疑细胞,需要有丰富经验的细胞病理学专家的支持。盆腔淋巴结有时会有严重的脂肪化,不论是对术中细胞印片还是术中快速冰冻切片均有较大的影响。

二、子宫下段 / 宫颈内口切缘

目前对于手术切缘安全范围的界定仍存在争论,其问题主要集中在取材方式的选择和安全距离的确定上。在第二节,我们介绍了RT手术开展以来的各种子宫下段/宫颈内口切缘的病理评估方法。Dargent提出的平行于手术切缘取材,即盘状取材,此方法比较简便快捷,易于操作,但是不能详细地评估手术切缘与肿块的距离,容易造成切缘的假阴性[14]。Tanguay等采用的垂直取材法是基于病理医生肉眼观察的基础上,对可疑病灶处行垂直取材[15]。该法虽然可以在术中精确评估肿块上缘距切缘的距离,但对于肿瘤病灶分类和取材部位的判断过于主观,易造成其余残留肿瘤病灶漏检。根据相关研究,17位无肉眼可见病灶的患者,13人行术中冰冻,只有1人发现切缘肿瘤累及,且术后石蜡证实为阳性,切缘阳性率仅为5.88%。而在27位存在非特异性病变病灶的患者中,9人发现切缘有肿瘤组织累及,切缘阳性率达33.3%,因此,采用肉眼对病灶的性质及切缘距离估测主观性较大,特别是针对肿瘤形态不典型的标本,很容易造成漏检或距离测量误差过大。Park等提出应用联合取材法将根治性宫颈切除标本的手术上切缘安全范围增加至10mm,可以全面系统的评估宫颈切缘情况,但是该方法取材过程较为复杂[16]。Ismiil提出的全面取材法可以全面彻底地评估根治性宫颈切除术的手术切缘安全性,并精确测量肿瘤切缘距离,但是取材及切片制作工作量大,耗时较长,且需要专人进行操作,不易于广泛推广[17]。

复旦大学附属肿瘤医院在以往病理切缘评估的基础上,进一步优化改良,创新地采用了直视定位横断面取材法[20]。首先将离断后的宫颈组织于截石位12点处沿宫颈长轴剖开,肉眼检查并记录肿瘤的形态、大小及位置。于距手术切缘8mm处离断宫颈,并向下取厚度为2mm的组织,在距手术上切缘距离为10mm处行冰冻制片,评估距切缘10mm处的切面。如果切缘阴性,则为安全切缘;若镜检后发现肿瘤残留,则立即通知手术医生行宫颈补充切除术,一般补充切缘长约 5mm,需要在之前送检的标本中评估距原手术切缘 5mm 处的组织,若未见肿瘤侵犯,则记为"距补充手术切缘 10mm 处宫颈上切缘阴性",若补切后冰冻结果示肿瘤距切缘范围仍不足 10mm,则改行根治性全子宫切除术(图 6-17)。

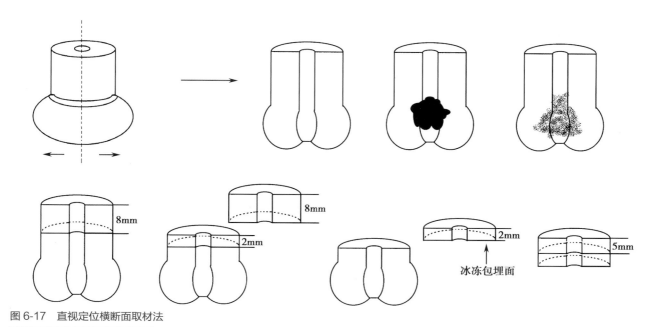

图 6-17　直视定位横断面取材法

宫颈组织于截石位 12 点处沿宫颈长轴剖开,肉眼检查并记录肿瘤的形态、大小及位置。于距手术切缘 8mm 处离断宫颈,并向下取厚度为 2mm 的组织,行术中冰冻快速切片,评估该 10mm 切缘,如果切缘阴性,则为安全切缘;若镜检后发现肿瘤残留,则立即通知手术医生行宫颈补充切除术,一般补充切缘长约 5mm。

　　新型的取材方式以 10mm 作为取材距离,安全距离大,且不论肿瘤形态是否可见以及宫颈是否行二次补切,均严格以 10mm 为界定,以保证其安全性。且标本不依据其肉眼形态进行人为的分组取材,不需要专业的妇科病理医生进行评估。此外,本研究采用环形取材法,可充分对宫颈间质浸润深度进行评估,且耗时仅 15~20 分钟,与一般病理取材耗时无差别。笔者团队进行了 53 例患者的评估,病理结果与既往报道结果相一致,且中位随访时间为 9.5 个月,未发现复发或死亡患者[21]。

第四节　术后随访的细胞学检查

　　根治性宫颈切除术后应进行严密随访,术后避孕 6 个月,并进行阴道镜评估及阴道穹窿、宫颈峡部涂片。特别注意涂片检查经常会出现非典型腺细胞(假阳性),尤其是来源于子宫内膜的。MRI 检查排除复发后患者才可受孕。术后 2 年内每 3 个月复查宫颈细胞学、彩超,每 6 个月复查 HPV,必要时复查盆腔 MRI，术后 3~5 年内每 6 个月复查 1 次，第 6 年开始每年复查 1 次。有生育要求且复查无肿瘤复发表现的患者于术后 6 个月鼓励试孕。细胞学检查结果异常者，应做阴道镜检查。如果是腺上皮病变，除了非典型子宫内膜腺细胞以外，均行阴道镜检查。35 岁以上的妇女，如有子宫内膜癌风险，应进行子宫内膜取样。

参考文献

［1］ NCCN Clinical practical guidelines in oncology. cervical cancer. Version 1. 2022. 26 October 2021. 2022.

［2］ WHO Classification of Tumours Editorial Board. WHO classification of tumours. Female genital tumours. 5th ed. Lyon: lARC Press, 2020.

［3］ ROMA A, DIAZ DE VIVAR A, PARK K, et al. Invasive endocervical adenocarcinoma: a new pattern-based classification system with important clinical significance. The American journal of surgical pathology, 2015, 39 (5): 667-672.

［4］ ROMA A, MISTRETTA T, DIAZ DE VIVAR A, et al. New pattern-based personalized risk stratification system for endocervical adenocarcinoma with important clinical implications and surgical outcome. Gynecologic oncology, 2016, 141 (1): 36-42.

［5］ NUCCI MR, CLEMENT PB, YOUNG RH. Lobular endocervical glandular hyperplasia, not otherwise specified: a clinicopathologic analysis of thirteen cases of a distinctive pseudoneoplastic lesion and comparison with fourteen cases of adenoma malignum. Am J Surg Pathol, 1999, 23 (8): 886-891.

［6］ CIBULA D, PÖTTER R, PLANCHAMP F, et al. The European Society of Gynaecological Oncology/European Society for Radiotherapy and Oncology/European Society of Pathology guidelines for the management of patients with cervical cancer. Radiotherapy and oncology: journal of the European Society for Therapeutic Radiology and Oncology, 2018, 127 (3): 404-416.

［7］ LESTER F, FARMER D, RABBAN J, et al. Radical trachelectomy for clear cell carcinoma of the cervix in a 6-year old: a case report, review, and description of the surgical technique. Journal of pediatric surgery, 2010, 45 (8): E1-E5.

［8］ CUI L, SHI Y, ZHANG N. Perineural invasion as a prognostic factor for cervical cancer: a systematic review and meta-analysis. Archives of Gynecology and Obstetrics, 2015. 292: 13-19.

［9］ FABRICE L, PATRICE M, DENIS Q, et al. Bilateral negative sentinel nodes accurately predict absence of lymph node metastasis in early cervical cancer: results of the SENTICOL study. Journal of clinical oncology: official journal of the American Society of Clinical Oncology, 2011, 29 (13): 1686-1691.

［10］ BEATRICE C, JOHN PD, KARIN S, et al. Establishing a sentinel lymph node mapping algorithm for the treatment of early cervical cancer. Gynecologic oncology, 2011, 122 (2):

275-280.

［11］ ILARY R, MARIA LG, ELENA IB, et al. Sentinel node mapping in cervical and endo-metrial cancer: indocyanine green versus other conventional dyes-a meta-analysis. Annals of surgical oncology, 2016, 23 (11): 3749-3756.

［12］ Genevieve KL, Allan C. Can sentinel lymph node biopsy replace pelvic lymphadenec-tomy for early cervical cancer？ Gynecologic oncology, 2017, 144 (1): 16-20.

［13］ DAVID C, NADEEM RAR, LADISLAV D, et al. Bilateral ultrastaging of sentinel lymph node in cervical cancer: Lowering the false-negative rate and improving the detection of micrometastasis. Gynecologic oncology, 2012, 127 (3): 462-466.

［14］ DARGENT D, MARTIN X, SACCHETONI A, et al. Laparoscopic vaginal radical trach-electomy: a treatment to preserve the fertility of cervical carcinoma patients. Cancer, 2000, 88 (8): 1877-1882.

［15］ CAROLINE T, MARIE P, MARIE-CLAUDE R, et al. Vaginal radical trachelectomy in the treatment of cervical cancer: the role of frozen section. International journal of gynecological pathology: official journal of the International Society of Gynecological Pathologists, 2004, 23 (2): 170-175.

［16］ KAY JP, ROBERT AS, YUKIO S, et al. Frozen-section evaluation of cervical adeno-carcinoma at time of radical trachelectomy: pathologic pitfalls and the application of an objective scoring system. Gynecologic oncology, 2008, 110 (3): 316-323.

［17］ N ISMIIL, Z GHORAB, A COVENS, et al. Intraoperative margin assessment of the radical trachelectomy specimen. Gynecologic oncology, 2009, 113 (1): 42-46.

［18］ BARRANGER E, CORTEZ A, UZAN S, et al. Value of intraoperative imprint cytology of sentinel nodes in patients with cervical cancer. Gynecol Oncol, 2004, 94 (1): 175-180.

［19］ SCHOLZ H, LAX S, BENEDICIC C, et al. Accuracy of frozen section examination of pelvic lymph nodes in patients with FIGO stage ⅠB1 to ⅡB cervical cancer. Gynecol Oncol, 2003, 90 (3): 605-609.

［20］ ZHANG D, GE H, LI J, et al. A new method of surgical margin assuring for abdominal radical trachelectomy in frozen section. European journal of cancer, 2015, 51 (6): 734-741.

［21］ ZHANG D, LI J, GE H, et al. Surgical and pathological outcomes of abdominal radical trachelectomy versus hysterectomy for early-stage cervical cancer. International journal of gynecological cancer, 2014, 24 (7): 1312-1318.

宫颈癌保育手术治疗学

Fertility-sparing Surgery for
Cervical Cancer

第二篇　手术篇

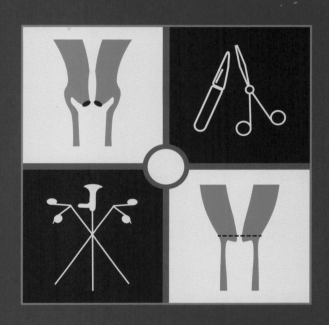

第七章 宫颈癌保育治疗适应证与结局

Chapter 7 Indications and Outcomes of Fertility-sparing Treatment

李晓琦　李璇

　　宫颈癌保育手术的初衷是在保证肿瘤安全性的前提下,最终达到成功妊娠及足月分娩。为此,充分的术前及术中评估,个体化的术式选择是手术成败的关键。保育手术的肿瘤安全性和妊娠结局,也是术前医患沟通讨论的重点。

第一节　宫颈癌保育治疗的适应证

一、FIGO 分期及肿瘤大小

　　1987 年 Dargent 首次提出经阴道根治性宫颈切除术(vaginal radical trachelectomy,VRT)初始,主要纳入的保育患者为存在脉管癌栓的ⅠA1 期宫颈癌至直径≤2cm 的ⅠB1 期宫颈癌患者。随着手术技术的逐渐成熟及完善,保育手术开始陆续应用于肿瘤直径为 2~4cm 的 IB 期宫颈癌。在 2009 版美国国家综合癌症网络(National Comprehensive Cancer Network,NCCN)宫颈癌指南中,保育治疗的推荐适应证为ⅠA1~ⅠB1 期、病灶≤4cm 的患者。2011 年版指南将宫颈病灶大小调整为≤2cm,主要原因是回顾性分析发现>2cm 患者的复发风险增加,但回顾性分析主要来自经阴道根治性宫颈切除术的研究结果。2013 年起,NCCN 宫颈癌指南将早期宫颈癌手术治疗分为保育和非保育两个部分,其中保育部分适应证为ⅠB1 患者,但同时脚注表示最好适用病灶≤2cm 患者。2015 年开始,NCCN 宫颈癌指南在讨论部分指出,病灶 2~4cm 的ⅠB1 期患者能否实施保育手术需要手术医生自行判断,并建议对于上述患者使用经腹根治性宫颈切除术(abdominal radical trachelectomy,ART)、腹腔镜根治性宫颈切除术(laparoscopic radical trachelectomy,LRT)或机器人辅助根治性宫颈切除术(robotic radical trachelectomy,RRT)。然而,2018 年 LACC 临床研究数据表明,与经腹手术相比,微创手术在宫颈癌治疗中的安全性显示出较大劣势[1]。虽然在保育治疗的相关回顾性研究中,微创根治性宫颈切除术与 ART 的复发率未显示明显差异[2],但目前微创根治性宫颈切除术的安全性缺乏高级别的数据支持。为此,最新版 2022 版 NCCN 指南仅推荐

ART 手术应用于 2~4cm 的 I B1 期宫颈癌。

不同保育手术有不同的适应证,具体如下。

(一)宫颈锥切

主要适用于 I A1 期不伴有淋巴脉管间隙浸润的宫颈癌,一般需要保证 3mm 安全切缘。

(二)宫颈锥切或单纯宫颈切除术联合盆腔淋巴结清扫术

主要适用于 I A1 期伴有淋巴脉管间隙浸润的宫颈癌至 I A2 期的宫颈癌,目前也有学者认为对于经严格筛选的早期低危的 I B1 期宫颈癌也可以实施上述手术[3]。

(三)根治性宫颈切除术

主要适用于 I A1 伴有淋巴脉管间隙浸润至 I B1 期肿瘤直径 ≤ 2cm 的宫颈癌。ART 因手术范围较大,可切除较多的宫颈、宫旁及阴道组织,因此可用于肿瘤直径为 2~4cm 的 I B 期宫颈癌。复旦大学附属肿瘤医院随访了 13 年间实施 ART 手术的 333 例宫颈癌保育患者,其中 132 人(39.6%)肿瘤直径 ≥ 2cm,中位随访时间为 56 个月(6~169 个月),5 年无复发生存率及总生存率分别为 96.3% 和 98.6%。其中肿瘤 ≥ 2cm 和 <2cm 的复发率分别为 5.3% 和 2.0%,两者并无显著统计学差异[4]。

(四)新辅助化疗联合保育手术

新辅助化疗的主要目的为缩小肿瘤病灶,因此可以使原本不具备保育指征,如肿瘤上缘位置较高,肿瘤较大(2~4cm)的宫颈癌获得保育机会;同时化疗后肿瘤体积缩小,可使得后续保育手术的范围减少,从而进一步提高术后妊娠率。因此,目前新辅助化疗联合保育手术主要适用于肿瘤 2~4cm,特别是肿瘤上缘位置距离宫颈管内口较近(<1cm)的宫颈癌。Gwacham 等总结了 2021 年前发表的 18 篇文献共 114 例肿瘤直径 2~4cm 接受广泛性子宫颈切除前行新辅助化疗(neoadjuvant chemotherapy,NACT)后保育的患者。最常用的化疗方案为:紫杉醇 + 顺铂 ± 异环磷酰胺。实施新辅助化疗后保育手术方案分别为 VRT(40.7%),宫颈锥切 / 单纯宫颈切除术(36.3%)、ART(11.5%)和 LRT(11.5%)。总体妊娠率为 76.6%(49/64),复发率为 6.1%(7/114),死亡率为 1.8%(2/114)[5]。

术前肿瘤大小的评估主要采用妇科检查、影像学检查结合病理检查共同完成,一般选取上述 3 种方式所评估的肿瘤最大径作为患者最终的肿瘤大小。扩大保育指征后,必将面临的一个问题是保育治疗失败或接受辅助治疗的患者比例也相应增高,使患者的生育功能也受到影响。因此当选择 2~4cm 的宫颈癌患者实施保育手术时,需要充分权衡患者的生育意愿、卵巢储备状况及保育成功后接受放化疗的概率。

二、病理类型

大部分保育手术仅应用于鳞癌、腺癌及腺鳞癌的患者。腺癌相比鳞癌是否会增加保育的复发风险目前没有一致的定论。有些学者认为两者复发率一致[6-8]，也有学者认为腺癌的复发风险比鳞癌高[9-11]。复旦大学附属肿瘤医院统计了 322 例实施 ART 手术的宫颈癌患者，其中腺癌 51 人，鳞癌 271 人，随访 56 个月(6~169 个月)，发现腺癌相比鳞癌的复发风险并无显著差异(3.9% vs. 2.6%，P=NS)[4]。然而，由于腺癌很多时候是多灶性的，因此常规判断宫颈切缘的方法(测量宫颈上切缘及距上切缘下 5mm 或 10mm 的切缘状况)对于腺癌来讲是不够准确的。文献显示，腺癌发生宫颈原位复发的风险显著高于鳞癌，这种趋势在 VRT 手术中相比 ART 更加明显。复旦大学附属肿瘤医院统计了既往发表的 17 篇 VRT 手术相关的文献，发现 32.3% 复发位于宫颈，其中 68.4% 为腺癌或腺鳞癌的患者；而既往发表的 ART 手术相关文献表明，仅 12.5% 的复发位于宫颈，其中腺癌占 33.3%。这种现象可能是由于 VRT 手术切除较少的宫颈组织所导致的。因此，建议对于腺癌患者，应该尽可能保证切除 1cm 以上的宫颈安全切缘[4]。

相比腺癌及鳞癌，腺鳞癌保育手术后的复发风险更高，特别是对于 >2cm 的宫颈腺鳞癌，因此对于这些患者实施保育治疗需要特别慎重。复旦大学附属肿瘤医院在 13 年间共有 11 例腺鳞癌的患者实施 ART 手术，其中 2 人复发，且肿瘤直径均 >2cm。复发率(18.2%)显著高于该中心实施腺癌及鳞癌的患者(分别为 3.9% 和 2.6%)。在 VRT 手术中，腺鳞癌的复发率也呈现了较高的趋势。我们统计了 17 篇既往实施 VRT 的文章，共纳入腺鳞癌 35 例，腺鳞癌、腺癌及鳞癌的总复发率分别为 11.4%，5.3% 和 3.0%[4]。然而由于腺鳞癌的发病率较低，腺鳞癌患者实施保育治疗的手术基数较少，对于腺鳞癌在保育治疗中的安全性仍有待大样本的研究来证实。

宫颈腺肉瘤及胚胎横纹肌肉瘤恶性程度不高，以局部侵犯及血行转移为主，少有淋巴结转移，对于这类年轻患者，若能够保证肿瘤上缘距离宫颈内口的距离大于 1cm，且排除淋巴结转移、阴道侵犯及远处转移，均可以考虑尝试保育治疗。值得注意的是，这部分患者主要为无性生活的年轻少女，大部分以阴道脱出肿块为主要症状就诊，肿瘤直径较大，可超过 10cm，甚至能超过 20cm。对于这类患者，肿瘤直径大小可不作为保育治疗的排除标准。复旦大学附属肿瘤医院共有 15 例上述患者实施了保育治疗，其中病理类型为胚胎横纹肌肉瘤者 7 例，腺肉瘤 5 例，其他间叶源性肿瘤 3 例。3 人实施宫颈锥切，12 人实施 ART，中位随访 127 个月(33~187 个月)，仅 1 人于术后 5 年因肾转移治疗无效死亡。

宫颈透明细胞癌的保育治疗目前经验较少，仅有少数个案报道[12-14]。复旦大学附属肿瘤医院共有 2 例透明细胞癌患者实施了 ART 手术，随访均超过 3 年，目前仍无患者复发。其他少见病理类型，如小细胞神经内分泌肿瘤、胃型腺癌、微偏腺癌，并不推荐实施保育手术。

三、年龄

有学者认为小于 40 岁是较为合适的保育年龄，也有部分学者将保育年龄放宽到小于 45 岁。年龄越大卵巢储备功能越差，保育术后妊娠成功的概率越低。对于术后需要接受化疗的患者,化疗后卵巢储备功能会进一步降低。研究指出,40 岁以上的女性化疗后卵巢早衰的风险显著升高[15]。因此,对于 40 岁以上的女性,实施保育手术的指征应更加严格。

四、生育能力评估

术后生育是保育治疗的最主要目的,为此目前主流学者均认为,患者需要具有强烈的生育意愿,且术前无明确的生育功能损伤。2022 版 NCCN 宫颈癌指南建议"保育治疗前需要充分评估患者的肿瘤安全性及产前、围产期风险,术前建议咨询生殖内分泌专家"。

除了保留生育功能,保留子宫体同时拥有正常的月经周期,也是部分患者实施保育治疗的重要原因。该现象在中国某些地区较为突出,认为保留子宫即代表着保留女性特征。手术医生在术前也需要充分考虑到这类人群的治疗需求。

五、淋巴结转移

淋巴结转移是保育治疗的禁忌,因此在保育治疗前及手术期间,需要排除有淋巴结转移的患者。术前建议患者常规行盆腔增强 MRI 或 PET/CT 检查,并由专业的影像科医生进行充分评估。术中需将所有切除的盆腔淋巴结行冰冻病理检查,排除淋巴结转移。

六、宫颈切缘

保育术前需要通过影像学检查,推荐实施盆腔增强 MRI 检查来判断肿瘤上缘距离宫颈内口的距离,来保证手术可以切除足够的宫颈安全切缘。宫颈锥切或单纯宫颈切除术因适用的肿瘤均较早期,一般需要至少保证 3mm 的阴性宫颈切缘;对早期低危的ⅠB1 期宫颈癌患者实施单纯宫颈切除术 + 盆腔淋巴结清扫术时,建议尽可能保证 5mm 的安全切缘,以降低残端宫颈的复发率[3]。根治性宫颈切除术大多选用 5mm、8mm 或 1cm 的安全切缘,具体使用哪种目前没有统一定论。一般来讲,若肿瘤直径>2cm,应尽量选择 1cm 的安全切缘[4]。值得注意的是,部分学者建议在切除宫颈后需要保留至少 1cm 的正常宫颈组织,以减少手术对妊娠的影响。

第二节　宫颈癌保育治疗的肿瘤学安全性

一、宫颈锥切或单纯宫颈切除术联合盆腔淋巴结清扫术

宫颈锥切或单纯宫颈切除术联合盆腔淋巴结清扫术是一种较新的术

式,目前临床上关于该手术的报道并不多。最大样本的研究是 Tomao 等人于 2017 年发表的研究[16],共入组 54 人,FIGO 分期为ⅠA2~ⅠB1 期,肿瘤直径<2cm,病理类型为鳞癌、腺癌及腺鳞癌且排除了淋巴结转移,中位随访 55个月(7~144 个月),共 7 人(13%)复发。该研究较高的复发率可能和手术纳入了较多大肿瘤的患者有关,当适当限制入组标准后,复发率显著降低。如 Raju 等人[17]报道了 15 位患者,FIGO 分期为ⅠA2~ⅠB1 期,肿瘤直径≤1cm,无淋巴脉管间隙浸润,分级为 1~2 级,中位随访时间为 8 年,无人复发。复旦大学附属肿瘤医院多年来共实施了 40 例,FIGO 分期为ⅠA1~ⅠB1 期,肿瘤病灶肉眼不可见的患者,其中鳞癌 35 例(87.5%),腺癌 3 例(7.5%),腺鳞癌例 2,中位随访时间为 35 个月(8~74 个月),仅 1 例(2.5%)复发。同时,复旦大学附属肿瘤医院回顾性总结了 2019 年前所有已发表的大锥切/单纯宫颈切术除联合淋巴结清扫的 12 篇文章,共入组 366 例患者,其中 9 文章随访时间大于2 年,共 21 例(5.7%)复发,76.2%的复发部位为残端宫颈。该复发率与既往发表的 VRT(3.8%)、ART(3.6%)、微创根治性宫颈切除术(minimally invasive RT,minRT)(4.8%)相比并没有明显的统计学差异[3]。以上数据进一步说明,对于经严格挑选的早期低危宫颈癌,宫颈锥切或单纯宫颈切除术联合盆腔淋巴结清扫术也能够保证较高的安全性。

二、经阴道根治性宫颈切除术

经阴道根治性宫颈切除术(vaginal radical trachelectomy,VRT)是开展最早也是目前为止实施病例数最多的宫颈癌保育术式,但由于其手术范围相对较小,仅适用于肿瘤直径≤2cm 的ⅠB1 期及更早期的宫颈癌。Bentivegna 等人回顾性统计了 2016 年前发表的 21 篇 VRT 文章,共纳入 1 364 人,复发率仅为 4.2%。在ⅠB1 期宫颈癌中,肿瘤直径>2cm 者,复发率为 17%(14/82),相比肿瘤直径<2cm 者(4%,26/617),复发率显著提高[18]。

三、微创根治性宫颈切除术

微创根治性宫颈切除术包括腹腔镜根治性宫颈切除术(LRT)及机器人辅助根治性宫颈切除术(RRT),目前该手术实施的病例数相对较少,大部分学者均认为其手术适应证与 VRT 一致,仅适用于肿瘤直径≤2cm 的 IB1 期及更早期的宫颈癌。Bentivegna 等人回顾性统计了 2016 年前发表的 18 篇 LRT 手术患者,共入组 238 人,其中 15 人复发,复发率为 6.3%,死亡率为 1.3%。42 人肿瘤直径>2cm,7 人复发,复发率为 16.7%。同时,该文章也回顾性统计了 9篇 RRT 手术的文章,共入组 89 人,复发率为 2.2%,死亡率为 0[18]。

四、经腹根治性宫颈切除术

经腹根治性宫颈切除术(ART)手术范围较大,相比 VRT 及 minRT 可切除较多的宫颈及宫旁组织,因此相比于 VRT 及 minRT 手术,ART 用于治疗 I A1~ I B2 期直径≤2cm 的宫颈肿瘤时复发率更低。同时,对于肿瘤为 2~4cm 的 I B 期宫颈癌,当使用 ART 治疗时,也能够保证较好的安全性。复旦大学附属肿瘤医院回顾性统计了 2004—2017 年间所实施的 333 例 ART 手术患者,中位随访时间为 56 个月(6~169 个月),5 年无复发生存率和 5 年总生存率分别为 96.3% 和 98.6%。其中肿瘤直径为 2~4cm 的患者共 132 人,复发率为 5.3%,相比肿瘤直径<2cm 的肿瘤患者,复发率并无显著差异(5.3% vs. 2.0%)[4]。

五、新辅助化疗联合保育手术

新辅助化疗联合保育手术主要适用于肿瘤为 2~4cm 的 I B1~ I B2 期宫颈癌。Gwacham 等人回顾了既往发表的 18 篇 NACT 联合保育手术的文章,其中 114 人肿瘤直径为 2~4cm,新辅助化疗后实施 VRT、冷刀锥切、ART、LRT、VST、激光锥切术的人数分别为 46(40.4%),26(22.8%),14(12.3%),13(11.4%),8(7.0%) 和 7(6.1%) 人。随访 1~225 个月,总复发率为 6.1%,总死亡率为 1.8%[5]。

第三节 宫颈癌保育治疗的妊娠结局

一、怀孕率

Nezhat 等人于 2020 年发表了一篇迄今为止最大样本量的回顾性研究,共随访 3 044 人,其中 1 218 人(40.0%)有生育需求,在这些有生育需求的患者中,共 675 人怀孕,总怀孕率为 55.4%。冷刀锥切(cold knife cone,CKC)/ 单纯宫颈切除术(simple trachelectomy,ST)和 VRT 手术怀孕率最高,分别为 65.0% 和 67.5%;LRT 次之,约为 51.5%,ART 手术怀孕率最低,约为 41.9%(表 7-1)[19]。Bentivegna 等人回顾性总结了 2016 年前所有实施保育手术患者的生育结局,共入组 2 777 名患者,其中 161 人实施新辅助化疗后保育手术(表 7-2)[20]。研究指出,NACT 的患者术后怀孕率居各手术之首,约为 77%,可能的原因有:①新辅助化疗缩小了肿瘤病灶,使手术范围减少,从而减少了手术对生育力的损伤;②实施新辅助化疗的患者治疗前的保育意愿更为强烈,术后尝试妊娠及辅助生殖技术的概率更大。

二、活产率

约 67.1% 的患者怀孕后均可以成功分娩,在所有实施 ART、LRT、VRT、CKC/ST 怀孕的患者中,活产率分别为 65.7%、56.8%、63.4%、86.4%[19]。新辅助化疗保育术后的活产率约为 76%,相比其他保育术式稍高[20]。

表 7-1 不同保育手术方式的妊娠结局

手术方式	总人数	有生育需求人数	怀孕总数	辅助生殖人数	怀孕率	活产率	早产率	中位随访时间 / 月
CKC/ST	283	83	131	8	65.0%	86.4%	25.1%	47.5
VRT	1 387	608	606	78	67.5%	63.4%	34.6%	51.5
ART	1 060	456	229	104	41.9%	65.7%	30.5%	33.0
minRT	314	71	81	16	51.5%	56.5%	31.4%	26.6
总数	3 044	1 218	1 047	206	55.4%	67.1%	31.0%	39.7

注:CKC/ST. 冷刀锥切 / 单纯宫颈切除;VRT. 经阴道根治性宫颈切除术;ART. 经腹根治性宫颈切除术;minRT. 微创根治性宫颈切除。

表 7-2 不同保育手术方式的妊娠结局

妊娠结局	CKC/ST	VRT	ART	minRT	NACT 保育	总人数
总人数	200	1205	643	292	148	2488
不孕人数	4	90	93	23	19	229
怀孕人数	103	499	175	74	93	944
早期流产人数 / 占比	9/8.7%	67/13.4%	18/10.3%	15/20.3%	12/12.9%	121/12.8%
晚期流产人数 / 占比	5/4.9%	34/6.8%	8/4.6%	2/2.7%	5/5.4%	54/5.7%
流产时间不详人数	0	0	11	0	0	11
怀孕率	56%	57%	44%	65%	77%	55%
活产率	74%	67%	68%	78%	76%	70%
早产率	15%	39%	57%	50%	15%	38%

注:CKC/ST. 冷刀锥切 / 单纯宫颈切除;VRT. 经阴道根治性宫颈切除术;ART. 经腹根治性宫颈切除术;minRT. 微创根治性宫颈切除;NACT. 广泛性子宫颈切除前行新辅助化疗。

三、早产率

早产是宫颈癌保育手术妊娠期较常见的并发症,但各术式之间早产率并没有明显的统计学差异。研究指出在所有实施 ART、LRT、VRT、CKC/ST 后怀孕的患者中,早产率分别为 30.5%、31.4%、34.6%、25.1%[19]。这可能和较大的手术实施环扎的比例较高有关。新辅助化疗保育术后的早产率较低,仅为 15%[20]。

四、流产率

保育手术发生早期流产的概率约为 12.8%,相比正常妊娠女性(约为 14%~20%)并无显著差异[20]。晚期流产的比例约为 5.8%~20%,比正常妊娠女性高[21,22]。宫颈功能不全是导致保育术后流产和早产的最主要因素,术中实施宫颈环扎可有效预防宫颈功能不全。推荐使用不可吸收缝合线(Gore-Tex

环扎线）以降低环扎线的排斥反应。建议术中环扎不要过紧，否则会增加流产的难度。大部分环扎患者，实施宫颈扩张后均可以经阴道实施人工流产。

五、不孕及辅助生殖

宫颈因素，包括宫颈狭窄及宫颈部分切除是导致术后不孕的最主要因素。其他因素包括输卵管因素、卵巢因素、男方因素、术前不孕等。对于术后不孕的患者，推荐常规使用辅助生殖技术提高术后妊娠率。

研究指出，保育术后约 19.7%（206/1 047）的患者需要借助辅助生殖技术完成生育。最常见的辅助生殖方式为：宫腔内人工授精（intrauterine insemination，IUI）及体外受精胚胎移植术（in vitro fertilization and embryo transfer，IVF-ET）。手术范围越大，需要借助辅助生殖技术完成生育的患者比例越高，在所有实施 ART、LRT、VRT、CKC/ST 术后怀孕的患者中，需要实施辅助生殖的患者比例分别为 45.4%、19.8%、12.9%、6.1%[19]。

Hauerberg 等报道了 120 例实施 VRT 手术的患者，其中 72 例（60%）有生育需求，40 例（55.6%）通过辅助生殖技术完成妊娠，19 例（52.8%）成功受孕[23]。导致不孕的主要因素及治疗措施见表 7-3。

表 7-3　不孕的主要因素及治疗措施

不孕因素	人数	治疗	怀孕人数
宫颈狭窄	20	宫颈扩张 +IUI/IVF/ICSI	16
排卵障碍	2	IVF/ICSI	1
子宫内膜异位症	1	未治	0
男性因素	2	IVF	1
未知	12	IUI/IVF	5
刚开始咨询辅助生殖技术	3	/	0
合计	40		23

注：IUI. 宫腔内人工授精；IVF. 体外受精；ICSI. 卵胞浆内单精子显微注射技术。

Ebisawa 等人报道了 53 例实施 LRT 的患者，其中 25 人（47.2%）打算怀孕，其中 13 人（52.0%）因不孕实施了辅助生殖。8 人（61.5%）成功受孕，共 10 胎：3 人实施了夫精人工授精（artificial insemination with husband，AIH），7 人实施了 IVF-ET[24]。辅助生殖患者的妊娠结局见表 7-4，不孕因素见表 7-5。

表 7-4　辅助生殖患者的妊娠结局

人数	AIH	IVF-ET
流产	1	3
活产	2	4
合计	3	7

注：AIH. 夫精人工授精；IVF-ET. 体外受精胚胎移植术。

表 7-5　不孕因素及比例

不孕因素	人数 / 总人数，占比
宫颈狭窄	3/13，23%
内分泌功能紊乱	1/13，7.6%
子宫内膜异位症	1/13，7.6%
男方不孕	1/13，7.6%
未知	7/13，53.8%

　　复旦大学附属肿瘤医院妇科报道了 360 人实施 ART，其中 149 人（41.4%）有生育需求，26 人（17.4%）成功受孕。86/149 人（57.7%）存在不孕因素，44 人（51.2%）采取辅助生殖，12 人（27.3%）成功。术后妊娠率低的原因包括：① 58.6% 的患者术后无生育需求，具体原因见表 7-6；②在有生育需求的患者中，57.7% 的人存在不孕因素，具体见表 7-7[22]。

表 7-6　无生育需求的原因及比例

原因	人数（比例）
术前已育	119（56.4%）
未婚或离异	70（33.2%）
因担心复发或性交痛导致术后性生活频率低	18（8.5%）
距离末次化疗时间过短	4（1.9%）
总人数	211

表 7-7　不孕因素及比例

原因	人数（比例）	怀孕人数
宫颈狭窄	26（27.4%）	1
输卵管阻塞	22（23.2%）	3
排卵障碍	6（6.3%）	0
子宫内膜异位症	1（1.0%）	0
内膜因素	5（5.3%）	2
男性因素	2（2.1%）	0
术前不孕	12（12.6%）	2
未知因素	21（22.1%）	4

　　临床医生在实施保育治疗前，需要充分权衡患者的疾病分期、肿瘤大小、病理类型、保育需求等，选择最为合适的保育治疗方案。在保证患者安全的前提下，生育仍是保育治疗的最终目的。

参考文献

［1］ RAMIREZ PT, FRUMOVITZ M, PAREJA R, et al. Minimally invasive versus abdominal radical hysterectomy for cervical cancer. N Engl J Med, 2018, 379 (20): 1895-1904.

［2］ SALVO G, RAMIREZ PT, LEITAO MM, et al. Open vs minimally invasive radical trachelectomy in early-stage cervical cancer: International Radical Trachelectomy Assessment Study. Am J Obstet Gynecol, 2022, 226 (1): 97. e91-97. e16.

［3］ LI X, XIA L, CHEN X, et al. Simple conization and pelvic lymphadenectomy in early-stage cervical cancer: A retrospective analysis and review of the literature. Gynecol Oncol, 2020, 158 (2): 231-235.

［4］ LI X, LI J, JIANG Z, et al. Oncological results and recurrent risk factors following abdominal radical trachelectomy: an updated series of 333 patients. BJOG, 2019, 126 (9): 1169-1174.

［5］ GWACHAM NI, MCKENZIE ND, FITZGERALD ER, et al. Neoadjuvant chemotherapy followed by fertility sparing surgery in cervical cancers size 2-4 cm; emerging data and future perspectives. Gynecol Oncol, 2021, 162 (3): 809-815.

［6］ PLANTE M, GREGOIRE J, RENAUD MC, et al. The vaginal radical trachelectomy: an update of a series of 125 cases and 106 pregnancies. Gynecol Oncol, 2011, 121 (2): 290-297.

［7］ MANGLER M, LANOWSKA M, KOHLER C, et al. Pattern of cancer recurrence in 320 patients after radical vaginal trachelectomy. Int J Gynecol Cancer, 2014, 24 (1): 130-134.

［8］ LANOWSKA M, MANGLER M, SPEK A, et al. Radical vaginal trachelectomy (RVT) combined with laparoscopic lymphadenectomy: prospective study of 225 patients with early-stage cervical cancer. Int J Gynecol Cancer, 2011, 21 (8): 1458-1464.

［9］ HERTEL H, KOHLER C, GRUND D, et al. Radical vaginal trachelectomy (RVT) combined with laparoscopic pelvic lymphadenectomy: prospective multicenter study of 100 patients with early cervical cancer. Gynecol Oncol, 2006, 103 (2): 506-511.

［10］ DARGENT D, MARTIN X, SACCHETONI A, et al. Laparoscopic vaginal radical trachelectomy: a treatment to preserve the fertility of cervical carcinoma patients. Cancer, 2000, 88 (8): 1877-1882.

［11］ NISHIO H, FUJII T, KAMEYAMA K, et al. Abdominal radical trachelectomy as a fertility-sparing procedure in women with early-stage cervical cancer in a series of 61 women. Gynecol Oncol, 2009, 115 (1): 51-55.

［12］ TESFAI FM, KROEP JR, GAARENSTROOM K, et al. Fertility-sparing surgery of cervical cancer >2cm (International Federation of Gynecology and Obstetrics 2009 stage IB1-IIA) after neoadjuvant chemotherapy. Int J Gynecol Cancer, 2020, 30 (1): 115-121.

［13］ LESTER FC, FARMER DL, RABBAN JT, et al. Radical trachelectomy for clear cell carcinoma of the cervix in a 6-year old: a case report, review, and description of the surgical technique. J Pediatr Surg, 2010, 45 (8): E1-E5.

［14］ FANFANI F, PEDONE ANCHORA L, DI MARTINO G, et al. Oncologic and obstetric outcomes after simple conization for fertility-sparing surgery in FIGO 2018 stage IB1 cervical cancer. Int J Gynecol Cancer, 2021, 31 (3): 452-456.

［15］ LI X, LI J, JU X, et al. Menstrual pattern after abdominal radical trachelectomy. Oncotarget, 2017, 8 (32): 53146-53153.

［16］ TOMAO F, MARUCCIO M, PRETI EP, et al. Conization in early stage cervical cancer: pattern of recurrence in a 10-year single-institution experience. Int J Gynecol Cancer, 2017, 27 (5): 1001-1008.

［17］ RAJU SK, PAPADOPOULOS AJ, MONTALTO SA, et al. Fertility-sparing surgery for early cervical cancer-approach to less radical surgery. Int J Gynecol Cancer, 2012, 22 (2): 311-317.

［18］ BENTIVEGNA E, GOUY S, MAULARD A, et al. Oncological outcomes after fertility-sparing surgery for cervical cancer: a systematic review. The Lancet Oncology, 2016, 17 (6): e240-e253.

［19］ NEZHAT C, ROMAN RA, RAMBHATLA A, et al. Reproductive and oncologic outcomes after fertility-sparing surgery for early stage cervical cancer: a systematic review. Fertility and sterility, 2020, 113 (4): 685-703.

［20］ BENTIVEGNA E, MAULARD A, PAUTIER P, et al. Fertility results and pregnancy outcomes after conservative treatment of cervical cancer: a systematic review of the literature. Fertility and sterility, 2016, 106 (5): 1195-1211. e1195.

［21］ KASUGA Y, IKENOUE S, TANAKA M, et al. Management of pregnancy after radical trachelectomy. Gynecol Oncol, 2021, 162 (1): 220-225.

［22］ LI X, XIA L, LI J, et al. Reproductive and obstetric outcomes after abdominal radical trachelectomy (ART) for patients with early-stage cervical cancers in Fudan, China. Gynecol Oncol, 2020, 157 (2): 418-422.

［23］ HAUERBERG L, HOGDALL C, LOFT A, et al. Vaginal radical trachelectomy for early stage cervical cancer. Results of the Danish National Single Center Strategy. Gynecol Oncol, 2015, 138 (2): 304-310.

［24］ EBISAWA K, TAKANO M, FUKUDA M, et al. Obstetric outcomes of patients undergoing total laparoscopic radical trachelectomy for early stage cervical cancer. Gynecol Oncol, 2013, 131 (1): 83-86.

第八章 宫颈锥切术

Chapter 8　Conization

梁山辉　李晓琦　吴小华

第一节　宫颈病变与宫颈切除术的产生

一、宫颈"转化区"的认识

19 世纪上叶,医学专家们还无法正确认识早期宫颈癌。1858 年,欧洲病理学家 Wagne 说,"我既没有发现文献中准确描述的早期子宫癌(uterine cancer)病例,也没有机会亲自观察早期子宫癌病例"[1]。19 世纪中期,Hermann Lebert 在他的划时代著作中发表了窥视镜下宫颈的宏观图像,极大地促进了对宫颈疾病的认知[2]。当时大多数妇科病理学家认为,宫颈病变主要是由炎症或创伤引起的宫颈鳞状上皮损伤的表现,例如在分娩期间造成的改变。因此,产生了宫颈"糜烂"理论。直到 19 世纪下叶,Carl Arnold Ruge 和 Johann Veit 利用显微镜认识到:"糜烂"的表面并不是损伤的上皮细胞,而是覆盖了薄薄的宫颈柱状上皮。由此产生了宫颈"假性糜烂"理论,并逐渐代替了宫颈"糜烂"理论[3,4]。19 世纪末,学者们逐渐认识到"假性糜烂"反映了柱状上皮和鳞状上皮的相互作用过程,并且产生此过程的区域具有特殊的临床意义。

20 世纪初,宫颈病理学领域产生了两个开创性的进展。1908 年,Walter Schauenstein 提出宫颈癌是由上皮内前体病变发展而来的,从而为宫颈癌的早期发现提供了基础;另外一项进展是,Hinselmann 用阴道镜检查取代了单纯组织病理学观察[5]。1927 年,Hinselmann 发表了一幅宫颈上皮的阴道镜图像。后来,他将该上皮解释为一种转化的化生性鳞状上皮,它将自己插入到柱状上皮和原始的鳞状上皮之间,称为"转化区",并指出转化区不仅包含转化的化生上皮,还包括尚未转化的具有转化潜能的宫颈内膜柱状上皮[1]。1950 年,苏黎世阴道镜学院的 Glatthaar 指出,Hinselmann 描述的"转化区"可以显示宫颈上皮细胞的生理变化和癌前变化,并将阴道镜下异常的宫颈转化区命名为"非典型转化区",即目前所指的"阴道镜检查异常"和"可疑浸润"所在区域[1]。在此基础上,逐渐形成了宫颈癌起源的观点:宫颈鳞-柱状细胞转化是一个良性的生理过程,而从未成熟化生转为成熟化生过程中易受致癌因素的影响而发生癌变;转化区是几乎所有宫颈鳞癌及其癌前病变的起源部位[6]。此区域是宫颈锥切术手术范围的基础。

原始外翻的柱状上皮暴露于阴道的酸性环境时,柱状细胞表面黏液栓的缓冲作用受到干扰,导致柱状上皮被破坏,取而代之的是新形成的化生鳞状上皮。转化区指宫颈柱状上皮已被和/或正在被新化生的鳞状上皮取代的区域,或称移行带,其外侧是原始鳞状上皮,近侧是鳞状化生最远的界限即新鳞柱交接部。鳞柱交接部指女性的宫颈鳞状上皮细胞和柱状上皮细胞交接的部位,呈一条清晰的阶梯状线。在妇女的一生中,鳞柱交接部与宫颈外口的关系并不固定,它与年龄、激素状况、分娩损伤、口服避孕药和一些生理状态(如妊娠等)有关。儿童期和初潮期,原始鳞柱交接部位于或非常接近宫颈外口(图 8-1A)。青春期后和育龄期,妇女生殖器官受雌激素影响而发育,宫颈变大、增粗,宫颈管变长。这些变化使宫颈管下段的柱状上皮外翻到宫颈阴道部(图 8-1B),这种情况称外翻或异位。此时,原始鳞柱交接部位于宫颈,距宫颈外口很远。妊娠期宫颈外翻更明显。随着妇女从生育期进入围绝经期,新鳞柱交接部逐渐向宫颈外口移行。从围绝经期开始,由于雌激素水平降低,宫颈萎缩,促使新鳞柱交接部向宫颈外口推进并移至宫颈管内。肉眼检查时往往看不到绝经后妇女的新鳞柱交接部(图 8-1C)。

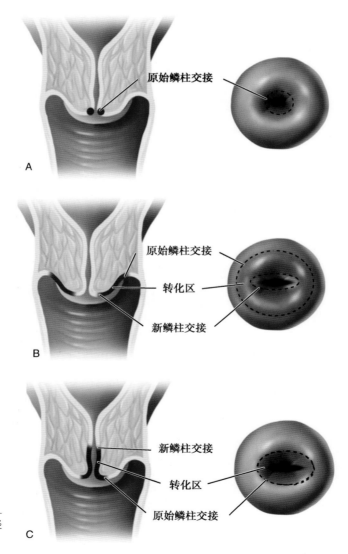

图 8-1　鳞柱交接部与子宫颈外口的关系

A.初潮期;B.育龄期;C.绝经后期。

二、宫颈癌的发生与发展

20 世纪 80 年代初以来,人乳头瘤病毒(human papilloma virus,HPV)与宫颈癌前病变及宫颈癌之间的联系已经得到充分确立。已知存在 200 多种 HPV 类型,有 10 余种类型与宫颈癌相关。根据与宫颈癌及其前体病变的相关性,HPV 类型可分为高危型和低危型。低危型 HPV 类型包括 6、11、42、43 和 44 型,而高危型 HPV 类型包括 16、18、31、33、35、39、45、51、51、52、56、58、59、68 和 73 型。其中,HPV 16 型、HPV 18 型分别占宫颈癌病例的 50% 和 10%。

女性一生中,HPV 感染的发生率达到 70% 以上,在性行为活跃的女性中甚至更高。其中,约 70%~90% 的感染将在 1~2 年内被人体的免疫系统自发清除。然而,约 10%~20% 的患者存在长期持续的 HPV 感染。高危型 HPV 持续感染可导致宫颈上皮内瘤变(cervical intraepithelial neoplasia,CIN)。CIN 分为三级 CIN 1、CIN 2 和 CIN 3。CIN 1 或称低级别鳞状上皮内病变(low grade squamous intraepithelial lesions,LSIL),指发生病变的细胞异型性轻,排列不整齐,但仍保持极性,异常增殖细胞限于上皮层下 1/3。CIN 2 或称高级别鳞状上皮内病变(high grade squamous intraepithelial lesions,HSIL)指发生病变的细胞异型性明显,排列较紊乱,异常增殖细胞占据上皮层下 2/3。CIN 3 或称 HSIL 指发生病变的细胞异型性显著,失去极性,异常增殖细胞扩展超过上皮层下 2/3 或几乎全层。原位癌的上皮异型性细胞累及全层,极性消失,核异型性显著,核分裂象多见。上皮基底膜完整,无间质浸润。

CIN 的转归有三种,一种为自然消退即逆转,第二种为病变持续,第三种为病变进展,最终发展为宫颈癌。不同分级的 CIN 转归具有一定的差异:保守治疗的 CIN 1 患者消退、持续、进展至 CIN 2 及以上和进展至 CIN 3 及以上的发生率分别为 60%、25%、11% 和 2%。CIN 2 患者消退、持续和进展率分别为 55%、23% 和 19%[7]。对于 CIN 3 患者,消退、持续和进展率分别为 28%、67% 和 2%。鉴于 CIN 1 和 CIN 2 患者进展为宫颈癌的比例比较低,如果患者有比较好的依从性,可进行 2 年甚至更长时间的随访。对于无法进行阴道镜随访的患者,则倾向于积极治疗。对所有 CIN 2 患者都应考虑保守治疗,特别是对于有怀孕意愿和依从性较好的患者。一般来说,CIN 3 患者应立即接受治疗。

三、宫颈锥切术的发展

宫颈锥切术(conization of cervix),简称锥切,基于上述“非典型转化区域”认识,手术范围应包括此区域在内以及宫颈外口的锥形范围。1815 年,法国人 Jacques Lisfranc 首次楔形切除了部分宫颈用于诊断。1861 年 Marion Sims 介绍了宫颈截除术(amputation)[8]。1878 年,Ruge 和 Veit 介绍了宫颈癌的碎片诊断方法;首次在显微镜下对切除的宫颈组织进行评估[3,4]。1948 年,Ayre 引进了宫颈锥刀,用于活检或扁平锥切(biopsy or flat conization)。Ayre 也是首位强调对锥切标本进行连续切片以确定病变程度的学者。1949 年,Gusberg 呼吁预防性地切除完整的宫颈转化区,从怀疑癌变的上皮区一直进入宫颈管[9]。开展此种类型锥切后,复发性宫颈疾病的数量显著降低。1957 年,Scott 详细介绍了冷刀锥切的方法,形成了现在的宫颈冷刀锥切术[10]。

1928 年,Hyams 首次描述了宫颈电刀锥形切除方法,但是当时因获得标本质量无法保证而未得到广泛应用[1]。直到 90 年代,Prendiville 介绍了用更精细的金属环的电切方法,即宫颈环形电圈切除术(loop electrosurgical excision procedure,LEEP),获得了接近冷刀锥切质量的手术标本,并被广泛地推广应用[11]。

四、宫颈锥切术在早期宫颈癌保育中的应用

随着社会的发展和宫颈癌筛查的普及,宫颈癌早期诊断的比例大幅提高,具有生育意愿的患者也明显增多。因此,妇科肿瘤专家们尝试将宫颈锥切术应用于早期宫颈癌的治疗。研究表明,对于符合条件的早期宫颈癌患者,宫颈锥切术联合或不联合盆腔淋巴结切除术既能保证肿瘤的治疗效果又能保留患者的生育功能。

第二节　宫颈锥切术的应用

一、宫颈锥切术的定义和适应证

(一) 定义

宫颈锥切术即宫颈锥形切除术,是指使用工具呈圆锥形切下一部分宫颈组织。对宫颈病变可疑人群或者高危人群进行宫颈锥切,可以明确病理检查,确定病变的程度、范围以及进一步的诊疗措施。

(二) 适应证

依据宫颈锥切术的手术目的,可分为诊断性宫颈锥切术和治疗性宫颈锥切术。

诊断性宫颈锥切术的适应证:①阴道镜活检结果阴性与宫颈细胞学阳性结果不一致;②阴道镜检查不满意,如无法看清整个宫颈移行带、鳞状交接部的病变;③怀疑宫颈腺癌;④细胞学检查或者阴道镜活检怀疑为浸润癌;⑤宫颈细胞学为高级别鳞状上皮内病变;⑥宫颈管内病变,宫颈管诊刮阳性或不满意。只要出现以上情况之一,都应行宫颈锥切术明确诊断。

治疗性宫颈锥切术的适应证:①宫颈活检或细胞学提示 CIN 2,并且 p16 和 Ki-67 阳性;② CIN 3;③需要保留生育功能的宫颈癌Ⅰ A1 期不伴有

淋巴脉管间隙浸润（lymph-vascular space invasion，LVSI）。

宫颈锥切术联合盆腔淋巴结切除术可用于ⅠA1期伴有LVSI、ⅠA2期及部分早期低危ⅠB1期宫颈癌患者，具体适应证包括：有保留生育意愿，肿瘤直径≤2cm，鳞癌、腺癌或者腺鳞癌，排除LVSI、深肌层浸润及淋巴结转移。术中需保证充分的宫颈安全切缘。

二、宫颈锥切术的方式和特点

（一）宫颈冷刀锥切术

宫颈冷刀锥切术（cold knife conization，CKC）指使用外科手术刀从外向内锥形切除部分宫颈组织。CKC的优点是病变切除比较彻底，手术切缘清晰，利于病理检查。缺点是需要麻醉，切除的范围与术者的操作技能有很大关系，手术时间长，容易并发术中大量出血及术后感染等。

（二）宫颈环形电圈切除术

宫颈环形电圈切除术（LEEP）指采用高频电刀利用微波原理将部分宫颈组织锥形切除的手术方式。切除宫颈组织的同时对切口进行烧灼止血。LEEP术具有操作简便、手术时间短、术中出血少、术后并发症少且不需要住院等优点。主要缺点为需要特殊高频电刀，切除深度较浅，组织热损伤影响病理判读等。

（三）宫颈电刀锥切术

宫颈电刀锥切术（electric knife conization，EKC）指使用尖头电刀将部分宫颈组织锥形切除的手术方式。EKC综合了以上两种锥切方法的优势并尽可能减少了并发症。切除病变的范围足够宽、深度足够深，且可随意调整角度，为CIN及宫颈早期浸润癌的诊断及治疗提供了可靠保障。具有手术时间短、术中出血少、并发症少、电切同时电凝等优点，易于接受。有经验的病理医生能够准确判断手术切缘，目前在复旦大学附属肿瘤医院EKC是最常用的方法。

三、宫颈锥切术的手术技巧

（一）个体化宫颈锥切术

宫颈锥切术时要将鳞柱交接部一并切除。为了避免切除过少引起病变的残留或切除过多引起宫颈内口功能不全而影响术后妊娠，选择适当的锥切尺寸至关重要。宫颈锥切标本常用锥宽、锥高/长来记录大小。

锥宽是指切除的宫颈部分锥底的宽度。推荐外切缘在病灶外侧3mm以上，或碘不着色区外侧3mm以上。

锥高/长是指切除的宫颈部分锥底至锥顶的垂直高度/长度。2019年美国阴道镜和宫颈病理学会（American Society of Colposcopy and Cervical Pathology，ASCCP）指南和2022年NCCN指南建议锥切长度至少为10mm，对于不担心治疗对未来妊娠影响的患者，可以将长度增加到18~20mm。

国际宫颈病理和阴道镜联盟（International Federation of Cervical Pathology and Colposcopy，IFCPC）将宫颈转化区分为 Ⅰ 型、Ⅱ 型和Ⅲ型转化区。其中Ⅰ型为转化区全部位于宫颈外口以外，全部可见；Ⅱ型为转化区部分或全部位于宫颈外口以内，仍能全部可见；Ⅲ型为转化区部分或全部位于宫颈外口以内，不能全部可见。2022 年英国国民医疗服务体系宫颈癌筛查项目建议锥切长度：Ⅰ型转化区为 7~10mm，Ⅱ型转化区为 10~15mm，Ⅲ型转化区为 15~25mm。

（二）残余宫颈创面缝合

LEEP 术后创面多用电凝方法止血，但存在止血困难的缺点，过度电凝止血易造成术后脱痂出血和阴道分泌物增多。除 LEEP 术外，锥切后宫颈残端多数需要缝合，术中缝合可以及时止血、促进愈合、保持宫颈形态，防止宫颈管粘连。缝合的方法诸多，各有优缺点，应根据手术范围和熟悉程度而处理。

1. Sturmdorf 缝合法　用剪刀或手指将宫颈上的黏膜分离，前后约 4cm，两侧约 2cm。分别于宫颈创面 3、6、9、12 点 "W" 形缝合各一针，即在宫颈 12 点旁切缘外进针，锥切创面顶端出针，于锥切底缘带边 "U" 形缝 2 针，再从锥切创面顶端进针，切缘外出针（每一点处的缝合需由 4 针完成），收紧缝线打结。宫颈 3、6、9 点处同法缝合（图 8-2）。优缺点：宫颈塑型效果好，止血效果好，有利于预防宫颈粘连。缝合较复杂，手术时间长。适用于对术后宫颈形态要求较高的患者。

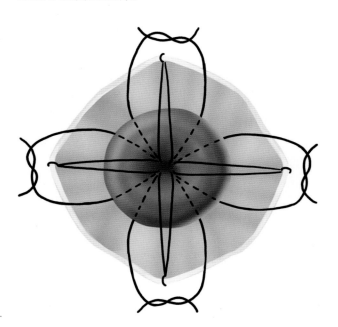

图 8-2　Sturmdorf 缝合法

2. 改良 Sturmdorf 缝合法　于宫颈外切缘 4 点进针，4 点近内口处出针；以宫颈后唇 6 点为中心，切缘上方 "U" 形缝合 1 针；再从宫颈 8 点近内口处进针，8 点切缘外出针，不打结，留线备用。前唇同法缝合，留线备用。宫颈前唇 2 点缝线与宫颈后唇 4 点缝线打结，宫颈后唇 8 点缝线与宫颈前唇 10 点缝线打结，即于宫颈两侧方前后缝线打结，最后缝线形成闭合环状（图 8-3）。

优缺点：手术时间缩短，有利于维持宫颈形态，止血效果相对较差。适用人群广泛。

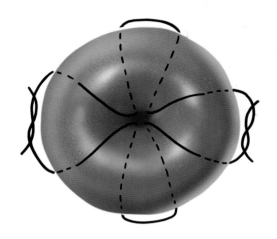

图 8-3　改良 Sturmdorf 缝合法

3. "U"形缝合法　于宫颈外切缘 2 点进针，在锥尖后出针，在锥尖进针，在 4 点黏膜面出针。采用相同的方法在 11 点~1 点、10 点~8 点、5 点~7 点各呈"U"形缝合 1 针，在 12 点、9 点、6 点、3 点打结（图 8-4）。优点：止血效果好，缝合方法简单，不易豁裂等。适用于术中出血较多的患者。

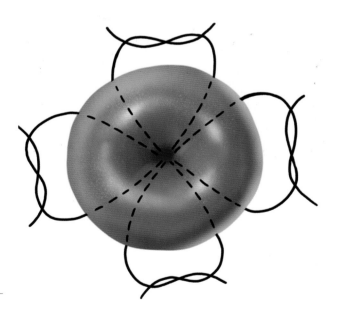

图 8-4　"U"形缝合法

4. 环形缝合法　于宫颈外切缘 3 点处从锥切创面外缘进针，向内缝合宫颈间质及内膜，收紧缝线打结，再在 4 点位置自内向外缝合宫颈管内膜、间质及黏膜 1 针，于锥切外缘出针，收紧缝线，随后顺时针方向自内向外连续缝合宫颈创面 1 周（图 8-5）。优缺点：手术时间明显缩短，止血效果相对较差。适用于出血少、残留宫颈较短的患者。

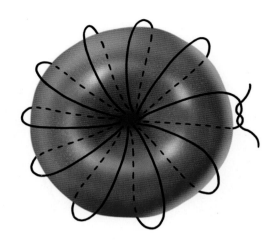

图 8-5　环形缝合法

5. 荷包缝合法　于宫颈外切缘 2 点处进针,锥尖处出针,然后 2 点 ~3 点处创面进针,黏膜面出针。沿宫颈前唇外切缘连续缝合数针,至 9 点 ~10 点间,再经锥尖处进针,外切缘 10 点处出针,形成宫颈前唇的半荷包,下唇对称同法缝合,同时收紧宫颈前、后唇缝线,分别在 3 点、9 点打结(图 8-6)。优缺点:手术时间短,止血效果不理想、易豁裂。适用于出血较少的患者。

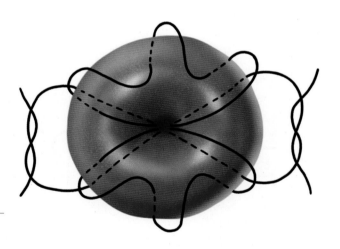

图 8-6　荷包缝合法

6. 复旦肿瘤缝合法　宫颈锥切前,用可吸收 0 号线,于宫颈外切缘 2 点进针,于拟定的宫颈锥切基底缘外侧呈 "U" 形绕行,在 4 点黏膜面出针;采用相同的方法在 10 点 ~8 点呈 "U" 形绕行缝合 1 针,使子宫 3 点、9 点两侧血管下行支在即将结扎范围内,但暂不结扎,两侧缝线作牵引宫颈手术之用。完成宫颈锥切后,采用双股线(如 PDS-2)于锥尖水平经 3 点进针,经过宫颈管,于 9 点处出针,然后剪断双股线,分别在 12 点和 6 点打结;宫颈两侧牵引线,分别在 3 点和 9 点打结(图 8-7)。优点:便于术中牵拉,止血效果好,缝合方法简单,不易豁裂等。适用于病灶范围广泛,切除组织较大,术中出血较多的患者。

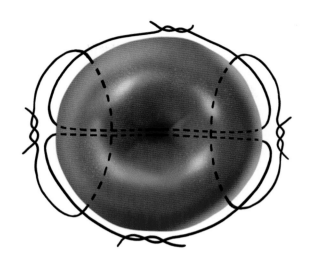

图 8-7　复旦肿瘤缝合法

四、宫颈锥切术后需要注意的问题

(一) 宫颈锥切术后切缘阳性的处理

切缘阳性是指在切除的宫颈表面或接近处(≤1mm)存在任何等级的CIN,包括内、外及基底切缘阳性。对于切缘呈阳性的患者,可选择的进一步治疗方式包括密切随访,再次行宫颈锥切术,或进行子宫全切术。因 CIN 1 在不合并 HPV 持续感染的情况下可自然消退,所以对于锥切术后切缘为 CIN 1 的患者可选择随访。CIN 2~3 的患者病灶残留率或复发率较高,对于依从性较好的患者,充分告知残留或复发的风险后可考虑严密随访。

初次宫颈锥切术后切缘阳性,部分患者可选择再次行宫颈锥切术。再次宫颈锥切困难且有保育意愿的患者,可考虑行单纯宫颈切除术,必要时可经腹手术。应充分告知手术的并发症,术后发生宫颈功能不全导致不良妊娠结局的风险,如早产、胎膜早破等。再次宫颈锥切术后仍需密切随访,并告知患者病变残留或复发的风险。

子宫全切术主要适于以下人群:绝经期女性,无生育要求,无随访条件,宫颈组织残留过少无法再次锥切。

高级别 CIN 患者切缘阳性者有漏诊浸润癌的情况,因此在行二次手术治疗前,应充分考虑是否存在浸润癌的高危因素,与患者充分沟通,明确手术的风险。

对于锥切术后切缘为浸润癌的患者建议积极治疗,根据患者的保育意愿、病灶大小、浸润深度进行个体化治疗,按照宫颈癌浸润癌治疗流程进行。

锥切术后补充手术时机应根据切缘病灶性质决定,如为浸润性癌应立即手术处理;如为 HSIL 且需要补充手术者,则选择锥切后 6~8 周手术为宜,推迟补充手术的目的是待锥切炎症消退,避免术后感染等并发症,不影响治疗效果。

(二) 宫颈锥切术后高危型 HPV 阳性者的管理及预防

高危型 HPV 持续性感染是宫颈癌及其癌前病变的主要致病因素,高危型

HPV 检测在宫颈锥切术后随访监测中同样非常重要。建议宫颈锥切术后 6 个月开始术后随访,随访项目包括 HPV 检测或 HPV 和细胞学联合检测[12]。如果首次随访结果为阴性,则每年进行基于 HPV 的检测,若连续 3 次阴性,则每 3 年进行基于 HPV 的检测。患者年龄超过 65 岁时,只要健康状况良好,仍建议坚持每 3 年一次的检测。如果首次随访结果为高危型 HPV 阳性,建议采用阴道镜检查和适当的活检。

宫颈锥切术后高危型 HPV 阳性患者的管理中,阴道镜检查发挥着重要作用。检查时不仅要观察宫颈和手术创面,更多地需要关注宫颈管和阴道壁。宫颈锥切术后部分病例因宫颈管狭窄,阴道镜下难以观察到完整的鳞柱交接。因此,即使宫颈表面上皮无异常征象,也应重视宫颈管搔刮取样。另外,HPV 除感染宫颈导致宫颈鳞状上皮内病变外,还可导致下生殖道多中心病变,如阴道上皮内瘤变和外阴上皮内瘤变。所以,阴道镜检查时应强调对宫颈、阴道和外阴进行全面的评估,以期做到精准发现,及时治疗。

对于宫颈锥切术后随访高危型 HPV 阳性的患者,关键要明确是否有病变及病变的部位和性质,不推荐直接采用重复锥切术或子宫全切术[13]。当组织学诊断为复发或持续性的 HSIL 时,可选择行再次宫颈锥切术,若再次锥切术难以实施,也可考虑子宫全切术。当组织学诊断为 LSIL 或更轻程度而细胞学为 HSIL 或不典型鳞状上皮细胞不除外高度鳞状上皮内病变(atypical squamous cells,can not exclude high-grade squamous intraepithelial lesion, ASC-H)时,推荐首先复核细胞学、组织学及阴道镜结果,若得出修正结果,则按新的结果进行规范化处理;若结果不变,建议对细胞学 HSIL 者行诊断性锥切术,以排除隐匿性 HSIL,对于阴道镜下完整鳞柱交接和病变上界均可见且宫颈管搔刮<CIN 2 者,也可以选择密切随访,6~12 个月复查基于 HPV 的检测和阴道镜。细胞学 ASC-H 者的管理没有细胞学 HSIL 那么积极,若阴道镜下完整鳞柱交接和病变上界均可见且宫颈管搔刮阴性,建议密切随访而不建议行诊断性锥切术。当组织学诊断为 LSIL 或更轻程度而细胞学为未见上皮内病变及恶性细胞(negative for intraepithelial lesion or malignancy,NILM)、意义不明的不典型鳞状上皮细胞(atypical squamous cells of undetermined significance,ASCUS)或 LSIL 时,推荐继续随访,12 个月复查基于 HPV 的检测,随访期间应鼓励患者通过改善生活方式、调整心理健康等方法提高机体免疫力。

充分的阴道镜评估是指导宫颈锥切术、减少病变残留及预防术后 HPV 持续性感染的重要措施。完整切除宫颈病灶的同时应合理处理阴道、外阴并存的多中心病灶。另一方面,由于 HPV 自然感染所产生的抗体不足以预防相同型别 HPV 再次感染,宫颈锥切术后,HPV 疫苗对既往疫苗型别 HPV 再感染的女性和新获得疫苗型别 HPV 感染的女性均具有显著保护效力。因此,推荐适龄女性宫颈锥切术后接种 HPV 疫苗,以预防术后 HPV 感染[14,15]。

(三)宫颈锥切术后病变残留或复发问题

宫颈锥切术后 6 个月内再次发现宫颈病变被认为是病变残留,术后 6 个月以上再次发现宫颈病变被认为是病变复发。研究发现,宫颈锥切术发生病变残留或复发的比例约为 7%~25%[16]。宫颈高级别鳞状上皮内病变治疗后发生宫颈癌或阴道癌的风险依然高于普通女性人群。因此,除治疗后严密随访外,如何减少 HSIL 治疗后的残留或复发,成为一个临床关注的问题。

HPV 持续性感染与患者宫颈锥切术后病变残留或复发有一定的相关性。有学者建议,HPV 病毒负荷 ≥5.22 拷贝 /10 000 个细胞的女性可能有更高的残留疾病的风险,应该给予更积极的治疗和更密切的随访[17]。HPV 16 型、18型持续性感染的患者,病变复发或残留的比例更高[18]。手术前后 HPV 同一型别持续性感染的患者发生病变残留或复发的风险明显高于其他 HPV 类型感染[19]。也有学者认为 HPV 持续感染是宫颈高级别上皮内病变治疗后复发风险增加的唯一独立危险因素,而年龄、切缘状态、HPV 病毒类型以及手术方式均不是其复发风险增加的独立危险因素[20]。

CIN 累及腺体是指异形细胞沿基膜通过宫颈腺口蔓延至宫颈腺体内,取代部分或全部腺上皮。CIN 累及腺体是宫颈锥切术后病变残留或复发的高危因素之一。CIN 累及腺体的患者中发生术后残留或复发的患者占 19.1%,而未累及腺体的患者中发生术后残留或复发的患者占 5.1%（$P<0.01$）[21]。CIN 病灶具有跳跃性、多中心生长等生物学特性,从而影响对病灶分布范围判断的准确性。术后切缘阴性的复发率为 0.8%（6/742）,术后切缘阳性的复发率为 4.8%（3/62）,表明术后病理切缘阳性是 CIN 复发的高危因素之一[22]。术前 CIN 的分布范围对患者预后有一定的影响。随着 CIN 病灶面积的增大,术后病变复发率也升高。多个象限病变者术后复发率显著高于单一象限病变者,3~4 个病变点数的患者术后复发率高于 1~2 个病变点数的患者。

宫颈锥切术后病灶残留或复发的高危因素仍然存在很多争议。需要开展更高级别的临床研究,明确宫颈锥切术后宫颈病变残留或复发的高危因素,积极寻找预测方法,降低病变残留或复发的发生率,避免多次手术,提高患者的生活质量。

（四）宫颈锥切术对妊娠结局的影响

目前,对于宫颈锥切术是否影响生育能力的研究结论尚不一致,更多的观点倾向于其并不影响生育能力。但是,宫颈锥切术后患者的流产和早产风险增加。与无锥切手术史的女性相比,锥切术后妊娠的女性早产率增加了 4 倍[23]。可能在于手术所导致的宫颈长度缩短和弹性的降低,削弱了宫颈的受压能力,同时宫颈锥切术减少了宫颈腺体的黏液分泌,使感染概率增加。锥切深度 ≥15~17mm 和 ≥20mm 患者,其早产的发生率分别为 10.1% 和 10.2%[24]。宫颈锥切深度>1cm 患者的流产率和早产率明显增加,当锥切深度>2cm 时,患者的早产率可为未行宫颈锥切术孕妇的 5 倍[25]。锥切体积较大会增加早产及胎膜早破的风险。因此,对于有生育意愿的患者,应尽可能多地保留宫颈组织。

LEEP 术后 3~6 个月为宫颈组织修复再生时期,为减少早产等不良妊娠结局的发生,术后 6 个月内不宜妊娠;而对于 CKC 术后患者,宫颈组织需 9 个月左右才能恢复并计划妊娠。宫颈愈合时间与锥切的范围成正比,而锥切的范围取决于宫颈病变的部位、转化区的类型、锥切次数以及术前是否明确有生育意愿等因素。因此,应根据患者的术中及术后随诊恢复情况,个体化指导患者的受孕时间。

五、宫颈锥切术的并发症

宫颈锥切手术是在宫颈阴道部实施的手术操作,操作空间相对局限,容易发生手术并发症。整体而言,CKC 手术并发症风险高于 LEEP,包括出血、感染、宫颈管狭窄、粘连等。宫颈锥切术的并发症,不仅影响治疗效果,也给患者增加痛苦和治疗负担。

（一）术后出血

根据出血时间,又分术后近期、中期和远期出血。术后近期出血通常发生在术后 1~3 天,出血量如月经量甚至多于月经血,由宫颈局部小血管未凝固闭合或宫颈局部压迫的止血纱条松脱后血管再次开放所致。中期出血是指锥切术后 2~3 周的出血,由创面未愈合的小血管开放而致,出血量一般不多,但如不处理,可持续出血甚至可能导致贫血。术后远期出血是指发生在锥切术后 4 周以上的出血,通常是由术后感染、宫颈创面愈合不佳所致。

（二）感染

临床表现为分泌物异常增多、异味,常伴有下腹坠胀疼痛、腰酸及发热等相关症状。由于宫颈锥切术后,创面组织坏死出血,破坏了宫颈及阴道的生理环境及其免疫功能。一方面为寄生在阴道、宫颈的病原体提供了良好的生存繁殖条件;另一方面由于宫颈及阴道局部免疫功能降低致抗感染能力下降,使外来致病菌感染的风险增大。年轻、机体抗病能力较强时,感染仅限于宫颈创面局部,临床症状轻微;而年长体弱的患者,致病病原体可沿生殖道黏膜上行蔓延或经创面淋巴管及血液循环而扩散,引发子宫、输卵管内膜炎甚至盆腔炎。

（三）宫颈狭窄、粘连

临床表现为经血排出不畅、经期腹痛等不适症状。锥切术后宫颈管狭窄与粘连是宫颈功能受损的严重表现。宫颈狭窄、粘连的发生与锥切过深、术后宫颈瘢痕挛缩以及并发术后出血、感染等相关。也有报道,绝经期患者宫颈狭窄和粘连的发生率显著高于生育年龄,可能与体内激素水平降低、颈管内膜上移有关。

（四）脏器损伤

脏器损伤是宫颈锥切术的严重并发症,包括子宫或宫颈穿孔、膀胱损伤及肠管损伤等。虽临床罕见,但应引起手术医师警惕,避免发生。

参考文献

[1] REICH O, PICKEL H. 200 years of diagnosis and treatment of cervical precancer. Eur J Obstet Gynecol Reprod Biol, 2020, 255: 165-171.

［2］ PICKEL H, REICH O, WINTER R, et al. Hermann Lebert (1813-1878): a pioneer of diagnostic pathology. Virchows Arch, 2009, 455 (3): 301-305.

［3］ DALLENBACH-HELLWEG G, SCHMIDT D. History of gynecological pathology. XV. Dr. Carl Arnold Ruge. Int J Gynecol Pathol, 2004, 23 (1): 83-90.

［4］ PICKEL H, WINTER R, YOUNG RH. History of gynecological pathology: XXII. Dr. Johann Veit, M. D. Int J Gynecol Pathol, 2009, 28 (2): 103-106.

［5］ PICKEL H, REICH O. History of gynecological pathology XIX. Walther Schauenstein: an early austrian pioneer of cervical pathology with comments on his successors. Int J Gynecol Pathol, 2006, 25 (2): 195-198.

［6］ REICH O, REGAUER S, MCCLUGGAGE WG, et al. Defining the cervical transformation zone and squamocolumnar junction: can we reach a common colposcopic and histologic definition? Int J Gynecol Pathol, 2017, 36 (6): 517-522.

［7］ LOOPIK DL, BENTLEY HA, EIJGENRAAM MN, et al. The natural history of cervical intraepithelial neoplasia grades 1, 2, and 3: a systematic review and meta-analysis. J Low Genit Tract Dis, 2021, 25 (3): 221-231.

［8］ KELLY HA, BURRAGE WL. American medical biographies. Baltimore: The Norman, Remington Company, 1920.

［9］ GUSBERG SB. Detection of early carcinoma of the cervix; the coning biopsy. Am J Obstet Gynecol, 1949, 57 (4): 752-756.

［10］ SCOTT JW, WELCH WB, BLAKE TF. Bloodless technique of cold knife conization (ring biopsy). Am J Obstet Gynecol, 1960, 79: 62-66.

［11］ PRENDIVILLE W. Large loop excision of the transformation zone. Clin Obstet Gynecol, 1995, 38 (3): 622-639.

［12］ PERKINS RB, GUIDO RS, CASTLE PE, et al. 2019 ASCCP risk-based management consensus guidelines for abnormal cervical cancer screening tests and cancer precursors. J Low Genit Tract Dis, 2020, 24 (2): 102-131.

［13］ 中国抗癌协会妇科肿瘤专业委员会. 子宫颈锥切术后高危型人乳头瘤病毒阳性者规范化管理的专家共识. 中国实用妇科与产科杂志, 2021, 37 (6): 650-653.

［14］ CASAJUANA-PÉREZ A, RAMÍREZ-MENA M, RUIPÉREZ-PACHECO E, et al. Effectiveness of prophylactic human papillomavirus vaccine in the prevention of recurrence in women conized for HSIL/CIN 2-3: The VENUS Study. Vaccines (Basel), 2022, 10 (2): 288.

［15］ KANG WD, CHOI HS, KIM SM. Is vaccination with quadrivalent HPV vaccine after loop electrosurgical excision procedure effective in preventing recurrence in patients with high-grade cervical intraepithelial neoplasia (CIN2-3)? . Gynecol Oncol, 2013, 130 (2): 264-268.

［16］ FAN A, WANG C, HAN C, et al. Factors affecting residual/recurrent cervical intraepithelial neoplasia after cervical conization with negative margins. J Med Virol, 2018, 90 (9): 1541-1548.

［17］ CHEN L, DONG B, ZHANG Q, et al. HR-HPV viral load quality detection provide more accurate prediction for residual lesions after treatment: a prospective cohort study in patients with high-grade squamous lesions or worse. Med Oncol, 2020, 37 (5): 37.

［18］ VENTUROLI S, AMBRETTI S, CRICCA M, et al. Correlation of high-risk human papillomavirus genotypes persistence and risk of residual or recurrent cervical disease after surgical treatment. J Med Virol, 2008, 80 (8): 1434-1440.

［19］ 张晶 , 张德宇 , 王丹波 . 宫颈上皮内瘤变 LEEP 术后人乳头瘤病毒感染的临床分析 . 国际妇产科学杂志 , 2018, 45 (6): 658-661.

［20］ BOGANI G, DI DONATO V, SOPRACORDEVOLE F, et al. Recurrence rate after loop electrosurgical excision procedure (LEEP) and laser conization: A 5-year follow-up study. Gynecol Oncol, 2020, 159 (3): 636-641.

［21］ AYANA BA, NEGASH S, YUSUF L, et al. Reliability and validity of amharic version of EORTC QLQ-C 30 questionnaire among gynecological cancer patients in ethiopia. PLoS One, 2016, 11 (6): e0157359.

［22］ LILI E, CHATZISTAMATIOU K, KALPAKTSIDOU-VAKIANI A, et al. Low recurrence rate of high-grade cervical intraepithelial neoplasia after successful excision and routine colposcopy during follow-up. Medicine (Baltimore), 2018, 97 (4): e9719.

［23］ MAINA G, RIBALDONE R, DANESE S, et al. Obstetric outcomes in patients who have undergone excisional treatment for high-grade cervical squamous intra-epithelial neoplasia. Eur J Obstet Gynecol Reprod Biol, 2019, 236: 210-213.

［24］ KYRGIOU M, ATHANASIOU A, PARASKEVAIDI M, et al. Adverse obstetric outcomes after local treatment for cervical preinvasive and early invasive disease according to cone depth: systematic review and meta-analysis. BMJ, 2016, 354: i3633.

［25］ BILIATIS I. Pregnancy outcomes after treatment for preinvasive cervical lesions. BMJ, 2016, 354: i4027

第九章 经阴道根治性宫颈切除术

Chapter 9 Vaginal Radical Trachelectomy

Éric Leblanc,Fabrice Narducci,Carlos Mart í nez Gómez,Houssein El Hajj,Delphine Hudry；曹思宇 编译

宫颈癌是全球第四大女性癌症,40 岁以下的宫颈癌患者达 21%[1,2]。随着许多国家女性初次怀孕年龄推迟,宫颈癌患者生育功能的保留已经成为这些女性普遍关注的重要议题。

根治性手术是早期浸润性宫颈癌的标准治疗。1957 年罗马尼亚的 Aburel 首次尝试保留生育功能的手术治疗,这是一种在保留生育功能的同时,相对局限但可以达到根治性切除效果的手术方式,包括切除子宫颈以及阴道上部和两侧宫旁组织,然后将子宫体重新吻合于阴道[3]。然而遗憾的是,该式式无术后成功怀孕的案例。直到 1987 年,法国 Dargent 开展经腹腔镜切除盆腔淋巴结,并通过冰冻切片技术确认盆腔淋巴结阴性后,经阴道入路完成根治性宫颈切除术,这一保育术式才重新得到关注。总体而言,该手术是基于经阴道根治性子宫切除术(Schauta-Stöckel 术式)的改良手术,称之为经阴道根治性宫颈切除术(vaginal radical trachelectomy,VRT)(图 9-1)。

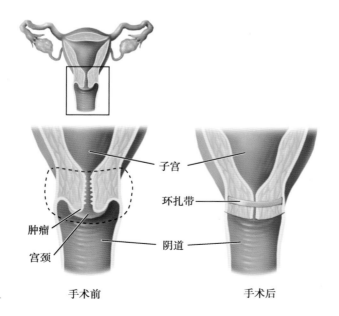

图 9-1 经阴道根治性宫颈切除术原理示意图

由于经阴道根治性宫颈切除术取得了良好的肿瘤学和生育结局[4-6]，VRT随后被命名为 Dargent 手术[7]。与此同时，能够成功受孕的经腹手术入路被再次提出，即经腹根治性宫颈切除术（abdominal radical trachelectomy，ART）[8]。随后有人开展了腹腔镜根治性宫颈切除术（laparoscopic radical trachelectomy，LRT）[9]和机器人辅助根治性宫颈切除术（robotic radical trachelectomy，RRT）[10]两种微创下根治性宫颈切除术。

然而，目前 VRT 仍然是病例数最多，随访时间最长，最受认可的保留生育功能的根治性宫颈切除术。对于许多之前被判定为无法妊娠的年轻的早期宫颈癌女性来说，这项手术的兴起无疑是一场革命。

基于不同手术方式在生育和肿瘤学结局方面的大量经验，已经确定了患者的选择标准[11,12]。诚然，保留生育功能很重要，但它首先不能影响肿瘤学结局。

第一节　经阴道根治性宫颈切除术的适应证标准

当前 VRT 的选择标准总结见表 9-1，并且没有随时间发生变化。根据这些标准，只有 40% 的潜在候选人可以接受 VRT[13]。

表 9-1　根治性宫颈切除术的选择标准[11,12]

没有不孕的证据
常见的宫颈癌（鳞状细胞癌、腺癌、腺鳞癌）
——应排除癌肉瘤或肉瘤或预后不良的癌（未分化、神经内分泌癌或胃型腺癌）
FIGO2018 分期 ⅠA1 伴 LVSI~ⅠB1（肿瘤大小 ≤2cm）
没有或罕见的 LVSI
无明显宫颈管内侵犯
盆腔淋巴结阴性（pN_0）

一、术前检查

必须进行全面的术前检查。

（一）不孕症的调查

在考虑采取保育手术治疗宫颈癌之前，必须先排除患者夫妇明显的不孕原因。如有明确的不孕原因，应进一步讨论其他治疗方式。

（二）影像学

钆注射后显示 T_1-T_2 序列的 MRI 是早期宫颈癌术前重要的影像学资料[14]。如果有禁忌证，在具备专业超声医师的前提下，MRI 可以由全面的盆腔和经阴道超声检查代替[15]。

（三）组织学

必须在非坏死区域进行肿瘤穿刺活检以确认浸润性癌，也可以进行术前"诊断性锥切术"。该策略的优点是可以准确了解肿瘤类型、大小以及是否存在 LVSI。对于宫颈管受累、组织学类型不确定等这类情况，应该采用系统治疗还是局限于肿瘤的手术目前没有明确答案。如存在广泛 LVSI 或深部间质浸润（>10mm），则为该手术禁忌证。

通常可以在盆腔淋巴结清扫的同时进行诊断性锥切术。建议锥切术后4~6周再进行根治性宫颈切除术，以便获得明确的病理结果，特别是减少与锥切手术炎症愈合过程相关的解剖困难和失血。

二、盆腔淋巴结评估

虽然淋巴结转移在肿瘤病灶小的早期宫颈癌中并不常见，但这是手术中的第一步[16]。如果淋巴结转移，则通常放弃手术进行放化疗。

目前推荐进行腹腔镜下前哨淋巴结（SLN）引导下的双侧全盆腔淋巴结切除。而在国际 SENTICOL3 随机对照临床试验中，仅切除 SLN 是可行的[17]。盆腔淋巴结切除术通常与根治性宫颈切除术相结合，也可以在根治性宫颈切除术前几周进行以明确诊断（因为冰冻切片有效率不高，大型前瞻性 SENTIX 试验中有 49% 的误诊率[18]），并调整下一步的治疗策略。

第二节　经阴道根治性宫颈切除术的手术技巧

一、盆腔淋巴结清扫术

在第十章腹腔镜根治性宫颈切除中讨论。

二、术前准备

患者在全身麻醉或局部麻醉下，取截石位于手术台上。外科医生在患者的双腿之间进行手术。另有两位助手（每侧各一位）以及一位手术护士。准备一套传统经阴道手术器械，包括用于充分暴露直肠子宫陷凹的不同尺寸的 Breisky 牵开器和 Mangiagalli 牵开器，用于处理阴道断端的 Kocher 钳、Cotte 或 Chrobak 钳等，以及用于钳夹宫颈旁组织的 O'Shaugnessy 钳，一套 JL Faure 钳。再准备一套传统器械，包括冷刀、剪刀、解剖钳、持针器、电灼和抽吸装置。

局部消毒后，留置导尿。然后用阴道牵开器将子宫颈暴露。将 6 个 Kocher 钳放置在至少能够将子宫颈和肿瘤完全包裹进来的距肿瘤一定距离处。将 1ml 2% 的利多卡因肾上腺素注射于钳子之间以减少渗出（图 9-2A）。

三、阴道断端的处理

在 Kocher 钳之上进行阴道浅表层环形切开术（图 9-2B）。然后用 Chrobak 或 Cotte 钳将子宫颈严密地包裹在阴道断端中（图 9-2C），这些包裹宫颈的钳子将用于牵引游离宫颈。

四、后侧的处理

使用冷刀或电刀进行阴道切开，进入直肠子宫陷凹（图 9-2D）。然后将直肠子宫韧带（子宫骶韧带的下部）分开，扩大后方的间隙以便暴露子宫。两把 Kocher 钳分别置于阴道 3 点和 4 点（患者左侧）、8 点和 9 点（患者右侧）的位置。沿着阴道侧壁将闭合的剪刀小心地推入钳子之间，直达间隙（失去阻力）打开直肠旁间隙。然后轻轻地用刀片扩大缺口。直肠阴道韧带位于打开的直肠子宫陷凹和直肠旁间隙之间（图 9-2E）。使用单极电凝、双极剪刀或 LigaSure® 等器械将它们分开 2~3cm。置入 Mangiagalli 牵开器以打开此间隙。

五、前侧的处理

经阴道手术从打开子宫膀胱间隙开始（图 9-2F）。由于阴道前壁切口较高，距离膀胱底非常接近，因此在这一步务必小心，不要损伤膀胱底。可以使用金属导尿管和 / 或通过向膀胱内注入蓝色液体来评估其位置。将钳子钳夹住阴道切口的上缘并将其垂直提起。用弯剪垂直地分开结缔组织，从更靠近下缘的位置开始向前推进。然后外科医生用示指完成膀胱分离，直到子宫膀胱反折腹膜的"U"形部分变得清晰可见。将 Breisky 牵开器置于此间隙内以暴露和保护膀胱（图 9-2G）。

进入膀胱旁间隙以暴露包含输尿管末端部分的膀胱。分别用 2 个 Kocher 钳在患者左侧 3 点和 1 点、以及患者右侧 9 点和 11 点夹住阴道（图 9-2H）。与打开直肠旁间隙相似，闭合的剪刀水平地进入阴道内侧的钳子之间，直到它们被"插进"膀胱旁间隙。然后慢慢用剪刀头扩大分离切口，并在该间隙内置入 Breisky 牵开器（图 9-2I）。

外科医生用示指进入膀胱阴道间隙，并在 Breisky 牵开器外侧触摸前后膀胱阴道韧带。在其上方向下可以触诊输尿管，并听到咔嗒声（图 9-2J 和图 9-2K）。分开输尿管下方的结缔组织（形成内外膀胱柱），直到输尿管膝部可见。然后用示指从后方暴露宫颈旁组织，使位于输尿管内侧的子宫动脉弓（有时还有子宫颈降支）可见（图 9-2L）。O'Shaugnessy 钳从 Rutledge's 宫颈峡部旁间隙后方置于子宫动脉弓下方（图 9-2M）。扩大缺口以便将 JL Faure 钳子钳夹于保留的子宫动脉和输尿管下方的宫颈旁近端处(图 9-2N)。将第二把钳子钳夹在 JL Faure 钳旁边并分开宫颈旁组织。最后,将止血钳钳夹在子宫颈分支上并切开(图 9-2O)。在输尿管和子宫动脉弓下方完全横断宫旁组织直到宫颈间质(图 9-2P)。该操作是双侧进行的。如图 9-2Q 和图 9-2R 缝合取代了钳子。也可以使用一体化器械。

六、宫颈断离

使用冷刀,在保留的子宫动脉水平上离断子宫颈(图 9-2S)。然后将经阴道根治性宫颈切除术的标本送冰冻切片以评估上切缘,理想情况上切缘距肿瘤至少 5mm(图 9-2T)。

如果冰冻切片呈上皮内不典型增生,则切下新的宫颈切片并送去做对照。如果冰冻切片呈浸润性癌,或者剩余的子宫体太小,则完成子宫体和输卵管切除术(应该事先告知患者这种可能性)。然而,这在冰冻切片上并不容易诊断(尤其是腺癌),可能需要进行再次全面评估(或放射治疗)。

此时,可以选择使用蓝色液体检查膀胱或直肠是否损伤。

七、峡部环扎术

任何专用的不可吸收缝合线都是很好的选择。在 Oscar Lambret 中心妇瘤科使用 5mm 宽的 Prolene 线靠近宫颈浆膜下无张力地缝合在峡部周围,以免影响宫颈血液供应,减少阴道糜烂、宫颈狭窄的风险,并最终形成可靠的纤维化环扎术,打结通常在子宫峡部后方(图 9-2U)。使用可吸收缝线于环扎带上方进行腹膜成形术(图 9-2V)。

八、子宫阴道吻合术

视频 9-1
经阴道根治性
宫颈切除术
(Christhardt
Köhler)

当冰冻切片确认切除范围达标后,将子宫体吻合到阴道上。由于 Sturmdorff 缝合线可致宫颈狭窄,应避免使用。笔者团队更喜欢使用两条可吸收的连续缝合线(12 点到 6 点和 6 点到 12 点)将阴道边缘连接到残留子宫颈的切割面上(注意与宫颈管的距离)(图 9-2W)。检查新的宫颈口通畅(使用 7mm 扩张器,与未来流产时的 Karman 套管大小一致),手术结束(图 9-2X)。最后的视图显示了一个新的居中的"宫颈口"(图 9-2Y)。

VRT 手术视频见视频 9-1。

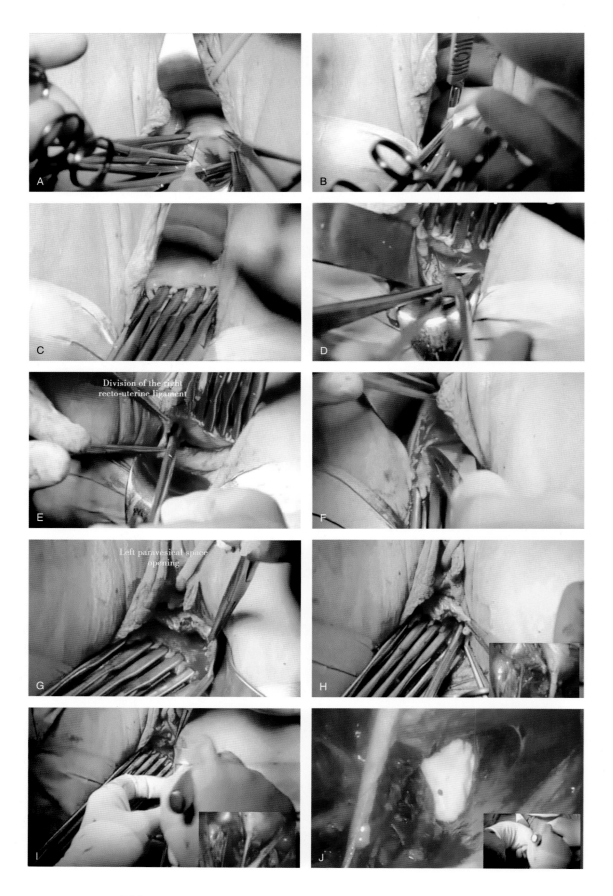

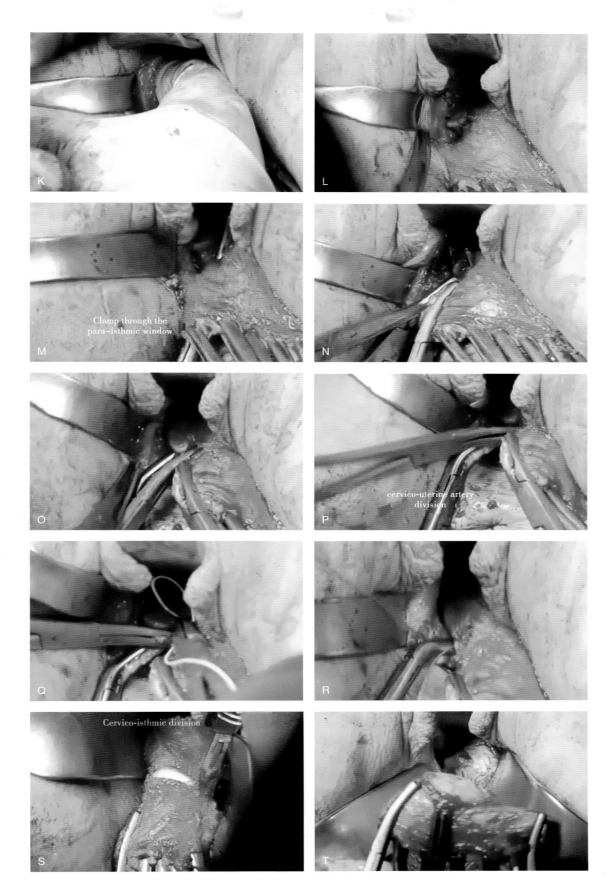

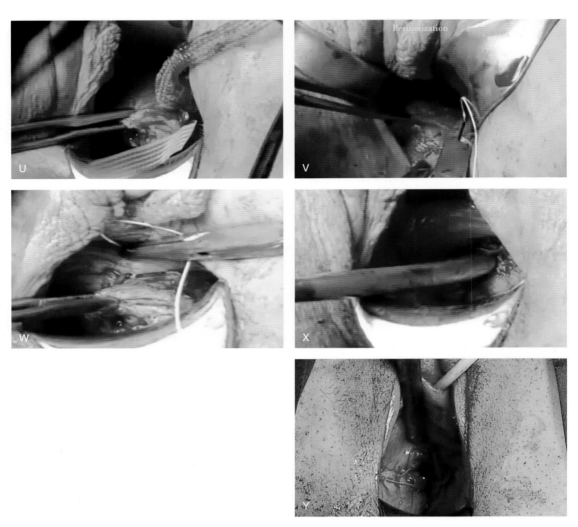

图 9-2 经阴道根治性宫颈切除术图谱

A. Kocher 钳和阴道断端;B. 阴道环形切开;C. 宫颈包裹于封闭的阴道断端图;D. 打开直肠子宫陷凹;E. 打开右侧直肠旁间隙;F. 打开膀胱阴道间隙;G. 膀胱旁间隙入路;H. 用剪刀打开(腹腔镜视图);I. 放置 Breisky 牵开器;J. 腹腔镜下在 Breisky 牵开器上通过膀胱柱进行左侧输尿管触诊("咔哒声");K. 右侧同左侧;L. 左侧膀胱柱分离后。M. 钳子置于宫颈旁组织上方;N. 钳子置于输尿管下方宫颈旁组织;O. 钳子置于宫颈阴道动脉上;P. 完全横断宫颈旁组织;Q. 结扎宫颈阴道动脉;R. 于输尿管下方结扎宫颈旁组织;S. 宫颈横断;T. 宫颈切除标本;U. 放置峡部环扎带;V. 环扎上方的腹膜化;W. 子宫阴道再吻合术;X. 控制宫颈口开放;Y. 术后最终呈现。

第三节 患者出院时间和监测方案

患者在术后第 2 天或第 3 天出院,此时已可以实现膀胱排空。如果有尿液潴留(残余尿>100ml),则自行留置导尿。使用低分子量肝素进行术后抗凝治疗 3 周。

安排在第 2 个月进行咨询以检查瘢痕,并指导至少避孕 6 个月,方可恢复正常的性生活。

监测计划包括前 2 年每 3 个月随访 1 次，之后每 6 个月随访 1 次直到第 5 年，然后每年随访 1 次，并在就诊时进行巴氏涂片 ± HPV 检测。MRI（或专业的超声检查）安排在术后 3 个月和 6 个月，之后每年 1 次，或在出现症状的任何时候进行。

如果临床、细胞学和放射学检查结果良好，则可以从第 6 个月开始怀孕。

如果怀孕，由于在根治性宫颈切除术（采用任何方法）后产科并发症的风险很高（流产、胎膜早破、早产等），需要进行专门的产科管理。由于行环扎术，因此须行剖宫产。

第四节　常见问题

一、手术问题

（一）子宫动脉是否保留

不保留子宫动脉被认为是导致子宫内膜粘连（Asherman's 综合征）、早产或子宫胎盘功能不全的因素。然而，在 VRT 手术中两侧韧带均完好，并通过子宫 - 卵巢吻合血管进行代偿，从而保障子宫血液供应。在最近使用 ICG 进行的一项实验中，Escobar 证明在 ART 期间不保留两侧子宫动脉不会影响子宫血液供应[19]。此外，在文献回顾中结扎双侧子宫动脉对生育率没有影响：如果保留至少一侧子宫动脉，生育率为 44%，如果双侧结扎，则为 45%[20]。

（二）阴道不畅

狭窄的阴道和高位子宫颈可能会限制阴道入路的有效性。在这种情况下，经腹腔镜分离输尿管的腹腔镜辅助下阴道入路是可行的[21]。一些人建议在腹腔镜检查期间在输尿管周围放置彩色缝合线，之后自阴道取出[22]；另有人提出可术前行膀胱镜下输尿管支架置入术[23]。到目前为止，笔者团队从来不需要使用这些技巧。因为根据经验，输尿管总是可以通过阴道看到和 / 或触及的。

（三）残留宫颈过少

当新的宫颈只剩下不到 1cm 时，保留生育是几乎不可能的[23]，应考虑进行子宫切除术。由于有术前 MRI 检查，这种情况一般可以预估到，但应在术前告知患者标本冰冻切片必须切除超出预期的部分。

在这种情况下，有人建议校正宫颈切除的大小。MRI 可以定位子宫动脉弓，测量与肿瘤上极的距离。在手术过程中，外科医生可以看到子宫动脉的弓形，并且在放射科医师事先的指示下能够精确地确定宫颈横断的适当水平[24]。

（四）器官穿孔

如有任何怀疑膀胱或直肠穿孔，可以在手术结束时通过特定的蓝色液体检测确诊，再重新吻合并进行充分术后管理。输尿管损伤的诊断更为复杂，使用 LigaSure 或超声刀等器械时必须小心,这些设备是输尿管热损伤的来源。在结束时进行全面的输尿管检查,如果有任何疑问,可以静脉注射蓝色液体,有助于发现此类问题并立即解决。

（五）出血

在 VRT 期间大出血很少见,通常通过局部加压后电凝或结扎来止血。腹腔出血较罕见,由于宫颈炎症引起的大量血液渗出更为常见,尤其是在锥切活检之后。因此强调手术延迟 4~6 周以及选择性使用单极 / 双极凝血的重要性。

（六）是否预防性宫颈环扎

Mathevet 和 Dargent 证明了在手术时进行环扎对流产的影响,预防性环扎后流产的发生率从 55% 下降到 22%。自此结果发布以来,尽管环扎可能导致感染、阴道糜烂或宫颈狭窄,但是大多数外科医生都会在手术结束时行峡部环扎[25]。目前常用的环扎材料有多股编织的 Mersilene 环扎带和 Prolene 缝线,网丝也偶有报道,但目前尚无数据证明某一特定材料的优越性[26]。无论如何,环扎线应该放在子宫动脉弓的正下方,而不是在间质中太深的位置（以防止狭窄）,避免打结太紧以防止组织坏死。使用 7mm 或 8mm 扩宫棒保持宫颈通畅是十分有用的。

二、非肿瘤学结果问题

除了任何根治性子宫手术都可能引起的传统并发症,如淋巴水肿、排尿困难或便秘,VRT 还存在一些特定的不良反应,所有妇科医生都必须注意。

（一）术后生活质量

VRT 是性交困难和出血性疾病的原因,可能会严重影响患者的性生活。这通常是由于子宫内膜黏膜在新宫颈口处暴露,在宫颈切除术后更为常见[27]。一项正在进行的前瞻性临床试验（NCT00813007）正在评估这一问题。

（二）宫颈解剖偏离

由于愈合过程不对称,大约 15% 的病例可能会出现新宫颈的偏离,这是导致深部性交困难和新宫颈细胞学检测困难的另一个因素[28]。

（三）宫颈狭窄

最近的一篇综述[29]显示这种并发症发生在 8% 的 VRT 病例中,分别低于 ART（11%）和 LRT（9%）。这种并发症是痛经或血液潴留的根源,可能会影响生育和监测。反复进行宫颈扩张可以解决这个问题,但也只是暂时的。

环扎似乎是宫颈狭窄的主要原因（10% 有环扎,3% 没有环扎）。材料的影响是不确定的:与组织反应性较低的非编织缝线相比,编织缝线强度高,感染风险更高。抗狭窄装置（Foley 导管、袖套缝合或宫内节育器）的应用似乎能有效地将宫颈狭窄的发生率从 12% 降低到 4%。期待其他前瞻性研究来证实这一优势。

（四）宫颈细胞学异常

VRT 后复发的风险很低（约 4%）,可以通过再次手术或放射治疗来治愈。因此监测很重要。在 41 例宫颈切除术后进行巴氏涂片检查的患者中,18% 的患者在中位随访时间17个月时发现异常,但没有癌症复发[30]。每年一次的细胞学结合HPV检查是合理的。如果检查结果正常,后续检查频率可以根据ESGO的建议依据HPV结果调整[12]。然而,需要进一步的研究来明确细胞学监测的方式。

第五节　肿瘤学结果

最近的3篇文献综述显示,VRT术后的复发率和死亡率是稳定的,分别为3.1%~3.8%和1.0%~1.7%。这与ART或LRT术后的相应结果一致[31-33]。除罕见病理类型(例如神经内分泌癌等)和盆腔淋巴结阳性这两个因素外,肿瘤>2cm是影响复发和生存的最重要的不良预后因素。因此,在这种情况下不应施行VRT。

相比之下,40%的VRT术后病理提示有LVSI。但由于癌栓数量、癌栓位置(肿瘤内、肿瘤周围或二者均有)等情况描述不清,LVSI的预后指示作用尚不明确。因此,应向患者解释LVSI状态的重要性。LVSI阳性可能提示局部复发风险升高,但其本身不足以成为手术的禁忌证。同时需要对这些患者进行长期密切的随访[31]。

如果在这种体积小的肿瘤中宫旁受累罕见,那么宫颈切缘与肿瘤上端的距离有待商榷[34]。事实上,大多数复发都位于残留的子宫颈上。因此,需将宫颈切除标本进行冰冻切片来评估和测量宫颈切缘距离的上限。如果切缘病理提示上皮内不典型病变,则另取部分组织;如果为浸润性癌,则必须切除子宫体(须在术前告知患者)。如果冰冻病理提示切缘阴性,那么实践中肿瘤安全切缘的范围是可变的:一些人主张3mm,一些人主张8mm,另有一些人主张10mm。整体而言,5mm是肿瘤学和产科学的安全界限,因为低于此界限局部复发率增加[35]。

在分娩时或分娩后进行补充子宫切除术的优势应与患者讨论。根治性子宫颈切除术后复发率低,早期完成子宫切除术将影响患者以后的妊娠。然而,在做出决定时要结合患者主诉,尤其是他们存在不适、焦虑、反复阴道分泌物和/或细胞学异常的情况。

第六节　生育结果

由于研究者们采用的方法不同,对生育率的评估具有挑战性。应该聚焦于"尝试怀孕的人群",但这类人群不容易定义。并且如Plante所证明的那样,宫颈手术不是导致不孕的唯一原因[36]。随着宫颈黏液产生的比例减少,宫颈缩短也是术后不孕和发生产科并发症的重要因素。术后通过影像学对宫颈长度进行评估或可预测以上情况。Alvares 试验中,术后 MRI 提示残留宫颈小于 1cm 时,胎膜早破(premature rupture of membranes,PROM)和早产的风险分别为 38% 和 66%;而如果残留宫颈长度超过 1cm,PROM 和早产的风险则为 0% 和 22%[37]。

此外,残留宫颈长度或许可以解释 ART 和 VRT 之间妊娠率的差异。在 ART 中,宫旁的广泛切除、子宫动脉切除和宫颈高位横断有助于更广泛的宫颈切除,进而导致残留宫颈较短。因此,VRT 的妊娠和足月分娩次数高于 ART 或腹腔镜根治性宫颈切除术(laparoscopic radical trachelectomy,LRT)[33]。相比之下,更保守的手术(如锥切术[38]或经阴道单纯宫颈切除术[39])比 VRT 具有更好的生育结果,这同样证实了残留宫颈长度的重要性。

第七节　产科相关问题和结局

与其他方法相比,VRT 似乎具有最佳的产科结局[20,33,40]。然而,与其他方法相比,VRT 患者孕早期的流产率与普通人群没有差异,而孕中期的流产率明显更高(6%~8%),并存在剖宫产的风险。原因是这些缩短的宫颈中经常发生上行性绒毛膜羊膜炎(如在大锥切术后或意外妊娠或多胎妊娠中观察到的)。建议局部使用黄体酮或预防性抗生素治疗来预防 PROM,但目前尚没有令人信服的研究结果[41,42]。Dargent 建议,如果超声显示宫颈小于 1cm,则在孕 15 周之前进行封闭手术[43]。大体上,该手术包括在对宫颈口一定程度去表皮化后进行完全的早期宫颈闭合[44]。这种术式在多胎妊娠中获得了良好的结果[45,46]。在缝合过程中注意避免胎膜破裂。当然,这个过程意味着在剖宫产时行宫颈再通术。但到目前为止,还没有关于 VRT 中这种做法的相关结果发表。

VRT 后怀孕始终是高风险的,应遵守一些简单的规则以提高成功率[47,42]。应该有经验丰富的产科团队与肿瘤学团队一起管理这些高危妊娠患者以及处理可能的特定并发症[48]。

第八节　单中心个人经验

笔者团队于 1994 年开始进行根治性宫颈切除术。截至 2020 年,已有 52 名肿瘤最大直径小于 20mm 的早期宫颈癌(FIGO ⅠB1 期)患者接受 VRT。患者中位年龄为 31 岁(23~40 岁),体重指数(body mass index,BMI)为 21.3kg/m² (17.7~37.4kg/m²)。其中 42 人是初产妇,10 人为经产妇(5 人第 1 次生产,5 人第 2 次生产)。肿瘤中位大小为 11mm(3~20mm)。根据 2018 年 FIGO 分期:ⅠA 伴 LVSI 2 人,ⅠA2 期 8 人,ⅠB1 期 40 人。30 人有锥切史,6 人有

LVSI。盆腔淋巴结清扫术在 VRT 的同时进行,并进行淋巴结冰冻切片。有 2 例 VRT 中止,1 例是因为盆腔淋巴结转移(pN_1)采用同步放化疗进行治疗,另 1 例因为上切缘阳性行子宫切除术。由于阴道条件较差,有 1 例需要进行 LRT。最终,有效完成了 48 例 VRT。淋巴结切除术的手术时间约为 120 分钟,VRT 手术的手术时间约为 100 分钟。出血不明显($\leqslant 100ml$)。

中位随访时间为 57 个月(6~49 个月),但有 15 名外国患者失访。在 3 个月和 18 个月观察到 2 例复发(4%),但没有死亡。2 名盆腔淋巴结阴性(pN_0)毛玻璃样小细胞癌患者接受了 VRT,并且局部复发。这 2 例患者都接受了放射治疗,并且在复发后的无病生存期达 83 个月和 88 个月。尽管选择标准列表中没有明确提及,但应将毛玻璃样细胞癌作为此类手术的组织学禁忌证。事实上,它的预后比鳞状细胞癌差,局部和远处转移的风险更高[49]。

26 名女性尝试怀孕,其中 17 名(65%)成功妊娠(共 22 次):16 例自然怀孕,4 例采取辅助生殖技术,2 例于妊娠中期流产。18 例在超过 37 周时通过剖宫产分娩,3 例在孕 34 周通过剖宫产分娩。对 2 例宫颈过短的女性进行了预防性 Saling 手术,2 例在超过 37 孕周分娩。1 例目前正在怀孕中。所有孕妇都在相关的产科医院妇产科进行了随访。1 名患者选择在剖宫产时进行子宫切除术,3 名患者行择期手术切除子宫。所有子宫切除标本均无肿瘤病灶。

第九节　可能的发展方向

一、相对保守性手术

盆腔淋巴结切除术联合宫颈锥切术或单纯宫颈切除术(宫颈截断术)作为 VRT 的替代治疗方案于 2008 年被提出[50]。最近 Li 等人基于他们的个人经验进行总结,尽管该治疗方案适应证包括ⅠA1~ⅠB1 期,但是目前国际上使用这种治疗策略的患者很少复发,并且与任何根治性宫颈切除术式相比,孕中期流产和早产的发生率较低。此外,由于环扎不是强制性的,因此阴道分娩是可行的[38]。然而,它似乎更适用于ⅠA1~ⅠA2 期体积小的肿瘤或ⅠB1 期间质浸润小于 10mm,pN_0,无 LVSI 的患者[51]。一些前瞻性随机对照研究目前正在探索比较早期宫颈癌中根治性与非根治性手术,例如 GOG278(NTC01649089)、ConCerv(NTC01048853)、SHAPE(NTC01658930)和 LESSER(NTC02613286)。这些试验并不聚焦于保育手术,但其间可产生相应的根治性宫颈切除术亚组。

二、大于 2cm 的肿瘤

2006 年有研究者建议在肿瘤大于 2cm 的宫颈癌保育患者中先使用基于铂类的新辅助化疗(neoadjuvant chemotherapy,NACT)。若化疗有效则继之以

VRT$^{[52-55]}$。

最近的一篇文献综述共纳入 249 名 IB2 期 pN$_0$ 宫颈癌患者,采用 NACT 联合 RT 的治疗方案。其中 VRT 是最常用的方法,其复发率为 6.1%,死亡率为 1.8%,活产率为 76%$^{[56]}$,这提示 NACT 在保育手术中可能有效。然而,由于以上结果来自于多个回顾性研究结果汇总,且这些研究中样本量较小,临床因素混杂,手术方式存在差异,因此在解释这些结果时需要谨慎。

在 Bentiyegna 的大规模文献综述中也存在类似的局限。Bentivegna 认为当肿瘤大于 2cm 时应禁用 VRT。即使肿瘤在新辅助化疗后获得完全缓解,其在部分人群中仍存在较高复发率。因此,经阴道的手术入路应与根治程度更高的经腹入路相权衡$^{[31]}$。

对于范围相对较小的保育手术的安全性考量,应由更多的前瞻性研究通过纳入这些 IB2 期宫颈癌保育患者进行评估,例如中国的 SYSUGO-005(NCT02624531)或加拿大 - 荷兰的 CONTESSA(NCT04483557)。

第十节　当前国际指南

如上所述,2018 年 ESGO 发布了欧洲宫颈癌管理规范,仅在常见的盆腔淋巴结阴性 pN$_0$ 时才应考虑保留生育功能。对于 2018 年 FIGO IA1~IA2 期伴有 LVSI 的患者,VRT 是可行的,宫颈锥切或者经阴道单纯宫颈切除(vaginal simple trachelectomy,VST)切术均是可行的选择。对于 IB1 期肿瘤,VRT 是唯一的选择。但不推荐对任何 pN$_1$ 或 FIGO IB2 期及以上的肿瘤进行根治性宫颈切除术,应将其视为试验性治疗。

2021 年 NCCN 的建议是:在 IA2~IB1 期 pN$_0$ 患者中,提倡 Querleu-Morrow B 型$^{[57]}$术式进行 VRT(或 ART)。对于 IB1~IB2 期 pN$_0$ 的患者,应优先采用 C 型根治性术式进行 ART。

期待目前正在进行的关于早期宫颈癌更保守的治疗方法的试验结果,VRT 目前仍然是 IB1 期以下盆腔淋巴结阴性(pN$_0$)常见肿瘤的标准术式。它提供了非常好的肿瘤学结果以及妊娠和足月分娩的最佳机会。

在这个期别以上,除了新辅助化疗的对照研究外,VRT 就没有优势了。最佳的方法就是外科医生所熟练掌握的方法。事实上,VRT 需要特定的培训和定期的练习来保持外科医生的熟练程度,以及掌握在遇到困难或无法使用阴道入路的情况下替代入路的相关知识。因此,需要上级医院来管理适应证。

参考文献

[1] SUNG H, FERLAY J, SIEGEL RL, et al. Global Cancer Statistics 2020: GLOBOCAN estimates of incidence and mortality worldwide for 36 cancers in 185 countries. CA Cancer

J Clin, 2021, 71 (3): 209-249.

［2］BRAY F, FERLAY J, SOERJOMATARAM I, et al. Global cancer statistics 2018: GLOBOCAN estimates of incidence and mortality worldwide for 36 cancers in 185 countries. CA Cancer J Clin, 2018, 68 (6): 394-424.

［3］ABUREL E. Sub-corporeal extended colpohysterectomy in therapy of incipient cancer of cervix. Comptes Rendus Soc Francaise Gynecol, 1957, 27 (6): 237-243.

［4］DARGENT D, BURN, J, ROY M, et al. Pregnancies following radical trachelectomy. Gynecologic Oncology, 1994, 105 (abstract 14).

［5］DARGENT D, MARTIN X, SACCHETONI A, et al. Laparoscopic vaginal radical trachelectomy: a treatment to preserve the fertility of cervical carcinoma patients. Cancer, 2000, 88 (8): 1877-1882.

［6］MARCHIOLE P, BENCHAIB M, BUENERD A, et al. Oncological safety of laparoscopic-assisted vaginal radical trachelectomy (LARVT or Dargent's operation): a comparative study with laparoscopic-assisted vaginal radical hysterectomy (LARVH). Gynecol Oncol, 2007, 106 (1): 132-141.

［7］DURSUN P, LEBLANC E, NOGUEIRA MC. Radical vaginal trachelectomy (Dargent's operation): a critical review of the literature. Eur J Surg Oncol J Eur Soc Surg Oncol Br Assoc Surg Oncol, 2007, 33 (8): 933-941.

［8］ABU-RUSTUM NR, SONODA Y, BLACK D, et al. Fertility-sparing radical abdominal trachelectomy for cervical carcinoma: technique and review of the literature. Gynecol Oncol, 2006, 103 (3): 807-813.

［9］LEE CL, HUANG KG, WANG CJ, et al. Laparoscopic radical trachelectomy for stage I b1 cervical cancer. J Am Assoc Gynecol Laparosc, 2003, 10 (1): 111-115.

［10］PERSSON J, KANNISTO P, BOSSMAR T. Robot-assisted abdominal laparoscopic radical trachelectomy. Gynecol Oncol, 2008, 111 (3): 564-567.

［11］SCHNEIDER A, ERDEMOGLU E, CHIANTERA V, et al. Clinical recommendation radical trachelectomy for fertility preservation in patients with early-stage cervical cancer. Int J Gynecol Cancer Off J Int Gynecol Cancer Soc, 2012, 22 (4): 659-666.

［12］CIBULA D, PÖTTER R, PLANCHAMP F, et al. The European Society of Gynaecological Oncology/European Society for Radiotherapy and Oncology/European Society of Pathology Guidelines for the management of patients with cervical cancer. Int J Gynecol Cancer Off J Int Gynecol Cancer Soc, 2018, 28 (4): 641-655.

［13］SONODA Y, ABU-RUSTUM NR, GEMIGNANI ML, et al. A fertility-sparing alternative to radical hysterectomy: how many patients may be eligible? Gynecol Oncol, 2004, 95 (3): 534-538.

［14］BALCACER P, SHERGILL A, LITKOUHI B. MRI of cervical cancer with a surgical perspective: staging, prognostic implications and pitfalls. Abdom Radiol N Y, 2019, 44 (7): 2557-2571.

［15］HALDORSEN IS, LURA N, BLAAKÆR J, et al. What is the role of imaging at primary diagnostic work-up in uterine cervical cancer？ Curr Oncol Rep, 2019, 21 (9): 77.

［16］ MINIG L, FAGOTTI A, SCAMBIA G, et al. Incidence of lymph node metastases in women with low-risk early cervical cancer (<2cm) without lymph-vascular invasion. Int J Gynecol Cancer Off J Int Gynecol Cancer Soc, 2018, 28 (4): 788-793.

［17］ LECURU FR, MCCORMACK M, HILLEMANNS P, et al. SENTICOL Ⅲ: an international validation study of sentinel node biopsy in early cervical cancer. A GINECO, ENGOT, GCIG and multicenter study. Int J Gynecol Cancer Off J Int Gynecol Cancer Soc, 2019, 29 (4): 829-834.

［18］ CIBULA D, KOCIAN R, PLAIKNER A, et al. Sentinel lymph node mapping and intraoperative assessment in a prospective, international, multicentre, observational trial of patients with cervical cancer: The SENTIX trial. Eur J Cancer Oxf Engl 1990, 2020, 137: 69-80.

［19］ ESCOBAR PF, RAMIREZ PT, GARCIA OCASIO RE, et al. Utility of indocyanine green (ICG) intra-operative angiography to determine uterine vascular perfusion at the time of radical trachelectomy. Gynecol Oncol, 2016, 143 (2): 357-361.

［20］ BENTIVEGNA E, MAULARD A, PAUTIER P, et al. Fertility results and pregnancy outcomes after conservative treatment of cervical cancer: a systematic review of the literature. Fertil Steril, 2016, 106 (5): 1195-1211. e5.

［21］ SCHLAERTH JB, SPIRTOS NM, SCHLAERTH AC. Radical trachelectomy and pelvic lymphadenectomy with uterine preservation in the treatment of cervical cancer. Am J Obstet Gynecol, 2003, 188 (1): 29-34.

［22］ PLAIKNER A, JACOB A, SIEGLER K, et al. Modification of Dargent's radical vaginal trachelectomy to facilitate ureteral dissection: description of technique. Int J Gynecol Cancer Off J Int Gynecol Cancer Soc, 2020, 30 (8): 1210-1214.

［23］ JOHANSEN G, LÖNNERFORS C, FALCONER H, et al. Reproductive and oncologic outcome following robot-assisted laparoscopic radical trachelectomy for early stage cervical cancer. Gynecol Oncol, 2016, 141 (1): 160-165.

［24］ JUMELLE C, LEBLANC E, CEUGNART L, et al. MR imaging in the management of trachelectomy. Diagn Interv Imaging, 2016, 97 (1): 129-132.

［25］ KIM M, ISHIOKA S, ENDO T, et al. Importance of uterine cervical cerclage to maintain a successful pregnancy for patients who undergo vaginal radical trachelectomy. Int J Clin Oncol, 2014, 19 (5): 906-911.

［26］ BROWN R, GAGNON R, DELISLE MF. No. 373-Cervical Insufficiency and cervical cerclage. J Obstet Gynaecol Can JOGC J Obstet Gynecol Can JOGC, 2019, 41 (2): 233-247.

［27］ FROEDING LP, OTTOSEN C, RUNG-HANSEN H, et al. Sexual functioning and vaginal changes after radical vaginal trachelectomy in early stage cervical cancer patients: a longitudinal study. J Sex Med, 2014, 11 (2): 595-604.

［28］ SPEISER D, MALIK S, LANOWSKA M, et al. Follow-up after radical vaginal trachelectomy (RVT): patients'problems and physicians'difficulties. Arch Gynecol Obstet, 2017, 296 (3): 559-564.

［29］ LI X, LI J, WU X. Incidence, risk factors and treatment of cervical stenosis after radical trachelectomy: A systematic review. Eur J Cancer Oxf Engl 1990, 2015, 51 (13): 1751-1759.

［30］ BROWN AJ, SHAH JS, FLEMING ND, et al. Role of cervical cytology in surveillance after radical trachelectomy for cervical cancer. Gynecol Oncol, 2016, 142 (2): 283-285.

［31］ BENTIVEGNA E, GOUY S, MAULARD A, et al. Oncological outcomes after fertility-sparing surgery for cervical cancer: a systematic review. Lancet Oncol, 2016, 17 (6): e240-253.

［32］ NEZHAT C, ROMAN RA, RAMBHATLA A, et al. Reproductive and oncologic outcomes after fertility-sparing surgery for early stage cervical cancer: a systematic review. Fertil Steril, 2020, 113 (4): 685-703.

［33］ SMITH ES, MOON AS, O'HANLON R, et al. Radical trachelectomy for the treatment of early-stage cervical cancer: A systematic review. Obstet Gynecol, 2020, 136 (3): 533-542.

［34］ VAN DER VELDEN J, MOM CH. Tailoring radicality in early cervical cancer: how far can we go？ J Gynecol Oncol, 2019, 30 (1): e30.

［35］ TANGUAY C, PLANTE M, RENAUD M-C, et al. Vaginal radical trachelectomy in the treatment of cervical cancer: the role of frozen section. Int J Gynecol Pathol Off J Int Soc Gynecol Pathol, 2004, 23 (2): 170-175.

［36］ PLANTE M, GREGOIRE J, RENAUD M-C, et al. The vaginal radical trachelectomy: an update of a series of 125 cases and 106 pregnancies. Gynecol Oncol, 2011, 121 (2): 290-297.

［37］ ALVAREZ RM, BILIATIS I, ROCKALL A, et al. MRI measurement of residual cervical length after radical trachelectomy for cervical cancer and the risk of adverse pregnancy outcomes: a blinded imaging analysis. BJOG Int J Obstet Gynaecol, 2018, 125 (13): 1726-1733.

［38］ LI X, XIA L, CHEN X, et al. Simple conization and pelvic lymphadenectomy in early-stage cervical cancer: A retrospective analysis and review of the literature. Gynecol Oncol, 2020, 158 (2): 231-235.

［39］ RAJU SK, PAPADOPOULOS AJ, MONTALTO SA, et al. Fertility-sparing surgery for early cervical cancer-approach to less radical surgery. Int J Gynecol Cancer Off J Int Gynecol Cancer Soc, 2012, 22 (2): 311-317.

［40］ COSTALES A, MICHENER C, ESCOBAR-RODRIGUEZ PF. Radical trachelectomy for early stage cervical cancer. Curr Treat Options Oncol, 2018, 19 (12): 75.

［41］ SATO Y, HIDAKA N, SAKAI A, et al. Evaluation of the efficacy of vaginal progesterone in preventing preterm birth after abdominal trachelectomy. Eur J Obstet Gynecol Reprod Biol, 2021, 259: 119-124.

［42］ TAKADA S, ISHIOKA S-I, ENDO T, et al. Difficulty in the management of pregnancy after vaginal radical trachelectomy. Int J Clin Oncol, 2013, 18 (6): 1085-1090.

［43］ PLANTE M, ROY M. New approaches in the surgical management of early stage cervical cancer. Curr Opin Obstet Gynecol, 2001, 13 (1): 41-46.

［44］ SALING E. Early total occlusion of os uteri prevent habitual abortion and premature

221

deliveries (author's transl). Z Geburtshilfe Perinatol, 1981, 185 (5): 259-261.

[45] SCHULZE G. Results of early total cervix occlusion (ETCO) according to Saling in multiple pregnancies—a retrospective study of the period 1995 to 2005. Z Geburtshilfe Neonatol, 2008, 212 (1): 13-17.

[46] SNEIDER K, POULSEN MØ, OTTOSEN C, et al. Successful delivery after vaginal occlusion in addition to cerclage in a trachelectomy patient with recurrent second trimester pregnancy loss: a case report. Clin Case Rep, 2014, 2 (4): 153-155.

[47] SPEISER D, KÖHLER C, SCHNEIDER A, et al. Radical vaginal trachelectomy: a fertility-preserving procedure in early cervical cancer in young women. Dtsch Arzteblatt Int, 2013, 110 (17): 289-295.

[48] KASUGA Y, IKENOUE S, TANAKA M, et al. Management of pregnancy after radical trachelectomy. Gynecol Oncol, 2021, 162 (1): 220-225.

[49] GUITARTE C, ALAGKIOZIDIS I, MIZE B, et al. Glassy cell carcinoma of the cervix: a systematic review and meta-analysis. Gynecol Oncol, 2014, 133 (2): 186-191.

[50] ROB L, PLUTA M, STRNAD P, et al. A less radical treatment option to the fertility-sparing radical trachelectomy in patients with stage I cervical cancer. Gynecol Oncol, 2008, 111 (2 Suppl): S116-S120.

[51] RAMIREZ PT, PAREJA R, RENDÓN GJ, et al. Management of low-risk early-stage cervical cancer: should conization, simple trachelectomy, or simple hysterectomy replace radical surgery as the new standard of care？ Gynecol Oncol, 2014, 132 (1): 254-259.

[52] PLANTE M, LAU S, BRYDON L, et al. Neoadjuvant chemotherapy followed by vaginal radical trachelectomy in bulky stage ⅠB1 cervical cancer: case report. Gynecol Oncol, 2006, 101 (2): 367-370.

[53] ROBOVA H, HALASKA MJ, PLUTA M, et al. Oncological and pregnancy outcomes after high-dose density neoadjuvant chemotherapy and fertility-sparing surgery in cervical cancer. Gynecol Oncol, 2014, 135 (2): 213-216.

[54] LANOWSKA M, MANGLER M, SPEISER D, et al. Radical vaginal trachelectomy after laparoscopic staging and neoadjuvant chemotherapy in women with early-stage cervical cancer over 2cm: oncologic, fertility, and neonatal outcome in a series of 20 patients. Int J Gynecol Cancer Off J Int Gynecol Cancer Soc, 2014, 24 (3): 586-593.

[55] ZUSTERZEEL PLM, AARTS JWM, POL FJM, et al. Neoadjuvant chemotherapy followed by vaginal radical trachelectomy as fertility-preserving treatment for patients with FIGO 2018 stage 1B2 cervical cancer. The Oncologist, 2020, 25 (7): e1051-1059.

[56] GWACHAM NI, MCKENZIE ND, FITZGERALD ER, et al. Neoadjuvant chemotherapy followed by fertility sparing surgery in cervical cancers size 2-4cm; emerging data and future perspectives. Gynecol Oncol, 2021, 162 (3): 809-815.

[57] CIBULA D, ABU-RUSTUM NR, BENEDETTI-PANICI P, et al. New classification system of radical hysterectomy: emphasis on a three-dimensional anatomic template for parametrial resection. Gynecol Oncol, 2011, 122 (2): 264-268.

第十章　腹腔镜下根治性宫颈切除术

Chapter 10　Laparoscopic Radical Trachelectomy

刘开江　陈小军

自从 1962 年法国外科医生 Raoul Palmer 发明腹腔镜手术以来,腹腔镜技术在妇科疾病中的应用经历了从简单操作到复杂操作的发展过程,尤其是 20 世纪 80 年代中期后,视频设备的发展使得腹腔镜下的复杂操作成为可能。腹腔镜技术在妇科恶性肿瘤中的操作性应用,始于 1987 年法国学者 Dargent 使用腹腔镜行盆腔淋巴结清扫术联合经阴道根治性子宫切除术治疗早期宫颈癌患者并取得成功;20 世纪 90 年代初,腹腔镜下盆腔淋巴结清扫术的可行性获得多位手术者的研究确认。1994 年 Dargent 对要求保留生育功能的早期宫颈癌年轻患者联合了腹腔镜下盆腔淋巴结清扫和经阴道广泛宫颈切除,称为腹腔镜下经阴道广泛宫颈切除术(laparoscopic vaginal radical trachelectomy,LVRT),开创了保留生育功能手术的新纪元,被视为宫颈癌手术发展的里程碑。1992 年 Nezhat 等报道首例腹腔镜下早期宫颈癌广泛子宫切除术,1996 年,Spirtos 等报道了全腹腔镜下早期宫颈癌根治性子宫切除术联合盆腔及腹主动脉旁淋巴结清扫术,使得腹腔镜宫颈癌手术技术逐渐流行起来。2002 年,Lee 等[1]首次报道了完全腹腔镜下广泛宫颈切除术(total laparoscopic radical trachelectomy,TLRT),该术式逐渐受到学者的关注并开展起来。相对于经阴道根治性宫颈切除(VRT)及经腹根治性宫颈切除术(ART),TLRT 开展时间较晚,且技术要求较 ART 更高。完全腹腔镜下广泛宫颈切除术在宫颈癌保育手术中的比例仍然较低,2020 年 Smith 等系统综述了 1999 年至 2019 年间全球已发表的行根治性宫颈切除的 2 566 例数据,其中 VRT 1 791 例(58.1%),ART 955 例(37.2%),TLRT 120 例(4.7%)[2]。不同手术技术的开展比例在全球呈不均匀分布,随着腹腔镜技术的发展,美国统计数据显示微创技术包括TLRT 和机器人辅助根治性宫颈切除术(robotic radical trachelectomy,RRT)从2010 年的 29.3% 逐步上升到 2015 年的 75.0%,2011 年后微创手术技术即成为美国早期宫颈癌保留生育功能手术的主要手术方式[3]。同时,随着著名的宫颈癌微创手术与经腹手术的随机对照临床研究(LACC 研究)结果显示出微创手术的不良预后,微创宫颈癌保留生育功能手术的应用也引起人们对其肿瘤学安全性的担心。

本章将从宫颈癌微创保育手术的技术特点、肿瘤学相关预后结果、生育预后及手术技术要点等方面阐述腹腔镜根治性宫颈切除术(laparoscopic radical trachelectomy,LRT)。

第一节　腹腔镜根治性宫颈切除术的技术优势

文献报道 TLRT 手术的主要优势为术中出血量少、术中和术后并发症发生率低、住院时间短等，而相关该报道中肿瘤结局并不差于 ART，因此认为该术式在早期宫颈癌中可行[4-7]。TLRT 的技术优势有以下几点：①由于腹腔镜的跟踪和放大作用，术者更容易识别子宫血管、宫旁组织及神经等组织，解剖结构更为清楚，手术难度下降，表现为在盆腔淋巴结切除时视野更易进入深部间隙，广泛宫颈切除时保留子宫血管、分离切断宫旁组织以及保留神经也较经腹手术容易；同时近年来，高清腹腔镜、3D 腹腔镜、机器人腹腔镜等设备统的升级，使得手术视野更加清晰，操作难度进一步下降；②腹腔镜手术中，较多地使用了能量器械，尤其是超声刀和双极电凝的使用，使得止血和组织分离较为容易，杜绝了小创面的出血，同时视野的改善也减少了对于大血管的误损伤。各类文献均支持 LRT 术中出血明显小于 ART，术中、术后并发症发生率与 ART 相当，这得益于高清放大的图像和能量器械的广泛使用；③宫旁切除的范围大于 VRT，与 ART 相当。VRT 由于术式限制，宫旁切除的范围受限，而 LRT 操作步骤与 ART 一致，可以做到 C 型子宫切除，从而保证了手术的根治性效果；④由于腹腔镜手术步骤与经腹手术类似，术者学习曲线较 VRT 明显缩短，较 VRT 更易掌握。特别是随着视屏传输技术的进步，手术技巧的交流变得更为容易和快捷，使该术式得以快速发展。

根治性宫颈切除术常见的术中并发症包括淋巴结清扫时血管损伤、输尿管膀胱以及肠道损伤；术后常见的并发症包括宫颈管粘连、月经减少和膀胱功能障碍。2014 年，Lu 等[8]总结了截至当时的 8 个研究总共 140 例 TLRT 的文章，术中和术后的并发症发生率分别为 0.7% 和 6.4%，较同期 ART 明显降低。该文中的术中并发症为 1 例子宫血管损伤，术后并发症为环扎后宫颈管狭窄、月经减少和膀胱排尿功能异常。但这些并发症并非腹腔镜手术特有，在经腹和经阴道手术中也会出现。腹腔镜手术在淋巴结清扫中的优势已得到公认，由于腹腔镜的放大和镜头的多角度变化等特点，使闭孔淋巴结等深部淋巴结切除较经腹更为容易；随着腹腔镜技术的日益成熟，大血管和神经的损伤在 LRT 的报道中并不常见。术后宫颈管粘连考虑是造成术后月经量减少和妊娠率减低的主要原因之一，有学者认为宫颈管粘连也许与术中行宫颈管环扎有关，术中使用带尾丝的避孕环能有效减少宫颈管粘连的发生，术后第一次月经后扩宫可能可有效避免该并发症。广泛宫颈 / 广泛子宫切除术由于手术范围大，势必会造成膀胱功能障碍。LRT 由于腹腔镜手术的放大和深入作用，更容易辨别盆腔自主神经并且保留，有利于在保证手术范围的同时，保留盆腔自主神经功能，促进膀胱功能恢复。

第二节　腹腔镜根治性宫颈切除术的肿瘤学预后

自 1992 年 3 月 Nezhat 等报道首例腹腔镜下早期宫颈癌广泛子宫切除术以来,随着微创技术的提高和设备的更新,腹腔镜手术逐渐成为宫颈癌手术治疗的重要趋势。既往许多单中心或回顾性研究显示,腹腔镜下宫颈癌根治性手术,患者出血少,术后恢复快,并发症发生率低,疗效与经腹相当,但缺乏多中心的前瞻性研究对微创手术的远期肿瘤效果进行评估。基于此,美国 MD Anderson 癌症中心的 Ramirez 等自 2008 年开始进行了为期 10 年的前瞻性、多中心、Ⅲ期随机对照试验研究(NCT00614211,简称 LACC 研究),旨在观察 ⅠA1 期伴淋巴脉管间隙浸润(lymph-vascular space invasion,LVSI)、ⅠA2 或 ⅠB1 期宫颈癌腹腔镜或机器人腹腔镜手术与经腹手术后 4.5 年的无瘤生存率(disease-free survival,DFS),以及复发和总生存率(overall survival,OS)。参与该研究的有 13 个国家的 33 个中心。在 2017 年 11 月由于两组患者出现了较为显著的死亡率差异,该研究提前终止。此项研究发现早期宫颈癌腹腔镜手术组(312 例)的 4.5 年 DFS(86% *vs.* 96.5%,非劣效性检验的 *P*=0.87)和 3 年的 DFS(91.2% *vs.* 97.1%,*P*=0.002)均低于经腹手术组(319 例),根据年龄、BMI、肿瘤分期、LVSI 阳性、淋巴结转移和健康状况评分(ECOG)校正后,腹腔镜手术组 3 年 DFS(91.5% *vs.* 97.5%,*P*<0.001)和 3 年 OS(93.8% *vs.* 99.0%,*HR*=6.00,95% *CI*:1.77-20.3)均显著低于经腹手术组;腹腔镜手术组 3 年局部复发率(5.64% *vs.* 1.28%,*HR*=4.26,95% *CI*:1.44-12.60)和 3 年死亡率(4.4% *vs.* 0.6%,*HR*=6.56,95% *CI*:1.48-29.00)均显著高于经腹手术组[9]。此结果分别在 2018 年 3 月和 9 月在美国妇科肿瘤学会(SGO)和国际妇科肿瘤学会(IGCG)进行了会议报道,同年,该结果正式刊登在 *the New England Journal of Medicine*,同期还刊登了基于 SEER 数据库的流行病学研究数据。该流行病学研究数据显示,早期宫颈癌腹腔镜手术组 4 年死亡率显著高于经腹手术组(9.1% *vs.* 5.3%,*P*=0.002);开展腹腔镜手术之前(2000—2006 年),宫颈癌术后 4 年相对存活率保持稳定,开展腹腔镜手术之后(2006—2010 年),4 年相对存活率每年下降 0.8%(*P*=0.01),显示出腹腔镜手术比经腹手术总生存时间更短[10]。2022 年 SGO 会议上报告了 LACC 研究的 4.5 年最终结果,腹腔镜组的 4.5 年 DFS(86% *vs.* 97.3%,*HR*=3.91,95% *CI*:2.02-7.58,*P*<0.000 1)和 4.5 年 OS(*HR*=2.71,95% *CI*:1.32-5.59,*P*=0.007)均显著低于经腹手术组;腹腔镜组 4.5 年累计局部复发率(*HR*=4.70,95% *CI*:1.95-11.37)显著高于经腹手术组[11]。LACC 研究结果的公布在妇科肿瘤领域造成了极大的反响,引发了业界关于宫颈癌微创手术的大讨论。尽管部分学者质疑 LACC 研究中的一些方法和细节,但是作为目前宫颈癌微创手术治疗最大规模的多中心前瞻性研究,该研究在循证医学上具有最高的证据等级。基于该项研究结果,国际上多项指南对于宫颈癌的手术治疗方式进行了更新。

LACC 研究之前，2018 年美国国立综合癌症网络（NCCN）指南推荐ⅠA2~ⅡA 期宫颈癌手术途径可以选择经腹、腹腔镜或者机器人，但 2019 年 V2 版就明确指出应该告知患者微创手术的缺陷和不足，由患者自己选择手术途径；到 2019 年 V3 版，更新为早期宫颈癌手术治疗的标准和经典途径是经腹途径；2020 年 V1 版，在不保留子宫的ⅠA2 期别以上患者的手术方式中，则完全删除了微创入路的选择。在 LACC 结果发布后，欧洲妇科肿瘤学会（The European Society of Gynecological Oncology，ESGO）官方网站发布了关于宫颈癌微创手术的 ESGO 声明，先是声明"禁止微创手术是鲁莽的，但是需要严格监控"，2019 年 5 月 27 日更新声明为"经腹途径是金标准"，但没有明确禁止微创手术，强调了如果选择微创手术，要求微创医师资质及术中的无瘤原则。2020 年 4 月 17 日 FIGO 发表了《关于宫颈癌微创手术的申明》，建议对于适合手术的早期宫颈癌女性，即ⅠA1 伴 LVSI~ⅠB1 期，开放手术应被视为"金标准"手术，作出手术决策前，患者应充分咨询并了解风险。

LACC 研究中未涉及保留生育功能的宫颈癌患者，但该研究后，能否在保留生育的宫颈癌患者中应用腹腔镜技术呢？ 2022 年 SGO 会议上报告了 LACC 研究的亚组分析结果，肿瘤直径 ≥2cm 的患者微创手术组相比于经腹手术组预后更差（$HR=4.25$，95% CI:1.7-10.4，$P=0.002$）；而在肿瘤<2cm 的患者中由于病例数较少，预后无法评估[11]。肿瘤直径 ≤2cm 的早期宫颈患者是指南推荐的保留生育功能手术的适应证，在 LACC 研究最终报告中对于肿瘤<2cm 的患者尚没有明确结论。2013 年对 56 例 LRT 的病例进行了肿瘤结局分析，随访 60 个月，复发率为 1.8%，与同期 ART 相似，3 例复发患者中有 2 例肿瘤直径>2cm[12]。2014 年 ACGC 对于来自韩国 4 个中心的 79 名因早期宫颈癌行 LRT 的患者进行了 3~105 个月的随访，中位随访时间为 44 个月，9 例患者复发，其中 1 例死亡。研究认为独立的复发因素为肿瘤直径>2cm 和深部间质浸润[13]。以上为 LACC 结果出来之前的小样本的回顾性分析，存在样本量不足的缺陷。2019 年来自美国国家癌症数据库报道，2010 年至 2015 年实施宫颈癌保育手术的 246 例患者中，微创手术患者为 144 例，同期行经腹手术的患者 102 例，分析结果显示保育手术患者的 4 年 OS 在经腹组和微创组分别为 92.3% 和 95.7%，需要注意的是，该研究中病灶>2cm 的患者在经腹组和微创组分别占比 31.4% 和 29.9%[3]。2018 年，美国 MD Anderson 癌症中心的 Gloria Salvo 发起了一项专门针对腹腔镜下广泛宫颈切除的研究（IRTA），旨在比较早期宫颈癌中微创手术（腹腔镜或机器人）与经腹广泛宫颈切除患者 4.5 年 DFS 和 4.5 年 OS 是否存在区别，本研究为全球多中心回顾性分析，全球 12 个国家 18 个中心参加，我国复旦大学附属肿瘤医院吴小华团队和上海交通大学医学院附属仁济医院刘开江团队也加入了该研究，一共纳入 2005 年 1 月至 2017 年 12 月期间，宫颈癌 2009 版 FIGO 分期ⅠA2~ⅠB1（肿瘤 ≤2cm）的鳞癌、腺癌和腺鳞癌患者 646 例，其中经腹手术 358 例，腹腔镜手术 288 例，两组患者肿瘤大小及淋巴结转移比例无显著差异，经腹手术组中位随访时间为 5.5 年，腹腔镜手术组中位随访时间为 3.1 年；分析结果显示经腹手术组 4.5 年 DFS 为 94.3%，腹腔镜手术组为 91.5%；4.5 年 OS 分别为经腹手术组 99.2% 和腹腔镜手术组 99%；两组在 4.5 年 DFS 和 4.5 年 OS 均无显著统计学差异[14]。以上回顾性研究均显示出微创根治性宫颈切除术的肿瘤学预后不劣于经腹手术，尤其是对病灶 ≤2cm 的早期患者。但是，由于回顾性研究不可避免地存在一些患者和手术方式上的选择性偏倚，导致证据级别不是很高。因此，有研究者正在发起新的多中心随机对照的临床研究（NCT03739944），比较病灶 ≤2cm 的早期宫颈癌经腹及微创保育手术，主要研究终点为 DFS，次要研究终点为 OS、生育结局及生活质量等，研究设计入组 414 例病灶 ≤2cm 的鳞癌、腺癌或腺鳞癌的患者[15]。期待该研究结果能提供更优的证据，尤其是在肿瘤安全性方面解除患者及医生的担忧。

　　NCCN 2022 年 V1 版宫颈癌指南中未对广泛宫颈切除术的入路方式作出说明或者明确禁止。因此，在保留生育功能的宫颈癌治疗中，腹腔镜手术仍然可以作为一个选择实施和进行。但是，同腹腔镜下宫颈癌根治术一样，在实施中 LRT 的过程中，要严格遵守无瘤原则：①首先避免使用任何形式的举宫器，LACC 研究结果分析中，关注较集中的一点就是腹腔镜手术中举宫器的使用中，举宫器对宫颈局部肿瘤的刺激可能是导致预后不良的一个主要原因，而在保留生育的宫颈癌根治术中，任何形式的举宫器都需要穿过肿瘤进入宫腔，这有可能导致肿瘤的播散种植，推荐采用缝线提拉宫底的方式操作子宫；②切除的淋巴结转入取物袋中，保护性取出，不可未经保护直接从穿刺孔取出；③不再采取全腹腔镜下切开阴道的方式离断标本，这样肿瘤会有暴露于盆腔的可能性，可经阴道横断阴道壁和离断子宫颈，一方面不污染盆腔，另一方面也有助于定位，判断阴道切除的长度，肿瘤切除后，可经阴道或经腹腔镜缝合阴道断端和宫体；④强调标本离体后的无瘤冲洗。

第三节　腹腔镜根治性宫颈切除术的生育预后

　　生育结局是评价根治性宫颈切除手术效果的一个重要指标，根治性宫颈切除术后的生育结局除受患者年龄、宫颈狭窄、宫颈黏液缺乏或隐匿性输卵管疾病等生理病理因素影响外，还受到更多的社会心理等因素的影响。文献报道的早期宫颈癌患者不同方式根治性宫颈切除术后的生育结局存在巨大差异，无法获得统一的结论，甚至存在相反的结果。2014 年 Lu 等[8]综合文献报道，59 例 TLRT 术后尝试妊娠的患者妊娠率高达 78%，较经腹根治性宫颈切除术（53%）和经阴道根治性宫颈切除术（59%）有更高的妊娠率。2015 年一项经腹根治性宫颈切除与微创根治性宫颈切除患者的回顾性分析显示，83 例成功保育的患者中经腹组 50 例，微创组 33 例，共有 34 例（41%）患者尝试妊娠，妊娠率在经腹组和微创组分别为 51% 和 28%，两组随访时间差距较大，经腹组和微创组分别为 66 个月和 25 个月[6]。2020 年一篇综述总结了 3 044 例保育患者的生育结果（包括锥切手术 / 单纯宫颈切除术和根治性宫颈切除术），其中经阴道根治性宫颈切除术患者 1 387 例，经腹根治性宫颈切除术患者 1 060

例,微创根治性宫颈切除术患者 314 例。尝试妊娠的根治性宫颈切除术患者中经阴道手术组的临床妊娠率平均为 67.5%,微创手术组为 51.5%,经腹手术组为 41.9%;在活产率方面,经阴道手术组为 67.5%,经腹手术组为 65.7%,微创手术组为 56.5%,在早产率方面三组均在 30% 左右。需要关注的是,3 种不同手术方式的随访时间存在较大差异,经阴道手术平均随访时间为 51.5 个月,经腹手术平均随访时间为 33 个月,微创平均随访时间仅 26.6 个月,所有尝试妊娠的患者中 20% 的患者接受了人工辅助生殖技术[16]。2020 年另一篇系统综述也描述了三种不同根治性宫颈切除术患者的生育结局,结果显示,进入分析的经阴道手术患者 1 491 例,经腹手术 955 例,腹腔镜组 120 例,三组妊娠率分别为 37.8%、10.4% 和 9.2%,流产率分别为 24.3%、24.4% 和 42.9%,早产率分别为 33.9%、39.0% 和 57.1%,足月产率分别为 41.8%、36.6% 和 0.0%,活产率分别为 75.7%、75.6% 和 57.1%[2]。上述报道中较为一致的结论是,经阴道根治性宫颈手术的生育结局较好,但是经腹手术和微创手术在生育预后方面存在巨大的不一致性。分析其中原因主要有:①所有研究结果均来自回顾性分析,不可避免地存在信息偏倚,多数报道研究样本量较小,即使是系统综述仍然是基于上述的小样本回顾性分析的报道;②多数报道的作者单位每年行根治性宫颈切除术的数量较小,术者经验和技术水平的差异巨大;③可能存在发表偏倚,报道质量上可能存在巨大差异;④不同手术方式开展的时间不同,报道中随访时间存在差异,相对来说经阴道手术开展的时间更久,患者普遍随访时间较长,在更长的术后随访时间内,患者妊娠的可能性越大,妊娠率就越高,而微创根治性宫颈切除术是相对较新的手术方式,患者术后随访时间短,相对妊娠率就比较低;⑤技术因素,经阴道根治性宫颈切除术切除的宫颈组织范围较小,对盆腔干扰因素小,同时宫颈管保留较多,降低了妊娠流产、早产的可能性。

虽然 LRT 在术后妊娠结局上存在巨大的争议,但腹腔镜的手术方式仍存在很多理论上的技术优势。腹腔镜手术操作精细、术中出血少、盆腔异物干预小、术后组织渗血少,从而盆腔粘连的概率减小,可能增加自然妊娠的概率;子宫动脉保留对于术后妊娠的意义尚存在争议,有学者对 LRT 术中是否保留子宫动脉的亚组进行妊娠率分析,发现二者并无统计学差别(45 *vs.* 44,$P > 0.05$),另一项研究通过吲哚菁绿荧光来反映子宫血供情况,将 ART 或 LRT 患者分为保留子宫动脉组和不保留子宫动脉组,结果发现两组子宫荧光强度无显著性差异($P > 0.05$)[17]。但也有学者认为术中保留子宫血管,可保证子宫血流灌注和妊娠后的胎盘血流灌注,对提高妊娠率有帮助,腹腔镜下较好的手术视野及放大作用有利于精细分离保留子宫动脉上行支。还有一个影响妊娠的原因是宫颈管粘连,研究显示根治性宫颈切除术后宫颈管粘连的发生率在不同的手术方式中存在差别,经腹手术发生率为 11.0%,经阴道手术为 8.1%,腹腔镜手术为 9.3%,机器人手术为 0.0%,且宫颈管粘连的发生与是否行宫颈环扎相关,行宫颈环扎者粘连发生率为 8.6%,未行环扎者为 3.0%,同时研究指出是否使用宫颈防粘连装置与宫颈管是否发生粘连显著相关,放置防粘连装置者宫颈粘连发生率为 4.6%,未放置者达到 12.7%[18]。

如前所述,LRT 后由于宫颈管松弛,早产概率大,因此建议手术中行宫颈环扎术,同时为减少粘连的发生,建议采用防粘连装置,首选带尾丝的宫内节育器。

第四节　腹腔镜根治性宫颈切除手术的步骤要点

一、保留生育功能的宫颈根治性切除手术的淋巴结清扫

在保留生育功能的早期宫颈癌手术中,后腹膜淋巴结的清扫及术中快速病理是该手术的重要部分,在国外,该手术甚至分两步来完成,第一次手术先做盆腔淋巴结清扫,等数天后常规回报淋巴结无转移再行第二次手术——广泛宫颈切除术,可见盆腔淋巴结的情况对于该手术的重要性。因此,对于早期宫颈癌行保留生育功能手术的患者,腹膜后淋巴的处理同标准的宫颈癌根治术一样,需行完整的盆腔 4 组淋巴结清扫术。不论是经腹还是腹腔镜下双侧盆腔淋巴结清扫,因清扫后盆腔侧壁的手术创面大,势必引起术后广泛粘连,从而可能是影响术后妊娠的不利原因之一。

早在 2014 年,NCCN 就建议早期宫颈癌和早期子宫内膜癌患者在前哨淋巴结示踪的情况下,通过前哨淋巴结活检术(sentinel lymph node biopsy,SLNB)判断淋巴结转移的状况,从而避免系统性淋巴结切除,可减少系统性淋巴结切除带来的不良反应,如下肢水肿、神经损伤、血管损伤等。但目前大多数研究集中于早期子宫内膜癌,在部分早期子宫内膜癌手术中,SLNB 已取代系统性盆腔淋巴结清扫术成为标准术式之一。然而在早期宫颈癌手术中绝大多数仍然以系统性盆腔淋巴结清扫术为主,SLNB 并未成为常规操作。可能是因为在实际工作中,宫颈癌的淋巴结转移率远高于子宫内膜癌,临床医师担心 SLNB 会有漏检的问题。

2014 年,NCCN 首先推荐前哨淋巴示踪应用在 2009 年 FIGO 分期宫颈癌 I A1 期合并 LVSI 以及 I A2、I B1 和 II A1 期的患者,且认为安全(证据等级 2B),同时强调肿瘤直径<2cm 的患者效果更可靠。欧洲妇科肿瘤指南认为该期别的宫颈癌患者,SLNB 结合盆腔淋巴结清扫优于系统性盆腔淋巴结清扫。2017 年,NCCN 将宫颈癌前哨淋巴示踪由 2B 类证据提高为 2A 类证据,且不强调双示踪剂联合示踪,认为吲哚菁绿显影率与联合示踪相似,至2022 年,最新版本的 NCCN 指南未对关于宫颈癌前哨淋巴示踪的意见进行更新。

尽管到目前为止,NCCN 指南尚未提出以前哨淋巴结示踪完全取代系统性盆腔淋巴结清扫,但指南给出的 2A 类证据还是承认了前哨淋巴结示踪在早期宫颈癌治疗中是安全可行的。因此,对于可以行保留生育功能手术,且完全符合前哨淋巴结示踪的分期和宫颈肿瘤直径<2cm 的患者,其淋巴结处理应该引入前哨淋巴结的理念。另外,为了减少盆腔手术创面过大带来的

损伤,可以从骨盆漏斗韧带血管内侧进入盆壁血管区,进行 SLNB,其目的同 SLNB 的理念一样,也是为了减少盆腔创面,减少粘连,利于提高术后的妊娠概率。

经腹膜的盆腔淋巴结清扫术对盆腔腹膜的破坏可导致不可避免的术后粘连,盆腔内环境的变化及粘连的产生可能严重影响患者术后的自然妊娠。经腹膜外途径(腹膜外切口)的盆腔淋巴结切除于 1948 年最早应用于妇科肿瘤,1950 年后广泛应用于泌尿外科的前列腺癌和膀胱癌的分期。1979 年首次报道内镜下腹膜外途径的盆腔淋巴结活检术,但是由于当时设备条件的限制,仅能取样可触及的淋巴结。随着电视腹腔镜技术的发展成熟,1992 年腹腔镜下经腹膜外盆腔淋巴结清扫术开始应用于泌尿系肿瘤领域。腹腔镜经腹膜外途径的盆腔淋巴结清扫相较经腹膜途径的手术,显著优势在于肠道干扰少,术后粘连发生率低。早期动物实验结果表明,腹腔镜经腹膜外淋巴结清扫后形成的粘连显著少于腹腔镜经腹膜的淋巴结清扫术[19]。鉴于腹膜外途径淋巴结清扫的这些优势,妇科肿瘤领域逐渐借鉴该手术技术用于淋巴结评估。目前开展较多的是晚期宫颈癌放疗前腹主动脉旁淋巴结经腹膜外清扫评估后制订放疗野的设置。在盆腔淋巴结清扫方面,经腹膜外途径的手术包括腔镜下的和非腔镜下(腹膜外大切口)手术两种。在非腔镜下的手术中,腹膜外盆腔淋巴结清扫术较多应用于宫颈癌经阴道根治性子宫切除中[20],由于经阴道根治性子宫切除术的局限性,该技术未能广泛普及,非腔镜下腹膜外盆腔淋巴结清扫的报道较少。2017 年日本学者首先报道了腹膜外切口的全腹膜外根治性宫颈切除加盆腔淋巴结清扫术的可行性,该手术方式采用正中切口,分离腹膜外间隙后离断脐尿管韧带,而后剥离膀胱表面腹膜直到宫颈部位,同时向两侧清扫盆腔淋巴结,该手术腹膜外创面较大,要求膀胱表面腹膜完全剥离,手术较为困难[21]。腔镜下的经腹膜外途径的盆腔淋巴结清扫目前广泛应用于泌尿外科前列腺癌手术中,在妇科中的报道较少。2011 年有报道 29 例妇科肿瘤在腔镜下经腹膜外盆腔淋巴结清扫术的报道,在 29 例患者中有 6 例患者经腹膜外手术失败转经腹膜淋巴结清扫,其他 23 例患者完成腹膜外途径盆腔淋巴结清扫术,平均淋巴结清扫时间 69 分钟,平均淋巴结切除数目为 26 枚[22]。复旦大学附属肿瘤医院近年来开展了宫颈癌保育患者的经腹膜外盆腔淋巴结清扫术,目的是减少经腹膜手术的盆腔粘连,提高妊娠率。在宫颈癌保育患者中开展经腹膜外盆腔淋巴结清扫术,尤其适用于 IA1 期伴脉管癌栓和 IA2 期的患者,该类患者仅需行大锥切术或经阴道单纯宫颈切除术,经腔镜下经腹膜外淋巴结清扫术可保留盆腔腹膜完整性,不影响盆腔内环境,患者术后肠道功能恢复快。

因此,关于保留生育功能的宫颈癌淋巴结清扫,本节将介绍三种盆腔淋巴结的处理方式:①从骨盆漏斗血管外侧进入侧盆壁血管区,清扫 5 组淋巴结;②从骨盆漏斗血管内侧进入侧盆壁血管区,仅做示踪染色下的 SLNB;③腔镜下腹膜外盆腔淋巴结清扫术。

(一)按照经典的方式进行盆腔淋巴结清扫

从骨盆漏斗血管外侧打开侧腹膜,进入侧盆壁血管区域,该入路的优势是淋巴清扫区域血管及输尿管暴露清楚,与普通广泛子宫全切术清扫淋巴结基本一样,其缺点是手术行双侧盆腔淋巴结清扫,暴露创面比较大,如果不能很好地重新腹膜化,肠管及大网膜容易粘连,甚至粘连在深处的闭孔窝,引起各种症状,也可能是影响术后妊娠率的不利因素之一。

主要手术步骤及要点如下:麻醉成功后,患者取平卧位或膀胱截石位,采用4个或5个穿刺孔,脐部10mm穿刺孔置镜,双侧髂前上棘上4cm各一个穿刺孔,第4穿刺孔位于脐与左侧穿刺孔之间的外侧,对侧对称位置可置入第5穿刺孔。患者30°头低足高位,分离左侧乙状结肠生理性粘连后将盆腔肠管移向上腹部,暴露盆腔,从骨盆漏斗血管外侧打开侧腹膜,暴露出髂外血管、髂内动脉、侧脐韧带及输尿管。从髂总淋巴结节开始由上而下,由右外而内依次分离切除髂总淋巴结、髂外淋巴结、髂内淋巴结及闭孔淋巴结(图10-1)。

(二)按照前哨淋巴结的理念进行处理

从骨盆漏斗血管内侧打开侧腹膜,进入侧盆血管区域。该入路的劣势是,由于不切断骨盆漏斗血管以及附件垂落,使得手术视野暴露略困难,对技术要求更高。其好处是手术结束后盆腔腹膜损伤少,术后粘连少,特别是肠管、大网膜不会粘连到深部的闭孔窝。另外,随着对前哨淋巴结认识的提高,对于这些适合做保留生育功能手术的早期宫颈癌患者可以给予SLNB,前提条件是必须规范实施。

目前临床上前哨淋巴结常用的示踪剂有3种:①染色剂,包括蓝染剂(如亚甲蓝、专利蓝、异硫蓝)和纳米炭;②放射性物质,其中^{99}Te最为常用;③荧光染色剂吲哚菁绿(ICG)。示踪方法有单独示踪和联合示踪。单独示踪多为单独染色剂或者单独放射性核素。纳米炭为染色剂的一种,作为特殊的淋巴示踪剂,由于其大分子特性只能进入淋巴管,在淋巴显影方面显示了独特的优势,不需要特殊设备。临床上最常用的放射性核素是^{99}Te,其优点是可以长时间停留在前哨淋巴结而不进入后续淋巴结,为前哨淋巴结的识别和切除保留了充足的时间;缺点是需要特殊的检测仪进行检测,且放射性物质需特殊管理。^{99}Te和染色剂联合示踪是NCCN指南推荐的双侧显影率和灵敏度最高的方法,也被认为是标准的示踪方法。ICG是近红外荧光染料,近年来开始应用于前哨淋巴结示踪。NCCN在2017年提出了ICG可作为新的示踪剂,认为其可获得与联合示踪同样的效果。ICG的优点是易于得到,正常光线下即使污染宫颈周围组织,亦不影响操作,但是需要特殊设备,同时存在弥散快、短时间内易进入后续淋巴结等问题。因此,ICG在临床上有广泛的应用前景,而单独染色剂在条件有限的医院可应用于临床。故本节介绍的各种前哨淋巴结示踪,包括ICG染色、纳米炭染色,ICG注射后在特殊腹腔镜设备上显示的颜色不同,是与不同厂家的前哨淋巴结主机的后台处理有关,本质上是一致。

主要手术步骤及要点如下:在麻醉成功后,进入腹腔、暴露盆腔后,于宫颈部位注射示踪剂,通常有两点的注射方法和四点的注射方法。注射后5~15分钟即可进行前哨淋巴结活检,根据不同显影剂的显影方式寻找前哨淋巴结,一般由近及远循着淋巴管显影的方向切除显影的淋巴结,或者切除淋巴管指向的淋巴结,通常最初显影的2~3枚淋巴结为前哨淋巴结(图10-2)。

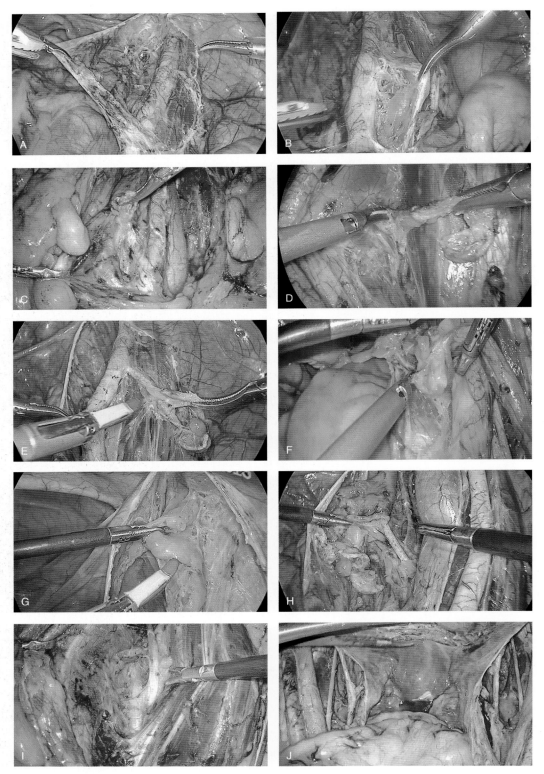

图 10-1 按照经典的方式进行盆腔淋巴结清扫

A. 从骨盆漏斗血管外侧打开侧腹膜;B. 切除髂总外侧淋巴结;C. 切除髂总内侧淋巴结;D. 切除髂总深淋巴结,暴露髂腰血管;E. 切除髂外血管周围淋巴结;F. 切除髂内内侧淋巴结;G. 切除髂外远端淋巴结,暴露旋髂血管;H. 切除闭孔区域淋巴结;I. 暴露闭孔神经,腰骶干;J. 手术后双侧盆壁血管区创面较大,深处的闭孔窝均可能引起肠管、大网膜的粘连。

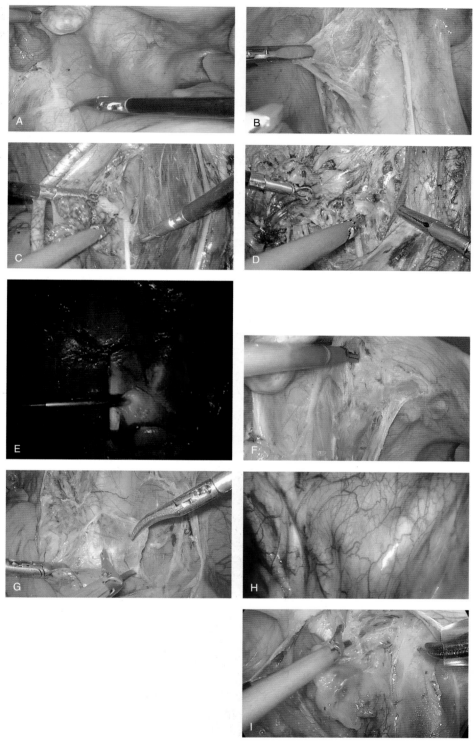

图 10-2 按照前哨淋巴结的理念进行处理

A. 显示盆腔前哨淋巴结（ICG 示踪）；B. 髂外及髂内血管区域引流区域（ICG 示踪）；C. 闭孔区域前哨淋巴结（纳米炭示踪）；D. 闭孔神经以下出现的前哨淋巴结（纳米炭示踪）；E. 髂外前哨淋巴结，髂外动脉下 1/2 淋巴结很少染色，说明可以不切除髂外血管下 1/2 淋巴结（ICG 示踪）；F. 宫旁前哨淋巴结（ICG 示踪）；G. 髂总区域前哨淋巴结（纳米炭示踪）；H. 骶前区域前哨淋巴结（ICG 示踪）；I. 腹股沟深前哨淋巴结，非常少见（纳米炭示踪）。

233

（三）腔镜下经腹膜外盆腔淋巴结清扫术

腔镜下经腹膜外盆腔淋巴结清扫术在妇科肿瘤中开展较少，其减少盆腔粘连的独特优势使其在保育患者中的应用具有重要意义，理论上能改善患者的生育结局。目前尚无公开刊物发表的腔镜下经腹膜外盆腔淋巴结清扫术应用于宫颈癌保育患者的手术报道。复旦大学附属肿瘤医院在腔镜下经腹膜外腹主动脉旁淋巴结清扫术开展和报道的基础上[23]，将腹膜外途径的腔镜下淋巴结清扫技术拓展到宫颈癌保育患者中，对腔镜下经腹膜外盆腔淋巴结清扫术进行了可行性探索并获得了初步经验。腔镜下经腹膜外盆腔淋巴结术可分为两种不同的入路，即中间入路和左侧入路（或双侧入路）。

中间入路采用脐下 2cm 处切开，皮肤切口约 2cm，逐层分离切口皮下组织，腹直肌前鞘，分离腹白线至腹膜外，主要避免切破腹膜。在腹膜外使用手指钝性分离腹膜外间隙，采用手术手套及导尿管，自制手套球囊塞入间隙内，通过往间隙内注入生理盐水的方法将腹膜外间隙撑开，注入生理盐水约 1 000ml，取出手套球囊，置入 12mm trocar 后缝合固定，使切口与 trocar 贴合，避免漏气。气腹压力设置为 12~14mmHg（1mmHg=0.133kPa），开启气腹形成腹膜外腔隙，置入腹腔镜，此时膀胱与耻骨后方分离，于耻骨联合上方约 4cm 置入另一个 12mm trocar，使用超声刀继续向两侧沿腹膜外分离，直至两侧腰大肌。于两侧髂前上棘内上约 4cm 分别置入第 3 个和第 4 个 5mm trocar，使 4 个 trocar 呈菱形分布。继续分离两侧腹膜外间隙，分别暴露双侧的髂总动脉、髂内外动脉、输尿管、卵巢血管等重要结构。按照上述经腹膜途径腔镜下的淋巴结清扫按顺序完成双侧髂总及盆腔淋巴结清扫。中间入路的方式优势是两侧兼顾，视野相对开阔，缺点是较深面的髂内淋巴结切除相对困难。

另一种腹膜外盆腔淋巴结清扫入路为左侧入路或双侧入路，在行侧方入路的盆腔淋巴结清扫时，一般先在脐孔部位打一个进腹腔的 trocar，然后在腹腔镜的监视下进行腹膜外间隙的分离。在左髂棘内侧 3~4cm 处做一个 15mm 的切口。切开皮肤、筋膜、腹横肌和深筋膜，注意不要打开腹膜。在腹腔镜监测下，用左手示指进入切口，从腹壁肌肉面分离腹膜，髂窝处腹膜外间隙比较疏松，手指很容易触及腰肌，再向内侧可触及左髂总动脉。分离出腹膜外间隙后，使用自制手套球囊塞入间隙内，通过往间隙内注入生理盐水的方法将腹膜外间隙撑开，注入的生理盐水约 300ml，取出手套球囊，置入 12mm trocar 后缝合固定，使切口与 trocar 贴合，避免漏气。气腹压力设置为 12~14mmHg，开启气腹形成腹膜外腔隙，置入腹腔镜，另外两个 trocar 位置，一个位于肋骨下约 5cm 处的腋前线使用 5mm trocar，在第一个和第二个的 trocar 中间位置的腋中线置入另一个 10mm 的 trocar。继续分离左侧腹膜外间隙，暴露左侧髂总动脉、髂外动静脉、髂内动脉及闭孔区，按照腹腔镜盆腔淋巴结清扫方法常规清扫左侧髂总及盆腔淋巴结。在完成左侧淋巴结清扫后可继续沿直肠后方分离骶前间隙，跨过左、右髂总分叉，向右侧分离右侧髂总、髂内外动静脉及闭孔窝，避开输尿管及卵巢血管，清扫右侧髂总及盆腔淋巴结。在左侧入路的腹膜外盆腔淋巴结清扫中，左侧盆腔淋巴结相对较容易，但右侧盆腔淋巴结暴露困难，尤其是在直肠后的骶前间隙狭小或者系膜比较僵硬的情况下，右侧盆腔淋巴结的清扫很难进行。

Querleu[24]等报道的左侧入路的盆腔淋巴结清扫的患者中,4例患者中有3例完成了右侧盆腔淋巴结清扫,一例患者腹膜外清扫右侧淋巴结失败。在手术过程中如右侧盆腔淋巴结清扫困难,也可经右侧相同部位行右侧腹膜外入路的清扫手术,但需要更多的穿刺孔来完成手术。左侧入路或双侧入路的腹膜外盆腔淋巴结清扫的优势是对髂总和髂内外淋巴结暴露较好,而闭孔区的淋巴结由于腔镜角度和操作孔的原因较难完成,左侧闭孔淋巴结清扫时可充分分离髂外动静脉,从髂外动静脉的外侧将髂内外动静脉挑起后进入闭孔区进行淋巴结清扫。

综上所述,经腔镜下腹膜外盆腔淋巴结清扫在宫颈癌保育手术中具有独特的优势,但目前研究较少,且腹膜外途径手术的难度大于经腹膜的盆腔淋巴结清扫,如术中腹膜破裂,气体漏入腹腔,则无法继续完成腹膜外操作。该手术方式的价值仍需要进一步研究确认,建议在有腹膜外腔镜手术经验的医生和肿瘤中心开展相应的手术。

二、保留生育功能的广泛宫颈切除

目前宫颈癌的手术分型主要采用2008年Denis Querleu及C Paul Morrow提出的Q-M分型,更加立体地明确了宫颈癌根治术的切除范围,根据术前的宫颈癌期别不同,行相对应的A型、B型、C型或D型手术。根治性宫颈切除术的广泛宫颈切除范围可以相对应普通宫颈癌的手术分型,即 I A1期伴LVSI行筋膜外宫颈切除; I A2期的患者行Q-M分期中B型范围的韧带及宫旁切除; I B1期(病灶<2cm)应行C型的保留盆腔自主神经的韧带及宫旁切除。

在Q-M分型中C型手术根据是否保留神经又分为C1型及C2型,C1型是保留神经的广泛子宫全切术(NSRH),要求术中分离腹下神经后切除宫骶韧带,在处理主韧带时,要求系统的识别并保留神经,仅切断盆丛的子宫支,保留膀胱支。C2型是不保留上述神经的广泛子宫全切术。而且在目前的NCCN指南中NSRH也被列入子宫颈癌新手术术式分级中(C1型),显示出业界对其的认可与价值体现。但是该术式的适应证至今尚无明确的规范与定论。目前实施的适应证倾向于期别早、转移风险低的子宫颈癌。目前的主要顾虑是:有研究表明,恶性肿瘤的转移途径除血行转移、淋巴转移外,还可出现嗜神经侵袭(perineural invasion,PNI)现象,即肿瘤细胞沿神经束快速转移而远离原发病灶。近期研究发现早期子宫颈癌PNI的发生与肿瘤直径、间质浸润深度、宫旁浸润、淋巴脉管间隙浸润、淋巴结转移明显相关。PNI虽然目前未被明确定义为子宫颈癌复发的高危因素,但已有研究表明PNI是影响术后无病生存期和总体生存期的不良因素。目前面临的问题是:早期子宫颈癌中存在PNI现象,也是肿瘤存在沿神经转移的途径,且很隐匿,术前也难以发现相关的临床症状。这就给NSRH术式分级提出了值得思考和探索的问题,毕竟在保留患者生理功能、提高生存质量的同时,不能以牺牲生存期作为代价。因此,有学者建议根据以下条件筛选病例行NSRH术式治疗:① 2009年FIGO分期为 I B1期及更低期别;②间质浸润深度<2/3;③术前病理未提示淋巴脉管间质浸润;④影像学检查未提示淋巴结转移;⑤未行新辅助化疗;⑥对于 II A1期

视频10-1

视频 10-1　腹腔镜下根治性宫颈切除术（刘开江）

（局部病灶＜2cm，阴道穹窿较小浸润），可行非浸润侧的 NSRH 术式。

　　鉴于以上论述，我们认为符合保留生育功能的早期宫颈癌患者，也符合目前对早期宫颈癌行 NSRH 病例筛选的条件，在对这些患者实施根治性宫颈切除术时，应该重视盆腔自主神经的保留，故本节主要介绍 C1 型广泛宫颈切除的主要手术步骤。广泛的宫颈切除同普通广泛全子宫切除基本一样，手术的要点是解剖出九个宫颈周围间隙（一个膀胱宫颈间隙、一个膀胱阴道间隙、一个直肠阴道间隙、两个膀胱侧间隙、两个直肠侧间隙和两个膀胱阴道旁间隙）；切断三对宫颈主要韧带（主韧带、骶韧带和膀胱宫颈韧带）；显露出重要血管神经（子宫动脉、膀胱上动脉、子宫浅静脉、子宫深静脉和膀胱中静脉等）。

　　主要手术步骤、要点见如下及视频 10-1。

　　1. 处理骶韧带，保留腹下神经（图 10-3）。

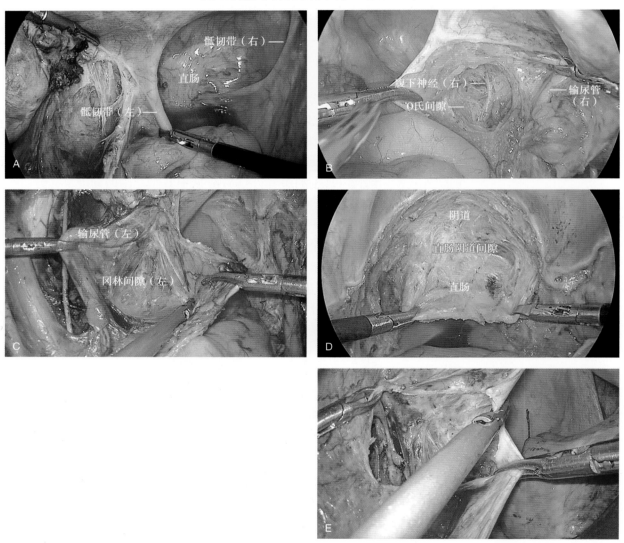

图 10-3　处理骶韧带，保留腹下神经

A. 沿输尿管及其系膜，解剖出直肠外侧间隙和内侧间隙（左侧）；B. 显露出右侧腹下神经；C. 显露出右侧腹下神经；D. 打开直肠反折腹膜，分离直肠阴道间隙；E. 游离出腹下神经后，切断 1/2 骶韧带（保留腹下神经）。

2. 处理主韧带, 保留盆腔自主神经(图 10-4)。

3. 处理膀胱宫颈韧带, 解剖游离出输尿管, 保留盆丛膀胱支(图 10-5)。

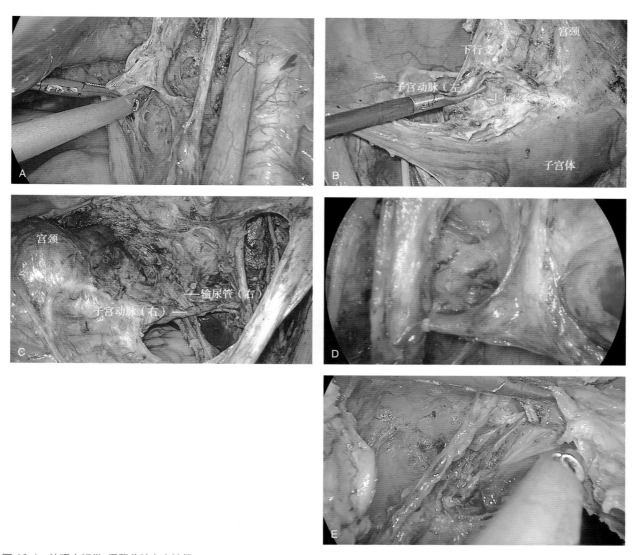

图 10-4 处理主韧带, 保留盆腔自主神经

A. 子宫动脉两侧解剖出膀胱侧间隙和直肠外侧间隙; B. 切断子宫动脉后游离出输尿管; C. 保留子宫动脉的情况下游离出输尿管; D. 解剖出主韧带内的子宫深静脉, 可能是 1~3 支的子宫深静脉; 最好使用生物夹子处理粗大的子宫深静脉; E. 子宫深静脉下方, 可以显露出来自盆壁的盆腔内脏神经。

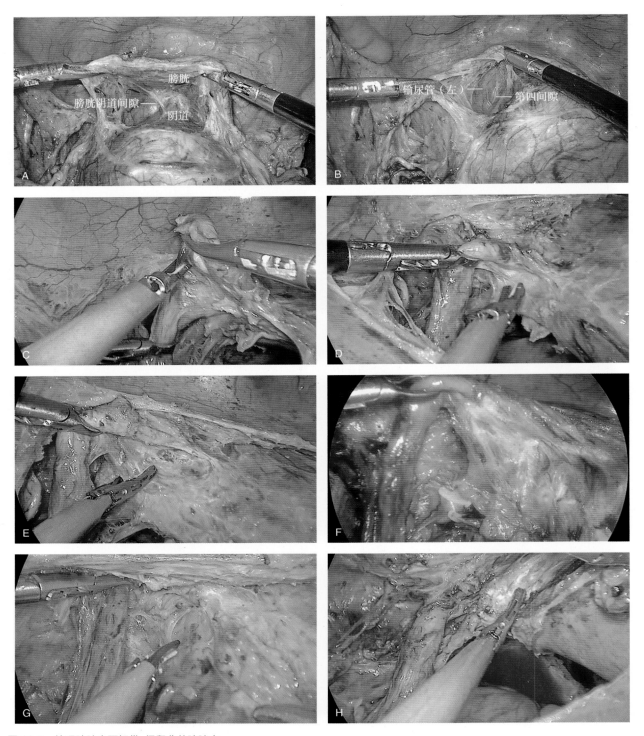

图 10-5 处理膀胱宫颈韧带,保留盆丛膀胱支

A. 打开膀胱反折腹膜,下推膀胱,解剖出膀胱宫颈间隙及膀胱阴道旁间隙;B. 沿膀胱阴道间隙向两侧解剖出膀胱阴道旁间隙,隐约可见输尿管膀胱壁内段;C. 沿输尿管走行,游离输尿管至膀胱宫颈韧带处,并处理来自子宫动脉的输尿管营养支;D. 游离出膀胱宫颈韧带前叶并切断;E. 分离出膀胱宫颈韧带后叶,不可以直接切断膀胱宫颈韧带后叶,因为此下方有盆丛的膀胱支;F. 在膀胱宫颈后叶内游离出膀胱中静脉并切断;G. 向子宫颈方向提拉膀胱中静脉和之前切断的子宫深静脉,显露出盆丛及膀胱支;H. 在神经上方向阴道方向切阴道旁组织,切断盆丛的子宫支,将盆腔的"十字交叉"变成"丁字交叉",保留盆丛膀胱支。

4. 经阴道处理宫颈和阴道（图 10-6）。

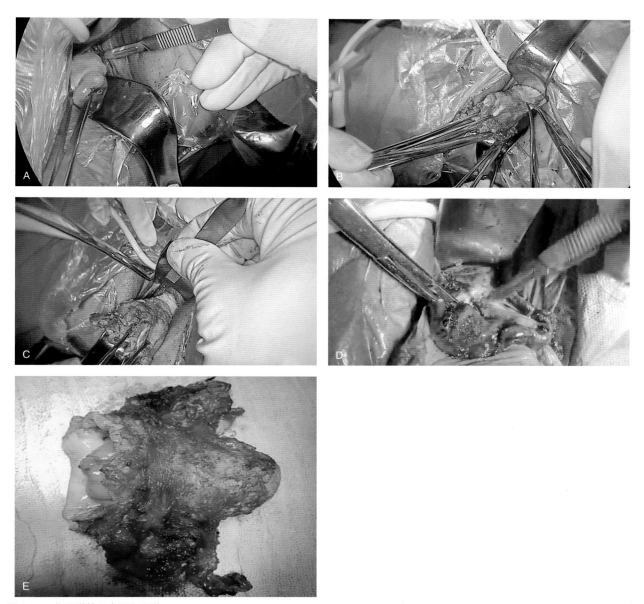

图 10-6 经阴道处理宫颈和阴道

A. 经阴道环切阴道，遵循无瘤原则，将阴道封闭，防止宫颈肿瘤暴露；B. 将子宫颈外拉，在宫颈峡部处理子宫动脉上行支，如保留子宫动脉，则处理子宫动脉下行支；C. 根据病灶的情况，在宫颈峡部内口下 0.5~1.0cm 处横断宫颈；D. 如果宫颈病灶较大，或者术前发现病灶向颈管处有侵犯，可以纵行切开子宫颈，在直视下，距离肿瘤切缘 1.0cm 以上位置，切断子宫颈；E. 切下广泛宫颈展示的标本，要有足够长度的阴道、足够宽度的韧带及宫旁。

5. 缝合阴道及宫颈。有两种方法：①经阴道将宫颈残端和阴道切缘连续缝合（图 10-7A、B）；②腹腔镜下将宫颈残端和阴道断端进行"袖套式"缝合法缝合（图 10-7C、D）。

6. 盆腔腹膜化及预防粘连处理（图 10-8）。

7. 术中盆腔淋巴结、宫颈管切缘及阴道切缘快速病理的相关问题（图 10-9）。

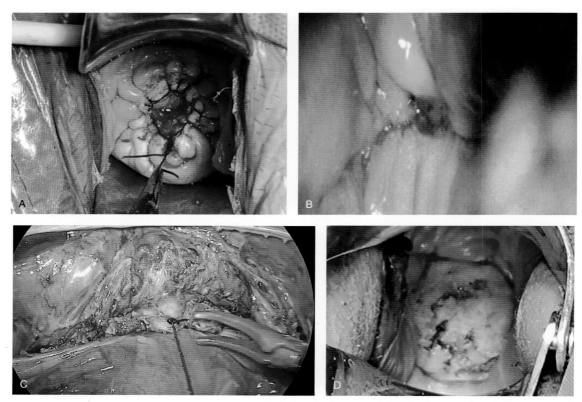

图 10-7　缝合阴道及宫颈方法

A. 经阴道将宫颈残端和阴道切缘连续缝合，操作简单；B. 宫颈残端和阴道切缘连续缝合，愈合后的宫颈不可见；C. 经腹腔镜下将宫颈残端和阴道断端进行"袖套式"缝合；D. "袖套式"缝合，愈合后形成人造宫颈。

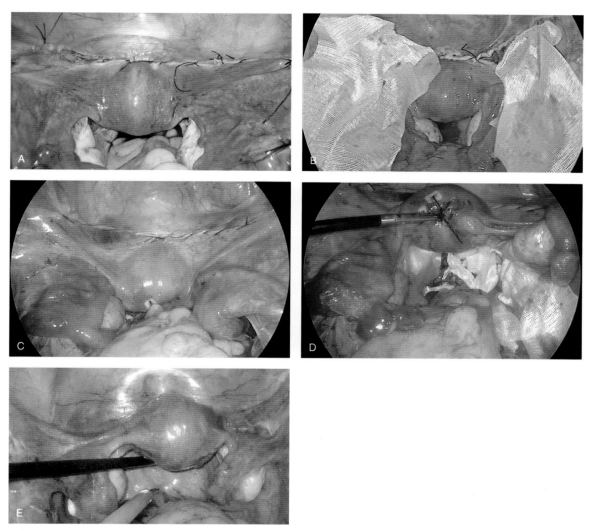

图 10-8　盆腔腹膜化及预防粘连处理

A. 外侧入路,腹膜缝合;B. 保育手术中,预防粘连非常重要,建议使用防粘连材料,铺盖手术创面的同时,注意保护卵巢防止粘连;C. 从骨盆漏斗韧带内侧入路进入侧盆壁血管区,进行淋巴结处理后,盆腔腹膜化;D. 内侧入路术后防粘连,注意保护卵巢和输卵管防止粘连;E. 手术后一年,患者行腹腔镜下宫颈环扎术,盆腔无粘连。

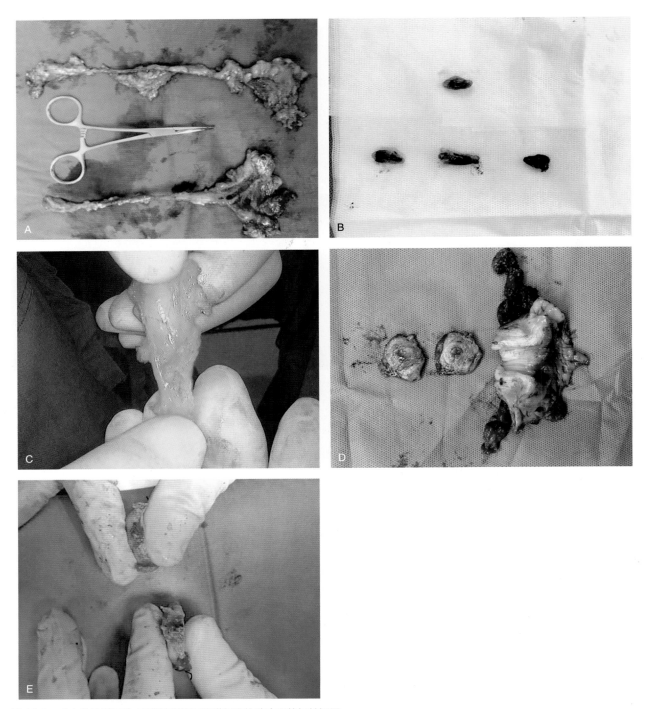

图 10-9　术中盆腔淋巴结、宫颈管切缘及阴道切缘快速病理的相关问题

A. 术中淋巴结快速病理；B. 染料染色下的前哨淋巴结图片（纳米炭）；C. 荧光下的前哨淋巴结图片（绿色荧光）；D. 宫颈管切缘的术中快速病理非常重要，如果切缘距离病灶 8~10mm，可继续手术；如果切缘距病灶上缘＜5mm，建议再切去剩下宫颈的 3~5mm；如果切缘受累，应改行 LRH；E. 切两个厚的"洋葱圈"，每个厚度 3~4mm，标为：上切缘圈，下切缘圈；如果两个圈均为阴性，则认为肿瘤距切缘有 6~8mm；如果下圈阳性，上圈阴性，则宫体侧再切 3~5mm；如果上、下圈均为阳性，则放弃手术。

参考文献

［1］LEE CL, HUANG KG, WANG CJ, et al. Laparoscopic radical trachelectomy for stage I b1 cervical cancer. J Am Assoc Gynecol Laparosc, 2003, 10 (1): 111-115.

［2］SMITH ES, MOON AS, O'HANLON R, et al. Radical trachelectomy for the treatment of early-stage cervical cancer: a systematic review. Obstet Gynecol, 2020, 136 (3): 533-542.

［3］MATSUO K, CHEN L, MANDELBAUM RS, et al. Trachelectomy for reproductive-aged women with early-stage cervical cancer: minimally invasive surgery versus laparotomy. Am J Obstet Gynecol, 2019, 220 (5): 469. e1-469. e13.

［4］KUCUKMETIN A, BILIATIS I, RATNAVELU N, et al. Laparoscopic radical trachelectomy is an alternative to laparotomy with improved perioperative outcomes in patients with early-stage cervical cancer. Int J Gynecol Cancer, 2014, 24 (1): 135-140.

［5］YOON A, CHOI CH, LEE YY, et al. Perioperative Outcomes of Radical Trachelectomy in Early-Stage Cervical Cancer: Vaginal Versus Laparoscopic Approaches. Int J Gynecol Cancer, 2015, 25 (6): 1051-1057.

［6］VIEIRA MA, RENDÓN GJ, MUNSELL M, et al. Radical trachelectomy in early-stage cervical cancer: A comparison of laparotomy and minimally invasive surgery. Gynecol Oncol, 2015, 138 (3): 585-589.

［7］LU Q, ZHANG Z, XIAO M, et al. The surgical morbidity and oncological outcome of total laparoscopic radical trachelectomy versus total laparoscopic radical hysterectomy for early stage cervical cancer: a retrospective study with 11-year follow-up. Onco Targets Ther, 2019, 12: 7941-7947.

［8］LU Q, LIU C, ZHANG Z. Total laparoscopic radical trachelectomy in the treatment of early-stage cervical cancer: review of technique and outcomes. Curr Opin Obstet Gynecol, 2014, 26 (4): 302-307.

［9］RAMIREZ PT, FRUMOVITZ M, PAREJA R, et al. Minimally invasive versus abdominal radical hysterectomy for cervical cancer. N Engl J Med, 2018, 379 (20): 1895-1904.

［10］MELAMED A, MARGUL DJ, CHEN L, et al. Survival after minimally invasive radical hysterectomy for early-stage cervical cancer. N Engl J Med, 2018, 379 (20): 1905-1914.

［11］PEDRO T, RAMIREZ MMF, MICHAEL M. Frumovitz, et al. Open vs. minimally invasive radical hysterectomy in early cervical cancer: LACC trial final analysis. 2022 SGO, Late Breaking Abstract 10.

［12］EBISAWA K, TAKANO M, FUKUDA M, et al. Obstetric outcomes of patients undergoing total laparoscopic radical trachelectomy for early stage cervical cancer. Gynecol Oncol, 2013, 131 (1): 83-86.

［13］PARK J-Y, JOO WD, CHANG S-J, et al. Long-term outcomes after fertility-sparing laparoscopic radical trachelectomy in young women with early-stage cervical cancer: an Asan Gynecologic Cancer Group (AGCG) study. J Surg Oncol, 2014, 110 (3): 252-257.

［14］SALVO G, RAMIREZ PT, LEITAO MM, et al. Open vs minimally invasive radical trachelectomy in early-stage cervical cancer: International Radical Trachelectomy Assessment Study. Am J Obstet Gynecol, 2022, 226 (1): 97. e1-97. e16.

[15] CHAO X, LI L, WU M, et al. Minimally invasive versus open radical trachelectomy for early-stage cervical cancer: protocol for a multicenter randomized controlled trial in China. Trials, 2020, 21 (1): 1022.

[16] NEZHAT C, ROMAN RA, RAMBHATLA A, et al. Reproductive and oncologic outcomes after fertility-sparing surgery for early stage cervical cancer: a systematic review. Fertil Steril, 2020, 113 (4): 685-703.

[17] ESCOBAR PF, RAMIREZ PT, GARCIA OCASIO RE, et al. Utility of indocyanine green (ICG) intra-operative angiography to determine uterine vascular perfusion at the time of radical trachelectomy. Gynecol Oncol, 2016, 143 (2): 357-361.

[18] LI X, LI J, WU X. Incidence, risk factors and treatment of cervical stenosis after radical trachelectomy: A systematic review. Eur J Cancer, 2015, 51 (13): 1751-1759.

[19] OCCELLI B, NARDUCCI F, LANVIN D, et al. De novo adhesions with extraperitoneal endosurgical para-aortic lymphadenectomy versus transperitoneal laparoscopic para-aortic lymphadenectomy: a randomized experimental study. Am J Obstet Gynecol, 2000, 183 (3): 529-533.

[20] PANICI PB, DI DONATO V, PLOTTI F, et al. Feasibility and safety of type C2 total extraperitoneal abdominal radical hysterectomy (TEARH) for locally advanced cervical cancer. Gynecol Oncol, 2011, 120 (3): 423-429.

[21] MABUCHI S, KIMURA T. Extraperitoneal radical trachelectomy with pelvic lymphadenectomy: a novel fertility-preserving option for early stage cervical cancer patients. Int J Gynecol Cancer, 2017, 27 (3): 537-542.

[22] PAN XY, LIN H, WANG YN, et al. Feasibility of laparoscopic extraperitoneal pelvic lymphadenectomy in gynecologic malignancies. Gynecol Oncol, 2011, 122 (2): 281-284.

[23] ZHANG W, XIA L, HAN X, et al. Extraperitoneal laparoscopy for para-aortic lymphadenectomy in endometrial carcinoma staging: an approach with higher efficiency. World J Surg Oncol, 2021, 19 (1): 323.

[24] QUERLEU D, FERRON G, RAFII A, et al. Pelvic lymph node dissection via a lateral extraperitoneal approach: description of a technique. Gynecol Oncol, 2008, 109 (1): 81-85.

第十一章　经腹根治性宫颈切除术

Chapter 11　Abdominal Radical Trachelectomy

陈小军　吴小华

目前,我国宫颈癌发病率仍处于妇科恶性肿瘤的首位,随着宫颈癌发病的年轻化、生育年龄的推迟及国家生育政策的开放,越来越多的年轻宫颈癌患者有保留生育功能的需求。根治性宫颈切除术(radical trachelectomy,RT)是早期宫颈癌保育手术的主要方式,根据不同的手术途径又包含经阴道根治性宫颈切除术(vaginal radical trachelectomy,VRT)、经腹根治性宫颈切除术(abdominal radical trachelectomy,ART)、腹腔镜根治性宫颈切除术(laparoscopic radical trachelectomy,LRT)或机器人辅助根治性宫颈切除术(robotic radical trachelectomy,RRT)。

2020年Smith等系统综述了1999年至2019年全球已发表的行根治性宫颈切除的2 566例数据,其中VRT 1 491例(58.1%),ART 955例(37.2%),LRT 120例(4.7%);按照病灶大小是否>2cm进行分层,行VRT的患者中病灶>2cm的比例仅为14.7%,行LRT的患者中病灶>2cm的比例为25.6%,而ART患者中病灶>2cm的比例达到63.6%[1]。由此可见,当肿瘤>2cm时,术者会下意识地选择经腹途径。目前认为,ART术式是唯一手术切除范围能达到Piver Ⅲ型手术范围的路径[2]。此外,宫颈癌经腹根治性子宫全切术已有百余年的历史,积累了丰富可靠的临床经验,从经腹根治性子宫切除术转变为根治性宫颈切除术更驾轻就熟。

在我国新诊断的宫颈癌患者中肿瘤较大者居多,可能与缺乏常规筛查发现期别较晚、患者年龄轻肿瘤生长快相关。基于半个多世纪的ART治疗宫颈癌的丰富经验,笔者坚信宫颈癌极少向宫体方向浸润和转移,只要能与根治性子宫全切术一样切除宫颈周围各韧带组织,肿瘤的安全性就能确保。复旦大学附属肿瘤医院自2002年开展ART,到目前为止已开展500余例,其中病灶>2cm的患者比例达到40%,ART是其宫颈癌保育手术的主流手术方式。

本章根据复旦大学附属肿瘤医院的经腹根治性手术开展的经验,重点阐述ART的适应证、技术特点、手术步骤和经验。

第一节　适应证

一、年龄与生育要求

宫颈癌保留生育功能的根治性宫颈切除手术的主要目的是在保证患者肿瘤学预后的基础上达到生育力保存及生理功能完整的要求。因此,在适应证人群的选择上首先需要考虑患者的年龄及生育要求。

宫颈癌发病逐渐年轻化,近 40% 的宫颈癌患者在 45 岁前发病。目前,国际上多数宫颈癌保育手术的报道和临床研究都将 45 岁作为保育手术的年龄上限[1,3],也有部分研究拟定的保育年龄为 40 岁以下[4,5],年龄最大的保育报道为 46 岁。宫颈癌保育手术报道的患者中位年龄在 30 岁左右[1,6,7],在新近的一些临床研究[2,8]及 NCCN 指南中接受根治性宫颈切除术的患者的年龄未做具体的限制,这得益于生殖医学的迅猛发展,克服了年龄带来的生育缺陷。虽然年龄对保育手术技术的实施并没有影响,但不同的患者保育意愿存在差异,除了有生育要求的患者,也有受社会、心理、家庭等因素影响要求保留生育功能的患者,临床实践中常常会遇到一些患者要求行保育根治性宫颈切除并非为了生育,而是为保留女性特征如月经来潮、自我形象、心理慰藉等,在确保安全的前提下应予以同情和理解。

一般认为 35 岁以上的女性生育能力明显下降,因此在以生育为主要目的的 35 岁以上患者中,实施保育手术前需要告知患者术后能生育的可能性大小,最好能让患者同时咨询生殖科的医师,评估其卵巢储备功能等生殖相关因素,从而综合判断是否实施保育手术。对受到社会、心理、家庭等因素的影响而需要保育的患者,在进行充分咨询沟通后,保育手术年龄可适当放宽到 45 岁。除非特殊情况,否则一般不建议对 45 岁以上患者施行保留生育功能的根治性宫颈切除手术。

二、病理组织类型

宫颈恶性肿瘤的病理组织类型很多,最常见的肿瘤有宫颈鳞癌、腺癌和腺鳞癌,这三种病理类型的肿瘤也是目前宫颈癌保育手术报道病例最多的、通常推荐的、适合的组织类型。特殊类型的宫颈肿瘤包括宫颈透明细胞癌和宫颈葡萄状胚胎性横纹肌肉瘤,据报道[9-12]行保育手术成功的病例较多,保育具有一定的可行性的。复旦大学附属肿瘤医院有一例 12 岁患者保育成功的案例(见第十三章少见宫颈恶性肿瘤的保育手术)。葡萄状胚胎性横纹肌肉瘤多发生于 20 岁前的青少年女性,且该病理类型的肿瘤手术切除加化疗的预后相对较好,患者多未进入生育阶段,保留生育功能的意义较大,复旦大学附属肿瘤医院已有 12 例成功经验。由于宫颈葡萄状胚胎性横纹肌肉瘤好发于青少年，行经阴道手术通常比较困难，因此 ART 是更为推荐的手术途径。其他少见类型肿瘤如胃型腺癌、恶性腺瘤和小细胞神经内分泌癌，由于恶性程度高、易转移复发等特点，虽然有个案报道成功的病例[13,14]，但指南明确指出这类患者不适合行保育手术。

三、病灶大小

宫颈癌肿瘤病灶大小是决定患者预后的重要因素之一，宫颈癌患者行保育手术的肿瘤安全性是医患双方首要考虑的问题。除肿瘤的生物学特性以外，手术患者的肿瘤安全性主要取决于肿瘤大小和手术范围，与肿瘤大小相匹配的手术范围是手术肿瘤学安全性的必要条件，无论是根治性子宫切除术还是根治性宫颈切除术，都应根据病灶大小、位置，个体化选择韧带切除范围，确保安全距离。目前宫颈癌保育手术大概包括以下几种手术途径和方式：VRT、ART、LRT/RRT、锥切或经阴道单纯宫颈切除术和新辅助化疗后的手术。其中经腹手术和腹腔镜 / 机器人手术的宫旁组织切除范围与根治性子宫切除术的宫旁组织切除范围相似，其他手术的宫旁组织切除范围较小（图 11-1）。因此，不同的肿瘤大小应选择不同的手术方式来确保肿瘤学的安全性，关于其他手术方式对应的病灶大小在相应章节中进行讨论，本节主要讨论 ART 适用的病灶大小和范围。

图 11-1　不同手术方式切除范围示意图

绿线范围表示根治性子宫切除术的范围；蓝线范围表示经腹根治性宫颈切除术的范围，在宫旁、宫颈旁及阴道旁组织的切除范围上与根治性子宫切除范围基本相同；黄线范围表示经阴道根治性宫颈切除术的范围，显著小于根治性子宫切除术及经腹根治性宫颈切除术的范围。

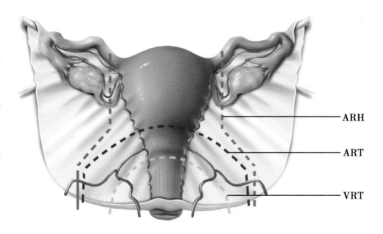

在非保育的早期宫颈癌根治性手术中，NCCN 宫颈癌指南推荐的适合手术的肿瘤大小为病灶 ≤ 4cm，要求手术范围为 C1 型的子宫切除，如果没有其他中高危因素存在，C1 型手术范围对病灶 ≤ 4cm 的患者可以达到根治性效果的。ART 的宫旁范围与根治性子宫切除术范围相似，理论上排除其他中高位因素后手术可以达到同样的根治性效果。从研究报道的结果来看，VRT 由于手术范围的局限性，2~4cm 肿瘤患者复发率较高[5,15,16]，因此目前推荐的 VRT 病灶大小为 ≤ 2cm。ART 对肿瘤 2~4cm 的研究结果报道并不一致。Matsuo 等通过 SEER 数据库分析了美国 1998 年至 2014 年期间多个中心开展的肿瘤

大小 2~4cm 的保育手术患者共 29 例,结果发现保育患者 5 年宫颈癌特异性死亡率达到 14.4%,而同期行根治性子宫切除的患者 5 年宫颈癌特异性死亡率为 8.4%[17]。复旦大学附属肿瘤医院回顾性分析了单中心的研究数据,其中 2~4cm 肿瘤行 ART 的 61 例患者 5 年无复发生存率和 5 年总生存率分别达到 97.8% 和 100%,而同期 82 例匹配的根治性子宫切除的患者 5 年无复发生存率和 5 年总生存率分别为 97% 和 96.9%,ART 的肿瘤结局不亚于根治性子宫切除术[18]。2019 年笔者团队比较了肿瘤大小对肿瘤结局的影响,所有患者 ART 术后中位随访时间为 56 个月,肿瘤<2cm 者复发率为 2.0%,肿瘤≥2cm 者复发率为 5.3%,但两组复发率的差别无统计学意义[19]。

导致不同报道中患者生存数据差异的原因很多,其中不同的人群、手术者的经验及样本量大小等可能是主要原因。Matsuo 等研究发现在宫颈癌保育手术中,患者数量大的医院围手术期并发症发生率显著降低[20]。虽然暂无手术量大小与患者生存预后的直接证据,但医师手术经验对围手术期并发症产生的影响同样也可能对生存预后产生影响。

虽然肿瘤大小≤4cm 的患者可以施行 ART,在患者数量较高的医院以及有经验的手术医师的治疗下可以具有良好的肿瘤学预后,但是不可否认的是,肿瘤越大的患者合并脉管癌栓、深肌层浸润、淋巴结转移等其他中高危因素的可能性越大,因此肿瘤较大的患者预后可能相对略差,这可能主要是受肿瘤本身的因素而非手术方式的影响。在术前评估中对较大的肿瘤进行充分评估,了解淋巴结转移、肌层浸润、肿瘤到宫颈内口的距离对筛选合适的患者进行手术是非常重要的。术中快速病理对淋巴结转移和安全切缘的准确判断也是保证患者肿瘤学预后的重要方面。上述术前影像和术中病理的评估实施已分别在第五、六章进行了讨论。对于大肿瘤患者,脉管阳性的判断通常无法在术前和术中明确,因此术后病理有脉管阳性的患者更可能接受辅助化疗,化疗对卵巢功能的影响也可能对患者生育预后产生负面作用。

关于宫颈肿瘤≥4cm 患者的保育手术的报道较少,Violante 等通过系统综述的方式总结了 48 例宫颈局部肿瘤≥4cm、接受保育宫颈癌手术的患者,其中 70.2% 的患者接受了新辅助化疗,结果 5 年无病生存率和 5 年总生存率分别达到 92.4% 和 97.6%,作者发现在 G3 分化、非鳞癌和肿瘤≥5cm 的患者中 5 年无病生存率显著下降至 74.4%,而无上述高危因素的患者 5 年无病生存率为 100%[21]。该研究中大部分患者接受了新辅助化疗,因此,肿瘤大小对保育术后患者的预后影响存在混杂。

综上所述,ART 由于更广泛的宫旁切除范围,可以适用于≤4cm 的宫颈癌患者,在术前影像学评估和术中病理评估的协作下,患者能获得良好的肿瘤学预后。

四、指南推荐变化

目前国际上关于宫颈癌的治疗指南主要包括 NCCN 指南、FIGO 指南和 ESMO 指南等,其中应用广泛、循证权威、更新及时的指南是 NCCN 宫颈癌指南。在 NCCN 宫颈癌指南 2009 版中推荐早期宫颈癌患者病灶 ≤4cm 的 ⅠB1 期患者可以接受保留生育功能的根治性宫颈切除术和盆腔淋巴结清扫 ± 腹主动脉旁淋巴结清扫术。2011 年版指南将宫颈病灶大小调整为 ≤2cm，主要原因是回顾性分析发现病灶 >2cm 的患者复发风险增加，但回顾性分析主要来自经阴道根治性宫颈切除的研究结果。2013 年起 NCCN 宫颈癌指南已明确保育手术是根治性子宫全切术的安全替代，故将早期宫颈癌手术治疗分为保育和非保育两个部分，作为两种标准治疗方式推荐，其中保育部分适应证为 ⅠB1 期患者（FIGO 分期 2009 版），肿瘤大小包括 2~4cm，未能区分根治性宫颈切除术的路径，故同时在脚注表示最好用于病灶 ≤2cm 的患者。

与此同时，2013 年有三篇来自中国复旦大学附属肿瘤医院（62 例）、美国纽约纪念斯隆凯特琳肿瘤肿瘤医院（MSKSS）（29 例）和欧洲（45 例）的报道，总结了 136 例宫颈肿瘤大小 2~4cm 或更大的保育 ART 手术结局，69% 的患者保育手术成功，随访 30~90 个月，复发率为 4.6%（5/122），死亡率为 1.6%（2/122），在试图怀孕的患者中妊娠率达 40%（8/20）（表 11-1）[7,22,23]。

表 11-1　肿瘤 ≥2cm 经腹根治性宫颈切除术的手术结局

作者	病例数	病灶大小 /cm	保育成功 /%	随访时间（范围）/ 月	复发数	死亡率	妊娠 / 尝试妊娠数
Wethington[7]（美国，MSKCC）	29	2~4	9（31%）	44（1~90）	1（3.4%）	0	1/3
Li[22]（中国，FUSCC）	62	2~4	55（89%）	30（20~108）	0	0	3/9
Lintner[23]（欧洲）	45	2~4 或 >4	31（69%）	90（60~148）	4/31（13%）	2/31（6.5%）	4/8
总计	136		95/136（69%）		5/122（4.6%）	2/122（1.6%）	8/20（40%）

基于这三篇肿瘤大小 2~4cm 的保留生育功能手术的报道证据，ART 肿瘤学结局不亚于甚至优于不保育的根治性子宫切除术，妊娠结果也非常可观。2015 年 NCCN 宫颈癌诊疗临床指南专家小组继续推荐所有 IB1 期包括肿瘤大小 2~4cm（FIGO 分期 2009 版）是保留生育功能手术的适应证[7,23]。在 2015 年指南正文中，特别引用复旦标准的观点：对于 <2cm 肿瘤，可以采用 VRT 在内的所有术式；而对于 2~4cm 的肿瘤，应该采用 ART 或腔镜等微创手术，并一直引用推荐至今。2018 年 LACC 研究结果公布后[24]，NCCN 指南不再推荐微创手术作为 2~4cm 肿瘤的保育术式。

综上所述，NCCN 宫颈癌指南在保育手术方面的推荐根据不同的研究证据呈现不断细化的趋势，将早期宫颈癌的手术治疗分为保育患者和非保育患者，并且讨论了保育患者中肿瘤 ≤2cm 的患者适合不同的手术方式，以及 2~4cm 患者使用 ART 的安全性。

五、复旦标准

1994 年法国的 Dargent 报道了首例经阴道根治性宫颈切除术,开启了根治性宫颈切除保育手术的先河;1997 年 Smith 及其团队报道了可行性更高的经腹根治性宫颈切除手术;2002 年复旦大学附属肿瘤医院在国内率先开展了经腹根治性宫颈切除术并报道了经腹根治性宫颈切除术的技术要点[25]。迄今,复旦大学附属肿瘤医院共实施了 543 例经腹根治性宫颈切除术,为全球单中心开展的最大样本量的经腹保育手术。在实践过程中复旦大学附属肿瘤医院总结经验,于 2011 年形成了宫颈癌经腹保育手术的“复旦标准”,在国内外报道并获得同行认同,并于 2015 被 NCCN 指南引用并推荐[26,27]。

宫颈癌经腹保育“复旦标准”的主要内容如下:①病理诊断明确的宫颈浸润性鳞癌、腺癌、腺鳞癌;②肿瘤大小≤4cm;③ FIGO 分期 2009 版ⅠA1 期伴脉管癌栓或切缘阳性并且锥切后宫颈阴道解剖结构破坏,分期为ⅠA2 和ⅠB1 的患者;④有保育需求;⑤没有临床证据显示患有不孕症;⑥胸部 X 线未见肺转移;⑦术前盆腔和腹部 MR 或其他影像学检测显示病灶局限于宫颈且无淋巴结转移;⑧患者不适合行经阴道手术;⑨锥切术后 4~6 周,急性炎症期消退;⑩年龄≤45 岁。

经腹保育手术“复旦标准”的制定有助于临床医师明确哪些患者是经腹根治性宫颈切除术开展的适宜人群,在此基础上复旦大学附属肿瘤医院开展了经腹根治性宫颈切除术潜在受益人群的回顾性研究[28],研究分析了在复旦大学附属肿瘤医院行根治性子宫全切的患者,根据患者年龄、病理特点等结果对照宫颈癌保育“复旦标准”进行了分析,结果发现在 3 220 例早期宫颈癌手术患者中符合保育“复旦标准”的患者达到 604 例,占比高达 36.87%,与 NCCN 指南设定的标准相比,能从保育“复旦标准”中获益的患者提高了18.1%。同时“复旦标准”的建立考虑到了少见的宫颈葡萄状胚胎性横纹肌肉瘤发病年龄小的特点,该类患者无法行经阴道手术,经腹根治性宫颈切除也为这部分患者的保育手术提供了适合的方式。

综上所述,宫颈癌保育“复旦标准”制定了明确规范的保育手术入选条件,在保证患者肿瘤安全性的前提下,使更多的育龄女性或青少年少见宫颈肿瘤患者获得了保育手术的机会,并为本中心更多的临床研究的开展提供了统一标准。

第二节 手术关键技术及特色

一、圆韧带保留问题

子宫圆韧带由平滑肌和结缔组织组成。起自子宫体的外上角,在阔韧带两层间循骨盆壁侧前行,经腹内环入腹股沟管,再出皮下环,分成多数纤维束,止于阴阜和大阴唇。子宫圆韧带的主要功能为维持子宫前倾,同时子宫圆韧带内也存在伴行血管为子宫体供血。在经腹根治性宫颈切除术中,虽然圆韧带切断后进行手术可能更为方便,但完成手术后仍需要将圆韧带缝合复原。在圆韧带切断缝合后仍可能存在三个主要问题。第一,切断缝合后局部瘢痕形成改变圆韧带的完整性和弹性,对术后子宫维持正常位置产生影响。第二,切断圆韧带后,影响圆韧带伴行血管对子宫的供血。第三,切断缝合后使圆韧带缩短,因为根治性宫颈切除术后子宫整体位置下移,缩短的圆韧带可能使宫颈切缘与阴道的吻合口张力增加,影响愈合。因此虽然保留圆韧带对手术操作有轻度影响,但手术中保持圆韧带的完整性可能对子宫位置的维持、血供和吻合口的愈合有益。保留圆韧带操作存在上述理论性价值,但仍需要相应的临床证据和研究加以证实。

二、子宫动脉保留问题

子宫动脉自髂内动脉前干发出,直径约2mm,向内下方穿经子宫阔韧带基底部,距子宫颈外侧约2cm处从输尿管末段的前上方越过达子宫侧缘。子宫动脉于阴道上子宫颈部(侧穹窿上方)分为上、下两支。上支较粗,沿子宫侧壁迂曲上行,称子宫体支,行至子宫角处又分为底支、卵巢支及输卵管支3个终支,后2个分支分别与卵巢动脉的卵巢支和输卵管支相吻合。下支较细,分布于宫颈及阴道上部,称子宫颈阴道支,向下与阴道动脉和阴部内动脉相吻合。子宫动脉的体支在沿子宫侧壁上行的途中垂直地分出许多弓状动脉,这些动脉在子宫肌层中向中线方向穿行,并分出径向动脉支成直角地伸入子宫内膜。径向动脉在子宫内膜内再分出子宫内膜基底动脉和螺旋动脉(终末支)。基底动脉供养子宫内膜的基底层,不受激素的影响;螺旋动脉伸入子宫内膜的功能层,其管径受卵巢激素水平的影响而变化。妊娠后,螺旋动脉将发生一系列生理变化以适应胚胎生长发育的需要。子宫的血供并非单一血供,而是一种网状血供,除了来自子宫动脉外,宫角处子宫动脉的体支与卵巢动脉的卵巢支和输卵管支相吻合,理论上子宫血供可来源于卵巢动脉及部分圆韧带伴行血管(图11-2),因此在手术中应尽量避免损伤到宫角部位的血管交通支,禁止钳夹宫角部位。

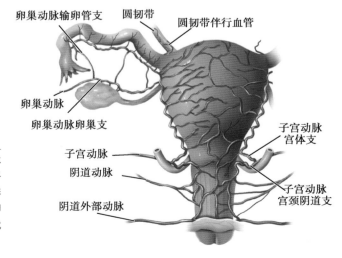

图11-2 子宫血供

子宫为网状供血系统,子宫体血供在未手术时主要来源于子宫动脉、卵巢动脉及圆韧带伴行血管,在切断子宫动脉后卵巢动脉与子宫动脉的吻合支代偿并成为主要血供来源。

子宫动脉是宫旁组织最上端的标志性结构,子宫动脉起始到宫颈之间均属于宫旁组织的一部分。在根治性子宫全切术时,作为宫旁组织的一部分,子宫动脉是自髂内动脉前干起始处切除的。在保留生育功能的手术中是否保留子宫动脉一直存在争议。部分学者认为子宫动脉的结扎或切断可能对患者未来生育能力或者生理功能产生负面影响[29-31]。在动物模型研究中,研究者切断雌性猕猴的左侧子宫动静脉后,猕猴成功怀孕,妊娠过程顺利,剖宫产过程中通过 ICG 显影发现右侧的子宫动脉产生侧支循环供应子宫左侧[32]。对子宫动脉是否保留的临床研究中,大部分研究结果显示,是否保留子宫动脉对患者子宫血供、月经状态及妊娠均没有显著的影响。在一项 ICG 显影临床研究中,20 例的宫颈癌保育手术患者中,10 例患者术中行子宫动脉结扎,另 10 例患者保留子宫动脉,术中 ICG 显影结果显示两组患者子宫荧光强度无明显差别,所有患者术后 8 周内均恢复了月经,且术后 4 例保留子宫动脉和 3 例不保留子宫动脉的患者顺利怀孕,两组没有显著统计学差异,作者认为术中保留子宫动脉并非必要[33]。在另一项 3D CT 扫描研究中,作者在宫颈癌保育手术成功分娩的患者中应用 3D CT 扫描发现新生动脉血管的生成,胎儿生长发育及胎盘病理变化未见显著差异[34]。2014 年复旦大学附属肿瘤医院通过对 26 例经腹根治性宫颈切除的保育患者行 CT 血管成像(computed tomography angiography,CTA)研究,其中保留子宫动脉的患者 16 例,不保留子宫动脉的患者 10 例,所有 26 例患者中 17 例(65.4%)的患者子宫血供来自卵巢动脉(图 11-3),在保留子宫动脉的 16 例患者中仅 2 例(12.5%)显示可识别的子宫动脉,7 例患者(43.8%)显示单侧子宫动脉闭塞,另 7 例患者(43.8%)显示双侧子宫动脉闭塞[35](图 11-4)。

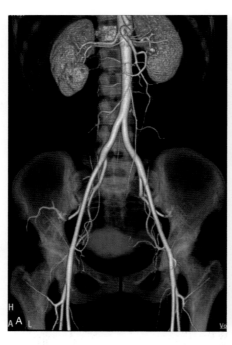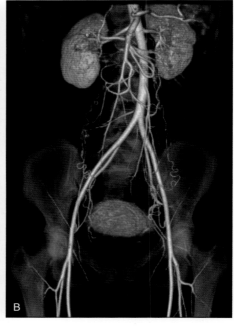

图 11-3　子宫动脉切除前后 CTA 检查显示卵巢血管变化

A. 子宫正常状态下卵巢血管基本不显示;B. ART 术后子宫血管切断后,卵巢血管代偿性增粗,明显显现。

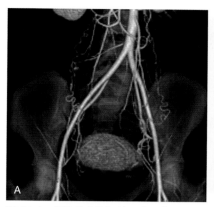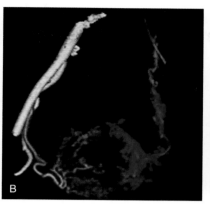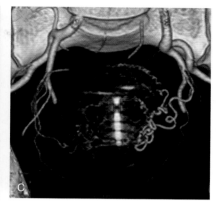

图 11-4　根治性宫颈切除手术后(保留子宫动脉患者)CTA 检查显示残留子宫血供类型

A. 子宫体血供起源于腹主动脉的卵巢动脉支,子宫动脉已经闭塞;B. 子宫血供混合供应模式,子宫血供来源于右子宫动脉和左卵巢动脉;C. 子宫动脉的供血模式,起源于髂内动脉。

子宫动脉于阴道上子宫颈部(侧穹窿上方)分为上、下两支,在宫颈病灶位于宫颈管下段时,通常要求切除的位置较高以保证安全的宫颈上切缘,此时保留子宫动脉上行支非常困难,甚至不可行。因此,在经腹根治性宫颈切除手术中子宫动脉保留与安全切缘的权衡中,安全切缘可能更为重要。

综上所述,目前多数的动物模型及临床研究显示,子宫血供为网状的供血系统,除子宫动脉外,卵巢动脉和子宫圆韧带的血管在根治性宫颈切除患者中发挥重要作用,是否保留子宫动脉对患者子宫血供、生理功能及妊娠结局均无显著影响,而保留的子宫动脉多数会出现自动闭塞的情况。在保证宫颈上切缘安全和保留子宫动脉间,显然保证肿瘤安全切缘更为重要。

三、宫颈上切缘的确定方法

在早期宫颈癌患者中,存在不同的病灶生长特点,有患者表现为外生型,有患者表现为内生型,肿瘤累及的位置存在差别。在根治性宫颈切除术中,横断宫颈上切缘时,由于肿瘤位置很难估计,横断宫颈的位置很难确定,切除过少可能导致安全切缘不足,切除过多则可能影响宫颈功能,对后续生殖预后产生不良影响。因此如何确定宫颈上切缘位置,达到既保证足够的安全性又能尽量减少宫颈内口下不必要的切除是经腹根治性宫颈切除术中必须解决的问题。

目前认为,距离肿瘤 8mm 以上是安全的切缘,部分研究者认为距离浸润癌 5mm 以上的切缘也是可以接受的,如果是癌前病变,距离达到 3mm 以上的切缘是相对安全的。复旦大学附属肿瘤医院在手术过程中使用可视定位横断面取材法进行冰冻病理取材能很好地解决如何准确确定上切缘的问题。在术中处理好宫旁组织后距离宫颈外口下 1~2cm 横断阴道,在横断宫颈取下标本前先纵向剖开阴道及部分宫颈直至肉眼可见的肿瘤上缘,换第二把手术刀在距肿瘤上缘约 1cm 处横断宫颈,标本送快速冰冻病理,确认距离切缘下 0.8cm 是否有肿瘤累及。具体冷冻切片取材方法见第六章第三节"术中冰冻检查方法"的"直视定位横断面取材法"。采用这种上切缘确定方法,在能达到保证安全切缘距离的情况下可避免过多切除宫颈上端,同时也避免了术中因为切缘距离不够反复补切带来的时间和资源的浪费。

四、宫颈环扎方法

保留生育功能手术后,一些患者可能遇到生育问题,包括孕中期流产、早产等。目前认为主要原因可能包括宫颈部分切除术后,宫颈的重要机械支持功能丧失,或者宫颈管黏膜腺体破坏和黏液分泌减少,不能阻止逆行感染,导致绒毛膜羊膜炎的发生增加。研究显示,通过宫颈环扎能改善宫颈癌保育患者的生育结局[36],然而对最合适的环扎方法和类型还没有达成共识。在环扎材料方面,目前使用较多的环扎材料为聚丙烯 Mersilene 环扎带,该材料强度高,为多股编织材料,但是存在局部侵蚀和感染风险。复旦大学附属肿瘤医院经过多年实践,选择新的环扎材料为 Gore-Tex CV2 不可吸收缝线,该缝线为单股聚丙烯缝线,具有较细且强度高、不易产生侵蚀和感染、局部线结反应小等优点(图 11-5)。

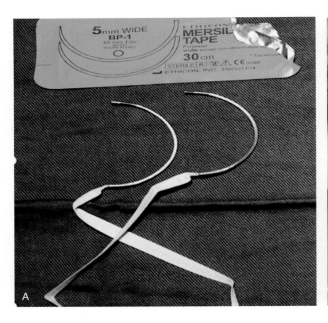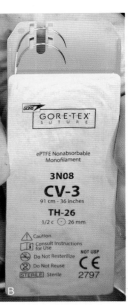

图 11-5 宫颈环扎材料

A. 聚丙烯 Mersilene 环扎带,多股编织,易侵蚀感染,局部反应大;B. Gore-Tex 缝线,强度大,单股,不易侵蚀,反应小。

研究显示,在经阴道广泛宫颈切除的患者中使用宫颈环扎能将流产风险从 50% 降至 22%[37]。也有研究者认为行预防性宫颈环扎手术并非必要,在行宫颈环扎的患者中发生宫颈粘连的患者比例约 8.6%,而不做预防性宫颈环扎的患者发生宫颈粘连的比例约 3%,虽然在回顾性分析中两组差异没有统计学显著性,但仍可能使一些手术者对预防性使用宫颈环扎产生顾虑[39]。如何在宫颈粘连和流产 / 早产的风险间寻找平衡,在行宫颈环扎减少流产 / 早产的同时减少宫颈粘连的发生取决于术中防粘连装置的放置。

根治性宫颈切除术后宫颈环扎的主要方案及其优缺点如下。

1. 宫颈根治性手术中行预防性宫颈环扎 手术可操作性较好,对妊娠后的检测要求相对较低,患者妊娠后一般不必接受另一次麻醉和手术创伤,患者接受程度较高,但在没有安装颈管防粘连装置或者去除防粘连装置后的患者中可能增加宫颈粘连的风险。预防性宫颈环扎在少数孕中期死胎的患者中无法通过宫颈引产取胎而需要行损伤较大的剖宫取胎术。

2. 孕前或妊娠后检测评估宫颈状态——在妊娠早中期行腹腔镜下宫颈环扎 可能减少宫颈管粘连的发生,但是对患者孕期的监测要求和成本很高,孕前或孕期行宫颈环扎的手术难度高,同时在孕中期行麻醉下的环扎手术可能增加患者和胎儿的相关风险,由于成本和风险原因,患者接受度相对较低。

综上,目前在根治性宫颈切除术患者中首选行术中预防性宫颈环扎,也可孕前环扎,不建议孕期行高风险的环扎手术。

五、输卵管通液试验

根治性宫颈切除术患者术后能否完成生育与多种因素相关,其中一部分患者未经历生育,亦未知是否不孕,输卵管是否通畅与患者术后能否自然受孕有关。盆腔的慢性炎症会导致输卵管不通或积水,在有输卵管不通或积水的患者中,术后的辅助生殖技术尤其是体外受精技术(in vitro fertilization,IVF)是患者完成生育的重要途径。在 IVF 过程中,输卵管的炎症和积水会影响试管婴儿的成功率。原因主要有以下两个方面:第一,输卵管有积水,大多数是由输卵管的炎症导致的,如果输卵管炎症持续存在,可能会沿着输卵管黏膜感染子宫内膜,引起子宫内膜炎症,导致胚胎停止发育。第二,输卵管积水可以在输卵管蠕动时逆流入子宫腔,对受精卵有一定毒性,导致胚胎停止发育。因此,在行根治性宫颈切除手术中明确输卵管是否通畅能指导患者术后选择生育方式,对有输卵管积水或输卵管不通的患者可切除患侧输卵管,让患者能及时接受 IVF 完成生育,减少不必要的试孕。根治性宫颈切除术中进行通液试验可以让术者了解并记录患者输卵管的通畅情况,并在患者知情同意的情况下行患侧输卵管或双侧积水输卵管切除,提高患者 IVF 成功率。

六、颈管粘连预防措施

宫颈粘连是根治性宫颈切除术患者常见且独特的术后并发症,不仅影响患者的生活质量,更是影响患者生育预后。宫颈粘连阻碍经液的流出,甚至导致闭经,经液倒流增加子宫内膜异位症的发生。在根治性宫颈切除术患者中宫颈粘连的发生率平均约 10.7%,宫颈切除后的组织愈合过程与皮肤愈合过程相似,研究显示宫颈粘连的发生与腹部切口瘢痕严重程度相关,且粘连通常发生在未放置宫颈防粘连装置或者防粘连装置去除后的患者[38]。因为瘢痕体质是不可控的个体差异,因此放置宫颈防粘连装置是预防宫颈粘连的重要方法。虽然有研究显示宫颈环扎可能增加宫颈粘连的风险,但在防粘连装置放置后能有效减少宫颈粘连的发生[39]。由于经腹根治性宫颈切除术切除宫颈组织更多,该手术方式可能同时增加宫颈粘连和流产/早产的发生,复旦大学附属肿瘤医院手术者认为行经腹根治性宫颈切除术患者同时行预防性宫颈环扎和防粘连装置的放置是非常必要的。

宫颈防粘连装置有多种选择,其中应用较多的是带尾丝宫内节育器、婴儿导尿管、Cook 球囊和 Smit 套管等,其中带尾丝功能节育器可安全放置在宫腔内较长时间,发生感染或自然脱落的风险较小。由于宫颈粘连发生时间通常在手术后 1 个月以后,需要放置防粘连装置的时间较长,因此宫内节育器是较理想的防粘连装置。婴儿导尿管、Cook 球囊和 Smit 套管管径较粗,早期防粘连效果较好,但阴道内的留置物较多导致患者不适感和增加感染风险,且由于易漏气容易自行脱落,不适合长期放置。在易粘连体质的患者中,如温哥华瘢痕评分 > 7 的患者,需要长期放置防粘连装置直到患者准备怀孕,因此推荐使用带尾丝宫内节育器预防宫颈粘连(图 11-6)[38]。

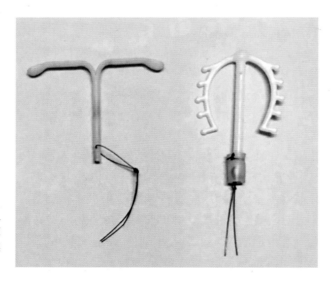

图 11-6　经改装的宫内节育器

去铜质后利于患者术后行核磁共振检查,增粗尾丝提高防粘连效果。

七、子宫下段阴道吻合方法

根治性宫颈切除术移除宫颈后子宫下段与阴道须行吻合,吻合方法可选择连续锁扣缝合,也可选择间断缝合,也可将子宫下段套入阴道残端内形成新的宫颈阴道部的袖套状吻合方式。

八、根治性宫颈切除术宫旁组织的根治范围

研究发现,在经阴道根治性宫颈切除术复发患者中有 40% 的患者复发位置是在宫旁或者盆壁,分析其原因主要是宫旁切除范围不够充分或者存在脉管癌栓[40]。肿瘤的整块充分切除是手术无瘤原则的重要内容,肿瘤越大对周

围组织浸润范围越广,如果切除范围未超出癌细胞局部浸润或脉管浸润范围,则导致复发风险增加。

　　早期宫颈癌行根治性子宫切除的患者常规病理检测手段很难检测到宫旁组织内浸润的肿瘤细胞。有研究通过宫旁组织大切片的方法发现31%的ⅠB1期,63%ⅠB2期和58%ⅡA期的早期宫颈癌患者存在宫旁组织内的肿瘤累及,肿瘤病灶越大宫旁组织内肿瘤累及的可能性越高[41]。这反映了宫颈癌疾病发展的自然进程,因此局部病灶越大的患者要求更充分地手术切除宫旁组织是具有充分理论依据的。相对经阴道根治性宫颈切除术所能切除的宫旁组织范围,经腹根治性宫颈切除术的范围更广,研究发现经阴道根治性宫颈切除的宫旁长度为1.45cm,而经腹根治性宫颈切除的宫旁长度为3.97cm[42]。在局部病灶小的患者中经阴道手术切除宫旁组织可能达到根治性目的,但病灶较大的患者经阴道手术的宫旁切除范围不足则增加局部复发风险。真实世界研究也证实了该结果,宫颈病灶≤2cm的患者行经阴道根治性手术复发率为4%,而在病灶>2cm的患者中复发率达到17%;如果行经腹根治性宫颈切除术,无论是整体复发率还是2~4cm病灶的患者复发率均约为5%[43]。在病灶>2cm的宫颈癌患者中行经腹根治性宫颈切除术的患者5年生存率可以达到93.5%。

　　早期宫颈癌行经腹根治性宫颈切除术与行根治性子宫全切术在宫旁组织切除范围上无明显区别。复旦大学附属肿瘤医院通过前瞻性的研究发现,经腹根治性宫颈切除术和经腹根治性子宫切除术的患者在宫旁组织切除长度方面没有显著差别,根治性宫颈切除术宫旁切除长度平均为44.60mm,根治性子宫切除术的宫旁切除长度平均为45.85mm[44]。由于充分的宫旁切除范围,本中心肿瘤>2cm行根治性宫颈切除术的61例患者的5年无复发生存率达到96.5%,5年总生存率达到100%,均与同期行根治性子宫全切术的患者无显著差异[45]。近期的meta分析结果也显示,324例根治性宫颈切除的患者和516例根治性子宫切除的患者5年无进展生存率和5年总生存率均无显著统计学差异[46]。

　　综上所述,宫颈癌宫旁浸润范围与病灶大小相关,病灶越大,要求手术切除的宫旁组织范围越大,经腹根治性宫颈切除手术的宫旁切除范围与根治性子宫切除范围相当,且根治性宫颈切除患者和根治性子宫切除术后患者的肿瘤学预后相似。NCCN指南对早期宫颈癌手术的病灶大小推荐是≤4cm,虽然保育手术推荐的肿瘤大小是≤2cm(更多原因是>2cm患者经阴道手术复发率高),但是指南中也对>2cm肿瘤患者的保育进行了讨论,基于目前的证据,对病灶2~4cm患者行经腹根治性宫颈切除术是安全可行的。

九、三段式宫旁淋巴结取材法

　　宫旁淋巴结被认为是宫颈癌淋巴转移通路的第一站,在常规临床病理取材中很少涉及宫旁淋巴结。手术中宫旁淋巴结是作为宫旁组织与根治性子宫标本或根治性宫颈标本一起整块切除的,宫旁淋巴结的转移比例及对患者预后的判断价值还不是非常清楚。早期大切片的研究中发现,在93%的根治性子宫切除术切除的宫旁组织中发现宫旁淋巴结,平均每例患者宫旁淋巴结 5 枚,宫旁淋巴结存在转移的患者比例为 18%~50%,所有出现盆腔淋巴结转移的患者均存在宫旁组织的侵犯。

由于在临床工作中无法常规使用大切片的方法检测宫旁组织和宫旁淋巴结,复旦大学附属肿瘤医院采用三段式宫旁淋巴结取材方法,研究了根治性子宫切除术和根治性宫颈切除术标本的宫旁淋巴结检出及转移情况,将宫旁组织按照 2cm 间隔分为 3 段,在每段中进行宫旁淋巴结的检出,结果发现在根治性子宫切除术和根治性宫颈切除术的患者中平均宫旁淋巴结的检出数目为 2 枚,3 例(8.3%)根治性宫颈切除术的患者出现无盆腔淋巴结转移的孤立宫旁淋巴结转移,并且转移的宫旁淋巴结均位于近宫颈段,提示宫旁淋巴结转移也是由近及远的过程,3 例孤立宫旁淋巴结转移的患者经过辅助化疗均未出现复发。宫旁淋巴结转移状态与患者预后的关系仍需要进一步的研究,三段式宫旁淋巴结取材法为进一步进行宫旁淋巴结研究提供了可行的方法,具体病理取材方法见第六章宫颈癌保育手术的外科病理。

第三节　经腹根治性宫颈切除及盆腔淋巴结清扫术步骤

一、盆腔淋巴结清扫及快速病理诊断

(一) 探查

患者麻醉成功后,取平卧位,常规消毒铺巾,取下腹正中绕脐切口(耻骨联合至脐上 1~2cm)逐层进腹;如患者有剖宫产横切口或肿瘤大小<2cm 也可选择原横切口,离断腹直肌进腹。进腹后由远及近常规探查腹腔脏器、腹主动脉旁淋巴结、腹腔及盆腔腹膜、盆腔淋巴结、子宫附件、宫旁组织、子宫活动度及宫颈肿瘤大小等情况,腺癌患者行腹腔冲洗液细胞学检查。

使用三叶拉钩撑开腹壁,暴露腹腔脏器。多数患者乙状结肠与左侧腹膜存在生理性粘连,此处粘连应给予充分分离。因为此处粘连在排垫肠管暴露盆腔时会影响乙状结肠和直肠的上提,乙状结肠和直肠堆积盆底会使盆腔尤其是子宫直肠凹陷的暴露不充分,从而影响整个手术过程的视野清晰。此处生理性粘连的分离可使用电刀也可使用剪刀,原则是找准粘连部位,尽量不要切开侧腹膜和乙状结肠粘连的系膜,如粘连界限不清,可将示指和中指从乙状结肠左下侧垫进粘连部位下方使粘连部位保持张力再行分离。

(二) 髂总淋巴结切除

盆腔淋巴结切除遵循由上而下、由外而内的基本原则。一般先行髂总淋巴结切除,由于左、右侧髂总动脉和髂总静脉位置不同,两侧清扫时注意事项也不同。辨认出右侧骨盆漏斗韧带,在骨盆漏洞韧带外侧 1cm 处提起腹膜,电刀切开腹膜向下至圆韧带外 1/3 处,向上至盲肠下方,沿盲肠外侧向上外侧切开 4~5cm 腹膜。大 S 拉钩置入切开的腹膜下方,沿着髂总血管方向向腹侧拉起腹膜,暴露下方髂总动静脉,辨识输尿管,使用静脉拉钩将输尿管拉向内侧,进一步充分暴露髂总血管并避免损伤输尿管。沿着右侧髂总动脉表面分离动脉表面淋巴组织,分离至髂内、外动脉分叉上方 2~3cm 处,将淋巴脂肪组织翻向外侧,轻轻提起淋巴脂肪组织下方可见髂总静脉,此处髂总静脉位于动脉外下方,静脉表面通常可见淋巴结和少量脂肪组织覆盖,小心分离此处的淋巴脂肪组织与静脉间的间隙,可能存在小的髂总静脉表面血管分支,注意凝闭。将淋巴脂肪组织完全从髂总静脉上分离下来后,在腰大肌内侧避开生殖股神经切下淋巴结脂肪组织,静脉拉钩将右侧髂总静脉拉向内侧,探查右侧髂总静脉右下方有无残留淋巴结一并切除,即完成右侧髂总淋巴结清扫。左侧髂总静脉位于髂总动脉内下方,分离外翻髂总动脉表面淋巴脂肪组织后,使用静脉拉钩将髂总动脉拉向内侧,暴露分离下方的髂总静脉,切除动静脉周围淋巴脂肪组织,完成左侧髂总淋巴结清扫,辨识并避免损伤侧后方行走的腰动、静脉(图 11-7)。

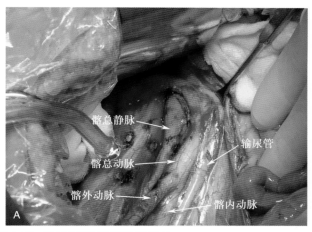 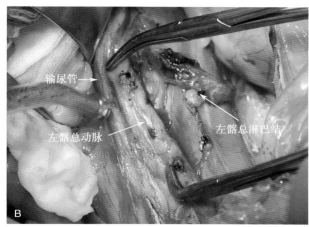

图 11-7　髂总淋巴结清扫后解剖结构

A. 右侧髂总淋巴结清扫,S 拉钩将后腹膜拉起,暴露下方髂总动、静脉,静脉拉钩将输尿管拉向内侧,清扫髂总血管周围的淋巴结脂肪组织至髂内、外动脉分叉上方 2~3cm,注意右侧髂总静脉位于髂总动脉的外侧下方;B. 左侧髂总淋巴结清扫,注意左侧髂总静脉位于髂总动脉的内侧下方。

(三) 盆腔淋巴结清扫

盆腔淋巴结清扫以右侧为例,在上述腹膜切开至圆韧带外 1/3 处,沿圆韧带走向继续向内侧切开 3~4cm 腹膜,不切断圆韧带并保持其完整性。使用腹壁拉钩钩住腹膜,沿髂外动脉走向向外下方拉开腹膜和腹壁,暴露髂外动脉远端至旋髂深静脉。从上而下沿髂内动脉钝性加锐性分离,暴露髂内动脉及内侧的输尿管,髂内动脉前干远端闭锁形成侧脐韧带(闭锁脐动脉),分离闭锁脐动脉内外侧,使用中 S 拉钩将闭锁脐动脉拉向内下方,显露盆腔淋巴结切除范围界限:内侧为闭锁脐动脉外,外侧为生殖股神经和盆壁内,头端为髂内动脉起始部,尾端为旋髂深静脉以及闭孔肌,背侧为闭孔神经。

将右侧盆腔淋巴结清扫范围暴露出来后,自上而下,由外而内,自腰大肌表面分离右侧髂外动、静脉外侧及表面的淋巴脂肪组织,向内侧翻直至远端的旋髂深静脉。将髂外静脉完全暴露后,使用静脉拉钩用适度力量钩起髂外静脉,并暴露下外方的腰大肌,能直视盆壁肌肉,沿盆壁肌肉分离切除闭孔窝内的淋巴脂肪组织。此处可能有小血管分支到盆壁肌肉,注意凝闭止血。在闭孔窝中央位置有闭孔神经纵行通过,可轻轻提起,分离到盆底的淋巴脂肪组织。在闭孔窝的远端内侧,沿神经走行方向用血管钳撑开、钝性分离疏松的淋巴脂肪,即能看到组织中的闭孔神经。沿神经周围钝性加锐性分离淋巴脂肪组织,直至髂内、外静脉分叉处,避开神经,凝切下右侧盆腔淋巴脂肪组织,完成右侧盆腔淋巴结整块切除(图 11-8)。同法完成左侧盆腔淋巴结清扫。

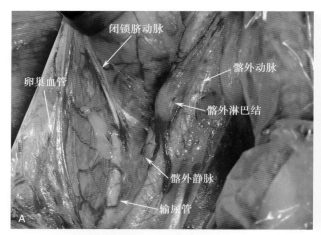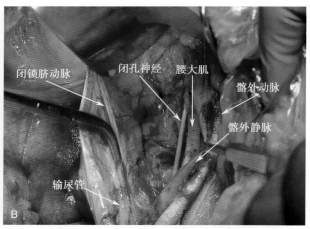

图 11-8　右侧盆腔淋巴结清扫前后解剖结构

A. 右侧盆腔淋巴结清扫前充分暴露髂内、外分叉下方淋巴结清扫部位,清扫范围近端至髂内、外动脉分叉处与髂总淋巴结清扫部位相延续,远端清扫至旋髂深静脉,髂外血管远端外侧近腹壁处的淋巴结一般较大,但转移概率极低,其对下肢淋巴引流很重要,非必要尽量不要切除该处的淋巴结脂肪组织以减少下肢淋巴水肿的发生;B. 右侧盆腔淋巴结清扫后的解剖结构,清扫时注意充分暴露手术野,通过腹壁拉钩、中 S 拉钩及静脉拉钩充分暴露闭孔窝的三角区域,腹壁拉钩沿髂外血管方向牵拉腹壁,中 S 拉钩向内侧拉开闭锁脐动脉,静脉拉钩应轻轻提拉髂外静脉暴露外下方的腰大肌,淋巴清扫内侧至髂内动脉及闭锁脐动脉外,外侧至腰大肌,深面至闭孔神经周围,注意避免损伤盆底静脉丛。

(四) 淋巴结快速病理诊断

双侧盆腔和髂总共 4 组淋巴结送快速病理检查明确有无盆腔淋巴结转移,具体取材操作见第六章宫颈癌保育手术的外科病理。如术前检查或术中探查有可疑腹主动脉旁肿大淋巴结需行肿大淋巴结切除送检快速病理,一般做到肠系膜下动脉水平即可,具体可使用上述沿髂总淋巴结向上的途径和方法,分别分离切除左、右侧的腹主动脉旁淋巴结至肠系膜下动脉水平。上述送检淋巴结如快速病理报告有肿瘤转移,则应放弃根治性宫颈切除手术,改为根治性子宫切除术。

以上操作可根据医生个人习惯使用电刀、剪刀或超声刀等器械,其中电刀和超声刀同时具有止血的效果,术野更加清晰、解剖熟悉、习惯使用剪刀的医生淋巴清扫速度更快,但术野会有渗血,需要回头电凝止血。在淋巴清扫过程中有两点需要特别提醒注意的：其一，正常淋巴结脂肪组织均是比较疏松的组织，血管钳在分离过程中遇到比较大阻力时通常不在组织间隙中，要避免暴力操作，需要重新充分暴露，改变分离位置和方向。其二，动脉表面小分支出血可轻轻钳夹提起，短暂电凝止血，静脉表面小出血尽量不要盲目钳夹止血，可使用器械或手指压迫止血的方法，压迫止血时需要注意充分暴露，轻柔贴合出血点，如果静脉破口较大，需要使用 4-0 或 5-0 Prolene 血管缝线进行连续缝合止血。

二、宫颈膀胱腹膜反折处理

在盆腔淋巴结送检快速病理的过程中，可进行下一步根治性宫颈切除术。在行根治性宫颈切除术时需要用器械将子宫提起并保持张力，保育手术特制的子宫牵引钳（俗称"鲨鱼钳"），可前后夹持住子宫体，不损伤输卵管、卵巢及宫角部重要的来自卵巢的血管，严禁使用血管钳钳夹宫角部。如没有"鲨鱼钳"，也可采用艾利斯钳或阑尾钳，提起双侧圆韧带来牵拉子宫（图 11-9）。

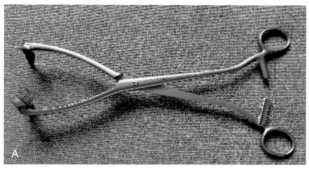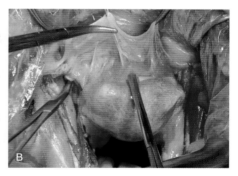

图 11-9　特制"鲨鱼钳"

A."鲨鱼钳"外形；B. 术中使用此钳夹持牵拉子宫可使子宫保持张力及移动位置，同时避免损伤宫体两侧及宫角部血管，保证术中及术后的子宫体血供。

宫颈膀胱腹膜反折打开并向下分离膀胱时要找到膀胱宫颈间疏松的间隙，需要保持膀胱和宫颈间适度的张力，一般需要将子宫向头侧牵拉并微微向背侧轻压，使用 2~3 把血管钳距离反折腹膜最低点 4~5cm 处钳夹提起膀胱，保持反折腹膜处的张力（图 11-9B），在反折腹膜最低点、膀胱侧 1cm 左右处切开腹膜（此处膀胱宫颈间组织较为疏松），并向左右两侧切开至圆韧带外 1/3 处，与侧腹膜切口交汇。在膀胱宫颈间疏松间隙内分离、下推膀胱至宫颈外口水平。在膀胱和宫颈之间有两侧宫颈膀胱韧带的前叶附着，在附着点处组织比较致密并有血管通过，易出血，此处不宜使用暴力下推，而将附着点之间和外侧的膀胱充分分离下推，有利于后续宫颈膀胱韧带前叶的处理（图 11-10）。

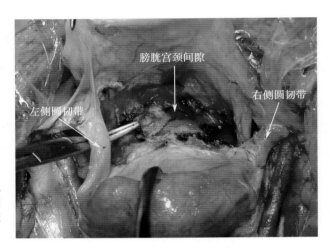

图 11-10　分离膀胱宫颈间隙
保留双侧圆韧带,膀胱宫颈间隙中间位置较为疏松,分离至宫颈外口水平。

　　部分患者可能接受过子宫下段剖宫产手术,膀胱可能粘连在子宫下段,分离时存在一些困难。在无法钝性分离膀胱宫颈间隙时,有时需要锐性分离,可从粘连处两侧向下寻找疏松间隙,找到粘连位置以下的疏松间隙后再分离粘连部分。分离膀胱后如怀疑存在膀胱肌层的损伤,可将亚甲蓝稀释后经导尿管膀胱灌注200ml,观察有无薄弱部位,必要时可用 3-0 可吸收线修补加强膀胱浆肌层。

三、子宫动脉处理

　　研究发现根治性宫颈切除术后子宫血供的变化和保留的子宫动脉可能自行闭锁后(详见本章第二节 二、子宫动脉保留问题),复旦大学肿瘤医院在经腹根治性宫颈切除术中不再强调保留子宫动脉。

　　将子宫牵向左侧头端,提起闭锁脐动脉远端,向外下方腹侧牵拉,在闭锁脐动脉终末分支膀胱上动脉的头侧、闭锁脐动脉内侧分离出疏松的膀胱侧间隙,在闭锁脐动脉内侧、直肠旁分离出疏松的直肠侧间隙。在膀胱侧窝和直肠侧窝之间即为宫旁组织所在区域,既往称之为主韧带,现分别称之为宫旁、宫颈旁及阴道旁组织。从髂内动脉前干闭锁前发出的子宫动脉形成宫旁组织最浅层的结构,如不保留子宫动脉,可在子宫动脉自髂内动脉起始部辨别、分离、钳夹、离断子宫动脉,残端结扎。对侧子宫动脉同法处理(图 11-11)。

　　与子宫动脉伴行的子宫静脉存在较多变异,有时与子宫动脉紧贴伴行,在分离时注意避免子宫静脉出血,紧贴伴行时可与子宫动脉一并处理,如静脉与动脉距离较远则可能静脉从输尿管下方走行,可先单独处理子宫动脉,分离输尿管后再与宫旁组织一起处理子宫静脉。

四、游离输尿管

　　将子宫牵向左侧头端,提起右侧子宫动脉近侧断端,于盆腔中段沿输尿管走行方向将输尿管自腹膜面完全游离,游离过程中使用血管钳钳夹腹膜,并沿输尿管走行方向保持输尿管附着的腹膜面的张力,有助于输尿管的游离。于

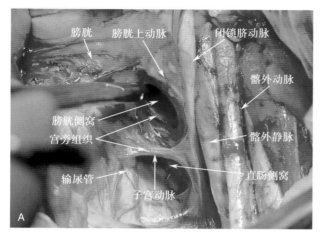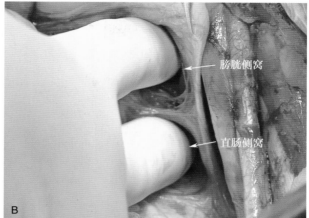

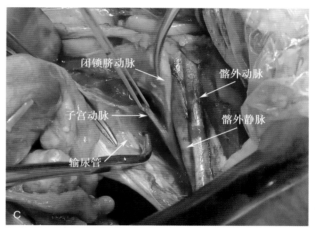

图 11-11　右侧宫旁组织解剖及子宫动脉处理

A. 右侧宫旁组织,包括子宫旁组织、宫颈旁组织及阴道旁组织,位于膀胱侧窝及直肠侧窝之间,膀胱侧窝为闭锁脐动脉内侧,膀胱上动脉的头侧和输尿管外侧之间的疏松间隙,直肠侧窝外侧间隙为膀胱侧窝头侧,直肠及输尿管外侧和闭锁脐动脉内侧之间的疏松间隙,在膀胱侧窝和直肠侧窝之间的组织即为宫旁组织;B. 可用示指和中指探入膀胱侧窝和直肠侧窝间分离疏松间隙;C. 子宫动脉为宫旁组织最浅层部分,在 C 型子宫切除术中应从外侧起始端离断。

输尿管外侧,将子宫动脉迂曲部分自输尿管上方翻过输尿管。在输尿管近子宫动脉处,通常会有数支血管自子宫动脉发出营养输尿管,称为输尿管营养支,可以仔细分离这些营养支,凝闭或结扎处理,游离输尿管直至宫颈膀胱韧带外侧。

在游离输尿管的过程中需要注意,尽量避免热损伤,使用电刀或超声刀时注意安全距离,在使用血管钳时注意电刀的金属传导,可使用橡皮筋将输尿管悬吊起来使输尿管保持张力,有利于游离(图 11-12)。

五、宫颈膀胱韧带前叶处理

输尿管在进入膀胱前穿过宫颈膀胱韧带前后叶之间,当游离输尿管至宫颈膀胱韧带时需要先处理宫颈膀胱韧带前叶。根据宫颈癌根治切除范围的 Q-M 分型,处理宫颈膀胱韧带也包括 A 型(输尿管内侧离断宫颈膀胱韧带)、B 型(输尿管表面离断宫颈膀胱韧带)和 C 型(输尿管外侧离断宫颈膀胱韧带)。

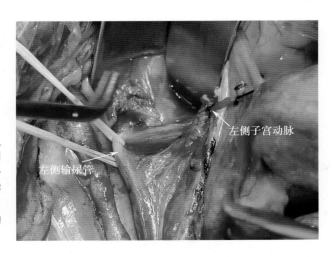

图 11-12　游离输尿管

将输尿管自腹膜面游离,使用橡皮筋牵拉保持张力,提起子宫动脉断端,从输尿管外侧游离,将迂曲的子宫动脉游离,翻过输尿管直至宫颈膀胱韧带外侧。

本书图示以肿瘤大小为 3cm 的患者为例,行 Q-M 分型 C1 型手术范围。

在宫颈膀胱韧带前叶中有来自膀胱的膀胱宫颈血管走行其中,使用膀胱拉钩暴露膀胱与宫颈交界位置,在输尿管外侧沿着输尿管在宫颈膀胱韧带内的走行方向打开“隧道”,跨过输尿管表面,在宫颈膀胱韧带前叶紧贴膀胱侧(C 型)离断并结扎;或者不打“隧道”而分层分离、切断宫颈膀胱韧带,这样出血更少。在打“隧道”时应注意输尿管是向内下进入膀胱的,钳尖方向应向内上指向膀胱宫颈交界的边缘,如此可保证切除充分的宫颈膀胱韧带前叶并避免损失膀胱和输尿管,即血管钳与输尿管形成一定的交叉夹角。处理好宫颈膀胱韧带前叶后可以看到输尿管膀胱入口,输尿管卧于宫颈阴道筋膜上(既往称为宫颈膀胱韧带后叶)(图 11-13)。

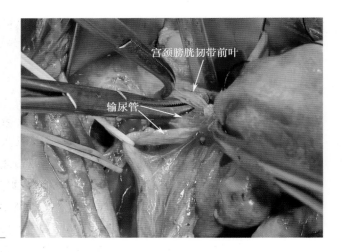

图 11-13　宫颈膀胱韧带前叶处理

六、宫骶韧带处理

宫骶韧带是阴道上端背侧与直肠两侧间的结缔组织,也称直肠阴道韧带。韧带分为内侧部分与外侧部分,内外侧之间称为内侧直肠旁间隙(冈林间隙),韧带外侧部分有腹下神经通过,在行 C1 型子宫切除时应分离内侧直肠旁间隙,切除韧带内侧部分,保留外侧腹下神经走行区域。

　　将子宫向腹侧提起,暴露子宫后方骶韧带和子宫直肠腹膜反折,打开阔韧带后叶,向下切至骶韧带直肠平面,在距离子宫直肠腹膜反折最低的直肠侧1cm处切开子宫直肠腹膜反折(此处组织较疏松),对侧同法处理。分离、下推疏松的直肠阴道间隙至宫颈外口下2~3cm处。钝性分离骶韧带内侧和外侧间隙,保留骶韧带外侧腹下神经,分次离断、缝扎骶韧带内侧部至宫颈外口下2cm。C1型的根治性宫颈切除术,骶韧带切除仅需平直肠平面即可,不必向背侧延伸切除过多(图11-14)。此处钳夹离断骶韧带时尽量避免过外过深而损伤子宫深静脉导致出血。处理完骶韧带后,子宫可以从盆底提起,能充分暴露宫旁组织部分。

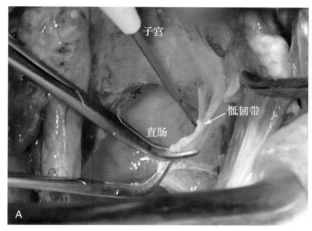 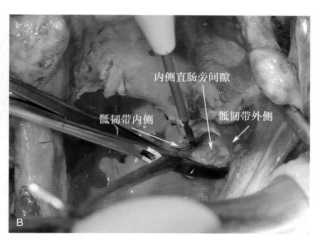

图 11-14　骶韧带处理

A. 骶韧带为连接阴道上段背侧与直肠两侧的结缔组织;B. 分离内侧直肠旁间隙,C 型根治性宫颈切除,平直肠水平切除骶韧带内侧,保留骶韧带外侧神经走行区域。

七、宫旁切除

　　通常所讲的宫旁组织或主韧带包括子宫旁组织、宫颈旁组织和阴道旁组织三部分。子宫旁组织为子宫动脉及周围的组织,C 型切除时需从子宫动脉起始段水平离断,并将子宫动脉及周围组织自输尿管外侧游离翻过输尿管,B 型切除时可沿输尿管腹侧离断子宫动脉及其周围组织。宫颈旁组织的切除范围以输尿管为界,B 型切除的离断位置平输尿管水平,C 型切除的离断位置为输尿管外侧水平,尾侧以子宫深静脉为界,切除深静脉以上水平保留了神经区域为 C1 型切除,切除深静脉以下的区域为 C2 型切除。

　　处理好宫骶韧带后,继续向下将膀胱下推至宫颈外口下 2~3cm,此时宫颈旁及阴道旁组织可以充分暴露。可根据患者具体情况决定患者宫旁组织切除的多少,如患者宫颈病灶 ≤2cm,可行 B 型的宫旁切除范围,如患者宫颈病灶2~4cm 可行 C1 型宫旁切除范围。手术中宫旁组织切除的多少,可根据肿瘤大小、肿瘤所处的位置决定,如肿瘤偏向一侧,可行一侧 C 型切除,一侧 B 型切除。保留神经的宫旁切除详见第十七章保留神经的宫颈癌根治术。

将游离的输尿管拉向侧下方,子宫牵向一侧,暴露对侧宫旁组织,根据患者的具体情况选择 C 型或 B 型切除,分次钳夹切断宫旁及阴道旁组织至宫颈外口下 2cm,远端用 3-0 可吸收缝线缝扎。在宫颈外口下 2cm 处向内侧钳夹阴道旁组织至阴道侧壁,远端用 3-0 可吸收缝线缝扎(图 11-15)。

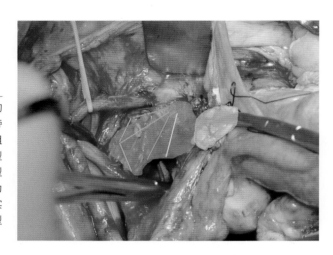

图 11-15 宫旁组织切除

浅绿色区域为翻过输尿管的子宫动脉及周围组织(子宫旁组织),浅灰色区域为宫颈旁组织;黄线内为宫颈旁组织 A 型根治性切除范围,绿线内为 B 型宫颈旁组织切除范围,蓝线内为 C 型宫颈旁组织切除范围;实线为 C1 型切除,虚线为 C2 型切除。

八、横断阴道

在根治性宫颈切除术中,由于手术适应证为ⅠB 期或更早期患者,阴道无病灶累及,阴道的切除长度并不需要很多,因此根治性宫颈切除术根据病灶大小切除 1~2cm 阴道即可。

用直角钳于阴道上端钳夹封闭阴道,防止脱落肿瘤污染创面,于宫颈外口下 1~2cm 电刀横断阴道,注意电凝止血。碘伏纱布消毒阴道及两侧断端后,远端用 3-0 可吸收缝线缝闭下端阴道两侧角部,使阴道宽度缩小,使阴道宽度与宫颈切缘的宽度相近而方便吻合(图 11-16)。

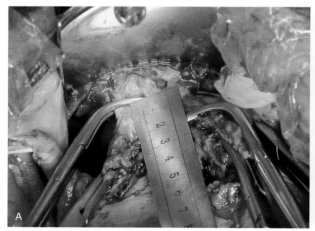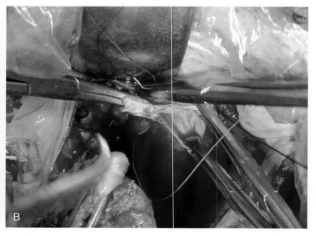

图 11-16 横断阴道

A. 阴道上端使用直角钳夹闭,距离宫颈外口下 1~2cm 横断阴道;B. 阴道两侧角部部分缝闭,使阴道宽度与宫颈残端相适应。

九、宫颈上切缘的确定

保持宫颈上切缘充分的安全距离符合肿瘤学预后的要求,然而,切除过多的宫颈组织则会增加患者术后宫颈粘连等并发症的发生风险,同时增加妊娠后流产、早产等风险。采用"可视定位横断面取材法"(VPC-FS)可以比较精确地确定宫颈上切缘的位置,在保证安全切除的前提下尽量保留足够的宫颈管组织。

将阴道上端及宫颈移至腹部切口外,纱布保护周围,防止污染,打开直角钳,艾利斯钳钳夹阴道两侧保持张力,刀片沿阴道前壁正中纵向依次缓慢切开阴道前壁及宫颈前唇,切开时注意观察肿瘤位置,直至切至肉眼可视的肿瘤最上缘,使用直尺测量并标记肿瘤最上缘与上切缘(宫体端)的位置,根据肿瘤大小确定此标记位置,至少保持安全切缘8~10mm。

为严格遵守无瘤原则,置换另一把刀片,将子宫及宫颈两侧宫旁组织展开,于标记部位平面钳夹并将宫旁组织切至宫颈部,近宫颈部有子宫动脉上行支,予以缝扎止血。继续沿标记位置平面横断切开宫颈,根治性宫颈切除标本切下后送快速病理,进一步明确上切缘下1cm处是否有肿瘤累及。具体病理取材方法详见第六章宫颈癌保育手术的外科病理。上切缘下1cm病理如有病灶累及则可进一步取切缘下0.8cm处检测有无病灶,最小可被接受的安全切缘距离为>0.5cm无肿瘤累及。如快速病理报告病灶累及范围距离宫颈上切缘≤0.5cm,需要根据安全距离进行宫颈补切,如宫颈切缘已接近宫颈内口无法补切,则应放弃保育手术,行子宫切除(图11-17)。

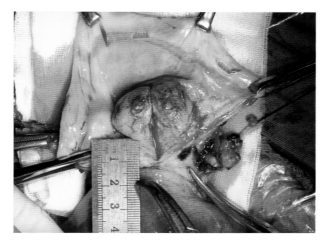

图11-17　可视定位横断面取材法确定宫颈上切缘

纵向剖视确认肉眼可见的肿瘤上缘,距离肿瘤上缘1.0cm横断宫颈。

十、残端宫颈的处理

如快速病理报告淋巴结未见肿瘤累及且宫颈有足够的安全切缘,子宫可以保留。宫颈残端通常会有少量渗血,同时为减少宫颈粘连的发生,可使用3-0可吸收缝线呈放射状外翻缝合宫颈残端4~6针,达到止血作用并使宫颈口黏膜呈外翻状态(图11-18)。

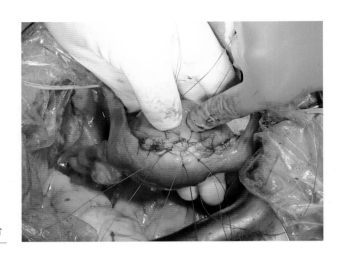

图 11-18　宫颈残端外翻缝合

十一、宫颈环扎术

由于经腹根治性宫颈切除术所切除的宫颈范围更广,为降低患者后续妊娠后可能的流产 / 早产风险,通常需要行预防性宫颈环扎术。

采用 Gore-Tex CV2 不可吸收缝线于残端宫颈后方中间位置、距切缘约 0.5cm 处缝入宫颈浆肌层,深度约 0.5cm,分次潜行缝合宫颈一周后结扎,由于该环扎线较滑建议打 6~8 个外科结,线结位于宫颈后方可减少线结对膀胱的刺激和侵蚀。环扎线不宜收得过紧以防止宫颈管狭窄增加粘连的风险,以宫颈能轻松通过中弯血管钳中段为宜(图 11-19)。

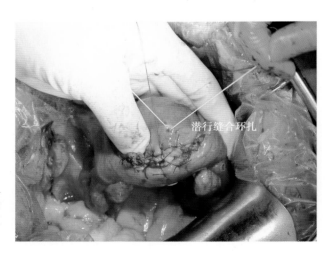

潜行缝合环扎

图 11-19　宫颈环扎

Gore-Tex CV2 缝线距离断端 0.5cm,潜行缝合环扎,线结位于子宫后方减少膀胱刺激。

十二、输卵管通液试验

术中行输卵管通液试验可以直观观察到输卵管是否通畅,部分宫颈癌患者可能会由于盆腔炎症等原因导致输卵管不通甚至输卵管积液,如果患者存在输卵管不通的情况应予以记录并告知患者,如患者打算妊娠,可建议患者术后接受体外受精的人工辅助生育。同时,如果患者输卵管不通或积液可建议患者术中行患侧输卵管切除以防止辅助生育过程中积液回流对胚胎着床的影响。

选用带气囊的婴儿导尿管,自宫颈口插入宫腔,气囊内注入生理盐水3~5ml,轻提导尿管使气囊紧贴宫颈口。使输卵管保持平顺,周围给予清洁纱布保护,使用稀释后的亚甲蓝溶液,自导尿管管腔内注入宫腔并保持适度压力,观察并记录是否有亚甲蓝自输卵管开口流出(图 11-20)。

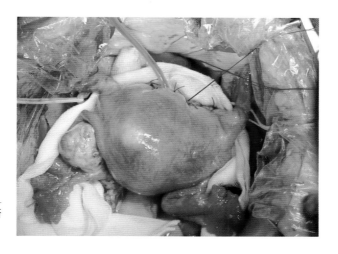

图 11-20　亚甲蓝通液试验
直视下观察双侧输卵管是否通畅。

十三、防粘连节育环置入

宫颈粘连是根治性宫颈切除术后的常见并发症,采用防粘连装置能减少宫颈管粘连的发生。在多种防粘连的装置中,我们一般选择"T"形节育环,因为其可以在宫腔内放置更长时间,感染风险较小,在患者未打算妊娠时可以长期保证宫颈管通畅,同时对性生活的影响小。

目前市面上的"T"形节育环主要是利用环上所带的铜丝或者铜管在体内释放铜离子达到避孕的效果,但防粘连装置的目的并非节育,而是利用环的尾端或尾丝来防止宫颈粘连的发生。铜丝或铜管在防粘连过程中不起作用,反而使带有金属节育环的患者在术后无法行核磁共振检查,对患者的术后随访不利,因此此"T"形节育环置入宫腔前需要将其上捆绑的铜圈部拆除。其次,由于市面上节育环的尾丝很细,其防粘连的作用较弱,对节育环的第二个改造是将原尾丝去除,选用较粗的不可吸收缝线替代原尾丝。在宫颈环扎中剩余的 Gore-Tex CV2 不可吸收缝线粗细适中,可将其穿过环尾端的孔中系牢后完成节育环改造。

将改造完成的节育环放回放环器内,头端润滑后经宫颈口送入宫底,注意环展开的平面与宫腔冠状面保持一致,使节育环处于适合位置,可轻提节育环尾丝确认是否容易脱落,保证放置的位置正常(图 11-21)。

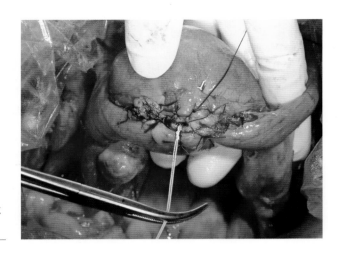

图 11-21　宫颈防粘连节育环放置

十四、宫颈残端阴道吻合

残端宫颈与阴道吻合可选择直接吻合或者袖套吻合两种方式，术中如宫颈切除较多可选择直接吻合的方法；如残留宫颈较长，采用袖套吻合的方法可形成新的宫颈阴道部。

采用 3-0 可吸收线自一侧阴道角部间断"U"字缝合阴道残端与阴道残端，为便于操作可先缝合阴道后壁和宫颈残端后壁，间隔 0.3cm 左右缝合一圈，打结部位位于阴道外侧，以减少阴道内的线结。也可采用连续锁扣缝合的方法缝合阴道壁及宫颈残端，该方法线结少，并对阴道残端具有止血作用（图 11-22）。直接缝合法愈合后在阴道顶端仅见宫颈开口，无穹窿及阴道宫颈部。

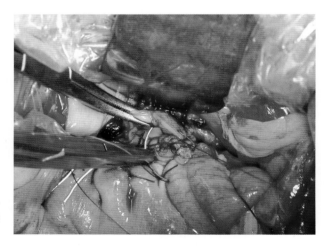

图 11-22　宫颈残端阴道吻合

3-0 可吸收线连续锁扣端端缝合可止血并减少阴道内线结。

袖套吻合方法为将残端宫颈套入阴道内，采用上述方法间断"U"字缝合阴道壁与残端宫颈下端的浆肌层，该方法可在阴道顶端形成新的穹窿及宫颈阴道部。愈合后的宫颈位置明确，需要进行宫腔操作时可给予宫颈钳夹持新的宫颈，使宫腔操作更为方便。

十五、盆腔腹膜化

在完成残端宫颈阴道吻合后，应将子宫周围打开的腹膜缝合，腹膜化以减少术后的盆腔粘连，防止输卵管、卵巢粘连于盆腔清扫的创面，尤其是落入并粘连于闭孔窝处。

使用 3-0 可吸收线分别连续缝合子宫直肠反折腹膜、骨盆漏斗韧带外侧及子宫膀胱反折腹膜达到腹膜化的目的（图 11-23）。骨盆漏斗韧带外侧近头侧的腹膜可不必完全缝合，因为此处位置较高对输卵管、卵巢的影响较小，且经淋巴结清扫术后淋巴液可从该处流出，减少淋巴囊肿的发生和程度。腹腔负压引流管也可经此处放入腹膜后，可减少引流管导致的腹膜粘连的发生。

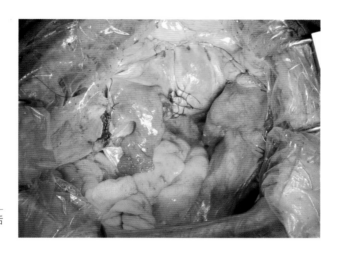

图 11-23　盆腔腹膜化

盆腔前后腹膜缝合后减少术后粘连风险。

视频 11-1
经腹根治性宫颈切除术（陈小军　吴小华）

笔者团队 ART 手术视频详见视频 11-1。

参考文献

［1］ SMITH ES, MOON AS, O'HANLON R, et al. Radical trachelectomy for the treatment of early-stage cervical cancer: a systematic review. Obstet Gynecol, 2020, 136 (3): 533-542.

［2］ SALVO G, RAMIREZ PT, LEITAO M, et al. International radical trachelectomy assessment: IRTA study. Int J Gynecol Cancer, 2019, 29 (3): 635-638.

［3］ MATSUO K, CHEN L, MANDELBAUM RS, et al. Trachelectomy for reproductive-aged women with early-stage cervical cancer: minimally invasive surgery versus laparotomy. Am J Obstet Gynecol, 2019, 220 (5): 469 e461-469 e413.

［4］ COSTALES A, MICHENER C, ESCOBAR-RODRIGUEZ PF. Radical trachelectomy for early stage cervical cancer. Curr Treat Options Oncol, 2018, 19 (12): 75.

［5］ CAO DY, YANG JX, WU XH, et al. Comparisons of vaginal and abdominal radical trachelectomy for early-stage cervical cancer: preliminary results of a multi-center research in China. Br J Cancer, 2013, 109 (11): 2778-2782.

［6］ BALAYA V, LECURU F, MAGAUD L, et al. Perioperative morbidity of radical trachelectomy with lymphadenectomy in early-stage cervical cancer: a French prospective multicentric cohort. J Gynecol Oncol, 2019, 30 (3): e34.

［7］ WETHINGTON SL, SONODA Y, PARK KJ, et al. Expanding the indications for radical trachelectomy: a report on 29 patients with stage IB1 tumors measuring 2 to 4 centimeters. Int J Gynecol Cancer, 2013, 23 (6): 1092-1098.

［8］ BENTIVEGNA E, MAULARD A, PAUTIER P, et al. Fertility results and pregnancy outcomes after conservative treatment of cervical cancer: a systematic review of the literature. Fertil Steril, 2016, 106 (5): 1195-1211 e1195.

［9］ OKUGAWA K, YAHATA H, SONODA K, et al. Safety evaluation of abdominal trachelectomy in patients with cervical tumors >/=2cm: a single-institution, retrospective analysis. J Gynecol Oncol, 2020, 31 (4): e41.

［10］ JIANG X, JIN Y, LI Y, et al. Clear cell carcinoma of the uterine cervix: clinical characteristics and feasibility of fertility-preserving treatment. Onco Targets Ther, 2014, 7: 111-116.

［11］ RICCIARDI E, PLETT H, SANGIORGIO V, et al. Adult primary cervical rhabdomyosarcomas: A Multicentric cross-national case series. Int J Gynecol Cancer, 2020, 30 (1): 21-28.

［12］ KAYTON ML, WEXLER LH, LEWIN SN, et al. Pediatric radical abdominal trachelectomy for anaplastic embryonal rhabdomyosarcoma of the uterine cervix: an alternative to radical hysterectomy. J Pediatr Surg, 2009, 44 (4): 862-867.

［13］ BOUCHARD-FORTIER G, KIM RH, ALLEN L, et al. Fertility-sparing surgery for the management of young women with embryonal rhabdomyosarcoma of the cervix: A case series. Gynecol Oncol Rep, 2016, 18: 4-7.

［14］ SINGH S, REDLINE R, RESNICK KE. Fertility-sparing management of a stage I B1 small cell neuroendocrine cervical carcinoma with radical abdominal trachelectomy and adjuvant chemotherapy. Gynecol Oncol Rep, 2015, 13: 5-7.

［15］ NEZHAT C, ROMAN RA, RAMBHATLA A, et al. Reproductive and oncologic outcomes after fertility-sparing surgery for early stage cervical cancer: a systematic review. Fertil Steril, 2020, 113 (4): 685-703.

［16］ WILLOWS K, LENNOX G, COVENS A. Fertility-sparing management in cervical cancer: balancing oncologic outcomes with reproductive success. Gynecol Oncol Res Pract, 2016, 3: 9.

［17］ MATSUO K, MACHIDA H, MANDELBAUM RS, et al. Trachelectomy for stage I B1 cervical cancer with tumor size >2cm: trends and characteristics in the United States. J Gynecol Oncol, 2018, 29 (6): e85.

［18］ LI X, LI J, WEN H, et al. The Survival Rate and Surgical Morbidity of Abdominal Radical Trachelectomy Versus Abdominal Radical Hysterectomy for Stage I B1 Cervical Cancer. Ann Surg Oncol, 2016, 23 (9): 2953-2958.

［19］ LI X, LI J, JIANG Z, et al. Oncological results and recurrent risk factors following abdominal radical trachelectomy: an updated series of 333 patients. BJOG, 2019, 126 (9): 1169-1174.

［20］ MATSUO K, MATSUZAKI S, MANDELBAUM RS, et al. Association between hospital surgical volume and perioperative outcomes of fertility-sparing trachelectomy for cervical cancer: A national study in the United States. Gynecol Oncol, 2020, 157 (1): 173-180.

［21］ DI DONATO V, CARUSO G, SASSU CM, et al. Fertility-sparing surgery for women with stage I cervical cancer of 4cm or larger: a systematic review. J Gynecol Oncol, 2021, 32 (6): e83.

［22］ LI J, WU X, LI X, et al. Abdominal radical trachelectomy: Is it safe for IB1 cervical cancer with tumors ≥ 2cm? Gynecol Oncol, 2013, 131 (1): 87-92.

［23］ LINTNER B, SASO S, TARNAI L, et al. Use of abdominal radical trachelectomy to treat cervical cancer greater than 2cm in diameter. Int J Gynecol Cancer, 2013, 23 (6): 1065-1070.

［24］ RAMIREZ PT, FRUMOVITZ M, PAREJA R, et al. Minimally invasive versus abdominal radical hysterectomy for cervical cancer. N Engl J Med, 2018, 379 (20): 1895-1904.

［25］ 吴小华. 保留生育功能经腹根治性宫颈切除术治疗宫颈癌的技术要点. 肿瘤学杂志, 2007 (4): 260-262.

［26］ 吴小华. 广泛宫颈切除术在宫颈癌保留生育功能治疗中的价值评估及手术要点. 中国实用妇科与产科杂志, 2013, 29 (5): 326-328.

［27］ LI J, LI Z, WANG H, et al. Radical abdominal trachelectomy for cervical malignancies: surgical, oncological and fertility outcomes in 62 patients. Gynecol Oncol, 2011, 121 (3): 565-570.

［28］ 李璡, 吴小华. 宫颈癌保留生育功能的腹式根治性宫颈切除术———一项潜在获益人群的研究. 中国癌症杂志, 2012, 22 (6): 407-412.

［29］ CIBULA D, SLAMA J, FISCHEROVA D. Update on abdominal radical trachelectomy. Gynecol Oncol, 2008, 111 (2 Suppl): S111-115.

［30］ ABU-RUSTUM NR, SONODA Y. Fertility-sparing radical abdominal trachelectomy for cervical carcinoma. Gynecol Oncol, 2007, 104 (2 Suppl 1): 56-59.

［31］ AL-NIAIMI AN, EINSTEIN MH, PERRY L, et al. Uterine artery sparing robotic radical trachelectomy (AS-RRT) for early cancer of the cervix. Int J Gynaecol Obstet, 2011, 112 (1): 76-80.

［32］ KISU I, BANNO K, MIHARA M, et al. Indocyanine green fluorescence imaging for evaluation of uterine blood flow in cynomolgus macaque. Plos One, 2012, 7 (4): e35124.

［33］ ESCOBAR PF, RAMIREZ PT, GARCIA OCASIO RE, et al. Utility of indocyanine green (ICG) intra-operative angiography to determine uterine vascular perfusion at the time of radical trachelectomy. Gynecol Oncol, 2016, 143 (2): 357-361.

［34］ UMEMURA K, ISHIOKA S, ENDO T, et al. Changes of uterine blood flow after vaginal radical trachelectomy (VRT) in patients with early-stage uterine invasive cervical cancer. Int J Med Sci, 2010, 7 (5): 260-266.

［35］ TANG J, LI J, WANG S, et al. On what scale does it benefit the patients if uterine arteries

273

were preserved during ART？ Gynecol Oncol, 2014, 134 (1): 154-159.

［36］ SPEISER D, MANGLER M, KOHLER C, et al. Fertility outcome after radical vaginal trachelectomy: a prospective study of 212 patients. Int J Gynecol Cancer, 2011, 21 (9): 1635-1639.

［37］ MATHEVET P, LASZLO DE KASZON E, et al. Fertility preservation in early cervical cancer. Gynecol Obstet Fertil, 2003, 31 (9): 706-712.

［38］ LI X, LI J, JU X, et al. Abdominal scar characteristics as a predictor of cervical stenosis after abdominal radical trachelectomy. Oncotarget, 2016, 7 (25): 37755-37761.

［39］ LI X, LI J, WU X. Incidence, risk factors and treatment of cervical stenosis after radical trachelectomy: A systematic review. Eur J Cancer, 2015, 51 (13): 1751-1759.

［40］ BEINER ME, COVENS A. Surgery insight: radical vaginal trachelectomy as a method of fertility preservation for cervical cancer. Nat Clin Pract Oncol, 2007, 4 (6): 353-361.

［41］ BENEDETTI-PANICI P, MANESCHI F, D'ANDREA G, et al. Early cervical carcinoma: the natural history of lymph node involvement redefined on the basis of thorough parametrectomy and giant section study. Cancer, 2000, 88 (10): 2267-2274.

［42］ EINSTEIN MH, PARK KJ, SONODA Y, et al. Radical vaginal versus abdominal trachelectomy for stage Ⅰ B1 cervical cancer: a comparison of surgical and pathologic outcomes. Gynecol Oncol, 2009, 112 (1): 73-77.

［43］ BENTIVEGNA E, GOUY S, MAULARD A, et al. Oncological outcomes after fertility-sparing surgery for cervical cancer: a systematic review. Lancet Oncol, 2016, 17 (6): e240-e253.

［44］ ZHANG D, LI J, GE H, et al. Surgical and pathological outcomes of abdominal radical trachelectomy versus hysterectomy for early-stage cervical cancer. Int J Gynecol Cancer, 2014, 24 (7): 1312-1318.

［45］ LI X, LI J, WEN H, et al. The survival rate and surgical morbidity of abdominal radical trachelectomy versus abdominal radical hysterectomy for stage Ⅰ B1 cervical cancer. Ann Surg Oncol, 2016, 23 (9): 2953-2958.

［46］ PRODROMIDOU A, IAVAZZO C, FOTIOU A, et al. Short-and long term outcomes after abdominal radical trachelectomy versus radical hysterectomy for early stage cervical cancer: a systematic review of the literature and meta-analysis. Arch Gynecol Obstet, 2019, 300 (1): 25-31.

第十二章 微创根治性宫颈切除术：手术入路的思考

Chapter 12 Minimally Invasive Radical Trachelectomy：Considerations on Surgical Approach

Gloria Salvo Pedro T.Ramirez 吴勇 编译

在全球女性中,宫颈癌是第四种最常见的癌症[1]。该病常在育龄女性中确诊,37% 的新发宫颈癌患者确诊时的年龄低于 45 岁[2],越来越多的宫颈癌患者因晚育而渴望接受保留生育功能的治疗。

1994 年,Dargent 等首次报告了经阴道根治性宫颈切除术（vaginal radical trachelectomy,VRT）[3],该疗法成为早期宫颈癌患者保留生育功能的首选。单一医疗机构[4,5]、系统综述[6]、美国国家癌症数据库[7]的研究比较了根治性宫颈切除术与标准根治性子宫切除术的发病率、死亡率、复发率,进而得出结论：根治性宫颈切除术是早期宫颈癌患者保留生育功能的一种切实可行的选项。根治性宫颈切除术的手术比率在过去数十年内有所增加,美国的宫颈切除术手术比率从 2004 年的 1.5% 升至 2014 年的 3.8%,其中 30 岁以下患者增幅最大（从 2004 年的 4.6% 增至 2014 年的 17.0%）[7]。

自从作为一种经阴道手术首次公布以来,根治性宫颈切除术已通过经腹根治性宫颈切除术（abdominal radical trachelectomy,ART）、腹腔镜根治性宫颈切除术（laparoscopic radical trachelectomy,LRT）、机器人辅助根治性宫颈切除术（robotic radical trachelectomy,RRT）得到报道。Smith 等人最近发表了一份系统综述[8],其中包括从 1999 年到 2019 年经各种方法接受根治性宫颈切除术的 2 566 例患者。出于发表时间的原因,该综述涵盖的多数病例均接受了 VRT（58.1%）、ART（37.2%）或 LRT（4.7%）术式。总体而言,中位肿瘤大小为 1.5cm,肿瘤 ≤2cm 的病例占比 69.2%,中位间质浸润深度为 5mm 且肿瘤大小>2cm 的病例占比为 30.8%。其中多数患者（74.8%）处于国际妇产科联盟（The International Federation of Gynecology and Obstetrics,FIGO）分期 2009 版规定的 I B1 期,其次为 I A2 期（15.5%）。约三分之一（31.2%）的肿瘤存在淋巴脉管间隙浸润（lymph vascular space invasion,LVSI）,6.1% 的肿瘤存在盆腔淋巴结转移。各研究的中位随访时间为 48 个月,复发率为 3.3%,复发时间为 26

个月。5 年无复发生存率和总生存率分别为 94.6% 和 97.4%。宫颈切除术后的妊娠率为 23.9%,其中活产率为 75.1%。

VRT 的优点是恢复速度更快和更早回归正常生活,但其缺点是需要复杂的阴道外科手术训练。报道的术中转子宫切除术比率为 3.9%,VRT 术后辅助治疗比率为 4.4%。随访时间为 50.9 个月,复发率为 3.8%,中位 5 年无复发生存率为 94.4%,死亡率为 1.7%,中位 5 年总生存率为 97.4%[8]。

1997 年发表的一篇论文描述了 ART 的方法[9]。值得注意的是,首例 ART 由 Eugen Bogdan Aburel 在 1957 年发表,然而,业界并未认可,因为这些患者术后均未怀孕。该方法的主要优点在于,主刀医生无需接受复杂的阴道手术专项训练。此外,该方法成为肿瘤较大患者的选择之一,因为该方法可行宫旁组织切除的范围比经阴道手术更大[10]。与经阴道手术相比,经腹手术的缺点在于术中失血量和输血率更高,住院时间更长。对于经腹入路手术而言,中转子宫切除术比率为 12.6%,有 5.4% 的患者会接受辅助治疗。中位随访时间为 38 个月,复发率为 3.3%,5 年无复发生存率为 96.3%,死亡率为 1.5%,5 年总生存率为 98.6%[8]。

2003 年公布的 LRT[11]和 2008 年公布的 RRT[12,13]展示了微创手术围手术期的优势,如失血量少、输血率低、住院时间短、回归日常活动的速度快。微创手术与阴道入路和开放入路类似,其发表的论文均为回顾性病例研究,样本量小且随访时间短。Smith 等人针对腹腔镜入路开展研究,其中术中中转子宫切除的比率为 11.8%,且所有患者均未接受辅助治疗。中位随访时间为 25 个月,复发率中位数为 0,5 年无复发生存率未见报告,死亡率为 0,5 年总生存率也未见报告[8]。

2018 年开展的一项比较开放与微创根治性子宫切除术的前瞻性、多中心、Ⅲ期随机对照试验研究(LACC)表明:微创手术组的肿瘤学预后、无病生存期、总体生存期均更差[14]。该结论致使业界纷纷质疑微创根治性宫颈切除术的安全性,考虑到这种保育手术的适用人群与 LACC 试验中纳入的人群相似,因此需要更审慎地看待微创入路在保育手术中的结局。

本章旨在回顾单一机构、系统综述、美国国家癌症数据库、国际合作研究报道的根治性宫颈切除术的开放入路和微创入路的肿瘤学预后。此外,本文还将讨论最近发表的一项单臂研究和两项正在开展的前瞻性随机研究,以此来概述已发表的有关保守根治性手术的数据。

第一节 外科手术入路

一、经腹根治性宫颈切除术

目前为止发表的有关 ART 的最大系列论文是 Li 等开展的一项单一机构回顾性研究[15]。此项研究包含 333 例 FIGO 分期 2009 版 Ⅰ A1 期伴 LVSI 至

ⅠB1 期，在 2004 年至 2017 年期间接受了 ART 保育手术的宫颈癌患者。其中最常见的组织学类型为鳞状细胞癌，共计 271 例（81.4%）。ⅠB1 期患者 255 例（76.6%）。132 例肿瘤 ≥2cm（39.6%）。随访中位时间为 56 个月，11 例患者出现复发，5 例患者因该病死亡。5 年无复发生存率和 5 年总生存率分别为 96.3% 和 98.6%。肿瘤 ≥2cm 患者的复发率与肿瘤<2cm 患者相当。该研究表明：腺鳞癌患者复发率明显高于鳞状细胞癌或腺癌患者（分别为 18.2%、3.9%、2.6%，$P<0.05$）。所有腺鳞癌复发患者的肿瘤均 ≥2cm。多因素分析表明复发的唯一独立危险因素为组织学类型。作者得出结论：经过挑选的肿瘤 ≥2cm 的 ⅠB1 期宫颈癌患者，ART 术后生存率良好，因此该手术方案是一个安全的选择。然而，作者也表示：在肿瘤 ≥2cm 且组织学类型为腺鳞癌的情况下，医生应审慎地建议患者接受 ART。

二、微创根治性宫颈切除术

由于接受过经阴道手术培训的妇科医生数量较少，且微创手术的围手术期疗效优于开放入路，因此与阴道入路相比，在全球范围内，微创手术在妇科肿瘤盆腔手术中较为普及。Lee 等在 2003 年报道了首例 LRT[11]。随后在 2008 年，首批有关 RRT 的论文发表[12,13]。到目前为止，小型回顾性研究和系统综述中发表的肿瘤学预后表明：微创手术的疗效可能与经腹手术相当。然而，应注意到，有关微创手术的评估研究受到了以下事实的限制：与其他研究相比，尤其是与那些评估 VRT 或 ART 的研究相比，微创手术组的随访时间更短，因此在研究成果发表时可能尚未出现肿瘤复发事件。此外，考虑到研究成果发表的时间趋势，许多提供了阴道入路或开放入路比较数据的研究没有采用同时间比较，而是对不同时间的数据进行比较。

首批比较 RRT 和 ART 的系列论文发表于 2012 年，其中涉及 37 例患者（ART 25 例；RRT 12 例）[16]。接受 RRT 的患者术后出血量显著减少，住院时间显著缩短，但两者在手术时间上并无差异（328 分钟 *vs.* 294 分钟，$P=0.26$）。23 例（62%）患者在术后病理报告中未见残留病变。5 例（ART 1 例；RRT 4 例）患者接受了根治性子宫切除术，因为病灶靠近上切缘（小于 5mm）的位置。RRT 组患者的中位随访时间比 ART 组较短（10.8 个月 *vs.* 26.4 个月；$P=0.004$），两种手术入路均未报道肿瘤复发。2015 年，Vieira 等[17]发表了一项回顾性研究，比较了 3 家医疗机构在 2002 年至 2013 年间，100 例接受根治性宫颈切除术的患者，包含 ART 58 例以及微创手术 42 例（RRT 或 LRT）。他们比较了两种术式的围手术期、肿瘤和妊娠预后三个方面。两组在年龄、身体质量指数、组织学、LVSI、肿瘤分期方面具有相似性（$P>0.05$）。微创手术和经腹手术的手术时间中位数分别为 272 分钟和 270 分钟（$P=0.78$）；微创手术出血量比经腹手术显著降低（50ml *vs.* 300ml）（$P<0.000\ 1$）；微创手术住院时间要比经腹手术短（1 天 *vs.* 4 天，$P<0.000\ 1$）。在保留生育功能的 83 名患者（微创手术 33 例；经腹手术 50 例）中有 34 人试图怀孕，16 名（47%）患者成功受孕（微创手术 2 例 *vs.* 经腹手术 14 例，$P=0.01$）。经腹手术组妊娠率高于微创手术组

（51% *vs.* 28%，*P*=0.018）。微创手术组的中位随访时间要比开放手术组短（25个月 *vs.* 66 个月）。在研究成果发表之时，经腹手术组存在 1 例复发，微创手术组未见复发病例，两组均无因病死亡报告[18]。

2016 年，Bentivegna 等[19]发表了一篇有关 6 种保育手术的肿瘤结局的系统综述（宫颈锥形切除术或单纯宫颈切除术，新辅助化疗后行保育手术，以及 VRT、ART、LRT 或 RRT）。该综述共包含 28 个系列，其中涵盖 660 例接受 ART 的患者。ART 的术后复发率为 5%，含 9 例死亡报告。其中，18 个系列报告了 238 例 LRT，中位随访时间为 24 个月，复发率为 6%。还有 9 个系列报告了 89 例接受 RRT 的患者，只有一个系列报告了在一轮随访时间内出现两次复发的病例；在ⅠB1 期（FIGO 分期 2009 版）的患者中有 20% 的患者切缘接近或呈阳性；只有 1 个系列报道随访时间超过 34 个月；其余 4 个系列并未报道随访时间，这表明 RRT 目前仍处于观察性阶段。考虑到这是一份系统综述，而非 meta 分析，因此作者并未比较各种手术入路的围手术期数据和肿瘤学预后。

2018 年，美国国家癌症数据库发表了一项研究，评估了美国的宫颈切除术使用趋势，并且研究了 FIGO 分期 2009 版规定的ⅠA2~ⅠB2 期、年龄小于 50 岁的女性宫颈切除术与子宫切除术的手术预后[7]。此项研究包含了从 2004 年到 2014 年接受手术的 15 150 名患者（子宫切除术 14 714 例；宫颈切除术 436 例）。在研究期间，美国的宫颈切除术比例从 1.5% 升至 3.8%，其中 30 岁以下妇女患者增幅最大，从 2004 年的 4.6% 增至 2014 年的 17.0%（*P*<0.001）。经过倾向评分配比，宫颈切除术与死亡风险无关。子宫切除术的死亡率为 6.0%，而宫颈切除术死亡率为 5.2%。与之类似，在所有检查阶段，宫颈切除术和子宫切除术的 5 年期生存率相似，分别为 92.4% 和 92.3%。作者得出结论：美国接受宫颈切除术来治疗早期宫颈癌的患者人数增加，特别是在年轻女性（30 岁以下）中，宫颈切除术和子宫切除术的存活率相近。

第二节　LACC 临床试验的影响

2018 年，学界完成了一项随机前瞻性试验——LACC 研究，包括 FIGO 分期 2009 版规定的ⅠA1 期伴 LVSI 至ⅠB1 期宫颈癌患者，她们接受了经腹或微创（腹腔镜或机器人辅助）根治性子宫切除术。试验结果表明：微创根治性子宫切除术 4.5 年无病生存率为 86%，而经腹根治性子宫切除术则为 96.5%。微创手术也与较高的局部复发和较高的死亡率有关[14]。多项回顾性研究和国家数据库研究随后也证实了随机前瞻性 LACC 研究的结果[20-24]。此外，LACC 研究的次要终点表明，经腹手术组与微创手术组在围手术期并发症发生率或生活质量预后方面并不存在差异[25]。随机前瞻性 LACC 研究得出的意外结果引发学界对微创根治性宫颈切除术在肿瘤学安全性方面的关注。

在 LACC 研究成果发表之后，美国国家癌症数据库发表了一项研究，其中包含 246 名年龄小于 50 岁，且在 2010 年至 2015 年期间接受了经腹（$n=102$）和微创（$n=144$）根治性宫颈切除术的早期宫颈癌患者[26]。本研究旨在评估美国微创根治性宫颈切除术的发展趋势。该研究表明，微创手术使用率从 2010 年的 29.3% 显著增至 2015 年的 75.0%（$P<0.001$）；到 2011 年，微创手术成为宫颈切除术的主要方法（54.8%）。尽管肿瘤学预后并非此项研究的主要目的，但作为一个次要观察目标，微创手术的 4 年总生存率为 95.7%，经腹组的 4 年总生存率为 92.3%。微创手术的中位随访时间为 37 个月，经腹手术的中位随访时间为 40 个月，其中存在 11 例（5.3%）死亡，微创手术 4 例（3.5%），经腹手术 7 例（7.6%）（$P=0.25$）。作者们得出结论：2011 年后，微创根治性宫颈切除术已成为 FIGO 分期 2009 版规定的 IA2 至 IB 期育龄宫颈癌患者的主要手术方式，并且无论采用何种手术方式，这些接受了根治性宫颈切除术的患者均表现出较好的生存率。尽管该研究表明微创手术和经腹手术在生存率上并无差异，但前者对生存率的影响仍属未知，有待进一步研究。

考虑到接受根治性宫颈切除术的患者数量有限，且复发率低，因此不太可能开展随机化对照试验对经腹治疗与微创治疗进行比较。最近发表的一项国际合作回顾性研究——IRTA 研究，比较了经腹与微创根治性宫颈切除术在术后的 4.5 年无病生存率[27]。此项研究包含从 2005 年到 2017 年在 12 个国家的 18 个医疗中心接受治疗的患者。患者入选条件：罹患鳞状细胞癌、腺癌或腺鳞癌；术前肿瘤小于 2cm；行经腹或微创根治性宫颈切除术（腹腔镜或机器人辅助），伴盆腔淋巴结清扫术和 / 或前哨淋巴结活检。患者排除标准：接受新辅助化疗或术前盆腔放疗、怀孕、IA1 期伴 LVSI、转归宫颈切除术（转根治性子宫切除术）或阴道入路。主要研究终点为 4.5 年无病生存率，次要目标包括 4.5 年总体生存率和复发率。在最终分析中，共有 646 例患者入选（经腹手术 358 例；微创手术 288 例）。经腹手术患者中位年龄为 32 岁，而微创手术患者中位年龄为 31 岁。经腹手术肿瘤大小中位数为 15mm（0~31mm），而微创手术病理肿瘤大小中位数为 12mm（0.8~40.0mm）。经腹手术盆腔淋巴结受累率为 5.3%（19/358），而微创手术为 4.9%（14/288）。经腹手术中位随访时间为 5.5 年，而微创手术中位随访时间为 3.1 年。在 4.5 年内，358 例接受经腹根治性宫颈切除术的患者有 17 例出现复发（4.7%）而 288 例接受微创手术的患者有 18 例出现复发（6.2%）（$P=0.40$）。经腹手术的 4.5 年无病生存率为 94.3%，而微创手术为 91.5%（$P=0.37$）。术后复发风险倾向评分分析显示不同手术方式间无差异（$P=0.42$）。在 4.5 年时出现 6 例与该病相关的死亡事件，经腹手术 3 例，微创手术 3 例（$P=0.49$）。经腹手术 4.5 年总体生存率为 99.2%，而微创手术 4.5 年总体生存率为 99.0%。两组复发率均较低，且经腹根治性宫颈切除术和微创根治性宫颈切除术 4.5 年无病生存率也无明显差异。对于希望保留生育功能的早期宫颈癌患者而言，宫颈锥形切除术和盆腔淋巴结评估等保守根治性手术有可能是附加选项。

第三节　已发表文献研究的局限性

在比较经腹根治性宫颈切除术与微创根治性宫颈切除术时,已发表的文献存在一些局限性。其中一项持续存在的缺陷是所有研究在本质上均为回顾性研究且样本量很小。因此,这些研究均不足以识别出经腹手术和微创手术间存在统计学上的差异。换言之,现有事件不足以得出检验功效为80%且显著性水平是0.05。尽管因为$P>0.05$,结论便以常规方式表明微创根治性宫颈切除术与经腹手术具有相同肿瘤学预后(复发率和死亡率),但学界须注意:结果不具统计学含义并不意味着这两种方法等效,而可能是因为样本量太小。

这些研究的另一个局限性是采用了历史对照,即以两种入路开展的手术并非同时进行,而是按次序发生的。至于宫颈癌分期、影像诊断、辅助治疗、指南推荐均会随着时间发生变化。第一,使用横断面成像研究来更好地估计肿瘤大小和疾病局部扩散,以确定患者可以行保留生育功能手术的状况已逐步发生变化。第二,前哨淋巴结活检增加,用以评估常规淋巴结清扫术可能错过的处于非典型位置的淋巴结。此外,患者对辅助治疗是否需要可以通过检测微转移和使用超分期等手段获得更精确的分期和确定。第三,随着时间推移,辅助治疗的改进也有可能改善预后,从而有利于微创入路。第四,宫颈癌复发患者治疗后出现好转,这可能导致肿瘤学预后出现改善。最后,更好的支持治疗和临终关怀可能也会影响这些系列报道的预后。如已发布的病例系列和评论所示,经腹入路和微创入路的随访时间往往不平衡。微创组随访时间较短,该组的复发报道也因此较少。

此外,比较微创根治性宫颈切除术和经腹根治性宫颈切除术间肿瘤学预后的病例系列中,没有一项研究用到统计学方法来调整混杂因素。较之于开放性手术患者而言,微创手术组患者的肿瘤一般较小,疾病分期较早,淋巴结受累率较低,辅助治疗需求较小。未经调整或未经充分调整的生存分析容易偏向有利于微创手术,因为这些因素与更好的预后有关。

在比较两种入路的时候,研究中心往往会评估"自己的数据",然后表示两种入路在复发率上无差异。根治性宫颈切除术并不是妇科肿瘤常用手术方式,特别需要注意的是,无论采用何种手术入路,其复发率均很小,无论多中心研究还是美国国家癌症数据库研究均无法包含足够多的病例,因此不能发现不同治疗方法在肿瘤学预后中的显著差异。会有研究者认为[28],两种入路之间预后无差别可能是由于前文所提及的因素(如样本量不同、手术开展的时间及随访时间不同、患者选择偏倚等)导致两种手术入路在预后方面并无差别。由此引出了以下问题:当微创组通常处于一个更有利的状态时,为什么两组间的预后仍相同? 因此,若纳入更多患者,其结果可能与随机前瞻性研究——LACC结果类似。Matsuo等人在2020年发表了一项美国国家癌症数据库研究[29],其结果表明:保留生育功能的宫颈切除术对年轻宫颈癌患者而言是一种十分罕见的外科手术，从 2001 年到 2011 年全美仅有 89 个医疗中心实施过此项手术，且绝大多数（82%）医院每年的手术均低于 2 例。在排名前十的医疗中心中，有 6 所医院每年实施超过 2.5 台手术。Matsuo 等人发表的研究数据是按照医院计算，而非按照每名外科医生来计算，若按照后一种方式来计算，则手术量可能更小。Melamed 等人[30]在最近发表的《宫颈癌微创根治性子宫切除术：在前瞻性随机化试验前采用一种新疗法》中提到"单独一位外科医生或医疗机构的经验不能形成足以指导临床实践的精准评估"。

在上述多中心 IRTA 研究中有若干内容应予以强调。首先，它是一项回顾性研究，容易出现几种与这类研究性质相关的偏倚。患者并不是随机决定接受经腹或微创手术，而是基于外科医生的选择。此外，两组均不平衡，经腹组复发高风险因素较多且辅助治疗率较高，这一事实可能影响到目前报告的初步结果。其次，样本量也是需要考虑的一点。因为随访时间长短和病例入组时间是决定样本量的重要因素，所以对回顾性研究开展的样本量计算并不准确。尽管如此，研究人员为了观察 5 年总生存率的统计学差异，总共需要观察 179 个事件。考虑到生存率超 90%，因此总共需要 1 382 名患者才能观察到 179 个事件。最后，尽管研究包含的手术是近年来实施的，但患者是在大约 12 年期间以 4.4 例 / 月的速度接受了手术，这表明了开展前瞻性随机化临床试验的难度。

LACC 试验发布之后，得克萨斯大学安德森癌症中心计划推荐所有进行根治性宫颈切除术的患者行经腹手术，且在围手术期行加速康复外科（enhanced recovery under surgery，ERAS）治疗[31,32]。

第四节　肿瘤小于 2cm 保守根治性手术研究：ConCerv、SHAPE、GOG 278

最近发表了一项评估保守根治性手术在低风险早期宫颈癌患者中作用的临床试验——ConCerv 研究[33]。ConCerv 研究是一项前瞻性、国际多中心、单臂试验，评估保守根治性手术的安全性和可行性，该临床试验入组 100 例肿瘤大小 ≤2cm 的早期，FIGO 分期 2018 版规定 IA2 或 IB1 期宫颈癌患者，且病例类型为鳞状细胞癌（任何等级）或腺癌（1 级或 2 级）。存在高危组织学类型或 LVSI 的患者被排除在外。根据对未来生育力的意愿，患者可以通过两种方式之一来接受治疗。须注意的是，该研究并非一项随机试验。对那些未来有生育意愿的患者，无论是否接受过前哨淋巴结活检，都可选择行宫颈锥切术和盆腔淋巴结清扫术；而无生育要求的患者，无论是否接受过前哨淋巴结活检，都可直接行子宫切除和盆腔淋巴结清扫术。该研究的主要目的是评估在这类患者中实施保守根治性手术的安全性和可行性。此外，该研究还有若干次要目标，包括与接受根治性子宫切除术相比，评估接受保守根治性手术的患者与治疗相关的发病率和生活质量。

　　研究结果显示,手术患者的年龄中位数为 38 岁,分期为 ⅠA2(33%) 和 ⅠB1(67%)。手术包括对 44 例患者实施子宫颈锥形切除术后开展淋巴结评估(盆腔淋巴结清扫或 SLN),对 40 例患者实施子宫颈锥形切除术后直接行单纯子宫切除术和淋巴结评估,对 16 例单纯子宫切除术后意外发现宫颈癌的患者行淋巴结清扫。其中 5 例患者中存在淋巴结转移(5%),1 例患者(2.5%)在子宫颈锥形切除后行子宫切除的标本中有残留病灶。所有患者的随访时间中位数为 36.3 个月,3 例患者在术后 2 年内复发,累积复发率为 3.5%。总之,在研究完成时,为了保留生育功能而接受子宫颈锥形切除术和淋巴结评估的 40 名(27.5%)妇女中,有 11 名报告了 14 例妊娠,其中 13 例(92.9%)胎儿足月分娩,1 例(7.1%)妊娠 22 周时胎儿死亡。ConCerv 试验结果表明:对低风险宫颈癌患者开展保守根治性手术可能具备可及性以及肿瘤学安全性。

　　另外两项正在开展的前瞻性试验结果也备受期待。第一项是根治性与单纯子宫切除术和盆腔淋巴结清扫在低风险早期宫颈癌(SHAPE)中的临床试验(NCT01658930)。这是一项非劣效性Ⅲ随机临床研究,比较 ⅠA2~ⅠB1 期(FIGO 分期 2009 版)患者(肿瘤小于 2cm),接受单纯子宫切除术 + 盆腔淋巴结清扫与根治性子宫切除术 + 盆腔淋巴结清扫的疗效。主要终点是安全性和盆腔无复发生存。次要终点涉及治疗的毒性作用、额外的盆腔无复发生存率、总体生存率、前哨淋巴结检出率、宫旁组织转移率、切缘状态、盆腔淋巴结状态、生活质量。目前此项研究已完成,预计在 2023 年取得成果。第二项研究是 GOG278 临床试验(NCT01649089),该研究评估保守根治性手术(单纯子宫切除术或者锥切活检伴淋巴切除术)对 ⅠA2~ⅠB1 期(FIGO 分期 2009 版)宫颈癌患者(肿瘤小于 2cm)的淋巴水肿、膀胱、肠道及性功能预后的影响,次要终点包括复发率和生存率。所有患者必须已接受锥切活检或环形电切术,术后病理为切缘阴性的癌和高级别病变。在本研究中,根据患者的生育意愿,研究人员将患者分为锥切活检加盆腔淋巴结清扫术,或单纯子宫切除术加盆腔淋巴结清扫术。此项研究仍在进行中,入组人数仍在增加。如果 SHAPE 和 GOG 278 试验结果均证实低风险宫颈癌患者行保守根治性手术的安全性,那么对于符合保守治疗标准的患者,治疗方式可能会变为单纯的子宫颈锥形切除术或全子宫切除术。

第五节　肿瘤大于 2cm 的研究:CONTESSA/ NEOCON-F

　　既往研究表明:将近 40% 的宫颈癌患者在 20 岁至 44 岁之间确诊,其中约有 46% 的病变局限于子宫颈[34]。据了解,根据 NCCN 指南,对于希望保留生育功能且病变组织小于 2cm 的年轻女性患者而言,根治性宫颈切除术现在被视作"标准"根治性子宫切除术的代替方案[35]。然而，既往数据表明：宫颈病变组织大小是影响预后的最重要因素之一，肿瘤大小大于 2cm 的患者在保留生育功能手术后的复发风险增加且具有统计学意义[19]。在大多数医疗中心，对于肿瘤大小在 2cm 到 4cm 之间的宫颈癌患者而言，当前的标准治疗方法是根治性子宫切除术。尽管可以接受根治性宫颈切除术，但由于淋巴结侵犯、切缘阳性、宫旁受累等高危特征，接受辅助治疗的人数比例可能很高。此外，在综合考虑浸润深度、肿瘤大小、淋巴脉管浸润等因素后，医生也可能推荐辅助治疗[36]。到目前为止，对于肿瘤大于 2cm 且希望保留生育功能的患者的最佳治疗方案尚未得到明确界定。

已发表文献中有接受新辅助化疗后再行根治性子宫切除术以缩小肿瘤大小的相关数据[37]。有了这些证据，一些研究数据在记录到肿瘤缩小后，寻求将新辅助化疗纳入早期宫颈癌年轻患者的治疗方案中，以此达到保留生育功能的目的。Plante 等人发表的一篇综述收集了 5 项关于保留生育功能手术后行新辅助化疗的研究数据。这些数据表明，较之于前期子宫颈切除术，新辅助化疗有效率为 71%，产科预后获得改善[38]。需要强调的是，新辅助化疗疗效不佳的患者，其宫颈癌复发风险和死亡风险会更高。

目前，研究人员正在开展一项名为 CONTESSA/NEOCON-F 的前瞻性研究，该研究纳入 FIGO ⅠB2 期，肿瘤大小 2~4cm 的宫颈癌患者，旨在评估新辅助化疗联合保育手术的可能性。这是一项 PMHC、DGOG、GCIG/CCRN 多中心研究[39]。在本研究中，患者将接受 3 个周期的铂类和紫杉醇化疗。那些获得完全/部分缓解的患者将接受保育手术，之后再接受为期 3 年的术后随访，以监测预后。疗效欠佳（残余病灶≥2cm）的患者将接受明确的根治性子宫切除术和/或放化疗。本研究的患者入选标准：必须具备经组织学证实的浸润性宫颈癌，经临床妇科检查和磁共振成像评估病灶大小为 2~4cm，淋巴结呈阴性，且年龄在绝经前（≤40 岁）。经过 3 个周期的新辅助化疗后，治疗对患者必须全部/部分有效（残余病灶<2cm）。患者排除标准：高危组织学类型、肿瘤扩展至子宫体/峡部（具体参照磁共振成像结果）、患者接受新辅助化疗后疗效/肿瘤退缩欠佳。此项研究的主要终点是评估功能性子宫（functional uterus）率，具体定义为保育成功且术后无需辅助治疗的患者概率。入选患者目标总数为 90 名。

第六节　总结

有证据表明，对于希望保留生育功能的早期宫颈癌患者来说，根治性宫颈切除术是一种安全可行的选择。此外，已发表的回顾性文献表明该类手术的肿瘤学结局等同于根治性子宫切除术。其中，第一篇文献是以阴道手术入路发表的，经腹、腹腔镜和机器人辅助手术在后续的回顾性病例分析中也均有报道。2018 年，第一项前瞻性随机对照临床试验（LACC）比较了微创（腹腔镜和机器人辅助）和经腹根治性子宫切除术的生存结局差异,结果显示微创手术比经腹手术具有更低的无病生存期和总生存期。这一里程碑式的研究引起了人们对微创根治性宫颈切除术肿瘤学安全性的关注。

2011 年,微创入路成为美国根治性宫颈切除术的主流方法。鉴于根治性宫颈切除术是一种不常进行的手术,目前仅发表了一些小规模的回顾性研究、系统综述和大型数据库研究。这些研究受到回溯性、小样本量、患者选择性偏倚、分组不均衡和手术入路比较等因素的限制。然而,目前已有的证据表明,经腹根治性宫颈切除术和微创根治性宫颈切除术的肿瘤学结局是相同的。

由于早期宫颈癌的根治性宫颈切除术相对罕见,且该手术的复发率和死亡率低,进行前瞻性随机试验是不现实的。最近,一项多中心国际注册研究(国际根治性宫颈切除术评估研究——IRTA)对经腹根治性宫颈切除术与微创根治性宫颈切除术的肿瘤学结局进行评估。此外,近期发表的一项单臂前瞻性研究(ConCerv)评估了低风险早期宫颈癌人群中保守根治性手术(宫颈锥切术或单纯子宫切除术)的肿瘤学结局。SHAPE 和 GOG278 是目前正在进行的两项前瞻性研究,用于评估低风险早期宫颈癌患者的保守性手术。这些研究的最终结局有望为早期宫颈癌患者提供最佳治疗方案。

参考文献

[1] BRAY F, FERLAY J, SOERJOMATARAM I, et al. Global cancer statistics 2018: GLOBOCAN estimates of incidence and mortality worldwide for 36 cancers in 185 countries. CA Cancer J Clin, 2018, 68 (6): 394-424.

[2] American Cancer Society. Cancer Facts & Figures 2020. CA Cancer J Clin, 2020: 1-76.

[3] DARGENT D, BRUN JL, ROY MRI. Pregnancies following radical trachelectomy for invasive cervical cancer. Gynecol Oncol, 1994, 52: 105.

[4] BEINER ME, HAUSPY J, ROSEN B, et al. Radical vaginal trachelectomy vs. radical hysterectomy for small early stage cervical cancer: a matched case-control study. Gynecol Oncol, 2008, 110 (2): 168-171.

[5] MARCHIOLE P, BENCHAIB M, BUENERD A, et al. Oncological safety of laparoscopic-assisted vaginal radical trachelectomy (LARVT or Dargent's operation): a comparative study with laparoscopic-assisted vaginal radical hysterectomy (LARVH). Gynecol Oncol, 2007, 106 (1): 132-141.

[6] PAREJA R, RENDÓN GJ, SANZ-LOMANA CM, et al. Surgical, oncological, and obstetrical outcomes after abdominal radical trachelectomy-a systematic literature review. Gynecol Oncol, 2013, 131 (1): 77-82.

[7] CUI RR, CHEN L, TERGAS AI, et al. Trends in use and survival associated with fertility-sparing trachelectomy for young women with early-stage cervical cancer. Obstet Gynecol, 2018, 131 (6): 1085-1094.

［8］ SMITH ES, MOON AS, O'HANLON R, et al. Radical trachelectomy for the treatment of early-stage cervical cancer: a systematic review. Obstet Gynecol, 2020, 136 (3): 533-542.

［9］ SMITH JR, BOYLE DC, CORLESS DJ, et al. Abdominal radical trachelectomy: a new surgical technique for the conservative management of cervical carcinoma. Br J Obstet Gynaecol, 1997, 104 (10): 1196-1200.

［10］ EINSTEIN MH, PARK KJ, SONODA Y, et al. Radical vaginal versus abdominal trachelectomy for stage IB1 cervical cancer: a comparison of surgical and pathologic outcomes. Gynecol Oncol, 2009, 112 (1): 73-77.

［11］ LEE CL, HUANG KG, WANG CJ, et al. Laparoscopic radical trachelectomy for stage Ib1 cervical cancer. J Am Assoc Gynecol Laparosc, 2003, 10 (1): 111-115.

［12］ PERSSON J, KANNISTO P, BOSSMAR T. Robot-assisted abdominal laparoscopic radical trachelectomy. Gynecol Oncol, 2008, 111 (3): 564-567.

［13］ GEISLER JP, ORR CJ, MANAHAN KJ. Robotically assisted total laparoscopic radical trachelectomy for fertility sparing in stage IB1 adenosarcoma of the cervix. J Laparoendosc Adv Surg Tech A, 2008, 18 (5): 727-729.

［14］ RAMIREZ PT, FRUMOVITZ M, PAREJA R, et al. Minimally invasive versus abdominal radical hysterectomy for cervical cancer. N Engl J Med, 2018, 379 (20): 1895-1904.

［15］ LI X, LI J, JIANG Z, et al. Oncological results and recurrent risk factors following abdominal radical trachelectomy: an updated series of 333 patients. BJOG, 2019, 126 (9): 1169-1174.

［16］ NICK AM, FRUMOVITZ MM, SOLIMAN PT, et al. Fertility sparing surgery for treatment of early-stage cervical cancer: open vs. robotic radical trachelectomy. Gynecol Oncol, 2012, 124 (2): 276-280.

［17］ VIEIRA MA, RENDÓN GJ, MUNSELL M, et al. Radical trachelectomy in early-stage cervical cancer: a comparison of laparotomy and minimally invasive surgery. Gynecol Oncol, 2015, 138 (3): 585-589.

［18］ API M, BOZA A, CEYHAN M. Robotic versus laparoscopic radical trachelectomy for early-stage cervical cancer: case report and review of literature. J Minim Invasive Gynecol, 2016, 23 (5): 677-683.

［19］ BENTIVEGNA E, GOUY S, MAULARD A, et al. Oncological outcomes after fertility-sparing surgery for cervical cancer: a systematic review. Lancet Oncol, 2016, 17 (6): e240-e53.

［20］ MELAMED A, MARGUL DJ, CHEN L, et al. Survival after minimally invasive radical hysterectomy for early-stage cervical cancer. N Engl J Med, 2018, 379 (20): 1905-1914.

［21］ NITECKI R, RAMIREZ PT, FRUMOVITZ M, et al. Survival after minimally invasive vs open radical hysterectomy for early-stage cervical cancer: a systematic review and meta-analysis. JAMA Oncol, 2020, 6 (7): 1019-1027.

［22］ ODETTO D, PUGA MC, SAADI J, et al. Minimally invasive radical hysterectomy: An analysis of oncologic outcomes from Hospital Italiano (Argentina). Int J Gynecol Cancer, 2019, 29 (5): 863-868.

［23］ UPPAL S, GEHRIG PA, PENG K, et al. Recurrence rates in patients with cervical cancer treated with abdominal versus minimally invasive radical hysterectomy: a multi-institutional retrospective review study. J Clin Oncol, 2020, 38 (10): 1030-1040.

［24］ CUSIMANO MC, BAXTER NN, GIEN LT, et al. Impact of surgical approach on oncologic outcomes in women undergoing radical hysterectomy for cervical cancer. Am J Obstet Gynecol, 2019, 221 (6): 619 e1-e24.

［25］ FRUMOVITZ M, OBERMAIR A, COLEMAN RL, et al. Quality of life in patients with cervical cancer after open versus minimally invasive radical hysterectomy (LACC): a secondary outcome of a multicentre, randomised, open-label, phase 3, non-inferiority trial. Lancet Oncol, 2020, 21 (6): 851-860.

［26］ MATSUO K, CHEN L, MANDELBAUM RS, et al. Trachelectomy for reproductive-aged women with early-stage cervical cancer: minimally invasive surgery versus laparotomy. Am J Obstet Gynecol, 2019, 220 (5): 469 e1-e13.

［27］ SALVO G, RAMIREZ PT, LEITAO MM, et al. Open vs minimally invasive radical trachelectomy in early-stage cervical cancer: International Radical Trachelectomy Assessment Study. Am J Obstet Gynecol, 2022, 226 (1): 97 e1-e16.

［28］ SALVO G, RAMIREZ PT, LEITAO M, et al. International radical trachelectomy assessment: IRTA study. Int J Gynecol Cancer, 2019, 29 (3): 635-638.

［29］ MATSUO K, MATSUZAKI S, MANDELBAUM RS, et al. Association between hospital surgical volume and perioperative outcomes of fertility-sparing trachelectomy for cervical cancer: a national study in the United States. Gynecol Oncol, 2020, 157 (1): 173-180.

［30］ MELAMED A, RAUH-HAIN JA, RAMIREZ PT. Minimally invasive radical hysterectomy for cervical cancer: when adoption of a novel treatment precedes prospective, randomized evidence. J Clin Oncol, 2019, 37 (33): 3069-3074.

［31］ NELSON G, BAKKUM-GAMEZ J, KALOGERA E, et al. Guidelines for perioperative care in gynecologic/oncology: Enhanced Recovery after Surgery (ERAS) society recommendations-2019 update. Int J Gynecol Cancer, 2019, 29 (4): 651-668.

［32］ INIESTA MD, LASALA J, MENA G, et al. Impact of compliance with an enhanced recovery after surgery pathway on patient outcomes in open gynecologic surgery. Int J Gynecol Cancer, 2019, 29 (9): 1417-1424.

［33］ SCHMELER KM, PAREJA R, LOPEZ BLANCO A, et al. ConCerv: a prospective trial of conservative surgery for low-risk early stage cervical cancer. Int J Gynecol Cancer, 2021, 31 (10): 1317-1325.

［34］ SIEGEL RL, MILLER KD, JEMAL A. Cancer statistics, 2020. CA Cancer J Clin, 2020, 70 (1): 7-30.

［35］ National Comprehensive Cancer Network. NCCN Clinical practice guidelines in oncology (NCCN Guidelines). Cervical Cancer. Version 1. 2021.

［36］ SEDLIS A, BUNDY BN, ROTMAN MZ, et al. A randomized trial of pelvic radiation therapy versus no further therapy in selected patients with stage IB carcinoma of the cervix after radical hysterectomy and pelvic lymphadenectomy. Obstet Gynecol

Surv, 1999, 54 (9): 571-573.

［37］ KIM HS, SARDI JE, KATSUMATA N, et al. Efficacy of neoadjuvant chemotherapy in patients with FIGO stage ⅠB1 to ⅡA cervical cancer: an international collaborative meta-analysis. Eur J Surg Oncol, 2013, 39 (2): 115-124.

［38］ PLANTE M. Bulky early-stage cervical cancer (2-4cm lesions): upfront radical trachelectomy or neoadjuvant chemotherapyfollowed by fertility-preserving surgery: which is the best option? Int J Gynecol Cancer, 2015, 25 (4): 722-728.

［39］ PLANTE M, VAN TROMMEL N, LHEUREUX S, et al. FIGO 2018 stage IB2 (2-4cm) Cervical cancer treated with Neo-adjuvant chemotherapy followed by fertility Sparing Surgery (CONTESSA); Neo-Adjuvant Chemotherapy and Conservative Surgery in Cervical Cancer to Preserve Fertility (NEOCON-F). A PMHC, DGOG, GCI. Int J Gynecol Cancer, 2019, 29 (5): 969-975.

第十三章　少见宫颈恶性肿瘤的保育手术

Chapter 13　Fertility-sparing Surgery for Rare Cervical Malignancies

李璡　李佳佳　李晓琦

　　针对宫颈癌保留生育功能的手术治疗,NCCN 指南适应证中对于肿瘤的病理类型作出了明确的规定,可考虑的适应证包括:宫颈鳞癌、宫颈腺癌、宫颈腺鳞癌;而绝对禁忌证则包括宫颈神经内分泌癌、胃型腺癌。然而,对于适应证和禁忌证以外的其他病理类型,是否仍有可能保留生育功能,指南并没有给出明确建议。从文献检索结果来看,一些病理类型位于保育治疗"灰区",但却好发于年轻女性(甚至女童)的宫颈恶性肿瘤,因发病罕见,往往有个例或系列报道。这一类肿瘤包括:宫颈葡萄簇横纹肌肉瘤、宫颈腺肉瘤和宫颈透明细胞癌。然而,这类患者中适合保育治疗的病例选择、保育手术方式的选择、术后辅助治疗方案和预后相关因素的报道往往不尽相同。受病例数量的限制,这类少见宫颈恶性肿瘤往往无法开展前瞻性的临床研究。病例报道、文献复习和回顾,可以帮助妇瘤科医生积累经验,以利于对有保育需求的患者实施相应治疗。

　　自 2006 年以来,复旦大学附属肿瘤医院妇科探索性地选择了部分少见宫颈恶性肿瘤年轻患者接受保留生育功能的手术。临床病理资料予以详细记录和分析,术后对患者进行长期随访,目的是探讨这类患者接受保育手术的适应证以及合适的手术方法,观察患者治疗后的预后和发育情况,为宫颈少见恶性肿瘤的保育治疗提供经验。

第一节　宫颈胚胎型横纹肌肉瘤

一、病理分类和遗传综合征

　　横纹肌肉瘤(rhabdomyosarcoma,RMS)是起源于原始间充质细胞的软组织肉瘤。横纹肌肉瘤可发生于身体的任何部位,头颈部和泌尿生殖道是最常见的部位。这些肿瘤在成人中并不常见，但占儿童软组织肉瘤的一半以上。泌尿生殖系统胚胎横纹肌肉瘤最常见于阴道，只有 0.5% 位于子宫颈[1]。国际横纹肌肉瘤研究组（The Intergroup Rhabdomyosarcoma Study Group，IRSG）确定了横纹肌肉瘤的三种组织学亚型：胚胎型、肺泡型和未分化型。宫颈胚胎型横纹肌肉瘤占宫颈恶性肿瘤不到 0.2%，葡萄簇横纹肌肉瘤属于胚胎型横纹肌肉瘤的一种，由息肉状肿块中黏膜下层的梭形细胞向上推挤组织，形成典型的"葡萄样"外观而著称，是胚胎型横纹肌肉瘤预后最好的变异类型。

　　大多数宫颈胚胎型横纹肌肉瘤呈散发性，但一小部分与遗传有关。其中，宫颈横纹肌肉瘤与常染色体显性胸膜肺母细胞瘤家族性肿瘤易感综合征（DICER1 综合征）相关[2]。DICER1 综合征与两种妇科肿瘤相关：卵巢支持 - 间质细胞瘤和宫颈横纹肌肉瘤。然而，由于外显率低，携带者可以不受影响。在肺母细胞瘤中，80% 的致病性突变来源于遗传，20% 为新发。在确定家庭成员的致病性突变后，可以进行产前检测。

二、临床表现

　　宫颈胚胎型横纹肌肉瘤通常在小于 20 岁的年轻女性中发病，很少出现在老年女性中，并且认为其在老年人群中表现出更恶劣的生物学习性。宫颈胚胎型横纹肌肉瘤的典型临床表现是异常阴道流血、可触及的突出阴道的肿块以及阴道分泌物[3]。Louis P Dehner 等报道的较大的病理系列中[4]，14 例子宫颈胚胎型横纹肌肉瘤患者的平均年龄为 12.4 岁（中位数为 13 岁），诊断时的年龄范围为 9 个月至 32 岁。14 例患者中，12 例表现为宫颈口息肉；2 例患者的宫颈有浸润性肿块，但没有葡萄状息肉。表现为息肉的患者，息肉长度在 1.5~5cm，均具有葡萄簇横纹肌肉瘤的组织病理学模式，在表面上皮下和宫颈腺周围有原始和分化的横纹肌母细胞存在。2 例患者患有胸膜肺母细胞瘤，1 例患者在获诊宫颈胚胎型横纹肌肉瘤的 9 年前诊断，另 1 例患者同时确诊，该 9 岁患者存在 DICER1 种系突变。1 例患者表现为多毛症，患有卵巢支持 - 间质细胞瘤，意外发现的宫颈胚胎型横纹肌肉瘤和甲状腺结节性增生。虽然后一位患者未发现胸膜肺母细胞瘤，但卵巢性索间质细胞瘤和甲状腺结节性增生是 DICER1 综合征的表现。这一系列的报道表明宫颈胚胎型横纹肌肉瘤可能是胸膜肺母细胞瘤肺外病理谱中的一种病理表现。

三、治疗模式

　　由于只有个例报道和小样本系列报道，目前尚无宫颈横纹肌肉瘤标准的治疗方案。常见的治疗模式包括肿瘤局灶切除、子宫（附件）切除术（± 腹膜后淋巴结切除术）以及术后辅助化（放）疗。根治性手术加淋巴结清扫术曾被认为是标准的治疗方法[5]，但这样的治疗模式无法保留患者的生育功能。1972 年至 1978 年，IRSG 的第一个临床研究对生殖道胚胎型横纹肌肉瘤患者进行根治性手术及术后辅助化疗[6]。根治性手术主要包括根治性子宫切除术,并且在某些情况下也包括盆腔廓清术。第二个 IRSG 临床研究[7]引入了新辅助化疗以缩小肿瘤,从而允许在保留器官的情况下进行较姑息的手术,如息肉切除术或宫颈锥切术。值得注意的是,生殖道胚胎型横纹肌肉瘤的生存结果并未因更保守的手术而受到影响。在非转移性肿瘤中,5 年总生存率为 87%,仍然很好[8]。Brand 等人在使用包括保守手术和联合化疗在内的综合疗法的情况下,取得了 68 个月生存率 80% 的结果[9]。

总体来说,宫颈横纹肌肉瘤是一种临床表现异质性很高的肿瘤。因此,在制订多学科综合治疗(手术 / 化疗 / 放疗)方案之前,必须评估特定的肿瘤特征。宫颈横纹肌肉瘤存在低风险和高风险两类肿瘤。低风险肿瘤包括组织学胚胎型、浸润表浅、无残留肿瘤迹象(如已进行初始手术)的肿瘤。高风险肿瘤的特征是肺泡型、多形性或未分化型、肿瘤深度浸润以及淋巴结远处转移。

四、预后因素

在成人和儿童横纹肌肉瘤的 SEER 数据库分析中,年龄是宫颈横纹肌肉瘤独立的预后因素,<45 岁被认为是一个有利的预后因素。明确的息肉样生长外观、肿瘤较小、胚胎型、肿瘤浅表、无淋巴结远处转移,均是预后良好的提示因素。而深肌层侵犯、肺泡多形性、肿瘤较大、伴转移灶,会增加治疗失败和肿瘤复发的风险[10]。

此外,初次手术后的肿瘤残留情况是另一个重要的预后因素[11]。IRSG 将初次手术后的状态分为 3 组,并分析存活率。根据这一点,临床Ⅰ组(手术后无残留肿瘤)5 年生存率大于 90%,临床Ⅱ组(显微镜下残留肿瘤)5 年存活率为 80%,而临床Ⅲ组(肉眼残留肿瘤)的 5 年生存率约为 70%。因此,初次手术尽可能切净肿瘤对提高患者预后至关重要。

IRS 临床分类系统是很好的预后指标(表 13-1)。IRS 分类中Ⅰ组的肿瘤总体预后良好,很少复发。这些肿瘤复发时也多数位于局部。IRS Ⅱ组是一个高风险的亚组,大的浸润性肿瘤也可能表现为盆腔肿块,它们通常需要根治性手术(甚至包括肠道切除等),但在某些情况下仍有术后残瘤[12]。FIGO 分期在预后预测方面并不是一个很好的方法,评估风险也是为更好地给年轻患者制订保留生育功能的治疗方案。

表 13-1　IRS 临床分组

基于手术是否可以切除肿瘤,国际横纹肌肉瘤研究组(IRS)签署了以下分组和分级指南:
第Ⅰ组:手术可以完全切除肿瘤
第Ⅱ组:肿瘤已被手术切除,但切缘仍有癌细胞和 / 或区域淋巴结累及(区域淋巴结是指肿瘤部位附近的淋巴结)
第Ⅲ组:局部肿瘤。局部肿瘤是指肿瘤没有扩散到原发区域之外,但已经不能通过手术切除
第Ⅳ组:远处转移。远处转移瘤是指肿瘤通过淋巴系统或血液扩散到身体其他部位

五、淋巴结切除术的作用

有研究报道，在接受淋巴结切除术的患者中，18.8% 的宫颈横纹肌肉瘤患者有淋巴结转移。然而，Fong 等报道了 13 例这类肿瘤，没有 1 例发生淋巴结转移。这与之前的报道的淋巴结转移率似有不符[13]。

在宫颈胚胎型横纹肌肉瘤的治疗中，淋巴结切除术至少应该被视为一种分期程序，对于识别预后较差的患者至关重要，因为这些患者可能需要额外的治疗。IRS 临床分组建议对淋巴结受累的病例进行辅助放射治疗。另一篇文献报道的阳性淋巴结率（包括组织学和影像学）为 13.3%，临床结果证实该亚组患者预后不良。因此总体来讲，淋巴结切除术在低风险组的患者中可由术者判断而选择性进行，但建议对高风险患者实施淋巴结切除术[10]。

六、化疗和放疗

在欧洲，儿童胚胎型横纹肌肉瘤的标准化疗方案是长春新碱、异环磷酰胺和放线菌素（VIA 方案）。北美的标准治疗方案有所不同，化疗药物包括长春新碱、放线菌素和环磷酰胺（VAC 方案）。在 IRS-Ⅳ研究中，患者随机接受 VAC 或 VAI 方案化疗，结果无显著差异。鉴于环磷酰胺的低成本和肾毒性，美国研究人员将 VAC 方案选为金标准。成人化疗方案的选择通常基于儿科研究的结果，含 VAC 的方案使用最广。

放射治疗在宫颈胚胎型横纹肌肉瘤中的使用非常不一致。有研究认为，放疗并没有增加成年女性的存活率或降低局部复发率。然而，多种因素可能影响这一观察结果，包括患者样本量小、缺乏放射治疗指南和放射治疗剂量不足。我们很难就放射治疗在患者群体中的作用得出任何确切的结论。可以借鉴的是，IRSG 研究建议对所有非胚胎型的横纹肌肉瘤患者、所有淋巴结阳性以及肿瘤无法完全切除的胚胎型横纹肌肉瘤患者进行放射治疗。

七、新辅助化疗

尽管新辅助化疗是儿科的标准治疗，但在成人宫颈横纹肌肉瘤保守治疗中使用新辅助化疗的经验非常有限。有个别病例选择在有强烈保留生育功能意愿的年轻女性中采用新辅助化疗的方法。也有作者曾探讨化疗在减少手术侵袭性方面的作用。报道宫颈横纹肌肉瘤成人病例新辅助化疗的文章很少，已发表的结果表明局部失败率很高。

Osmanağaoğlu 曾描述了一例高度侵袭性的宫颈横纹肌肉瘤病例[14]，肿瘤不可切除，患者每 3 周接受新辅助化疗，包括 6 个周期的长春新碱、多柔比星和环磷酰胺（VAC 方案）。6 个月后肿瘤完全退缩。但在化疗 9 个月后，肿瘤在宫颈和腹部多灶性复发。Abdeljalil 等人也曾报道 1 例 10cm 横纹肌肉瘤侵犯肌层和宫旁组织的病例。经过 4 个疗程的新辅助化疗，肿瘤侵犯到膀胱，患者在 2 个月内死于疾病[15]。另一个系列报道中,2 名患者接受了新辅助化疗(其中 1 名患者随后接受了手术),最终组织学检查显示有淋巴结转移。尽管进行了辅助放射治疗,但在 12 个月时出现新的远处转移,患者在 16 个月后死于该病。另 1 名患者在化疗期间病情进展,5 个月后死亡。这些经验均提示,对于肿瘤较大或深度浸润的病例,器官保留(保育)手术目前看来并不可行,根治性手术是绝对必要的。

正在进行的 IRS-V 试验,研究了新辅助化疗的引入(结果尚未公布)。该研究(NCT00075582)招募了来自 7 个不同国家的 390 名患者,其中包括年龄<50 岁的成年人。迄今为止,仅发表了Ⅲ组阴道横纹肌肉瘤患者的结果。希望这项试验的结果能够提供更详细的新辅助化疗方案,以利于一些相对晚期病例进行保守(保留生育功能)的治疗尝试。

八、复发治疗

由于病例的罕见性,宫颈胚胎型横纹肌肉瘤复发或进展性病例的治疗方案缺乏证据。在某些情况下,局部可切除的复发性肿瘤通过单纯切除或子宫切除,也可以治愈。曾有文献报道一名无法手术的盆腔复发患者,接受了 4 个周期的多柔比星和异环磷酰胺治疗,复发后 29 个月仍然存活且没有任何肿瘤存在的证据[12]。尽管关于复发病例治疗方法的报道不尽相同,但疾病进展通常与致命结局相关。

九、保留生育功能的治疗

20 世纪 80 年代多以根治性手术结合放疗、全身化疗的联合治疗手段医治生殖道横纹肌肉瘤。患有生殖道横纹肌肉瘤的女童以及青春期的女孩经过规范治疗生存率可达到 82%。尽管全子宫切除术等外科治疗可以获得较好的生存率,但却以患者丧失日后的生育功能为代价。基于这方面的考虑,对于某些明显局限于宫颈的胚胎型横纹肌肉瘤,已有零星的个例报道,采用较为保守的息肉摘除术或宫颈锥切术予以治疗[16-19]。尽管如此,由于这是一类少见的肿瘤,目前仍缺乏宫颈横纹肌肉瘤患者接受保留生育功能的手术治疗的文献和数据。在有效的化疗药物问世之前,这类肿瘤的预后非常悲观。随机临床研究显示,术后辅助化疗对提高患者的生存率起了很大的作用。同时,有效的辅助化疗方案也使得保留生育功能的手术治疗成为可能。过去 20 年来这类肿瘤的外科治疗模式有了很大变化。Daya 和 Scully 发表了较大系列的临床病理研究报道。这一研究的 13 名患者中有 3 人接受了保留生育功能的手术(息肉切除术或宫颈切除术),并在术后接受辅助化疗。研究发现,这 3 例患者的预后与那些病期相近但接受更为激进手术治疗的患者相仿[16]。这 3 名患者的治疗经验也似乎表明,与起源于阴道的葡萄簇横纹肌肉瘤相比,宫颈来源的葡萄簇横纹肌肉瘤似乎预后更好。有关宫颈葡萄簇横纹肌肉瘤的综述证实了这一结论,并且建议Ⅰ期横纹肌肉瘤患者接受保留器官功能的手术治疗。

尽管如此，Zanetta 等[17]发表的系列报道中，3 名接受单纯宫颈息肉摘除术的宫颈葡萄簇横纹肌肉瘤患者中，1 例出现宫颈管内肿瘤局部复发。这名患者的经验提示胚胎型横纹肌肉瘤治疗失败可能多以局灶性复发为主要表现。鉴于胚胎型横纹肌肉瘤这一重要的肿瘤学特性，Mark L.Kayton 在他发表的文章中指出，应当把局部控制作为这类肿瘤手术治疗的最主要目标。尽管外生性葡萄簇横纹肌肉瘤患者接受微创性手术（如单纯息肉摘除术）治疗的文章屡有报道，但不可否认，这样的操作有可能不能切净肿瘤，造成大体或镜下的残瘤并导致日后复发。需要强调的是，就肿瘤外科治疗的安全性而言，病理组织学无法确认切缘阴性的息肉摘除术，是非常不可取的治疗方法[20]。

Dargent 教授于 20 世纪 90 年代首次描述了根治性宫颈切除术用于治疗希望保留生育能力的早期宫颈癌。该手术可以通过经阴道、经腹、腹腔镜或机器人方法进行，并发症的发生率与根治性子宫切除术相当。

2009 年，Kayton 等人开展了首例儿童宫颈胚胎型横纹肌肉瘤保留生育功能的经腹根治性宫颈切除术[20]。这名 12 岁的宫颈胚胎型横纹肌肉瘤患者接受了 4 个周期的新辅助化疗，随后进行了根治性宫颈切除术，这一手术可以完全切除宫颈肿瘤及阴道旁、宫旁组织，同时保留子宫体。选择这一手术方式进行治疗的原因在于：患者前次息肉摘除术后的病理切片无法排除切缘阳性。选择经腹根治性宫颈切除术治疗儿童葡萄簇横纹肌肉瘤的优势在于：①鉴于儿童的生理解剖特点，这类肿瘤患者的阴道往往较为狭窄，经阴道手术（包括经阴道单纯息肉切除术以及经阴道宫颈锥切术、宫颈切除术）开展往往比较困难，而且局限了手术的切除范围；②经腹根治性宫颈切除术可以保证较好的肿瘤局部控制率。如前所述，胚胎型横纹肌肉瘤治疗失败多以局灶性复发为主要表现，应当把局部控制作为这类肿瘤手术治疗的最主要目标。经腹根治性宫颈切除术切除的宫骶韧带、主韧带以及上端阴道组织的范围与标准的 Ⅲ 型根治性子宫切除术等同，因而相较于单纯的息肉切除术等微创性手术，具有更好的肿瘤局部控制率；③经腹根治性宫颈切除术在手术的同时提供了便利的盆腹腔探查以及腹膜后淋巴结活检的机会。尽管宫颈葡萄簇横纹肌肉瘤淋巴结转移的概率并不如以往想象的高，但是鉴于这类肿瘤淋巴结转移往往与较差的预后相关，从肿瘤外科治疗的角度而言，经腹根治性宫颈切除 + 盆腔淋巴结活检起到了全面分期的作用，并较其他微创性保育手术更加安全。

与不良预后相关的组织病理因素包括深肌层侵犯、淋巴脉管浸润以及局灶性混有滤泡型或未分化型横纹肌肉瘤成分。如果临床上存在此类高危病理因素，应当考虑以根治程度较高的手术方式进行治疗。对于有广泛子宫体累犯和 / 或肿瘤子宫外转移的病例，保留生育功能的手术显然不是合适的治疗方式。但是对于有深肌层侵犯、淋巴脉管侵犯以及局灶混合有滤泡型或未分化型横纹肌肉瘤成分的病例，是否可以在新辅助化疗后选择保留生育功能的手术，或者说应当选择何种保留生育功能的手术（单纯息肉切除、宫颈切除术或根治性宫颈切除术），目前尚无充分的研究报道。已有的资料只是显示上述高危因素可能与不良预后相关。已有多个病例研究报道，对于肿瘤局限于宫颈的患者，采用局灶性手术切除（息肉切除或宫颈切除）联合术后化疗的方法进行治疗。

鉴于肿瘤的罕见性和异质性,对于宫颈胚胎型横纹肌肉瘤的患者,复旦大学附属肿瘤医院妇科的保育标准仅限于在组织病理确认"宫颈葡萄簇横纹肌肉瘤"的病例中开展留生育功能治疗。其他涉及保留生育功能治疗的主要标准参考了早期宫颈癌经腹根治性宫颈手术的通用指征,详见表 13-2。

表 13-2　宫颈胚胎型横纹肌肉瘤病例接受保留生育功能手术的选择标准

1. 病理复片确认为宫颈葡萄簇横纹肌肉瘤,不伴有滤泡型、未分化或其他肉瘤成分
2. 肿瘤未侵犯宫颈管内口
3. 患者以及家属有保留生育功能的愿望
4. 影像学检查未发现远处转移病灶
5. 盆腹腔 MRI 或其他影像学检查无淋巴结以及肿瘤盆腹腔转移的证据,肿瘤局限于宫颈
6. 儿童或青少年

保留生育功能的手术方式包括:局灶肿瘤切除术(单纯息肉摘除、宫颈切除术)和经腹根治性宫颈切除术(abdominal radical trachelectomy,ART)＋盆腔淋巴结活检术。自 2006 年 8 月以来,复旦大学附属肿瘤医院共有 8 例宫颈葡萄簇横纹肌肉瘤儿童或青少年符合保留生育功能的手术指征。除第一例患者接受宫颈锥切术外,其余 7 例患者均接受经腹根治性宫颈切除术＋盆腔淋巴结活检术。所有患者术后接受多药联合的辅助化疗。研究组中患者平均年龄为 14.1 岁(范围 11~19 岁)。随访至今,平均术后随访时间达 119 个月(范围 44~194 个月)。8 名患者除一例肾和胸椎转移死亡外,其余 7 例均在治疗后获得长期生存。

具体临床病史如下。

【病例一】一名先前健康的 11 岁患者因为断断续续阴道流血于外院就诊。之前的阴道流血一直被误以为是"月经初潮"。阴道流血几天后,女孩洗澡时阴道脱出一 1.5cm 大小的"葡萄状"包块,伴有阴道暗黑色分泌物和异味。经外院抗生素治疗病情没有好转。患者的宫颈阴道肿块活检病理提示:胚胎型横纹肌肉瘤。患者遂转至复旦大学附属肿瘤医院治疗。由于女童阴道较狭窄,清醒状态下的妇科检查尤其不易,但仍可发现一 1.2cm 大小"葡萄状"肿块脱出于阴道口,且患者屏气时肿瘤脱出更为明显。盆腔 MRI 显示子宫附件均正常,但阴道内有一 3cm×2cm 肿块。影像学检查未发现肿大的盆腔和上腹部淋巴结。2006 年 8 月,患者在全麻下接受宫颈锥切术和宫腔诊刮术。术中见一 3.0cm×1.5cm 的息肉状肿块起源于宫颈 5 点钟位置。锥切标本基底宽 4.0cm,锥高 1.5cm,送术中冰冻病理检查,提示切缘均为阴性。根据患者家属要求,女孩切除宫颈肿瘤后行处女膜修补术。最终石蜡病理确认了宫颈局灶性胚胎型横纹肌肉瘤的诊断。患者于术后 15 天开始化疗,共接受 4 疗程化疗,耐受良好。患者术后随访至今 194 个月,无肿瘤复发迹象,且发育良好,月经已来潮。

【病例二】一名 11 岁的患者因"发现阴道异物"于外院就诊。经检查发现一 5cm×4cm×3cm 的肿块由一细长的蒂部与宫颈管孔相连,且脱出于阴道外。在外院行经阴道宫颈肿物完整摘除后,术后病理切片于复旦大学附属肿瘤医院会诊,确诊为宫颈葡萄簇横纹肌肉瘤,由于切缘组织挤压破碎严重,镜下无法判断浸润深度,也无法排除切缘残余肿瘤的可能。进一步的胸、腹、盆腔 MRI 检查未发现明显肿瘤灶以及转移淋巴结。患者家属强烈要求在治疗的同时保留女童的生育功能。患者于 2008 年 4 月接受经腹根治性宫颈切除术 + 盆腔淋巴结活检术。术后病理回报未见残余肿瘤,淋巴结均阴性。患者术后接受了 3 疗程辅助化疗。术后已随访 174 个月,无肿瘤复发迹象,且化疗后 8 个月月经来潮。

【病例三】一名 13 岁的患者因为"阴道异物"于外院就诊,发现阴道内一 13cm×8cm×4cm 息肉状质脆肿块。遂于外院行阴道肿物摘除术。术后病理我院会诊诊断为宫颈葡萄簇横纹肌肉瘤。患者转至我院治疗,入院检查可见宫颈后壁一 1cm 左右细长的蒂部残留。病理提示宫颈葡萄簇横纹肌肉瘤。患者于 2009 年 12 月接受经腹根治性宫颈切除术 + 盆腔淋巴结活检术。术中标本经剖视发现宫颈后壁近峡部残余肿瘤 0.5cm(图 13-1)。术后病理提示宫颈后壁 0.3cm 大小肿瘤残余,宫颈上、下切缘均阴性,活检淋巴结未见肿瘤侵犯。患者术后接受 4 疗程辅助化疗。随访至今 154 个月,生存良好且于化疗结束后恢复正常月经周期。

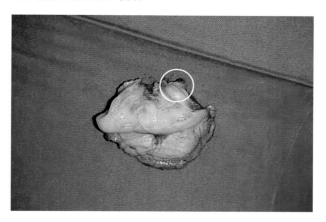

图 13-1　病例三大体标本

经腹根治性宫颈切除术切除的标本经剖视见子宫颈后壁靠近峡部处残留肿瘤的蒂。

【病例四】一名 14 岁的患者因为"阴道异常出血"于外院就诊。检查发现阴道口突出一 4.5cm×4.0cm×3.0cm 的息肉状肿物。患者遂在全麻下行经阴道肿物切除术。术后病理于复旦大学附属肿瘤医院会诊,结合酶标诊断为宫颈葡萄簇横纹肌肉瘤,镜下无法判断切缘情况。患者于 2010 年 10 月接受根治性宫颈切除术 + 盆腔淋巴结活检术。术后接受 4 疗程化疗。随访至今 144 个月。患者无肿瘤复发迹象,且于治疗结束后恢复正常月经周期。

【病例五】一名 19 岁的患者因为"阴道异物"于外院就诊。检查发现阴道内一源于宫颈的 6cm×5cm 大小息肉样长条形肿物。患者在外院行阴道肿物部分切除术后转至我院就诊。病理切片于复旦大学附属肿瘤医院会诊,确诊为宫颈葡萄簇横纹肌肉瘤。患者经阴道镜检查,发现宫颈管孔处残余肿瘤

1.0cm×0.5cm 大小,色鲜红(图 13-2)。2010 年 11 月,患者接受经腹根治性宫颈切除术 + 盆腔淋巴结活检术。术后病理提示宫颈后壁残留肿瘤 1cm 大小,上、下切缘均阴性,淋巴结未见肿瘤转移。患者术后接受 4 疗程化疗。治疗停止后恢复月经且随访无异常。患者在术后第 6 年出现血尿和腹痛,在校医院诊断"肾结石"并行震波碎石治疗,未见好转。转院后影像学提示肾脏占位,给予手术切除后诊断为"宫颈葡萄簇横纹肌肉瘤肾脏转移"。术后很快发展为脊柱转移,2 个月后去世。这也是八例患者中唯一一例复发死亡的病例。值得注意的是,患者直至复发去世,盆腔均未发现复发病灶。这表明了前述治疗在肿瘤局部控制方面的有效性。但第 6 年出现远处转移,也从另一方面说明胚胎型横纹肌肉瘤可能远期复发,说明长期随访的必要性。

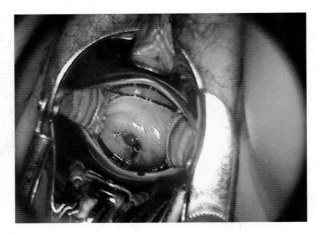

图 13-2　病例五术前阴道镜检查

阴道镜下见宫颈管孔处残余肿瘤 1.0cm×0.5cm 大小,色鲜红。

　　【**病例六**】一名 16 岁的患者因"排尿时阴道脱落异常组织"于外院就诊。检查发现阴道内一 13.0cm×8.5cm×3.0cm 的息肉状肿块,遂行活检(图 13-3)。活检病理提示宫颈葡萄簇横纹肌肉瘤。于 2011 年 8 月接受经腹根治性宫颈切除术 + 盆腔淋巴结活检术(图 13-4)。术后行 4 疗程辅助化疗。随访至今 134 个月。患者无瘤生存,但未恢复月经周期。

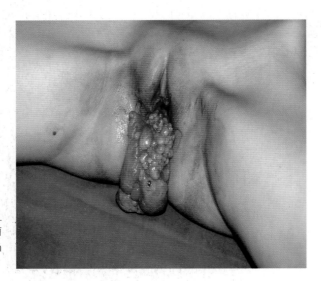

图 13-3　病例六肿瘤外观

患者外阴见脱出于阴道口的葡萄簇状肿瘤约 6.0cm×2.5cm 大小。

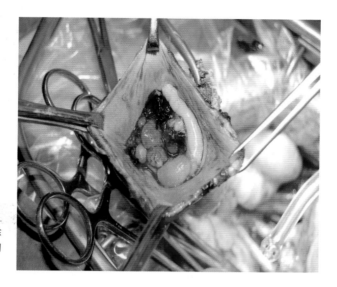

图 13-4 病例六术中所见

患者接受经腹根治性宫颈切除术切除肿瘤，图中可见手术切除足够的上端阴道组织。

【**病例七**】一名 14 岁的患者因"阴道肿物脱出"于外院就诊。检查发现宫颈息肉状肿块 0.2cm×0.4cm，并行切除，复旦大学附属肿瘤医院病理会诊提示宫颈葡萄簇横纹肌肉瘤。于 2018 年 12 月接受经腹根治性宫颈切除术＋盆腔淋巴结活检术，术后病理未见明显残留肿瘤。术后行 4 疗程辅助化疗。随访至今 46 个月，患者无瘤生存，恢复月经周期。

【**病例八**】一名 15 岁的患者因"发现宫颈恶性肿瘤 2 周"于我院就诊。体检示宫颈肿瘤切除术后，肿块于复旦大学附属肿瘤医院病理会诊提示宫颈葡萄簇横纹肌肉瘤。于 2019 年 2 月接受经腹根治性宫颈切除术＋盆腔淋巴结活检术，术后病理未见明显残余肿瘤。术后行 3 疗程辅助化疗。随访至今 44 个月，患者无瘤生存，恢复月经周期。

所有 8 例患者的临床病理信息详见表 13-3。

经专科病理医师复片，这 8 例肿瘤以相似的"葡萄状"外观为大体表现，镜下则表现为卫星样增生的原始梭形细胞。所有的肿瘤均有黏冻样间质以及明显的黏膜下富于细胞层（也称"cambium"层）。肿瘤特异性的免疫组化显示瘤细胞经 desmin、myo D1、myogenin 抗体染色呈阳性（图 13-5）。

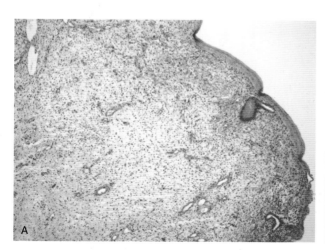

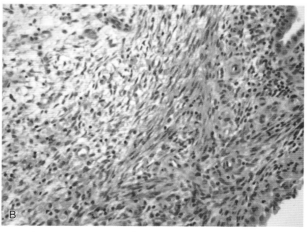

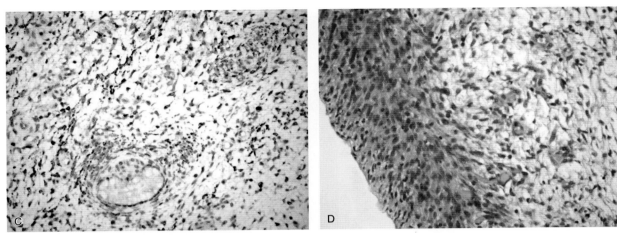

图 13-5　宫颈葡萄簇横纹肌肉瘤的镜下形态

A. 肿瘤均表现为相似的息肉样和黏冻样形态(病例一);B. 肿瘤具有黏膜下富于细胞层,即"cambium"层(病例一);C. 肿瘤细胞 myo D1 染色阳性(病例一);D. "cambium"层(病例二)。

表 13-3　8 例保育治疗的宫颈葡萄簇横纹肌肉瘤患者的临床病理信息

病例	年龄/岁	保育术前诊疗情况	肿瘤大小/cm	保育手术方式	辅助化疗/疗程	随访/月	预后情况
1	11	肿瘤活检	3.0×1.5	宫颈锥切＋内膜诊刮＋处女膜修复术	4	194	无瘤生存,月经来潮
2	11	经阴道宫颈肿瘤摘除,化疗一次	5.0×4.0×3.0	ART+PLB	3	174	无瘤生存,月经来潮
3	13	经阴道宫颈肿瘤摘除,肉眼可见宫颈后壁残留瘤蒂	13.0×8.0×4.0	ART＋PLB	4	154	无瘤生存,恢复正常月经周期
4	14	经阴道宫颈肿瘤摘除	4.5×4.0×3.0	ART＋PLB	4	144	无瘤生存,恢复正常月经周期
5	19	经阴道宫颈肿物摘除,肉眼可见宫颈管孔肿瘤残留	5.0×6.0	ART＋PLB	4	65	肿瘤肾、胸椎转移,死亡
6	16	肿瘤活检,行化疗一次	13.0×8.5×3.0	ART＋PLB	4	134	无瘤生存,未恢复月经周期
7	14	外院宫颈肿瘤切除	0.2×0.4	ART＋PLB	4	46	无瘤生存,恢复正常月经周期
8	15	外院宫颈肿瘤切除	2.0×3.0	ART＋PLB	3	44	无瘤生存,恢复正常月经周期

注:ART. 经腹根治性宫颈切除术;PLB. 盆腔淋巴结活检。

第二节　宫颈腺肉瘤

一、病理学

米勒管腺肉瘤是一种罕见的妇科恶性肿瘤,约占女性生殖道恶性肿瘤的 1%,占子宫肉瘤的 8%。这种罕见的恶性肿瘤首次由克莱门特和史卡利于 1974 年在文献中描述,被定义为良性腺上皮和恶性间质成分结合的双向肿瘤。镜下的间质成分如果存在骨骼、软骨或横纹肌,则称之为异源;如果发现平滑肌细胞或成纤维细胞,则称为同源。腺肉瘤的上皮部分通常由子宫内膜样细胞组成,而间质部分通常由低级别同源肉瘤组成,但也可能含有高级别或异源间充质成分。其最常见的原发部位是子宫内膜,但这些肿瘤也可能发生在子宫颈、卵巢、阴道和输卵管中。总体而言,71% 的腺肉瘤发生在子宫体,15% 发生在卵巢,12% 发生在骨盆内,只有 2% 发生在宫颈。宫颈腺肉瘤占宫颈恶性肿瘤的比例为 0.16%。腺肉瘤通常表现为软性息肉样肿块,或以带蒂肿瘤生长于宫颈。大多数患者(73.4%~82%)诊断为 I 期疾病。病理上,伴有肉瘤样过度生长(sarcomatous overgrowth, SO)的腺肉瘤是指肉瘤成分占肿瘤 25% 以上的腺瘤。间质成分也是高级别肉瘤,表现出较大的核多形性和有丝分裂活性,常常导致深肌层和血管侵犯,导致预后较差。尽管有文献报道长期使用口服避孕药或三苯氧胺的病史可能与米勒管腺肉瘤的发展有关[21],但腺肉瘤的确切病因尚不清楚。

二、临床表现与诊断

相比子宫腺肉瘤,宫颈腺肉瘤更常见于年轻女性。据报道平均发病年龄 27 岁,其中多达 1/3 发生在 10~15 岁,而子宫内膜肿瘤通常发生于绝经后女性(平均年纪 58 岁)。通常宫颈米勒管腺肉瘤大体上类似于良性宫颈息肉,或有黏膜下带蒂的肿瘤通过宫颈管突出。临床表现通常包括经阴道出血或分泌物,有时可呈现出向阴道突出的肿块,通过组织学和免疫组织化学检测确定确诊。

新加坡的一篇文献报道了 9 例宫颈腺肉瘤[22],最常见的症状是阴道异常出血。体格检查发现所有 9 例患者的宫颈息肉都很明显,尽管大小不一,但典型的是孤立无柄、或有蒂的息肉状或乳头状肿块。宫颈米勒管腺肉瘤的诊断只有通过息肉切除术和之后的病理组织学检查才能确认。由于宫颈息肉肉眼呈良性,因此宫颈米勒管腺瘤的临床诊断可能具有挑战性,易被误诊为良性息肉而延误患者的治疗。因此对于宫颈息肉反复复发的患者,必须考虑米勒管腺肉瘤的可能性。

三、治疗模式和预后

由于宫颈米勒管腺肉瘤罕见，关于其治疗和预后的数据有限，最佳治疗方法尚无共识。手术是宫颈腺肉瘤的主要治疗手段。然而，最佳手术方式以及是否可保留生育功能仍存在一定争议。已发表的文献多数建议进行子宫切除术，针对卵巢是否保留，目前也没有确切的证据支持或反对。关于宫颈腺肉瘤的治疗，有三项规模相对较大的研究。第一项研究中，分别有 0/2 和 1/3 的根治性子宫切除术和子宫全切术的患者出现疾病进展[23]；第二项研究中，0/7 的根治性子宫切除术患者出现疾病进展[22]。在最后一项研究中，1/9 的子宫切除术患者经历了疾病进展[24]。从统计学来看，手术方式与生存率之间没有显著相关性。然而，手术切缘阳性或切缘状态未知与死亡率增加相关。因此，初次治疗获得阴性切缘至关重要。此外，淋巴结清扫对于这一患者群体的作用尚不明确。北京协和医院报道了 15 例子宫和宫颈腺肉瘤的治疗经验，所有患者进行淋巴结切除术，没有发现阳性淋巴结[25]。其他文献数据也表明淋巴结转移率较低，从 0% 到 6% 不等[26]，且主要发生在肉瘤样过度生长的患者。此外，淋巴结切除术后患者的总体生存率没有提高，因此并不建议子宫和宫颈腺肉瘤患者常规行淋巴结清扫术。

术后患者是否应给予辅助治疗，应给予哪些患者辅助治疗，以及辅助治疗采用哪些方案，这些问题均没有确定的答案。在一项研究中，42.9% 的宫颈腺肉瘤患者接受了辅助治疗，具体治疗方式包括化疗、放疗和激素疗法[25]。宫颈腺肉瘤的辅助治疗组和非辅助治疗组的无进展生存期和总生存期没有显著差异。目前没有强有力的证据推荐辅助治疗。在某些早期病例中，局部切除已经可以达到治愈的目的并且可能保留年轻女性的生育功能。表浅的腺肉瘤患者多数不需要放射治疗，但对于深肌层侵犯（大于 1/2 肌层）的患者，放射治疗可能是有益的，肉瘤过度生长和深肌层侵犯被认为是最重要的不良预后因素。

鉴于雌激素受体（estrogen receptor，ER）和孕激素受体（progesterone receptor，PR）在腺肉瘤的高频表达，激素治疗已被考虑用于治疗米勒腺瘤。据报道，约 50%~80% 的腺肉瘤中 ER 和 PR 阳性[27]。尽管已有多个病例报告和系列表明激素治疗对腺肉瘤患者有良好疗效，但关于激素治疗的使用数据有限。一项报道中，81% 的检测患者 ER/PR 受体阳性。三名患者接受了激素治疗，均无复发迹象。虽然数据仍然有限，但激素治疗可能被单独视为 ER 或 PR 阳性腺肉瘤患者的辅助治疗。

因为发病率低，且缺乏长期随访资料，宫颈腺肉瘤的预后尚不清楚。由于腺肉瘤的间质成分通常是低级别的，因此与其他妇科肉瘤相比，恶性程度较低，预后相对较好，但有局部复发可能。Clement 和 Scully 的一个系列报道中，米勒管腺肉瘤术后复发率为 23.9%，但似乎趋向于相对缓慢的进展，1/3 的复发发生在 5 年后[28]。因此，超过 5 年的长期随访被认为是充分随访监测的必要条件。对比子宫腺肉瘤，宫颈腺肉瘤的预后相对较好。在一个报道了 53 例子宫和宫颈腺肉瘤的病例系列中,中位随访时间为 37.5 个月,子宫腺肉瘤患者的疾病进展率为 28.1%,明显高于宫颈腺肉瘤的 4.8%[25]。

四、预后影响因素

有关预后危险因素的文献很少。病例报道的不利因素包括肉瘤样过度生长(SO)、子宫深肌层浸润、细胞学高度异型、间质成分异源性、淋巴血管浸润(LVSI)和宫外扩散[29]。其中,肉瘤样过度生长和深肌层侵犯与最差预后相关。另一项美国国家癌症数据库的研究发现,诊断时年龄偏大、肿瘤较大、阳性或未知状态的手术切缘与预后不良的风险增加相关。北京协和医院的研究发现肿瘤带蒂与较好的预后相关,这一发现可以理解为有蒂的肿瘤更容易完全切除,残留肿瘤的可能性更低。但肉瘤样过度生长患者的无进展生存期和总生存期有恶化的趋势,也有报道称存在肉瘤样过度生长的腺肉瘤病例中,约60% 复发。

Go Nakai 等曾提出腺肉瘤伴肉瘤样过度生长的磁共振影像学表现特征,他们报道的两位患者,一例术后 6 个月腹膜复发并死于该病,另一例在手术后3 个月也出现左上肺转移。磁共振成像中,两位患者的 T_2 加权成像都显示大的、异质性的高强度肿块,伴有高强度的微小囊肿,这些囊肿扩大了子宫腔并延伸至宫颈管。在弥散加权成像(diffusion weighted imaging,DWI)上,两个肿块均呈高信号强度。腺肉瘤伴肉瘤样过度生长在病理切片上表现为核多形性和较高的有丝分裂活性,可能导致 DWI 上的信号强度明显高,但这一不良预后提示因素似乎并没有改变磁共振其他序列的表现。因此,磁共振的 DWI 有可能用于预测腺肉瘤中的肉瘤样过度生长,并提示患者的预后[30]。

五、复发治疗

米勒管腺肉瘤复发的最佳治疗方法尚不清楚。Tanner 等人和 Carroll 等人都报告了肿瘤细胞减灭手术可以改善患者预后[26]。在化疗方面,尽管没有前瞻性数据,但有报道称多柔比星加或不加异环磷酰胺以及吉西他滨 / 多西他赛组合在这类肿瘤治疗中有效。一项研究报道了 7 名(23%)复发患者均死于该病,值得注意的是,7 名患者中有 5 名伴有肉瘤样过度生长。复发病例报道数量很少,不同文献的治疗方案多样,因此在这一领域无法得出任何结论。根据之前的病例系列,手术和化疗,尤其是含多柔比星的方案以及吉西他滨 /多西他赛组合,应该考虑用于治疗复发。

六、保留生育功能的治疗

宫颈腺肉瘤是否可采用保留生育功能的治疗仍然存在争议。一些研究者认为保留生育功能的治疗不应成为腺肉瘤的首选方法,因为其复发风险很高。2009 年,Fleming 等进行了文献回顾,在 12 名宫颈腺肉瘤患者中,5 名患者接受了保留生育能力的手术,4 名患者接受宫颈局部息肉切除术,1 名患者接受单纯宫颈切除术。在接受手术的 5 名患者中,有 4 名患者复发,复发部位均在子宫内膜,复发时间为 3~11 年[31]。也有作者认为在某些早期病例中,局部切除已经足够治愈肿瘤。在北京协和医院 2019 年报道的米勒管腺肉瘤病例系列中,4 例宫颈腺肉瘤患者实施了保留生育功能的治疗。分析 20 例 I 期宫颈腺肉瘤,中位随访时间为 19 个月,保留生育功能组和非保育组的 PFS 和 OS 之间差异没有统计学意义(P=0.724 和 P=0.999)。但研究的患者数量非常少,复发率很低。小样本量限制了对这些患者保育治疗疗效得出有力结论,但仍对罕见肿瘤的临床实践给予了参考意义。

Pui-See Chin 等于 2013 年报道了 1992 年至 2008 年新加坡治疗宫颈腺肉瘤的经验[22]。所有 9 名女性都为 FIGO I B 期,均无子宫肌层侵犯或肉瘤样过度生长的危险因素。9 例患者术后均没有进行放疗或化疗。其中一名(11.1%)17 岁的女性接受了宫颈楔形切除术以保留生育功能,经过 204 个月的定期随访,未发现肿瘤复发,患者术后正常妊娠并分娩了一名健康的婴儿。

Seiji Kanayama 在 2017 年报道了一例 28 岁的育龄妇女,患者宫颈部呈现 4cm×5cm 的带蒂肿块,经切除活检证实为宫颈腺肉瘤。患者接受了保守的宫颈截断术,并在术后 18 个月后成功分娩。这一研究强调,在没有明显危险因素(肉瘤样过度生长、深肌层侵犯、异源性成分等)的宫颈腺肉瘤患者中,带蒂息肉样肿瘤患者可考虑接受保留生育功能的治疗[32]。Javier A. 等在 2019 年报道了一例 27 岁的宫颈腺肉瘤,宫颈肿瘤表现为 3.5cm 的息肉并突入阴道。患者出于保留生育功能的愿望选择了宫颈锥切手术。术后病理显示同源性间质成分,无肉瘤样过度生长和深肌层侵犯。病例报道随访 6 个月患者无复发生存[33]。但作者同时表示,鉴于腺肉瘤可能在远期复发,因此仍应该对患者进行密切随访。鉴于宫颈腺肉瘤局部复发的风险,这一病例的作者强调了保留生育功能治疗中手术阴性切缘的重要性。Shinichi Togami 等人于 2018 年回顾性分析了 6 例经手术治疗的宫颈米勒管腺肉瘤患者的临床资料。尽管研究中有 3 名未产妇希望保留子宫,但只有一名 17 岁的肿瘤外生性患者在确认"没有肉瘤样过度生长、异源性肉瘤成分和宫颈深部间质侵犯"的情况下接受了保留生育功能的宫颈锥切手术。在 62 个月的随访期结束时,该患者未报告肿瘤复发。因此他们的经验是:如果肿瘤没有肉瘤样过度生长、异源性成分和深间质侵犯,在充分告知和沟通的前提下,对于外生性宫颈腺肉瘤患者,明确阴性切缘的保留生育能力的手术是可以接受的。当然这些患者需要接受长期随访[23]。

基于上述文献报道的经验,自 2010 年 9 月以来,复旦大学附属肿瘤医院妇科治疗的宫颈腺肉瘤患者中共有 7 例接受保留生育功能治疗(表 13-4)。除 1 例患者接受宫颈锥切术外,其余 6 例患者均接受经腹根治性宫颈切除术。研究组中患者平均年龄 21.2 岁(范围为 14~36 岁)。随访至今,平均术后随访时间达 106.7 个月(范围为 42~145 个月)。所有患者无复发生存。其中一名患者保育治疗后生育一健康婴儿。

表 13-4 7 例宫颈腺肉瘤保育治疗患者的临床病理信息

病例	年龄/岁	保育术前诊疗情况	肿瘤大小/cm	保育手术方式	术后病理	随访时间/月	预后情况
1	14	外院息肉切除活检	8.0×9.0×7.0	ART + PLB	标本未见残瘤	145	无瘤生存,月经来潮
2	16	外院经阴道宫颈肿瘤摘除活检	5.0	ART + PLB	标本未见残瘤	125	无瘤生存,月经来潮
3	20	外院宫颈息肉摘除活检	2.5	ART + PLB	标本未见残瘤	120	无瘤生存,恢复正常月经周期
4	25	外院宫颈息肉摘除活检	2.5×2.1×1.6	ART + PLB	浅肌层侵犯	120	无瘤生存,生育一孩
5	22	经阴道宫颈肿物摘除	3.5×2.7	ART + PLB	保育术后标本见3.5cm×2.7cm肿瘤	111	无瘤生存,恢复月经周期
6	16	外院宫颈肿瘤活检	2.0	ART + PLB	标本未见残瘤	84	无瘤生存,未恢复月经周期
7	36	宫颈赘生物摘除	3.0	宫颈锥切+颈管搔刮	标本未见残瘤	42	无瘤生存,恢复正常月经周期

注:ART. 经腹根治性宫颈切除术;PLB. 盆腔淋巴结活检。

第三节 宫颈透明细胞癌

一、病理和发病相关因素

宫颈腺癌是一种少见的疾病,腺癌约占宫颈癌的 5%~10%,其组织学上分为黏液型、子宫内膜样型、透明细胞型、浆液型和中肾型,以宫颈内生长为特征。这种生长导致子宫颈肥大,诊断相对困难。宫颈透明细胞癌是一种罕见的宫颈腺癌,起源于苗勒管,其特征是有丰富的透明细胞质和钩钉细胞。子宫内接触已烯雌酚(diethylstilbestrol,DES)是宫颈透明细胞癌已知的危险因素。1971 年的一项病例对照研究探讨了宫内 DES 暴露与宫颈透明细胞癌之间的关系,随后的动物实验和队列研究进一步证实了这一关系。自 20 世纪 70 年代禁止 DES 以来,未接触 DES 的患者中,宫颈透明细胞癌占宫颈腺癌的 4%~9%,这意味着宫颈透明细胞癌也可能在没有 DES 的情况下发生。目前的研究表明,许多因素,包括宫颈子宫内膜异位症,有利于宫颈透明细胞癌的发生。而人乳头瘤病毒在非 DES 相关的宫颈透明细胞癌中的重要性有限[34]。在 1951 年至 1956 年出生的美国 DES 暴露人群中,80% 的宫颈透明细胞癌发生在 15 岁至 31 岁的人群中,平均年龄为 26 岁。而宫颈透明细胞癌的发病年龄存在双峰分布的特征,另一个峰值在平均年龄 71 岁(排除 DES 暴露后)。所有 DES 相关肿瘤和 50% 与 DES 暴露无关的肿瘤中都有微卫星不稳定的证据。因此,有人认为诱导基因组不稳定可能是 DES 诱导致癌的重要机制[35]。北京协和医院一项回顾性分析收集了 1986—2012 年间 32 例宫颈透明细胞癌病例。该系列的宫颈腺癌中透明细胞癌的发生率为 15.2%,患者中位年龄为 38 岁,11 名(34.4%)患者在 30 岁之前确诊,2 名(6.3%)患者在 70 岁之后确诊,所有患者均没有接触过 DES。

二、临床表现和诊断

作为宫颈腺癌的一种类型,宫颈透明细胞癌很难准确诊断。与成年女性的大多数癌症症状不同,儿科患者通常出现阴道出血,并经常被误诊为性早熟或无排卵性出血,直到影像上出现明显增大的肿块。另有文献描述儿童宫颈透明细胞癌以阴道分泌物为症状,并导致误诊为泌尿系感染而延误诊断 18 个月[36]。女童或青少年患者从未发生过性行为,因此未行妇科指检也是延误诊断的一大原因。因此,当妇科医生或儿科医生遇到阴道出血或分泌物异常时,必须考虑恶性肿瘤的可能性。大多数宫颈透明细胞癌是内生型的,易于深肌层浸润。这种病变通常在妇科检查或巴氏试验中检测不到。有文献报道,31 例宫颈透明细胞癌患者中只有 6 例(18%)巴氏涂片异常[37]。故而,宫颈透明细胞癌应被视为年轻(女童、青少年)患者血性阴道分泌物的可能鉴别诊断。医生应保持谨慎并尽早排查,任何异常的阴道出血或阴道分泌物都应引起及时的医疗关注和排查,以提高宫颈透明细胞癌患者的生存率。

三、治疗模式

由于宫颈透明细胞癌罕见,目前的治疗策略主要基于非透明细胞型宫颈腺癌和宫颈鳞状细胞癌的治疗经验。系统回顾的文献数据表明,除了影像学提示有淋巴结受累的患者外,早期患者从根治性子宫切除术中而非从放化疗中受益更多。推荐的治疗方法是根治性子宫切除术和盆腔淋巴结清扫术,但这会导致患者丧失生育功能。一项三期随机临床试验的结果表明,放疗对腺癌或腺鳞癌组织学高危患者尤其有益。但是,尽管放射治疗对局部控制有效,但对远处复发没有影响,那些仅接受术后放疗的患者可能有较高的远处复发风险。辅助放疗加系统化疗能否降低高危宫颈透明细胞癌患者的复发率尚不确定。

四、预后及影响因素

影响宫颈透明细胞癌预后的最重要因素是肿瘤分期、大小、生长方式、核异型性和有丝分裂活性。Korhonen 分析了 163 例不同亚型的原发性宫颈腺癌,认为透明细胞癌的预后与非透明细胞腺癌相似[38]。Reich 等报告,15 例宫颈透明细胞癌患者、444 例鳞癌患者和 59 例非透明细胞腺癌患者的 5 年生存率在统计学上没有显著差异[39]。但也有研究者认为宫颈透明细胞癌的五年生存率比鳞状细胞癌低[40]，Ⅰ~Ⅱ期透明细胞癌的五年生存率不超过60%[41]。但所有作者均同意影响预后的最重要因素是疾病分期。在荷兰的一项对 88 名患有宫颈透明细胞癌的女性进行的研究中，76 名(88.5%)患者处于Ⅰ~Ⅱ期。无论是否使用辅助化疗，手术都是早期宫颈透明细胞癌的有效根治方式，文献报道无淋巴结播散的宫颈透明细胞癌患者预后良好，3 年总生存率可达 90%。晚期和淋巴结受累是宫颈透明细胞癌重要的负性预后因素[42]。Ⅰ~ⅡA 期患者的 3 年总生存率高于晚期患者(分别为 91% 和 22%；$P=0.001$)。淋巴结转移对无进展生存期和总生存期均有负面影响。北京协和医院一项 32 例宫颈透明细胞癌的研究中，56.3% 的患者为Ⅰ期、34.4% 为Ⅱ期、6.3% 为Ⅲ期、3.1% 为Ⅳ期。Ⅰ~ⅡA 期宫颈透明细胞癌患者主要采用手术治疗，而晚期患者主要接受放疗。总的 5 年无进展生存率为 72.2%。Ⅰ~ⅡA 期患者的 5 年无进展生存率高于ⅡB~Ⅳ期的宫颈透明细胞癌(81.5% vs. 40.0%，$P=0.003$)[34]。从患者的预后看，透明细胞癌组织学本身似乎并不预示更差的预后。

五、保留生育功能的治疗

由于宫颈透明细胞癌常常发生于年轻患者，保留生育功能的治疗是临床面临的实际问题。保留生育功能治疗方案和有效性是关键问题，迄今为止，只有少数病例报道对早期宫颈透明细胞癌患者保留生育功能的治疗加以描述。2005 年，MSKCC 的术者最早报道了经腹根治性宫颈切除术用于儿童宫颈透明细胞癌的经验。两名年龄分别为 6 岁和 8 岁且无 DES 接触史的女孩出现阴道出血。阴道镜检查发现两例患者的肿瘤表现为宫颈息肉，活检显示均为Ⅰ B1 期透明细胞癌。两名患者接受了经腹根治性宫颈切除和双侧盆腔淋巴结清扫，同时将子宫体和阴道吻合。术中冰冻切片分析证实切缘阴性。术后没有进行辅助治疗，两名患者都无病生存。这也是文献可查到的与 DES 暴露无关的宫颈透明细胞癌的最年轻患者，证明经腹根治性宫颈切除术在儿科年龄组也是安全可行的[43]。

相对于经腹根治性宫颈切除术，经阴道根治性宫颈切除术在宫颈癌保育患者中的使用更广泛。其一般适应证包括：年龄小于 40 岁的女性，强烈希望保持生育能力，没有不可逆的不孕症病史，病灶小于 2cm，病灶 FIGO 分期Ⅰ A~Ⅰ B1，没有上段宫颈管受累，区域淋巴结阴性等。这些通用指征也可适用于儿科患者。但由于儿科患者阴道解剖结构狭窄，采用阴道入路困难，腹部入路是切实可行的替代选择，经腹根治性宫颈切除术的切除范围包括宫颈、上阴道、宫旁和阴道旁组织。儿科患者盆腔淋巴结切除术的实施方式与成人患者类似。经腹根治性宫颈切除术为具有类似表现的儿科患者以及可能患有其他病理类型的儿童宫颈阴道肿瘤的患者提供了癌症治疗的机会，以期保留未来的生殖能力。但治疗方案还应该考虑每个患者生殖结局所需的漫长等待期。

2013 年,Sara Iacoponi 报道了一例与子宫内 DES 暴露无关的宫颈透明细胞癌患者。这名 28 岁的育龄妇女肿瘤为ⅠB1 期,她希望保留生育功能,因此接受了腹腔镜下前哨淋巴结切除以及经阴道根治性宫颈切除术治疗。术后病理提示透明细胞癌直径 2.5cm,肿瘤间质浸润 3.0mm,切缘阴性,该患者未接受辅助治疗,术后随访无瘤生存[44]。

2020 年,有研究者报道了 1 例 6 岁女孩因"出现阴道分泌物 18 个月",经组织学检查确诊为宫颈透明细胞癌。父母拒绝接受根治性子宫切除术和淋巴结清扫术的传统治疗。患者在宫腔镜下切除息肉样宫颈肿瘤并接受了 4 个周期的多西他赛加奥沙利铂的辅助化疗。该患者母亲未接触 DES。截止报道时,女孩在治疗后随访的 28 个月内无复发生存[36]。而在北京协和医院报道的宫颈透明细胞癌病例系列中,3 名年龄分别为 25 岁、20 岁和 28 岁的分期在ⅠA2~ⅠB1 期的患者接受了保育治疗(1 例经阴道根治性宫颈切除联合盆腔淋巴结清扫,1 例经腹根治性宫颈切除联合盆腔淋巴结清扫辅以化疗,一例宫颈锥切辅以化疗)。3 名患者术后标本提示:两例无残余肿瘤,一例浅表间质侵犯,并在 8 个月、16 个月和 54 个月随访后保持无瘤生存[34]。

以上病例可见,宫颈透明细胞癌分期早,肿瘤较小,无淋巴结转移,在无浅表间质浸润的情况下,局部的保育手术可行且安全性可靠。但当不符合保育治疗的标准时,另一个治疗选择是新辅助化疗。Landoni 等人于 2007 年首次提出新辅助化疗联合宫颈锥切手术的方案,他分析了从 1995 年到 2007 年间 21 名患者的经历:21 名年龄<40 岁、肿瘤直径<3cm 的患者接受了三个周期的顺铂 75mg/m² 、紫杉醇 175mg/m² 和异环磷酰胺 5g/m² 方案的化疗,然后进行宫颈锥切手术合盆腔淋巴结切除术。随访 69 个月后,患者中无复发病例,共有 9 例妊娠;由此认为新辅助化疗可以缩减肿瘤体积,使得后续宫颈锥切术等保育手术可行[45]。Plante 等人首次发表了新辅助化疗联合经阴道根治性宫颈切除在子宫颈ⅠB1 期鳞状细胞癌患者中的应用,以期进一步扩大符合条件的女性保留生育功能的手术选择。3 例宫颈鳞状细胞癌患者使用含顺铂、异环磷酰胺和紫杉醇(TIP 方案)的联合化疗,肿瘤反应良好[46]。此后,Maneo 等人的研究中,6 名患者使用新辅助化疗,然后进行宫颈锥切和盆腔淋巴结切除以治疗 FIGO ⅠB1 期鳞状细胞瘤和宫颈腺癌。虽然宫颈鳞状细胞癌被认为是一种化疗敏感性恶性肿瘤,但宫颈透明细胞癌对化疗的敏感性尚不清楚。目前为止,宫颈透明细胞癌经新辅助化疗行保育手术的报道极少。Singh 等人对 1 例 13 岁的ⅠB1 期宫颈透明细胞癌患者进行了新辅助化疗(紫杉醇 + 卡铂),然后进行腹腔镜下盆腔淋巴结清扫以及经阴道根治性宫颈切除术,患者在术后又接受了 3 个疗程紫杉醇联合卡铂方案的辅助化疗[35]。就此病例,这是一个有效的保留生育功能的治疗选择,但仍需要进一步研究来验证这种方法的安全性和有效性。

2006 年以来,复旦大学附属肿瘤医院妇科救治的宫颈透明细胞癌病例中,有 3 例患者成功接受保留生育功能治疗且无病生存。具体患者信息见表 13-5。

表 13-5　3 例宫颈透明细胞癌保育治疗患者临床病理信息

病例	年龄/岁	分期	病理	治疗方案	随访时间和结局
1	11	ⅠB2	4cm 息肉状肿瘤外院摘除术后。术后病理：镜下残瘤 9mm	ART+PLB+ 四疗程 TP 方案	66 个月无复发生存
2	25	ⅠB1	宫颈肿瘤 1.0cm×0.8cm，浸润宫颈肌层 1/3	ART+PLB+ 四疗程 TP 方案	46 个月无复发生存
3	39	ⅠB1	宫颈锥切术后病理浸润深度>5mm，宽度>7cm，切缘阳性，ART 术后标本未见残瘤	ART+PLB	47 个月无复发生存

注：ART. 经腹根治性宫颈切除术；PLB. 盆腔淋巴结活检；TP 方案. 紫杉醇 + 顺铂。

　　早期宫颈透明细胞癌的预后与其他类型宫颈癌相似，因此，我们认为保留生育功能治疗是一种合理的治疗选择。笔者团队的研究中，3 例ⅠB 期宫颈透明细胞癌患者接受了保育手术，这 3 例都以息肉样肿块为临床表现且没有其他危险因素（淋巴结转移、深肌层侵犯、脉管癌栓等）。经过长期随访，3 名患者46 个月、47 个月、66 个月随访均无复发生存。虽然我们的数据支持早期宫颈透明细胞癌患者保留生育功能治疗的可行性，但由于宫颈管内浸润的发生率很高，因此术前影像学评估肿瘤的大小和位置、肿瘤侵犯宫颈管的长度和肌层侵犯深度、病变上缘与峡部的距离、局部和远处有无转移病灶、术中冰冻病理明确切缘和淋巴结状态，都是决定治疗方案的重要因素。

　　总之，宫颈透明细胞癌的在缺乏常规危险因素（阳性淋巴结、阳性手术切缘、宫旁受累、肿瘤直径超过 4cm 和 1/3 以上肌层侵犯）的情况下，透明细胞癌组织学本身并不表明预后较差。尽管宫颈透明细胞癌的淋巴结转移风险稍高，但早期疾病可以通过根治性手术进行安全治疗。根治性宫颈切除联合盆腔淋巴结清扫术已发展成为一种有价值的保留生育功能的可选择术式。透明细胞腺癌这类有争议的病理类型，需要进行进一步研究，并将所有可能的方案和结局告知患者并沟通。

第四节　总结

　　临床实践中偶尔面临患有少见宫颈恶性肿瘤的年轻（青少年 / 女童）患者。这类患者往往有强烈的保育愿望，但这些少见的病理类型并不包涵于指南明确规定的保留生育功能治疗的适应证或禁忌证。这些少见的病理类型多以病例和小样本系列报道的形式出现，因数量有限，前瞻性研究几乎没有可能，本章节在文献复习的基础上，附上自 2006 年以来复旦大学附属肿瘤医院实施保育手术的少见宫颈恶性肿瘤病例，为宫颈少见恶性肿瘤的保育治疗提供经验。

　　16 年间，共有 18 例少见宫颈恶性肿瘤患者接受了保育治疗。其中，宫颈葡萄簇横纹肌肉瘤 8 例 (44.4%)，宫颈腺肉瘤 7 例 (38.9%)，宫颈透明细胞癌 3 例 (16.7%)。除 2 例 (11.1%) 接受宫颈锥切手术，其余 16 例 (88.9%) 均接受经腹根治性宫颈切除术。患者平均年龄为 18.7 岁 (11~39 岁)，平均随访时间为 103.4 个月 (44~194 个月)。1 例 (5.6%) 宫颈葡萄簇横纹肌肉瘤术后第 6 年肾脏、胸椎转移并死亡，其余 (94.4%) 患者均无复发生存。1 例患者术后生育一健康婴儿。

这一系列患者中 88.9% 的病例经经腹根治性宫颈切除术保留生育功能。所有病例均没有局灶复发，唯一一例复发患者因葡萄簇横纹肌肉瘤远处 (肾脏、胸椎) 转移而死亡，可见经腹根治性宫颈切除术在局部肿瘤控制方面的优势。此外，儿童肿瘤患者的阴道往往较为狭窄，经阴道手术暴露困难、切缘的安全性难以保障，这也是笔者选择经腹根治性宫颈切除术的原因之一。受病例数的制约，这一系列报道并不能总结出少见病理类型宫颈恶性肿瘤的保育治疗适应证，但在做治疗决策时避免具有危险因素的病例，严格遵循"阴性切缘"的原则，辅以必要的术后治疗，能在保证肿瘤治疗安全性的同时尽可能给予年轻患者保留生育功能的机会。

这一系列患者的病理类型，主要包括宫颈胚胎型横纹肌肉瘤、宫颈腺肉瘤和宫颈透明细胞癌。多数情况下，宫颈癌经腹根治性宫颈切除术的适应证同样适用于这些少见的病理类型，例如：肿瘤无远处转移或区域淋巴结转移，肿瘤局限于宫颈且未累及宫颈管内口，患者和家属有强烈的保育愿望，肿瘤早期等。除此之外，不同少见病理类型的恶性肿瘤有其特殊的要求。

1. 宫颈胚胎型横纹肌肉瘤 ①多数宫颈横纹肌肉瘤的恶性程度较高，复旦大学附属肿瘤医院研究队列的保育治疗仅限于胚胎型横纹肌肉瘤预后最好的变异亚型葡萄簇横纹肌肉瘤，故而病理复片尤为重要。②胚胎型横纹肌肉瘤治疗失败多以局灶性复发为主要表现。鉴于胚胎型横纹肌肉瘤这一重要的肿瘤学特性，应当把局部控制作为这类肿瘤手术治疗的最主要目标，无论采用何种保育手术方式，必须确认阴性切缘。③淋巴结切除的意义尚不确定，但多数学者认为宫颈胚胎型横纹肌肉瘤的手术治疗中至少应当将淋巴结切除作为重要的分期步骤，并指导进一步治疗。④儿童胚胎型横纹肌肉瘤的标准化疗方案包括 VIA 方案 (长春新碱、异环磷酰胺和放线菌素) 或 VAC 方案 (长春新碱、放线菌素和环磷酰胺)。成人化疗方案的选择通常基于儿科研究的结果，含 VAC 的方案使用最广。

2. 宫颈腺肉瘤 ①宫颈息肉是宫颈腺肉瘤常见的大体表现，由于腺肉瘤的诊断依赖息肉切除及其之后的病理检查，所以临床上容易延误。反复发作的宫颈息肉要考虑宫颈腺肉瘤可能。②宫颈腺肉瘤的危险因素包括：肉瘤样过度生长、子宫深肌层浸润、间质成分异源性等。其中，肉瘤样过度生长和深肌层侵犯与最差预后相关，通常不建议这类患者接受保育治疗。此外，肿瘤带蒂似乎与较好的预后相关。对于没有危险因素 (肉瘤样过度生长、异源性成分和深间质侵犯) 的外生性宫颈腺肉瘤患者，明确阴性切缘的保育手术是可以接受的。③目前没有强有力的证据推荐对于宫颈腺肉瘤患者实施辅助治疗，也不推荐在宫颈腺肉瘤患者中常规实施淋巴结清扫术。④文献报道有 1/3 的复发病例发生在 5 年后,因此超过 5 年的长期随访被认为是充分随访监测的必要条件。

3. 宫颈透明细胞癌 ①单从病理类型看,透明细胞癌组织学本身并不意味着不良预后。分期晚和淋巴结转移是宫颈透明细胞癌最重要的不良预后因素。②在排除常规危险因素(阳性淋巴结、阳性手术切缘、宫旁受累、大肿瘤、深肌层侵犯)的情况下,早期透明细胞癌可以通过局部根治性手术进行保育治疗。③尽管有个例报道,但是新辅助化疗在宫颈透明细胞癌保育治疗中的应用尚不确定。

综上,对于好发于年轻患者的少见病理类型的宫颈恶性肿瘤,首先应该与患者和家属充分沟通,在参照文献经验和治疗原则的基础上,结合具体病例制订个体化的保育治疗方案。

参考文献

[1] JAYI S, BOUGUERN H, FDILI FZ, et al. Embryonal rhabdomyosarcoma of the cervix presenting as a cervical polyp in a 16-year-old adolescent: a case report. J Med Case Rep, 2014, 8: 241.

[2] DOROS L, YANG J, DEHNER L, et al. DICER1 mutations in embryonal rhabdomyosarcomas from children with and without familial PPB-tumor predisposition syndrome. Pediatr Blood Cancer, 2012, 59 (3): 558-560.

[3] BERNAL KL, FAHMY L, REMMENGA S, et al. Embryonal rhabdomyosarcoma (sarcoma botryoides) of the cervix presenting as a cervical polyp treated with fertility-sparing surgery and adjuvant chemotherapy. Gynecol Oncol, 2004, 95 (1): 243-246.

[4] DEHNER LP, JARZEMBOWSKI JA, HILL DA. Embryonal rhabdomyosarcoma of the uterine cervix: a report of 14 cases and a discussion of its unusual clinicopathological associations. Mod Pathol, 2012, 25 (4): 602-614.

[5] GOLBANG P, KHAN A, SCURRY J, et al. Cervical sarcoma botryoides and ovarian Sertoli-Leydig cell tumor. Gynecol Oncol, 1997, 67 (1): 102-106.

[6] HAYS DM, SHIMADA H, RANEY RB, et al. Sarcomas of the vagina and uterus: the Intergroup Rhabdomyosarcoma Study. J Pediatr Surg, 1985, 20 (6): 718-724.

[7] RANEY RB, GEHAN EA, HAYS DM, et al. Primary chemotherapy with or without radiation therapy and/or surgery for children with localized sarcoma of the bladder, prostate, vagina, uterus, and cervix. A comparison of the results in Intergroup Rhabdomyosarcoma Studies I and II. Cancer, 1990, 66 (10): 2072-2081.

[8] ARNDT CA, DONALDSON SS, ANDERSON JR, et al. What constitutes optimal therapy for patients with rhabdomyosarcoma of the female genital tract? Cancer, 2001, 91 (12): 2454-2468.

[9] BRAND E, BEREK JS, NIEBERG RK, et al. Rhabdomyosarcoma of the uterine cervix. Sarcoma botryoides. Cancer, 1987, 60 (7): 1552-1560.

［10］ ELSEBAIE MA, ELSAYED Z. Is fertility-preservation safe for adult non-metastatic gynecologic rhabdomyosarcoma patients？ Systematic review and pooled survival analysis of 137 patients. Arch Gynecol Obstet, 2018, 297 (3): 559-572.

［11］ VILLELLA JA, BOGNER PN, JANI-SAIT SN, et al. Rhabdomyosarcoma of the cervix in sisters with review of the literature. Gynecol Oncol, 2005, 99 (3): 742-748.

［12］ RICCIARDI E, PLETT H, SANGIORGIO V, et al. Adult primary cervical rhabdomyosarcomas: A Multicentric cross-national case series. Int J Gynecol Cancer, 2020, 30 (1): 21-28.

［13］ FONG Y, COIT DG, WOODRUFF JM, et al. Lymph node metastasis from soft tissue sarcoma in adults. Analysis of data from a prospective database of 1772 sarcoma patients. Ann Surg, 1993, 217 (1): 72-77.

［14］ OSMANAĞAOĞLU MA，OSMANAĞAOĞLU S, ÇOBANOĞLU Ü, et al. Embryonal rhabdomyosarcoma of the cervix: a case report. Geburtshilfe und Frauenheilkunde, 2005, 65(2) : 195-198.

［15］ ABDELJALIL K, ASMA B, KOUIRA M, et al. Embryonal rhabdomyosarcoma of the uterine cervix: two cases report and literature review. Open J Obstet Gynecol, 2014, 14: 868-873.

［16］ DAYA DA, SCULLY RE. Sarcoma botryoides of the uterine cervix in young women: a clinicopathological study of 13 cases. Gynecol Oncol, 1988, 29 (3): 290-304.

［17］ ZANETTA G, ROTA SM, LISSONI A, et al. Conservative treatment followed by chemotherapy with doxorubicin and ifosfamide for cervical sarcoma botryoides in young females. Br J Cancer, 1999, 80 (3/4): 403-406.

［18］ CARUSO RA, NAPOLI P, VILLARI D, et al. Anaplastic (pleomorphic) subtype embryonal rhabdomyosarcoma of the cervix. Arch Gynecol Obstet, 2004, 270 (4): 278-280.

［19］ STANKOVIC ZB, DJURICIC S, STANKOVIC DS, et al. Minimal invasive treatment of cervical rhabdomyosarcoma in an adolescent girl. J BUON, 2007, 12 (1): 121-123.

［20］ KAYTON ML, WEXLER LH, LEWIN SN, et al. Pediatric radical abdominal trachelectomy for anaplastic embryonal rhabdomyosarcoma of the uterine cervix: an alternative to radical hysterectomy. Journal of Pediatric Surgery, 2009, 44 (4): 862-867.

［21］ PATRELLI TS, GIZZO S, DI GANGI S, et al. Cervical Mullerian adenosarcoma with heterologous sarcomatous overgrowth: a fourth case and review of literature. BMC Cancer, 2011, 11: 236.

［22］ CHIN PS, CHIA YN, LIM YK, et al. Diagnosis and management of Mullerian adenosarcoma of the uterine cervix. Int J Gynaecol Obstet, 2013, 121 (3): 229-232.

［23］ TOGAMI S, KAWAMURA T, FUKUDA M, et al. Clinical management of uterine cervical mullerian adenosarcoma: A clinicopathological study of six cases and review of the literature. Taiwan J Obstet Gynecol, 2018, 57 (4): 479-482.

［24］ JONES MW, LEFKOWITZ M. Adenosarcoma of the uterine cervix: a clinicopathological study of 12 cases. Int J Gynecol Pathol, 1995, 14 (3): 223-229.

［25］ YUAN Z, CAO D, YU M, et al. Uterine and cervical adenosarcoma: a retrospective study of overall oncologic outcomes and fertility preservation in early-stage disease. Oncologist, 2019, 24 (9): e870-e879.

[26] CARROLL A, RAMIREZ PT, WESTIN SN, et al. Uterine adenosarcoma: an analysis on management, outcomes, and risk factors for recurrence. Gynecol Oncol, 2014, 135 (3): 455-461.

[27] SOSLOW RA, ALI A, OLIVA E. Mullerian adenosarcomas: an immunophenotypic analysis of 35 cases. Am J Surg Pathol, 2008, 32 (7): 1013-1021.

[28] CLEMENT PB, SCULLY RE. Mullerian adenosarcoma of the uterus: a clinicopathologic analysis of 100 cases with a review of the literature. Hum Pathol, 1990, 21 (4): 363-381.

[29] ULRICH UA, DENSCHLAG D. Uterine Adenosarcoma. Oncol Res Treat, 2018, 41 (11): 693-696.

[30] NAKAI G, MATSUTANI H, YAMADA T, et al. Imaging findings of uterine adenosarcoma with sarcomatous overgrowth: two case reports, emphasizing restricted diffusion on diffusion weighted imaging. BMC Womens Health, 2021, 21 (1): 416.

[31] FLEMING NA, HOPKINS L, DE NANASSY J, et al. Mullerian adenosarcoma of the cervix in a 10-year-old girl: case report and review of the literature. J Pediatr Adolesc Gynecol, 2009, 22 (4): e45-e51.

[32] KANAYAMA S, NAKAMURA M, OI H, et al. Case report of successful childbearing after conservative surgery for cervical mullerian adenosarcoma. Case Rep Obstet Gynecol, 2017, 2017: 4187416.

[33] TECO-CORTES JA, SALDAÑA-QUIROZ VA, ALDERETE-VÁZQUEZ G. Mullerian adenosarcoma of the cervix: case report with conservative management. Cir Cir, 2019, 86 (2): 191-195.

[34] JIANG X, JIN Y, LI Y, et al. Clear cell carcinoma of the uterine cervix: clinical characteristics and feasibility of fertility-preserving treatment. Onco Targets Ther, 2014, 7: 111-116.

[35] SINGH P, NICKLIN J, HASSALL T. Neoadjuvant chemotherapy followed by radical vaginal trachelectomy and adjuvant chemotherapy for clear cell cancer of the cervix: a feasible approach and review. Int J Gynecol Cancer, 2011, 21 (1): 137-140.

[36] SU Y, ZHANG C, HOU W, et al. Fertility-preserving local excision under a hysteroscope with combined chemotherapy in a 6-year-old child with clear cell adenocarcinoma of the cervix: A case report and review of the literature. Medicine (Baltimore), 2020, 99 (5): e18646.

[37] THOMAS MB, WRIGHT JD, LEISER AL, et al. Clear cell carcinoma of the cervix: a multi-institutional review in the post-DES era. Gynecol Oncol, 2008, 109 (3): 335-339.

[38] KORHONEN MO. Adenocarcinoma of the uterine cervix. Prognosis and prognostic significance of histology. Cancer, 1984, 53 (8): 1760-1763.

[39] REICH O, TAMUSSINO K, LAHOUSEN M, et al. Clear cell carcinoma of the uterine cervix: pathology and prognosis in surgically treated stage ⅠB-ⅡB disease in women not exposed in utero to diethylstilbestrol. Gynecol Oncol, 2000, 76 (3): 331-335.

[40] NIIBE Y, KARASAWA K, KAIZU T, et al. Difference in prognostic factors between stage ⅠB and Ⅱ uterine cervical carcinoma patients treated with radical hysterectomy and

postoperative radiation therapy. Radiat Med, 2002, 20 (4): 161-167.

［41］ CHEN CW, HSIAO HM, CHEN CA, et al. Clear cell adenocarcinoma of the uterine cervix. Taiwan J Obstet Gynecol, 2007, 46 (4): 453-455.

［42］ SOVAK MA, DUPONT J, HENSLEY ML, et al. Paclitaxel and carboplatin in the treatment of advanced or recurrent endometrial cancer: a large retrospective study. Int J Gynecol Cancer, 2007, 17 (1): 197-203.

［43］ ABU-RUSTUM NR, SU W, LEVINE DA, et al. Pediatric radical abdominal trachelectomy for cervical clear cell carcinoma: a novel surgical approach. Gynecol Oncol, 2005, 97 (1): 296-300.

［44］ IACOPONI S, DIESTRO MD, ZAPARDIEL I, et al. Vaginal laparoscopically assisted radical trachelectomy in cervical clear cell adenocarcinoma. Ecancermedicalscience, 2013, 7: 373.

［45］ LANDONI F, PARMA G, PEIRETTI M, et al. Chemo-conization in early cervical cancer. Gynecol Oncol, 2007, 107 (1 Suppl 1): S125-S126.

［46］ PLANTE M, LAU S, BRYDON L, et al. Neoadjuvant chemotherapy followed by vaginal radical trachelectomy in bulky stage I B1 cervical cancer: case report. Gynecol Oncol, 2006, 101 (2): 367-370.

第十四章　宫颈癌保育治疗的妊娠相关问题

Chapter 14　Pregnancy Related Problems after Fertility-sparing Treatment

孙晓溪　李晓琦

全球范围内,宫颈癌发病率占女性生殖道恶性肿瘤的第一位,死亡率居第二位。目前,宫颈癌已成为临床上最常遇到需要保留生理和生育功能问题的女性生殖道恶性肿瘤,并且保育问题相对更为突出。这是因为:①近年来宫颈癌发病具有明显年轻化趋势,42%的患者发病年龄<45岁,且大多数未生育;②宫颈癌筛查技术的改进、推广和普及,使更多患者能够在早期被发现并获得根治性治疗,大大延长了患者的生存时间;③随着女性初次生育年龄的推迟,越来越多的夫妇选择晚婚及晚育,迫使宫颈癌患者在治疗选择方面越来越重视生育能力的保存;④生存期的延长,生活质量的提高也成为医患双方共同追求的目标;⑤随着我国三孩生育政策的实施,部分已生育的患者有再次生育的需求。

因此,宫颈癌保育治疗妊娠相关问题的研究进展,必将对育龄期宫颈癌患者的治疗和生活质量产生重大影响。同时,宫颈癌保育治疗的进一步妊娠相关循证医学研究,也将成为今后临床研究的重要方向。

第一节　宫颈癌保育治疗中放化疗对卵巢、子宫的影响

一、放化疗对卵巢的影响

放化疗犹如一把双刃剑,杀死肿瘤细胞的同时,也可能损伤生殖系统的正常细胞。

化疗是治疗恶性肿瘤最有效的方法之一,但化疗造成的各种类型的性腺损害可能会对即将接受治疗的患者的生育力造成损害。化疗可同时导致女性不孕和性腺类固醇激素分泌下降。药物因素和剂量因素结合患者年龄,三者

可以预测生育力损害的程度。虽然细胞毒素诱导的损伤在其他快速分裂的细胞组织（例如骨髓、胃肠道和胸腺）中是可逆的，但因为生殖细胞的总数自胎儿时期起便是恒定的，并且无法再生，所以在卵巢组织中这种损伤似乎是进行性且不可逆的。

化疗药物对卵巢的影响程度很大程度取决于对治疗药物的选择。表 14-1 列出了不同的化疗药物和相应的作用机制，以及卵巢早衰的发生风险。

表 14-1　化疗药物的种类、作用机制及卵巢早衰的风险

药物种类	举例	作用机制	风险
烷化剂	环磷酰胺	与 DNA 链交联，抑制 RNA 的形成	高
	氮芥		
	苯丁酸氮芥		
	白消安		
铂类衍生物	顺铂	与 DNA 链交联	中等
	卡铂		
抗代谢药	甲氨蝶呤	阻止嘧啶、嘌呤合成或进入 DNA	低
	5- 氟尿嘧啶		
	阿糖胞苷		
长春花生物碱	长春新碱	微管分离导致纺锤体破坏	低
	长春碱		
抗生素	道诺霉素	各异，例如 DNA 嵌入、抑制转录等	低（多柔比星为中等）
	博来霉素		
	多柔比星		
化合药品	伊马替尼	酪氨酸激酶抑制剂	未知

保留生育功能的患者其新辅助化疗结合病灶大小进行选择，常选用三联药物，共计 3~4 个疗程，以获得缩小瘤体的最佳效果且最大限度地保留宫颈或宫旁组织。大部分欧洲中心在保育手术的术前先以紫杉醇、顺铂、异环磷酰胺（鳞状细胞癌）或依托泊苷（腺癌）进行新辅助化疗。术后辅助放化疗主要用于保育手术后有中高危因素的患者。目前对有高危因素的患者术后治疗比较一致，如有盆腔淋巴结阳性、切缘阳性和宫旁浸润中任何一项者均推荐术后补充盆腔放疗 + 包含顺铂的同期化疗，阴道切缘阳性者增加阴道近距离放疗。然而，对有中危因素的患者术后辅助治疗按 Sedlis 标准选择同期放化疗。

已有研究表明烷化剂（如异环磷酰胺）是性腺毒性最强的化疗药物，可将一个烷基共价结合于 DNA 链并诱导凋亡。烷化剂可以造成卵泡和卵母细胞损耗，对排卵前卵母细胞亦具有诱变性，与原发性卵巢功能不全之间的单变量关联已经得到证实。铂类衍生物（如顺铂）也已经被证实对卵巢早衰的发生具

有中等风险。铂类药物对女性来说也是诱变剂,可造成不同类型的染色体损伤(包括缺失、成环作用及重排),进而诱发卵母细胞的基因缺陷,并有可能进一步造成早期胚胎死亡。宫颈癌相关化疗药物具有性腺毒性,能导致卵巢早衰。对于需要生育保护的宫颈癌患者,卵巢功能的的保护也很重要。在保留生育功能的患者中,选择临床效果好,性腺毒性低的药物,可能是未来研究的方向。

放疗可以对细胞造成致命损伤,这很大程度上是因为放疗可导致 DNA 双链结构的破坏且不可修复。

能够导致卵巢衰竭的放疗剂量具有年龄依赖性。有效绝育剂量(effective sterilizing dose,ESD),即治疗后 97.5% 的患者立即出现卵巢早衰时所使用的分次放疗的剂量(Gy),随患者年龄的增长而减少,患者年龄越大,可造成卵巢早衰的放疗剂量越小。新生儿的 ESD 为 20.3Gy;10 岁儿童的 ESD 为 18.4Gy,20 岁时为 16.5Gy,30 岁时为 14.3Gy[1]。对 40 岁以下的女性来说,骨盆区域的直接辐射剂量只要超过 5Gy(5~10Gy)就会造成 95% 以上的患者发生闭经;对 40 岁以上的女性,3.75Gy 的剂量即可让几乎 100% 的患者发生闭经[1]。

放疗的部位对生殖潜能也有重要的影响。放疗对患者的未来生育所造成的不良影响尤以涉及骨盆和头颅两个最重要的部位为甚。卵巢组织对放射性最为敏感,放疗对于卵巢组织的功能损伤是不可逆的。卵巢所受的辐射剂量和患者的年龄是影响放疗结局的主要因素。"最小耐受剂量"和"最大耐受剂量"分别指为期 5 年的放疗过程中,并发不孕症的发病率分别达 5% 和 50% 所采用的辐射剂量。对于卵巢而言,"最小耐受剂量"和"最大耐受剂量"大约分别为 3Gy 和 12Gy[2]。对卵巢的放疗是造成卵巢功能衰竭的最大风险因素。在放疗后,损伤的卵母细胞或得以修复,或通过吞噬作用被卵巢消灭。放疗实施的剂量并不决定退行性改变发生的时间,但却影响受到辐射的卵母细胞数量。

卵巢位于盆腔放疗野内,宫颈癌患者术后辅助放疗常规剂量为 45~50Gy,这可导致卵巢功能永久性衰竭。通过减少放疗剂量,结合对卵巢区域进行放射防护或将卵巢转移至放射区域外(应用卵巢固定术等),可以将放疗对卵巢的影响降到最低。

二、放化疗对子宫的影响

要完成怀孕、足月妊娠和成功分娩的过程,不仅需要完整的下丘脑 - 垂体 - 卵巢轴,还需要一个终端器官——子宫。该器官要具备着床能力、充分扩张能力和足够的血流量,以支持胎儿生长发育直至足月。虽然前文已经详细讨论了化疗对卵巢储备、功能和质量的影响,但目前几乎没有证据表明化疗会对子宫造成直接伤害。

放疗辐射对子宫的影响分为直接和间接两种。直接影响包括由于子宫肌层纤维化导致的子宫扩张度减退、子宫血管损伤以及内膜损伤导致的蜕膜化和胎盘形成受损。间接影响包括下丘脑 - 垂体 - 卵巢轴功能紊乱的内分泌病变、黄体期缺陷及其他因素导致的不孕。

放疗可同时损伤卵巢和子宫的正常功能，其风险的大小与患者接受治疗时的年龄和月经初潮状况有关。放疗总剂量、辐射野范围、分次方案、卵巢位置以及防护程度均是影响损伤程度的重要因素，其作用仅次于治疗本身带来的影响。虽然激素替代方案可使子宫内膜实现生理循环，却不能保证一定会带来成功活产。

虽然对所有恶性肿瘤的治疗都是在取得最佳治疗结果和导致最小毒性之间进行平衡，但辐射造成损伤的阈值却比最初所认定的要低很多。当前文献的观点认为，只有当子宫所受放疗剂量小于 4Gy 时才与正常生育和妊娠结局存在关联。超过这一剂量，则可能出现子宫体积缩小或扩张度降低、子宫肌层纤维化、子宫血管不可逆损伤以及子宫内膜萎缩导致流产、胎盘异常、死胎或新生儿死亡、早产及胎儿生长受限等相关并发症。与成人期相比，儿童期放疗对子宫的危害更大。国外研究发现对成人子宫进行 12Gy 体外放疗会增加流产、早产和低出生体重的风险[3]。在儿童期对子宫进行剂量>25Gy 的放疗患者，不建议将来怀孕。成年后对子宫进行剂量>45Gy 的放疗，则不建议怀孕。

随着癌症治疗方法的改善，辅助生殖技术也愈加先进。对于宫颈癌保育术后需行放化疗的患者，医务人员和患者都需认识到放化疗与其妊娠相关的风险，使患者详细了解并知情同意相关生育力保护方法，如胚胎冻存、卵子冻存等，并做好预防并发症的准备以确保实现最终的成功妊娠。

三、促性腺激素释放激素激动剂在生育力保存中的作用

促性腺激素释放激素（gonadotropin-releasing hormone，GnRH）是下丘脑脉冲式分泌的一种 10 肽激素，序列为磷酸化谷氨酸（Glu）- 组氨酸（His）- 色氨酸（Trp）- 丝氨酸（Ser）- 酪氨酸（Tyr）- 甘氨酸（Gly）- 亮氨酸（Leu）- 精氨酸（Arg）- 脯氨酸（Pro）- 甘氨酸（Gly）-NH_2。促性腺激素释放激素激动剂（gonadotropin hormone releasing hormone agonist，GnRH-a）则是人工合成的 GnRH 类似物，由去除或者置换掉 GnRH 中第 6 和第 10 位的甘氨酸后获得。由于 GnRH-a 对 GnRH 受体具有更高的亲和力，当 GnRH-a 占据 GnRH 受体后可减少腺垂体分泌的卵泡刺激素（follicle-stimulating hormone，FSH）和黄体生成素（luteinizing hormone，LH），最终降低体内雌激素水平。

GnRH-a 与化疗联合应用的初步研究表明，这种方法可能对卵巢功能有保护作用，进而可能为患者保存生育功能。目前，GnRH-a 对卵巢功能的保护机制有多种研究结果，主要机制为：GnRH-a 能减少 FSH 和 LH 的分泌，从而减少原始卵泡进入发育轨道的数量，使更多卵泡处于原始卵泡的静止状态，从而减少化疗药物导致的大、中卵泡凋亡；降低体内雌激素水平，减少卵巢内血供，减少化疗药物到达卵巢的浓度，降低药物对卵巢的损伤，减少卵泡凋亡。虽然该方法不是宫颈癌特有的保护措施，但由于该方法已经在乳腺癌和卵巢癌中获得了一定的效果，因此对那些需要进行化疗的患者，也可进行尝

试和相关临床研究。多项前瞻性、多中心、随机对照临床研究显示,化疗联合GnRH-a能降低绝经前乳腺癌化疗的卵巢早衰发生率。PROMISE-GIM6的研究结果显示,化疗联合GnRH-a组的早期绝经率为8.9%,化疗组为25.9%($P<0.001$)[4]。POEMS/S0230的研究结果显示,化疗联合GnRH-a组的卵巢早衰率为8.0%,化疗组为22.0%($P=0.04$);化疗联合GnRH-a组的妊娠率为21.0%,化疗组为11.0%($P=0.03$)。这些研究结果提示,GnRH-a联合化疗对于乳腺癌患者的卵巢功能有一定的保护作用[5]。然而,另有一些临床研究结果显示,化疗联合GnRH-a不能减轻化疗后卵巢的不良反应。GBG 37 ZORO的研究结果显示,化疗联合GnRH-a组的月经复潮率为70.0%,化疗组为56.7%($P=0.284$)[6]。上述研究主要是针对乳腺癌的患者,Chan-Yong Park等的一项回顾性研究表明对于妇科肿瘤患者GnRH-a联合化疗可能有助于保护卵巢功能,但是该研究样本数小,且为回顾性研究[7]。目前,仍需大型多中心前瞻性随机对照临床研究来证实,GnRH-a联合化疗对宫颈癌保留生育功能的患者的卵巢功能是否具有保护作用。卵巢保护可能会使癌症幸存者得以保存未来的生育力,并防止提早绝经带来的其他不利影响,如骨密度丢失、性功能障碍和血管舒缩症状等。

四、卵巢移位

宫颈癌很少转移到卵巢。宫颈癌的主要转移方式为直接蔓延,即癌灶向邻近组织器官浸润扩散。从盆腔解剖上来讲,癌灶由宫颈向下累及阴道壁,向上累及宫体,向两侧扩散至主韧带直至骨盆壁。宫颈的淋巴引流方向主要是髂淋巴结和子宫旁淋巴结。而宫颈癌转移到卵巢主要通过血行途径,但Sicam等研究发现经血行途径转移至卵巢非常少见,早期宫颈鳞癌患者保留卵巢的转移率仅为0.5%[8]。目前为止,国内外报道早期宫颈鳞癌的卵巢转移率均较低,关于宫颈腺癌卵巢转移率则争议较大,需进一步研究。文献报道,没有危险因素的早期子宫颈癌卵巢转移很少发生,但是,在年轻女性的宫颈腺癌中,与鳞状细胞癌相比,其卵巢转移的危险性显著增加(分别为8.2%和0.4%)[9-11]。在宫颈癌患者中,原发性卵巢癌的发病率并未增加,而保存的卵巢功能也不会造成宫颈鳞癌的恶化。因此,对可能伴有高危因素,术后有进行放、化疗可能的年轻宫颈癌患者,为保留卵巢内分泌功能,可进行卵巢移位术,使卵巢远离放疗,避免或减少卵巢损伤的机会。1958年,卵巢移位首次作为保存宫颈癌患者卵巢功能的治疗手段进入人们的视野。半数以上的宫颈癌患者尚未绝经,因此保存其卵巢功能和生育潜能对这部分患者来说具有重要意义。通过卵巢移位来保存恶性肿瘤患者的生育力具有广泛的适应证,从宫颈癌、阴道上皮癌到霍奇金淋巴瘤乃至直肠肛管癌都可以应用。

既往文献探讨了为数众多的卵巢移位术式,在治疗霍奇金淋巴瘤的过程中实施卵巢移位时,可以将卵巢移至子宫后方中线以避开针对淋巴结群的放疗影响。然而在治疗宫颈癌的过程中,患者的整个盆腔都将接受放疗,因此需要对患者的卵巢进行范围更大的移位。卵巢移位术的方法有很多种,总体原则是移位卵巢应位于盆腔照射野外 3.5cm。文献报道过的术式包括皮下侧方移位、腰大肌上方腹膜内或腹膜上移位、腰大肌侧方腹膜内移位以及骨盆边缘上方结肠、旁沟上部的腹膜内移位等。手术方式包括经腹手术和腹腔镜手术。目前卵巢移位术在年轻的早期宫颈癌患者中已经得到广泛应用，但文献报道指出在接受卵巢移位及后续盆腔放疗的宫颈癌患者中，其卵巢功能保存的成功率为 17%~71%，另外一部分患者在近期或远期出现卵巢功能衰竭[12-14]。

卵巢移位术后的常见并发症为卵巢囊肿、卵巢功能衰退等。卵巢囊肿为主要的远期并发症，而移位卵巢发生良性病变需要再手术切除率并不高，其发生与手术方式是否有关尚不清楚。Chambers 等报道 24% 接受卵巢移位的患者发生了有症状的卵巢囊肿，因此需要接受卵巢切除的患者数占比约为16%，子宫内膜异位症或盆腔感染病史会增大此类风险[14]。皮下卵巢移位导致卵巢功能衰竭的发生率为 7%，而导致卵巢囊肿的发生率则很高。其中 17%的患者不得不反复接受囊肿剥除术，另有 7% 的患者只能接受后续的卵巢切除[15]。

对于有生育愿望的患者，我们可以在成功的治疗完成之后对卵巢进行刺激并促使其产生卵子，进而进行取卵、体外受精和胚胎移植。这使得患者可以通过自然怀孕或辅助生殖拥有自己生物学意义上的后代。其他保留生育功能的方法还包括胚胎冷冻、卵子冻存、卵巢组织移植等。已有报道表明，这些方法可以有效保存接受放疗的患者的生育功能。

综上，卵巢移位是一种简单、有效的手术方法。对于因放疗导致的医源性卵巢功能衰竭风险升高的患者，其卵巢功能可以通过卵巢移位得以保存。应当选择合适的患者实施移位，如选择年龄小于 40 岁的患者等。对于宫颈癌病例，处于癌症早期、单个肿瘤直径小于 3cm、肿瘤仅限于宫颈以及没有肉眼可见的宫颈外转移等都是非常重要的入选指标。而在术式的选择上，推荐采用腹腔镜进行手术。

第二节　宫颈癌保育手术生育结局

保育手术切除了部分宫颈组织，易造成宫颈狭窄、宫颈过短和缺乏黏液以促进精子迁移。宫颈因素是宫颈癌保育术后，特别是根治性宫颈切除术后不孕的主要原因。子宫环境的变化可能会影响术后的生育能力，例如由于切除子宫颈和主韧带 / 阴道壁而导致血流减少。Rob 等指出，在根治性宫颈切除手术过程中，应至少保留 1cm 无瘤子宫颈基质，以增加怀孕的机会[16]。文献报道残留子宫颈少于 1cm 的女性中，早产率为 66.7%，而在残留子宫颈超过 1cm 的妇女中，早产率为 22%[17]。该研究中残留子宫颈的长度是通过术后 MRI测量，因此，研究人员提出对于根治性宫颈切除术后准备妊娠的女性，MRI 可能在孕前咨询中发挥作用。根治性宫颈切除手术过程中，可通过仔细缝合宫颈切除后的阴道壁和残留的宫颈，形成新的宫颈。由于存在于阴道内的细菌进入腹膜腔而导致术后感染的可能性,因此需要仔细注意该手术操作。宫颈管切除后,宫颈黏液屏障明显减少,从阴道到子宫内膜的区域容易发生逆行感染。感染也是术后常见的并发症。术后感染的发生可能导致子宫内膜炎症。痛经和闭经是根治性宫颈切除术的术后并发症,文献报道其发生率从 9% 到 75% 不等[18-20]。应用经阴道根治性宫颈切除术(vaginal radical trachelectomy, VRT)的患者生育力较正常女性下降,这可能与亚临床输卵管炎、粘连、宫颈黏液的缺乏有关,使用辅助生殖技术可帮助这部分女性妊娠。

与 VRT 相比,经腹根治性宫颈切除术(abdominal radical trachelectomy, ART)更简单,易操作,宫旁组织切除范围更广,对患者的生育功能影响更大。有研究表明,ART 术后妊娠率较低,波动在 14%~70%[21-24],文献报道 ART 术后需要辅助生殖治疗(人工授精或体外受精胚胎移植)的患者比例约为 50%~70%[24,25]。虽然两种术式都保留子宫,但 ART 切除了更大范围的宫旁组织以及盆腔内脏神经,这些会影响患者术后的生育力,ART 对生育最主要的影响是宫颈狭窄造成不孕,应用 ART 如宫腔内人工授精、体外受精可提高妊娠成功率。文献报道 ART 可能导致宫腔粘连,发生原因可能是宫颈狭窄粘连,也有研究推测是感染导致的[26,27]。由于宫颈因素导致的不孕,大多数 ART 术后患者需要接受恢复生育力的治疗才能怀孕,其部分原因可能是患者选择所致,因为选择接受 ART 的患者往往切除范围更广,而接受 VRT 的患者切除范围则较小。根治性宫颈切除术后的早产风险为 10%~33%[28,29],多数与感染有关。回顾性研究通过对 ART 术后妊娠女性的研究,提出子宫颈残留较短的妇女早产的风险较高。特别是妊娠中期子宫颈短(即残留子宫颈<13mm)的妇女,在妊娠 34 周之前有最高早产风险,建议根治性宫颈切除术后保留至少 1cm 残留子宫颈。同时提出根治性宫颈切除术距离妊娠时间、妊娠方式(自然怀孕或辅助生殖技术)与早产发生没有关系[30]。中期流产的风险也同样呈现 12% 的增加[28,29]。早期流产率未见明显增加。用于预防早产的宫颈环扎术仍存在争议,因为其可能导致宫颈环扎术相关的并发症。根治性宫颈切除术后的分娩方式为剖宫产。

接受根治性宫颈切除术治疗后,部分患者存在生育相关问题,其中大多数是宫颈问题导致的。宫颈因素包括两个主要的具体因素:①缺乏促进精子迁移的宫颈黏液和潜在的亚临床子宫内膜炎增加;②宫颈狭窄。宫颈狭窄是根治性宫颈切除术后的主要和独特的术后并发症,其原因是子宫颈瘢痕的形成和挛缩的阴道黏膜侵犯新子宫颈口。可能与手术切除本身、宫颈环扎以及是否使用抗狭窄工具有关。另外,对宫颈狭窄引起的疾病和性交困难的恐惧降低了患者的性交频率,这些因素使自然妊娠变得困难。因此,部分患者需要人工辅助生殖技术才能怀孕。Li 等的最新综述中提到,根治性宫颈切除术后宫颈狭窄的平均发生率为 10.5%[31]。没有进行宫颈环扎术的根治性宫颈切除术后宫颈狭窄的发生率为 3%,但是在预防性环扎术后则为 8.6%,其发生率会增加,即使这种差异在该综述中未达到统计学意义。使用抗狭窄工具(导管、子宫内器械、Smit 套管)似乎可以降低并发症的发生率。因为它是首要不孕因素,最常用的不孕治疗方法是宫颈扩张术联合 / 不联合 IUI 或 IVF,结果良好。宫颈或子宫峡部狭窄可能导致月经紊乱,但大多数患者都能恢复正常月经(>90%)。其他可能出现的不孕因素包括排卵功能障碍、子宫内膜异位和男性因素等。

研究调查发现很大一部分患有早期宫颈癌的妇女在接受根治性宫颈切除术前没有进行足够的生育相关咨询,且许多接受根治性宫颈切除术的妇女术后发生了可能对生育能力有负面影响的并发症[32]。因此,对所有考虑行根治性宫颈切除术的患者,都建议与生殖内分泌科医生进行术前咨询。与患者进行充分交流沟通至关重要,告知相关的妊娠风险,只应向充分获得知情同意的患者提供保育手术治疗。

综合文献和临床经验,在此提出宫颈广泛切除术后妊娠总结建议,供参考。

1. 宫颈广泛切除术后的每次妊娠均应视为高危妊娠。

2. 每周或至少每2周进行1次检查。

3. 检查应包括超声测量残余的子宫颈和阴道分泌物检查。

4. 对于有宫颈功能不全超声征象的患者,如妊娠前未行宫颈环扎,应在妊娠14周时考虑采用宫颈环扎术。

5. 如果有宫颈功能不全或宫缩的迹象,应考虑住院治疗,抗生素预防感染、孕酮和糖皮质激素适时应用。

6. 从孕中期开始,每周2次阴道测量pH值。

7. 妊娠20至28周之间的患者需注意休息。

8. 应从妊娠的第37周开始进行选择性剖宫产。

9. 在所有决定和程序中,应让受过训练的妇产科医生以及外科和新生儿科医生参与。

宫颈癌保育术后的妊娠时机目前尚有争议,多数学者认为,术后半年至1年内复查无肿瘤复发即可试孕。其中,约50%的患者需要采取辅助生殖技术完成生育[33]。

第三节　宫颈环扎手术的时机、方式与效果

宫颈功能不全(cervical incompetence,CIC),又称子宫颈内口闭锁不全、子宫颈口松弛症,是指宫颈解剖结构或功能异常,导致在足月妊娠前出现进行性、无痛性宫颈缩短、扩张、展平及漏斗状宫颈,妊娠中晚期无法维持妊娠,发生率为0.1%~1%。宫颈功能不全是引起中晚期妊娠习惯性流产及早产的常见原因。

宫颈功能不全是临床诊断性疾病,但是其诊断十分模糊,缺乏客观的金标准。宫颈环扎术是目前治疗宫颈功能不全的唯一术式和有效方法。2019年加拿大妇产科医师协会(The Society of Obstetricians and Gynaecologists of Canada,SOGC)颁布了最新版指南《No.373宫颈功能不全与宫颈环扎术临床实践指南》(*No.373-Cervical Insufficiency and Cervical Cerclage*)[34]。2014

年美国妇产科学会(The American College of Obstetricians and Gynecologists,ACOG)颁布了宫颈环扎术治疗宫颈功能不全的指南文件[35]。本节主要就ACOG 和 SOCG 指南结合国内外最新进展进行解读。

一、宫颈功能不全的病因

目前对宫颈功能不全的病因及其病理生理仍认识尚且不足,以下罗列因素或与其相关。宫颈功能不全可能源自宫颈峡部括约肌结构缺陷或功能障碍,至使其无法维持妊娠至足月。

1. 不良妊娠史 宫颈功能不全的典型病史是复发性妊娠中期流产或极早产史。对于妊娠 32 周前发生的胎膜早破及妊娠 27 周前宫颈长度<25mm 的病史应引起重视。

2. 宫颈创伤史 分娩、引产造成的宫颈裂伤,多次人工流产及反复机械性扩张宫颈,宫颈锥切术、根治性宫颈宫颈切除术等。

3. 药物因素 胎儿宫内暴露于己烯雌酚,诱发宫颈发育不良,增加宫颈功能不全发生风险。

4. 感染因素 目前的研究表明,80% 的急性宫颈功能不全与羊膜腔感染密切相关[36]。

5. 其他因素 先天性米勒管发育不全、宫颈胶原与弹力蛋白缺乏等。

二、宫颈环扎手术方式

(一)预防性宫颈环扎术

该术式是基于宫颈功能不全病史指征(中期妊娠流产或极早产史)及超声检查指征(非偶发性的妊娠 24 周前宫颈长度<25mm)实施的。术前需充分考虑患者前次流产孕周,对于流产孕周逐次提前的患者,是否实施环扎及何时环扎要慎重考量。预防性环扎术可经阴道或经腹施行。

(二)经阴道宫颈环扎术

改良的 McDonald 和 Shirodkar 术式是经阴道环扎的两种主要术式,一般于妊娠 12~16 周进行。McDonald 手术术中无须游离膀胱,用不可吸收的缝合线环绕宫颈阴道的连接处进行荷包缝合环扎。Shirodkar 手术术中需游离膀胱宫颈间隙、直肠阴道间隙,经阴道用不吸收缝合线于子宫主韧带上方缝合宫颈内口并扎紧,环扎位置较 McDonald 术式高,手术结束时黏膜重新覆盖结扎处。目前尚无证据表明其中任何一种缝合方式和手术技巧优于另一种方式。

(三)经腹宫颈环扎术

该术式是针对由于宫颈功能不全具有环扎术指征而因解剖局限性无法经阴道手术的患者的补救治疗,例如广泛宫颈切除术后、宫颈过短、宫颈瘢痕坚硬经阴缝合困难或曾经阴道环扎失败者。可利用腹腔镜或开腹路径实施,通常于孕前或孕 10~14 周手术。缝线或环扎带能够在妊娠期保留至剖宫产。如果需要再次妊娠,剖宫产时缝线或环扎带不必取出。目前腹腔镜下经腹环扎术以其微创优势似乎更受推崇,但尚没有证据表明经腹宫颈环扎术和腹腔镜宫颈环扎术哪一种更优越,无论选择哪一种手术途径,手术者须有丰富的宫颈环扎经验。

常用的环扎材料包括 Mersilene 环扎带、Prolene 不可吸收缝线及少部分网状材料等,但不同材料的优劣仍缺乏循证医学证据。

(四)紧急环扎术手术指征及效果

手术通常于孕期发生宫颈扩张后作为治疗手段实施。手术指征包括体征或超声提示宫颈管扩张 1~2cm,且无明显宫缩,伴或不伴羊膜囊外凸出宫颈外口、除外绒毛膜羊膜炎的临床征象。

(五)宫颈环扎术的并发症

宫颈环扎术合并症发生率低,其发生在很大程度上与环扎术时间、指征有关。目前报道的相关并发症包括出血、败血症、未足月胎膜早破、早产、经阴道分娩时宫颈裂伤等。目前关于宫颈环扎术是否增加绒毛膜羊膜炎和早产风险存在争议。SOGC 指南指出:纳入多项研究的 meta 分析并未证实接受环扎的女性罹患绒毛膜羊膜炎及发生早产的风险更高。ACOG 指南则提出:宫颈环扎术的相关并发症包括绒毛膜羊膜炎。

三、宫颈癌保育手术后是否需行宫颈环扎术

(一)ACOG 指南

当以下情况单一出现时,尚不能确定行宫颈环扎是否有益,如宫颈锥切组织活检、LEEP 术或米勒管发育异常等。

(二)SOGC 指南

根治性宫颈切除术后有生育要求的女性建议行经腹宫颈环扎手术（Ⅱ-3C）。

(三)文献报道

经根治性宫颈切除术后环扎治疗的妇女在产科方面有更好的预后[37]。但是,关于最合适的环扎方法和类型尚无共识。虽然一些作者建议使用永久性单丝 O- 聚丙烯缝合线,可降低感染风险,但其他研究则使用 Mersilene 胶带或 Saling 手术[38-40]。大多数团队在根治性宫颈切除术中进行了预防性环扎。此过程会增加狭窄或宫颈糜烂的发生率。因此,无法严谨评估其对胎儿丢失 / 早产率下降的影响。根据 Dargent 和 Mathevet 的经验,在经阴道根治性宫颈切除术后使用该程序可将胎儿流失的风险从 50% 降低到 22%[41]。也有少部分团队在根治性宫颈切除术结束时未行宫颈环扎术。主要原因可能是担心使用不可吸收的缝合材料会增加脓肿或深层感染的风险,而这种深层感染主要是在经腹手术后观察到的并发症。第二个原因可能是缺乏 A 级证据,目前尚无证据证实预防性使用宫颈环扎术可降低胎儿丢失和早产的风险。文献报道,部分团队更倾向在妊娠期间观察到宫颈长度缩短时使用环扎术(或 Saling 手术)[37]。如果在有环扎的患者中观察到胎膜早破,其管理(去除或保存)的操作目前仍存在争议。

第四节 辅助生殖技术应用

凡女性婚后未避孕、有正常性生活、夫妇同居 1 年而未受孕,称为不孕症(infertility)。不孕的评估应以时间为基础,结合患者年龄综合考虑,一般应在至少 1 年或者 12 个月经周期无避孕性生活后未受孕行不孕评估。对于 35 岁以上的妇女无避孕性生活达 6 个月或 6 个月经周期未受孕也可考虑行不孕评估。对于有明确不孕高危因素的患者如不规则月经、盆腔炎症性疾病、既往不良妊娠史等,无论年龄如何,应尽早进行。

不孕症的发病率近年有上升趋势,可能与晚婚晚育、人工流产、性传播疾病等增加有关。85%~90% 的健康年轻夫妇在婚后 1 年内可获得妊娠,婚后 1 年不孕症的发生率约为 15%,婚后 2 年不孕症发生率约为 8%。

一、常用辅助生殖技术及并发症

1978 年 Edward 和 Steptoe 采用体外受精与胚胎移植技术妊娠的世界上第一个试管婴儿布朗·路易丝在英国的奥尔德姆市医院诞生,"试管婴儿"一诞生就引起了世界科学界的轰动,甚至被称为人类生殖技术的一大创举,也为治疗不孕不育症开辟了新的途径。随着人类辅助生殖技术(assisted reproductive technology,ART)的不断深入开展和普及,2011 年我国收治容量已达 200 000 周期以上,现在世界各地试管婴儿总数已达数百万名。

人类辅助生殖技术是指对配子、胚胎或者基因物质进行体内外系统操作获得新生命的技术,包括人工授精(artificial insemination,AI)、体外受精胚胎移植术(in vitro fertilization and embryo transfer,IVF-ET)及其衍生技术两大类。

(一)常用辅助生殖技术

1. 人工授精 人工授精是指将男性精液通过非性交的人工方式注入女性生殖道内,以使卵子和精子自然受精达到妊娠目的。

根据精液来源不同可分为夫精人工授精(artificial insemination with husband,AIH)和供精人工授精(artificial insemination by donor,AID)。根据授精部位的不同,目前临床应用最广泛的宫腔内人工授精(intrauterine insemination,IUI),早在 20 世纪初就已开始应用于治疗临床不孕症。将洗涤处理过的精子悬液通过导管直接注入宫腔内,注入体积为 0.5ml 左右。

AIH 的适应证包括:①男性因少精、弱精、液化异常、性功能障碍、生殖器畸形等不育;②宫颈因素;③生殖道畸形及心理因素导致性交不能等不育;④免疫性不育;⑤原因不明的不育。AID 适应证包括:①不可逆的无精子症;②严重畸形精子症;③男方有不宜生育的遗传性疾病;④严重母儿血型不合,经治疗无效;⑤严重的少精症、弱精症;⑥逆行射精;⑦梗阻性无精子症;⑧性功能障碍。

　　人工授精的禁忌证包括：①输卵管不通者；②夫妻双方意见不一致或一方有异议者（必须双方自愿签字）；③夫妻双方或一方有严重的精神性障碍者；④女方有严重的全身性疾病或传染性疾病；⑤女方生殖器官严重发育不全或畸形；⑥女方存在生殖道急慢性疾病。

　　2. 体外受精胚胎移植术及其衍生技术　体外受精胚胎移植术（in vitro fertilization and embryo transfer，IVF-ET），又称试管婴儿，是指分别将卵子与精子取出后，置于试管或培养皿内使其受精，再将胚胎移植回母体子宫发育成胎儿以实现妊娠的技术。

　　（1）常规 IVF-ET 技术：主要适用于，①女方各种因素导致的配子运输障碍；②排卵障碍；③子宫内膜异位症；④男方少、弱精子症；⑤不明原因的不育；⑥免疫性不孕。

　　IVF-ET 的主要步骤如下。

　　1）控制性超促排卵（controlled ovarian hyperstimulation，COH）：COH 是 IVF-ET 程序中不可缺少的重要步骤，是在药物的作用下使 IVF 周期中有多个卵泡发育，以获取较多的卵子，得到较多的可供移植的胚胎。COH 的目的是增加每个刺激周期 IVF 妊娠率，即在同一周期获得多个成熟卵子；体外受精后形成多个胚胎；选择优质胚胎移植；冻存剩余胚胎。

　　常用的 COH 方案包括促性腺激素释放激素激动剂（GnRH-a）长方案和促性腺激素释放激素（GnRH）拮抗剂方案。其他方案有 GnRH-a 短方案、高孕激素状态下促排卵方案、微刺激方案等。

　　GnRH-a 长方案：黄体中期（排卵后 1 周）开始应用 GnRH-a，在 GnRH-a 的作用下垂体反应性地急剧释放储存的促性腺激素（gonadotropin，Gn）即骤发作用，随后垂体 GnRH 受体逐渐被占据直至耗竭，用药 5~7 天时，卵泡刺激素（follicle-stimulating hormone，FSH）和黄体生成素（luteinizing hormone，LH）分泌开始下降，达到药物去垂体作用。因此，垂体降调节后约在下一月经周期的第 3 天，开始给予外源 Gn 开始超促排卵，根据需要调整剂量，监测卵泡发育情况，根据卵泡发育情况决定人绒毛膜促性腺激素（human chorionic gonadotrophin，hCG）的使用时机。

　　GnRH 拮抗剂方案：月经周期第 2 或 3 天开始使用 Gn，可以固定在 Gn 刺激 5~6 日开始每天注射 GnRH 拮抗剂，也可以在主导卵泡接近 13mm 时开始每天注射 GnRH 拮抗剂直至 hCG 扳机日。扳机可使用 hCG 或 GnRH-a。

　　2）取卵：最常用的取卵方式是在局部麻醉下，经阴道 B 超引导，将取卵针穿过阴道穹窿，直达卵巢吸取卵子，并立即在显微镜下将卵子移到含培养液的培养皿中，置 37℃的培养箱中培养。

　　3）体外受精：取卵后 4~5 小时将处理后的精子与卵子放在同一个培养皿中，共同培养 18 小时后，可在显微镜下观察受精情况。如精子质量太差，无法自然受精，则必须行卵胞质内单精子注射。受精后的胚胎进一步进行胚胎体外培养。

　　4）胚胎移植：取卵后 48~72 小时将分裂为 4~8 个细胞的早期胚胎移植入宫腔，也可将胚胎延长培养到 5 天的囊胚阶段再植入到宫腔。新鲜移植后剩余胚胎予以冷冻。如患者雌激素水平过高,或孕酮升高,或有卵巢过度刺激综合征风险,可将所有胚胎冷冻,本周期不进行新鲜胚胎移植。

5) 黄体支持:新鲜胚胎移植后需给予肌内注射或阴道用黄体酮支持黄体。进一步随访妊娠情况。

(2) 卵胞质内单精子注射(intracytoplasmic sperm injection, ICSI): 卵胞质内单精子注射是在显微操作系统的帮助下,在体外直接将单个精子注入卵胞质内使其受精,然后进行胚胎移植的技术。ICSI 临床应用的主要适应证包括:严重的少、弱、畸形精子症;通过手术从睾丸或附睾中获得的精子;常规IVF 失败史;不明原因不孕症;免疫性不孕;需行植入前遗传学检测。

(3) 植入前遗传学检测(preimplantation genetic testing, PGT): 利用现代分子生物学技术与显微操作技术,在受精卵发育至囊胚阶段时取 3~10 个滋养层细胞进行活检,进行特定的遗传学性状检测。PGT 又分为植入前非整倍体检测(preimplantation genetic testing for aneuploidy, PGT-A)、植入前单基因遗传病检测(preimplantation genetic testing for monogenic disease, PGT-M)和植入前染色体结构重排检测(preimplantation genetic testing-structural rearrangement, PGT-SR)。

(4) 人类配子、胚胎的冷冻和复苏: 将人类配子包括精子和卵子、各个发育阶段的胚胎(采用一定的程序或方法)进行深低温冷冻保存,在适当的时候解冻复苏,使其保持继续发育的能力。

(5) 体外成熟培养(in vitro maturation, IVM)是模拟体内卵母细胞的成熟环境,将从卵巢采集的未成熟卵母细胞在体外培养,直至成熟的技术。

(二) 辅助生殖技术并发症

1. 卵巢过度刺激综合征(ovarian hyperstimulation syndrome, OHSS)　指促排卵治疗引起的严重并发症,以卵巢增大、血管通透性增加、第三体腔积液及相关的病理生理过程为主要特征,严重时可危及患者生命。文献报道,在促排卵治疗和 IVF 过程中,OHSS 的发生率为 1%~14%,重度为 0.5%~2%。

主要的病理生理变化是全身毛细血管增生和通透性增加,导致体液渗出,形成腹腔积液、胸腔积液甚至弥漫性水肿;大量的体液外渗导致血液浓缩,进一步加重血液的高凝状态,凝血功能障碍甚至血栓形成;同时有效循环血容量下降,肾灌流量减少,导致尿量减少,甚至无尿,水、电解质紊乱和酸碱平衡失调。临床表现为胃肠道不适、腹胀、呼吸困难等,严重者心、肺功能降低,肝、肾功能受损,静脉血栓形成,甚至死亡,为一种复杂的综合征。其发病机制尚未完全阐明,目前认为,这种血管病理改变的机制可能与多种炎症介质和炎症细胞因子有关。

轻、中度 OHSS 一般不需特殊处理,多数患者可在 1 周内恢复,但应做门诊监护,多饮水、果汁,保证尿量>2 000ml/d。病情加重者应住院治疗。重度OHSS 者应住院治疗,治疗原则是补充血容量、防止血液浓缩。每日记录体液进出量,预防血栓形成。大量腹腔积液或胸腔积液导致呼吸窘迫者,可在超声引导下做腹腔穿刺或胸腔穿刺放水。

OHSS 的预防:避免过多刺激,基于每位患者的自身临床特点谨慎考虑促性腺激素剂量。应用 GnRH 拮抗剂方案,利用 GnRH-a 代替 hCG 诱导卵泡成熟和触发排卵,进行全胚冷冻,这是用于 OHSS 高危患者的金标准方案,能显著降低 OHSS 风险,目前尚无其他预防手段优于此法。

2. 多胎妊娠　促排卵药物使用和多个胚胎移植可导致多胎妊娠的发生,多胎妊娠时容易发生各种产科合并症,胎儿未成熟可发生流产、早产,低体重胎儿不易存活,特别是三胎以上的高序多胎妊娠。一旦发生多胎,应对患者及其家属说明情况。一般双胎可继续妊娠,注意休息,预防流产及早产,加强营养,预防妊娠高血压综合征。对三胎及三胎以上者应建议行阴道 B 超下减胎术,减为双胎或单胎。多胎妊娠可通过减少 IVF 后移植的胚胎数量得到解决。目前,中国部分省市规定,IVF 患者胚胎移植数量最多 2 个。国外多个指南建议对于多数具有良好预后的患者应考虑仅给予单个胚胎移植。

3. 其他并发症　IVF 需行经阴道超声下穿刺取卵,为微创手术,主要的并发症是阴道壁、卵巢及其他盆腔血管的出血;盆腔感染;损伤邻近肠管、输尿管等相关盆腔组织。尤其对于那些有输卵管积水、盆腔炎症、子宫内膜异位症、宫外孕史或既往有手术史者,有发生盆腔感染和副损伤的可能,对于有凝血功能障碍或者穿刺点多者,可能发生腹腔内出血。

二、生育力保存技术和方法

生育力保存(fertility preservation)是指保存卵子、精子或生殖组织的方法和手段,适用于有不孕不育风险的人群和治疗某些疾病可能会影响生育功能的患者。随着医学领域的不断进步,许多威胁女童或年轻女性生命的生殖系统疾病多数可以治愈,但患者也可能因患某些疾病、损伤或者意外事件而影响生育力。对妇科肿瘤患者生育能力的保存和保护,可使她们有机会获得后代,这已成为全球相关技术创新与临床探索的热点。对于已婚的患者来说,胚胎冻存是不错的选择,因为这项技术已经在世界范围内获得了成功应用。但对于未婚的女性患者,卵母细胞冻存则是可用的最佳方案。

1. 胚胎冻存(embryo cryopreservation)　世界首例女性肿瘤患者的胚胎冻存是在 2006 年,目前该技术已经成为生殖医学中心常用的方法和不孕患者的首选。该方法一般是在化疗或放疗前 10~14 天获取卵母细胞进行 IVF,共需 1~2 周促排卵时间,而且仅适用于已婚女性。在保留生育功能的各种方法中,胚胎冷冻技术发展最为成熟,成功率也最高。对于新确诊的已婚癌症患者来说,紧急 IVF 胚胎冻存是保存生育力的可靠技术。这一疗法的应用取决于患者的年龄和生育史。女性患者在接受放化疗前都应当对于该方法有所了解。其唯一的弊端是耗费等待的时间,因为超促排卵刺激卵泡发育成熟一般需要 1 周至半个月左右时间,这个时间可能会延误肿瘤的治疗。肿瘤患者往往需要尽早治疗,可以随时开始促排卵周期,取出成熟卵子受精,并冻存胚胎,待肿瘤治疗结束后适时进行胚胎移植。

2. 卵子冻存　第一例用冻存的成熟卵母细胞获得活胎分娩是在 1986

年。21 世纪初，应用玻璃化冷冻技术把卵母细胞解冻后进行 IVF，可以使活产率上升至 40%，而胎儿畸形的发生率未见明显增加。现已证实卵子的最佳冻存时期为 M Ⅱ 期。卵子冻存技术适用于未婚的要求保留生育功能的肿瘤患者，同时也可以避免夫妇双方关于冻存胚胎所有权争议等伦理问题。

而未成熟卵母细胞冻存，主要针对卵巢有激素刺激禁忌证和不能推迟治疗的癌症患者，治疗方案应在肿瘤治疗开始前提出。在化疗或放疗前取出未成熟卵母细胞冷冻，在体外模拟体内成熟的微环境，进行卵母细胞体外成熟培养（IVM），诱导成为成熟卵母细胞。IVM 可以用于肿瘤患者，不耽误肿瘤相关治疗，没有肿瘤播散的风险，是肿瘤患者保护生育力的有效途径。

实施卵子冻存必须满足以下条件：①恶性肿瘤为非雌激素敏感性肿瘤；②超促排卵时间不少于 2 周；③患者为生育年龄，卵巢功能正常，以确保卵子质量。

3. 卵巢组织冻存/自体移植或体外成熟培养　随着冷冻技术的发展，20 世纪末有多项研究发现卵巢组织冻存解冻后可以恢复正常卵泡形态。此后，卵巢组织冻存移植技术开始应用于临床，且已在近十年取得显著进展。卵巢组织冻存适用于肿瘤、非肿瘤性疾病患者的生育力与卵巢内分泌功能的保护，最佳适应证是青春期前、放化疗无法延迟以及患有激素敏感性肿瘤的患者。卵巢组织冷冻要在放化疗前进行，主要是在癌症治疗前移取富含卵母细胞的卵巢皮质进行冻存，在治疗结束后再移植回体内或实行体外成熟培养。这是目前保存和恢复青春期前女性生育力的唯一方法。

冻存的卵巢组织复苏后可以通过以下两种方法恢复配子合成功能：卵巢自体移植或始基卵泡（未成熟卵子）体外成熟培养。卵巢自体移植可以将卵巢组织移植到盆腔（原位移植），也可以移植到腹壁下皮下组织等其他部位（异位移植）。移植后组织有恢复排卵功能的表现，恢复正常月经周期，组织内可见各个发育阶段的卵泡。原位移植冻融卵巢皮质组织可以恢复患者的卵巢功能，并能在移植组织保持活性期间实现无限周期的自然妊娠。如果自然妊娠失败，仍可选择辅助生殖技术。目前采用卵巢组织冻存/自体移植技术后成功妊娠的病例已有报道。2016 年 9 月我国完成了首例卵巢冻存组织移植手术。冷冻复苏的卵巢组织还可以分离得到始基卵泡（未成熟卵子），经体外培养后获得成熟卵子，提供生育所需的配子。

虽然人类卵巢组织移植取得了较好的成绩，至今已有数百例活产，但是移植部位血管再生缓慢和缺血，仍可导致大量卵泡的丢失。如何改善和加快移植卵巢组织血管化，减少凋亡，提高活产率，仍需进一步研究。另一方面，癌症患者所保留的卵巢组织中可能存在肿瘤细胞，从而存在移植后癌症复发的风险。应当根据每种癌症的卵巢转移风险和单个肿瘤细胞的检出能力，分别对不同的癌症患者进行冷冻保存和肿瘤细胞再种植的风险评估。对肿瘤自然病程的了解和术前影像学检查在切除卵巢皮质前具有很大的参考价值。

生育力保存的最理想方法取决于癌症类型、治疗方法（如放疗和/或化疗)、开始治疗前的时间、患者年龄以及患者是否有伴侣等因素。对于宫颈癌接受盆腔放疗的患者来说,卵巢移位仍然是生育力保存的标准方法,但有研究建议可以进行卵巢组织冻存的联合应用。

对于准备接受化疗或全身放疗的患者来说,体外受精和胚胎冻存是成功率较高的成熟治疗方案。不过,该方案要求将肿瘤的治疗推迟 2~4 周,还要求患者伴侣提供精子。如果这些条件不能满足,就应该考虑应用卵母细胞冷冻等方式以备后续 IVF 以及卵巢组织冷冻等其他生育力保存的方法。

4. 宫颈狭窄和胚胎移植　宫颈狭窄是宫颈病变术后的并发症之一,尤其是根治性宫颈切除术的患者。对于宫颈病变术后继发宫颈口狭窄,无法经过宫颈行胚胎移植术的患者,目前已有经阴道超声引导下子宫肌层胚胎移植、经输卵管移植、宫腔镜下宫颈整形和再通术后移植等移植策略。

目前已有多篇病例报道和文献综述提出超声引导下子宫肌层胚胎移植是一项相对简单的操作,适用于经子宫颈移植困难的宫颈狭窄患者,且可获得理想的妊娠结局[42-45]。2011 年,Andrew Murray 等报道首例腹腔镜下经输卵管囊胚移植妊娠活产的案例,该案例患者妊娠前行腹腔镜下宫颈环扎术,尝试经子宫肌层移植失败后进行输卵管移植。该女性早产分娩一 1 380g 男性胎儿,但分娩时出现子宫破裂后切除子宫[46]。Recai Pabuccu 等报道了 3 例宫颈狭窄移植困难,经过宫腔镜下宫颈整形和再通术,成功移植并活产的病例[47]。

三、宫颈癌保育治疗后生育功能评估

(一) 一般评估

包括患者的年龄和肿瘤的预后。应对患者的全身健康情况和肿瘤预后进行全面的评估,以判断该患者是否耐受辅助生殖治疗和后续的抗肿瘤治疗。

(二) 卵巢功能的评估

在诸多影响因素中,对生育影响最大的就是卵巢的储备功能。宫颈癌有保留生育功能需求的患者经过放化疗后可能发生卵巢早衰或卵巢储备功能受损(月经周期仍规则)。对于后者需对卵巢储备功能进行全面的评估。常用的卵巢功能评估方法主要有年龄,内分泌激素 FSH、LH、雌二醇(estradiol, E_2)基础水平,抗米勒管激素(anti-Müllerian hormone, AMH)水平,卵巢窦卵泡的数量。女性年龄不仅是影响卵巢储备功能的重要因素,更是影响卵子质量的最重要因素。临床认为>35 岁、>39 岁、>42 岁分别是卵巢功能衰退的几个阶段,妊娠率也会有不同程度的下降。因此,对于年龄 ≥35 岁者,应积极采用助孕技术,争取尽早妊娠。

经阴道超声测量卵巢窦卵泡数量是重复性强且无创的检查方式,窦卵泡数量小于 5 个提示卵巢储备功能降低或对促排卵用药反应低下。对于卵巢储备功能不良的肿瘤治疗后的患者,建议尽早助孕治疗,尤其是合并其他不孕因素者最好采用体外助孕技术,因为这是目前效率最高的受孕方式。

基础内分泌和 AMH 也是评价卵巢储备功能的重要指标。基础 FSH>10U/L 或基础 FSH/LH>3.6 均提示卵巢储备功能减退,基础 FSH>15U/L 或基础 E_2>293.680pmol/L 则提示生育功能低下、卵泡数量减少,促排卵用药将会出现卵巢反应不良。AMH 由窦前卵泡和小窦卵泡的颗粒细胞所分泌,检查时间不受月经周期的限制,目前认为血清 AMH 水平是反映卵巢储备功能的特异度和灵敏度最高的指标。AMH<1.1μg/L 提示卵巢储备功能低下,预示促排卵可能出现卵巢反应不良。

(三) 其他

女方年龄、不孕年限、男方精液常规检查、输卵管通畅程度的评估等不孕相关检查有助于评估宫颈癌保育治疗患者可继续尝试自然妊娠还是考虑接受辅助生殖治疗。

上述简单且可靠的评估方法可以引导临床医生判断该患者是否需要、是否可以实施辅助生殖治疗,以及适合采用何种辅助生殖治疗手段。

此外,宫颈病变及宫颈癌的发生与 HPV 病毒感染相关,HPV 病毒感染可能会影响生育,有研究提出 HPV 病毒感染造成精子的坏死、影响受精过程,甚至可引起胚胎细胞早期凋亡,也与流产及胎膜早破相关,是引起 IVF 成功率降低的可能原因[48,49]。但也有研究表明,HPV 感染未显著降低 IVF 成功率[50,51]。目前,宫颈病变以及 HPV 感染与 IVF 的成功率是否相关,尚无定论,仍需进一步的基础和临床研究来回答这个问题。

四、宫颈癌治疗后辅助生殖技术的应用

这些生育力受损的患者可以应用 ART,如卵巢组织冷冻技术、卵母细胞冻存、IVF-ET 等治疗,在不影响肿瘤预后的情况下为患者提供生育的可能。目前有关研究主要关注妇科癌症患者在接受保育手术治疗后实行 ART 的安全性和有效性。如何结合保育治疗方案与 ART 以满足患者的生育需求,ART 在这类患者中应用的安全性和有效性及相关的产科结局是目前医务人员关注的方向。但是相关研究的数据与结果还不够充足,需要进一步地研究与探讨。

育龄女性群体宫颈癌发病率逐年升高会导致更多的患者需要寻求保留生育能力的治疗方案。与子宫全切术相比,虽然根治性宫颈切除术保留了患者的子宫,为患者提供了生育的可能,但部分患者在接受根治性宫颈切除术后会经历生育力的减低,可能无法自然妊娠,需要 ART 助孕。对于早期宫颈癌的育龄患者,需要在治疗前结合患者的年龄评估治疗方案对患者卵巢功能的影响以及在肿瘤治疗后评估患者的卵巢储备能力。若正常,可建议患者尝试自然受孕,否则建议患者尽早接受 ART 治疗;在尝试自然受孕失败后也可尽早行 ART 的治疗。

通过对 IVF 超促排卵的系统回顾和 meta 分析表明,无论是以正常人群作对照还是以不孕人群作对照,宫颈癌的发病风险都未增加[52]。

参考文献

［1］WALLACE WHB, THOMSON AB, SARAN F, et al. Predicting age of ovarian failure after radiation to a field that includes the ovaries. Int J Radiat Oncol Biol Phys, 2005, 62 (3): 738-744.

［2］RAY GR, TRUEBLOOD HW, ENRIGHT LP, et al. Oophoropexy: a means of preserving ovarian function following pelvic megavoltage radiotherapy for Hodgkin's disease. Radiology, 1970, 96 (1): 175-180.

［3］TEH WT, STERN C, CHANDER S, et al. The impact of uterine radiation on subsequent fertility and pregnancy outcomes. Biomed Res Int, 2014: 482968.

［4］DEL MASTRO L, BONI L, MICHELOTTI A, et al. Effect of the gonadotropin-releasing hormone analogue triptorelin on the occurrence of chemotherapy-induced early menopause in premenopausal women with breast cancer: a randomized trial. JAMA, 2011, 306 (3): 269-276.

［5］MOORE HC, UNGER JM, PHILLIPS KA, et al. Goserelin for ovarian protection during breast-cancer adjuvant chemotherapy. N Engl J Med, 2015, 372 (10): 923-932.

［6］GERBER B, VON MG, STEHLE H, et al. Effect of luteinizing hormone-releasing hormone agonist on ovarian function after modern adjuvant breast cancer chemotherapy: The GBG 37 ZORO Study. J Clin Oncol, 2011, 29 (17): 2334-2341.

［7］PARK CY, JUNG SY, LEE KB, et al. The feasibility and efficacy of gonadotropin-releasing hormone agonists for prevention of chemotherapy induced ovarian failure in patient with gynecological malignancies. Obstet Gynecol Sci, 2014, 57 (6): 478-483.

［8］SICAM RV, HUANG KG, CHANG YC, et al. Maintenance of ovarian function in end-of-life cervical cancer patient following primary surgico-radiotherapy and ovarian transposition. J Gynecol Oncol, 2013, 24 (2): 204-207.

［9］YAMAMOTO R, OKAMOTO K, YUKIHARU T, et al. A study of risk factors for ovarian metastases in stage Ib-Ⅲb cervical carcinoma and analysis of ovarian function after a transposition. Gynecol Oncol, 2001, 82 (2): 312-316.

［10］RONNETT BM, YEMELYANOVA AV, VANG R, et al. Endocervical adenocarcinomas with ovarian metastases: analysis of 29 cases with emphasis on minimally invasive cervical tumors and the ability of the metastases to simulate primary ovarian neoplasms. Am J Surg Pathol, 2008, 32 (12): 1835-1853.

［11］BASTINGS L, BEERENDONK CC, WESTPHAL JR, et al. Autotransplantation of cryopreserved ovaria tissue in cancer survivors and the risk of reintroducing malignancy: a systematic review. Hum Reprod Update, 2013, 19 (5): 483-506.

［12］CHAMBERS SK, CHAMBERS JT, KIER R, et al. Sequelae of lateral ovarian transposition in irradiated cervical cancer patients. Int J Radiat Oncol Biol Phys, 1991, 20 (6): 1305-1308.

［13］FEENEY DD, MOORE DH, LOOK KY, et al. The fate of the ovaries after radical hysterectomy and ovarian transposition. Gynecol Oncol, 1995, 56 (1): 3-7.

［14］CHAMBERS SK, CHAMBERS JT, HOLM C, et al. Sequelae of lateral ovarian transposition in unirradiated cervical cancer patients. Gynecol Oncol, 1990, 39 (2): 155-159.

［15］BIELER EU, SCHNABEL T, KNOBEL J. Persisting cyclic ovarian activity in cervical cancer after surgical transposition of the ovaries and pelvic irradiation. Br J Radiol, 1976, 49 (586): 875-879.

[16] ROB L, SKAPA P, ROBOVA H. Fertility-sparing surgery in patients with cervical cancer. Lancet Oncol, 2011, 12 (2): 192-200.

[17] ALVAREZ RM, BILIATIS I, ROCKALL A, et al. BJOG: MRI measurement of residual cervical length after radical trachelectomy for cervical cancer and the risk of adverse pregnancy outcomes: a blinded imaging analysis. BJOG, 2018, 125 (13): 1726-1733.

[18] NICK AM, FRUMOVITZ MM, SOLIMAN PT, et al. Fertility sparing surgery for treatment of early-stage cervical cancer: Open vs. robotic radical trachelectomy. Gynecol Oncol, 2012, 124 (2): 276-280.

[19] LI X, LI J, JU X, et al. Menstrual pattern after abdominal radical trachelectomy. Oncotarget, 2017, 8 (32): 53146-53153.

[20] PARK JY, KIM DY, SUH DS, et al. Reproductive outcome after laparoscopic radical trachelectomy for early-stage cervical cancer. J Gynecol Oncol, 2014, 25 (1): 9-13.

[21] PAREJA R, RENDÓN GJ, VASQUEZ M, et al. Immediate radical trachelectomy versus neoadjuvant chemotherapy followed by conservative surgery for patients with stage ⅠB1 cervical cancer with tumors 2cm or larger: A literature review and analysis of oncological and obstetrical outcomes. Gynecol Oncol, 2015, 137 (3): 574-580.

[22] ZHANG Q, LI W, KANIS MJ, et al. Oncologic and obstetrical outcomes with fertility-sparing treatment of cervical cancer: a systematic review and meta-analysis. Oncotarget, 2017, 8 (28): 46580-46592.

[23] WANG A, CUI G, JIN C, et al. Multicenter research on tumor and pregnancy outcomes in patients with early-stage cervical cancer after fertility-sparing surgery. J Int Med Res, 2019, 47 (7): 2881-2889.

[24] LI X, XIA L, LI J, et al. Reproductive and obstetric outcomes after abdominal radical trachelectomy (ART) for patients with early-stage cervical cancers in Fudan, China. Gynecol Oncol, 2020, 157 (2): 418-422.

[25] HIROSHI N, TAKUMA F, JURI S, et al. Reproductive and obstetric outcomes after radical abdominal trachelectomy for early-stage cervical cancer in a series of 31 pregnancies. Hum Reprod, 2013, 28 (7): 1793-1798.

[26] EGASHIRA K, HIASA K, YOKOTA N, et al. Infertility after abdominal trachelectomy. Acta Obstet Gynecol Scand, 2018, 97 (11): 1358-1364.

[27] YU D, WONG YM, CHEONG Y, et al. Asherman syndrome--one century later. Fertil Steril, 2008, 89 (4): 759-779.

[28] SCHWARTZ S. Young cervical cancer patients and fertility. Semin Oncol Nurs, 2009, 25 (4): 259-267.

[29] SHEPHERD JH, MILLIKEN DA. Conservative surgery for carcinoma of the cervix. Clin Oncol, 2008, 20 (6): 395-400.

[30] KASUGA Y, MIYAKOSH K, NISHIO H, et al. Mid-trimester residual cervical length and the risk of preterm birth in pregnancies after abdominal radical trachelectomy: a

retrospective analysis. BJOG, 2017, 124 (11): 1729-1735.

[31] LI X, LI J, WU X. Incidence, risk factors and treatment of cervical stenosis after radical trachelectomy: a systematic review. Eur J Cancer, 2015, 51 (13): 1751-1759.

[32] SHAH JS, JOOYA ND, WOODARD TL, et al. Reproductive counseling and pregnancy outcomes after radical trachelectomy for early stage cervical cancer. J Gynecol Oncol, 2019, 30 (3): e45.

[33] HAUERBERG L, HOGDALL C, LOFT A, et al. Vaginal radical trachelectomy for early stage cervical cancer. Results of the Danish National Single Center Strategy. Gynecol Oncol, 2015, 138 (2): 304-310.

[34] BROWN R, GAGNON R, DELISLE MF. No. 373-Cervical Insufficiency and Cervical Cerclage. J Obstet Gynaecol Can, 2019, 41 (2): 233-247.

[35] American College of Obstetricians and Gynecologists. ACOG Practice Bulletin No. 142: Cerclage for the management of cervical insufficiency. Obstet Gynecol, 2014, 123 (2 Pt 1): 372-379.

[36] LEE SE, ROMERO R, PARK CW, et al. The frequency and significance of intraamniotic inflammation in patients with cervical insufficiency. Am J Obstet Gynecol, 2008, 198 (6): 633-638.

[37] SPEISER D, MANGLER M, KOHLER C, et al. Fertility outcome after radical vaginal trachelectomy: a prospective study of 212 patients. Int J Gynecol Cancer, 2011, 21 (9): 1635-1639.

[38] PLANTE M. Evolution in fertility-preserving options for early-stage cervical cancer: radical trachelectomy, simple trachelectomy, neoadjuvant chemotherapy. Int J Gynecol Cancer, 2013, 23 (6): 982-989.

[39] BERNARDINI M, BARRETT J, SEAWARD G, et al. Pregnancy outcomes in patients after radical trachelectomy. Am J Obstet Gynecol. 2003, 189 (5): 1378-1382.

[40] SALING E. Prevention of habitual abortion and prematurity by early total occlusion of the external os uteri. Eur J Obstet Gynecol Reprod Biol, 1984, 17 (2/3): 165-170.

[41] MATHEVET P, LASZLO DKE, DARGENT D. Fertility preservation in early cervical cancer. Gynecol Obstet Fertil, 2003, 31 (9): 706-712.

[42] JAMAL W, PHILLIPS SJ, HEMMINGS R, et al. Successful pregnancy following novel IVF protocol and transmyometrial embryo transfer after radical vaginal trachelectomy. Reprod Biomed Online, 2009, 18 (5): 700-703.

[43] PASQUALINI RS, QUINTANS CJ. Clinical practice of embryo transfer. Reprod Biomed Online, 2002, 4 (1): 83-92.

[44] SHARIF K, AFNAN M, LENTON W, et al. Transmyometrial embryo transfer after difficult immediate mock transcervical transfer. Fertil Steril, 1996, 65 (5): 1071-1074.

[45] GROUTZ A, LESSING JB, WOLF Y, et al. Comparison of transmyometrial and transcervical embryo transfer in patients with previously failed in vitro fertilization embryo transfer cycles and/or cervical stenosis. Fertil Steril, 1997, 67 (6): 1073-1076.

[46] MURRAY A, HUTTON J. Successful tubal blastocyst transfer after laparoscopic cervical

cerclage: cesarean delivery of a live very low-birth-weight infant and later hysterectomy for uterine rupture. Fertil Steril, 2011, 96 (4): 895-897.

[47] PABUCCU R, CEYHAN ST, ONALAN G, et al. Successful treatment of cervical stenosis with hysteroscopic canalization before embryo transfer in patients undergoing IVF: a case series. J Minim Invasive Gynecol, 2005, 12 (5): 436-438.

[48] TIATOU S, MOHAMED B, BAHIA B, et al. Human papillomavirus infection and fertility alteration: a systematic review. PLoS One, 2015, 10 (5): e0126936.

[49] NIYIBIZI J, ZANRE N, MAYRAND MH, et al. The association between adverse pregnancy outcomes and maternal human papillomavirus infection: a systematic review protocol. Syst Rev, 2017, 6 (1): 53.

[50] NIGEL P, KUCHARCZYK KM, ESTES JL, et al. Human papillomavirus infection, infertility, and assisted reproductive outcomes. J Pathog, 2015: 578423.

[51] SIRISTATIDIS C, VAIDAKIS D, SERTEDAKI E, et al. Effect of human papilloma virus infection on in-vitro fertilization outcome: systematic review and meta-analysis. Ultrasound Obstet Gynecol, 2018, 51 (1): 87-93.

[52] SIRISTATIDIS C, SERGENTANIS TN, KANAVIDIS P, et al. Controlled ovarian hyperstimulation for IVF: impact on ovarian, endometrial and cervical cancer—a systematic review and meta-analysis. Hum Reprod Update, 2013, 19 (2): 105-123.

宫颈癌保育手术治疗学

Fertility-sparing Surgery for
Cervical Cancer

第三篇　特殊手术处理篇

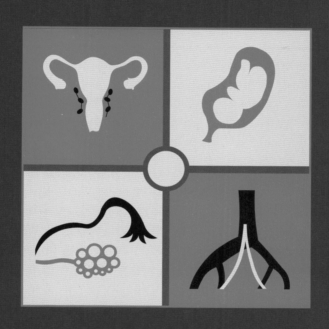

第十五章　子宫移植术、子宫移位术及卵巢移位术

Chapter 15　Uterine Transplantation, Uterine and Ovarian Transposition

郭勤浩　吴小华

　　随着保育手术在年轻宫颈癌患者中广泛开展,临床中也不乏常规保育手术失败的案例。如根治性宫颈切除术中,快速冰冻病理提示手术切缘阳性或淋巴结转移,则需进一步补充手术行子宫切除,这样即导致患者出现绝对性子宫因素不孕症(absolute uterine factor infertility,AUFI),失去生育能力。即便患者可以保留子宫,在行术后辅助放疗时,电离辐射对子宫及卵巢都可能造成不可逆的损伤,尤其是卵母细胞对电离辐射极为敏感,常规放射野内的射线势必会影响盆腔内的子宫及卵巢的功能,导致卵泡池耗竭、子宫内膜损伤和卵泡细胞质量降低,严重影响生育功能。常规保育手术失败后有无相应的补救措施? 子宫移植术、子宫移位术和卵巢移位术可能给这类患者带来新的希望,但是在手术的安全性、有效性和伦理争议等方面仍面临着巨大的挑战。

第一节　子宫移植术

一、国内外子宫移植现状

　　根据既往文献报道,约 3%~5% 的生育期女性因子宫全切术导致 AUFI[1],如何满足这部分患者的生育需求,在技术与伦理层面都是一大难点。2014 年,世界首例子宫移植术后婴儿的诞生为该领域带来了新的希望[2]。截至目前,全球已报道的子宫移植术已有 70 余例,成功诞生 23 个婴儿[3]。

　　早在 2000 年,沙特阿拉伯的医生就首次尝试实施了子宫移植(uterus transfer)[4]。移植子宫的受者是一位 26 岁的女性,此前因产后大出血行子宫全切术,从而导致 AUFI;供者为一位 46 岁良性妇科疾病患者。为了保证器官组织和血管的完整性,供体接受了扩大性子宫全切术。这次尝试并未成功,供者在术后出现了输尿管损伤,受者也在术后第 9 天发生急性排斥反应伴有急

性血管血栓形成。3个月后,移植子宫被取出,临床医生发现有部分组织已完全坏死。第一次失败的尝试让医生们对子宫移植术的态度变得更加谨慎,并建立了猪、鼠、灵长类动物子宫移植模型。随着人类对该技术的理论与实际操作有了一定的经验积累,在2011年进行了人类子宫移植的第二次尝试[5],土耳其团队选择了一位已诊断为脑死亡的年轻女性的子宫作为供体,受者接受子宫移植后恢复了月经功能,但未能成功怀孕分娩。

人类第一个子宫移植术临床试验(NCT01844362)于2012年在瑞典正式启动[6],试验对于纳入的患者、活体子宫捐赠者以及她们的伴侣都进行了严格的心理和生理筛选。入组后,研究人员首先采用辅助生殖技术形成胚胎并冻存。从供者体内取出子宫的手术采用腹部正中切口,需要剥离子宫、双侧子宫动脉和深静脉、部分髂内血管,最具挑战性的步骤在于剥离子宫动、静脉,为了保证血管的完整性,手术操作需极其精准,往往需要耗费十小时以上。受者接受移植子宫的手术过程相对简单,将移植物的双侧髂内动、静脉与受者的髂外血管进行端侧吻合,以保证子宫的血供,随后将移植子宫与阴道吻合,利用子宫圆韧带和子宫骶韧带将子宫固定至骨盆(图15-1)。在这项首个人类间子宫移植的临床试验中,9位女性接受了活体器官移植,1年后,其中的7位患者预后良好,且此后有8个健康的新生儿陆续降生。

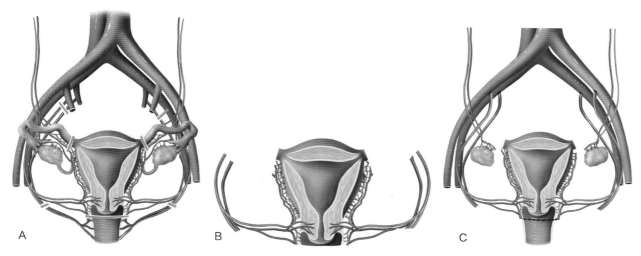

图 15-1 子宫移植示意图

A. 供者体内手术示意图;B. 移植体示意图;C. 受者体内手术示意图

随着医学技术和医学伦理的发展,腹腔镜下、机器人辅助下的子宫移植术以及遗体捐献子宫移植也相继展开[7,8]。在子宫移植的受者完成生育后,为了降低长期使用免疫抑制剂带来相关副作用的风险,其体内的移植物会再次被取出,这也使得子宫移植成为目前唯一一项"短期"或"暂时性"的器官移植手术。

2015年11月,中国报道了国内首例活体供体子宫移植术[9],妇科医生在机器人辅助下为捐献者进行了子宫全切术,并直接使用子宫-卵巢静脉作为静脉流出,简化了手术,受者实施开腹子宫移植术,以供体卵巢静脉作为移植子宫静脉血管回流支缝合于受体髂外静脉,供体髂内动脉缝合于受体髂外动脉,术后1年移植器官存活且功能正常。此外,美国、巴西、德国、捷克等国的医疗团队也分别进行了尝试,并报道了成功案例[10-12]。世界各地对子宫移植术的不断尝试充分体现了患者对该手术有着强烈的需求,相信在不久的将来,随着相关伦理问题逐步得以解决、相关移植技术逐步实现规范化,子宫移植术将会成为宫颈癌保育失败患者实现生育愿望的一条有效途径。

二、子宫移植关键技术

(一)移植的关键阶段

子宫移植术的成功与否不仅仅在于器官功能的恢复,更在于实现一次成功的妊娠与分娩,目标通常被划分为三个阶段:①术后早期恢复良好直至3个月内移植物存活;②1年内开始形成规律的月经周期;③成功怀孕并顺利分娩出健康的后代。

(二)移植供体的选择

根据2007年3月31日我国颁布的《人体器官移植条例》规定,活体器官的接受人限于活体器官捐献人的配偶、直系血亲或者三代以内旁系血亲,或者有证据证明与活体器官捐献人存在因帮扶等形成亲情关系的人员。评估供体子宫的质量和功能是一次成功的子宫移植术的先决条件。移植术后子宫的血流供应通常只来源于子宫动脉,原生子宫还可以通过双侧阴道和卵巢动脉的侧支血管获取额外的血流供应,而移植子宫中这部分血流供应将不复存在,但妊娠期间子宫的血供需求可达到平常正常血供的10倍以上,若移植子宫的血供由于各种原因无法达到这一水平,则可能会导致患者移植术成功后依然无法怀孕,这就对供体子宫的质量提出了更高的要求。因此,未来可能需要建立一种可靠的测试方法在移植手术前有效评估供体的子宫质量和功能,目前的不同影像学方法可用于识别子宫结构性异常,包括子宫息肉、畸形、黏膜下或肌壁间子宫肌瘤、子宫腺肌病等,这些异常可能导致移植后受者的不良生育结局。此外,根据瑞典临床试验的经验,磁共振成像(magnetic resonance imaging,MRI)可以很好地显示子宫和血管结构,也可以用于子宫功能的评估。值得注意的是,在一例子宫动脉血栓形成的案例中,磁共振成像也显示出了子宫动脉的低血流量,考虑血栓形成与子宫动脉腔容量不足有关[13]。拥有一定体积的动脉腔是移植成功的必要条件,不同的成像技术,包括三维超声、多普勒超声、磁共振成像、计算机断层扫描和血管造影,在评估子宫血液供应和结构异常方面能够提供参考。对于活体捐献者,子宫内膜容受性测试能够检测超过250个基因的表达模式,这些基因在着床期显著过表达或低表达[14]。此外,监测激素的变化或子宫内微生物群的变化,也可以为子宫的功能状态评估提供佐证。但已故供者的子宫功能评估可能只能局限于获取其相关疾病史,除了常规的传染性疾病,捐献者还应尽量进行高危人乳头瘤病毒(human papilloma virus,HPV)感染的检测,因为在术后免疫抑制剂应用过程中,人体清除病毒的能力大大减弱,高危型 HPV 阳性的女性发生宫颈癌的风险将大幅增加。

在目前已经报道的子宫移植术中,活体捐献比例约为 80%,有生育经历的捐献者占 93%[1],如何选择子宫移植术的时机也是一个重要问题。通常情况下,遗体捐献器官移植手术需要多学科专家"随叫随到"地进行手术,以保证器官的活力;而活体捐献者则可以充分制订手术计划,完善术前准备后再进行择期手术。

与其他实体器官移植手术的术前检查一样,子宫移植的供者也需要进行微生物筛查以防止传染性疾病的传播,例如人类免疫缺陷病毒、乙型肝炎病毒、丙型肝炎病毒、巨细胞病毒、EB 病毒、梅毒螺旋体、弓形虫等。活体捐献者有更充分的时间来进行额外的检查,一般应当包括至少一次的宫颈涂片、HPV 检测、白带常规、白带细菌培养。此外,经阴道超声可以用于排除器质性结构异常,磁共振成像和计算机断层血管造影可以提供血管形态、口径和通畅性的相关信息。

活体捐献者为一级亲属可能在免疫学上占优势[15],但往往是年长的供者捐献给年轻的受者,这种模式可能会增加手术的风险。有研究提出,不同的器官年龄对受者激素的反应、缺血敏感性、子宫扩张能力和产科并发症可能有一定影响;同时,较年长供者的器官的免疫原性较强,最好移植到较年长的、免疫反应较弱的受者体内。此外,年龄的增长与盆腔动脉粥样硬化的发生风险呈正相关,即使动脉粥样硬化的大体或组织学证据不足,动脉炎的发生也与年龄有关[16],这些因素都可能导致移植物血管病变。值得注意的是,采用活体器官作为供体的最大局限性在于让捐献者也面临了巨大的手术风险,因用于移植的子宫切除手术对子宫周围组织,尤其是血管的完整性要求极高,手术切除的范围较大,时间相较常规子宫全切术也大大延长,对于术者的手术技巧要求较高,部分捐献者可能会出现术后并发症,甚至需要进一步的手术进行干预。

遗体捐献的优点在于不用考虑供者的术后并发症,并且能够允许更彻底的解剖,获取更大口径的血管,理论上降低了移植物血栓形成的风险。在以往案例中,子宫作为多器官移植的一部分被取出,对其他等待移植的器官没有不良影响[17,18]。对于遗体捐献者也可以进行适当的术前检查,例如经阴道超声、性传播疾病筛查、宫颈涂片、HPV 检测等。在此期间,可以对遗体捐赠者进行器官功能的维护,当前的策略已经从脑损伤复苏转变为以恢复生理和代谢稳态为核心,防止器官衰竭。遗体捐献的不足之处在于供者死后会经历系统性的脑死亡炎症,可能会影响器官质量。从器官采集、转运到实施移植手术医院的这段时间,器官处于低温缺血状态,可能会增加移植后缺血再灌注损伤的风险,导致排斥反应的发生。2017 年,来自巴西的学者报道了首例使用已故捐赠者的供体进行子宫移植术后成功生育的案例[19],证明了该供体类型的可行性。然而,还需要进一步的长期随访和更充分的病例数量,才能对遗体捐献子宫移植的效果进行更准确的评估。

一次成功的子宫移植术融合了辅助生殖技术和器官移植领域的复杂生物伦理问题,其首要目标是在患者受益的同时将伤害降到最低,但也必须考虑到捐赠者、接受者、伴侣和后代的利益。在做出移植决定前,捐献者及其亲属均需要充分了解手术过程的相关重大风险。因此,多学科讨论在子宫移植中至关重要,且必须向捐献者解释清楚手术潜在的风险,确保其是在充分了解相关风险的前提下,出于自主、自愿签署知情同意书。

迄今为止,大多数报道的供体手术是通过经腹手术完成的,但腹腔镜及机器人手术也已被证实可用于活体供者[3,9],有报道称微创方式可能会优化活体供者取材程序,从而在缩短手术时间的同时加快供者的术后恢复速度[6]。不同器官可耐受的缺血时间具有特异性,然而临床上尚未确定移植子宫可接受的缺血时间。现有研究显示冷藏 6 小时以内的子宫肌层能够很好地保存[20];在从脑死亡的供者处获得的 8 个子宫中,12 小时内未出现明显的组织学变化,但在冷藏 24 小时后子宫内膜出现组织学上的明显脱落[21]。此外,相较于活体供者的子宫,死者的子宫内膜功能更容易产生损伤,这可能会引起受者孕期子痫风险上升[22]。

(三) 移植手术及术后管理

受体手术是子宫移植手术过程中的重点也是难点,其中供血通路的建立尤为重要。在改良子宫移植手术中,临床医生大多采用髂内动脉输入的方法,在子宫动脉及髂内动脉前部建立通路,从而确保子宫的动脉供应。子宫静脉与髂内静脉通路建立通路在理论上较受推崇,然而子宫深静脉与输尿管紧密相连,复杂的输尿管周围解剖和不可预测的子宫静脉吻合结果会增加手术耗时,并带来输尿管损伤风险,因此诞生了子宫静脉 - 卵巢静脉通路的替代方法,这样能最大限度地降低风险,简化手术流程,但仍存在卵巢静脉流出量是否能满足子宫需求的问题[23]。目前,有记录的受者手术中,移植子宫的植入所需的平均手术时间约为 5 小时[6]。

接受了子宫移植后,受者需长期使用移植相关的免疫抑制药物,这可能会导致某些恶性肿瘤(如皮肤癌、血液系统恶性肿瘤等)的患病风险增加,同时免疫抑制会增加既往恶性肿瘤复发的风险。在免疫抑制的妇女中,出现外生殖道上皮发育不良的现象也相当普遍[24]。鉴于宿主抗移植物的排斥反应普遍存在,受者在移植后第 1 个月内需每周进行 1 次活检,随后第 1 年内每月进行 1 次。活检可以在早期发现移植排斥征兆,如浆细胞浸润、局部炎症反应等,为及时应对移植排斥提供可靠的证据;较晚的排斥体征一般可以通过肉眼观察到,如宫颈变色、阴道分泌物异常,患者可诉有发热或腹痛等。为了对抗排斥反应,多克隆抗体抗胸腺细胞球蛋白在子宫移植病例中被广泛用于诱导免疫抑制,甲泼尼龙以及单克隆抗体巴利昔单抗在临床中也有应用[3]。维持性免疫抑制主要包括他克莫司及硫唑嘌呤等无致畸作用的药物,以保证早期胚胎移植时及孕期胎儿和母体的安全。

尽管怀孕通常与生理免疫耐受的增强状态有关,胎儿提供的抗原刺激理论上可能会引起更强烈的移植排斥。然而,与未怀孕的受者相比,怀孕期间的排斥率似乎没有增加。在目前已经报道的 17 例子宫移植后妊娠分娩的案例中[25],有 2 例发生排斥反应。第一个是在瑞典的 9 个病例系列中观察到的[7],受体患者在妊娠 18 周时经历了无症状的 2 级排斥反应,在静脉注射甲泼尼龙和增加维持泼尼松龙的疗程后,这些问题得到了解决。第二例排斥反应发生在克利夫兰的一个死亡供体病例中[26]。在受孕前 6 个月,受者经组织学诊断为 3 级排斥反应。临床医生对该患者进行了积极治疗。受孕后 21 周时,受者被诊断为胎盘植入。随后在妊娠 34 周时受者进行了剖宫产及子宫全切术,分娩了一个健康的新生儿。该病例推测在妊娠早期,当胎盘正经历广泛的血管重塑时,排斥反应可能非常明显;而 3 级排斥反应包括表面糜烂和溃疡,如果表面上皮变薄、水肿或溃疡,很可能会发生异常滋养层浸润。虽然免疫抑制可能减少排斥反应诱发胎盘植入的风险,但是考虑到孕早期排斥反应通常是无症状的,难以检测,且增加免疫抑制有过度免疫抑制的风险,如较高的免疫抑制血药浓度与较高的巨细胞病毒载量相关,可能会促进巨细胞病毒的再激活,因此在免疫抑制剂方面仍需进一步考量。

（四）妊娠结局

目前报道的子宫移植后的所有活产分娩方式都是通过剖宫产[25]。这样做是因为不确定移植物和阴道吻合的情况如何,阴道分娩时吻合口的机械应力反应不可预知,以及不确定血管吻合处在宫缩开始后应对额外的子宫血液供应的能力是否充足。虽然剖宫产联合子宫全切术减少了累积的免疫抑制暴露和手术次数,但增加了额外的手术风险。然而,这种风险目前还很难量化,尚难以定义。

综合研究报道的 17 例子宫移植后孕产报告,与其他实体器官移植相比,子宫移植患者胎儿早产情况更为突出。在报告的 17 例病例中,超过 3/4 ($n=13$;76%)的受者出现孕期早产(即<37 孕周),平均妊娠时间为 35 周。但仅 1 例出现与早产发病直接相关的症状,在妊娠第 23 周该患者的宫颈长度仅为 17mm,随后接受官颈环扎术,最终在 7 周后,即妊娠 30 周时分娩。虽然捐赠子宫者以前均为足月分娩,但曾有 7 次孕产史,这可能是影响受者早产的主要因素。在其他病例中,先兆子痫和胎盘植入等也影响了早产的决策。例如,在有产前并发症的病例中,分娩时的平均妊娠时间为 34 周($n=10$),即一旦临床医生认为胎儿身体的各个器官的生长发育都已经达到了成熟的标准就可选择性分娩,而没有产前并发症的病例平均妊娠时间为 37 周($n=6$)。所有进行子宫移植术后出生的婴儿在出生后 10 分钟内均状况良好,Apgar 评分正常。其中 6 名新生儿(35%)出现轻度的短暂性呼吸窘迫,在短时间持续气道正压通气后缓解。目前无关于先天性异常、死产或新生儿死亡的报告。迄今为止报告的婴儿的平均出生体重为 2 598g($n=17$)。使用标准化的早产生长图表,病例的平均生长百分位数位于第 62 百分位数,且没有病例低于第 10 百分位数,这表明低出生体重虽然存在,但并不是影响新生儿最终结局的决定性因素。

尽管子宫移植的受者区别于其他移植受者的一个重要因素是她们移植前的创伤和身体残疾水平较低,并且大多数人在移植前通常被认为在生理和心理上是健康的,心理疾病依然是术后常见的问题。持续或围手术期的心理健康问题可能会影响个人对整个移植过程中的接纳程度以及抗压能力,在缺乏专业机构辅导的情况下,受者可能因缺乏社会支持、药物滥用或产生过量不切实际的期望引起心理问题。关于子宫移植后的社会心理结局的研究目前较为有限,12 个月后的随访显示,尽管受者术后 3 个月的生活质量短暂下降,但在第 6 个月的评分已恢复到基线水平[27]。虽然大多数受者在子宫移植后有着积极的心理结局,但不理想的治疗结局(包括移植失败和持久的不受孕等)仍可能使受者及其伴侣遭受较多心理压力[28]。

目前,子宫移植术在推广及实施上仍面临诸多困难,在伦理层面尚有争议,移植所需条件仍有待探索。此外,移植且分娩胎儿后的患者仍需行移植子宫全切术以停止免疫抑制过程,这也对子宫移植的选择产生了阻碍。未来,子宫移植可能会更多地运用于希望保留或恢复生育能力的宫颈癌患者。

第二节　子宫移位术

盆腔恶性肿瘤如直肠癌,保肛等根治术前需要行新辅助放疗,为了保留生育功能,将子宫和附件移出盆腔放射野的手术,即子宫移位术(uterine transposition)。此外,宫颈癌行保留生育功能的根治性宫颈切除术,在术后病理学检查发现中、高危因素时需常规补充术后辅助放疗,放疗会使得子宫体积缩小,降低子宫的容受性,对子宫内膜和血管也有一定的损伤。宫颈癌保育手术后病理检查发现中危因素,多采用辅助化疗代替辅助放疗,参见第二十一章保育术后化疗与放疗技术应用。保育术后化疗与放疗技术应用子宫移位术的诞生为术后辅助放疗创造了空间,也为保留子宫的功能赢得了一线生机。

在行子宫移位术前,一般需要使用促性腺激素释放激素(gonadotropin-releasing hormone,GnRH)类似物来诱导闭经。手术过程中需切断双侧圆韧带,打开膀胱子宫反折腹膜,下推膀胱,明确子宫 - 阴道吻合处的界线。小心解剖骨盆漏斗韧带直至它们的起始部,需特别注意避免损坏子宫的剩余供应血管。一旦子宫与阴道完全分离,需要对根治性宫颈切除术剩余的宫颈行冰冻病理活检来确保没有病灶残留,阴道残端使用可吸收线缝合关闭。随后将子宫移位至上腹部,将双侧卵巢缝合至子宫后壁,以避免卵巢在腹腔内自由移动,最后,将子宫用不可吸收线固定至腹壁上[29]。

子宫移位术后 2 周左右,患者即可开始放疗和化疗,放化疗的剂量、方案都可遵循规范疗法。完成放化疗后,需要进行子宫复位术才算基本实现保育治疗。术中将子宫 / 宫颈和阴道连通并使用可吸收线缝合。子宫归位后,圆韧带、阔韧带也需要进行重建。术后的定期随访也是治疗的重要组成部分,目前推荐的子宫复位术后随访频率是第 1~2 年每 3 个月 1 次,第 3~5 年每 6 个月 1 次,5 年后每年 1 次,复查项目包括临床查体、宫颈细胞学检查、激素功能检查、胸片和盆部 MRI 等[30]。在已经报道的案例中,患者在随访过程中都恢复了正常的月经周期,并且没有宫颈癌复发的迹象[31,32]。

子宫移位术正处于不断改进的过程之中,是否将宫颈缝合至脐部是一个非常有争议的讨论点。如果与脐部相通,那么就可以直接检查宫颈情况,在没有多普勒超声或 MRI 的情况下也能评估术后的子宫灌注情况,及时发现子宫坏死的迹象,对保证手术安全性有帮助。对于在治疗期间有月经周期的患者,从脐孔判断子宫和卵巢的功能是一个简单、有效的方法,除月经以外,脐部也可以作为宫颈黏液样分泌物的出口。然而,对患者而言,这是不符合生理常识的,常常会给患者带来病耻感从而造成心理问题,同时开放的出口也增加了感染和开裂的风险。对于宫颈留置于腹腔内的术后患者,需要使用 GnRH 来抑制卵巢功能,直到子宫/宫颈重新与阴道吻合,这可能会诱导一系列的围绝经期症状[29]。

世界上报道的第一例子宫移位术于 2017 年顺利进行,该患者年仅 26 岁,罹患直肠腺癌,分期为 $cT_3N_1M_0$,术前需要进行盆腔放疗。为了保留生育能力,医疗团队将她的子宫移位至上腹部,位于照射野外。放疗结束后,患者接受了直肠乙状结肠切除术,同时将子宫重新移位至盆腔。在子宫复位术后 2 周,患者恢复了月经周期,妇科检查示子宫颈正常,在术后 18 个月的规律随访过程中,患者的子宫始终符合正常征象[31]。2018 年,一位宫颈癌患者接受了子宫移位术,开启了子宫移位在妇科肿瘤患者中的应用。该患者 27 岁,G_1P_1,宫颈组织活检病理检查提示中分化鳞状细胞癌,综合各项检查结果后初步确定为 IB1 期。考虑到患者仍有生育意愿,医疗团队为她施行了根治性宫颈切除术和前哨淋巴结活检。术后病理报告提示有淋巴脉管侵犯深层基质,瘤体长径为 21mm,根据宫颈癌 Sedlis 标准,该患者可以选择完成盆部放疗或者随访观察。在咨询了多学科保育团队后,该患者首先接受了卵母细胞冻存,并决定尝试子宫移位术来保持子宫的活力。放疗结束后的子宫复位术也成功进行,术后随访一年期间月经周期正常且没有宫颈癌复发迹象[29]。截至目前,文献报道的接受该种术式的宫颈癌患者共有 4 例,所有患者锥切术病理均提示为鳞状细胞癌,其中一名 IA1 期患者接受了宫颈切除术(QM 分型:A 型)+前哨淋巴结显影+盆腔淋巴结切除,一名 IA2 期患者接受了改良宫颈切除术(QM 分型:B2 型)+前哨淋巴结显影+盆腔淋巴结切除,另外 2 名患者(IA2 期和 IB1 期)接受了根治性宫颈切除术(QM 分型:C1 型)+前哨淋巴结显影。4 名患者均因为合并有高危因素行辅助放疗,辅助放疗使用调强放疗进行盆腔外照射治疗,放疗剂量为 45Gy,在放疗前均行子宫移位术。子宫移位术的中位时间为 90 分钟,均无早期并发症的发生。从子宫移位术到开始放射治疗的平均时间为 16.5 天。放疗结束后,一名患者拒绝子宫再次植入,并进行了子宫全切术,其余 3 名患者再次接受了手术,子宫连同卵巢和输卵管被重新复位,残留的宫颈缝合至阴道。1 例患者在术后 8 个月出现子宫吻合口部分裂开,再次行缝合手术。1 例患者在术后 12 个月后出现宫颈狭窄,通过切除宫颈纤维化组织并扩张得以解决。平均随访 20 个月后,所有患者均无复发迹象。3 名患者经治疗后月经正常,一名患者尝试使用试管婴儿技术受孕,但没有成功[32]。

与子宫移植相比,子宫移位术有独特的优势,例如不用考虑排斥反应、免疫抑制剂的副作用、对活体捐献者的损伤等。但是需要注意的是,在术前医疗团队应当告知患者,子宫移位术的临床应用数量很少,目前子宫移位术后生育率相关的数据仍较缺乏,对这项技术的认知非常有限,必须谨慎、周全地进行多学科讨论,不能以牺牲预后为代价,贸然实施子宫移位术。对于计划进行子宫移位术的患者,仍然推荐将冻存胚胎或卵母细胞作为备选方案,以免手术失败导致彻底失去生育能力。

流行病学研究显示[33,34],在计划进行根治性子宫全切术的宫颈癌患者中大约 42% 年龄小于 40 岁,20% 的患者符合行根治性宫颈切除术的条件,但是其中 5%~10% 的患者有危险因素,需要术后辅助放疗。毫无疑问,子宫移位术作为宫颈癌保育手术失败后的补救措施是具有创新意义的,但由于该技术的新颖性和我们现有知识的局限性,很难去评估并发症的发生率。如何保证该手术的安全性和有效性,如何筛选合适的患者,如何平衡肿瘤复发与保留生育能力之间的矛盾,这些问题都亟待解决。

第三节　卵巢移位术

卵母细胞对电离辐射极为敏感,对于患有宫颈癌的女性患者,盆腔处的放射治疗可能会累及卵巢,导致卵泡池的数目及细胞质量降低,从而引起卵泡池耗竭,影响生育功能[35]。经估算,成年女性失去至少一半卵巢卵泡的估计辐射剂量为 4~6Gy,未成年女性为 10~20Gy,损害的程度与放射治疗的范围、总辐射剂量、辐射场布置和患者年龄等均有密切关系[36]。宫颈癌患者在接受放射治疗时,位于盆腔放射区内的卵巢将受到放射线的严重影响,从而影响生育功能。

1958 年,McCall 等人首次提出了一种保护卵巢免受放射治疗影响的手术,即卵巢移位术(ovarian transposition)[37],为患有早期可手术宫颈癌、需要初级或辅助放疗的年轻绝经前患者群体,提供了解决这个问题的有效方法。为最大限度地减少卵巢受到的辐射剂量,卵巢移位术将一个或两个卵巢置于盆腔之外的腹壁上,使卵巢尽可能远离辐射场[38]。其基本程序是:①测量基础血清促卵泡激素(follicle-stimulating hormone,FSH)、抗米勒管激素(anti-Müllerian hormone,AMH)的水平和卵泡计数(antral follicle count,AFC)以高度准确地预测生育潜力;②术前影像学评估确定移位位置;③通过经腹手术或腹腔镜,将子宫和卵巢之间的血管蒂分开,解剖卵巢动静脉;将卵巢定位在辐射场外并附着在腹壁上,重建供血通路。在宫颈癌患者中,常见的附着位置为腰大肌前下肾水平处和两侧升结肠旁沟。卵巢移位通常在单侧卵巢进行,单个卵巢的转位可降低发生功能性卵巢囊肿的风险;但也可以进行一个卵巢冷冻保存和另一个卵巢进行移位的组合方法[39]。在治疗结束后,如果卵巢没有重新定位回骨盆,则可以手术从转位卵巢中取出卵母细胞[40]。

术中操作要点有:①准确识别输尿管并避免手术操作对输尿管的损伤;②分离双侧卵巢韧带和血管;③将剩余的系膜切开至骨盆漏斗韧带,保持韧带内的血管蒂完好无损;④在无张力的情况下将卵巢移动到髂前上棘。为了能够活动,术者需将沿着漏斗骨盆韧带的腹膜切开至输尿管上方,直至主动脉分叉处或结肠旁沟,如果松解仍然不充分,应切断输卵管;⑤将卵巢转位至骨盆边缘水平以上,确保卵巢血液供应不会扭结或受损,然后可以使用不可吸收的缝线将转位的卵巢牢固缝合至结肠旁沟外侧的腹膜上;⑥使用少量缝合线关闭新定位卵巢尾部阔韧带的外侧开口,以防止疝出;⑦输卵管可以保持完整,以便将来自然受孕。但双侧输卵管切除术可以检测输卵管内的隐匿性转移,并降低术后粘连引起的继发性输卵管积水的风险。

迄今为止的研究表明,卵巢移位在保护卵巢功能方面取得了有效成果。一项 meta 分析评估了 24 份关于卵巢移位术的报告[41],在 892 名卵巢移位术后接受近距离放疗的女性中,94% 的患者在放疗后保留了卵巢功能。在卵巢移位术后接受外照射的女性中,卵巢功能保留的比例为 65%。另一项回顾性研究中比较了 45 岁以下、在放疗前接受卵巢移位术与否的宫颈癌放疗患者[42],其中卵巢移位组的卵巢存活率为 60.3%,对照组为 0。

尽管卵巢移位术在不断发展进步,但在实际操作中仍可能遇到以下问题[43]:①即使将卵巢移位至盆腔外,分散的辐射也可能导致卵巢功能的丧失;②移位卵巢的血液供应受损也会降低卵巢储备;③在放射治疗结束前,卵巢可能自行移回骨盆,导致卵巢衰竭。可能的不良因素还包括了患者年龄的增加、放疗使用的剂量、在放射过程中卵巢是否被有效遮蔽以及是否同时使用化疗。其他有报道的并发症包括卵巢囊肿、输卵管阻塞和慢性盆腔疼痛等[44]。

此外,尽管卵巢移位术在保护卵巢方面有优势,但这种保留生育能力的手术仍未得到广泛利用。卵巢移位术使用不足的可能原因包括:患者和术者缺乏意识,对肿瘤学安全性的担忧以及缺乏可执行该手术的医疗机构等。此外,即使希望达到保留生育功能的目的,施行卵巢移位术的患者也大多由于术后辅助放射治疗导致其子宫生育功能受损。目前,缺乏临床试验也限制了关于卵巢移位术结果的可用数据的获取,卵巢移位术后宫颈癌复发相关的潜在风险因素的可用数据同样有限,无法定义特定风险因素的致病模式,关于卵巢移位后不同类型放疗和化疗的比较研究也较缺乏。同时,卵巢移位手术类型仍有广泛变化,尚未出现统一的实践标准。

未来需要更多的大型前瞻性临床研究来确定卵巢移位对卵巢功能和肿瘤学结果的影响。此外,需要对随访时间较长的宫颈癌患者进行更大规模的研究,以探索加强卵巢功能保留的具体措施,为宫颈癌保育失败患者尽量保留卵巢的功能,进而为这类患者实现生育愿望保留一线希望。

参考文献

[1] BRANNSTROM M, DAHM KAHLER P, GREITE R, et al. Uterus transplantation: a rapidly expanding field. Transplantation, 2018, 102 (4): 569-577.

[2] HEINONEN PK. Livebirth after uterus transplantation. Lancet, 2015, 385 (9985): 2352.

[3] JONES BP, KASAVEN L, VALI S, et al. Uterine transplantation: review of livebirths and

reproductive implications. Transplantation, 2021, 105 (8): 1695-1707.

[4] BRANNSTROM M, WRANNING CA, RACHO EL-AKOURI R. Transplantation of the uterus. Mol Cell Endocrinol, 2003, 202 (1/2): 177-184.

[5] KISU I, BANNO K, MIHARA M, et al. Current status of uterus transplantation in primates and issues for clinical application. Fertil Steril, 2013, 100 (1): 280-294.

[6] BRANNSTROM M, JOHANNESSON L, DAHM-KAHLER P, et al. First clinical uterus transplantation trial: a six-month report. Fertil Steril, 2014, 101 (5): 1228-1236.

[7] MOLNE J, BROECKER V, EKBERG J, et al. Monitoring of human uterus transplantation with cervical biopsies: a provisional scoring system for rejection. Am J Transplant, 2017, 17 (6): 1628-1636.

[8] CHMEL R, NOVACKOVA M, JANOUSEK L, et al. Revaluation and lessons learned from the first 9 cases of a Czech uterus transplantation trial: Four deceased donor and 5 living donor uterus transplantations. Am J Transplant, 2019, 19 (3): 855-864.

[9] WEI L, XUE T, TAO KS, et al. Modified human uterus transplantation using ovarian veins for venous drainage: the first report of surgically successful robotic-assisted uterus procurement and follow-up for 12 months. Fertil Steril, 2017, 108 (2): 346-356 e341.

[10] FLYCKT RL, FARRELL RM, PERNI UC, et al. Deceased donor uterine transplantation: innovation and adaptation. Obstet Gynecol, 2016, 128 (4): 837-842.

[11] TESTA G, KOON EC, JOHANNESSON L, et al. Living donor uterus transplantation: a single center's observations and lessons learned from early setbacks to technical success. Am J Transplant, 2017, 17 (11): 2901-2910.

[12] SOARES JMJ, EJZENBERG D, ANDRAUS W, et al. First Latin uterine transplantation: we can do it！ Clinics (Sao Paulo), 2016, 71 (11): 627-628.

[13] FAGEEH W, RAFFA H, JABBAD H, et al. Transplantation of the human uterus. Int J Gynaecol Obstet, 2002, 76 (3): 245-251.

[14] GARRIDO-GOMEZ T, RUIZ-ALONSO M, BLESA D, et al. Profiling the gene signature of endometrial receptivity: clinical results. Fertil Steril, 2013, 99 (4): 1078-1085.

[15] MATTER YE, NAGIB AM, LOTFY OE, et al. Impact of donor source on the outcome of live donor kidney transplantation: a single center experience. Nephrourol Mon, 2016, 8 (3): e34770.

[16] WANG M, JIANG L, MONTICONE RE, et al. Proinflammation: the key to arterial aging. Trends Endocrinol Metab, 2014, 25 (2): 72-79.

[17] TESTA G, ANTHONY T, MCKENNA GJ, et al. Deceased donor uterus retrieval: A novel technique and workflow. Am J Transplant, 2018, 18 (3): 679-683.

[18] OZKAN O, AKAR ME, OZKAN O, et al. Preliminary results of the first human uterus transplantation from a multiorgan donor. Fertil Steril, 2013, 99 (2): 470-476.

[19] EJZENBERG D, ANDRAUS W, BARATELLI CARELLI MENDES LR, et al. Livebirth after uterus transplantation from a deceased donor in a recipient with uterine infertility. Lancet, 2019, 392 (10165): 2697-2704.

[20] WRANNING CA, MOLNE J, EL-AKOURI RR, et al. Short-term ischaemic storage

of human uterine myometrium—basic studies towards uterine transplantation. Hum Reprod, 2005, 20 (10): 2736-2744.

[21]　GAUTHIER T, PIVER P, PICHON N, et al. Uterus retrieval process from brain dead donors. Fertil Steril, 2014, 102 (2): 476-482.

[22]　CHAPAL M, NEEL M, LE BORGNE F, et al. Increased soluble Flt-1 correlates with delayed graft function and early loss of peritubular capillaries in the kidney graft. Transplantation, 2013, 96 (8): 739-744.

[23]　PUNTAMBEKAR S, PUNTAMBEKAR S, TELANG M, et al. Novel anastomotic technique for uterine transplant using utero-ovarian veins for venous drainage and internal iliac arteries for perfusion in two laparoscopically harvested uteri. J Minim Invasive Gynecol, 2019, 26 (4): 628-635.

[24]　Practice Committee of the American Society for Reproductive Medicine, Practice Committee of the American Society for Reproductive M. American Society for Reproductive Medicine position statement on uterus transplantation: a committee opinion. Fertil Steril, 2018, 110 (4): 605-610.

[25]　BRANNSTROM M, DAHM-KAHLER P. Uterus transplantation and fertility preservation. Best Pract Res Clin Obstet Gynaecol, 2019, 55: 109-116.

[26]　FLYCKT R, FALCONE T, QUINTINI C, et al. First birth from a deceased donor uterus in the United States: from severe graft rejection to successful cesarean delivery. Am J Obstet Gynecol, 2020, 223 (2): 143-151.

[27]　JARVHOLM S, JOHANNESSON L, CLARKE A, et al. Uterus transplantation trial: Psychological evaluation of recipients and partners during the post-transplantation year. Fertil Steril, 2015, 104 (4): 1010-1015.

[28]　JARVHOLM S, DAHM-KAHLER P, KVARNSTROM N, et al. Psychosocial outcomes of uterine transplant recipients and partners up to 3 years after transplantation: results from the Swedish trial. Fertil Steril, 2020, 114 (2): 407-415.

[29]　ODETTO D, SAADI JM, CHACON CB, et al. Uterine transposition after radical trachelectomy. Int J Gynecol Cancer, 2021, 31 (10): 1374-1379.

[30]　BAIOCCHI G, MANTOAN H, CHEN MJ, et al. Uterine transposition after radical trachelectomy. Gynecol Oncol, 2018, 150 (2): 387-388.

[31]　RIBEIRO R, REBOLHO JC, TSUMANUMA FK, et al. Uterine transposition: technique and a case report. Fertil Steril, 2017, 108 (2): 320-324 e321.

[32]　BAIOCCHI G, VIEIRA M, MORETTI-MARQUES R, et al. Uterine transposition for gynecological cancers. Int J Gynecol Cancer, 2021, 31 (3): 442-446.

[33]　NASIOUDIS D, LATIF NA, GIUNTOLI II RL, et al. Role of adjuvant radiation therapy after radical hysterectomy in patients with stage IB cervical carcinoma and intermediate risk factors. Int J Gynecol Cancer, 2021, 31 (6): 829-834.

[34]　CIBULA D, ABU-RUSTUM NR, FISCHEROVA D, et al. Surgical treatment of "intermediate risk" lymph node negative cervical cancer patients without adjuvant radiotherapy-A retrospective cohort study and review of the literature. Gynecol

Oncol, 2018, 151 (3): 438-443.

［35］ MEIROW D, NUGENT D. The effects of radiotherapy and chemotherapy on female reproduction. Hum Reprod Update, 2001, 7 (6): 535-543.

［36］ WALLACE WH, SHALET SM, HENDRY JH, et al. Ovarian failure following abdominal irradiation in childhood: the radiosensitivity of the human oocyte. Br J Radiol, 1989, 62 (743): 995-998.

［37］ MC CM, KEATY EC, THOMPSON JD. Conservation of ovarian tissue in the treatment of carcinoma of the cervix with radical surgery. Am J Obstet Gynecol, 1958, 75 (3): 590-605.

［38］ VISVANATHAN DK, CUTNER AS, CASSONI AM, et al. A new technique of laparoscopic ovariopexy before irradiation. Fertil Steril, 2003, 79 (5): 1204-1206.

［39］ ELIZUR SE, TULANDI T, METERISSIAN S, et al. Fertility preservation for young women with rectal cancer—a combined approach from one referral center. J Gastrointest Surg, 2009, 13 (6): 1111-1115.

［40］ MCLAREN JF, BATES GW. Fertility preservation in women of reproductive age with cancer. Am J Obstet Gynecol, 2012, 207 (6): 455-462.

［41］ GUBBALA K, LAIOS A, GALLOS I, et al. Outcomes of ovarian transposition in gynaecological cancers; a systematic review and meta-analysis. J Ovarian Res, 2014, 7: 69.

［42］ HOEKMAN EJ, KNOESTER D, PETERS AAW, et al. Ovarian survival after pelvic radiation: transposition until the age of 35 years. Arch Gynecol Obstet, 2018, 298 (5): 1001-1007.

［43］ FEENEY DD, MOORE DH, LOOK KY, et al. The fate of the ovaries after radical hysterectomy and ovarian transposition. Gynecol Oncol, 1995, 56 (1): 3-7.

［44］ OKTAY K, HARVEY BE, PARTRIDGE AH, et al. Fertility Preservation in Patients With Cancer: ASCO Clinical Practice Guideline Update. J Clin Oncol, 2018, 36 (19): 1994-2001.

第十六章 淋巴结转移及淋巴结切除术

Chapter 16　Lymph Node Metastasis and Resection

韩啸天　吴小华

第一节　宫颈癌与淋巴转移

　　淋巴转移是宫颈癌最常见和最重要的转移途径,宫颈癌根治性手术的初衷是切除原发灶和潜在转移的区域性淋巴结,保留生育功能的根治性宫颈切除术同样如此。淋巴结转移是保育手术的禁忌证,应充分认识宫颈癌淋巴结转移规律以及明确临床处置方法。2009 版及更早的 FIGO 分期并未将淋巴结转移作为指导分期的重要指标,但 2018 年版本的 FIGO 指南更新中,阳性的盆腔或腹主动脉旁淋巴结被归为ⅢC 期。越来越多的研究提示淋巴结转移是宫颈癌重要的预后因素。有研究指出,对于可手术的宫颈癌患者,一旦发生盆腔淋巴结转移,5 年生存率将从 83.0% 降低至 45.8%,远处转移率和治疗失败率均会显著升高[1,2]。淋巴结转移已被认为是宫颈癌扩散为全身性疾病的重要步骤,有淋巴结转移的患者即便手术治疗后,仍需行术后辅助放化疗以降低复发率[3]。

一、淋巴结切除范围

　　宫颈癌手术涉及淋巴结切除范围,按照解剖学部位可被分为盆腔淋巴结和腹主动脉旁淋巴结,盆腔部位的淋巴结可按照血管排列的区域分为四组。

　　第一组沿髂内动脉及其分支排列,包括髂内淋巴结和闭孔淋巴结。它们引流大部分包括子宫体、子宫颈在内的盆腔脏器的淋巴液,同时也引流会阴、臀部、盆壁等的深层结构淋巴,后续注入髂总淋巴结。

　　第二组包括沿髂外血管排列的髂外淋巴结,它们可引流腹部前壁下部、膀胱和少量宫颈和阴道上部的淋巴,同时汇总腹股沟浅、深淋巴结的淋巴管,后续同样注入髂总淋巴管。

　　第三组为沿骶正中动脉排列的骶前淋巴结,引流盆后壁、直肠和子宫等处的淋巴液,淋巴结数量也较少,转移也很少见,其输出淋巴管注入髂内淋巴结或髂总淋巴结。

　　第四组为包绕髂总动脉的髂总淋巴结,汇总收纳以上三部分的淋巴管,向上注入腹主动脉旁淋巴结。

　　腹腔淋巴结则位于腹后壁及腹腔脏器周围,包括沿腹主动脉和下腔静脉排列的腹主动脉旁淋巴结,以及肠系膜上下动脉周围的肠系膜淋巴结。

　　宫颈癌的淋巴转移主要沿腹后壁深层的淋巴管道,或可进入子宫旁淋巴结,然后汇入闭孔、髂内、髂外淋巴结。此后,途径髂总淋巴结后注入腹主动脉旁淋巴结,后者汇合成左右腰干后在第一腰椎水平位置合成乳糜池,进一步上行为胸导管,穿膈肌主动脉裂孔进入胸腔,注入左静脉角。而如果宫底和宫体受到肿瘤侵犯,也存在其淋巴管与输卵管、卵巢的淋巴管汇合后沿卵巢血管上行,直接注入腹主动脉旁淋巴结或髂外淋巴结(图 16-1)[4]。

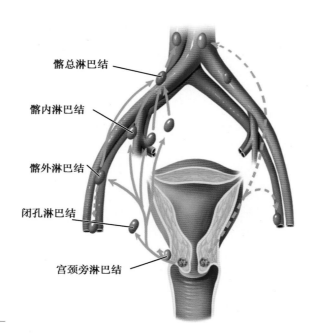

髂总淋巴结

髂内淋巴结

髂外淋巴结

闭孔淋巴结

宫颈旁淋巴结

图 16-1　宫颈癌淋巴结转移路径

二、淋巴结转移率

　　盆腔淋巴结切除术是诊断和阻断淋巴结转移的有效手段之一,手术范围通常包括双侧髂内、髂外、闭孔和髂总区域的淋巴结。术后病理中淋巴结阳性率在大多数情况下与宫颈原发病灶的严重程度成正比,后者最常见的评估手段是 FIGO 分期。但在不同的前瞻性或回顾性研究中,即时在相同 FIGO分期条件下,盆腔淋巴结阳性率差异也较大。2007 年 Sakuragi 等在一项回顾性研究中,汇总报道了按当时 FIGO 分期情况下,ⅠB、ⅡA 和 ⅡB 期宫颈癌的盆腔淋巴结转移率分别为 12%~22%、10%~27% 和 34%~43%[5]。2021

年 Olthof 等总结了近十余年发表的关于每个肿瘤 FIGO 分期和病理学确诊的淋巴结转移率的研究,按照 2009 年 FIGO 分期,盆腔淋巴结转移的发生率分别为 2%(ⅠA2 期)、14%~36%(ⅠB 期)、38%~51%(ⅡA 期)和 47%(ⅡB 期)不等;腹主动脉旁淋巴结的转移率分别为 2%~5%(ⅠB 期)、10%~20%(ⅡA 期)、9%(ⅡB 期)、13%~30%(Ⅲ 期)和 50%(Ⅳ 期)[6]。ⅠA~ⅡB 期宫颈癌中最常见的淋巴结转移部位为闭孔区(45%)和髂内外区(32%),远高于髂总区域(11%)和腹主区域(3%)。正因为淋巴结转移在宫颈癌预后的重要价值,2018 年 FIGO 分期将淋巴结转移归入ⅢC 期,盆腔淋巴结转移为ⅢC1 期,腹主动脉旁淋巴结转移为ⅢC2 期,而且还需明确是影像学诊断(r)或是病理诊断(p)。

复旦大学附属肿瘤医院回顾性研究了宫颈癌临床分期与淋巴结转移的关系,2006—2014 年在 723 例浸润性宫颈癌患者中实施了系统性盆腔和腹主动脉旁淋巴结切除术,经病理证实盆腔淋巴结转移率 41.2%,淋巴结转移与宫颈癌临床分期见表 16-1。在此队列中,淋巴结转移率相对较高,可能与此研究选择的病例相对分期较晚有关。不难发现,宫颈原发灶的 FIGO 分期越晚,盆腹腔淋巴结的转移率往往越高[7]。此外,盆腔淋巴结阴性的患者中仅有 0.7%(3/425)呈腹主动脉旁淋巴结阳性,而当盆腔淋巴结阳性时,这一比例上升至 32.9%(98/298);而具体到 118 例髂总淋巴结转移的患者中,转移率进一步提升到 65.3%(77 例)。因此对于术中冰冻病理证实盆腔淋巴结转移的患者,需要警惕腹主动脉旁淋巴结可能已有转移,可考虑腹主动脉旁淋巴结切除或活检,联合术后的延伸野放疗,或许能降低此类患者复发的风险。

表 16-1 复旦大学肿瘤医院 2006—2014 年系统性淋巴结切除术后淋巴结转移的分布

FIGO 分期 (2009 版)	病例数	盆腔淋巴结转移例数(占同 分期病例数百分比)	腹主动脉旁淋巴结转移例 数(占同分期病例数百分比)
ⅠB1	275	85(30.9%)	23(8.4%)
ⅠB2	90	38(42.2%)	10(11.1%)
ⅡA1	215	90(41.9%)	37(17.2%)
ⅡA2	143	85(59.4%)	31(21.7%)
总数	723	298(41.2%)	101(14.0%)

注:此处盆腔淋巴结包括髂内、髂外、闭孔和髂总区域。

此外,有少量的文献报告了ⅠA 期盆腔淋巴结转移率。Ostör 在 1995 年报道浸润小于 1mm 的宫颈鳞癌 2 274 例,其中 3 例(0.1%)淋巴结转移,浸润 1~3mm 的 1 324 例患者中 7 例(0.5%)淋巴结转移[8]。Takeshima 等报告 71 例浸润深度 3~5mm、水平浸润 ≤ 7mm 的宫颈癌病例中,淋巴结转移率 3.4%[9]。Buchanan 等[10]在 2017 的一篇关于早期宫颈癌淋巴结切除术的综述中报道，ⅠA1 期淋巴结转移的发生率为 0.13%（13/1 033），ⅠA2 期的发生率为 1.3%（10/787）。基于ⅠA 期极低的淋巴结转移率，有无方案代替常规的盆腔淋巴结清扫术，从而减少手术并发症，已成为临床研究的趋势。

三、淋巴结转移的影像学评估

鉴于淋巴结转移在宫颈癌中具有重要的预后意义，对转移灶的准确识别和适当治疗至关重要。尽管只有病理学证据才是诊断淋巴结转移的金标准，但如果术前充分掌握淋巴结的转移情况，对于治疗方案的制订和手术范围的选择均具有重要意义。尤其在试图保育的病例中，淋巴结转移是保育手术的绝对禁忌证。术前淋巴结的评估采用 CT、MRI 和 PET/CT 等无创影像学检查，已是目前宫颈癌术前检查的常规推荐。而它们在评估淋巴结转移的准确性方面已有不少研究成果。

在 2008 年的一项大型 meta 分析报道了 CT、常规 MRI 和 ^{18}F-FDG-PET/CT 在检测分期宫颈癌妇女淋巴结转移的准确性，以上 3 项检查的灵敏度分别为 58%、56% 和 75%，特异度分别为 92%、93% 和 98%[11]。常规成像方法主要依靠淋巴结的大小（≥1cm）和形态学特征来确定其状态，PET/CT 检测异常增加的葡萄糖代谢。PET/CT 在功能性成像方面的优势，使其准确性远高于 CT 和 MRI。另一方面，由于肿瘤坏死或炎症而引起的反应性淋巴结也可能增加 PET/CT 上的假阳性结果。Woo 等[12]在 2020 年发表了一项 meta 分析，评估和比较 CT、MRI、PET/CT 和超声在评估淋巴结转移的灵敏度和特异度。不同影像学的总体灵敏度（51%~57%）均较差，但特异度（87%~95%）较高，PET/CT 在检测淋巴结转移方面优于其他影像学检查模式。在另一项类似的大样本量的 meta 分析中，将 CT、常规 MRI、弥散加权成像磁共振（diffusion weighted imaging-MRI，DWI-MRI）和 ^{18}F-FDG-PET/CT 的准确性与各类组织学类型或分期的宫颈癌的病理进行了对比[13]。作者得出结论，DWI-MRI 对淋巴结转移的检测灵敏度最高（87%），^{18}F-FDG-PET/CT 的特异度最高（97%）。DWI-MRI 可在形态学的基础上检测水分子的弥散运动，反映肿瘤内部的微观结构，其在淋巴结转移的检测方面有一定潜力。

2020 年复旦大学附属肿瘤医院报道在早期鳞状细胞癌中，采用 ^{18}F-FDG-PET/CT 来预测淋巴结转移的模型[14]。34.0% 的患者 PET/CT 显示阳性，而其中的 56.1% 经过病理确认为真阳性。有 30 名（18.9%）PET/CT 扫描为阴性的患者术后病理提示有淋巴结转移。通过结合患者血液肿瘤标志物鳞状细胞癌抗原和最大标准摄取值（maximum standard uptake value，SUV_{max}），建立了一个盆腔淋巴结预测模型，并达到 73.1% 的灵敏度和 86.4% 的特异度。

通过影像学技术来确定宫颈癌患者的淋巴结状态是目前常规推荐的，但由于研究之间的人群异质性、影像学设置以及可疑淋巴结的评判标准无法统一，CT、MRI 和 PET/CT 的准确性有不一致的结果。但总体而言，使用 DWI-MRI 或 ^{18}F-FDG-PET/CT 检测宫颈癌淋巴结转移，可保证较高的灵敏度和特异度，复旦大学附属肿瘤医院更多采用后者来评估保育患者。

四、淋巴结转移的高危因素

由于大多数组织病理高危因素只能在手术后确定,因此相关研究大多涉及符合手术要求的 FIGO 分期(2009 版) I A~ II B 期肿瘤。各类研究中多变量模型存在不同的协变量,这导致对淋巴结转移的独立危险因素的认定不一致。例如,年龄和肿瘤大小等临床参数似乎是宫颈癌患者淋巴结转移的独立预后因素。Gulseren 等[15]证明大于 2cm 的肿瘤与淋巴结转移独立相关。Kim 等人[16]的研究也证实了这一点,他们发现 MRI 评估的较大肿瘤是淋巴结转移的独立预测因子。然而,其他多项研究却无法通过单因素和 / 或多因素分析证明肿瘤大小与淋巴结之间的相关性。但在另一方面,有其他几个病理特征是淋巴结转移的独立预后因素,如淋巴脉管间隙浸润(lymph-vascular invasion,LVSI)、组织学证实的宫旁浸润、间质浸润深度和组织学分级差等[6]。最大样本量的同类回顾性研究之一,发现在 1 632 例早期宫颈癌患者中,盆腔淋巴结转移与肿瘤分级、间质浸润和 LVSI 之间存在相关性[17]。但也有不少研究否认以上相关性,在此不一一列举。病理高危因素的研究只能在术后获得结果,通常为回顾性,不同研究的结果甚至互斥矛盾,它们的临床运用前景相对有限。

关于盆腔淋巴结的预测,有另一种思路是利用血液中的生物标志物,目前在宫颈鳞状细胞癌中应用最广泛的是鳞状细胞癌抗原(squamous cell cancer antigen,SCC-Ag,或 SCCA)。不少研究发现异常 SCCA 的值可能与宫颈鳞癌的淋巴结转移有关,但阈值从 1.5ng/ml 到 40.0ng/ml 不等,相应的风险比也从 2 到 40 不等。2018 年有一项研究,纳入近 800 例根治性子宫全切术和盆腔淋巴结切除术治疗的宫颈鳞癌患者,发现当术前 SCCA 超过 3.26ng/ml 时,淋巴结阳性的可能性增加了 4 倍。然而,这种相关性的灵敏度仅为 55%[18],不足以可靠地诊断盆腔淋巴结转移。

microRNA、lncRNA 和其他一些新兴生物标志物也被少数研究者认为可以预测宫颈癌患者淋巴结转移。这是一类可以调节基因表达的非编码核糖核酸,可在血液或肿瘤组织中检测到。但此类研究大多只基于小样本的队列研究,难以排除混杂因素,也缺乏验证队列。因此,目前为止还未出现有高预测价值的标志物,还需要更大规模的前瞻性研究来确认和验证生物标志物与宫颈癌患者淋巴结转移之间的相关性。

五、腹主动脉旁淋巴结转移的处理

宫颈癌患者一旦发生腹主动脉旁淋巴结转移,其生存率会进一步降低,3年的生存率只有大约 67%。患者在术后的放疗中需要延伸野的额外放疗。由于早期宫颈癌累及腹主动脉旁淋巴结的发生率较低,且术前腹主动脉旁淋巴结转移的诊断也有一定困难,因此大多数诊疗指南在回答何时选择腹主动脉旁淋巴结切除时均模棱两可。

分析复旦大学附属肿瘤医院手术的 723 例 FIGO 分期 I B1~ IIA2 的宫颈癌患者[7],在同时行盆腔及腹主动脉旁淋巴结清扫后,发现其中腹主动脉旁淋巴结阴性为 622 例(86.0%),阳性 101 例(14.0%)。原发肿瘤 ≤2.0cm(81 例)时,患者中仅有 4 例(4.9%)发生腹主动脉旁淋巴结转移。在相关高危因素的分析中,发现年龄大于 46 岁、肿瘤大小超过 3.5cm、FIGO IIA 期(即存在穹窿累及)和 SCCA 大于 6.5ng/ml(仅限宫颈鳞癌),可能与腹主动脉旁淋巴结转移率呈正相关。298 例盆腔淋巴结阳性患者中,98 例(32.9%)同时发生腹主动脉旁淋巴结转移。

复旦大学附属肿瘤医院据此设计了流程图,以确定哪些需要手术的早期宫颈癌患者能从腹主动脉旁淋巴结清扫术中获益(图 16-2):①术前 PET/CT、CT 或 MRI 已发现可疑腹主动脉旁淋巴结转移的患者;②术中探查发现腹主动脉旁淋巴结异常肿大的患者,术中冰冻快速病理明确盆腔淋巴结转移的患者;③其余患者中如果存在 FIGO IIA 分期、肿瘤大小>3.5cm、年龄>46 岁以及鳞癌中 SCCA>6.5ng/ml 其中任一项,也建议行腹主动脉旁淋巴结切除术。

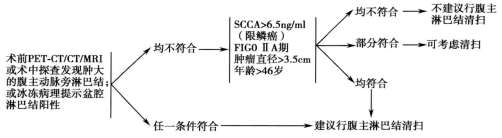

图 16-2 肿瘤腹主动脉旁淋巴结切除术选择流程图

六、宫旁淋巴结转移

宫旁淋巴结(parametrial lymph node,PMLN)被定义为位于子宫旁韧带组织中,大部分位于子宫动脉跨越输尿管处的小体积淋巴结。它们在解剖位置上距离宫颈最近,理论上是宫颈癌淋巴结转移的必经之路。由于 PMLN 体积小、数目不确定,通常被临床医师和病理科医师忽视。宫旁淋巴结转移随着前哨淋巴结活检的兴起而引起关注,有研究发现 21%(130/619)的宫颈癌前哨淋巴结可为 PMLN[19]。如果漏检深藏于宫旁组织中的 PMLN,可能会导致前哨淋巴结检出失败。

复旦大学附属肿瘤医院在 2012—2013 年曾采样 47 例宫颈癌保育患者和 105 例常规宫颈癌患者的病理标本,采用三段式取材法,将标本的宫旁组织自宫颈管外缘与宫颈离断,以 2cm 为单位从近宫颈侧自内向外将标本分为近、中及远三段[20]。三段式取材法可增加 PMLN 检出率,保育与非保育的队列的 PMLN 检出率分别为 80.85% 和 96.33%。85.86% 的 PMLN 存在于主韧带及宫旁组织内,膀胱宫颈韧带及宫骶韧带内也有少数 PMLN 分布。在 PMLN 与盆腔淋巴结的对比中发现,即使没有盆腔淋巴结转移,也会有约 6% 的患者

已有 PMLN 转移（表 16-2）。保育患者中 2 例盆腔淋巴结阳性的患者均已有
PMLN 转移。

表 16-2　复旦大学附属肿瘤医院 2012—2013 年宫颈癌患者宫旁淋巴结与盆腔
淋巴结阳性率

		保育	PMLN（+）比例	非保育	PMLN（+）比例
PLN（−）	PMLN（−）	42	6.67%	93	6.06%
	PMLN（+）	3		6	
PLN（+）	PMLN（−）	0	100%	2	66.67%
	PMLN（+）	2		4	

注：PMLN. 子宫旁淋巴结；PLN. 盆腔淋巴结

　　PMLN 转移的临床意义仍有争论，目前 FIGO 分期 2018 版中也缺乏对
PMLN 的详细解释。如果 PMLN 阳性等同视为盆腔淋巴结转移，则应该纳
入淋巴结相关的ⅢC1 期，后续则需要联合辅助放化疗。然而，宫旁侵犯的普
遍定义为 PMLN 阳性或宫旁组织侵犯（包括淋巴脉管侵犯）[21]，PMLN 阳性
应纳入病理ⅡB 期。尽管目前缺乏 PMLN 与预后关联的高级别证据，复旦大
学附属肿瘤医院还是建议将其归为宫颈癌的危险因素之一，对于 PMLN 阳性
的保育患者进行三周期的辅助化疗。我们迫切地需要更多研究成果来达成
PMLN 阳性的临床处理共识。

第二节　宫颈癌保育手术与淋巴结的处理

　　对于宫颈癌需要保育的患者，淋巴结转移被绝大多数的研究者认为是保
育的禁忌证。曾有少量个案对于淋巴结转移的患者仍行保育手术，术后即使
联合辅助放化疗，也有约 1/4 的患者在 5 年内复发[22]。因此预期行保育手术
的宫颈癌患者，术前需要完善盆腹腔影像学检查排除淋巴结转移，术中行盆腔
淋巴结清扫术或前哨淋巴结活检术（sentinel lymph node biopsy，SLNB）。一旦
出现盆腔淋巴结阳性，必须放弃保育手术计划，且术后予以放疗。

　　在既往的认知中，任何分期的宫颈癌手术，均应在术中行完整的盆腔淋巴
结清扫术，这样才可以保证患者的 5 年的生存率在 90% 以上。然而，在如此
满意的生存率背后，系统性盆腔淋巴结清扫术带来的各类并发症越来越引起
手术医生的关注，如出血增多、淋巴囊肿、淋巴液增多、泌尿系统损伤、术后感
染等[23]。宫颈癌清扫淋巴结的范围受到了一些学者的质疑，甚至有学者认为
70% 的早期宫颈癌患者接受了不必要的淋巴结清扫[24]。2021 年欧洲回顾
性临床试验 ABRAX 的结果提示，对于术中活检证实淋巴结阳性的患者，后续
行根治性手术加淋巴结清扫的生存率，与放弃手术直接根治性放化疗的生存
率一致[25]。随着临床经验以及包括前哨淋巴结在内的各类临床试验结果的

积累,手术医生对于宫颈癌淋巴结处理的理念也逐步改进。在保育手术中,依据患者的术前临床分期来调整淋巴结手术的范围,也已经成为 NCCN 指南的常规推荐(表 16-3)。

表 16-3　宫颈癌保育患者在不同 FIGO 分期下的淋巴结处理原则

FIGO 分期		NCCN 建议	复旦大学附属肿瘤医院建议
ⅠA1 期	LVSI 阴性	无须处理淋巴结	无须处理淋巴结
	LVSI 阳性	盆腔淋巴结清扫 (或前哨淋巴结切除)	盆腔淋巴结清扫 (或前哨淋巴结切除)
ⅠA2 期		盆腔淋巴结清扫 (或前哨淋巴结切除)	盆腔淋巴结清扫 (或前哨淋巴结切除)
ⅠB1 期 部分 IB2 期		盆腔淋巴结清扫 ± 腹主动脉旁淋巴结清扫 (或前哨淋巴结切除,但不推荐对>2cm 的肿瘤实行)	盆腔淋巴清扫

LVSI:淋巴脉管侵犯。

一、ⅠA1 期与淋巴脉管侵犯

曾有研究认为,当肿瘤浸润深度小于 3mm,宫颈癌患者的淋巴结转移率低至 0.8%(1/125)[26],据此有学者认为对于该分期的患者都不建议行淋巴结的干预。但目前的 NCCN 指南中,ⅠA1 期的患者需要根据 LVSI 的情况进行分类讨论:如 LVSI 阴性,则不推荐行淋巴结干预;如果 LVSI 阳性,可考虑行盆腔淋巴结清扫或前哨淋巴结活检,在手术原则上与 ⅠA2 期宫颈癌相同(参见本节二、ⅠA2 期与前哨淋巴结活检)。

在肿瘤转移过程中,需要形成营养肿瘤生长的新生淋巴管和血管,肿瘤细胞脱落进入脉管系统后形成癌栓扩散至其他部位。因此,有多项研究证实 LVSI 是宫颈癌转移的一个前提条件,早期宫颈癌 LVSI 与淋巴结转移之间有着显著相关性,而 LVSI 阳性是早期宫颈癌盆腔淋巴结转移的独立高危因素[27],如果 LVSI 阳性,则盆腔淋巴结转移的概率可以增加 9 倍[28]。

近年来对于 LVSI 的解读有了进一步的认知,Ronsini 提出 LVSI 应细分为"三分类":缺失型(阴性 LVSI);局灶型(在肿瘤周围识别出 LVSI 的单个病灶);弥漫型[在肿瘤周围识别出弥漫性 LVSI(大于 1)][29]。局灶型 LVSI 与阴性 LVSI 在患者的生存率、淋巴结转移率均无统计学差异,弥漫型 LVSI 的淋巴结复发及远处转移更多。因此,对于局灶型 LVSI 是否也需要手术切除淋巴结,这可能是宫颈癌保育手术中进一步优化诊疗流程的新思路。

二、ⅠA2 期与前哨淋巴结活检

NCCN 指南中,ⅠA2 期的患者首选盆腔淋巴结清扫术,包括闭孔淋巴结、髂内淋巴结、髂外淋巴结和髂总淋巴结的切除,次选前哨淋巴结活检术

（SLNB）。无论是否进行保育手术，以上淋巴结清扫的原则均适用。诚然，完整的淋巴结清扫会增加保育患者并发症的风险，但大量的研究已认可其肿瘤学安全性，而近年来兴起的 SLNB 毕竟缺乏足够重量级的临床数据支撑，因此指南虽提及 SLNB，但并不作为第一推荐。

有研究显示 ⅠA2 期患者的淋巴结转移率低于 2%[30]。Halaska 等[23]在对60 名患者的单中心前瞻性研究中发现，盆腔淋巴结切除术后 47% 的患者发生了下肢淋巴水肿，其他各类的手术并发症比例亦不低。因此是否有必要对所有ⅠA2 期患者行系统性的淋巴结清扫，已引起许多学者的重视。

SLNB 是目前最常见的替代手段，已有报道证实 SLNB 具备良好的灵敏度和特异度。在各类回顾性的系列报道中，基于不同的示踪剂、手术步骤、切除范围、患者人群等前提下，假阴性病例的比例在 1%~10%[31]。前哨淋巴结（sentinel lymph node，SLN）是理论上宫颈癌细胞离开原发灶转移至淋巴结的第一站，如果前哨淋巴结未见肿瘤侵犯，则理论上其他盆腔淋巴结也不会有肿瘤转移。宫颈组织的淋巴回流的途径主要有三条：①两侧逐级通过闭孔、髂内、髂外、髂总和腹主动脉旁淋巴结；②侧前方直接转移至两侧髂外淋巴结；③向后转移至髂总、骶前甚至腹主动脉旁淋巴结。其中第一条经闭孔淋巴结向上转移的途径最常见，因此大部分的前哨淋巴结位于闭孔窝或沿髂内外血管分布，只有极少数前哨淋巴结位于宫旁、骶前或腹主等特殊区域。

然而，需要注意的是 SLNB 阴性患者的长期预后尚不清楚，目前SENTICOL Ⅲ期临床试验（NCT03386734）正在研究前哨淋巴结定位在早期宫颈癌女性中的长期预后作用，这是一项比较 SLNB 与完全盆腔淋巴结清扫术的随机Ⅲ期临床研究。该研究中 SLNB 采用亚甲蓝染料或吲哚菁绿的同位素检测来完成，主要研究终点是无病生存时间和健康相关的生活质量。宫颈癌保育病例中也有待前瞻性的 SLNB 研究来进一步验证其安全性。

三、ⅠB 期与腹主动脉旁淋巴结清扫

NCCN 指南对于肿瘤直径<2cm 的浸润性宫颈癌，在保育手术中的淋巴结处理原则与ⅠA2 期一致。此类患者淋巴结转移的风险相对较高，但一般不会超过 5%[32]，在保育手术中应优先行盆腔淋巴结清扫术，以明确盆腔淋巴结是否转移。尽管也有在ⅠB1 期患者行 SLNB 的研究，理论上各类 SLNB 的技术对于<2cm 的宫颈肿瘤准确度均很高，但在保育手术方面尚处于试验阶段，需有更多证据才能纳入常规推荐。

在ⅠB 期的宫颈癌中，LVSI 阳性依然与淋巴结阳性具有相关性，Milam等[33]报道浸润深度超过 4mm 的早期宫颈癌，如术前通过宫颈锥切术发现LVSI 阳性，则淋巴结转移率增加 6.6 倍。因此对于 LVSI 明确阳性的ⅠB1 期患者，需谨慎选择 SLNB 代替盆腔淋巴结清扫术。

部分ⅠB2 期的宫颈癌患者可在谨慎挑选后行经腹根治性宫颈切除术，其肿瘤学结局与未保育的子宫全切术相仿。在ⅠB2 期患者中盆腔淋巴结的阳性

率显著升高,10%~30%的数值都有报道[7]。为肿瘤学安全性考虑,前哨技术并不推荐在>2cm的宫颈病灶中使用,因此系统性的盆腔淋巴结清扫术无疑是ⅠB2期患者的唯一选择。

NCCN指南对于保育患者是否需要切除腹主动脉旁淋巴结并未给出明确答案。一般认为,宫颈肿瘤>2cm或盆腔、髂总淋巴结有转移是腹主动脉旁淋巴结转移的高危因素[34]。宫颈癌的淋巴转移通路在绝大多数情况下是逐级转移,极少出现跳跃式的转移,在复旦大学附属肿瘤医院的一项回顾性研究中,101例腹主动脉旁淋巴结阳性的患者中,仅有3例(3.0%)未有任何盆腔淋巴结转移[7],其余大部分研究均认为其比例低于4%[35]。所以,除非术前影像学或术中探查提示可疑的腹主动脉旁淋巴结转移,否则复旦大学附属肿瘤医院认为保育手术中无须在盆腔淋巴结清扫术之外,常规行腹主动脉旁淋巴结清扫术。这样可以避免不必要的出血、乳糜漏、肠梗阻等并发症。

第三节 前哨淋巴结切除在宫颈癌保育手术中的运用

传统的盆腔淋巴结清扫会增加淋巴囊肿、淋巴回流障碍、神经损伤、输尿管损伤等术中、术后并发症的概率,在一定程度上降低患者的生活质量[31],尤其是保育手术涉及术后受孕、妊娠和分娩过程,这些并发症影响妊娠完成。前哨淋巴结被定义为从原发肿瘤转移出的第一站淋巴结,该淋巴结在理论上能代表整个该区域淋巴结的状况,如果前哨淋巴结不存在转移,则可以临床判断该区域的淋巴结没有转移。前哨淋巴结活检术(SLNB)目前已广泛运用在乳腺癌、皮肤癌、外阴癌、子宫内膜癌等恶性肿瘤的标准诊疗方案中,而从2015年开始,宫颈癌的NCCN临床实践指南提出,ⅠA1期伴LVSI、ⅠA2期、ⅠB1期和ⅡA1期的患者均可考虑行SLNB,作为常规盆腔淋巴结清扫术的替代方案之一。在理论上,对于没有淋巴结转移的早期宫颈癌患者,SLNB可以避免不必要的盆腔淋巴结清扫术,减少术后并发症,避免过度治疗。

一、保育手术中前哨淋巴结活检术的应用

早在2009年,Pluta等报道了在60名宫颈癌保育患者中进行了腹腔镜下SLNB、冷冻切片和完整的盆腔淋巴结切除术[36]。95%的患者成功找到SLN,每例淋巴结切除的平均值为1.4个,总淋巴结数均值为28.0个。SLN中冷冻切片阳性为5例(8.3%),且最终病理评估中有2例(3.5%)假阴性的SLN,且均为微小转移。据此,他指出SLNB可以在保障安全性的前提下,改善保育手术中淋巴结切除的模式。

近年来虽有相关研究结果的报道,但几乎全部都为回顾性研究,样本量也相对较少。例如,有研究对30例宫颈癌患者使用吲哚菁绿的SLNB,在所有

患者中都检测到了双侧 SLN。其中 26 例没有转移的患者成功进行根治性宫颈切除，4 例有转移的患者切除子宫。SLNB 的灵敏度、假阴性率和阴性预测值分别为 100%、7.7% 和 92.3%。术后 2 例复发，1 例死于肿瘤进展[37]。另有研究者入组 19 例保育患者，在进行 SLNB 和保育手术后，有 2 例复发[38]。

诊疗指南并不常规推荐在 >2cm 的宫颈癌病灶行 SLNB，因为 SLNB 的准确度会有一定降低，而且肿瘤学安全性无法保障。但也有一些小样本的研究得出不同的结果。Deng 等[39]在 2017 年发表在 49 例宫颈肿瘤 2~4cm 的保育患者中，运用 SLNB 的研究结果。示踪器使用放射性核素 ^{99m}Tc，术中切除 SLN 后使用快速冷冻切片进行评估。SLN 检出率为 91.8%（45/49），其中 8.2%（4/49）因 SLN 发现肿瘤转移而行根治性子宫全切术，其余 45 例常规行开腹的根治性宫颈切除术。所有 SLN 均行常规病理检查，未发现假阴性或假阳性。中位随访 61 个月后，45 例患者中有 2 例复发，1 例死于肿瘤进展，总体 3 年生存率和无进展生存率分别为 97.6% 和 95.2%。在这一队列中运用 SLNB 并达到了不错的疗效，可能与放射性核素的使用和开腹行根治性手术相关。

从已有的数据看来，对于希望保留生育功能的宫颈癌患者来说，SLNB 能够较为准确的评估淋巴结的转移状态，尤其是采用吲哚菁绿或放射性核素作为示踪剂的情况下。但目前缺乏前瞻性的研究对比 SLNB 和系统性淋巴结清扫在保育患者肿瘤安全性上的差异，也没有术中、术后并发症的差异对比。这方面留下了许多的疑问有待更多临床试验结果的证实。

二、病理超分期可提高前哨淋巴结检测的准确度

目前越来越多的学者接受并推广 SLNB，然而也有不少关于 SLN 假阴性情况的报道。如 Gortzak 等[40]分析了 81 名接受前哨淋巴结手术的早期宫颈癌（ⅠA~ⅠB1 期）患者，冷冻切片报告中假阴性率为 21.4%（3/14 个阴性前哨淋巴结）。3 例中有 2 例为超分期后发现的 <2mm 的微小转移。SLN 转移根据转移病灶的大小可分为三类，分别为大转移（转移灶直径 >2mm），微小转移（直径为 0.2~2mm）和孤立的肿瘤细胞（单个存在的肿瘤细胞或直径 <0.2mm 的细胞簇），常规的病理检查对于后两者极易漏诊。

Salvo 等[24]对 188 例宫颈癌患者的 SLN 进行病理超分期检测，有 170 例患者（90%）成功鉴定出 SLN，而 117 例（62%）鉴定出了双侧 SLN。通过常规苏木精 - 伊红染色（HE 染色）检测到 SLN 转移比例为 78%，需要超分期的病例为 22%。只有 1 名（3.6%）患者存在假阴性结果。结果提示灵敏度为 96.4%，阴性预测值为 99.3%。它的结果提示病理超分期配合 SLN 活检的模式完全可以代替盆腔淋巴结清扫。但 SLN 超分期检测的具体标准尚无定论，不同研究中心间连续切片方案的差异巨大，有待更多的实验去验证。

宫颈癌的淋巴结转移是一个独立的不良预后因素，它同时也是保育手术的明确禁忌证。通过术前影像学检查和术中快速病理，医生能够准确了解保育患者的淋巴结状态，从而指导后续治疗方式。在肿瘤治疗越发精准化和个体化的今天，处理淋巴结的方案也需根据患者的具体情况进行细分，从而避

免可能存在的过度治疗和并发症。但无论如何方案，妇科肿瘤医生还是应优先保证肿瘤学安全性，在这一前提下开展临床试验来挖掘例如前哨淋巴结、淋巴脉管侵犯、腹主动脉旁淋巴结等在保育手术中的价值。

参考文献

[1] PETERS WA, LIU PY, BARRETT RJ, et al. Concurrent chemotherapy and pelvic radiation therapy compared with pelvic radiation therapy alone as adjuvant therapy after radical surgery in high-risk early-stage cancer of the cervix. J Clin Oncol, 2000, 18 (8): 1606-1613.

[2] MACDONALD OK, CHEN J, DODSON M, et al. Prognostic significance of histology and positive lymph node involvement following radical hysterectomy in carcinoma of the cervix. Am J Clin Oncol, 2009, 32 (4): 411-416.

[3] BUJNAK AC, TEWARI KS. Should adjuvant chemotherapy be formally studied among patients found to have pelvic lymph node metastases following radical hysterectomy with lymphadenectomy for early-stage cervical cancer？ J Gynecol Oncol, 2021, 32 (4): e62.

[4] 张志毅. 妇科肿瘤手术学. 上海：上海科学技术出版社, 2009.

[5] SAKURAGI N. Up-to-date management of lymph node metastasis and the role of tailored lymphadenectomy in cervical cancer. Int J Clin Oncol, 2007, 12 (3): 165-175.

[6] OLTHOF EP, VAN DER AA MA, ADAM JA, et al. The role of lymph nodes in cervical cancer: incidence and identification of lymph node metastases-a literature review. Int J Clin Oncol, 2021, 26 (9): 1600-1610.

[7] HAN X, WEN H, JU X, et al. Predictive factors of para-aortic lymph nodes metastasis in cervical cancer patients: a retrospective analysis based on 723 para-aortic lymphadenectomy cases. Oncotarget, 2017, 8 (31): 51840-51847.

[8] OSTOR AG. Pandora's box or Ariadne's thread？ Definition and prognostic significance of microinvasion in the uterine cervix. Squamous lesions. Pathol Annu, 1995, 30 Pt 2: 103-136.

[9] TAKESHIMA N, YANOH K, TABATA T, et al. Assessment of the revised International Federation of Gynecology and obstetrics staging for early invasive squamous cervical cancer. Gynecol Oncol, 1999, 74 (2): 165-169.

[10] BUCHANAN T, PIERCE JY, GRAYBILL W, et al. Why do we continue to overtreat stage Ia carcinoma of the cervix？ Am J Obstet Gynecol, 2017, 217 (4): 413-417.

[11] SELMAN TJ, MANN C, ZAMORA J, et al. Diagnostic accuracy of tests for lymph node status in primary cervical cancer: a systematic review and meta-analysis. CMAJ, 2008, 178 (7): 855-862.

[12] WOO S, ATUN R, WARD ZJ, et al. Diagnostic performance of conventional and advanced imaging modalities for assessing newly diagnosed cervical cancer: systematic review and meta-analysis. Eur Radiol, 2020, 30 (10): 5560-5577.

[13] LIU B, GAO S, LI S. A comprehensive comparison of CT, MRI, positron emission

tomography or positron emission tomography/CT, and diffusion weighted imaging-MRI for detecting the lymph nodes metastases in patients with cervical cancer: a meta-analysis based on 67 studies. Gynecol Obstet Invest, 2017, 82 (3): 209-222.

[14] LIU S, FENG Z, ZHANG J, et al. A novel 2-deoxy-2-fluorodeoxyglucose (^{18}F-FDG) positron emission tomography/computed tomography (PET/CT)-based nomogram to predict lymph node metastasis in early stage uterine cervical squamous cell cancer. Quant Imaging Med Surg, 2021, 11 (1): 240-248.

[15] GULSEREN V, KOCAER M, GUNGORDUK O, et al. Preoperative predictors of pelvic and para-aortic lymph node metastases in cervical cancer. J Cancer Res Ther, 2019, 15 (6): 1231-1234.

[16] KIM DY, SHIM SH, KIM SO, et al. Preoperative nomogram for the identification of lymph node metastasis in early cervical cancer. Br J Cancer, 2014, 110 (1): 34-41.

[17] BAI H, YUAN F, WANG H, et al. The potential for less radical surgery in women with stage ⅠA2-ⅠB1 cervical cancer. Int J Gynaecol Obstet, 2015, 130 (3): 235-240.

[18] XU F, LI Y, FAN L, et al. Preoperative SCC-Ag and thrombocytosis as predictive markers for pelvic lymphatic metastasis of squamous cervical cancer in early FIGO stage. J Cancer, 2018, 9 (9): 1660-1666.

[19] BADER AA, WINTER R, HAAS J, et al. Where to look for the sentinel lymph node in cervical cancer. Am J Obstet Gynecol, 2007, 197 (6): 678 e671-677.

[20] 张丹丹. 早期宫颈癌患者保留生育功能的腹式根治性宫颈切除术相关病理安全性评估. 上海: 复旦大学, 2014 [2022-2-30]. https://kreader. cnki. net/Kreader/CatalogViewPage. aspx？dbCode=CDFD & filename=1015421780. nh&tablename=CDFDLAST2022 & compose=&first=1 & uid=.

[21] COVENS A, ROSEN B, MURPHY J, et al. How important is removal of the parametrium at surgery for carcinoma of the cervix？ Gynecol Oncol, 2002, 84 (1): 145-149.

[22] MACHIDA H, IWATA T, OKUGAWA K, et al. Fertility-sparing trachelectomy for early-stage cervical cancer: A proposal of an ideal candidate. Gynecol Oncol, 2020, 156 (2): 341-348.

[23] HALASKA MJ, NOVACKOVA M, MALA I, et al. A prospective study of postoperative lymphedema after surgery for cervical cancer. Int J Gynecol Cancer, 2010, 20 (5):900-904.

[24] SALVO G, RAMIREZ PT, LEVENBACK CF, et al. Sensitivity and negative predictive value for sentinel lymph node biopsy in women with early-stage cervical cancer. Gynecol Oncol, 2017, 145 (1): 96-101.

[25] CIBULA D, DOSTALEK L, HILLEMANNS P, et al. Completion of radical hysterectomy does not improve survival of patients with cervical cancer and intraoperatively detected lymph node involvement: ABRAX international retrospective cohort study. Eur J Cancer, 2021, 143: 88-100.

[26] COPELAND LJ, SILVA EG, GERSHENSON DM, et al. Superficially invasive squamous cell carcinoma of the cervix. Gynecol Oncol, 1992, 45 (3): 307-312.

[27] SEVIN BU, NADJI M, AVERETTE HE, et al. Microinvasive carcinoma of the cervix. Cancer,

1992, 70 (8): 2121-2128.

[28] WIDSCHWENDTER P, JANNI W, SCHOLZ C, et al. Prognostic factors for and pattern of lymph-node involvement in patients with operable cervical cancer. Arch Gynecol Obstet, 2019, 300 (6): 1709-1718.

[29] RONSINI C, ANCHORA LP, RESTAINO S, et al. The role of semiquantitative evaluation of lympho-vascular space invasion in early stage cervical cancer patients. Gynecol Oncol, 2021, 162 (2): 299-307.

[30] NANTHAMONGKOLKUL K, HANPRASERTPONG J. Predictive Factors of Pelvic Lymph Node Metastasis in Early-Stage Cervical Cancer. Oncol Res Treat, 2018, 41 (4): 194-198.

[31] CIBULA D, MCCLUGGAGE WG. Sentinel lymph node (SLN) concept in cervical cancer: Current limitations and unanswered questions. Gynecol Oncol, 2019, 152 (1): 202-207.

[32] MINIG L, FAGOTTI A, SCAMBIA G, et al. Incidence of lymph node metastases in women with low-risk early cervical cancer (<2cm) without lymph-vascular invasion. Int J Gynecol Cancer, 2018, 28 (4): 788-793.

[33] MILAM MR, FRUMOVITZ M, DOS REIS R, et al. Preoperative lymph-vascular space invasion is associated with nodal metastases in women with early-stage cervical cancer. Gynecologic Oncology, 2007, 106 (1): 12-15.

[34] HUANG H, LIU J, LI Y, et al. Metastasis to deep obturator and para-aortic lymph nodes in 649 patients with cervical carcinoma. Eur J Surg Oncol, 2011, 37 (11): 978-983.

[35] SAKURAGI N, SATOH C, TAKEDA N, et al. Incidence and distribution pattern of pelvic and paraaortic lymph node metastasis in patients with Stages Ⅰ B, Ⅱ A, and Ⅱ B cervical carcinoma treated with radical hysterectomy. Cancer, 1999, 85 (7): 1547-1554.

[36] PLUTA M, ROB L, CHARVAT M, et al. Less radical surgery than radical hysterectomy in early stage cervical cancer: a pilot study. Gynecol Oncol, 2009, 113 (2): 181-184.

[37] HARANO N, SAKAMOTO M, FUKUSHIMA S, et al. Clinical study of sentinel lymph node detection using photodynamic eye for abdominal radical trachelectomy. Curr Oncol, 2021, 28 (6): 4709-4720.

[38] GIL-IBANEZ B, GLICKMAN A, DEL PINO M, et al. Vaginal fertility-sparing surgery and laparoscopic sentinel lymph node detection in early cervical cancer. Retrospective study with 15 years of follow-up. Eur J Obstet Gynecol Reprod Biol, 2020, 251: 23-27.

[39] DENG X, ZHANG Y, LI D, et al. Abdominal radical trachelectomy guided by sentinel lymph node biopsy for stage IB1 cervical cancer with tumors >2cm. Oncotarget, 2017, 8 (2): 3422-3429.

[40] GORTZAK-UZAN L, JIMENEZ W, NOFECH-MOZES S, et al. Sentinel lymph node biopsy vs. pelvic lymphadenectomy in early stage cervical cancer: is it time to change the gold standard？ Gynecol Oncol, 2010, 116 (1): 28-32.

第十七章 保留神经的宫颈癌根治术

Chapter 17 Nerve-sparing Radical Hysterectomy

冯征　居杏珠

第一节　保留神经的宫颈癌根治术发展概述

宫颈癌根治性手术一直是ⅠB~ⅡA期（FIGO分期2018版）患者的主要治疗手段，其手术的关键与难点在于必须切除足够宽的宫旁组织和阴道旁组织[1]。然而，在切除宫旁组织的同时，可能会对盆腔自主神经造成损伤，导致术后排尿、排便和性功能障碍，影响患者的术后生活质量。如何减少宫颈癌根治性手术并发症，选择合适的患者保留盆腔自主神经功能，是妇科医师们一直关注的热点问题。保留生育功能的根治性宫颈切除术作为早期年轻宫颈癌患者的标准选择，同样需要考虑保留盆腔自主神经功能。

20世纪60年代，日本学者Kobayashi率先提出了保留盆腔自主神经的子宫根治性切除术（nerve-sparing radical hysterectomy，NSRH），即将极为细小的盆腔自主神经结构（交感神经、副交感神经）从周围组织中做精细辨识和分离，以达到保留的目的。该术式于1988年被命名为"东京术式"[2]。我国学者吴义勋等从20世纪70年代起开始在宫颈癌根治术中保留盆腔自主神经丛的临床实践[3]。20世纪90年代，西方国家首次报道保留神经技术[4]。21世纪以来，国外学者对NSRH应用于早期宫颈癌进行了深入探讨，初步肯定了其改善排尿、排便功能障碍以及提高患者术后生活质量的效果。2008年，国外学者提出的宫颈癌国际手术分型（Q-M分型）系统中，NSRH被归为C1型[5]。2017年Q-M分型推荐将C1型手术作为宫颈癌根治性手术的主要术式并在全球推行[6]。

目前，已有多家国内外医学中心开展了保留神经的宫颈癌根治手术，但目前仍存在手术解剖不清晰、步骤不统一等问题，影响其普及应用。本章旨在探讨NSRH手术的关键问题（如解剖学基础、手术指征、技术要点、术后评估等方面），从而规范宫颈癌手术治疗，筛选出获益于C1型手术的宫颈癌患者，以此推动宫颈癌的规范化治疗及NSRH手术的应用。

第二节　保留神经的宫颈癌根治术的生理及解剖基础

一、盆腔自主神经构成及生理作用

盆腔自主神经系统，又称内脏神经系统，包括交感神经和副交感神经，主要分布于盆腔内脏（膀胱、直肠、输尿管、子宫、阴道以及相关腺体）。

盆腔自主神经构成：腹主动脉丛向下延续至第 5 腰椎形成上腹下丛，上腹下丛于腹主动脉分叉水平、自腹主动脉和下腔静脉外侧下行，跨过髂总动脉后形成下腹下丛，又称腹下神经丛（交感神经），经由直肠两侧再接受骶交感干各神经节的节后纤维和第 2~4 骶神经的副交感节前纤维（盆腔内脏神经）形成盆丛，盆丛分布到各脏器如直肠、膀胱、输尿管、子宫阴道后形成直肠支、膀胱支、输尿管支和子宫阴道支等。矢状面上看盆丛呈三角形，沿直肠前外侧向前向下走行，通过宫颈及阴道穹窿的外侧面，延伸至阴道壁外侧和膀胱底部（图 17-1）。

盆腔自主神经的生理作用：盆腔自主神经建立相关神经反射，调节排尿、排便和性兴奋等生理功能。副交感神经损伤可以引起膀胱对压力的敏感性降低，交感神经损伤可引起膀胱顺应性降低和高存储压力，还可以引起膀胱颈关闭功能不全和尿失禁。此外，损伤支配直肠的自主神经会引起直肠功能紊乱，自主神经损伤还会影响性活动中的血管功能，从而影响性生活满意度。因此，根治术中保留盆腔自主神经对提高患者生活质量，减少术后相应的并发症尤为重要。

二、根治性子宫切除术的范围及与盆腔自主神经的解剖关系

根治性子宫切除手术在 1944 年由 Meigs 记述，最常用于治疗宫颈癌，需要切除整个主韧带和子宫动脉、大部分的子宫骶韧带以及 1/3 的阴道。因此，术中易损伤的神经和部位如下：①腹下神经（交感神经），靠近盆壁后侧切除子宫骶韧带时。②盆内脏神经（副交感神经），清除髂内静脉中部和子宫深静脉周围的淋巴结时。③盆丛的膀胱分支，切除膀胱宫颈韧带时。④盆丛，切除子宫骶韧带、直肠阴道韧带及阴道时。因此，在根治性子宫切除术中保留盆腔自主神经，需尽量将血管、神经骨骼化，认清相应解剖标志，明确手术切除范围。

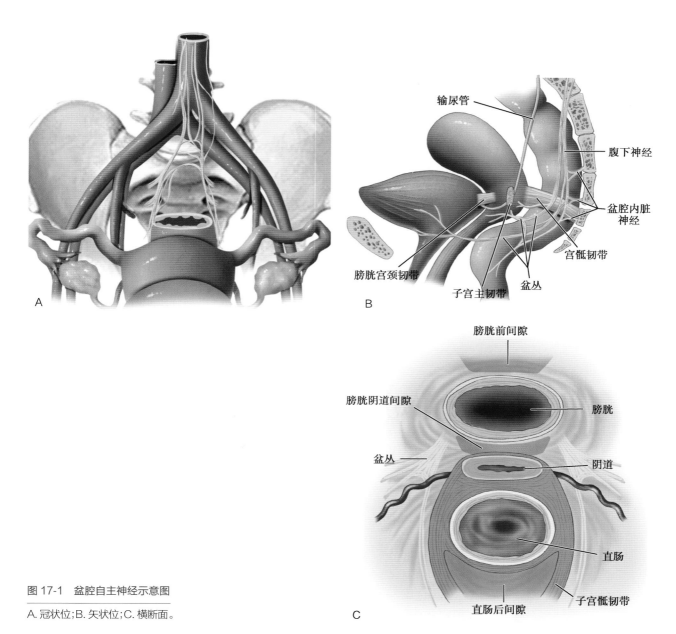

图 17-1　盆腔自主神经示意图

A. 冠状位;B. 矢状位;C. 横断面。

第三节　保留神经的方法和步骤

依据所保留盆腔神经的侧重点不同,手术技巧及方法不一。复旦大学附属肿瘤医院总结各家经验,形成如下手术技巧。

（一）下腹下神经起始端辨认及保留

术中需钝性打开盆腔间隙,明确主韧带、子宫骶韧带、膀胱宫颈韧带的界线。如以中弯血管钳提起闭锁的脐动脉作为标记打开膀胱侧窝,主韧带位于膀胱侧窝和直肠侧窝之间,子宫骶韧带位于直肠侧窝的内侧面(图 17-2)。

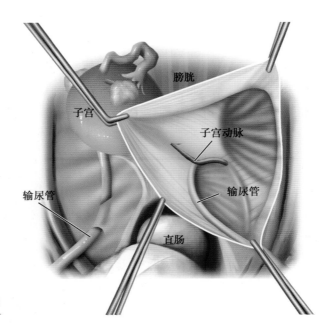

图 17-2 膀胱侧窝解剖示意图

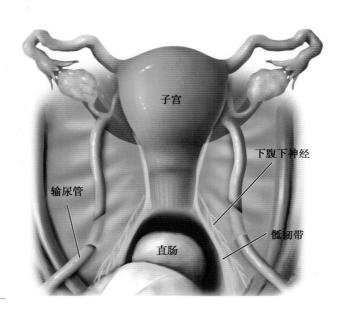

图 17-3 盆腔解剖背面观

（二）骶韧带中分离并保留下腹下神经

将子宫骶韧带分成内、外两部分，内侧部分为淋巴脂肪结缔组织，予以切断；外侧部分有下腹下神经纤维（交感神经）经过，锐性分离并予以保留（图 17-3）。

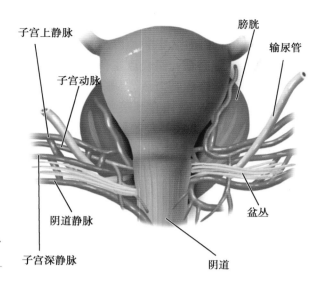

图 17-4 宫旁结构(子宫血管、输尿管与盆丛)

（三）盆腔内脏神经辨认及保留

将主韧带分上、下两部分,上部为子宫动脉和疏松结缔组织,予以切断后游离输尿管;分离切断子宫深静脉后,分离并保留其下的盆腔内脏神经(图 17-4)。

（四）盆丛确认及保留功能支

继续沿盆腔内脏神经向宫颈方向寻找,于宫颈外口下方,在此处其与来自宫骶韧带外侧的腹下神经汇合形成盆丛,切断盆丛内侧近子宫骶韧带的部分宫颈支和直肠支,保留向下行走的阴道膀胱支。

（五）个体化保留盆丛

如需切除更多阴道(>3cm)时,应将阴道前壁外筋膜保留,连同膀胱一起向下推移,确保膀胱支不受破坏。有时一侧肿瘤较大,盆丛神经难以保留,需保留另一侧盆丛神经。

第四节　保留神经的手术结果和评估方法

一、肿瘤学安全性

保留盆腔自主神经丛时会在一定程度上造成阴道旁组织切除范围的缩小,这是否影响肿瘤治疗效果是学者们普遍关注的问题。已有多项回顾性队列研究和 meta 分析结果证实,与传统根治性子宫切除术相比,NSRH 不增加盆腔局部复发率及宫颈癌患者的总体预后,从而肯定了 C1 型手术的肿瘤治疗安全性[7,8]。然而,宫颈癌可能存在嗜神经侵袭(perineural invasion,PNI)现象近年来越来越引起人们重视。PNI 可能是影响宫颈癌预后的新的危险因素,而保留神经手术存在潜在风险,但其评估方式及风险人群目前仍存在争议[9]。因此,多中心、大样本的 III 期临床试验有待开展,以评估 NSRH 的肿瘤学安全性及获益人群。

二、盆腔器官功能

改善术后盆腔器官功能、提高患者生活质量是实施 NSRH 的最主要目的。能否改善术后膀胱排尿功能障碍是评估手术效果的关键。同时，手术效果评估也应兼顾术后直肠排便功能及性功能两个方面。膀胱功能评价主要包括围手术期尿动力学及残余尿测定。直肠动力学测定目前应用较少，多通过排便情况变化及便秘发生情况评估直肠功能。性功能影响多通过生活质量量表评价，包括性交困难、阴道润滑度下降、高潮障碍等。复旦大学附属肿瘤医院自 2005 年起即对保留神经的根治性子宫切除术的安全性和有效性进行了研究[10]。研究共纳入 93 例 I B~ II A 期宫颈癌患者，结果显示术后平均尿管留置时间、肠蠕动恢复时间，NSRH 患者均优于子宫根治性切除（radical hysterectomy，RH）患者。并且，NSRH 未增加平均手术时间、术中出血量及术后住院时间。两组术后病理检查均未提示有阳性手术切缘。NSRH 患者未见围手术期并发症，术后 6 个月随访时，NSRH 患者的性生活满意度明显好于 RH 患者。NSRH 可改善宫颈癌患者术后盆腔脏器功能，提高患者近期及远期生活质量已被多项临床研究证实[7,11,12]。Kim 等研究指出，FIGO 分期 I B1 期和鳞状细胞癌患者进行保留神经的宫颈癌根治术后膀胱功能恢复更好[13]。Nantasupha 等研究提示，肿瘤大小、术后尿路感染和术者个人技巧是影响保留神经的宫颈癌根治术后膀胱功能恢复的重要因素[14]。因此，需选择合适的患者，掌握相关手术技巧，才能达到 NSRH 改善盆腔脏器功能的目标。

第五节　保留神经的宫颈癌根治术应用和展望

保留神经的宫颈癌根治术的关键在于既保留自主神经提高患者的生存质量，又不影响其肿瘤学安全性。美国国立综合癌症网络（National Comprehensive Cancer Network，NCCN）指南推荐 NSRH 手术适用于 I B1~ I B2 期患者，以及部分 I B3~ II A1 期患者。对于局部晚期宫颈癌患者（ I B3 期和 II A2 期，肿瘤直径>4cm），是否可保留神经仍存在争议。有学者提出，根治性子宫切除手术可考虑保留单侧盆腔自主神经，以维持盆腔脏器功能。

对于需要保育的宫颈癌患者，其手术有自己本身特点。对于 I A1 期患者，单纯宫颈切除术不涉及宫旁组织切除和输尿管游离。对于 I A2~ I B1 期患者，根治性宫颈切除术中的输尿管游离程度及宫旁阴道组织切除范围更类似于 Q-M 分型中的 B 型（次广泛 / 改良根治性子宫切除术）。对于 I B2 期保留生育功能的患者，本中心手术范围相应增大，切除范围更类似于 Q-M 分型 C1 型。因此，在保留生育功能的宫颈癌手术中，在把控患者适应证的同时，应严格按照手术标准进行操作,以期保留盆腔神经功能。

综上,目前 NSRH 仍然存在许多问题亟待解决:如患者入选的条件、手术的规范化操作、如何评估保留神经的程度及范围、术后如何评估患者的生存质量等问题,而这种新技术对于患者的复发及生存影响更需要前瞻性随机研究证实。因此,亟待制定手术操作指南,选择合适的患者实施 NSRH,从而使更多的患者受益。

参考文献

［1］BHATLA N, AOKI D, SHARMA DN, et al. Cancer of the cervix uteri. Int J Gynaecol Obstet, 2018, 143 Suppl 2: 22-36.

［2］SAKAMOTO S, TAKIZAWA K. An improved radical hysterectomy with fewer urological complications and with no loss of therapeutic results for invasive cervical cancer. Baillieres Clin Obstet Gynaecol, 1988, 2 (4): 953-962.

［3］吴义勋,邱实,孟君.宫颈癌根治术对盆丛神经的损伤及其预防.中华肿瘤杂志,1994, 16 (6): 465-468.

［4］HÖCKEL M, KONERDING MA, HEUSSEL CP. Liposuction-assisted nerve-sparing extended radical hysterectomy: oncologic rationale, surgical anatomy, and feasibility study. Am J Obstet Gynecol, 1998, 178 (5): 971-976.

［5］QUERLEU D, MORROW CP. Classification of radical hysterectomy. Lancet Oncol, 2008, 9 (3): 297-303.

［6］QUERLEU D, CIBULA D, ABU-RUSTUM NR. 2017 Update on the Querleu-Morrow Classification of Radical Hysterectomy. Ann Surg Oncol, 2017, 24 (11): 3406-3412.

［7］KIETPEERAKOOL C, AUE-AUNGKUL A, GALAAL K, et al. Nerve-sparing radical hysterectomy compared to standard radical hysterectomy for women with early stage cervical cancer (stage Ⅰa2 to Ⅱa). Cochrane Database Syst Rev, 2019, 2 (2): Cd012828.

［8］XUE Z, ZHU X, TENG Y. Comparison of nerve-sparing radical hysterectomy and radical hysterectomy: a systematic review and meta-analysis. Cell Physiol Biochem, 2016, 38 (5): 1841-1850.

［9］ZHU Y, ZHANG GN, SHI Y, et al. Perineural invasion in cervical cancer: pay attention to the indications of nerve-sparing radical hysterectomy. Ann Transl Med, 2019, 7 (9): 203.

［10］居杏珠,李子庭,杨慧娟,等.子宫颈癌保留神经广泛性子宫切除术与传统广泛性子宫切除术的比较性研究.中华妇产科杂志,2009, 44 (8): 605-609.

［11］LI L, MA S, TAN X, et al. Surgical, urinary, and survival outcomes of nerve-sparing versus traditional radical hysterectomy: a retrospective cohort study in China. Am J Clin Oncol, 2019, 42 (10): 783-788.

［12］YIN S, MA SN, ZHANG YQ, et al. Surgical and oncological outcomes of an improved nerve-sparing radical hysterectomy technique: 6 years of experience at two centres. Surg Oncol, 2018, 27 (3): 380-386.

[13] KIM HS, KIM M, LUO Y, et al. Favorable factors for preserving bladder function after nerve-sparing radical hysterectomy: A protocol-based validation study. J Surg Oncol, 2017, 116 (4): 492-499.

[14] NANTASUPHA C, CHAROENKWAN K. Predicting factors for resumption of spontaneous voiding following nerve-sparing radical hysterectomy. J Gynecol Oncol, 2018, 29 (4): e59.

第十八章 妊娠合并宫颈癌的诊断与保育治疗

Chapter 18 Diagnosis and Fertility-sparing Treatment for Cervical Cancer in Pregnancy

徐菲 李晓琦 吴小华

宫颈癌是妊娠期常见的妇科恶性肿瘤，每1万例分娩中有0.8~1.5例[1]。妊娠期和分娩后6~12个月内确诊的宫颈癌被定义为妊娠合并宫颈癌（cervical cancer during pregnancy，CCP），约1%~3%的宫颈癌患者在妊娠期或产后确诊[2,3]。2018年我国多中心回顾性分析显示，妊娠期宫颈癌在同期妊娠人群中发病率约为0.016%（52/330 138例），在宫颈癌中的发病率约为0.244%（52/21 311例）[4]。随着越来越多的女性因各种原因推迟生育，近二十年来妊娠合并宫颈癌的患者不断增多[5]，保育治疗也越来越重要。妊娠期合并宫颈癌的诊断和治疗需要妇科肿瘤学、生殖内分泌学和产科学等多学科专家的共同努力[6]。妊娠合并宫颈癌的患者发病时多为早期，70%妊娠期宫颈癌患者的临床分期为Ⅰ期[7]。研究指出，妊娠和未妊娠患者的预后基本相同[8]，妊娠早期发现的宫颈癌预后显著优于产后1年内发现的宫颈癌[9]。鉴于妊娠期合并宫颈癌的治疗及保育手术方式和适用指征尚无多中心、大样本的研究，目前仍缺乏治疗妊娠合并宫颈癌的标准手术方式的证据和共识。妊娠合并宫颈癌应根据肿瘤分期及妊娠孕周采用高度个体化的治疗方案，在保证母体安全的基础上，实现妊娠意愿，保障胎儿安全。

第一节 妊娠期合并宫颈癌的临床表现和诊断

妊娠期宫颈癌的临床表现与临床分期、肿瘤直径有关。早期可能无症状，仅宫颈细胞学检查出现异常，部分患者可出现阴道分泌物增多、脓性或血性分泌物等症状。长期不规则阴道出血引起的慢性贫血和肿瘤引起的疼痛是妊娠合并晚期宫颈癌的主要表现。上述症状容易被误认为妊娠期或产后相关疾病[3]。研究显示，妊娠合并宫颈癌患者的主要症状包括：接触性阴道出血（34.3%）、阴道异常流血（32.8%）、阴道排液（13.4%）及白带异常（4.5%）等，其中

25%有症状的患者因被误诊为产科相关疾病，而未及时进行常规妇科检查和宫颈细胞学筛查[10]。

阴道镜检查在妊娠期间是安全的，多在妊娠早期和中期进行，主要目的是排除侵袭性病变。妊娠期间的阴道镜评估应该由经验丰富的阴道镜医师进行。妊娠期间宫颈的生理变化包括宫颈黏液增加、宫颈充血、腺体突出和柱状上皮外翻，增加了阴道镜操作的难度[11]。妊娠本身不影响宫颈病变，妊娠期间上皮内病变进展为浸润性癌的情况很少（0~0.4%）[12]。如果在阴道镜检查中怀疑有浸润性疾病，则应及时活检进行病理诊断。妊娠期阴道镜检查的并发症包括出血、早产、绒毛膜炎，发生的风险都较小[13]。

妊娠期间肿瘤标志物的正常值也会随着生理环境发生改变。研究发现鳞状细胞癌抗原（squamous cell carcinoma antigen, SCCA）的水平在妊娠的中晚期较早期明显升高，早期、中期和晚期的平均值 ± 标准差分别为（0.77 ± 0.60）ng/ml、（1.25 ± 0.37）ng/ml、（1.10 ± 0.56）ng/ml[14]，均值仍然在正常阈值 2ng/ml 以下，但有30%的孕妇SCCA水平明显高于正常值[15,16]。肿瘤指标癌抗原 12-5（cancer antigen 12-5, CA12-5）在妊娠过程中数值也会产生波动，早期、中期和晚期的平均值 ± 标准差为（23.7 ± 13.9）U/ml、（14.8 ± 8.0）U/ml、（22.1 ± 17.1）U/ml，也均低于正常阈值 35U/ml[14]。

妊娠期女性的肿瘤影像学检查与非妊娠女性存在差异，盆腔磁共振成像（magnetic resonance imaging, MRI）是妊娠期宫颈癌进行分期评估的首选检查方式，在妊娠期是安全可行的，在整个妊娠期均可用于确定肿瘤大小、浸润程度和淋巴结转移情况。但由于妊娠期的生理改变，如扩张的盆腔静脉有被误认为盆腔淋巴结肿大的可能，或由于胎儿运动而导致图像质量下降[17]，因此也需要有经验的影像科医生协助诊断。造影对比剂在宫颈癌的分期中不是必需的，钆和碘化造影剂可以穿过胎盘并从胎儿排泄到羊水中，但目前并没有证据表明其有致畸作用或对胎儿有不利影响[18]。超声可用于评估母体肾积水情况，妊娠期间子宫对输尿管的压迫和孕激素对平滑肌的松弛作用可能导致90%的妊娠女性出现生理性肾积水[19]。

计算机断层扫描（computerized tomography, CT）通常在妊娠期间禁用，以避免对胎儿造成一定剂量的辐射。但是如果高度怀疑肺部或胸膜扩散，需要对患者进行全面分期，则应尽量限制辐射剂量，放射科医生应提前计划扫描，监测并尽量缩短扫描时间[20]，并尽可能进行腹部屏蔽和低剂量辐射，腹部铅裙防护可降低50%的辐射剂量[21-23]。也可考虑使用胸片评估肺转移，辐射剂量较小[22]。正电子发射计算机断层显像（positron emission tomography and computed tomography, PET/CT）不推荐在妊娠期使用[8]。

如果阴道镜活检病理不能排除浸润性癌变，或细胞学高度异常但阴道镜检查不满意，可行宫颈诊断性锥切[24]。妊娠期宫颈锥切术推荐在妊娠中期进行，以孕14~20周为宜。孕早期锥切的流产率高达33%，应尽量避免实施锥切[8]。术中采用"短锥"（高度短、底部宽）较为安全，应避免进行宫颈管诊刮，以免引起严重出血、早期羊膜囊破裂、绒毛膜羊膜炎、流产、早产和围产儿死亡等并发症[25,26]。病理也建议由经验丰富的病理专家进行诊断。

第二节　临床治疗及保育手术的方式和适应证

目前妊娠合并宫颈癌国内外尚无统一的治疗方案,中国优生科学协会阴道镜和宫颈病理学分会和欧洲妇科肿瘤学会(The European Society of Gynecological Oncology,ESGO)的国际癌症、不孕症与妊娠网络组织(International Network on Cancer,Infertility and Pregnancy,INCIP)分别制定了针对妊娠合并宫颈癌的具体管理建议的指南(图 18-1、图 18-2)[27-30],主要根据临床分期、病理类型、盆腔淋巴结受累情况、孕周、患者及其家人的意愿等进行治疗。

一、建议终止妊娠的适应证

2018 年中国优生科学协会阴道镜和宫颈病理学分会在关于妊娠合并宫颈癌的管理共识中建议以下患者终止妊娠[27]:①在妊娠期间,各期宫颈癌均可根据患者及家属的意愿,终止妊娠并治疗宫颈癌。②妊娠 20 周前发现ⅠA2 期及以上的宫颈癌,原则上建议进行终止妊娠手术及宫颈癌常规手术。③对需要保留生育功能的早期宫颈癌患者,可以在终止妊娠后行保留生育功能的手术。

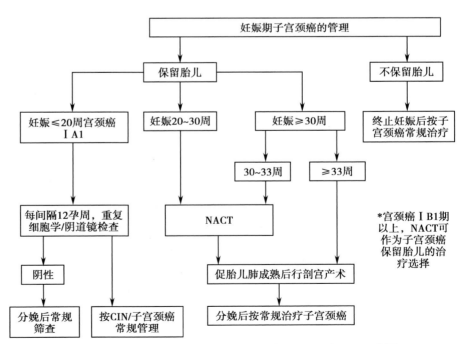

图 18-1　2018 年中国优生科学协会阴道镜和宫颈病理学分会关于妊娠合并宫颈癌的管理共识(根据 2009 年 FIGO 分期)

CIN. 宫颈上皮内瘤变;NACT. 新辅助化疗。

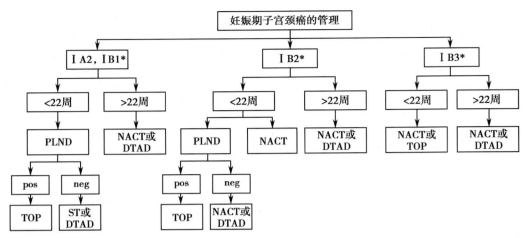

图 18-2　2019 年 INCIP 第三届妊娠期妇科肿瘤国际共识会议妊娠合并宫颈癌的治疗指南（根据 2018 年 FIGO 分期）

NACT. 新辅助化疗；DTAD. 延迟治疗至分娩后；PLND. 盆腔淋巴结活检；pos. 阳性；neg. 阴性；TOP. 终止妊娠；ST. 单纯宫颈切除术；
*2018 年 FIGO 分期。

2019 年 INCIP 发布的第三届妊娠期妇科肿瘤国际共识会议的指南建议对于晚期（ⅡB 期及以上）或淋巴结转移的宫颈癌患者终止妊娠[28]。对于病理类型为高危型宫颈癌，如神经内分泌型癌、小细胞癌等，以及恶性程度高的低分化肿瘤也有报道建议及时终止妊娠[31]。

对终止妊娠患者的治疗原则和非孕患者相同，即早期病变推荐手术治疗，中晚期采用放化疗。

二、继续妊娠的宫颈癌诊疗方案

对于继续妊娠的患者，可根据胎龄、宫颈癌分期、盆腔淋巴结受累情况以及患者保留生育功能的意愿进行个体化治疗。

（一）妊娠小于 22 周

ⅠA1 期（FIGO 分期 2018 版）不伴有淋巴脉管浸润、孕 20 周以内的宫颈癌患者，2018 年中国优生科学协会阴道镜和宫颈病理学分会妊娠合并宫颈癌管理专家共识建议密切随访，并将治疗推迟到产后，以避免流产的风险[27]。2019 年 INCIP 发布的第三届妊娠期妇科肿瘤国际共识会议的指南建议，孕周小于 22 周的 ⅠA1 期患者可以行宫颈锥切术，宜在孕中期（13~22 周）进行，术后行预防性宫颈环扎[28-30]。ⅠA1 期宫颈癌患者行宫颈锥切术是一个相对安全的治疗方案，切口不宜太深，以免损伤胎膜。有研究表明宫颈锥切组织 ≥1cm 的孕妇与未接受宫颈锥切的孕妇相比，胎儿早产和低出生体重的风险更高[32]。预防性宫颈环扎术是预防早产和术后出血的较好选择[33]。

1. ⅠA1 期伴有淋巴脉管浸润、ⅠA2~ ⅠB1 期、孕 22 周以内的患者　2019 年 INCIP 发布的第三届妊娠期妇科肿瘤国际共识会议的指南建议行盆腔淋巴结切除术。盆腔淋巴结切除术(腹腔镜或者经腹)的手术时机在妊娠第14~22周较为安全,满意的切除术应至少切取出10枚淋巴结[34]。孕中期因为流产的风险低,子宫体积未明显增大,建议行腹腔镜下淋巴结清扫术。孕20周后,手术期间孕妇体位应该是左侧卧位,以避免压破下腔静脉并维持心脏前负荷。

妊娠期腹腔镜淋巴结清扫手术需要遵循4个必需条件:①腹腔镜手术时间控制在90~120分钟以内;②气腹压力控制在10~13mmHg;③与患者充分沟通;④手术医生熟练腔镜操作。术中采取头低脚高位,手术开始前,通过经腹超声检查胎儿活力,并在患者腹部标记宫底高度。对于孕14~16周的患者,腹部需置入4个套管针(图18-3A),切除右侧盆腔淋巴结时,一个10mm锥形尖端套管针在Palmer点(左锁骨中线肋缘下3cm)插入,通过气腹针注入二氧化碳后,维持腹内压力为12~20mmHg,确认进腹后,将腹内压设置为12mmHg。在脐部插入第二个10mm套管针,然后在上腹静脉外侧、脐水平以下2~3cm、锁骨中线引入2个5mm辅助套管针。对于孕16~22周的患者,在脐上方2cm处插入10mm套管针放置镜头,Palmer点、脐下2cm处再分别插入10mm套管针,肚脐下3cm左右两侧引入2个辅助的5mm套管针(图18-3B)[35]。取出的淋巴结进行病理学检查时,应注意标明为妊娠期淋巴结,因为妊娠期淋巴结会发生蜕膜变化,需与恶性淋巴结进行严密的鉴别诊断[36,37]。

若盆腔淋巴结未出现转移,可采用单纯宫颈切除术(simple trachelectomy,ST)或延迟至分娩后治疗[28]。相较于根治性宫颈切除术,单纯宫颈切除术手术范围较小,降低了流产的风险。妊娠早期手术后母儿并发症发生风险较高[38,39]。宫颈切除术后同样应常规进行宫颈环扎[40]。

盆腔淋巴结病理提示阳性的患者,建议终止妊娠。若患者及家属强烈要求继续妊娠,可在孕14~35周先行实施新辅助化疗(neoadjuvant chemotherapy,NACT),待分娩后同时进行宫颈癌根治术或分娩后实施放化

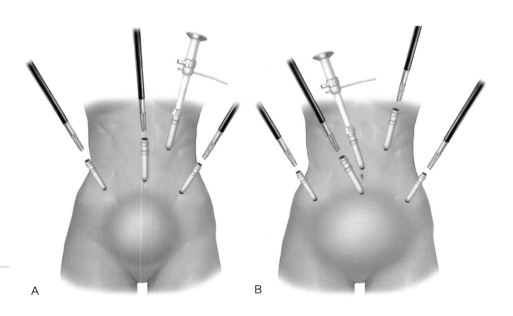

图18-3　腹腔镜盆腔淋巴结切除术手术穿刺部位

A. 孕14~16周;B. 孕16~22周。

疗[28]。在 2018 年中国优生科学协会阴道镜和宫颈病理学分会专家共识中，孕 20 周前诊断ⅠA2 期及以上的宫颈癌，原则上建议进行终止妊娠手术及宫颈癌根治手术[27]。妊娠期宫颈癌的治疗应首先考虑孕妇的安全和胎儿的伦理，妊娠期淋巴结切除术和宫颈切除术应谨慎处理。

2.ⅠB2 期、孕 22 周以内的患者　2019 年 INCIP 发布的第三届妊娠期妇科肿瘤国际共识会议的指南建议行盆腹腔淋巴结切除或直接行 NACT，如果淋巴结呈阳性，建议终止妊娠；若淋巴结阴性或患者继续妊娠欲望强烈，可在孕 14~35 周先行实施 NACT 或至分娩后再治疗。在妊娠 35~37 周时，通过剖宫产的方式终止妊娠，通过手术或放化疗进行产后的治疗。

3.ⅠB3 期及以上、孕 22 周以内的患者　若强烈要求继续妊娠，只能选择NACT。在孕 14~35 周行 NACT，防止肿瘤恶化和扩散，分娩后再行手术或放化疗。

（二）妊娠大于 22 周

2018 年中国优生科学协会阴道镜和宫颈病理学分会妊娠合并宫颈癌管理专家共识建议，对于孕 20~33 周的宫颈癌患者，如果选择继续妊娠，需行NACT 稳定病情，孕 33 周以上的患者可以促胎儿肺成熟后行剖宫产术，分娩后再按常规宫颈癌治疗方案治疗[27]。

2019 年 INCIP 第三届妊娠期妇科肿瘤国际共识会议的指南对妊娠 22 周以上宫颈癌患者的建议如下：ⅠA1 期可延迟治疗至胎儿分娩后再行宫颈锥切术；ⅠA2~ⅠB1 期分娩后再手术，或先行 NACT；ⅠB2 期需行 NACT 至孕 35周；ⅠB3 期及以上若继续妊娠，只能选择 NACT，但其有效性有待进一步研究证实[28]。

妊娠期间出现病情进展恶化或需放疗，须尽早终止妊娠，并进行规范化治疗。

（三）新辅助化疗的方案、时机与预后

妊娠期间行 NACT 的目的是稳定肿瘤，同时防止肿瘤扩散。妊娠期间肾脏体积略增大，肾血流量及肾小球滤过率分别增加 35%、50%；妊娠期间药物的吸收、分布、代谢和分泌都会发生相应的生理性改变[41]。药物代谢的变化从妊娠的第 4 周开始，而且变化逐渐加速，血浆药物分布容积和清除率在孕晚期明显增加。研究发现，与非孕妇相比，孕妇体内的多柔比星、多西他赛、紫杉醇的肾清除率分别增加约 1.1 倍、1.2 倍、1.9 倍，相应的化疗剂量应该增加8.0%、16.9%、37.8%[41]。因此，不推荐合并肿瘤的孕妇化疗期间减少化疗剂量，但是否需要增加剂量尚无定论，尤其需要注意的是，计算孕妇的体表面积时，孕妇体重应该包括胎儿及羊水的重量，剂量选择可以参照非孕患者的剂量计算，以有效控制妊娠期间的肿瘤进展[30,41]。化学治疗剂会进入母乳，可能会引起新生儿白细胞减少，增加婴儿感染的风险，因此不建议在接受化疗后母乳喂养，若要母乳喂养至少要与最后一次化疗间隔 14 天以上[42]。

关于化疗方案目前尚无统一标准，一般推荐采用顺铂单药化疗，剂量 75mg/m^2，每 3 周给药 1 次；若联合化疗，可同时选择紫杉醇，剂量为135~175mg/m^2，每 3 周给药 1 次。对目前已报道的 78 例妊娠期合并宫颈癌患者进行 NACT 的回顾性分析显示（表 18-1）：患者平均年龄 32.2 岁（范围

表 18-1 78 例妊娠合并宫颈癌患者接受新辅助化疗的病例报道

作者 发表时间	年龄	病理	FIGO 2009 版分期	肿瘤大小/cm	诊断孕周，开始新辅助化疗孕周，分娩孕周	新辅助化疗方案 [剂量(mg/m²),疗程,周期]	疗效	手术方式	盆腔淋巴结	辅助治疗	产妇预后	新生儿预后
Giacalone[81] 1996	34	鳞癌	I B1	2	17,22,32	顺铂(75,3,21天)	PR	CD+RH+PLND	(−)	否	1年无疾病	无异常
Lai,CH[82] 1997	NA	NA	I B2	NA	NA,NA,NA	顺铂(50,NA,21天)+博来霉素(25,NA,21天)+长春新碱(1,NA,21天)	SD	CD+RH+PLND	(+)	放疗	52个月复发死亡	NA
	NA	NA	I B2	NA	12,NA,NA	顺铂(50,NA,21天)+博来霉素(25,NA,21天)+长春新碱(1,NA,21天)	PR	CD+RH+PLND	(−)	否	59个月复发死亡	NA
Tewar[83] 1998	34	鳞癌	II A	4.5	16,21,34	长春新碱(1,3,21天)+顺铂(50,6,21天/7天)	PR	CD+RH+PLND	(−)	放疗	5个月复发	无异常
	36	鳞癌	I B2	7	21,21,32	长春新碱(1,4,21天)+顺铂(50,4,21天)	PR	CD+RH+PLND	(−)	否	2年无疾病	无异常
Marana[84] 2001	26	鳞癌	II B	5	14,17,38	顺铂(50,2,21天)+博来霉素(30,2,21天)素(30,2,21天)	PR	CD	NA	否	13个月死亡	无异常
Caluwaerts[85] 2006	28	鳞癌	I B1	3	15,17,32	顺铂(75,6,10天)	PR	CD+RH+PLND	(−)	否	10个月无疾病	无异常
Bader[86] 2007	38	鳞癌	II A	4	19,23,33	长春新碱(1,4,21天)+顺铂(50,4,21天)	PR	CD+RH+PLND	(+)	化疗	80个月无疾病	无异常
Karam[87] 2007	28	鳞癌	I B2	4.2	23,24,33	顺铂(40,7,7天)	SD	CD+RH+PLND	(−)	放化疗	14个月无疾病	无异常
Palaia[88] 2007	30	鳞癌	II B	5.5	20,NA,35	紫杉醇(175,1,21天)+顺铂(75,3,21天)	PR	CD+RH+PLND	(−)	否	10个月无疾病	无异常
Benhaim[89] 2008	31	鳞癌	III B	7	22,24,28	顺铂(50,2,14天)	PD	CD	NA	放化疗	10个月死亡	无异常

续表

作者发表时间	年龄	病理	FIGO 2009版分期	肿瘤大小/cm	诊断孕周，开始新辅助化疗孕周，分娩孕周	新辅助化疗方案[剂量(mg/m²),疗程,周期]	疗效	手术方式	盆腔淋巴结	辅助治疗	产妇预后	新生儿预后
Abellar[90] 2009	25	NA	NA	NA	孕中期	顺铂(NA,NA,NA)	NA	CD	NA	NA	NA	无异常
	33	NA	NA	NA	孕晚期	5-氟尿嘧啶(NA,NA,NA)	NA	CD	NA	NA	NA	无异常
Boyd[91] 2009	26	透明细胞癌	IIB	7	21,25,35	顺铂(100,3,21天)	NA	CD	NA	放化疗	15个月无疾病	无异常
Seamon[92] 2009	30	玻璃状细胞癌	IIIB	5	23,25,31	顺铂(30/40,6,7天)+长春新碱(1.5,3,14天)	PR	CD+PLND+PALND	(+)	放化疗	4.1年无疾病	无异常
Chun[93] 2010	32	鳞癌	IIA	9	$28^{+5},29^{+2},33$	紫杉醇(175,1,-)+卡铂(AUC 5,1,-)	PR	CD+RH+PLND+PALND	(-)	否	32个月复发	无异常
	27	鳞癌	IB2	5	$28,30^{+4},36$	紫杉醇(175,2,21天)+顺铂(75,2,21天)	PR	CD+RH+PLND+PALND	(+)	化疗	5年无疾病	无异常
	27	小细胞神经内分泌癌	IB1	3	25,26,35	紫杉醇(175,3,21天)+顺铂(75,3,21天)	PR	CD+RH+PLND+PALND	(-)	否	3个月死亡	无异常
Smyth[94] 2010	26	小细胞癌	IB2	9.4	23,23,35	多柔比星(60,3,21天)+环磷酰胺(600,3,21天)	PR	CD	NA	放化疗	无疾病	无异常
Rabaiotti[94] 2010	27	鳞癌	IB2	5	15,18,32	顺铂(75,4,21天)	SD	CD+RH+PLND	(+)	放化疗	1年后复发;2年后死亡	无异常
Favero[76] 2010	35	腺癌	IB1	NA	14,NA,33	顺铂(NA,NA,NA)	NA	腹腔镜淋巴结评估,化疗后行CD+RH	(-)	化疗	12个月无疾病	无异常
	31	鳞癌	IB1	NA	18,NA,34	顺铂(NA,NA,NA)	NA		(-)	化疗	10个月无疾病	无异常
	34	鳞癌	IB1	NA	22,NA,36	顺铂(NA,NA,NA)	NA		(-)	化疗	5个月无疾病	无异常
	31	鳞癌	IB1	NA	14,NA,32	顺铂(NA,NA,NA)	NA		(-)	化疗	失访	失访
	29	腺癌	IB1	NA	18,NA,34	顺铂(NA,NA,NA)	NA		(-)	化疗	失访	失访

作者 发表时间	年龄	病理	FIGO 2009版分期	肿瘤大小/cm	诊断孕周, 开始新辅助化疗孕周, 分娩孕周	新辅助化疗方案 [剂量(mg/m²),疗程,周期]	疗效	手术方式	盆腔淋巴结	辅助治疗	产妇预后	新生儿预后
Li[95] 2011	36	鳞癌	I B2	4.2	27,27^{+2},33	紫杉醇(75,2,14天)+顺铂(50,2,14天)	PR	CD+RH+PLND	(-)	放化疗	21个月无疾病	无异常
	39	鳞癌	I B2	5	29,29^{+4},33	紫杉醇(75,2,14天)+顺铂(50,2,14天)	PR	CD+RH+PLND	(-)	否	13个月无疾病	无异常
Lanowska[96] 2011	41	鳞癌	I B2	NA	14,NA,31^{+5}	顺铂(60,4,21天)	NA	CD+RH+PLND+PALND	(-)	放化疗	1个月无疾病	无异常
DaFonseca[97] 2011	30	鳞癌	II B	3	24,25,37	长春新碱(1,4,21天)+顺铂(75,4,21天)	CR	顺产+(RH+PLND+PALND)(产后第3天)	NA	否	12个月无疾病	无异常
Fruscio[98] 2012	29	鳞癌	I B2	NA	13,16,30	长春新碱(1,NA,14天)+顺铂(50,NA,14天)	SD	CD+RH+PLND	(+)	放疗	27个月死亡	无异常
	37	鳞癌	I B2	NA	18,18,32	顺铂(75,NA,21天)	SD	CD+RH+PLND	(-)	否	153个月无疾病	无异常
	28	鳞癌	I B2	NA	16,16,33	紫杉醇(175,NA,21天)+顺铂(75,NA,21天)	PR	CD+RH+PLND	(-)	否	113个月无疾病	无异常
	36	鳞癌	I B2	NA	16,16,34	紫杉醇(175,NA,21天)+顺铂(75,NA,21天)	PR	CD+RH+PLND	(-)	否	115个月无疾病	无异常
	32	鳞癌	I B2	NA	20,20,35	顺铂(75,NA,21天)	SD	CD+RH+PLND	(-)	放化疗	27个月死亡	无异常
	34	鳞癌	I B1	≥B	22,20,36	顺铂(75,NA,21天)	PR	CD+RH+PLND	(-)	否	65个月无疾病	无异常
	39	腺癌	I B1	≥B	20,20,36	顺铂(75,NA,21天)	PR	CD+RH+PLND	(-)	否	41个月无疾病	无异常
	34	腺癌	I B1	≥B	26,26,36	顺铂(75,NA,21天)	PR	CD+RH+PLND	(-)	否	43个月无疾病	无异常
	37	鳞癌	I B1	≥B	8,16,36	顺铂(75,NA,21天)	SD	CD+RH+PLND	(+)	放化疗	23个月无疾病	无异常
Ayhan[99] 2012	26	透明细胞癌	I B1	2	18,19,32	顺铂(75,NA,21天)	SD	CD+RH+PLND	(-)	NA	36个月无疾病	无异常

续表

作者 发表时间	年龄	病理	FIGO 2009 版分期	肿瘤大小/cm	诊断孕周, 开始新辅助 化疗孕周, 分娩孕周	新辅助化疗方案 [剂量(mg/m²),疗程,周期]	疗效	手术方式	盆腔淋巴结	辅助治疗	产妇预后	新生儿预后
de Lima[100] 2013	24	腺癌	IB1	3.2	23,26,34	长春新碱(1,2,28天)+顺铂(50,2,28天)	PR	CD+RH+PLND	(−)	化疗	2年无疾病	无异常
Yousefi[101] 2013	37	鳞癌	IB2	5	26,NA,32	顺铂(80,4,10天)+紫杉醇(60,4,10天)	NA	CD+RH+PLND+PALND	(−)	放疗	5个月无疾病	无异常
Dawood[102] 2013	NA	鳞癌	IIB	5.7	11,NA,28	顺铂(50,4,14天)	PD	CD	NA	放化疗	18个月死亡	无异常
Wang[103] 2013	22	透明细胞癌	IB1	3	8+4,NA,NA	顺铂(NA,1,−)+氟尿嘧啶(NA,1,−)(动脉化疗)	NA	ART+PLND	(+)	放化疗	23个月无疾病	化疗后流产
	35	透明细胞癌	IB2	4	29+5,NA,35	顺铂(NA,2,NA)+氟尿嘧啶(NA,2,NA)	NA	CD+RH+PLND	(−)	否	31个月无疾病	无异常
Kong[104] 2014	31	腺癌	IB1	2.8	19,22,33	紫杉醇(135,3,21天)+顺铂(60,3,21天)	PR	CD+RH+PLND	(−)	否	104个月无疾病	无异常
	38	鳞癌	IB2	5	13,18,35	紫杉醇(135,4,21天)+顺铂(60,4,21天)	PR	CD+RH+PLND	(−)	化疗	3年无疾病	无异常
	26	鳞癌	IB1	2	25,30,34	紫杉醇(135,1,21天)+顺铂(60,1,21天)	PR	CD+RH+PLND	(−)	化疗	4年无疾病	无异常
Geijteman[48] 2014	34	鳞癌	IIB	6.4	25,27,35	紫杉醇(90,5,7天)+顺铂(70,5,7天)	NA	CD	NA	放疗	无疾病	双耳听力减退
Luiza[105] 2015	27	腺癌	IB2	4.9	19,20,34	顺铂(75,6,14天)+多柔比星(35,6,14天)	CR	CD+RH+PLND	(−)	否	20个月无疾病	无异常

续表

作者发表时间	年龄	病理	FIGO 2009版分期	肿瘤大小/cm	诊断孕周,开始新辅助化疗孕周,分娩孕周	新辅助化疗方案[剂量(mg/m²),疗程,周期]	疗效	手术方式	盆腔淋巴结	辅助治疗	产妇预后	新生儿预后
Zhang[106] 2015	NA	NA	ⅠB1	NA	孕晚期,1,流产	博来霉素(NA,NA,NA)+长春新碱(NA,NA,NA)+顺铂(NA,NA,NA)	PR	RH+PLND	NA	放化疗	死亡	因发育迟缓而流产
	NA	NA	ⅡA	NA	孕晚期,1,NA	紫杉醇(NA,NA,NA)+顺铂(NA,NA,NA)	PR	CD+RH+PLND	NA	化疗	13个月无疾病	无异常
	NA	NA	ⅡA	NA	产后发现	博来霉素(NA,NA,NA)+异环磷酰胺(NA,NA,NA)+顺铂(NA,NA,NA)	NA	CD	NA	放化疗	无疾病	无异常
Zhou[107] 2016	36	鳞癌	ⅠB1	NA	30,30,34	紫杉醇(150,1,—)+奈达铂(80,1,—)	PR	CD+RH+PLND	(−)	放疗	5年无疾病	无异常
Ricci C[108] 2016	38	鳞癌	ⅡA	NA	NA,15,34	顺铂(70,4,21天)	PR	CD+RH+BSO+PLND	(−)	放化疗	31个月死亡	无异常
	42	鳞癌	ⅡB	NA	NA,13,31	紫杉醇(135,5,21天)+顺铂(75,5,21天)	PR	CD+RH+BSO+PLND	(−)	否	36个月无疾病	无异常
	34	鳞癌	ⅠB2	NA	NA,18,34	紫杉醇(135,5,21天)+顺铂(75,5,21天)	CR	CD+RH+BSO+PLND	(−)	放疗	31个月无疾病	无异常
	35	鳞癌	ⅠB2	NA	NA,28,35	紫杉醇(135,5,21天)+顺铂(75,5,21天)	PR	CD+RH+BSO+PLND	(−)	放化疗	19个月无疾病	无异常
Hecking[109] 2016	NA	NA	ⅠB1	3	20,23,NA	顺铂(60,4,21天)	CR	CD+RH+PLND	(−)	放化疗	18个月无疾病	无异常
De Vincenzo[110] 2018	35	鳞癌	ⅠB2	7	27,29,35	紫杉醇(135,5,21天)+顺铂(75,5,21天)	SD	CD+RH+PLND+PALND	(−)	放化疗	22月无疾病	22个月时诊断急性髓系白血病

续表

作者发表时间	年龄	病理	FIGO 2009版分期	肿瘤大小/cm	诊断孕周，开始新辅助化疗孕周，分娩孕周	新辅助化疗方案[剂量(mg/m²),疗程,周期]	疗效	手术方式	盆腔淋巴结	辅助治疗	产妇预后	新生儿预后
Gil-Ibanez[111] 2018	34	小细胞神经内分泌肿瘤	ⅡA1	4	21,NA,31.4	顺铂(50,3,21天)+依托泊苷(100,3,21天)	CR	CD+RH+PLND+PALND	(−)	放化疗	38个月无疾病	无异常
Kayahashi[112] 2018	33	小细胞癌	ⅠB2	4.3	16,17,31	顺铂(50,4,21天)+紫杉醇(135,4,21天)	PR	CD+RH+PLND	(−)	放化疗	34个月无疾病	新生儿红皮病
Oliveira[113] 2018	32	腺鳞癌	ⅡB	2.1	20,NA,35	长春新碱(1,2,28天)+顺铂(50,2,28天)	CR	CD+RH+PLND	(−)	放疗	2年无疾病	无异常
Perrone[79] 2019	NA	腺癌	ⅠB1	NA	16,NA,35	顺铂(NA,NA,NA)+紫杉醇(NA,NA,NA)	PR	CD+RH+PLND	NA	否	35个月无疾病	无异常
	NA	鳞癌	ⅠB2	NA	10,NA,35	顺铂(NA,NA,NA)+紫杉醇(NA,NA,NA)	PR	CD+CONE+PLND	NA	否	18个月无疾病	无异常
	NA	鳞癌	ⅡA2	NA	30,NA,37	顺铂(NA,NA,NA)+紫杉醇(NA,NA,NA)	PR	CD+RH+PLND	NA	化疗	21个月死亡	无异常
	NA	腺癌	ⅡB	NA	18,NA,38	顺铂(NA,NA,NA)+紫杉醇(NA,NA,NA)	PR	CD	NA	放化疗	32个月死亡	无异常
Rabaiotti[114] 2019	31	鳞癌	ⅠB2	4.5	17,20,32	卡铂(AUC 5,4,21天)+紫杉醇(175,4,21天)	PR	CD+RH+PLND	(−)	否	26个月无疾病	无异常
Li[115] 2019	28	鳞癌	ⅠB2	NA	20,NA,35+5	顺铂(NA,3,21天)+紫杉醇(NA,3,21天)	PR	CD+化疗1次+RH+PLND	(−)	否	48个月无疾病	无异常
	23	鳞癌	ⅡB	7.3	22,23,35	顺铂(NA,3,21天)+紫杉醇(NA,2,21天)+博来霉素(NA,1,−)+长春新碱(NA,1,−)	SD	CD	NA	放化疗	41个月无疾病	无异常
Guo[116] 2020	36	腺鳞癌	ⅠB2	5	13,20,35	卡铂(AUC 5,5,21天)+紫杉醇(175,5,21天)	PR	CD+RH+PLND	(−)	放疗	4个月无疾病	无异常

续表

作者发表时间	年龄	病理	FIGO 2009版分期	肿瘤大小/cm	诊断孕周,开始新辅助化疗孕周,分娩孕周	新辅助化疗方案[剂量(mg/m²),疗程,周期]	疗效	手术方式	盆腔淋巴结	辅助治疗	产妇预后	新生儿预后
Wong[117] 2020	29	鳞癌	ⅢB	NA	$20,NA,33^{+2}$	卡铂(AUC 5,5,21天)+紫杉醇(175,5,21天)	PR	CD	NA	放化疗	6个月死亡	无异常
Levy[118] 2020	39	腺鳞癌	ⅠB2	7	18,NA,34	卡铂(AUC 5,5,21天)+紫杉醇(175,5,21天)	SD	CD	NA	放化疗	7年无疾病	无异常
Huang[119] 2021	37	鳞癌	ⅠB1	2	$20,21^{+3},35^{+3}$	顺铂(50,3,21天)+紫杉醇(125,3,21天)	PR	CD+RH+BS+PLND+PALND	(+)	放疗	18个月无疾病	无异常
	26	鳞癌	ⅠB1	3	$30^{+6},31^{+4},34^{+5}$	顺铂(50,1,—)+紫杉醇(125,1,—)	SD	CD+RH+BS+PLND+PALND	(—)	放疗	56个月无疾病	无异常
	31	鳞癌	ⅠB2	>4	$29^{+4},32^{+5},36^{+4}$	顺铂(50,1,—)+紫杉醇(135,1,—)	SD	CD+RH+BS+PLND+PALND	(+)	放疗	14个月无疾病	无异常
	37	鳞癌	ⅠB2	>2	$16^{+1},20^{+1},36^{+2}$	卡铂(AUC 5,3,21天)+紫杉醇(135,3,21天)	PR	CD+RH+BS+PLND+PALND	(—)	放疗	10个月无疾病	无异常
Wang[120] 2021	38	鳞癌	ⅠB2	4	$22,23,33^{+2}$	顺铂(70,2,21天)+紫杉醇(135,2,21天)	PR	CD+RH+PLND+PALND	(+)	放化疗	33个月无疾病	无异常
	36	鳞癌	ⅡA2	5.3	$16,NA,34^{+2}$	顺铂(70,2,21天)+紫杉醇(135,2,21天)	SD	CD+RH+PLND+PALND	(+)	放疗	28个月无疾病	无异常

注:CR. 完全缓解;PR. 部分缓解;SD. 疾病稳定;PD. 疾病进展;ART. 经腹根治性宫颈切除术;BSO. 双侧附件切除术;CD. 剖宫产分娩;CONE. 宫颈锥切;NA. 未报道;PALND. 腹主动脉旁淋巴结清扫术;PLND. 盆腔淋巴结切除术;RH. 子宫切除术。

为 22~42 岁),23 例(29.5%) 患者为 ⅠB1 期,21 例(26.9%) 为 ⅠB2 期,9 例
(11.5%) 为 ⅡA 期,10 例(12.8%) 为 ⅡB 期,3 例(3.8%) 为 ⅢB。被诊断出宫颈
癌的孕周分别是:孕 13 周内的孕早期 8 例(10.2%)、孕 13~27 周的孕中期 53
例(67.9%) 和孕 28 周及以上的孕晚期 11 例(14.1%),产后 1 例(1.3%)。48 例
患者(61.5%) 为鳞状细胞癌,9 例(11.5%) 腺癌,3 例(3.8%) 腺鳞癌,4 例(5.1%)
透明细胞癌,5 例(6.4%) 小细胞癌,4 例(5.1%) 透明细胞癌,1 例(1.3%) 玻璃状
细胞癌。化疗开始时的中位胎龄为 22 周(范围为 13~33 周)。顺铂 + 紫杉醇
联合用药最常见,用于 28 例(35.9%) 患者,其次是顺铂单药 23 例(29.5%),紫
杉醇 + 卡铂联用 6 例(7.8%),顺铂 + 长春新碱联用 8 例(10.2%),顺铂 + 长春
新碱 + 博来霉素联用 3 例(3.8%),顺铂 +5- 氟尿嘧啶联用 2 例(2.6%),其他顺
铂 + 博来霉素、顺铂 + 紫杉醇 + 长春新碱 + 博来霉素、多柔比星 + 异环磷酰
胺、顺铂 + 多柔比星、顺铂 + 博来霉素 + 异环磷酰胺、紫杉醇 + 奈达铂、顺铂 +
依托泊苷、5- 氟尿嘧啶单药均各 1 例(共 10.2%)。没有任何患者因出现毒性而
暂停治疗。化疗疗效显示:14 例(21.9%) 患者疾病稳定,42 例(65.6%) 患者部
分缓解,6 例(9.4%) 患者完全缓解,2 例(3.1%) 患者疾病进展。疾病进展的患
者分别被诊断为ⅡB 期和ⅢB 期。分娩时的中位胎龄为 34 周(范围为 28~38
周)。1 名患者顺产,其余患者均采用剖宫产。56 例(76.7%) 患者剖宫产时行
根治性子宫切除术伴腹盆腔淋巴结清扫术,13 例仅行剖宫产术,1 例行剖宫产
加经腹根治性宫颈切除术(abdominal radical trachelectomy, ART),1 例行剖宫
产加锥切手术,1 例行剖宫产加腹盆腔淋巴结清扫术,1 例顺产后行根治性子
宫切除术伴腹盆腔淋巴结清扫术。39 例(61.9%) 患者术后辅助放化疗,24 例
(38.1%) 无辅助治疗。中位随访时间为 32 个月(范围为 1~153 个月),2 例发生
流产,1 例发生新生儿红皮病,1 例幼儿发生双耳听力减退,1 例幼儿 22 个月时
诊断为急性髓系白血病,15 名患者肿瘤复发或未控,其中 12 例患者死亡。

　　NACT 的治疗时机应在孕 14~35 周。在妊娠早期,NACT 造成胎儿畸形
的风险高达 10%~20%[43],因此严禁在妊娠前 3 个月进行化疗。妊娠 14 周后
较为安全,胎儿致畸率与正常人群相当[43]。妊娠 35 周后不推荐化疗,以免引
起患者出现中性粒细胞减少进而引起分娩发动[28]。孕 22~30 周的患者可行
2~3 次 NACT,孕 30 周以上的患者则一般最多行 1 次 NACT,最后 1 次化疗与
分娩时间间隔 3 周以上,可降低分娩时出血、感染等风险。

　　研究发现,在妊娠晚期进行化疗时,新生儿缺陷的发生率没有统计学意
义[30]。化疗期间可发生宫内生长受限、一过性骨髓抑制。一些大规模研究
评估了母亲在怀孕期间因宫外肿瘤接受化疗的孩子的数据,显示这些孩子的
中长期认知和身体素质良好[44-46]。然而,远期并发症,如神经发育障碍、心脏
毒性、耳毒性、内分泌失调和继发性恶性肿瘤也有被报道[47]。也有案例报道
在母亲产前接触以铂类为基础的化疗的儿童发生永久性耳聋[48]。在孕中期
和孕晚期接受 NACT 的孕妇有早产、胎膜早破、早产收缩和高达 50% 的婴儿
低出生体重的高风险[49]。因此,妊娠晚期使用 NACT 对新生儿结局仍存在
争议,尽管妊娠期 NACT 对胎儿和新生儿的不良反应发生率较低,但应重视
NACT 对胎儿和新生儿近期和远期并发症的影响,并在化疗过程中告知患者

可能存在的风险。

Lopez 等对 6 个拉丁美洲国家的 12 家医院进行了多中心回顾性研究,发现妊娠期接受 NACT 的患者复发率达 26.7%。在纳入研究的 33 例患者中,20例(60.6%)患者为ⅠB1~ⅠB2 期(FIGO 分期 2009 版),13 例(39.4%)为局部晚期(ⅡA~ⅢB 期);8 例复发,中位复发时间为 16.9 个月,复发的患者中 6 例的初始诊断为局部晚期,表明肿瘤学预后与疾病的初始状态有关,与非孕患者一致[50]。

(四)妊娠期宫颈癌保育手术的时机、方式和适应证

妊娠早期诊断为早期宫颈癌的患者如果选择继续妊娠,可在满足手术适应证的条件下在适宜的时机行保育手术。早期宫颈癌(ⅠA1~ⅠB2,FIGO 分期 2018 版)保留生育功能的外科手术方式包括:宫颈大锥切、单纯宫颈切除术和经阴道/经腹/腹腔镜根治性宫颈切除术(VRT/ART/LRT)[28]。

通过对非妊娠宫颈癌患者的研究表明,如果盆腔淋巴结阴性,宫旁受累的风险很低,因此推荐采用宫颈大锥切或单纯宫颈切除术[51,52]。2004 年,Ben-Arie 报道了第一例妊娠合并宫颈癌ⅠA2 期患者行扩大锥切术的病例[53],患者在孕 16 周行冷刀扩大锥切术,切缘阴性,并进行了腹膜外盆腔淋巴结切除术。孕 39 周行剖宫产分娩,分娩后 6 周行根治性宫颈切除术(具体手术原因未阐述),术后避孕 18 个月再次成功受孕并再次剖宫产分娩。随访 3 年母子康健。表 18-2 中对妊娠期宫颈锥切和单纯性宫颈切除术的病例回顾显示,手术并发症较少并且流产风险较低,母婴结局良好[36,38,54-56]。宫颈锥切术是希望保留生育能力的非孕患者ⅠA1 期宫颈癌的标准治疗方法,也可在妊娠期间应用。妊娠期间宫颈锥切术最常见的并发症是出血(5%~10%)、流产(7%~50%)、早产(12%)、分娩以及感染。宫颈锥切和单纯宫颈切除术的最佳时间是妊娠中期,最好在妊娠 14 周至 20 周之间[36,56]。因此对于肿瘤<2cm 且无淋巴血管侵犯的ⅠA1~ⅠB1 期(FIGO 分期 2009 版)的鳞癌患者可在妊娠期将扩大锥切术或单纯宫颈切除术作为保守治疗的选择之一,术后根据病理结果、阴道镜和MRI 等检查以及患者的保育意愿在分娩后 6~8 周内完成补充治疗[38]。

根治性宫颈切除术在妊娠合并宫颈癌中的治疗应用,由于缺乏大规模的临床多中心、大样本的研究,仍存在争议。妊娠期根治性宫颈切除术大范围切除子宫颈后易出现宫颈功能不全,同时增加阴道内细菌感染的风险,从而导致流产或早产,并且术中大出血和术后肿瘤复发的风险也会增加[57]。2009年 INCIP 发布的第一次国际共识会议指南认为根治性宫颈切除术是妊娠ⅠA2~ⅠB1 期(FIGO 分期 2009 版),即使是 2~4cm 的肿瘤,淋巴结阴性宫颈癌患者的手术选择之一[29],但 2014 年和 2019 年陆续发布的第二次和第三次国际共识进行了更新,都认为手术本身具有一定的难度,并容易引起产科和手术并发症,与大量失血和手术时间延长有关,不推荐在妊娠期采用[28,30]。但NCCN 宫颈癌指南自 2012 年起开始指出,经阴道根治性宫颈切除术已在部分妊娠早期宫颈癌患者中成功实施[58],并在 2020 版指南修订为根治性子宫颈切除术已在部分早期子宫颈癌患者中成功实施,表明根治性宫颈切除术可以作为部分早期妊娠合并宫颈癌患者的一种选择。

表 18-2 11 例妊娠合并宫颈癌患者行宫颈锥切或单纯宫颈切除术的病例报道

作者发表时间	诊断时孕周	分期(病灶大小)	组织类型	手术孕周	手术方式	切缘及淋巴结状态	妊娠结局	术后治疗	新生儿预后	产妇预后
Ben-Arie[53] 2004	12	ⅠA2 期	鳞癌	15	锥切+PLND	切缘(-) 淋巴结(-)	39 周剖宫产分娩	RT(产后 6 周)	无异常	36 个月无疾病(且再次生育)
Val Calsteren[36] 2008	8	ⅠB1 期(3cm)	腺癌	12	单纯宫颈切除术+PLND	切缘(-) 淋巴结(-)	38.5 周阴道分娩	无	无异常	14 个月无疾病
Herod[54] 2010	5	ⅠA2 期	腺鳞癌	9	锥切+PLND	切缘(-) 淋巴结(-)	36 周剖宫产分娩	无	无异常	28 个月无疾病
	8	ⅠB1 期(<2cm)	腺癌	11	锥切+PLND	切缘(-) 淋巴结(-)	41 周剖宫产分娩	RH(产后 16 周)	无异常	31 个月无疾病
Salas[55] 2015	23	ⅠB2 期(无间质浸润的 6cm 息肉样肿瘤)	腺癌	29	单纯宫颈切除术	切缘(-)	34 周阴道分娩	无	无异常	22 个月无疾病
Moreno-Luna[38] 2016	20	ⅠA1 期	鳞癌	24	单纯宫颈切除术	切缘(-)	37 周剖宫产分娩	RH(产后 12 周)	无异常	17 个月无疾病
Salvo[56] 2018	8	ⅠB1 期(2cm)	腺癌	17	单纯宫颈切除术+PLND	切缘(-) 淋巴结(-)	37 周剖宫产分娩	LRH(产后 2 周)	无异常	168 个月无疾病
	12	ⅠB1 期(2.7cm)	腺癌	15	单纯宫颈切除术+PLND	切缘(-) 淋巴结(-)	39 周阴道分娩	无	无异常	102 个月无疾病(93 个月后再次阴道分娩)
	18	ⅠB1 期(2cm)	鳞癌	19	单纯宫颈切除术+PLND	切缘(-) 淋巴结(-)	37 周剖宫产分娩	RH(分娩时)	无异常	75 个月无疾病
	14.2	ⅠB1 期(3.8cm)	腺癌	16.5	单纯宫颈切除术+PLND	切缘(-) 淋巴结(-)	40 周剖宫产分娩	RH(分娩时)	无异常	65 个月无疾病
	7	ⅠB1 期(4cm)	鳞癌	12	单纯宫颈切除术+PLND	切缘(-) 淋巴结(+)	28 周剖宫产分娩	放化疗	无异常	18 个月无疾病

注:LRH.腹腔镜下全子宫切除术;PLND.盆腔淋巴结切除术;RH.子宫切除术;RT.根治性宫颈切除术。

2008 年，Nieuwenhof 等报道了首例妊娠合并宫颈癌患者行经阴道根治性宫颈切除术的病例，该患者在妊娠 18 周进行了经腹盆腔淋巴结切除术和VRT，在妊娠 36 周时进行剖宫产分娩，随访 9 个月，母婴预后良好[59]。表18-3 中对截至目前文献报道的 26 例妊娠期 VRT 病例进行回顾分析显示，25例患者为早期（3 例 ⅠA2 期，21 例 ⅠB1 期，1 例 ⅠB2 期，FIGO 分期 2009 版），1 例患者为局部晚期（ⅡA 期）。诊断为宫颈癌的中位孕周是 10.6 周。11 例患者为鳞癌，15 例患者为腺癌。中位肿瘤大小（临床测量）为 1.7cm（范围为0.4~4.2cm）。行 VRT 手术的中位胎龄为 15.5 周（范围为 5~26 周）。术后发生流产 2 例（7.69%），其余 24 例（92.31%）均在 35 周左右通过剖宫产分娩。术后中位随访时间 55 个月（范围为 2~160 个月），5 例复发（19.23%），2 例死亡（7.69%）。1 例新生儿因 26 周早产发生呼吸窘迫和坏死性小肠结肠炎，其余随访无异常。

文献中报道的妊娠期 VRT 的临床适应证和非孕患者的相似：①年龄 ≤ 45 岁，有强烈的保留生育的意愿；②ⅠA1 期伴 LVSI，ⅠA2 期或 ⅠB1 期（FIGO 分期 2009 版）；③病灶大小 ≤2cm；④鳞癌或腺癌（包括腺鳞癌）；⑤通过阴道镜或磁共振成像明确上宫颈管无累及，并且无盆腔淋巴结转移[57]。在孕中期（14~20 周）行 VRT 手术对胎儿的影响较小，也是手术的最佳时机，并建议在具有丰富治疗经验的妇科肿瘤中心手术。有效控制宫缩和术后预防宫颈和宫内感染将明显降低术后胎膜早破等产科并发症的发生风险。

2006 年，Ungar 等第一次报道了 5 例妊娠 7~18 周宫颈癌患者行经腹根治性宫颈切除术联合盆腔淋巴结切除术，随访 40 个月均未复发。妊娠期经腹根治性宫颈切除术（ART-DP）主要会引起术中失血量增加和手术时间延长，胎儿流产的风险增加[60-64]。表 18-4 对目前已报道的 25 例行 ART 手术治疗的妊娠合并宫颈癌的患者进行了回顾分析，其中 23 例患者行 ART，2 例 LRT。所有纳入的患者均进行了盆腔淋巴结切除术。组织病理类型为鳞癌 21 例，腺癌 3 例，淋巴上皮瘤样恶性肿瘤 1 例。所有患者均为 ⅠB 期（20 例患者为 ⅠB1期，5 例患者为 IB2 期，FIGO 分期 2009 版）。2 例患者在手术前接受了锥切术。纳入患者手术时孕周为孕 4~22 周，剖宫产时孕周在孕 30~39 周。手术期间，15 例患者保留双侧子宫动脉，6 例患者保留单侧（保留左侧 1 例，保留右侧5 例），3 例患者两侧均被结扎离断，1 例未阐明是否保留子宫动脉。胎儿流产率为 24%（n=6）。流产的 6 例中，3 例是在孕早期（7~13 孕周）进行手术，术后1~2 周内发生流产[60]，2 例是在孕 15 周手术，术后分别在第 7 天和第 8 天发生胎膜早破进而流产，还有 1 例是在孕 22 周手术后 4 小时发生胎儿窘迫[63]，主要是由于术中同时结扎了两条子宫动脉导致，尸检未发现胎儿异常，仅胎盘出现缺氧性改变，表明妊娠晚期仅卵巢动脉血供不足。因此，最好避免在妊娠的前 3 个月进行 ART[65]。胎膜早破的发生率为 19%（4/21），68%（13/19）的妊娠发生早产。ART 的平均手术时间为 5.5 小时（范围为 3.5~8.5 小时），平均失血量为 1 041.25ml（范围为 200~2 510ml）。平均随访时间为 20.5 个月（范围为3~48 个月），在随访期间，所有患者都还存活且未复发。其中有研究将 ART-DP、非妊娠期 ART、非妊娠期根治性子宫切除术进行对比，结果显示，6 例

表18-3　26例妊娠合并宫颈癌患者行经阴道根治性宫颈切除术的病例报道

作者发表时间	诊断时孕周	分期	大小/cm	病理类型	手术孕周	手术方式	切缘或淋巴结状态	妊娠结局	术后辅助治疗	新生儿预后	产妇预后
Nieuwenhof[121] 2008	16	IB1期	0.8	鳞癌	18	VRT+PLND	淋巴结(-)	36周剖宫产分娩	RH(分娩时)	无异常	9个月无异常疾病
Alouini[122] 2008	12	IB1期	2.0	鳞癌	12	VRT+PLND	淋巴结(-)	术后2天流产	无	—	132个月无异常疾病
	12	IB1期	2.5	腺癌	12	VRT+PLND	淋巴结(+)	30周剖宫产分娩	RH+放疗	无异常	18个月死亡
Sioutas[123] 2011	11	IB1期	NA	腺癌	13	VRT+PLND	淋巴结(-)	37周剖宫产分娩	无	无异常	47个月无异常疾病
	NA	IB1期	NA	腺癌	13	VRT+PLND	淋巴结(-)	29周剖宫产分娩	无	无异常	33个月无异常疾病
	NA	IA2期	0.36	鳞癌	12	VRT+PLND	淋巴结(-)	37周剖宫产分娩	无	无异常	26个月无异常疾病
Iwami[124] 2011	9	IB1期	NA	腺癌	16	VRT+PLND	淋巴结(-)	37周剖宫产分娩	无	无异常	14个月无异常疾病
Bravo[59] 2012	NA	IB1期	3.5	鳞癌	11	VRT+PLND	淋巴结(-)	36周剖宫产分娩	无	无异常	160个月无异常疾病
Ferriaoli[68] 2012	2	IA2期	0.4	腺癌	5	VRT+PLND	淋巴结(-)	35周剖宫产分娩	无	无异常	120个月无异常疾病
	6	IA2期	1.0	鳞癌	11	VRT+PLND	淋巴结(-)	术后7天流产	无	—	240个月无异常疾病
	20	IB1期	2.7	腺癌	22	VRT+PLND	淋巴结(+)	31周剖宫产分娩(术后2天胎儿颅内出血)	RH(分娩时)+放化疗	无异常	48个月死亡
Kolomainen[125] 2013	1	IB2期	4.2	腺癌	16	VRT	切缘(-)	26周剖宫产分娩	无	术后8周胎膜早破;新生儿坏死性小肠结肠炎,随访无异常	46个月无异常疾病
Saso[126] 2015	17	IB1期	0.4	鳞癌	19	VRT	切缘(-)	36周剖宫产分娩	RH+PLND(术后12周)	无异常	64个月无异常疾病

续表

作者发表时间	诊断时孕周	分期	大小/cm	病理类型	手术孕周	手术方式	切缘或淋巴结状态	妊娠结局	术后辅助治疗	新生儿预后	产妇预后
Umemoto[127] 2019	NA	IB1期	1.0	腺癌	16	VRT+PLND	切缘(-)	34周剖宫产分娩	无	无异常	90个月无异常疾病
	NA	IB1期	3.0	鳞癌	16	VRT+PLND	切缘(-)	26周剖宫产分娩(因术后8周发现复发)	RH+PLND(分娩时)+化疗	无异常	45个月无异常疾病
	NA	IB1期	1.5	腺癌	26	VRT	切缘(-)	34周剖宫产分娩	PLND(分娩时)	无异常	18个月无异常疾病
	NA	IB1期	1.4	鳞癌	19	VRT	切缘(-)	35周剖宫产分娩	PLND(分娩时)	无异常	16个月无异常疾病
	NA	IB1期	1.0	腺癌	16	VRT+PLND	切缘(-)	35周剖宫产分娩	无	无异常	12个月无异常疾病
Shinkai[57] 2022	NA	IB1期	NA	腺癌	16	VRT+PLND	切缘(-)淋巴结(-)	34周剖宫产分娩	无	无异常	120个月无异常疾病
	NA	IB1期	NA	鳞癌	15	VRT+PLND	切缘(-)淋巴结(-)	26周剖宫产分娩(因术后9周发现复发)	RH(分娩时)+放化疗	无异常	48个月无异常疾病
	NA	IB1期	NA	腺癌	18	VRT+PLND	切缘(-)淋巴结(-)	35周剖宫产分娩	无	无异常	36个月无异常疾病
	NA	IB1期	NA	腺癌	26	VRT+PLND	切缘(-)淋巴结(-)	35周剖宫产分娩	无	无异常	36个月无异常疾病
	NA	IB1期	NA	腺癌	16	VRT+PLND	切缘(-)淋巴结(-)	35周剖宫产分娩	无	无异常	36个月无异常疾病
	NA	IIA期	NA	鳞癌	10	VRT+PLND(化疗后)	切缘(-)淋巴结(+)	30周剖宫产分娩	无	无异常	24个月无异常疾病
	NA	IB1期	NA	鳞癌	13	VRT+PLND	切缘(-)淋巴结(-)	36周剖宫产分娩	无	无异常	10个月无异常疾病
	NA	IB1期	NA	腺癌	16	VRT+PLND	切缘(-)淋巴结(-)	35周剖宫产分娩	RH+部分膀胱切除(分娩后)+放化疗	无异常	分娩后2个月复发

注:NA. 未报道;PLND. 盆腔淋巴结切除术;RH. 子宫切除术;VRT. 经阴道根治性宫颈切除术。

表18-4 25例妊娠合并宫颈癌患者行经腹根治性宫颈切除术的病例报道

手术方式	作者发表时间	诊断时孕周	分期	组织类型	手术孕周	子宫动脉	手术时间	术中失血量/ml	妊娠结局	术后辅助治疗	新生儿预后	产妇预后
经腹根治性宫颈切除术	Ungar[60] 2006	NA	IB1期	鳞癌	7	双侧保留	NA	NA	术后1周流产	无	—	无疾病
		NA	IB1期	鳞癌	8	双侧保留	NA	NA	术后1周流产	无	—	无疾病
		NA	IB1期	鳞癌	9	双侧保留	NA	NA	38周分娩	无	无异常	20个月无疾病
		NA	IB1期	鳞癌	13	双侧保留	NA	NA	术后3周流产	无	—	无疾病
		NA	IB1期	鳞癌	18	双侧保留	NA	NA	39周分娩	无	无异常	6个月无疾病
	Mandic[62] 2009	17	IB1期 (0.4cm)	鳞癌	19	NA	5小时	450	36周分娩（胎膜早破）	无	无异常	12个月无疾病（并再次生育）
	Abu-Rustum 2009	NA	IB1期 (1.2cm)	淋巴上皮样	15	右侧保留	3.5小时	1 600	39周分娩	RH	无异常	12个月无疾病
	Karateke 2010	22	IB2期 (5cm)	鳞癌	22	无保留	4小时	200	术后1小时流产	RH（流产后）	—	NA
	Enomoto 2011	12	IB1期 (2cm)	鳞癌	15	左侧保留	7.5小时	960	37周分娩	无	无异常	6个月无疾病
	Aoki 2014	12	IB1期 (2cm)	鳞癌	17	双侧保留	6小时	2 510	38周分娩	无	无异常	10个月无疾病
	Căpîlna 2015	16	IB2期 (3.2cm)	鳞癌	17	右侧保留	6小时	500	38周分娩	无	无异常	2个月无疾病
	Căpîlna 2021	NA	IB2期	鳞癌	15	双侧保留	5.5小时	800	术后2周流产（未足月胎膜早破）	NA	—	无疾病
		NA	IB2期	鳞癌	15	双侧保留	6小时	500	术后2周流产（未足月胎膜早破）	放化疗	—	无疾病
		NA	IB1期	鳞癌	17	右侧保留	5小时	500	39周分娩	NA	无异常	无疾病
		NA	IB2期	鳞癌	32	无保留	5小时	900	32周分娩	NA	无异常	无疾病

续表

手术方式	作者发表时间	诊断时孕周	分期	组织类型	手术孕周	子宫动脉	手术时间	术中失血量/ml	妊娠结局	术后辅助治疗	新生儿预后	产妇预后
经腹膜根治性宫颈切除术	Rodolakis 2018	7	ⅠB1期（2.1cm）	鳞癌	14	双侧保留	4.5小时	1 800	36周分娩	RH（分娩时）	无异常	48个月无疾病
		4	ⅠB1期	鳞癌	14	双侧保留	4小时	2 000	32周分娩	RH（分娩时）	无异常	6个月无疾病
	Yoshihara 2018	NA	ⅠB1期	鳞癌	15	双侧保留	8.5小时	1 275	33周分娩（胎膜早破）	化疗	无异常	41个月无疾病
		NA	ⅠB1期	鳞癌	17	右侧保留	6.5小时	600	37周分娩	无	无异常	40个月无疾病
		NA	ⅠB1期	鳞癌	15	双侧保留	6小时	1 270	30周分娩	化疗	无异常	31个月无疾病
		NA	ⅠB1期	鳞癌	15	无保留	5小时	935	33周分娩	化疗	无异常	21个月无疾病
		NA	ⅠB1期	腺癌	15	双侧保留	5.5小时	1 415	37周分娩	无	无异常	15个月无疾病
		NA	ⅠB1期	鳞癌	17	右侧保留	6.5小时	2 010	31周分娩	化疗	无异常	3个月无疾病
腹腔镜根治性宫颈切除术	Kyrgiou 2015	8	ⅠB1期	腺癌	14	双侧保留	4小时	200	36周分娩	无	无异常	无疾病
	Yi 2015	18	ⅠB1期	乳头状黏液性腺癌	18	双侧保留	6小时	400	34周分娩	RH（分娩时）	无异常	12个月无疾病

注：NA. 未报道；RH. 子宫切除术。

ART-DP 的患者总体生存期、无进展生存期与其他两组比较差异无统计学意义，并且均顺利分娩[66]，但该研究病例数较少，需要更多的临床病例佐证。

Capilna 等指出 ART-DP 主要是针对年轻患者，并且妊娠引起的血容量过多可以更好地补偿更显著的术中失血，不认为出血风险是手术禁忌[65]。此外，妊娠引起的骨盆变化使骨盆解剖结构容易分离和移动。但在孕早期（孕 7~13 周）进行 ART 时，流产率较高[60]。将 ART 推迟至妊娠中期，最好在孕 15~17 周，手术的安全性及妊娠结局会明显改善[65]。为了确保更好地为妊娠子宫提供血液供应，在妊娠期间进行 ART 时，要尽可能保留两条或至少一条子宫动脉，这也是 ART-DP 手术成功的关键，可明显降低术后流产的发生。

Yoshihara 等提出的 ART-DP 适应证[66]：①患者及家人有强烈的保胎意愿；②病灶<2cm；③临床分期 I B1 期（FIGO 分期 2009 版）；④病理类型为鳞状细胞癌或腺癌（外生型）；⑤无淋巴结转移；⑥孕 15~17 周手术。

ART 应在专门从事超根治性手术的中心进行，这些中心在进行根治性子宫切除术和其他根治性干预方面经验丰富，可以更好地应对手术过程中发现的肿瘤进展[67]。

因文献报道的案例有限，在妊娠期间比较 ART 和 VRT 两种术式的预后较困难。与阴道入路相比，妇科肿瘤科医生对腹部入路更为熟悉。两种术式之间最重要的区别在于是否保留子宫动脉：在经典 VRT 中，仅切断宫颈阴道动脉，而在 ART 中，子宫动脉通常在其起源处被横断。ART 术中对子宫过度牵拉也可能造成子宫缺血，子宫供血不足从而增加流产的风险。因此产科结局上 ART 较 VRT 更易引起子宫缺血和流产发生[68]。在肿瘤学结局方面，与 VRT 相比，文献报道中大部分行 ART 手术的患者预后更好[65,68]。此外，ART 的学习曲线较短，手术操作是对传统的根治性子宫切除术的改良，较 VRT 可以实现更广泛的宫旁组织切除[69-72]。

妊娠期手术的围手术期管理也是重要环节，充分的术前准备且加强术中监测可减少流产、胎儿窘迫和早产等术后并发症的发生。患者在中孕早期入院后，术前预防早产和流产的措施包括：①卧床休息；②每天用 0.3% 氯己定消毒阴道；③乌司他丁阴道栓剂预防性给药；④细菌性阴道病的常规检查；⑤检查 Nugent 评分、粒细胞弹性蛋白酶水平和阴道分泌物中的癌性纤维连接蛋白、血清 C 反应蛋白、全身血液检查，在 Nugent 评分>5 和 / 或宫颈弹性蛋白酶或纤连蛋白阳性的情况下给予甲硝唑；⑥使用经阴道超声检查宫颈长度的常规检查；⑦长期使用盐酸利托君、硫酸镁和硝苯地平用于腹痛 / 紧张的患者，或宫颈长度缩短至<2cm 的患者；⑧每周使用己酸羟孕酮长效制剂[57]。手术当天早上 50mg 吲哚美辛纳肛，每 6 小时给药 1 次，共给药 4 天。17α-己酸羟孕酮也在手术前 120 分钟以 250mg 的剂量肌内注射，具有抗炎和抑制宫缩的作用。术中预防性使用的抗生素包括静脉注射替卡西林 / 克拉维酸和甲硝唑[73]。麻醉方式为全身麻醉联合硬膜外麻醉，可用吗啡、罗哌卡因行硬膜外镇痛，七氟醚、丙泊酚镇静，罗库溴铵肌松，丙泊酚在不影响胎儿生长的情况下可以有效维持子宫张力[74]。术中除了标准监测（血氧饱和度、二氧化碳图、无创血压、心电监测）外，还应进行胎心监测，胎心应控制

在 120~140 次 /min。如果检测到胎儿心动过缓,则可以使用七氟醚来改善胎儿循环。如果胎儿心搏停止,则需要进行根治性子宫切除术[75]。术后常规使用子宫收缩抑制剂;由于妊娠期血液是一种高凝状态,建议预防性使用低分子量肝素抗凝[30,76]。

因此,如果早期浸润性宫颈癌患者强烈希望继续妊娠和积极进行肿瘤治疗,并且担心新辅助化疗对胎儿可能引起的风险,根治性宫颈切除术可作为患者的选择之一[77]。手术的最佳时机是孕 15~17 周。对于妊娠超过 20 周的患者,通常可以延迟治疗至胎儿分娩后。手术最常见的并发症是流产、绒毛膜羊膜炎、胎膜早破和早产[60,63]。联合新生儿科专家加强围产期护理可以明显提升早产儿的预后[6]。

根治性宫颈切除术后即使流产发生,患者的生育功能依然可得以保留。

（五）延期治疗

部分妊娠早期宫颈癌患者在充分评估临床分期、病理类型和孕周后,结合患者及家属的意愿可暂时采用延期治疗,在严密的监护下观察病灶变化,若病情进展,需及时予以肿瘤治疗。临床上,妊娠合并 IA1 期宫颈癌的患者采用延期治疗,至胎肺成熟后开始肿瘤治疗,预后良好,国内外指南皆推荐[27,28]。越来越多的临床资料表明,部分妊娠合并 IB1 期宫颈癌的患者也可通过延期治疗获得较好的围产儿结局,而不影响肿瘤的治疗预后。Morice 等回顾了多项临床研究及病例报道,分析了 76 例淋巴结阴性的妊娠合并 IB1~ IB3 期宫颈癌患者的预后,平均延期时间是 16 周,在平均 37.5 个月的随访期间,总体生存率高达 95%,仅 2 例患者死亡[8]。Takushi 等报道了 12 例接受延期治疗的妊娠合并 IA1~ IB2 期(FIGO 期 2009 版)的宫颈癌患者,最长的延期治疗时间是 25 周,无患者复发[78]。目前认为,延期治疗至孕 32~34 周,胎肺成熟后即可终止妊娠,开始肿瘤治疗。延期治疗方法的选择需个体化,妇科肿瘤医师与产科医师需要综合考虑各种因素,在保证胎儿安全的同时尽快开始肿瘤治疗,以获得良好的母婴结局。

三、分娩时机和分娩方式

2009 年,第一次国际共识会议建议将分娩推迟到怀孕后 35 周,但 2014 年第二次会议建议延期分娩至足月妊娠(≥37 周)。如果孕妇病情恶化或需要放疗,可以尽快终止妊娠[30]。2019 年第三次共识认为应尽可能在 37 周前终止妊娠[28]。如果使用 NACT,最好在最后一个化疗周期后间隔 3 周,以避免母婴感染和血液系统并发症[79]。如果发现肿瘤进展,可给予皮质类固醇等激素治疗促进胎儿肺成熟,终止妊娠,尽早开始肿瘤治疗。

宫颈癌分娩方式的选择是有争议的。多数研究者认为,IA1 期患者仅宫颈锥切术后无淋巴管腔浸润的可选择阴道分娩,IA2 期及以上的患者建议选择剖宫产。一项研究显示,与剖宫产相比,经阴道分娩的宫颈癌复发率高,产妇的总生存率低[7]。经阴道分娩可能导致大出血、产道梗阻、感染、宫颈裂伤和在会阴切开部位的肿瘤种植,因此,宫颈癌建议行剖宫产术。一般选择纵切口,可以减少出血,避免取下段切口引起肿瘤播散。术后胎盘应仔细检查,并进行病理检查,明确是否有胎盘转移[3]。根据情况可在剖宫术的同时行宫颈癌根治术及盆腔(或盆腹腔)淋巴结清扫术,或推迟到产后 6~8 周,研究显示手术时间并不会改变患者的预后[80]。

四、结论

妊娠合并宫颈癌的治疗需要在母体的治疗和胎儿的健康之间权衡利弊,最大化地遵循非孕妇女的标准化宫颈癌治疗方案,同时也要充分考虑胎儿的安全。妊娠合并子宫颈癌治疗的复杂性使其需要一个多学科团队的合作与支持,在整个孕期和产后提供心理支持。新辅助化疗(NACT)在妊娠中晚期的应用可以稳定肿瘤,有继续妊娠的机会,但远期的儿童健康需要长期随访,完善相关资料。对于有强烈保留妊娠意愿且不愿让胎儿暴露于新辅助化疗相关风险的早期宫颈癌患者,可以适当选择根治性宫颈切除术,在保证母体安全的基础上,保障胎儿安全,保留患者的生育功能,以达到最佳治疗效果和母婴结局。

参考文献

[1] DEMETER A, SZILLER I, CSAPÓ Z, et al. Outcome of pregnancies after cold-knife conization of the uterine cervix during pregnancy. Eur J Gynaecol Oncol, 2002, 23 (3): 207-210.

[2] CREASMAN WT. Cancer and pregnancy. Ann N Y Acad Sci, 2001, 943: 281-286.

[3] BEHAREE N, SHI Z, WU D, et al. Diagnosis and treatment of cervical cancer in pregnant women. Cancer Med, 2019, 8 (12): 5425-5430.

[4] 李明珠,赵昀,郭瑞霞,等.妊娠期间宫颈癌 52 例临床分析.中国妇产科临床杂志,2018, 19 (1): 3-5.

[5] PUCHAR A, BOUDY AS, SELLERET L, et al. Invasive and in situ cervical cancer associated with pregnancy: analysis from the French cancer network (CALG: Cancer Associe a La Grossesse). Clin Transl Oncol, 2020, 22 (11): 2002-2008.

[6] SONODA Y. A new indication for trachelectomy. BJOG, 2015, 122 (8): 1144.

[7] CORDEIRO CN, GEMIGNANI ML. Gynecologic malignancies in pregnancy: balancing fetal risks with oncologic safety. Obstet Gynecol Surv, 2017, 72 (3): 184-193.

[8] MORICE P, UZAN C, GOUY S, et al. Gynaecological cancers in pregnancy. Lancet, 2012, 379 (9815): 558-569.

[9] SOOD AK, SOROSKY JI, MAYR N, et al. Cervical cancer diagnosed shortly after pregnancy: prognostic variables and delivery routes. Obstet Gynecol, 2000, 95 (6 Pt 1): 832-838.

[10] LI H, WU X, CHENG X. Advances in diagnosis and treatment of metastatic cervical cancer. J Gynecol Oncol, 2016, 27 (4): e43.

［11］FLEURY AC, BIRSNER ML, FADER AN. Management of the abnormal Papanicolaou smear and colposcopy in pregnancy: an evidenced-based review. Minerva Ginecol, 2012, 64 (2): 137-148.

［12］PARASKEVAIDIS E, KOLIOPOULOS G, KALANTARIDOU S, et al. Management and evolution of cervical intraepithelial neoplasia during pregnancy and postpartum. Eur J Obstet Gynecol Reprod Biol, 2002, 104 (1): 67-69.

［13］LIEBERMAN RW, HENRY MR, LASKIN WB, et al. Colposcopy in pregnancy: directed brush cytology compared with cervical biopsy. Obstet Gynecol, 1999, 94 (2): 198-203.

［14］TOUITOU Y, DARBOIS Y, BOGDAN A, et al. Tumour marker antigens during menses and pregnancy. Br J Cancer, 1989, 60 (3): 419-420.

［15］SCHLAGETER MH, LARGHERO J, CASSINAT B, et al. Serum carcinoembryonic antigen, cancer antigen 125, cancer antigen 15-3, squamous cell carcinoma, and tumor-associated trypsin inhibitor concentrations during healthy pregnancy. Clin Chem, 1998, 44 (9): 1995-1998.

［16］SARANDAKOU A, KONTORAVDIS A, KONTOGEORGI Z, et al. Expression of CEA, CA-125 and SCC antigen by biological fluids associated with pregnancy. Eur J Obstet Gynecol Reprod Biol, 1992, 44 (3): 215-220.

［17］BALLEYGUIER C, FOURNET C, HASSEN WB, et al. Management of cervical cancer detected during pregnancy: role of magnetic resonance imaging. Clin Imaging, 2013, 37 (1): 70-76.

［18］WEBB JA, THOMSEN HS, MORCOS SK, et al. The use of iodinated and gadolinium contrast media during pregnancy and lactation. Eur Radiol, 2005, 15 (6): 1234-1240.

［19］The 2007 Recommendations of the International Commission on radiological protection. ICRP publication 103. Ann ICRP, 2007, 37 (2/3/4): 1-332.

［20］BEGANO D, SODERBERG M, BOLEJKO A. To use or not use patient shielding on pregnant women undergoing CT pulmonary angiography: a phantom study. radiat prot dosimetry, 2020, 189 (4): 458-465.

［21］HOWE T, LANKESTER K, KELLY T, et al. Cervical cancer in pregnancy: diagnosis, staging and treatment. The Obstetrician & Gynaecologist, 2021, 24 (1): 31-39.

［22］MATTSSON S, LEIDE-SVEGBORN S, ANDERSSON M. X-Ray and molecular imaging during pregnancy and breastfeeding-when should we be worried？ Radiat Prot Dosimetry, 2021, 195 (3/4): 339-348.

［23］SHACHAR SS, GALLAGHER K, MCGUIRE K, et al. Multidisciplinary management of breast cancer during pregnancy. Oncologist, 2017, 22 (3): 324-334.

［24］谢玲玲，林仲秋.妊娠期宫颈癌处理进展及临床争议.中国计划生育和妇产科, 2019, 11 (2): 10-14.

［25］王玉东,孙璐璐.妊娠期宫颈癌筛查.中国实用妇科与产科杂志, 2016, 32 (5): 421-425.

［26］MASSAD LS, EINSTEIN MH, HUH WK, et al. 2012 updated consensus guidelines for the management of abnormal cervical cancer screening tests and cancer precursors. J Low Genit Tract Dis, 2013, 17 (5 Suppl 1): S1-S27.

［27］ 魏丽惠, 赵昀, 谢幸, 等. 妊娠合并子宫颈癌管理的专家共识. 中国妇产科临床杂志, 2018, 19 (2): 190-192.

［28］ AMANT F, BERVEILLER P, BOERE IA, et al. Gynecologic cancers in pregnancy: guidelines based on a third international consensus meeting. Ann Oncol, 2019, 30 (10): 1601-1612.

［29］ AMANT F, VAN CALSTEREN K, HALASKA MJ, et al. Gynecologic cancers in pregnancy: guidelines of an international consensus meeting. Int J Gynecol Cancer, 2009, 19 Suppl 1: S1-12.

［30］ AMANT F, HALASKA MJ, FUMAGALLI M, et al. Gynecologic cancers in pregnancy: guidelines of a second international consensus meeting. Int J Gynecol Cancer, 2014, 24 (3): 394-403.

［31］ 魏丽惠, 李明珠, 妊娠合并宫颈癌的治疗策略. 中国实用妇科与产科杂志, 2018, 34 (10): 1079-1084.

［32］ STAFF PO. Correction: pregnancy outcomes after treatment for cervical cancer precursor lesions: an observational study. PLoS One, 2017, 12 (2): e0172417.

［33］ BOTHA MH, RAJARAM S, KARUNARATNE K. Cancer in pregnancy. Int J Gynaecol Obstet, 2018, 143 Suppl 2: 137-142.

［34］ HALASKA MJ, ROB L, ROBOVA H, et al. Treatment of gynecological cancers diagnosed during pregnancy. Future Oncol, 2016, 12 (19): 2265-2275.

［35］ VERCELLINO GF, KOEHLER C, ERDEMOGLU E, et al. Laparoscopic pelvic lymphadenectomy in 32 pregnant patients with cervical cancer: rationale, description of the technique, and outcome. Int J Gynecol Cancer, 2014, 24 (2): 364-71.

［36］ VAN CALSTEREN K, HANSSENS M, MOERMAN P, et al. Successful conservative treatment of endocervical adenocarcinoma stage Ib1 diagnosed early in pregnancy. Acta Obstet Gynecol Scand, 2008, 87 (2): 250-253.

［37］ COVELL LM, DISCIULLO AJ, KNAPP RC. Decidual change in pelvic lymph nodes in the presence of cervical squamous cell carcinoma during pregnancy. Am J Obstet Gynecol, 1977, 127 (6): 674-676.

［38］ MORENO-LUNA E, ALONSO P, SANTIAGO JD, et al. Simple trachelectomy during pregnancy for cervical cancer. Ecancermedicalscience, 2016, 10: 673.

［39］ CHVATAL R, OPPELT P, KOEHLER C, et al. Simple trachelectomy of early invasive cervix carcinoma in the second trimester. J Turk Ger Gynecol Assoc, 2011, 12 (2): 121-123.

［40］ REED N, BALEGA J, BARWICK T, et al. British Gynaecological Cancer Society (BGCS) cervical cancer guidelines: Recommendations for practice. Eur J Obstet Gynecol Reprod Biol, 2021, 256: 433-465.

［41］ VAN HASSELT JGC, VAN CALSTEREN K, HEYNS L, et al. Optimizing anticancer drug treatment in pregnant cancer patients: pharmacokinetic analysis of gestation-induced changes for doxorubicin, epirubicin, docetaxel and paclitaxel. Ann Oncol, 2014, 25 (10): 2059-2065.

［42］EGAN PC, COSTANZA ME, DODION P, et al. Doxorubicin and cisplatin excretion into human milk. Cancer Treat Rep, 1985, 69 (12): 1387-1389.

［43］CARDONICK E, IACOBUCCI A. Use of chemotherapy during human pregnancy. Lancet Oncol, 2004, 5 (5): 283-291.

［44］DE HAAN J, VERHEECKE M, VAN CALSTEREN K, et al. Oncological management and obstetric and neonatal outcomes for women diagnosed with cancer during pregnancy: a 20-year international cohort study of 1 170 patients. Lancet Oncol, 2018, 19 (3): 337-346.

［45］VANDENBROUCKE T, VAN CALSTEREN K, AMANT F. Pediatric outcome after maternal cancer diagnosed during pregnancy. N Engl J Med, 2016, 374 (7): 693.

［46］AMANT F, VAN CALSTEREN K, HALASKA MJ, et al. Long-term cognitive and cardiac outcomes after prenatal exposure to chemotherapy in children aged 18 months or older: an observational study. Lancet Oncol, 2012, 13 (3): 256-264.

［47］MAGGEN C, WOLTERS V, CARDONICK E, et al. Pregnancy and Cancer: the INCIP Project. Curr Oncol Rep, 2020, 22 (2): 17.

［48］GEIJTEMAN ECT, WENSVEEN CWM, DUVEKOT JJ, et al. A child with severe hearing loss associated with maternal cisplatin treatment during pregnancy. Obstet Gynecol, 2014, 124 (2 Pt 2 Suppl 1): 454-456.

［49］SONG Y, LIU Y, LIN M, et al. Efficacy of neoadjuvant platinum-based chemotherapy during the second and third trimester of pregnancy in women with cervical cancer: an updated systematic review and meta-analysis. Drug Des Devel Ther, 2019, 13: 79-102.

［50］LOPEZ A, RODRIGUEZ J, ESTRADA E, et al. Neoadjuvant chemotherapy in pregnant patients with cervical cancer: a Latin-American multicenter study. Int J Gynecol Cancer, 2021, 31 (3): 468-474.

［51］COVENS A, ROSEN B, MURPHY J, et al. How important is removal of the parametrium at surgery for carcinoma of the cervix？ Gynecol Oncol, 2002, 84 (1): 145-149.

［52］STRNAD P, ROBOVA H, SKAPA P, et al. A prospective study of sentinel lymph node status and parametrial involvement in patients with small tumour volume cervical cancer. Gynecol Oncol, 2008, 109 (2): 280-284.

［53］BEN-ARIE A, LEVY R, LAVIE O, et al. Conservative treatment of stage IA2 squamous cell carcinoma of the cervix during pregnancy. Obstet Gynecol, 2004, 104 (5 Pt 2): 1129-1131.

［54］HEROD JJ, DECRUZE SB, PATEL RD. A report of two cases of the management of cervical cancer in pregnancy by cone biopsy and laparoscopic pelvic node dissection. BJOG, 2010, 117 (12): 1558-1561.

［55］SALAS PI, GONZALEZ-BENITEZ C, DE SANTIAGO J, et al. Polypoid adenocarcinoma of the cervix during pregnancy managed with conservative treatment. Int J Gynaecol Obstet, 2015, 130 (2): 202-203.

［56］SALVO G, FRUMOVITZ M, PAREJA R, et al. Simple trachelectomy with pelvic lymphadenectomy as a viable treatment option in pregnant patients with stage IB1 (≥2cm) cervical cancer: Bridging the gap to fetal viability. Gynecol

Oncol, 2018, 150 (1): 50-55.

［57］ SHINKAI S, ISHIOKA S, MARIYA T, et al. Does radical trachelectomy (RT) during pregnancy have higher obstetrical and oncological risks than RT before pregnancy？ Arch Gynecol Obstet, 2022, 306 (1): 189-197.

［58］ KOH WJ, ABU-RUSTUM NR, BEAN S, et al. Cervical Cancer, Version 3. 2019, NCCN Clinical Practice Guidelines in Oncology. J Natl Compr Canc Netw, 2019, 17 (1): 64-84.

［59］ BRAVO E, PARRY S, ALONSO C, et al. Radical vaginal trachelectomy and laparo-scopic pelvic lymphadenectomy in IB1 cervical cancer during pregnancy. Gynecol Oncol Case Rep, 2012, 2 (3): 78-79.

［60］ UNGAR L, SMITH JR, PALFALVI L, et al. Abdominal radical trachelectomy during pregnancy to preserve pregnancy and fertility. Obstet Gynecol, 2006, 108 (3 Pt 2): 811-814.

［61］ ABU-RUSTUM NR, TAL MN, DELAIR D, et al. Radical abdominal trachelectomy for stage IB1 cervical cancer at 15-week gestation. Gynecol Oncol, 2010, 116 (1): 151-152.

［62］ MANDIC A, NOVAKOVIC P, NINCIC D, et al. Radical abdominal trachelectomy in the 19th gestation week in patients with early invasive cervical carcinoma: case study and overview of literature. Am J Obstet Gynecol, 2009, 201 (2): e6-8.

［63］ KARATEKE A, CAM C, CELIK C, et al. Radical trachelectomy in late pregnancy: is it an option？ Eur J Obstet Gynecol Reprod Biol, 2010, 152 (1): 112-113.

［64］ ENOMOTO T, YOSHINO K, FUJITA M, et al. A successful case of abdominal radical trachelectomy for cervical cancer during pregnancy. Eur J Obstet Gynecol Reprod Biol, 2011, 158 (2): 365-366.

［65］ CAPILNA ME, SZABO B, BECSI J, et al. Radical trachelectomy performed during preg-nancy: a review of the literature. Int J Gynecol Cancer, 2016, 26 (4): 758-762.

［66］ YOSHIHARA K, ISHIGURO T, CHIHARA M, et al. The safety and effectiveness of abdominal radical trachelectomy for early-stage cervical cancer during pregnancy. Int J Gynecol Cancer, 2018, 28 (4): 782-787.

［67］ CAPILNA ME, MOLDOVAN B, SZABO B. Pelvic exenteration—our initial experience in 15 cases. Eur J Gynaecol Oncol, 2015, 36 (2): 142-145.

［68］ FERRAIOLI D, BUENERD A, MARCHIOLE P, et al. Early invasive cervical cancer during pregnancy: different therapeutic options to preserve fertility. Int J Gynecol Cancer, 2012, 22 (5): 842-849.

［69］ CAO DY, YANG JX, WU XH, et al. Comparisons of vaginal and abdominal radical trachelectomy for early-stage cervical cancer: preliminary results of a multi-center research in China. Br J Cancer, 2013, 109 (11): 2778-2782.

［70］ WETHINGTON SL, CIBULA D, DUSKA LR, et al. An international series on abdominal radical trachelectomy: 101 patients and 28 pregnancies. Int J Gynecol Cancer, 2012, 22 (7): 1251-1257.

［71］ UNGAR L, PALFALVI L, HOGG R, et al. Abdominal radical trachelectomy: a fertility-preserving option for women with early cervical cancer. BJOG, 2005, 112 (3): 366-369.

［72］ LI X, XIA L, LI J, et al. Reproductive and obstetric outcomes after abdominal radical trachelectomy (ART) for patients with early-stage cervical cancers in Fudan, China. Gynecol Oncol, 2020, 157 (2): 418-422.

［73］ RODOLAKIS A, THOMAKOS N, SOTIROPOULOU M, et al. Abdominal radical trachelectomy for early-stage cervical cancer during pregnancy: a provocative surgical approach. Overview of the Literature and a Single-Institute Experience. Int J Gynecol Cancer, 2018, 28 (9): 1743-1750.

［74］ TERUKINA J, TAKAMATSU M, ENOMOTO T, et al. Anesthetic management of abdominal radical trachelectomy for uterine cervical cancer during pregnancy. J Anesth, 2017, 31 (3): 467-471.

［75］ AOKI Y, INAMINE M, OHISHI S, et al. Radical abdominal trachelectomy for IB1 cervical cancer at 17 weeks of gestation: A case report and literature review. Case Rep Obstet Gynecol, 2014, 2014: 926502.

［76］ FAVERO G, CHIANTERA V, OLESZCZUK A, et al. Invasive cervical cancer during pregnancy: laparoscopic nodal evaluation before oncologic treatment delay. Gynecol Oncol, 2010, 118 (2): 123-127.

［77］ RAMIREZ PT, SCHMELER KM, SOLIMAN PT, et al. Fertility preservation in patients with early cervical cancer: radical trachelectomy. Gynecol Oncol, 2008, 110 (3 Suppl 2): S25-28.

［78］ TAKUSHI M, MOROMIZATO H, SAKUMOTO K, et al. Management of invasive carcinoma of the uterine cervix associated with pregnancy: outcome of intentional delay in treatment. Gynecol Oncol, 2002, 87 (2): 185-189.

［79］ PERRONE AM, BOVICELLI A, D'ANDRILLI G, et al. Cervical cancer in pregnancy: Analysis of the literature and innovative approaches. J Cell Physiol, 2019, 234 (9): 14975-14990.

［80］ BIGELOW CA, HOROWITZ NS, GOODMAN A, et al. Management and outcome of cervical cancer diagnosed in pregnancy. Am J Obstet Gynecol, 2017, 216 (3): 276 e1-276 e6.

［81］ GIACALONE PL, LAFFARGUE F, BENOS P, et al. Cis-platinum neoadjuvant chemotherapy in a pregnant woman with invasive carcinoma of the uterine cervix. Br J Obstet Gynaecol, 1996, 103 (9): 932-934.

［82］ LAI CH, HSUEH S, CHANG TC, et al. Prognostic factors in patients with bulky stage ⅠB or ⅡA cervical carcinoma undergoing neoadjuvant chemotherapy and radical hysterectomy. Gynecol Oncol, 1997, 64 (3): 456-462.

［83］ TEWARI K, F CAPPUCCINI, A GAMBINO, et al. Neoadjuvant chemotherapy in the treatment of locally advanced cervical carcinoma in pregnancy: a report of two cases and review of issues specific to the management of cervical carcinoma in pregnancy including planned delay of therapy. Cancer, 1998, 82 (8): 1529-1534.

［84］ MARANA HR, DE ANDRADE JM, DA SILVA MATHES AC, et al. Chemotherapy in the treatment of locally advanced cervical cancer and pregnancy. Gynecol Oncol, 2001, 80 (2): 272-274.

［85］ CALUWAERTS S, VAN CALSTEREN K, MERTENS L, et al. Neoadjuvant chemotherapy followed by radical hysterectomy for invasive cervical cancer diagnosed during pregnancy: report of a case and review of the literature. Int J Gynecol Cancer, 2006, 16 (2): 905-908.

［86］ BADER AA, PETRU E, WINTER R. Long-term follow-up after neoadjuvant chemotherapy for high-risk cervical cancer during pregnancy. Gynecol Oncol, 2007, 105 (1): 269-272.

［87］ KARAM A, FELDMAN N, HOLSCHNEIDER CH. Neoadjuvant cisplatin and radical cesarean hysterectomy for cervical cancer in pregnancy. Nat Clin Pract Oncol, 2007, 4 (6): 375-380.

［88］ PALAIA I, PERNICE M, GRAZIANO M, et al. Neoadjuvant chemotherapy plus radical surgery in locally advanced cervical cancer during pregnancy: a case report. Am J Obstet Gynecol, 2007, 197 (4): e5-6.

［89］ BENHAIM Y, P PAUTIER, C BENSAID, et al. Neoadjuvant chemotherapy for advanced stage cervical cancer in a pregnant patient: report of one case with rapid tumor progression. Eur J Obstet Gynecol Reprod Biol, 2008, 136 (2): 267-268.

［90］ ABELLAR RG, PEPPERELL JR, GRECO D, et al. Effects of chemotherapy during pregnancy on the placenta. Pediatr Dev Pathol, 2009, 12 (1): 35-41.

［91］ BOYD A, COWIE V, GOURLEY C. The use of cisplatin to treat advanced-stage cervical cancer during pregnancy allows fetal development and prevents cancer progression: report of a case and review of the literature. Int J Gynecol Cancer, 2009, 19 (2): 273-276.

［92］ SEAMON LG, DOWNEY GO, HARRISON CR, et al. Neoadjuvant chemotherapy followed by post-partum chemoradiotherapy and chemoconsolidation for stage ⅢB glassy cell cervical carcinoma during pregnancy. Gynecol Oncol, 2009, 114 (3): 540-541.

［93］ CHUN KC, KIM DY, KIM JH, et al. Neoadjuvant chemotherapy with paclitaxel plus platinum followed by radical surgery in early cervical cancer during pregnancy: three case reports. Jpn J Clin Oncol, 2010, 40 (7): 694-698.

［94］ SMYTH EC, KORPANTY G, MCCAFFREY JA, et al. Small-cell carcinoma of the cervix at 23 weeks gestation. J Clin Oncol, 2010, 28 (18): e295-297.

［95］ LI J, WANG LJ, ZHANG BZ, et al. Neoadjuvant chemotherapy with paclitaxel plus platinum for invasive cervical cancer in pregnancy: two case report and literature review. Arch Gynecol Obstet, 2011, 284 (3): 779-783.

［96］ LANOWSKA M, KOHLER C, OPPELT P, et al. Addressing concerns about cisplatin application during pregnancy. J Perinat Med, 2011, 39 (3): 279-285.

［97］ DA FONSECA AJ, DALLA-BENETTA AC, FERREIRA LP, et al. Neoadjuvant chemotherapy followed by radical surgery in pregnant patient with invasive cervical cancer: case report and literature review. Rev Bras Ginecol Obstet, 2011, 33 (1): 43-48.

［98］ FRUSCIO R, VILLA A, CHIARI S, et al. Delivery delay with neoadjuvant chemotherapy for cervical cancer patients during pregnancy: a series of nine cases and literature review. Gynecol Oncol, 2012, 126 (2): 192-197.

［99］ AYHAN A, DURSUN P, KARAKAYA BK, et al. Neoadjuvant chemotherapy followed by cesarean radical hysterectomy in a triplet pregnancy complicated by clear cell carcinoma of the cervix: a case presentation and literature review. Int J Gynecol Cancer, 2012, 22 (7): 1198-1202.

［100］ DE LIMA CA, BARCELOS AC, PASCHOINI MDE C, et al. Conservative treatment of uterine cervical adenocarcinoma in pregnancy. Case Rep Obstet Gynecol, 2013, 2013: 692017.

［101］ YOUSEFI Z, HOSHYAR AH, KADKHODAYAN S, et al. Neoadjuvant chemotherapy and radical surgery in locally advanced cervical cancer during pregnancy: case report and review of literature. Oman Med J, 2013, 28 (1): 60-62.

［102］ DAWOOD R, INSTONE M, KEHOE S. Neo-adjuvant chemotherapy for cervical cancer in pregnancy: a case report and literature review. Eur J Obstet Gynecol Reprod Biol, 2013, 171 (2): 205-208.

［103］ 王巍, 金滢, 黄惠芳, 等. 妊娠合并宫颈浸润癌 14 例临床分析. 基础医学与临床, 2013, 33 (3): 275-280.

［104］ KONG TW, LEE EJ, LEE Y, et al. Neoadjuvant and postoperative chemotherapy with paclitaxel plus cisplatin for the treatment of FIGO stage ⅠB cervical cancer in pregnancy. Obstet Gynecol Sci, 2014, 57 (6): 539-543.

［105］ PECULIS LD, IUS Y, CAMPION M, et al. Stage ⅠB2 adenosquamous cervical cancer diagnosed at 19-weeks' gestation. Aust N Z J Obstet Gynaecol, 2015, 55 (1): 94-97.

［106］ ZHANG X, GAO YL, YANG Y. Treatment and prognosis of cervical cancer associated with pregnancy: analysis of 20 cases from a Chinese tumor institution. J Zhejiang Univ Sci B, 2015, 16 (5): 388-394.

［107］ 周颖, 陈纲, 徐菲, 等. 妊娠合并子宫颈癌的诊断与治疗进展. 中华妇产科杂志, 2016, 51 (07): 555-558.

［108］ RICCI C, SCAMBIA G, DE VINCENZO R. Locally advanced cervical cancer in pregnancy: overcoming the challenge. A case series and review of the literature. Int J Gynecol Cancer, 2016, 26 (8): 1490-1496.

［109］ HECKING T, ABRAMIAN A, DOMROSE C, et al. Individual management of cervical cancer in pregnancy. Arch Gynecol Obstet, 2016, 293 (5): 931-939.

［110］ DE VINCENZO R, TORTORELLA L, RICCI C, et al. Locally advanced cervical cancer complicating pregnancy: A case of competing risks from the Catholic University of the Sacred Heart in Rome. Gynecol Oncol, 2018, 150 (3): 398-405.

［111］ GIL-IBANEZ B, REGUEIRO P, LLURBA E, et al. Challenges in the management of neuroendocrine cervical cancer during pregnancy: A case report. Mol Clin Oncol, 2018, 9 (5): 519-522.

［112］ KAYAHASHI K, MIZUMOTO Y, MYOJO S, et al. A successful case of neoadjuvant chemotherapy and radical hysterectomy during pregnancy for advanced uterine cervical cancer accompanied by neonatal erythroderma. J Obstet Gynaecol Res, 2018, 44 (10): 2003-2007.

［113］OLIVEIRA AF, SOUZA L, PASCHOINI MC, et al. Chemotherapy for cervical cancer in pregnancy. J Obstet Gynaecol, 2019, 39 (3): 425-426.

［114］RABAIOTTI E, GIRARDELLI S, VALSECCHI L, et al. Carboplatin use in pregnancy for stage IB3 cervical cancer: case report and review of the literature. J Adolesc Young Adult Oncol, 2020, 9 (3): 445-448.

［115］LI MZ, ZHAO Y, LIOU YL, et al. Neoadjuvant chemotherapy for locally invasive cervical cancer in pregnancy: two case reports. Transl Cancer Res, 2019, 8 (4): 1641-1646.

［116］GUO Y, ZHANG D, LI Y, et al. A case of successful maintained pregnancy after neoadjuvant chemotherapy plus radical surgery for stage IB3 cervical cancer diagnosed at 13 weeks. BMC Pregnancy Childbirth, 2020, 20 (1): 202.

［117］WONG JWH, SPERLING MM, HARVEY SA, et al. A fight-and-flight for life: A rare case of advanced cervical cancer in pregnancy. Gynecol Oncol Rep, 2020, 32: 100565.

［118］LEVY L, MEUWLY JY, SARIVALASIS A, et al. Survival of the fetus: cervical cancer and pregnancy, a challenging combination. Lancet, 2020, 396 (10252): 725.

［119］HUANG H, QUAN Y, QI X, et al. Neoadjuvant chemotherapy with paclitaxel plus cisplatin before radical surgery for locally advanced cervical cancer during pregnancy: A case series and literature review. Medicine (Baltimore), 2021, 100 (32): e26845.

［120］WANG, M, YIN Z, MIAO J, et al. The fetal outcomes after neoadjuvant platinum and paclitaxel chemotherapy during pregnancy: analysis of three cases and review of the literature. Arch Gynecol Obstet, 2022, 305 (1): 49-54.

［121］VAN DE NIEUWENHOF HP, VAN HAM MA, LOTGERING FK, et al. First case of vaginal radical trachelectomy in a pregnant patient. Int J Gynecol Cancer, 2008, 18 (6): 1381-1385.

［122］ALOUINI S, RIDA K, MATHEVET P. Cervical cancer complicating pregnancy: implications of laparoscopic lymphadenectomy. Gynecol Oncol, 2008, 108 (3): 472-477.

［123］SIOUTAS A, SCHEDVINS K, LARSON B, et al. Three cases of vaginal radical trachelectomy during pregnancy. Gynecol Oncol, 2011, 121 (2): 420-421.

［124］IWAMI N, ISHIOKA S, ENDO T, et al. First case of vaginal radical trachelectomy in a pregnant Japanese woman. Int J Clin Oncol, 2011, 16 (6): 737-740.

［125］KOLOMAINEN DF, BRADLEY RJ, LARSEN-DISNEY P, et al. Radical vaginal trachelectomy at 16 weeks' gestation: A case report. Gynecol Oncol Case Rep, 2013, 5: 28-30.

［126］SASO S, SAWYER R, O'NEILL NM, et al. Trachelectomy during pregnancy: what has experience taught us？ J Obstet Gynaecol Res, 2015, 41 (4): 640-645.

［127］UMEMOTO M, ISHIOKA S, MIZUGAKI Y, et al. Obstetrical prognosis of patients who underwent vaginal radical trachelectomy during pregnancy. J Obstet Gynaecol Res, 2019, 45 (6): 1167-1172.

第十九章　宫颈癌保育手术的发展方向

Chapter 19　Future Directions of Fertility-sparing Treatment for Cervical Cancer

郭勤浩　李璡

近年来,宫颈癌保育手术需求者日益增多,也催生了各种保育术式。越来越多的临床研究结果也使得保育手术越来越成熟、规范。在保证肿瘤治疗结局的同时,完成妊娠、生育,取得最大获益,是保育手术的最终目标。然而,要实现这一目标在现实生活中尚难以达到完全统一。"一刀切"的模式显然不适用于所有希望保留生育能力的宫颈癌患者。不同患者之间,肿瘤大小、肿瘤期别、危险因素、生育经历、家庭背景、心理状态均不尽相同,故而治疗方案的选择应当在遵守治疗原则的前提下尽可能考虑个体的因素。我们已经逐步迈进一个精准医疗的时代,未来的宫颈癌保育手术会如何发展? 总体来讲,宫颈癌保育治疗方案在未来可能有两个不同的发展方向:①针对肿瘤较大(特别是肿瘤>2cm)的患者,从提高保育成功率、尽可能保留正常解剖结构的角度考虑,越来越多的研究者开始尝试新辅助化疗(neoadjuvant chemotherapy,NACT)联合保育手术;②针对早期、肿瘤较小的患者,其宫旁浸润的概率很低,因此缩小手术范围的保育方案,如经阴道单纯宫颈切除术(vaginal simple trachelectomy,VST)、经阴道改良根治性宫颈切除术、冷刀锥切术(cold knife conization,CKC)等,被越来越多的术者采纳。这些个体化的术式最终会如何发展,需要更多高级别的临床研究来提供更加翔实的依据。

第一节　新辅助化疗联合保守性保育手术

多项研究已证实宫颈肿瘤<2cm且未侵犯深肌层(少于50%间质浸润)的患者,接受保育手术是安全有效的,术后的5年生存率可达95%[1]。但是,对于肿瘤大于2cm以及深肌层侵犯的患者,由于经阴道根治性宫颈切除术(VRT)和CKC的切除范围有限,通常不建议在这类患者中开展。VRT的创始人Dargent和其他研究者都曾发表文章指出:当肿瘤最大径>2cm,患者行

VRT 后肿瘤复发的风险会显著上升[1,2]。随着经腹根治性宫颈切除术（ART）的技术改进，手术指征进一步扩大到瘤体直径 ≤ 4cm。复旦大学附属肿瘤医院总结十几年的临床经验，证实了 ART 在治疗 ⅠB2 期 2~4cm 宫颈肿瘤的手术安全性和有效性，但术后的生育率仍较低[3]。有研究者提出在局部肿瘤较大（超过 2cm）或肿瘤侵犯深肌层（间质浸润大于 50%）的患者中采用 NACT 的方法使宫颈局部病灶缩小，然后再行切除范围稍小的 SVT 或 CKC，从而达到保育目的。

一、新辅助化疗后手术范围

由于手术切除范围稍小，解剖结构相对完整，生理功能相对完善，患者术后怀孕生育的概率明显上升。从生育结果来看，接受 ART 或腹腔镜下 / 机器人根治性宫颈切除术（LRT/RRT）的患者的生育结果不如接受 VRT 的患者。接受 VRT 或 SVT 的患者虽然早产的风险上升，但总体生育结果较好。有报道称 NACT 后约 70% 的患者可获得病理缓解[4]，这时接受范围稍小的 SVT 或 CKC，可在保证安全的肿瘤结局的同时，更加有利于日后获得良好的生育结果。理论上，ART 或 LRT（RRT）是保育手术中切除范围唯一等同于 Piver Ⅲ 型子宫切除术的手术方式[5]。局部晚期宫颈癌患者接受 ART 的安全性相对较好，但这部分患者术后病理提示具有危险因素并因此接受辅助治疗的比例较高。而辅助化 / 放疗可能会损害患者潜在的生育功能，造成术后闭经等并发症，影响日后的生育结果。而 NACT 后多数病例可获得病理上的完全缓解，即使有部分患者仍有残余肿瘤，浸润深度也多数在 3mm 之内，这就降低了术后放疗率进而减少了放疗对生育功能的影响，有利于患者日后生育。

研究结果表明，对于肿瘤直径 ≥ 2cm 的早期宫颈癌，接受 NACT 后再进行手术的患者受孕率高于直接手术患者[6]。此外，还有研究中提出对于接受 NACT 后再接受手术的患者来说，淋巴结转移阳性的患者术后复发率高于阴性患者[7]。有学者对 NACT+ 手术与直接手术治疗宫颈癌患者进行 meta 分析指出，NACT+ 手术治疗可显著减少阳性淋巴结的数量和降低脉管间隙浸润水平，NACT+ 手术治疗患者总体生存率及无进展生存率明显提高，复发率明显降低[8]。对肿瘤直径较大和 / 或深间质浸润的要求保留生育功能的早期患者，NACT 后再行手术治疗正在进行探索性研究。

关于 NACT 后的手术切除范围，目前尚无定论。根据近些年来已有的研究报道，大致可分为以下几种（表 19-1）。

下述列表中纳入的所有患者均在保育手术前进行了 NACT，病例数总计 114 例。已知病例类型的患者中，62 名诊断为鳞癌（54.4%），23 名为腺癌（20.2%），1 名为腺鳞癌（0.9%）。在整个队列中，87 名女性最终成功完成保育手术。27 名患者不能保育的原因主要是肿瘤持续存在（n=3）、NACT 后疾病进展（n=3）、淋巴结阳性（n=12）、手术切缘阳性（n=6）等，这些保育失败的患者后期施行了广泛子宫切除术或根治性放化疗。87 名保育的患者中，有 77 名患者在化疗前接受了盆腔淋巴结切除，新辅助化疗后的手术范围主要包括：CKC

表 19-1　ⅠB2 期(FIGO 分期 2009 版)宫颈癌患者行新辅助化疗联合保育手术研究列表

研究	病例数	手术切除范围	是否复发	生育结局
Wang, et al. 2013[9]	2	淋巴结切除 +VRT	无复发	0
Kobayashi, et al.2006[10]	1	CKC	无复发	1
Plante, et al.2006[11]	3	淋巴结切除 +VRT	无复发	3
Maneo, et al.2008[12]	6	淋巴结切除 +CKC	无复发	NA
Liu, et al.2008[13]	1	淋巴结切除 +ART	NA	1
Marchiolè, et al.2011[14]	2	淋巴结切除 +VRT	无复发	0
Singh, et al.2011[15]	1	淋巴结切除 +VRT	无复发	NA
Plante, et al.2011[16]	1	淋巴结切除 +VRT	无复发	0
Vercellino, et al.2012[17]	4	淋巴结切除 +VRT	无复发	0
Tsubamoto, et al.2012[18]	1	淋巴结切除 +SVT	无复发	0
Lanowska, et al.2014[19]	14	淋巴结切除 +VRT	无复发	7
Lu, et al.2014[20]	7	淋巴结切除 +LRT	无复发	1
Robova, et al.2014[21]	8	淋巴结切除 +SVT	3 例复发, 2 例死亡	NA
Saadi, et al.2015[22]	1	淋巴结切除 +LRT	无复发	NA
Salihi, et al.2015[23]	2	淋巴结切除 +CKC	无复发	1
Slama, et al.2016[24]	7	淋巴结切除 +CKC/SVT	2 例局部复发, 1 例死亡	NA
Tesfai, et al.2020[25]	9	淋巴结切除 +ART	2 例复发	NA
Marchiolè, et al.2018[26]	10	淋巴结切除 +VRT	2 例复发	1
Okugawa, et al.2020[27]	9	前哨淋巴结 +ART	无复发	NA
Bogani, et al.2019[28]	2	CKC	无复发	0

注:ART. 经腹根治性宫颈切除术;CKC. 冷刀锥切术;LRT. 腹腔镜下根治性宫颈切除术;SVT. 经阴道单纯宫颈切除术;VRT. 经阴道根治性宫颈切除术;NA. 未报道。

(n=8)、VRT(n=35)、ART(n=10)、LRT(n=8)、SVT(n=9)、CKC 或 SVT(n=7)。另有 9 名患者在 NACT 后接受了 SLNB+ART。这 87 例患者中,有 8 例(9.2%)出现复发,复发最多的部位位于宫颈残端(n=5),出现复发最多的术式是 SVT(n=5)。共有 42 名患者有产科结局的报道:21 例在完成保育手术后尝试受孕(50.0%),85.7% 的患者自然怀孕,2 例早产,1 例早期流产。上述结果证实 NACT 联合保育手术确实可以为ⅠB2 期宫颈癌患者提供生育可能。

然而,也有研究对 NACT 联合保育手术这一治疗方式提出质疑,问题主要集中在:①新辅助化疗后降分期的患者,其淋巴结状态是否与 NACT 前一致? 针对这一问题,日本学者的一项研究建议:所有准备行保育治疗的宫颈癌患者,应当首先开展腹腔镜下腹膜后淋巴结清扫。淋巴结阳性的患者即便接受 NACT 和之后的手术切除,其复发转移的风险仍较高。该研究建议仅对治疗前腹腔镜下盆腔淋巴结清扫证实淋巴结阴性的患者行NACT和保育手术[18]。②NACT联合保育手术,降分期的病理状态能否真实地提示患者的病期? 据此开展的治疗方式是否安全? NACT后患者的局灶肿瘤缩小,区域淋巴结转阴,虽然避免了进一步的辅助治疗,但这样的病理能否真实地提示患者的病期和预后? 这个问题值得长期随访和进一步研究验证。此外,Maneo等人的研究也显示:一部分肿瘤>2cm的宫颈癌患者在NACT后肿瘤间质浸润仍>3mm,这些患者被认为对NACT效果不敏感,且术后复发的风险很高。因此,Maneo等人也提出:NACT后肿瘤浸润>3mm的患者不适合行保育手术,并且建议在术后接受辅助放疗[12]。目前已经发表的文献多数仍属于实验性研究,已报道的病例不超过100例,这一治疗方式缺乏大样本长期随访的临床报道,其长远的预后和生育结果有待更多的研究证实。复旦大学附属肿瘤医院的经验是先行淋巴结切除术,确定淋巴结状态,再行NACT,然后根据肿瘤消退情况决定保守性手术方式。

二、新辅助化疗方案

此外,术前NACT目前没有成熟的推荐方案,综合既往的报道,NACT的方案应该还是以铂类为主的联合化疗,且方案的选择应该符合有效、对生育功能无不良影响的原则。大部分欧洲中心保育手术的NACT方案为:鳞癌采用TIP方案(紫杉醇 + 顺铂 + 异环磷酰胺),腺癌采用TEP方案(紫杉醇 + 顺铂 + 表柔比星),共计3~4个疗程[7]。由于三联方案不良反应重,需根据情况减量或延长化疗间歇期。各种化疗方案与不同程度的病理反应相关,但毒性不同。一项对局部晚期鳞状细胞宫颈癌的NACT的研究表明,在顺铂和紫杉醇中添加异环磷酰胺提供了更高的病理缓解率,但血液学毒性恶化。此外,一些学者建议每周使用卡铂 / 紫杉醇作为顺铂 / 紫杉醇的替代品,其反应率与三联疗法相当,但毒性降低。

纵使有关NACT与宫颈癌保育手术联合治疗的报道已屡见不鲜,但NACT及宫颈癌保育手术仍然面临多种挑战。例如:术后宫颈功能不全如何预防? 化疗期间如何进行卵巢功能的保护? NACT对妊娠的影响如何? 这种联合治疗模式的远期效果是否安全? 复旦大学附属肿瘤医院在2015年8月至2019年7月期间共有16例有生育愿望的FIGO分期(2009版)ⅠB2期的宫颈癌患者行NACT,化疗前所有患者先进行淋巴结切除,确认淋巴结转移阴性后予以紫杉醇 / 白蛋白结合型紫杉醇 + 顺铂 / 卡铂的3周疗或者周疗,化疗后有12人成功施行保育手术,化疗后1人行VRT,其余行ART,最终2人复发,目前积累的临床证据仍未成熟。目前正在进行的国内外前瞻性研究主要有:①复旦大学附属肿瘤医院自2016年发起了宫颈癌ⅠB1期肿瘤2~4cm患者直接行ART与NACT联合根治性宫颈切除术(RT)的前瞻性随机对照研究(ChiCTR-IIR-16007823),纳入的患者为宫颈癌FIGO分期(2009版)ⅠB1期;有保留生育功能的愿望;无临床不育症病史;病理组织学类型为鳞癌或者腺癌;患者年龄不超过40岁;胸部X线等影像学检查未提示肿瘤远处转移;

盆腹腔 MRI 及其他影像学检查未见腹膜后转移淋巴结,肿瘤局限于宫颈,未见宫颈管内口浸润;MRI 提示宫颈肿瘤 2~4cm(包括 2cm 和 4cm); 盆腔淋巴结清扫术后病理确认无淋巴结转移,研究目前仍在进行中。② 2018 年由荷兰癌症研究所发起的随机对照试验(NCT03852979),纳入任何检查(体格检查或影像学检查)中测量病灶为 ≥2cm 且 ≤4cm 的 I B2 期的宫颈癌患者,组织学类型包括鳞状细胞癌(SCC)、腺细胞癌(ACC)、腺鳞状细胞癌(ASC),可以合并有 LVSI 阳性,在 12 周 /4 个疗程期间,每周给予患者紫杉醇 $80mg/m^2$+卡铂 AUC=2(或 AUC=6,每 3 周),如果肿瘤大小减小到 <2cm,则行 CKC。③由 MD 安德森癌症中心发起的多中心研究(NCT04016389),患者必须患有经组织学证实的浸润性宫颈癌,具有 SCC、ACC 或 ASC,并且通过 MRI 测量的肿瘤大小 ≥2cm 至 <4cm。参与者将接受新辅助治疗——顺铂或卡铂与紫杉醇,静脉注射,每周期 1 次或每 3 周 1 次,共 3 个周期(21 天)。新辅助治疗后,根据他们的状态,参与者可能会进行宫颈切除术。辅助治疗可能包括标准化疗和放疗,或者进行子宫切除术,预计主要完成日期为 2024 年 12 月。④由中山大学于 2015 年发起的研究(NCT02624531),入组对象是希望保持生育功能的 I B1~ II A2 期宫颈癌患者。治疗前行 MRI 扫描,排除腹膜后淋巴结转移、子宫下段受累及子宫内膜癌。若无肉眼肿瘤且 MRI 无明显病变,行 SVT+SLN 或行腹膜后淋巴结清扫。否则,将进行 2~3 个周期的 NACT,然后根据肿瘤大小采用不同的保育手术。期待这些临床试验给 NACT 联合手术治疗带来更多高级别的证据。

第二节 锥切联合盆腔淋巴结切除

Dargent 教授于 1994 年描述并发表了第一个成功针对浸润性宫颈癌的系统性保守手术方法[29]。该手术包括腹腔镜下盆腔淋巴结切除术和经阴道根治性宫颈切除术,也称为"Dargent 手术"。经典的根治性宫颈切除术需切除包括宫旁组织在内的宫颈段,保留子宫动脉和切除阴道组织。根治性宫颈切除术后期又加入了经腹、经腹腔镜及机器人辅助等不同手术范围和手术入路。尽管根治性的宫颈切除被建议作为保留生育能力的最常用方法,但仍有一些严重的副作用会影响残余子宫结构的完整性和功能,会出现妊娠相关副作用,尤其是妊娠中期流产、绒毛膜羊膜炎引起的胎膜早破(PROM)和早产。此外,研究发现在根治性宫颈切除后,大部分切除的标本中并没有发现残留的肿瘤细胞,反而加重了术后宫颈狭窄的风险。对肿瘤 <2cm、前哨淋巴结和淋巴结阴性这类低危患者是否可以进行较少范围的保育手术,如 SVT+ 盆腔淋巴结清扫术或 CKC 值得进一步研究。

目前,一些国家和国际指南已将 CKC 描述为早期宫颈癌和希望保留生育能力的女性的一种治疗选择,多篇已发表的文章也证明了这种手术的可行性[30,31]。复旦大学附属肿瘤医院对 2014 年 1 月至 2019 年 7 月期间在本院接受 CKC+ 盆腔淋巴结切除术的患者进行了一项回顾性分析[32]。患者纳入标准为：①希望保留生育能力并且没有生育能力受损的临床证据；②年龄 ≤ 45 岁；③有 SCC、ACC 或 ASC 的组织学证实；④根据 FIGO 分期 2009 版，ⅠA1 期伴 LVSI～ⅠB1 期；⑤肿瘤<2cm；⑥放射影像学证实的肿瘤仅限于宫颈，没有淋巴结或其他转移的证据。共有 40 名接受 CKC 和盆腔淋巴结切除术的患者纳入本研究。中位年龄为 32 岁，42.5% 的患者未曾生育。5 人(12.5%)诊断为ⅠA1 期，21 人(52.5%)为ⅠA2 期，14 人(35.0%)为ⅠB1 期。所有患者中，35 例(87.5%)为 SCC、3 例(7.5%)为 ACC 和 2 例(5.0%)诊断为 ASC。有 15 名(37.5%)患者 LVSI 为阳性。盆腔淋巴结切除的中位数为 16 个，最终病理显示没有患者发生淋巴结转移。

　　这项研究是第一个描述亚洲低风险早期宫颈癌患者接受 CKC 联合盆腔淋巴结切除术的治疗结果。这项研究显示了可靠的肿瘤学结果，在 35 个月的中位随访中仅 1 名(2.5%)患者复发，该患者为ⅠA2 期宫颈鳞癌，LVSI 阴性，第 2 次锥切后无病变残留，盆腔淋巴结阴性。术后 8 个月时出现残端宫颈复发，然后接受了 ART 手术。ART 术后患者再次出现复发，疾病在腹盆腔内广泛传播，目前正在接受治疗。队列中共有 17 名患者尝试怀孕，其中 4 名(23.5%)患者自然受孕。截至文章报道，3 名患者已足月妊娠，1 名患者正在怀孕中。这 4 名患者均未进行宫旁切除术。手术期间未对任何患者进行环扎。只有 1 名患者因担心妊娠早期宫颈功能不全而接受了腹腔镜宫颈环扎术。手术成功，剖宫产顺利分娩，其他患者经阴道分娩。

　　复旦大学附属肿瘤医院还对另 12 项类似研究进行了 meta 分析(表 19-2)，分析共包含了 366 名患者。这 12 项研究中有 9 项的中位随访时间超过 2 年。在其中 353 例无淋巴结转移的患者中，仅有 19 例(5.4%)患者出现复发。复发率与先前公布的关于根治性宫颈切除术的数据相当(VRT、ART 和 LRT 分别为 3.8% vs. 3.6% vs. 4.8%)。仅一项研究报告了术中并发症，该手术因出血转为经腹手术(7.0%)，术后并发症发生率为 0～20.9%。孕中期流产率和早产率分别为 5.5% 和 9.9%。这些也低于已发表的关于根治性宫颈切除术的文章(既往分别为 8% 和 20%)，并且大多数患者(62.6%)顺利完成足月分娩。尽管涉及的患者数量有限，但这些已发表的研究表明，对于经过精心挑选的早期宫颈癌患者，非根治性手术似乎是一种有效的保留生育能力的治疗方法。作为一种新兴的手术，该手术的纳入标准仍在争论中。一般来说，他们是从宫旁侵犯发生率低的患者中选择的。有研究曾列出了用于筛选宫旁转移风险低的患者的预后因素的研究。在宫旁转移发生率<1% 的患者中，几乎所有患者的肿瘤大小均 ≤2cm，组织学为 SCC、ACC 和 ASC。其他影响因素包括无间质浸润(≤10mm 或 1/2 间质浸润)、LVSI 阴性，且盆腔淋巴结转移阴性。尽管后三个条件不一定都必须满足，但根据大多数研究表明，患者必须至少满足没有间质浸润或 LVSI 之一。

　　此外，在以上 13 项研究中共有 23 名患者出现复发，只有 2 名患者死亡。2 例患者出现盆腔淋巴结转移，接受了 NACT 加根治性子宫切除术。在 21 名复发并计划进行保育手术的患者中，13 名患者为 SCC，6 名患者为 ACC 或

ASC。SCC 与非 SCC 组织学患者的复发率没有差异。因此,组织学类型为 ACC 和 ASC 的宫颈癌不应成为该手术的禁忌证。然而,需要更多的研究来证明这一结论。一些作者认为 LVSI 是复发的危险因素,并建议排除具有该因素的患者。然而,以上文献中涉及的 16 名复发患者中只有 6 名显示出 LVSI 阳性。限制这一因素将会使一些患者失去保育手术的机会。如果患者选择准确,LVSI 不应被视为保守手术的禁忌证。

剩余的宫颈口是最常见的复发部位,占复发率的 77.3%。这可能与 CKC 获得的组织不足、肿瘤的多灶性特征以及手术后人乳头瘤病毒(HPV)的再感染有关。到目前为止,在非根治性手术中仍没有足够的宫颈内切缘标准。大多数作者认为距切缘 3mm 就足够了,也有些作者使用 5mm、7mm 或 10mm 作为安全切缘距离。然而,由于这些研究中纳入的患者数量有限,目前没有发现较小的阴性切缘与较高的宫颈复发率之间存在关系。根据根治性宫颈切除术的经验,所有作者都使用至少 5mm 的阴性切缘,宫颈总复发率占所有复发的 32.3%。此外,与边缘为 5mm 的患者相比,边缘为 10mm 的患者宫颈复发率更低。因此,建议在非根治性保育手术中使用至少 5mm 的阴性宫颈切缘来减少宫颈复发。

根据以上报道可以发现,CKC 加淋巴结清扫术似乎是一种安全、合理的保留生育能力的手术,对于选择良好、预后因素较好的患者,可有效降低宫旁切除术引起的围手术期和产科并发症。然而,不足的是目前的研究基本都是回顾性研究,纳入的患者数仍较不足,可能导致结果偏倚。到目前为止,正在进行四项前瞻性试验,以评估非根治性手术是否能比标准治疗更好地降低发病率和并发症,包括 ConCerv、SHAPE、GOG278 和 LESSER 试验,期待他们的有利结果。

目前指南中推荐 CKC 的主要适应证为ⅠA1 期伴或不伴 LVSI 的鳞癌患者。对ⅠA2 期及ⅠB1 期早期宫颈癌患者行宫颈锥切治疗是否安全仍有争议[33]。Maneo 等提出宫颈锥切适用于肿瘤直径 15~20mm 伴淋巴结阴性的ⅠB 期患者。Tomao 等发现 54 例ⅠA2~ⅠB1 期患者行 CKC 后复发主要局限于宫颈,肿瘤结局满意。Zhang 等[34]对 2 854 例ⅠA1~ⅠB1 期患者进行 meta 分析,其中行 CKC 375 例,行根治性宫颈切除术 2 479 例,前者妊娠率、流产率、早产率、复发率及死亡率分别为 36.1%、14.8%、6.8%、0.4% 及 0,后者分别为 20.5%、24.0%、26.6%、2.3% 及 0.7%。对肿瘤直径 ≤2cm、无复发高危因素的患者,CKC 比根治性宫颈切除术有更好的妊娠结局且不改变肿瘤预后,该术式对保留生育功能的早期宫颈癌患者是安全有效的方式,但术后需严密随访,完成生育后可考虑行子宫切除术。

随着临床观察及随机对照试验等循证依据的增加,目前的倾向是趋于更加保守的手术方式,即单纯子宫颈切除术。因此,术前精准评估肿瘤大小、宫旁浸润风险及宫颈管内侵犯情况对手术方案的选择至关重要。如肿瘤长径 ≤2cm、无淋巴结转移,没有深肌层浸润及 LVSI,宫旁浸润的风险就很小,可以考虑采用保守的单纯宫颈切除术。对于ⅠA1 期伴 LVSI 和ⅠA2 期的患者,建议也可选择行单纯宫颈切除及盆腔淋巴结切除。对于 >2cm 的宫颈癌

表 19-2 对接受非根治性手术的患者进行的文献回顾

作者	患者数	术式	FIGO 分期 (2009 版)	病理类型	LVSI	累及淋巴结	随访时间中位数(范围)/月	复发数/死亡数	妊娠情况
Andikyan V	10	锥切	7例 IA1期,3例 IB1期	8例 SCC,1例 AC,1例透明细胞癌	7	0	17(1~83)	0/0	3例怀孕
Biliatis I	35	环形活检	35例 IB1期	NR	14	0	56(13~132)	0/0	7例怀孕:7例足月产
Bogani G	32	锥切	9例 IA2期,21例 IB1期,2例 IB2期	19例 SCC,12例 AC,1例 AS	14	4	75(12~184)	2/1	11例怀孕:1例中期流产,1例早产,8例足月产,1例失访
Bouchard-Fortier G	29	锥形活检	NR	NR	18	NR	21(1~112)	0/0	NR
Lindsay R	43	LLETZ	2例 IA1期,4例 IA2期,37例 IB1期	28例 SCC,11例 AC,4例 AS	16	1	44(0~91)	4/0	19次/16例怀孕
Maneo A	36	锥切	36例 IB1期	24例 SCC,12例 AC	5	0	66(6~168)	3/1	21次/17例怀孕:3例早期流产,1例中期流产,1例异位妊娠,1例终止妊娠;3例早产,11例足月产
Palaia I	14	ST	5例 IA2期,9例 IB1期	11例 SCC,3例 AC	0	0	38(18~96)	0/0	8例怀孕:3例足月产
Plant M	35	ST	8例 IA1期,9例 IA2期,18例 IB1期	19例 SCC,13例 AC,1例 AS,1例透明细胞癌,1例未分化癌	9	2	48(1~100)	1/0	25次/18例怀孕
Raju SK	15	ST	5例 IA2期,10例 IB1期	9例 SCC,6例 AC	0	0	96	0/0	4例怀孕:4例足月产
Rob L	40	锥切或 ST	3例 IA1期,10例 IA2期,27例 IB1期	32例 SCC,7例 AC,1例 AS	17	6	47(12~102)	2/0	23次/17例怀孕:2例早期流产,3例中期流产,3例早产,9例足月产
Slama J	23	锥切或 ST	7例 IA2期,16例 IB1期	17例 SCC,4例 AC,2例 AS	6	0	23(3~53)	3/0	6例怀孕:1例流产,1例早产,4例足月产
Tomao F	54	锥切	13例 IA2期,41例 IB1期	33例 SCC,19例 AC,2例 AS	12	0	55(7~144)	7/0	20次/17例怀孕:2例流产,19例活产(1例双胞胎)

注:SCC. 鳞状细胞癌(squamous cell carcinoma);AC. 腺癌(adenocarcinoma);AS. 腺鳞癌(adenosquamous carcinoma);NR. 未报道(not reported);LLETZ. 转化区环切(loop excision of the transformation zone);ST. 单纯宫颈切除术(simple trachelectomy)。

　　患者,采用 NACT 缩小肿瘤体积,行保留生育功能的宫颈手术治疗策略,为该类患者提供了保留生育功能的机会,但在不同研究中的肿瘤学结局和生育结局有很大差异,目前并未纳入指南推荐。所以,在得到更强的证据之前,对于术式的选择应更为谨慎。未来的保留生育功能的手术将更加个体化、多元化。

参考文献

［1］PH M, MAULARD A, SCHERIER S, et al. Oncologic results of fertility sparing surgery of cervical cancer: An updated systematic review. Gynecol Oncol, 2022, 165 (1): 169-183.

［2］BENTIVEGNA E, GOUY S, MAULARD A, et al. Oncological outcomes after fertility-sparing surgery for cervical cancer: a systematic review. Lancet Oncol, 2016, 17 (6): e240-e253.

［3］LI X, XIA L, LI J, et al. Reproductive and obstetric outcomes after abdominal radical trachelectomy (ART) for patients with early-stage cervical cancers in Fudan, China. Gynecol Oncol, 2020, 157 (2): 418-422.

［4］KIM HS, SARDI JE, KATSUMATA N, et al. Efficacy of neoadjuvant chemotherapy in patients with FIGO stage ⅠB1 to ⅡA cervical cancer: an international collaborative meta-analysis. Eur J Surg Oncol, 2013, 39 (2): 115-124.

［5］SALVO G, RAMIREZ PT, LEITAO M, et al. International radical trachelectomy assessment: IRTA study. Int J Gynecol Cancer, 2019, 29 (3): 635-638.

［6］ZACCARINI F, SANSON C, MAULARD A, et al. Cervical cancer and fertility-sparing treatment. J Clin Med, 2021, 10 (21): 4825.

［7］MIRIYALA R, MAHANTSHETTY U, MAHESHWARI A, et al. Neoadjuvant chemotherapy followed by surgery in cervical cancer: past, present and future. Int J Gynecol Cancer, 2022, 32 (3): 260-265.

［8］LAIOS A, KASIUS J, TRANOULIS A, et al. Obstetric outcomes in women with early bulky cervical cancer downstaged by neoadjuvant chemotherapy to allow for fertility-sparing surgery: a meta-analysis and metaregression. Int J Gynecol Cancer, 2018, 28 (4): 794-801.

［9］WANG D, YANG J, SHEN K, et al. Neoadjuvant chemotherapy followed by fertility-sparing surgery for women with stage IB1 cervical cancer. J Gynecol Oncol, 2013, 24 (3): 287-290.

［10］KOBAYASHI Y, AKIYAMA F, HASUMI K. A case of successful pregnancy after treatment of invasive cervical cancer with systemic chemotherapy and conization. Gynecol Oncol, 2006, 100 (1): 213-215.

［11］PLANTE M, LAU S, BRYDON L, et al. Neoadjuvant chemotherapy followed by vaginal radical trachelectomy in bulky stage ⅠB1 cervical cancer: case report. Gynecol Oncol, 2006, 101 (2): 367-370.

［12］MANEO A, CHIARI S, BONAZZI C, et al. Neoadjuvant chemotherapy and conservative surgery for stage IB1 cervical cancer. Gynecol Oncol, 2008, 111 (3): 438-443.

［13］ LIU H, PENG ZL, LOU JY, et al. Pregnancy after neoadjuvant chemotherapy followed by pelvic lymphadenectomy and radical trachelectomy in bulky stage ⅠB1 cervical cancer: a case report. Aust N Z J Obstet Gynaecol, 2008, 48 (5): 517-518.

［14］ MARCHIOLE P, TIGAUD JD, COSTANTINI S, et al. Neoadjuvant chemotherapy and vaginal radical trachelectomy for fertility-sparing treatment in women affected by cervical cancer (FIGO stage ⅠB-ⅡA1). Gynecol Oncol, 2011, 122 (3): 484-490.

［15］ SINGH P, NICKLIN J, HASSALL T. Neoadjuvant chemotherapy followed by radical vaginal trachelectomy and adjuvant chemotherapy for clear cell cancer of the cervix: a feasible approach and review. Int J Gynecol Cancer, 2011, 21 (1): 137-140.

［16］ PLANTE M, GREGOIRE J, RENAUD MC, et al. The vaginal radical trachelectomy: an update of a series of 125 cases and 106 pregnancies. Gynecol Oncol, 2011, 121 (2): 290-297.

［17］ VERCELLINO GF, PIEK JM, SCHNEIDER A, et al. Laparoscopic lymph node dissection should be performed before fertility preserving treatment of patients with cervical cancer. Gynecol Oncol, 2012, 126 (3): 325-329.

［18］ TSUBAMOTO H, KANAZAWA R, INOUE K, et al. Fertility-sparing management for bulky cervical cancer using neoadjuvant transuterine arterial chemotherapy followed by vaginal trachelectomy. Int J Gynecol Cancer, 2012, 22 (6): 1057-1062.

［19］ LANOWSKA M, MANGLER M, SPEISER D, et al. Radical vaginal trachelectomy after laparoscopic staging and neoadjuvant chemotherapy in women with early-stage cervical cancer over 2 cm: oncologic, fertility, and neonatal outcome in a series of 20 patients. Int J Gynecol Cancer, 2014, 24 (3): 586-593.

［20］ LU Q, ZHANG Y, WANG S, et al. Neoadjuvant intra-arterial chemotherapy followed by total laparoscopic radical trachelectomy in stage ⅠB1 cervical cancer. Fertil Steril, 2014, 101 (3): 812-817.

［21］ ROBOVA H, HALASKA MJ, PLUTA M, et al. Oncological and pregnancy outcomes after high-dose density neoadjuvant chemotherapy and fertility-sparing surgery in cervical cancer. Gynecol Oncol, 2014, 135 (2): 213-216.

［22］ SAADI JM, PERROTTA M, ORTI R, et al. Laparoscopic radical trachelectomy: technique, feasibility, and outcomes. JSLS, 2015, 19 (1): e201300248.

［23］ SALIHI R, LEUNEN K, VAN LIMBERGEN E, et al. Neoadjuvant chemotherapy followed by large cone resection as fertility-sparing therapy in stage ⅠB cervical cancer. Gynecol Oncol, 2015, 139 (3): 447-451.

［24］ SLAMA J, CERNY A, DUSEK L, et al. Results of less radical fertility-sparing procedures with omitted parametrectomy for cervical cancer: 5years of experience. Gynecol Oncol, 2016, 142 (3): 401-404.

［25］ TESFAI FM, KROEP JR, GAARENSTROOM K, et al. Fertility-sparing surgery of cervical cancer >2cm (International Federation of Gynecology and Obstetrics 2009 stage ⅠB1-ⅡA) after neoadjuvant chemotherapy. Int J Gynecol Cancer, 2020, 30 (1): 115-121.

［26］ MARCHIOLE P, FERRAIOLI D, MORAN E, et al. NACT and laparoscopic-assisted radical vaginal trachelectomy in young patients with large (2-5cm) high risk cervical cancers: Safety and obstetrical outcome. Surg Oncol, 2018, 27 (2): 236-244.

［27］ OKUGAWA K, YAHATA H, SONODA K, et al. Safety evaluation of abdominal trachelectomy in patients with cervical tumors ≥ 2cm: a single-institution, retrospective analysis. J Gynecol Oncol, 2020, 31 (4): e41.

［28］ BOGANI G, CHIAPPA V, VINTI D, et al. Long-term results of fertility-sparing treatment for early-stage cervical cancer. Gynecol Oncol, 2019, 154 (1): 89-94.

［29］ DURSUN P, LEBLANC E, NOGUEIRA MC. Radical vaginal trachelectomy (Dargent's operation): a critical review of the literature. Eur J Surg Oncol, 2007, 33 (8): 933-941.

［30］ PLANTE M, RENAUD MC, SEBASTIANELLI A, et al. Simple vaginal trachelectomy in women with early-stage low-risk cervical cancer who wish to preserve fertility: the new standard of care？ Int J Gynecol Cancer, 2020, 30 (7): 981-986.

［31］ TOMAO F, MARUCCIO M, PRETI EP, et al. Conization in early stage cervical cancer: pattern of recurrence in a 10-year single-institution experience. Int J Gynecol Cancer, 2017, 27 (5): 1001-1008.

［32］ LI X, XIA L, CHEN X, et al. Simple conization and pelvic lymphadenectomy in early-stage cervical cancer: A retrospective analysis and review of the literature. Gynecol Oncol, 2020, 158 (2): 231-235.

［33］ ABU-RUSTUM NR, YASHAR CM, BEAN S, et al. NCCN guidelines insights: cervical cancer, Version 1. 2020. J Natl Compr Canc Netw, 2020, 18 (6): 660-666.

［34］ ZHANG Q, LI W, KANIS MJ, et al. Oncologic and obstetrical outcomes with fertility-sparing treatment of cervical cancer: a systematic review and meta-analysis. Oncotarget. 2017; 8 (28): 46580-46592.

宫颈癌保育手术治疗学

Fertility-sparing Surgery for
Cervical Cancer

第四篇　随访与复发处理篇

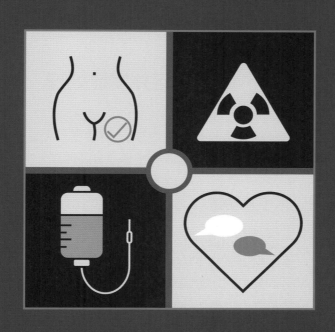

第二十章 保育术后并发症及随访

Chapter 20 Complications and Follow-up after Fertility-sparing Treatment

李晓琦　韩啸天　平波

第一节　保育术后并发症处理

宫颈癌保育手术的并发症与非保育手术大致相似,可分为术中、术后及晚期并发症。除此之外,保育手术也具有非保育手术所不存在的特异性并发症。

一、术中并发症

(一) 术中出血

术中出血最容易发生在以下两个步骤:第一是清扫淋巴结时,第二是分离主韧带和游离输尿管隧道时。对于细小静脉或静脉壁破裂出血,最简单有效的方法是压迫止血。对于动脉或较大的出血点,需要缝扎或结扎止血。

(二) 组织器官损伤

容易损伤的脏器、组织包括输尿管、膀胱、直肠和闭孔神经。若操作仔细、技术和解剖熟悉,多能避免。一旦损伤发生,需要根据损伤的部位和范围实施相应的修补术。

二、术后并发症

(一) 术后出血

大多由于术中出血漏扎或止血不充分导致,可发生在阴道残端、盆腹腔、切口等部位。少量出血可应用止血药物、输血来止血。发生于阴道残端或皮肤切口部位的出血,也可考虑压迫、缝扎止血。若出血量较多,且发生于盆腹腔,保守治疗无效,则需经腹止血。

(二) 感染

发生率约为14%,研究指出根治性宫颈切除术后发生感染的概率显著高于根治性子宫全切术(5.7%)[1,2],可能和手术时间较长,保育患者术前存在阴道炎、宫颈炎的概率较高等因素有关。

（三）膀胱功能障碍

宫旁切除会损伤支配膀胱逼尿肌的感觉神经和运动神经，从而导致膀胱排尿功能受损。手术做得越彻底，损伤的程度就越大，术后发生膀胱功能障碍的可能越大。膀胱功能障碍通常表现为术后排尿困难、尿潴留、尿道感染等，术后需长期给予持续的膀胱引流，但经对症治疗，几乎所有的患者都能恢复。

（四）输尿管瘘

输尿管瘘的危险因素包括：游离输尿管时损伤管壁且术中未及时处理，输尿管过度游离影响其局部血供，术后感染，术后排尿不畅等。可形成输尿管阴道瘘或腹膜外渗尿等。近年来发生率已降至 1% 以下，防治措施除不断改进技术外，最重要的是手术细致，尽量避免损伤，预防感染，避免排尿不畅。

（五）盆腔淋巴囊肿

术中淋巴结清扫导致淋巴液引流不畅，术后回流的淋巴液潴留于后腹膜间隙易形成淋巴囊肿，发生率为 12%~24%。淋巴囊肿一般较小，直径<4~5cm的囊肿通常在 2 个月内自行吸收，因此当淋巴囊肿无症状时可随访观察[3]。较大的囊肿可引起患侧下腹不适，甚至引发感染，造成同侧输尿管梗阻等症状。必要时需要在超声引导下行穿刺抽吸，抗感染，术后切除等对症治疗。术中尽量结扎切断的淋巴管是预防淋巴囊肿的主要手段，也有人提出不缝合反折腹膜可减少其发生。

（六）静脉血栓及肺栓塞

是宫颈癌围手术期最可能致死的一个并发症，任何时候都应对此提高警惕，术中、术后应予以特别的关注，以防这种可能致死的并发症发生。术前建议常规行下肢静脉超声，排除术前存在血栓的患者。术后建议预防性穿戴血栓弹力袜，鼓励患者术后及早下床活动以减少血栓的形成。对于已发生血栓的患者，建议制动。

三、晚期并发症

（一）淋巴水肿

由于手术或放疗等因素造成淋巴结或淋巴管缺损，导致淋巴液回流障碍而滞留在组织中，形成淋巴水肿。下肢淋巴水肿早期可表现为患肢凹陷性水肿，随着病情进展，患者自觉肿胀感、沉重感、麻木、刺痛，不断加重的组织纤维化和脂肪沉积使患肢增粗、组织变硬、表皮过度角化粗糙，长期发展可致关节功能障碍，行动不便，同时频发的淋巴管及周围组织炎症（丹毒和蜂窝织炎）严重影响患者日常生活。

（二）性生活障碍

手术切除部分宫颈及阴道，导致阴道分泌物减少、阴道变短，加之患者对性生活的恐惧感，都会导致患者术后性生活障碍。发生率约为 20%[1]。

四、保育特异性并发症

(一)宫颈狭窄

宫颈狭窄是宫颈癌术后最常见的特异性并发症。宫颈狭窄的发生与术式、术中实施宫颈环扎、术中子宫放置预防宫颈狭窄的装置密切相关。研究指出,实施单纯宫颈切除、经阴道根治性宫颈切除术、微创根治性宫颈切除术和经腹根治性宫颈切除术后发生宫颈狭窄的概率分别为 7.5%、8.1%、9.3%、11.0%[4,5]。宫颈狭窄是导致保育术后不孕的最主要因素,也极大地增加了术后辅助治疗的困难度。宫颈扩张可有效治疗宫颈狭窄。

(二)月经改变

宫颈癌保育术后由于宫颈狭窄及继发性子宫内膜变薄,会导致术后月经改变。研究指出,实施经腹根治性宫颈切除术后,约 70% 的患者会出现月经改变,其中有 12.4% 的患者会出现闭经。月经的改变主要变现为月经量减少(79.7%)、经期延长(44.6%)。宫腔内放置带尾丝的节育环等防粘连器械可有效预防术后月经改变[6]。

(三)环扎线异常

术中或孕期行宫颈环扎是预防保育术后患者孕期早产和流产的主要手段,然而长期放置环扎线会导致排异、感染、性生活的不适感等,发生率约为 5.7%~14%[1,5]。解决方法为:使用排异性较低的环扎线;术中实施宫颈环扎,并将环扎线包埋于盆腔内[4,5]。

第二节　保育术后随访

一、保育术后常规随访

(一)随访频率及检查项目

保育术后的随访频率与非保育治疗相似,建议 2 年内每 3 个月随访 1 次,2~5 年每半年随访 1 次,5 年后可延长至每年随访 1 次。同时,若随访期间出现任何不适症状,建议相应增加随访次数及频率。

每次随访都需要完成问诊、妇科检查、肿瘤标志物检查、影像学检查和 /或宫颈细胞学涂片检查。对于肿瘤标志物检查,鳞癌建议检查 SCCA、CA12-5,腺癌建议完善 CA12-5、CA19-9 及 CEA 检查。盆腔增强 MRI、腹部增强 CT 建议每 6 个月 ~1 年实施 1 次,其余时间可行超声检查。胸部 CT 检查建议每年 1 次,宫颈涂片建议常规每年实施 1~2 次。同时,若患者有不适主诉或体检异常,建议相应增加检查频率及项目。

(二)保育患者特异性随访项目

1. 宫颈狭窄及月经改变　保育患者因保留部分宫颈及全部宫体,相比子官切除的患者,仍会存在周期性月经。又因术后官颈狭窄及月经改变的发生率较高,因此每次随访问诊,需要特别关注患者的月经情况,询问患者是否较术前有显著的月经改变,如月经量、持续时间、有无痛经等。对于术后出现闭经、痛经的患者,应警惕发生官颈闭锁的可能。同时,对于月经较术前显著改变的患者,如月经持续时间较长、月经量显著减少,应警惕经血流出不畅所造成的逆流,引发输卵管积水、子宫内膜异位症的可能,此时建议行盆腔影像学检查进一步确认。部分患者官腔放置防粘连的节育环等装置,需询问有无发生感染、出血、节育环下移 / 过长及是否对性生活造成影响。

2. 备孕及妊娠 怀孕是大部分保育患者的终极目标,因此每次随访期间需询问患者是否有生育意愿,对于有生育意愿且官腔放置防粘连装置的患者,建议行妇科检查时取出防粘连装置。对于术后出现闭经的患者,也应该警惕怀孕的可能。

对于计划怀孕的患者,建议妊娠前完善全身检查,排除肿瘤复发的可能。同时,需要合理安排患者的检查项目,防止检查对胎儿发育造成影响。一般来讲,建议 PET/CT 及 CT 检查半年后再怀孕。MRI 对胎儿致畸的影响较小,若实施增强 MRI,检查 1~2 天药物洗脱后即可怀孕。对于已怀孕的女性,建议孕期定期随访肿瘤标志物、做超声及官颈细胞学涂片检查。随访频率可依照非妊娠前的常规随访周期,并根据患者的妊娠周数及孕妇的情况做相应调整。

3. 妇科检查 保育患者的妇科检查较子宫切除患者有较大不同,因官颈部分或全部切除,患者可出现官颈变短甚至消失。实施根治性官颈切除术的患者,因阴道为后天缝合于官颈上,因此官颈并不像正常女性一样突出于阴道内,而是相对较为平整。部分患者术后官颈口挛缩,使得官颈呈线状、点状,有些甚至不易察觉。官颈口的位置也不是一定在正中,有些可在一侧。对于放置防粘连节育环的患者,可通过节育环的尾丝来判断官颈口的位置(图 20-1)。

二、宫颈涂片及 HPV 检测在随访中的运用

(一)宫颈切除术后细胞学涂片的特殊改变

由于组织学与解剖学的改变,官颈切除术后的官颈细胞学涂片存在一些特殊改变,如果贸然以常规官颈涂片的标准评判,可能会导致结果的误读并影响临床诊疗的判断。以鳞状细胞为例,有研究报道在约 41% 的涂片样本中,鳞状细胞是唯一出现的细胞类型[6]。它们可能来自阴道上皮,也有可能来自官颈管峡部。后者是因为许多官颈切除术的标本中,上切缘仍存在至少部分鳞状上皮。这在几乎所有的病例中都是正常的细胞学结果。

多种形态的子宫内膜细胞在大约 58% 的涂片中出现。该类细胞较其他类型的细胞相比有更高的核质比和更深的细胞核,因此在读片时可有 10% 的正常细胞被误读为交界性、严重核异质或瘤变等。

有大约 1/3 的涂片含有拉长的间质细胞碎片,它们缺乏上皮成分的附着。基质碎片似乎至少有两种类型:在一些病例中,这些细胞由非常细长和波状细胞核的碎片组成,其中包括毛细血管通道和中性粒细胞,这些通常代表生发的

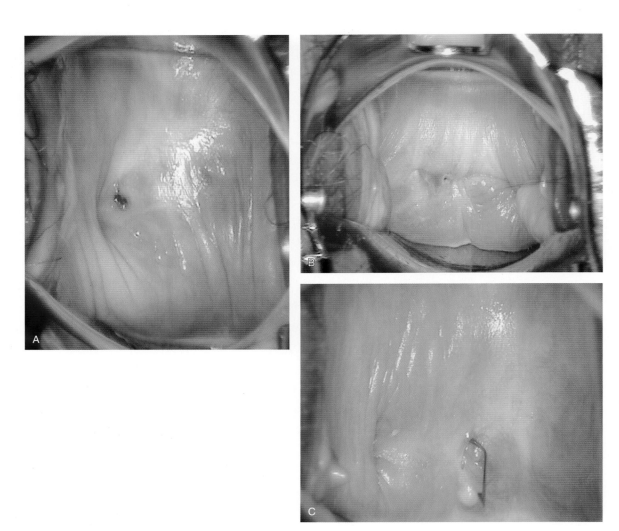

图 20-1　保育患者术后宫颈口改变

A. 较为明显的宫颈口；B. 点状宫颈口；C. 防粘连的节育环尾丝脱出于宫颈口。

肉芽组织；第二种类型的基质碎片似乎是子宫内膜起源，这些细胞有更丰满的细胞核，与涂片上其他地方看到的双相碎片外观相似。

由于宫颈完全切除，原先位于宫体下段的腺细胞很容易在 58%~69% 的涂片中出现，包括宫颈内膜细胞、子宫内膜细胞或子宫内膜基质细胞[6]。这些深染色细胞在读片过程中有时被误认为不典型腺上皮细胞（atypical glandular cells，AGC）、意义不明的不典型鳞状上皮细胞（atypical squamous cells of undetermined significance，ASCUS）或肿瘤复发。此外，约 12% 涂片会出现输卵管上皮化生，也有被误判为 AGC 的隐患[7]。Ghorab 等发现 45.7% 的根治性宫颈切除术患者术后早期的细胞学表现为阳性，其后转为阴性，他认为术后的组织修复反应可以产生异形细胞并导致误读[8]。

（二）宫颈细胞学涂片在宫颈切除术后评估中的价值

在宫颈癌 RH 治疗后的细胞学随访中，仅有 0~17% 的复发检出率，即便是中央型复发也只有在阴道残端累及后才会表现出细胞学异常。NCCN 指南也建议每年 1 次的细胞学检测,足以满足随访的要求。相比之下,宫颈切除术后的细胞学检查能实际反映中央位置的癌变,从理论上看更有意义。但在实际研究过程中,细胞学对于随访的价值至今仍存在一定争议。

Singh 等对于 32 名患者行宫颈切除术后的每次随访均进行细胞学涂片检测,2 例宫颈癌复发都是由细胞学检查发现的,而患者并无临床症状,甚至其中一例在病变出现之前 15 个月就已经有细胞学异常[6]。然而,Ghorab 等提出了不同的见解,随访 94 例根治性宫颈切除术患者,术后平均随访时间 54 个月,5 例发生肿瘤复发,但只有 2 例中央型复发是通过细胞学涂片发现的,其余 2 例盆腔复发和 1 例宫旁复发的细胞学检查均未见异常,盆腔 CT 已确认复发[8]。对此他们认为,细胞学检查的阴性结果仅提示患者短期内没有中央型复发,盆腔非中央型复发的细胞学检出率不高。

美国 MD Anderson 中心在 2016 年发表了宫颈切除术后行细胞学检查的随访总结[9],41 例患者中的 30 人(73%)至少每年接受 1 次以上巴氏涂片,有 24 人(59%)在例行检查中至少有一次结果异常。在采集的共 238 例样本中,44 例(18%)结果异常。最常见异常为 ASCUS(52%,$n=23$),其他还包括 LSIL($n=9$)、HSIL($n=1$)和 AGUS($n=11$)。从根治性宫颈切除术到第一次异常巴氏涂片的平均时间为 17.2 个月(范围为 11.8~86.3 个月)。但即使有这些异常,也无一例患者复发。他们认为这些异常结果的临床意义似乎是有限的,反而会增加巴氏涂片检查和阴道镜检查的次数。因此,MD Anderson 中心推荐在根治性宫颈切除术后,患者每年只需接受 1 次巴氏试验,即便出现宫颈低级别鳞状上皮内病变,也不常规进行阴道镜检查。

综上,随访中是否将细胞学检测常规化有待商榷,但建立一个宫颈切除术后的细胞学标准则很必要。

(三)HPV 检测在宫颈切除术后检测中的运用

人乳头瘤病毒(human papilloma virus,HPV)是宫颈癌的重要致病因素,它在宫颈癌的筛查中扮演重要角色。有 meta 分析发现宫颈高级别上皮内瘤变在治疗后可通过高危 HPV 检测达到监测病情发展的目的,灵敏度可达 92%[10]。但在宫颈癌 RH 术后,HPV 通常不运用于随访。在宫颈切除术后检测 HPV 的报道较少,且阳性率很低。Feratovic 等对 61 例患者行术后宫颈分泌物检测,结果 3 例存在高危 HPV 感染,1 例证实为宫颈癌复发,另 2 例未发现异常,不足以说明 HPV 与复发的相关性[7]。Sauder 等对细胞学检查异常的患者,联合检测高危 HPV,然而并未发现阳性结果[11]。目前有待更多的研究阐明 HPV 在根治性宫颈切除术后随访中的价值。

参考文献

[1] ALEXANDER-SEFRE F, CHEE N, SPENCER C, et al. Surgical morbidity associated with radical trachelectomy and radical hysterectomy. Gynecologic oncology, 2006, 101 (3): 450-454.

［2］ LI X, LI J, WEN H, et al. The survival rate and surgical morbidity of abdominal radical trachelectomy versus abdominal radical hysterectomy for stage ⅠB1 cervical cancer. Annals of surgical oncology, 2016, 23 (9): 2953-2958.

［3］ CHOO YC, WONG LC, WONG KP, et al. The management of intractable lymphocyst following radical hysterectomy. Gynecologic oncology, 1986, 24 (3): 309-316.

［4］ PERSSON J, IMBODEN S, REYNISSON P, et al. Reproducibility and accuracy of robot-assisted laparoscopic fertility sparing radical trachelectomy. Gynecologic oncology, 2012, 127 (3): 484-488.

［5］ LI X, XIA L, LI J, et al. Reproductive and obstetric outcomes after abdominal radical trachelectomy (ART) for patients with early-stage cervical cancers in Fudan, China. Gynecologic oncology, 2020, 157 (2): 418-422.

［6］ SINGH N, TITMUSS E, CHIN ALEONG J, et al. A review of post-trachelectomy isthmic and vaginal smear cytology. Cytopathology, 2004, 15 (2): 97-103.

［7］ FERATOVIC R, LEWIN SN, SONODA Y, et al. Cytologic findings after fertility-sparing radical trachelectomy. Cancer, 2008, 114 (1): 1-6.

［8］ GHORAB Z, ISMIIL N, COVENS A, et al. Postradical vaginal trachelectomy follow-up by isthmic-vaginal smear cytology: a 13-year audit. Diagn Cytopathol, 2009, 37 (9): 641-646.

［9］ BROWN AJ, SHAH JS, FLEMING ND, et al. Role of cervical cytology in surveillance after radical trachelectomy for cervical cancer. Gynecol Oncol, 2016, 142 (2): 283-285.

［10］ KOCKEN M, UIJTERWAAL MH, DE VRIES AL, et al. High-risk human papillomavirus testing versus cytology in predicting post-treatment disease in women treated for high-grade cervical disease: a systematic review and meta-analysis. Gynecol Oncol, 2012, 125 (2): 500-507.

［11］ SAUDER K, WILBUR DC, DUSKA L, et al. An approach to post-radical trachelectomy vaginal-isthmus cytology. Diagn Cytopathol, 2009, 37 (6): 437-442.

第二十一章 保育术后化疗与放疗技术应用

Chapter 21

Adjuvant Chemotherapy and Radiotherapy for Recurrent Cervical Cancer and Patients failed FSS

朱俊 李晓琦 柯桂好

对于接受保育手术的患者,术后实施何种辅助治疗手段,目前国际上并没有统一的定论。常规的术后辅助治疗包括放疗和化疗。部分学者选择参照宫颈癌非保育手术的治疗标准,即对于仅存在中危因素(肿瘤直径≥2cm,深肌层浸润,淋巴脉管间隙受侵袭或腺癌)的患者按照 Sedlis 标准及四因素模型实施放疗。对于存在高危因素(淋巴结转移、宫旁转移、切缘阳性)的患者实施放化疗。但是,放疗会使患者的生育功能严重受损甚至丧失;同时,随着肿瘤直径的增大,满足放疗指征的患者比例也会相应增多,因此严重限制了保育治疗的适应群体。因此,也有学者提出使用化疗替代放疗的治疗方式。

第一节 保育术后的辅助化疗

化疗不作为宫颈癌常规的术后辅助治疗方式,在宫颈癌保育治疗中却有其独特的一席之地,主要原因有:①卵巢功能的损伤较小,化疗后患者仍可生育,除烷化剂以外,绝大多数化疗药物并不会对卵巢储备功能造成致命性损伤;②化疗有一定的杀伤肿瘤的作用,对存在复发危险因素的患者可在一定程度上预防肿瘤复发;③对于化疗后盆腔复发的患者,仍可选择放疗作为挽救治疗方案。

部分学者选择对于术后存在中危因素的患者实施化疗,但大部分学者仍认为,对于存在高危因素的患者,放疗是最安全的治疗方式。既往有关宫颈癌术后辅助化疗疗效的数据较少,且缺乏保育术后对比化疗与放疗疗效的文献报道,主要数据仍需要参考非保育治疗。目前唯一一项前瞻性的Ⅲ期随机对照临床试验,入组了 IB~ⅡA 期且接受根治性子宫切除术 + 双侧盆腔淋巴结清扫术的宫颈癌患者,对术后存在深肌层浸润、肿瘤≥4cm、宫旁浸润、非鳞癌、盆腔淋巴结转移的患者,随机分组实施单纯化疗(顺铂＋博来霉素)或化疗(顺铂＋博来霉素)联合盆腔放疗。共 44 人实施单纯化疗,对比 45 人实施放化疗,两组复发率分别为 20% vs. 22%,且复发率及复发部位并无明显统计学差异[1]。

复旦大学附属肿瘤医院在国内首次提出宫颈癌经腹根治性宫颈切除术的化疗标准,即对肿瘤直径 ≥3cm,深肌层浸润>1/2,淋巴脉管间隙浸润的患者实施化疗,若存在 1 项上述危险因素,则实施 3~4 程的化疗,若存在 2 个上述危险因素,则实施 4~6 程的化疗。具体化疗方案为:紫杉醇 135mg/m² + 顺铂 50mg/m²(或卡铂 AUC=5),第 1 天用药,每 21 天为 1 个化疗周期。

多年来,复旦大学附属肿瘤医院肿瘤妇科坚持这一治疗准则,并将其应用于存在术后中危因素的患者,获得了较好的治疗安全性。复旦大学附属肿瘤医院报告了 2004—2017 年间实施的经腹根治性宫颈切除术 333 例,其中 132 例(39.6%)肿瘤直径 ≥2cm,62 例(18.6%)病理类型为腺癌或腺鳞癌,63 例(18.9%)存在淋巴脉管间隙浸润,46 例(13.8%)存在深肌层浸润>1/2。74 例术后化疗,其中 63 例肿瘤直径 ≥2cm。中位随访时间 56 个月(6~169 个月),5 年无复发生存率和 5 年总生存率分别达到 96.3% 和 98.6%。且肿瘤直径 ≥2cm 相比直径<2cm 的患者,复发率并无明显差异(5.3% vs. 2.0%,P=NS)。同时,将同时期实施经腹根治性宫颈切除术与经腹根治性子宫切除术比较,复发率也无明显差异[2]。

对于术中淋巴结冰冻病理阴性,术后最终石蜡切片阳性的患者,大部分学者仍推荐实施术后放疗。鉴于放疗会损伤患者的卵巢功能,因此可考虑放疗前行卵巢悬吊术以保护卵巢功能,但子宫切除并不是必须的。复旦大学附属肿瘤医院多年来共有 10 例患者出现术后石蜡病理与术中不符的现象,冰冻切片假阴性发生率约为 2%。5 例实施术后放疗,中位随访时间 115 个月(65~164 个月),未见复发;其中 1 例术后行腹腔镜下双侧卵巢悬吊且保留子宫,后行放化疗,随访 8 年,至今 38 岁,仍存在规律的月经周期。5 例实施术后化疗,1 人复发[3]。因此,对于存在高危复发因素的患者,术后行辅助放疗仍然是保证疗效及预后的有效治疗方式。

第二节　宫颈癌保育手术后的"根治性放疗"

放疗在宫颈癌治疗中的作用主要包括四类:根治性放疗,术后辅助放疗,复发宫颈癌的挽救放疗,晚期的姑息性放疗。这四种放疗方式也同样适用于接受保育术后的不同类型患者。目前宫颈癌放疗的技术主要包括体外照射、腔内照射及二者联合应用。保育术后接受放疗的原则同其他治疗手段一样——最大限度地杀灭癌细胞,尽最大可能保护正常组织和重要器官,即提高治疗效果,降低并发症。因此,适当的治疗工具、适宜的照射范围、足够的照射剂量、均匀的剂量分布、合理的照射体积、个体化治疗是放疗的基本要求。以下就宫颈癌保育术后可能接受的放疗方式进行分类详述。

一、保育术后具有高危因素的放疗

对于接受保育手术失败的早期宫颈癌患者，即保育术中淋巴结阴性而术后病理提示淋巴结出现转移，术中切缘阴性，术后切缘小于安全距离或切缘阳性以及有宫旁组织浸润等高危因素时，辅助放疗是必须的补充治疗方式。此类患者宫颈切除，存在部分子宫、部分阴道。经过不彻底的手术以后，解剖结构改变，放疗的方法类似于宫颈癌根治放疗，又有不同的部分。并且这类患者年龄一般较轻，有强烈的保留卵巢功能的意愿，但是在手术时又没有进行卵巢悬吊，一般建议卵巢移位后再进行盆腔放疗。

因此，此类患者放射治疗照射野的靶区主要包括大体肿瘤区（gross tumor volume，GTV）、临床靶区（clinical target volume，CTV）和计划靶区（planning target volume，PTV）等。

1. 大体肿瘤区　GTV 指临床可见的肿瘤灶，为一般的诊断手段（包括妇科检查、CT、MRI 和 PET/CT 等）能够确定的、可见的，具有一定形状和大小的病变范围，包括原发病灶、转移的淋巴结和其他转移的病灶。理论上，宫颈癌保育手术行根治性宫颈切除 + 淋巴清扫术后患者没有 GTV。若术前淋巴结与周围血管分界不清有术后残留，或者未切除的肿大淋巴结，或宫颈阴道肿瘤未能完整手术切除者，GTV 包括宫颈肿瘤残余部分和受累的阴道、残留淋巴结及其他转移病灶。

2. 临床靶区　CTV 包括肿瘤的临床灶、亚临床灶以及肿瘤可能侵犯的范围。CTV 主要包括盆腔原发肿瘤区和淋巴引流区。对于未行子宫切除者，盆腔原发肿瘤区包括全子宫（宫颈 + 宫体）、部分阴道、卵巢附件区域和宫旁 / 阴道旁软组织；对于保育失败的患者，包括残留的子宫、卵巢附件区、宫旁、阴道旁、原宫颈瘤床区域和残留部分阴道。淋巴引流区包括闭孔、髂内、髂外、髂总 ± 腹主动脉旁淋巴结引流区。如果髂总淋巴结、腹主动脉旁淋巴结有转移，则需行腹主动脉旁淋巴引流区照射，其靶区上界要求达肾血管水平，如果转移淋巴结超过肾血管水平，靶区上界达第 10 胸椎椎体；肿瘤侵及达阴道下 1/3 时，靶区需包括全阴道及双腹股沟淋巴引流区。

3. 计划靶区　PTV 包括 CTV 和照射过程中患者器官运动、日常摆位误差、治疗中靶器官位置和靶体积变化等因素引起的需要扩大照射的范围。确定 PTV 的目的是确保 CTV 得到规定的治疗剂量。宫颈癌体外照射由 CTV 外放一定距离形成 PTV，目前没有统一标准，常规外放区域约在 0.8~1cm。

通常推荐按标准分割 1.80Gy 放疗，总剂量为 45~50Gy。对于无法完整切除的肿大淋巴结，需要通过高适形度外照射（external beam radiation therapy，EBRT）加量至处方剂量 58~65Gy。对于残留或阴道有残留病灶，根据患者残留病灶和宫腔阴道的情况给予合适的近距离放疗。

4. 宫颈鳞癌保育手术失败患者的外照射剂量　对于宫颈鳞癌患者，照射靶区同上述靶区范围，因其病理亚型决定其对放疗的敏感性，通常予以标准分割放疗剂量 45Gy 进行放射治疗。

5. 宫颈腺癌保育手术失败患者的外照射剂量　以往研究表明,宫颈腺癌与腺鳞癌预后较同期别宫颈鳞癌患者更差,因此认为这两类病理类型的肿瘤对放射治疗的敏感性弱于宫颈鳞癌,因此,对于宫颈腺癌与腺鳞癌患者,照射靶区同上述靶区范围,因其病理亚型决定其对放疗的敏感性,通常予以标准分割放疗剂量 50.4Gy 进行放射治疗。

二、宫颈癌保育术后阴道近距离治疗的选择

对于根治性宫颈切除的保育术后具有高危因素而需要补充放疗的患者,除少数因肿瘤侵犯范围较术前评估更深而术中改行根治性手术外,大多数患者宫颈肿瘤于术中完整切除,不同于初治宫颈癌的放疗,虽然保留子宫及部分宫颈组织,此类患者所选择的放疗方式仍以外照射为主,常规不增加近距离治疗予以补量。仅对于术后残端或阴道有残留病灶,根据患者残留病灶和宫腔阴道的情况给予合适的近距离放疗,此种情况下,近距离治疗使用的施源器通常可选用宫腔管施源器 + 卵圆球或圆柱形阴道膜施源器以更贴合阴道残端,实现最佳剂量分布予以后装补量。

在施源器的选择上,残留病灶可能位于残留的宫颈内口,仅用卵圆球施源器或阴道圆柱形施源器,可能不能很好地覆盖残留在宫颈内口的病灶,因此短的宫腔管施源器长度是必须的。卵圆球和圆柱形阴道膜施源器有其各自的优点和局限,依据其设计的原理,卵圆球施源器一般用于治疗阴道残端顶部区域加量;而圆柱形阴道膜施源器可用于治疗整个阴道,因而对于有阴道中下段受累的病灶,圆柱形阴道膜施源器仍为首选。临床上主要依据对患者病灶的仔细查体后选择合适的施源器进行治疗。对宫颈根治切除的患者,阴道残端吻合于宫颈内口的四周,导致阴道顶端空间较大,在选择施源器的时候,应选择较大直径的施源器,使施源器能更好地贴合阴道壁和"新宫颈"壁,能获得更好的剂量覆盖,减少正常组织剂量,也减少了治疗过程中施源器的移动。宫颈根治切除术后的近距离放疗,由于解剖结构的改变,施源器常不能很好贴合病灶,必须采用 CT 或 MR 引导的近距离放疗,在不能获得很好剂量覆盖或者正常组织剂量偏高时,可以使用组织间插植近距离放疗。

近距离放疗在外照射之后立刻进行,靶区勾画中的高危 CTV(HR-CTV)包括宫颈内口向上 2cm 的宫体(宫颈外口到宫颈内口区域的宫颈已经被切除),向下 2cm 的阴道,若阴道残留病灶更广,根据实际残留长度确定 HR-CTV 的范围。HR-CTV 总剂量推荐 > 70Gy。

第三节　早期宫颈癌术后辅助放疗

保育术中由于发现高危因素,如冰冻切片显示淋巴结转移、小于切缘安全距离等,而中转为根治性子宫切除术的患者,术后病理学检查提示高危或中

危因素时需补充术后辅助放疗,该放疗方式与常规宫颈癌术后辅助放疗一致。对于宫颈癌术后复发的高危因素(淋巴结转移、切缘阳性和宫旁浸润),常规行术后辅助放化疗。若存在其他危险因素,包括肿瘤大小、浸润深度、脉管癌栓等,美国妇科肿瘤协作组(Gynecologic Oncology Group,GOG)制定了术后放疗的指征(Sedlis 标准)(表 21-1):

表 21-1　Sedlis 中危因素标准

淋巴脉管间质浸润	宫颈间质浸润	肿瘤大小 /cm
+	深 1/3	任意大小
+	中 1/3	≥2
+	浅 1/3	≥5
−	中或深 1/3	≥4

具备上述四条中任一条,即可建议行术后辅助放疗。放疗野至少需要包括以下部位:阴道断端下 3~4cm、宫旁组织、宫颈瘤床区域和邻近的淋巴引流区(如髂外淋巴结、髂内淋巴结、骶前淋巴结和闭孔淋巴结)。确定有淋巴结转移时,放射野的上界还需要相应延伸,通常推荐按标准分割放疗,剂量为45~50Gy,宫旁阳性者建议局部增加剂量至 60Gy。若术后病理显示髂总淋巴结转移和 / 或腹主动脉淋巴结转移,则需行用延伸野外照射。高剂量照射尤其是使用 EBRT 时,需要特别注意正常组织的放疗耐受剂量。如有阴道切缘阳性或近切缘等情况,则需要在外照射后采用近距离放疗对阴道残端进行补量。通常建议处方剂量为阴道残端内照射 10~20Gy/2~4 次,参考点在黏膜下5mm 处,阴道残端外照射及内照射总剂量 65~70Gy。

对于宫颈癌行根治性手术的患者,病理提示"全层浸润"的患者往往预后更差,按照术后放疗的指征,该类患者往往会被归类为"深肌层"浸润的一类,而复旦大学附属肿瘤医院肿瘤妇科治疗团队对既往深肌层浸润的宫颈癌患者进行统计随访后发现,全层浸润的患者相较于普通深肌层浸润的患者,预后明显更差[4]。而对于此类患者,肿瘤是否侵犯至宫旁目前尚无病理学研究进一步证实。因此,对于该类患者,45~50Gy 的术后辅助预防性照射剂量是否能够完全覆盖至肿瘤瘤床区域仍值得进一步讨论。而通过对既往全层浸润病例的选择性外照射瘤床加量放疗后发现,该类患者行瘤床加量后预后明显较未加量患者有所改善[5]。基于此,复旦大学附属肿瘤医院肿瘤妇科治疗团队开展了一项早期宫颈癌根治术后全层浸润患者外照射瘤床加量的 III 期随机对照研究(中国临床试验注册中心注册号:ChiCTR1900027272),以比较使用外照射瘤床加量与不加量对于此类特殊病理类型的患者生存结局的差异。

目前针对术后有高危因素患者的首选辅助治疗是放疗辅以铂类药物的同步放化疗。然而,仍然有不少国家和地区放疗资源有限,且相当一部分患者术后辅助放疗等待时间较长,从而延误了最佳治疗时机。因此,部分患者在等待放疗期间先予以辅助化疗 1~2 周期。而对于早期(I B1~ II A2 期)宫颈癌根治性子宫切除术后序贯放化疗对比单独放疗或同步放化疗，一项来自中山大学肿瘤医院团队的随机、对照、开放标签的Ⅲ期试验发现，序贯放化疗（即联合化疗＋放疗＋联合化疗）这一治疗模式展示了卓越的疗效，且在生存期方面，序贯放化疗组相对于单纯放疗组也有明显获益，显著降低了死亡风险；而同步放化疗对比单纯放疗，在复发时间和死亡风险方面均无明显差异[6]。这一研究结果改变了既往对早期宫颈癌术后辅助治疗模式的认知，确实为部分未能及时放疗的患者带来了生存获益，但也不可因此颠覆既往标准同步放化疗的治疗模式。因此，合理选择合适的患者进行个体化标准治疗仍然是首选。

第四节　区域复发宫颈癌的放疗

一、无放疗史的复发

（一）"新宫颈"、阴道局部复发的根治性放疗

宫颈癌保育术后复发的患者中，多数既往无放疗史的患者仍然可以行根治性放疗得以临床治愈。通常来说，保育术后的复发可以按照复发部位分为"新宫颈" 阴道局部复发病灶与其他部位复发病灶，不同的复发部位放疗的方式并不相同。对于宫颈癌保育术后复发的病灶，无论初次治疗的方法是手术还是放疗，由于解剖变异、周围组织粘连等并发症，通常再次治疗存在一定的困难，易造成更严重的并发症。因此，在再次治疗前除详细询问病史外，还应做钡灌肠、全消化道造影、乙状结肠镜以及肾盂静脉造影。PET/CT 用于发现远处转移病灶，有助于制订合理的治疗方案，确定照射野的范围。用这些方法以了解复发转移病灶与周围组织的关系，评价以前的放射损伤范围和正常组织的耐受程度等，从而在考虑以上特殊情况后，选择最适宜的个体化治疗。复发转移宫颈癌治疗方式的选择主要依据患者本身的身体状况、转移复发部位、范围及初次治疗方法决定。

对于保育术后发现"新宫颈" 阴道复发的病灶，其治疗方式依据患者以往是否接受过放射治疗应采取不同的放疗方式。

既往未接受过盆腔外照射的患者，可以采用与宫颈癌根治性放化疗相同的放疗模式，即采用外照射与内照射结合治疗的方式进行放疗。外照射目前多采用适形调强放疗（intensity modulated radiation therapy，IMRT）的方式，总剂量多为 45~50Gy，同期予以顺铂 40mg/m^2 的方案周疗增加放疗敏感性。放疗靶区应根据手术或影像学检查确定的宫颈肿瘤而定。

而近距离放疗配合外照射进行推量照射时，近距离治疗可采用二维或三维治疗方式，因保育手术后切除了部分宫颈，宫颈阴道正常的生理结构被破坏，传统的常规近距离放疗可能不能很好的覆盖肿瘤，推荐采用三维近距离放疗，并且根据肿瘤情况及患者宫腔阴道情况选择合适的近距离治疗方法。若复发病灶位于宫体残端，大部分肿瘤位于残留宫腔管周围，这种类型的复发病

灶常位于中心区域,宫颈管 + 阴道卵圆球施源器的组合可能很好地覆盖这种类型的复发;若复发病灶偏于阴道残端,这种复发常偏于一侧,宫旁累及较严重,联合插植近距离放疗可能更合适;若阴道广泛的复发,可能需要联合阴道柱形施源器。在满足剂量满意覆盖肿瘤的前提下,选择合适的施源器组合对于保育后复发宫颈癌患者的放疗是很重要。若采用二维治疗,A 点一般增加 30~40Gy(LDR 等效剂量),此时 A 点总剂量 ≥80Gy。若近距离治疗采用三维治疗方式,则依据肿瘤的形态进行三维图像中靶区的完整性勾画,同样 HR-CTV 处方剂量达到内外照射总剂量 ≥80Gy,外照射后消退不满意的患者总剂量 ≥85Gy。

治疗前需要仔细进行影像学评估,若髂总淋巴结和 / 或腹主动脉旁淋巴结转移,需行延伸野外照射,肿大淋巴结区剂量达到 60Gy 以上;对于阴道下 1/3 受侵的复发宫颈肿瘤,建议行腹股沟淋巴引流区预防性外照射,剂量为 45~50Gy。此外,若肿瘤侵犯盆壁,则后装治疗的有效治疗距离难以到达盆壁区域,因此建议外照射宫旁同步补量至 60Gy 或插植近距离加量。高剂量照射尤其是使用 EBRT 时,需要特别注意正常组织的放疗耐受剂量,严格控制位于高剂量区内正常器官的照射剂量,避免过量照射。

(二)腹盆腔区域淋巴结复发的放疗

腹盆腔区域淋巴结包括髂内、髂外、闭孔、骶前、髂总及腹主动脉旁淋巴结。对于腹盆腔区域淋巴结复发的宫颈癌保育术后患者,考虑既往未接受过盆腔放疗,因此可以考虑予以根治性放疗。照射野包括髂内、闭孔、髂外、骶前及髂总淋巴结引流区,宫体,宫旁,部分阴道,阴道旁,若髂总淋巴结或腹主动脉旁淋巴结转移,需延伸野放疗。预防区域给予 45~50Gy 常规分割剂量的放疗,转移淋巴结建议给予 58~65Gy 的处方剂量,建议同步外照射加量。因此类患者宫颈局部并未出现肿瘤复发,因而可参照保育术后具有高危因素的放疗方式予以放疗。

二、照射野内的复发

(一)立体定向放射治疗

立体定向放射治疗(stereotactic body radiation therapy,SBRT)采用一次或几次给予肿瘤区域大剂量的放疗,肿瘤周围有较陡峭的剂量跌落,能在给予肿瘤大剂量放疗的同时,很好地保护周围的正常组织。SBRT 不仅能直接杀伤肿瘤,也能通过损伤肿瘤血管,杀伤肿瘤。近年的研究还显示,SBRT 放疗能释放更多的肿瘤相关抗原,促进肿瘤相关免疫,杀伤肿瘤。由于肿瘤周围剂量线的快速跌落,SBRT 技术能很好地应用于照射野内复发的病灶。SBRT 放疗可以用于宫颈癌中心性复发,也可以用于转移淋巴结的放疗。在照射野内复发的宫颈癌的放疗中,SBRT 技术主要用于转移淋巴结的放疗。SBRT 剂量和分割没有最优的推荐,应该根据周围正常组织的耐受性进行个体化疗的剂量和分割。如果周围正常组织有较大的距离,可以给予单次更高的剂量,例如 39Gy/3f 的剂量分割。如果周围正常组织紧贴肿瘤,担心单次大剂量可能导致肠瘘等严重并发症,可以给予较小分割剂量的放疗,例如45Gy/15f的剂量分割,使用SBRT技术进行大分割的放疗(图21-1,图21-2)。

(二)近距离放疗

对于既往接受过盆腔放疗的盆腔复发患者,再次行外照射往往带来较大的放疗相关副作用。近距离放疗由于陡峭的剂量跌落,是再程放疗的常用方法,近年随着影像引导的近距离放疗的广泛开展,特别是插植近距离放疗的应用,使再程放疗获得更好的疗效。由于CT或MR引导的近距离放疗的广泛应用,插植近距离放疗的布源及剂量优化获得了很大的进步。插植近距离放疗在中心型复发中有更好的表现。

1. 再程放疗的施源器选择 ①阴道柱形施源器,适合阴道病灶厚度小于5mm;②多通道阴道柱形施源器,适合阴道偏一壁病灶较重,例如阴道前壁病灶较重,其他壁病灶较轻或无病灶,可以再偏前壁多通道布源;③插植针施源器:适合形状不规则的肿瘤。施源器的组合方式是多种多样的,不仅仅局限于上面几种,组合的原则是能获得最优化的剂量分布,给予肿瘤最大的剂量、正常组织最小的剂量(图21-3~图21-5)。

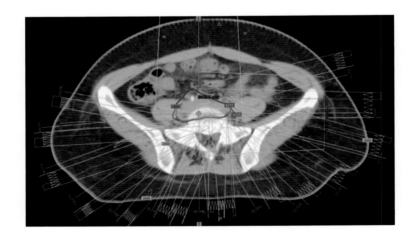

图 21-1 宫颈癌术后放疗后1年余

既往盆腔放疗5 000cGy/25f。因小肠距离肿瘤较近,给予45Gy/15f放疗。

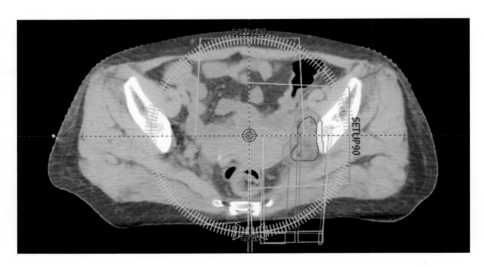

图 21-2 宫颈癌术后放疗后1年余

既往盆腔放疗4 500cGy/25f。给予盆腔内复发病灶立体定向放射治疗放疗,处方剂量:40Gy/5f。

430

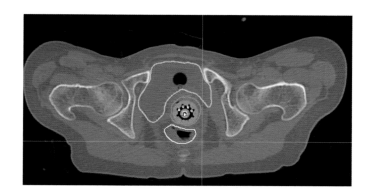

图 21-3　多通道阴道柱形
施源器

阴道前壁病灶较严重,予以插
植针施源器 + 阴道柱形施源器。

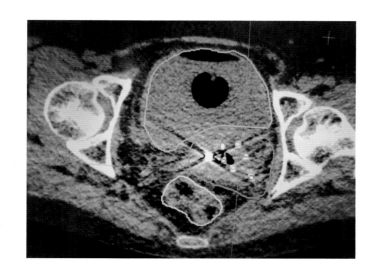

图 21-4　宫腔管施源器 +
插植针施源器

适用于病灶偏向一侧宫旁的
宫颈肿瘤复发。

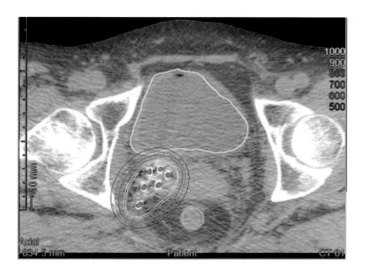

图 21-5　插植针施源器治疗
盆腔复发病灶

2. 再程放疗的剂量和分割　再程放疗的剂量分割没有标准的推荐,一般单次剂量约 5~10Gy。根据周围正常组织的剂量来确定单次剂量和总剂量,如果周围正常组织有较大的距离,可以单次剂量较高,如果周围正常组织与肿瘤邻近,单次剂量较小,避免单次给予正常组织过高的剂量。总剂量也是根据患者的心理预期、患者对副作用的承受能力、正常组织的耐受剂量等因素决定的。40Gy/5f、42Gy/6f 和 30Gy/3f 都是目前临床上较常见的剂量分割。

3. 再程放疗正常器官剂量限值　目前再程近距离放疗尚缺乏危及器官限量的指南,对于计划制订需要考虑前次放疗的间隔时间及放疗部位与周围邻近器官的解剖位置的影响。根据既往研究数据结果,结肠、直肠和膀胱的中位等效剂量(equivalent dose in 2Gy/f,EQD$_2$)累积剂量分别为 98Gy(56~144Gy)、104Gy(65~129Gy)和 113Gy(79~235Gy)。

4. 3D 打印技术与插植放疗　目前为了保证剂量的适形性及操作的可重复性,在"三维插植后装放疗"的基础上,复旦大学附属肿瘤医院肿瘤妇科团队还进一步开展了 3D 打印模板引导组织间插植放疗技术,这项技术将 3D 打印技术与三维插植放疗技术完美融合,为宫颈癌患者提供了更多新的个体化治疗选择。术前通过 CT 获取数据,应用计算机三维重构模拟技术得到肿瘤、直肠、膀胱、重要血管和骨盆等三维模型数据,基于重构模型进行插植穿刺模拟,设计针道,使插植针均匀分布在肿瘤靶区内部,同时避开周围重要脏器。然后,通过 3D 打印技术设计制作模板,通过模板实现术中精准定位插植引导,提高穿刺精度和操作效率。该技术使宫颈癌在放疗精确性和治疗效果上都有了很大的提升(图 21-6)。

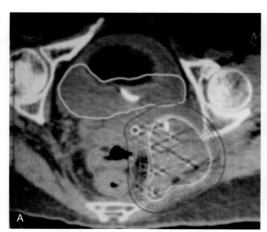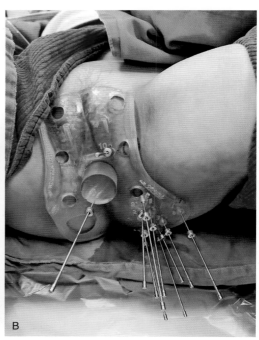

图 21-6 3D 打印模板引导组织间插植放疗

A. 左图为一既往接受过盆腔放疗 1 年后出现左侧残端复发累及盆壁肌肉的宫颈癌患者的组织间插植放疗靶区计划图;

B. 为该患者个体化 3D 打印模板适形于患者会阴部体表,使得会阴部插植针植入更加精准。

第五节　宫颈癌远处转移的放疗

放疗作为局部治疗手段主要针对远处转移灶少（少转移/寡转移病灶），或仅有盆腔、腹主动脉旁和锁骨上淋巴结转移，并有相关转移症状的患者。目前来说，针对此类患者的放疗可以达到根治的效果。也可以用姑息性放疗来缓解骨转移、脑转移等症状，针对不同复发转移病灶，挽救性放疗通常可采用短期内大剂量放疗抑或常规的放疗模式。

目前来说，复发宫颈癌远处转移灶的放疗以体外照射为主，包括常规的调强放疗以及大分割放疗方式（如 SBRT）等，亦可根据复发的部位，大小及放疗反应选用腔内或组织间隙插植放射治疗。对于小体积、复发转移灶数量较少的病灶，SBRT 可以提供高剂量的照射，达到边缘剂量非常锐利，尤其在治疗某些靠近不能耐受高剂量的正常组织（如脊髓等）或再程治疗复发部位的肿瘤时具有显著优势。SBRT 可以使用不同的剂量分割方案，从单次量 15~24Gy 到 15~35Gy 分 3~5 次的治疗方案。而对于常规分割的肿瘤外照射剂量为 58~60Gy，最好采用三维适形放疗或调强放疗。

第六节　宫颈癌放疗后的辅助化疗

对于行放射治疗后是否需要进一步行辅助化疗方案，目前并没有临床研究证据支持。对于接受根治性同期放化疗的患者，在放化疗结束后是否需要行辅助化疗目前也尚无定论。目前证据级别最高的相关研究来自美国妇科肿瘤协作组（GOG）发起的 III 期 OUTBACK 研究，旨在评估与单独放化疗相比，同步放疗后行 4 个周期卡铂联合紫杉醇化疗能否改善宫颈癌患者的生存。该项研究入组患者为局部晚期宫颈癌患者（临床分期为 I B1 期伴淋巴结阳性、I B2 期、II 期、III B 期或 IV A 期）。2021 年美国肿瘤学年会（American Society of Clinical Oncology，ASCO）上发表了该项研究结果，局部晚期宫颈癌患者在标准顺铂放化疗后进行辅助化疗不能改善生存预后，且辅助化疗会带来更多治疗相关不良反应。因此，基于该研究结果，目前对于行根治性放化疗后的宫颈癌患者，临床上并不推荐使用后续的辅助化疗。尽管该研究为阴性结果，局部晚期宫颈癌患者在标准顺铂放化疗后进行辅助化疗未发现获益，但是否意味着该策略在晚期宫颈癌治疗中应用失败以及如何有效筛选出可能获益的潜在高危人群，还需进一步探讨。

433

第七节　复发病灶的放疗联合免疫治疗

对于复发宫颈癌,单一的放疗只是针对可见肿瘤进行靶向治疗,而对于全身其他脏器未被影像学发现的,亦或一些仅镜下可发现的微转移病灶,则可以考虑联合其他的全身性系统治疗,例如化疗、靶向药物或免疫检查点抑制剂等治疗方式。联合放化疗是治疗多种类型肿瘤的主要手段。联合化疗的目的是采用不同机制影响肿瘤细胞的药物,从而改进临床缓解率,并降低出现耐药性的风险。但是化疗药物的副作用也是影响疗程完整性的主要障碍,且既往研究表明,仅有不足20%的患者能够从现有的治疗中观察到肿瘤缓解。因而目前针对复发宫颈癌患者,放疗联合其他靶向药物或免疫检查点抑制剂成为了研究的热点。

基础和临床研究发现,阻断免疫检查点(PD-1/PD-L1 和 CTLA-4)对抗肿瘤免疫有积极作用。放疗通过启动细胞死亡、促进肿瘤细胞的吞噬以及最终导致免疫介导的肿瘤监测的再激活,使肿瘤具有"免疫原性",因此对阻断PD-1/PD-L1 信号通路起到协同作用。几项非临床研究表明,PD-1/PD-L1 检查点的抑制联合放疗可使 T 细胞免于免疫抑制,进而通过分泌细胞因子杀死抑制细胞,从而使肿瘤微环境发生积极变化。已在小鼠肿瘤模型中证实,在实体瘤中通过对检查点抑制,放射治疗和免疫治疗具有协同作用[7-9]。基于此,复旦大学附属肿瘤医院肿瘤妇科治疗组针对宫颈癌不同复发模式的患者,均开展了放化疗联合免疫检查点抑制剂的相关临床试验。一项替雷利珠单抗联合放化疗标准治疗后复发/转移宫颈癌的单臂、单中心、Ⅱ期、观察性临床研究用于评价放化疗联合替雷利珠单抗治疗标准治疗后复发宫颈癌的有效性(中国临床试验注册中心注册号:ChiCTR2000034748),其纳入人群为初始标准治疗(包括根治性手术或根治性放疗)后出现复发或转移的宫颈癌患者,其病灶位于既往放射治疗野外,复发或转移灶 ≤ 5 个,且经放射治疗医师评估可行放射治疗。另一项重组全人源抗 PD-1 单克隆抗体联合组织间近距离放射治疗的单臂、Ⅱ期、观察性临床研究用于评估此类患者使用联合治疗的有效性与安全性(中国临床试验注册中心注册号:ChiCTR2000035859),其纳入人群为对于盆腔放疗后出现照射野内中央型复发的宫颈癌患者。

第八节　保育术后放疗患者的卵巢功能保护

目前宫颈癌发病呈年轻化趋势,绝大多数患者发病时尚未绝经。因此,为提高早期宫颈癌患者的生活质量,保护患者的卵巢内分泌功能,临床上采用的治疗方法是行广泛性子宫切除术 + 盆(腹)腔淋巴结清扫同时保留正常卵巢,并将卵巢移位至常规放射治疗野外(通常将卵巢固定到侧腹壁,脐上方 3~5cm 处),从而避免术后辅助放疗造成卵巢损伤。放疗具有很强的生殖细胞毒性,抑制 DNA 合成,阻止细胞分裂,正常基质细胞大量丢失,在放疗过程中,放射线可使卵巢窦卵泡丧失、间质纤维化及玻璃样变、血管硬化和门细胞潴留等。放疗对卵巢功能的影响与放射剂量、患者年龄以及照射范围有关。既往研究发现,人类的卵母细胞对放射剂量非常敏感,<2Gy 的卵巢放射量足以破坏约 50% 的原始卵泡,而 ≥6Gy 的剂量可以导致几乎所有 40 岁以上的女性发生卵巢功能衰竭,累积受量 8Gy 以上可发生永久性卵巢功能衰竭。复旦大学附属肿瘤医院肿瘤妇科放疗团队通过对 118 例早期宫颈癌术后患者进行回顾性研究发现,在使用调强放疗时,无论对双侧还是单侧卵巢进行剂量限制,只要对卵巢的限制剂量尽可能低,都可以保留放疗后的卵巢功能。当卵巢最大剂量小于 9.985Gy,平均剂量小于 5.32Gy,V5.5(即接受 5.5Gy 照射剂量下的体积)<29.65% 时,可以更好地预防卵巢功能障碍。因此,卵巢衰竭风险随着放疗剂量及患者年龄的增大而增高[10]。

卵巢移位手术指征如下:①子宫颈鳞癌(早期、无高危因素的子宫颈腺癌亦可);②年龄<45 岁;③术后可能行盆腔外照射;④两侧卵巢、输卵管外观正常并行活检排除转移;⑤无卵巢癌家族史等。

卵巢移位手术如操作不当会发生一些并发症,如血管损伤、输卵管梗死以及卵巢囊肿形成,最重要的是卵巢血液供应减少。对于部分患者而言,即使将卵巢悬吊于放射野外,仍不可避免盆腔放疗对卵巢功能产生一定的损伤,术后放疗仍能够影响悬吊卵巢的功能。因此目前有学者提出,在卵巢移位的同时行卵巢组织冻存(ovarian tissue cryopreservation,OTCP),尽最大可能保留生育功能。如果肿瘤治疗后卵巢仍有功能,可以在取卵后将卵巢重新移植回盆腔;如果卵巢丧失功能,冻存的卵巢组织复植将更为重要。

除了卵巢移位,使用某些药物也可以保护卵巢功能。多数研究显示,促性腺激素释放激素激动剂(GnRH-a)对卵巢功能有保护作用,其可能的作用机制如下:①作用于卵泡发育的更早期,从而阻止卵泡进入"化疗敏感阶段",使进入分裂期的原始卵泡数量减少;②抑制卵巢细胞上的 GnRH 受体(GnRHR),通过阻断卵泡的成熟来保护卵泡不被破坏;③降低卵巢组织对化疗药物的敏感性,导致卵巢血流欠佳,使化疗药物在卵巢中的灌流减少;④通过影响细胞凋亡起到对卵巢功能的保护作用;⑤目前为止,其确切的作用机制尚未阐明,但较为明确的是 GnRH-a 可能通过下丘脑 - 垂体 - 卵巢轴的影响使卵巢细胞分裂活跃性降低,从而起到保护卵巢细胞的作用。但在一些恶性肿瘤中 GnRH-a 并未表现出对卵巢的保护作用。

第九节　正常器官的耐受剂量

宫颈癌放射治疗可能危及的器官包括膀胱、直肠、结肠、骨髓、皮肤、小肠和输尿管等,一般用 TD5/5 表示最小放射耐受量,在治疗后 5 年内,严重并发症发生率不超过 5%,表 21-2 为各个危险器官的 TD5/5。

放射治疗引起的反应分为近期反应和远期反应,以直肠、膀胱反应最明显。近期反应是指发生在放疗中或放疗后 3 个月内的反应,包括全身反应、直肠反应、膀胱反应及内照射引起的相关反应;远期反应主要是指在放疗后 3 个月出现的放疗相关不良反应,主要包括放射性肠炎、放射性膀胱炎、盆腔纤维化以及老年女性较易出现的阴道萎缩狭窄等症状。放疗反应属放疗中不可避免的,但要避免造成放射损伤。

表 21-2 正常组织的放射耐受量

器官或组织	损伤	TD5/5/Gy	照射面积或长度
皮肤	溃疡、严重纤维化	55	100cm²
小肠	溃疡、穿孔、出血	50	100cm²
结肠	溃疡、狭窄	45	100cm²
直肠	溃疡、狭窄	60	100cm²
肾脏	急、慢性肾炎	20	全肾
膀胱	挛缩	60	整个膀胱
输尿管	狭窄	75	5~10cm
卵巢	永久不育	2~3	整个卵巢
子宫	坏死、穿孔	>100	整个子宫
阴道	溃疡、瘘管	90	全部
成人骨骼	坏死、骨折、硬化	60	整块骨或 10cm²
脊髓	梗死、坏死	45	10cm
成人肌肉	纤维化	60	整块肌肉
骨髓	再生不良	2	全身骨髓
		30	局部骨髓
淋巴结及淋巴管	萎缩、硬化	50	整个淋巴结
胎儿	死亡	2	整个胎儿
外周神经	神经炎	60	10cm²

第十节 放疗常见副作用的处理

宫颈癌放射治疗相关的毒副作用主要因放射区域中正常组织所受到的

累积照射剂量而引起不良反应。早期宫颈癌术后接受盆腔辅助放疗的患者，其治疗相关毒副作用以反射性膀胱炎及直肠炎为主。而对于局部晚期宫颈癌患者，除放射性膀胱炎与直肠炎以外，放射性小肠炎及阴道炎等亦是常见症状。

一、放射性肠炎

放射性肠炎包括放射性小肠炎与结直肠炎。由于大部分宫颈癌患者小肠与部分结肠在照射范围内接受的总体剂量不高，因而放射性小肠炎的发生率相对较低。而放射性直肠炎的发生主要与照射的单次剂量、疗程总剂量、患者营养状态以及是否接受同步化疗等因素相关。其发生机制是直肠上皮细胞增生因接受放射线照射而受到抑制，使得肠黏膜下毛细血管受损，从而引起闭塞性动静脉炎，导致直肠壁缺血、黏膜保护功能受损，更易受到肠道内细菌的侵袭，最终导致肠管纤维化、狭窄等，临床可表现为消化道大出血、穿孔、梗阻和肠瘘等。根据起病时间及病程变化情况，可分为急性放射性直肠炎（acute radiation proctitis，ARP）和慢性放射性直肠炎（chronic radiation proctitis，CRP），通常以 3 个月为急慢性分界。一项来自对 960 例既往接受过盆腔放疗的宫颈癌患者的回顾性分析发现，1 级放射性肠炎的发生率为 20.1%，2 级发生率为 6.0%，3 级发生率为 1.6%，而 4 级发生率为 0.1%；当直肠接受剂量 $D2cc > 65Gy$ 时，副作用的发生率高于 <65Gy 剂量的 2 倍；而当 $D2cc > 75Gy$ 时，相应的直肠纤维化的风险会提高 12.5%。因此临床上对于直肠剂量的限制建议为 ≤75Gy。

目前按照《中国放射性直肠炎诊治专家共识（2018 版）》，放射性直肠炎的主要治疗措施包括饮食治疗、营养治疗、药物治疗、手术治疗、内镜下治疗、物理治疗和心理干预等。在饮食与营养治疗方面，建议放射性肠炎患者选择低纤维素、低脂、高热量以及高蛋白饮食，同时可限制乳糖摄入。当患者合并严重肠道功能障碍，对于肠道功能衰竭的患者，可应用完全肠外营养使肠道休息。目前药物治疗方面，主要推荐的药物包括：①抗炎类药物，非甾体抗炎药（柳氮磺胺砒啶、巴柳氮、美沙拉秦、奥沙拉秦等）及类固醇类药物（泼尼松龙、倍他米松及氢化可的松），共识推荐使用柳氮磺胺砒啶、巴柳氮治疗；②抗生素类药物，推荐使用甲硝唑、环丙沙星治疗出血及腹泻症状；③益生菌，推荐的益生菌包括乳杆菌、双歧杆菌、肠球菌及乳酸菌等；④抗氧化剂，如维生素 A、维生素 C、维生素 E 以及己酮可可碱等；⑤止泻；⑥灌肠药物，目前国内共识推荐复方灌肠制剂治疗轻中度出血性放射性直肠炎。当放射性直肠炎使用药物保守治疗无效时，可考虑使用内镜手术治疗，目前国内共识推荐内镜治疗氩等离子体凝固术（argon plasma co-agulation，APC）治疗放射性直肠炎，APC 是治疗出血性放射性直肠炎的一种安全、有效的手段，其有效率可达 70%~100%。外科手术在放射性直肠炎的治疗适应证包括：合并肠梗阻、肠穿孔、肠瘘、肠道大出血等严重并发症或反复保守治疗无效的顽固症状如直肠出血、肛门疼痛等。此外，高压氧治疗、心理治疗对放射性直肠炎也具有一定缓解作用。

二、放射性膀胱炎

接受盆腔放疗后膀胱的副作用发生率同样与其 D2cc 剂量相关。放射性膀胱炎的诊断主要包括必须有明确的盆腔放射治疗史,临床表现可出现突发性、反复性肉眼血尿,或伴尿频、尿急、尿痛等膀胱刺激症状,严重者可因为出血形成凝血块堵塞尿道而致排尿困难、急性尿潴留、失血性贫血等。超声、CT 检查作为辅助检查也很重要。当然,膀胱镜及必要的活组织检查才是诊断的金标准,才能给予患者是否发生膀胱转移的明确答复。轻度为尿频、尿急、尿痛、少量血尿,也可表现为一过性肉眼血尿;中度为血尿反复发作;重度为膀胱阴道瘘形成(小便无法控制,从阴道流出)。对于轻度放射性膀胱炎,患者首先要注意休息,避免劳累,保持睡眠充足,多饮水,保证饮水量在 2 000~3 000ml/d,保持小便通畅,必要时及时应用抗炎止血药物控制膀胱刺激症状及出血。另外补充大量维生素 C 可以酸化尿液,避免感染性结石的形成。经以上支持治疗后大部分轻度放射性膀胱炎可以治愈。如果遇到轻度放射性膀胱炎经上述措施不能改善及中重度放射性膀胱炎,应及时外科手术处理。

三、放射性阴道炎

在接受放疗的过程中,放射线对患者的阴道壁产生损伤,可导致患者出现阴道黏膜水肿、粘连,黏膜坏死、脱落、纤维组织增生,器官狭窄等。放射性阴道炎的预防与治疗主要包括及时阴道冲洗,必要时抗感染、调整阴道菌群治疗。

四、其他放疗相关不良反应

除上述宫颈癌放疗常见的副作用外,放化疗本身所导致的身心压力也会给患者带来诸如乏力、失眠、心慌等常见不良反应。此外,对于一些远处转移病灶的放疗所带来的不良反应也会因放疗部位正常器官受损而表现出临床症状。对于这些不良反应的对症处理是保证患者按时按量完成放疗及影响预后的有利因素。

目前,保育术后的辅助治疗主要包括化疗与放疗,对于存在中危宫颈癌复发危险因素的保育术后患者,可常规予以辅助化疗替代辅助放疗。若术后存在高危复发因素,则术后辅助放疗是必要的治疗措施。而保育术后放疗的选择方式也应因患者个体差异而进行个体化选择。相较于初治宫颈癌的根治性放疗与常规根治术后的辅助放疗,保育术后的放疗存在特殊性,因而对于内外照射的选择需要合理的判断。此外,对于复发或转移宫颈癌,放疗主要根据病变程度、初始治疗方案及复发病灶的形式和特点来选择。总体而言,提高生存率,改善生活质量,以综合治疗为主,达到个体化治疗的策略。

参考文献

［1］ CURTIN JP, HOSKINS WJ, VENKATRAMAN ES, et al. Adjuvant chemotherapy versus chemotherapy plus pelvic irradiation for high-risk cervical cancer patients after radical hysterectomy and pelvic lymphadenectomy (RH-PLND): a randomized phase Ⅲ trial. Gynecologic oncology, 1996, 61: 3-10.

［2］ LI X, LI J, JIANG Z, et al. Oncological results and recurrent risk factors following abdominal radical trachelectomy: an updated series of 333 patients. BJOG, 2019, 126: 1169-1174.

［3］ LI X, LI J, WEN H, JU X, et al. The survival rate and surgical morbidity of abdominal radical trachelectomy versus abdominal radical hysterectomy for stage ⅠB1 cervical cancer. Annals of surgical oncology, 2016, 23: 2953-2958.

［4］ ZHU J, CAO L, WEN H, et al. The clinical and prognostic implication of deep stromal invasion in cervical cancer patients undergoing radical hysterectomy. J Cancer, 2020, 11 (24): 7368-7377.

［5］ ZHANG Z, JIANG L, BI R, et al. Clinical implication of simultaneous intensity-modulated radiotherapy boost to tumor bed for cervical cancer with full-thickness stromal invasion. Oncologist, 2022, 27 (1): e53-e63.

［6］ HUANG H, FENG YL, LIU JH. Sequential chemoradiotherapy vs concurrent chemoradiotherapy or radiotherapy alone in adjuvant treatment for patients with cervical cancer-reply. JAMA Oncol, 2021, 7 (9): 1404-1405.

［7］ DOVEDI SJ, ADLARD AL, LIPOWSKA-BHALLA G, et al. Acquired resistance to fractionated radiotherapy can be overcome by concurrent PD-L1 blockade. Cancer Res, 2014, 74 (19): 5458-5468.

［8］ KARIM R, JORDANOVA ES, PIERSMA SJ, et al. Tumor-expressed B7-H1 and B7-DC in relation to PD-1+ T-cell infiltration and survival of patients with cervical carcinoma. Clin Cancer Res, 2009, 15 (20): 6341-6347.

［9］ LEPIQUE AP, DAGHASTANLI KR, CUCCOVIA IM, et al. HPV16 tumor associated macrophages suppress antitumor T cell responses. Clin Cancer Res, 2009, 15 (13): 4391-4400.

［10］ YIN L, LU S, ZHU J, et al. Ovarian transposition before radiotherapy in cervical cancer patients: functional outcome and the adequate dose constraint. Radiat Oncol, 2019, 14 (1): 100.

第二十二章 宫颈癌的系统治疗

Chapter 22

Systemic Therapy for Cervical Cancer

夏玲芳

对于一些初诊即晚期（如 FIGO 分期ⅣB 期）或者根治性手术 / 根治性放疗后复发的患者，除了极少数病灶局限且严格筛选的患者可以再行手术或放射治疗外，常常只有采用内科治疗的手段才能控制肿瘤发展，延长患者生存。宫颈癌保育患者均是未经放疗的患者，故首次复发常首选放疗或同步放化疗，但若复发病灶不局限或放疗未能控制，其治疗原则则与其他晚期或转移性宫颈癌患者类似，治疗较为困难，故此阶段，化疗、靶向治疗、免疫治疗等内科治疗起到了至关重要的作用。随着近几年靶向治疗与免疫治疗在宫颈癌中的应用越来越多，本章将与读者简单分享近年来化疗、靶向药物、免疫药物三种系统治疗方式在复发性宫颈癌中的应用。

第一节　化学药物治疗

虽然对于复发性宫颈癌，化疗应用最早也最为广泛，但临床有效率较低，复发部位是放疗野内还是放疗野外，其化疗有效率明显不同。目前在复发性宫颈癌中以铂类为基础的联合化疗被普遍认为是最有效的一线化疗方案。

一、化疗的关键临床研究

1981 年，GOG 的 Ⅱ 期临床实验奠定了顺铂在晚期及复发性宫颈癌中的关键地位。GOG 对不同的化疗药物进行相关临床实验，发现宫颈癌单药化疗的总缓解率都比较低，最高为顺铂，总反应率可达 38%，在未经化疗的患者中更是高达 50%。因此，顺铂被认为是治疗复发性宫颈癌最有效的药物[1]。但因为大多数宫颈癌在初治阶段同步放化疗时均接受过顺铂治疗，因此可能复发阶段对铂类单药不再那么敏感[2,3]，而且单药的疗效有限，因此含顺铂的联合治疗如顺铂 / 紫杉醇、顺铂 / 托泊替康等在一系列临床试验中被证明优于顺铂单药[2-6]。

　　GOG169 Ⅲ期临床试验纳入 264 例转移、复发或持续性宫颈癌的患者，对比顺铂 / 紫杉醇和顺铂单药，结果显示，加入紫杉醇后，患者的客观缓解率（objective response rate，ORR）明显增加（36% $vs.$ 19%，P=0.002），中位无进展生存期（progression-free survival，PFS）明显延长（4.8 个月 $vs.$ 2.8 个月，$P<0.001$），但中位总生存期（overall survival，OS）未见明显延长，分别为 9.7 个月和 8.8 个月（$P>0.05$）（表 22-1）[2]，此项研究证明了双药联合化疗在疾病缓解率、PFS 等方面均优于单药顺铂治疗，故之后各项联合治疗方案在晚期宫颈癌中开始深入探索。

　　另一项随机Ⅲ期临床研究（GOG 179）[3]在 294 例复发或持续性宫颈癌患者中对比顺铂 / 托泊替康与单药顺铂的疗效（表 22-1），结果显示顺铂 / 托泊替康联合方案明显优于单药顺铂治疗，ORR 分别为 27% $vs.$ 13%（P=0.004），中位 PFS 分别为 4.6 个月 $vs.$ 2.9 个月（P=0.014），中位 OS 分别为 9.4 个月 $vs.$ 6.5 个月（P=0.017），但骨髓抑制明显加重，这是复发性宫颈癌临床试验中首个延长总生存期的Ⅲ期临床试验，因此，美国食品药品监督管理局（Food and Drug Administration，FDA）批准顺铂 / 托泊替康用于晚期宫颈癌的一线治疗。

　　虽然联合方案的获益越来越得到证实，但是不同联合方案谁优谁劣还未明确。基于此，开展了 GOG 204 Ⅲ期临床试验，在 513 例转移或复发性宫颈癌患者中比较 4 种顺铂双药方案（顺铂 / 紫杉醇、顺铂 / 托泊替康、顺铂 / 吉西他滨、顺铂 / 长春瑞滨）（见表 22-1）[6]。该试验过程中发现顺铂 / 托泊替康、顺铂 / 吉西他滨、顺铂 / 长春瑞滨方案明显不优于对照组顺铂 / 紫杉醇，故提前结束，而且 ORR、PFS 和 OS（12.9 个月 $vs.$ 10 个月）的趋势表明顺铂 / 紫杉醇可能优于其他方案。另一方面，对比其他方案，顺铂 / 紫杉醇方案总的耐受性更好，因此顺铂 / 紫杉醇方案成为了复发性宫颈癌的一线标准治疗方法，对于不能使用紫杉醇的患者可推荐采用顺铂 / 拓扑替康替代。

　　由于顺铂的毒性较大，许多研究机构及研究者希望找到顺铂的替代物。因为易于管理以及良好的耐受性，许多医生使用了卡铂 / 紫杉醇代替顺铂 / 紫杉醇。而且相关研究[7]和系统综述[8]还表明，在治疗复发或转移性宫颈癌方面，毒性更低的以卡铂为基础的方案似乎是以顺铂为基础的方案的等效替代治疗方案。

　　在一项日本的Ⅲ期随机临床试验（JCOG0505）中纳入了 253 例转移或复发性宫颈癌患者（表 22-1），结果显示卡铂 / 紫杉醇不劣效于顺铂 / 紫杉醇，卡铂 / 紫杉醇与顺铂 / 紫杉醇的中位 OS 为 17.5 个月 $vs.$ 18.3 个月（P=0.032，HR：0.994，90% CI：0.79-1.25），无明显统计学差异，而且卡铂 / 紫杉醇方案耐受性更好[9]。但是在既往未接受过顺铂治疗的患者中，卡铂 / 紫杉醇 $vs.$ 顺铂 / 紫杉醇的 OS 分别为 13 个月 $vs.$ 23.2 个月（HR：1.571，95% CI：1.06-2.32）（见表 22-1），基于此，卡铂 / 紫杉醇或为既往接受过顺铂治疗的晚期宫颈癌患者的 1 类推荐。

　　当然因两药联合化疗方案对于复发性宫颈癌而言，临床有效率仍不够高，因此既往紫杉醇 / 异环磷酰胺 / 顺铂（TIP 方案）三药方案也有相关临床研究，并被证实具有有效性，但一方面其血液学毒性等副作用较大，另一方面，疗效在总生存期上并没有得到Ⅲ期临床试验证实,因此在临床应用中局限性较大,并未被广泛应用于临床[10]。近来,Choi 等[11] 比较了 TIP 方案与 TPA 方案(紫杉醇 / 顺铂 / 贝伐珠单抗)的有效率及并发症情况,结果显示 TIP 方案出现较高的血液学毒性反应,但在有效率、生存率等方面与 TPA 方案无统计学差异($P<0.05$),可能可用于部分晚期宫颈癌患者,如有贝伐珠单抗使用禁忌证或经济负担较大,但身体一般状况比较好的患者。

表 22-1　复发性宫颈癌化疗相关的重要 Ⅲ 期临床实验

临床试验	化疗方案	ORR/%	中位 PFS/ 个月	中位 OS/ 个月
GOG169[2] (2004)	顺铂 50mg/m², d1, q.3w.	19.0	2.8	8.8
	顺铂 50mg/m² + 紫杉醇 135mg/m², d1, q.3w.	36.0	4.8	9.7
GOG179[3] (2005)	顺铂 50mg/m², d1, q.3w.	13.0	2.9	6.5
	顺铂 50mg/m² + 拓扑替康 0.75mg/m², d1, q.3w.	26.0	4.6	9.4
	甲氨蝶呤 30mg/m², d1、d15、d22, 长春碱 3mg/m², d2、d15、d22, 多柔比星 30mg/m², d2, 顺铂 70mg/m², d2, q.4w.	因化疗方案的毒副作用太大,实验提前终止,故无结果		
GOG204[6] (2009)	顺铂 50mg/m², d2 + 紫杉醇 135mg/m², d1, q.3w.	29.1	5.8	12.9
	顺铂 50mg/m², d1 + 拓扑替康 0.75mg/m², d1~3, q.3w.	23.4	4.7	10.3
	顺铂 50mg/m², d1+ 吉西他滨 1 000mg/m², d1、d8, q.3w.	22.3	4.6	10.3
	顺铂 50mg/m², d1+ 长春瑞滨 30mg/m², d1、d8, q.3w.	25.9	4.0	10.0
JCOG0505[9] (2015)	顺铂 50mg/m² + 紫杉醇 135mg/m², d1, q.3w.	58.8	6.9	18.3
	卡铂 AUC=5+ 紫杉醇 175mg/m², d1, q.3w.	62.6	6.2	17.5

注:ORR. 客观缓解率;PFS. 无进展生存期;OS. 总生存期;q.3w.. 每 3 周 1 次;q.4w.. 每 4 周 1 次。

随着以铂类为基础的联合化疗成为复发性宫颈癌一线化疗方案,铂类耐药复发的患者以及不能耐受铂类化疗的患者成为治疗难题。既往对于这部分患者,均只能给予不含铂类的单药化疗方案。2022 年版 NCCN 指南中推荐用于复发性宫颈癌二线化疗的药物有白蛋白结合型紫杉醇、多西紫杉醇、5- 氟尿嘧啶、吉西他滨、异环磷酰胺、伊立替康、丝裂霉素、培美曲塞、托泊替康、长春新碱等,均被证实在复发性宫颈癌中有疗效,但总体有效率不高,且缓解时间较短,对于长期预后的作用较有限,因此目前对于复发性宫颈癌,新药是延长生存期最大的可能。

二、化疗药物治疗推荐总结

目前宫颈癌暂未出现新型的有效化疗药物,基于 GOG 204 的研究,目前对于复发性宫颈癌,顺铂 / 紫杉醇方案(TP 方案)是一线标准治疗方法,基于 JCOG 0505 的研究结果,卡铂 / 紫杉醇(TC 方案)可作为既往接受过顺铂治疗或不能耐受顺铂治疗的晚期宫颈癌患者的 1 类推荐。对于不适合紫杉醇类的患者,顺铂/托泊替康依然是合理的替代方案。对于不耐受铂类治疗的,可考虑紫杉醇/托泊替康代替。三药方案如紫杉醇/异环磷酰胺/顺铂(TIP方案)可能适合用于部分晚期宫颈癌患者,如有贝伐珠单抗使用禁忌证或经济负担较大,但身体一般状况比较好的患者。

对于老年患者或身体状况较差不能耐受联合化疗的复发宫颈癌患者,可考虑单药化疗[12-14],首选顺铂单药,报道的缓解率大约为20%~30%,偶尔有完全缓解,总体生存期大约是6~9个月[1,2,15],若已使用过顺铂或不能耐受顺铂治疗,可考虑卡铂或紫杉醇单药治疗,均有良好的耐受性和较好的有效性。

对于铂类耐药复发以及不能耐受以铂为基础的化疗的患者,可考虑二线化疗用药,如白蛋白结合型紫杉醇、多西紫杉醇、5-氟尿嘧啶、吉西他滨、异环磷酰胺、伊立替康、丝裂霉素、培美曲塞、托泊替康、长春新碱等单药治疗或者尝试靶向治疗、免疫治疗、参与临床试验等。

第二节　靶向治疗

虽然化疗药物在复发性宫颈癌中应用得如火如荼,但其治疗效果并不让人满意,有效率较低,大多不到20%,疗效维持时间较短,中位PFS仅4~6个月,总生存期大多不超过1年,预后极差。随着现代分子生物学和基因组学的发展,宫颈癌分子基因研究及靶向药物研发不断深入,靶向治疗已经成为近年来晚期复发性宫颈癌治疗的热点研究方向之一。靶向药物是从分子水平将肿瘤的恶性生物学行为阻断、针对明确的致癌位点或细胞生长凋亡的相关信号转导途径设计的相应治疗药物,在药物进入体内后与特定的致癌位点结合发挥抗肿瘤作用。

目前复发性宫颈癌临床上应用和探索的靶向药物有很多,包括抗血管生成药物、表皮生长因子受体(epidermal growth factor receptor,EGFR)抑制剂、神经营养酪氨酸激酶(neurotrophic tyrosine kinase,NTRK)抑制剂、多腺苷二磷酸核糖聚合酶(poly ADP-ribose polymerase,PARP)抑制剂、雷帕霉素靶蛋白(mammalian target of rapamycin,mTOR)抑制剂等。近几年,抗体偶联药物(antibody-drug conjugate,ADC)在肿瘤中的研发突飞猛进,在宫颈癌中也获得了突破,成为近十年来除了贝伐珠单抗以外唯一获批宫颈癌适应证的靶向药物,当然还有一些针对特定基因但不限瘤种的靶向药物也适合用于特定的宫颈癌患者,下面为大家一一介绍。

一、抗血管生成药物

肿瘤新生血管为肿瘤生长、增殖提供氧气和养分,对肿瘤的生长、浸润和转移至关重要。多种促血管生成因子主要包括血管内皮生长因子(vascular endothelial growth factor,VEGF)及其受体(VEGFR)、成纤维细胞生长因子受体（fibroblast growth factor receptor，FGFR）、血小板源性生长因子受体（platelet-derived growth factor receptor，PDGFR）等，均可促进肿瘤新生血管生成并过度激活这一生理过程[16,17]。抗血管生成药物可阻断肿瘤新生血管生成，使血管"正常化"，从而"饿死肿瘤"，抑制肿瘤发生发展，另外抗血管生成药物还可抑制上皮 - 间质转化（epithelial to mesenchymal transition，EMT）和肿瘤干细胞、祖细胞的增殖。抗血管生成药物目前主要分两大类，一类为单克隆抗体，如贝伐珠单抗，另一类为酪氨酸激酶抑制剂（tyrosine kinase inhibitor，TKI），如西地尼布、阿帕替尼等。

血管内皮生长因子家族，包括 VEGF-A、VEGF-B、VEGF-C、VEGF-D 和胎盘生长因子，可通过与细胞表面酪氨酸激酶受体 VEGFR1、VEGFR2 和 VEGFR3 特异性结合，调控下游信号分子，促进血管内皮细胞增殖、分化、迁移，增加血管通透性和内皮细胞前体趋化性，是调节肿瘤血管生成最主要和最关键的分子[18]。靶向 VEGF 的各种抑制剂被用于多种肿瘤的治疗，并已在很多肿瘤中取得了良好疗效。研究发现 VEGFR 的过度表达与宫颈癌的进展和不良预后相关，其在晚期患者中高表达[19]，提示 VEGF 通路与宫颈癌发生发展密切相关，可能成为宫颈癌治疗的潜在靶点。截至目前，贝伐珠单抗（bevacizumab，BEV）是 FDA 唯一批准用于复发性宫颈癌的抗血管生成靶向药物，是一种仅与 VEGF-A 特异性结合的人源化单克隆抗体，也是首个被美国 FDA 批准的抗血管生成靶向药物，目前已被批准用于多种实体肿瘤。

早在 2009 年 Monk 等[20]就报道了贝伐珠单抗单药在晚期宫颈鳞癌患者中的疗效（GOG 227），入组 46 例一线治疗失败的持续或复发性宫颈鳞癌患者，给予 BEV 单药治疗，11 例（23.9%）患者 PFS 超过 6 个月，ORR 为 10.9%，中位 PFS 为 3.4 个月，中位 OS 为 7.29 个月，该研究结果提示贝伐珠单抗单药在复发或顽固性宫颈癌治疗中的疗效值得肯定，NCCN 指南推荐贝伐珠单抗单药可用于复发 / 转移性宫颈癌的二线治疗。而 2014 年 GOG 240 Ⅲ期随机临床试验最终研究结果的报道更是为贝伐珠单抗在宫颈癌中的应用增加了实证[21]，研究纳入 452 例转移性、持续性或复发性宫颈癌患者，评估在一线联合化疗方案（顺铂 / 紫杉醇或托泊替康 / 紫杉醇）中添加贝伐珠单抗的疗效，最后的总生存结果[22]显示，接受贝伐珠单抗的患者 OS 显著延长（16.8 个月 *vs.* 13.3 个月，$P=0.007$，HR：0.77，95% CI：0.62-0.95）（表 22-2），而在先前未接受盆腔放疗的患者中（如ⅣB 期患者），添加 BEV 可将 OS 延长 8 个月（24.5 个月 *vs.* 16.8 个月，$P=0.11$，HR：0.64，95% CI：0.37-1.10）。而托泊替康 / 紫杉醇未见优于顺铂 / 紫杉醇，可视为不适合顺铂患者的替代治疗方案。另外，虽然贝伐珠单抗带来了更高的毒性反应（如高血压、血栓栓塞事件和胃肠瘘等），但在患者报告的生活质量上未见统计学上的显著降低（$P=0.27$）[23]。在化疗基础上添加贝伐珠单抗为晚期宫颈癌患者延长了总生存时间，这是历史上第一项靶向生物制剂在妇科肿瘤领域延长 OS 的里程碑事件。基于 GOG 240 的研究结果，2014 年 8 月，美国 FDA 批准将贝伐珠单抗作为紫杉醇 / 顺铂或紫杉醇 / 托泊替康联合治疗的组成部分，用于持续性、复发性或转移性宫颈癌的一线治疗。同年的 NCCN 指南将贝伐珠单抗纳入治疗复发性宫颈癌的一线药物的 1 类推荐。另外,2017 年的一篇研究[24]meta 分析了 19 篇关于转移性、持续性或复发性宫颈癌的系统治疗,发现对比不含贝伐珠单抗的化疗方案,在顺铂 / 紫杉醇或托泊替康 / 紫杉醇基础上添加贝伐珠单抗,有明显延长 OS 的趋势,更进一步证实了贝伐珠单抗在晚期宫颈癌中的疗效。

根据 GOG 240 的结果,更多的研究探索了贝伐珠单抗与其他化疗方案联合应用在宫颈癌中的疗效。最引人注目的是 CECILIA 研究[25],评估将贝伐珠单抗添加到另一种宫颈癌常用的化疗方案中——卡铂和紫杉醇,该研究结果于 2020 年 10 月正式发布,研究纳入 150 名晚期、复发、持续性宫颈癌患者,中位随访时间为 27.8 个月,贝伐珠单抗的中位治疗时间为 6.7 个月,57% 的患者接受贝伐珠单抗维持治疗,ORR 为 61%(95% CI:52%-69%),中位 PFS 为 10.9 个月(10.1~13.7 个月),中位 OS 为 25.0 个月(20.9~30.4 个月)(见表 22-2)。17 名(11.3%;95% CI:6.7%-17.5%)患者经历了穿孔 / 瘘事件,最常见的 3/4 级不良事件为中性粒细胞减少(25%)、贫血(19%)和高血压(14%)。5 名(3%)患者发生了致命的不良事件,该研究结果中展示的疗效与不良反应与 GOG 240 类似,说明卡铂和紫杉醇联合贝伐珠单抗这种组合对于晚期宫颈癌患者也非常适合。

然而可惜的是,至今为止,无论是宫颈癌还是其他瘤种,贝伐珠单抗的疗效预测因子均未被发现,因此仍需进一步探索其生物靶标,让更合适的患者应用此药物。在对 GOG 240 的进一步探索性分析[26]中发现,根据 Moore 临床预后因子评分系统似乎可以评估哪些宫颈癌患者可以从贝伐珠单抗中获益。Moore 预后因子包括种族(是 / 否为非洲裔),体能状态(1 分或 0 分),可测量盆腔病灶(是 / 否),既往铂类作为放疗增敏剂(是 / 否),以及疾病初次诊断后的无进展间隔(<365 天或 ≥365 天),最后将患者分类为低危(0~1 个因素)、中危(2~3 个因素)、高危(4~5 个因素),进一步分析是否影响患者预后,最后发现 Moore 评分有中危和高危不良预后因素的患者有近 6 个月的生存获益,其中中危组生存获益为 12.1~17.9 个月,高危组生存获益为 6.3~12.1 个月,然而低危组的中位 OS 无显著差异(21.8 个月 *vs.* 22.9 个月)。该研究为肿瘤医生提供了一种方向和工具,帮助回答了标准化疗方案加入贝伐珠单抗后患者是否可以从中获益的问题。

虽然贝伐珠单抗在晚期宫颈癌中的疗效获得了多项研究的证实和国内外指南的一致推荐,但一项回顾性研究表明[27],尽管贝伐珠单抗可以提高转移或复发性宫颈癌患者的生存率,但在 10 年期间,只有 14.5% 的转移或复发的宫颈癌患者可以接受贝伐珠单抗治疗,大多数患者因合并阴道流血、肾功能不全(如输尿管积水导致)及全身状况差等而无法使用贝伐珠单抗。另外 Phippen 等[28]对贝伐珠单抗治疗晚期、持续性及复发性宫颈癌的成本效益进行了研究,统计发现宫颈癌患者延长 3.5 个月的生存期需要至少 70 000 美元的费用,或每增加 1 个月生存期需要近 6 000 美元费用,昂贵的费用对于一些患者来说可能是难以承受的。当然随着国内生物仿制药的上市,相信这一成本在中国会得到有效控制。贝伐珠单抗治疗复发性子宫颈癌的疗效及安全性是毋庸置疑的,但因其价格昂贵及部分患者身体无法耐受,从而大大限制了在临床上的广泛使用。

近年来,抗血管生成的酪氨酸激酶抑制剂(TKI)在多种实体瘤中开展了系列研究,其可以通过靶向 VEGFR 酪氨酸激酶活性从而特异性阻断 VEGF信号通路,发挥抗肿瘤效应,目前已有多项临床研究探索其在宫颈癌中的治疗效果,如培唑帕尼(pazopanib)[29]、西地尼布(cediranib)[30]、舒尼替尼(sunitinib)[31]、阿帕替尼(apatinib)[32]、安罗替尼(anlotinib)[33]、布立尼布(brivanib)[34]等,但大多为小样本的临床试验或回顾性研究报道(见表 22-2),因此到目前为止除了贝伐珠单抗在复发性宫颈癌中有大样本Ⅲ期随机对照临床试验的证据支持,其他抗血管生成靶向药物的长期疗效仍需要进一步观察,需要更多的临床研究支持。

表 22-2　复发性宫颈癌抗血管生成靶向治疗相关临床实验

临床试验	用药方案	病例数	ORR/%	中位 PFS；中位 OS/ 个月
GOG 240[22]	贝伐珠单抗组：顺铂 + 紫杉醇 + 贝伐珠单抗或拓扑替康 + 紫杉醇 + 贝伐珠单抗 化疗组：顺铂 + 紫杉醇或拓扑替康 + 紫杉醇	452	48 *vs.* 36	16.8 *vs.* 13.3（OS）
CECILIA[25]	卡铂 + 紫杉醇 + 贝伐珠单抗	150	61	10.9；25.0
NCT00430781[29]	A. 培唑帕尼；B. 拉帕替尼；C. 拉帕替尼 + 培唑帕尼 *	152*	9 *vs.* 5	50.7 周 *vs.* 39.1 周（OS）
CIRCCa[30]	A. 卡铂 + 紫杉醇 + 西地尼布；B. 卡铂 + 紫杉醇	69	64 *vs.* 45	8.1 *vs.* 6.7；14.8 *vs.* 13.6
NCIC CTG Trial IND.184.[31]	舒尼替尼	19	0	3.5（PFS）
阿帕替尼Ⅱ期试验[32]	阿帕替尼	42	19	6.0；12.0
安罗替尼Ⅱ期试验[33]	安罗替尼	41	24.4	3.2；9.9

注：* 中期分析时,联合治疗组与单药组相比无显著获益且不良反应较大,故中止,因此病例数为单药组患者数。

二、抗体偶联药物

抗体偶联药物(antibody-drug conjugate,ADC)是一类将抗体与活性抗癌制剂连接的靶向药物,抗体靶向特定的肿瘤抗原,以便将药物输送至肿瘤细胞,从而避免结合非肿瘤细胞等正常组织。近年,抗体偶联药物在其他实体瘤中陆续被批准,2021 年 9 月,FDA 加速批准了宫颈癌中的首个抗体偶联药物tisotumab vedotin-tftv(Tivdak,TV)用于治疗一线化疗失败的复发性或转移性宫颈癌患者,也是继贝伐珠单抗后宫颈癌靶向治疗领域的又一个突破。

TV 是一种靶向组织因子(tissue factor,TF)的抗体偶联药物,既往临床前研究发现,TF 在宫颈癌细胞中高度表达,可参与肿瘤生长、血管生成和转移[35],TV 将细胞毒性药物 MMAE 偶联在单克隆抗体上,使 Tivdak 能与肿瘤细胞表面的 TF 结合,被细胞内吞后释放 MMAE,它能够扰乱分裂细胞的微管网络，导致细胞周期停滞、细胞死亡。此次加速批准主要基于 innova TV 204 试验[36]（NCT03438396/GOG-3023/ENGOT-cx6），这是一项开放标签、多中心、单臂的 II 期临床试验，评估了 101 例一线治疗失败的复发性或转移性宫颈癌患者接受 TV 治疗的情况，试验结果显示，TV 获得 ORR 达 24%，其中 7 例完全缓解（complete remission，CR），17 例部分缓解（partial remission，PR），且缓解与 TF 表达水平无关，疾病控制率（disease control rate，DCR）为 73%，缓解持续时间（duration of response，DOR）为 8.3 个月，中位 PFS 为 4.2 个月（95% CI：3.0-4.4），中位 OS 为 12.1 个月（95% CI：9.6-13.9），主要剂量限制性毒性（dose-limiting-toxicity，DLT）包括黏膜炎、粒细胞缺乏伴发热和 2 型糖尿病。基于这项研究所表现出的疗效和安全性，美国 FDA 快速批准了 Tivdak 用于宫颈癌二线治疗的适应证。另外 TV 与其他药物联合治疗晚期宫颈癌患者的临床试验 innovaTV 205（ENGOT-Cx8/GOG-3024），其中期结果在 2021 年欧洲肿瘤内科学会（European Society of Medical Oncology，ESMO）年会上报道。研究主要纳入接受标准治疗后进展的复发或转移性宫颈癌患者，分别入组三个治疗组，一线 TV + 卡铂或者二线/三线 TV 分别联合帕博利珠单抗或贝伐珠单抗，最后 33 例患者接受了一线 TV 联合卡铂治疗，确认的 ORR 达 55%（6% 为 CR，48% 为 PR），中位 PFS 为 6.9 个月；35 名患者接受了二线/三线 TV 联合帕博利珠单抗治疗，确认的 ORR 为 35%（6% 为 CR，29% 为 PR），中位 PFS 为 5.6 个月。有 75% 左右的患者出现 ≥3 级的不良事件，包括眼部病变、周围神经病变和出血事件等。从这个中期报告可以看出，无论是 TV + 卡铂的一线治疗队列还是 TV + 帕博利珠单抗的二/三线治疗队列，均显示出令人鼓舞的抗肿瘤活性和可接受的安全性，期待该研究结果的进一步更新。目前，全球 III 期随机临床试验（innovaTV 301）正在进行中，期待其结果，为更多患者带来好消息。

其他抗体偶联药物在宫颈癌中的探索也在不断进行中，sacituzumab govitecan 是一种由抗人滋养层细胞表面糖蛋白抗原 2（human trophoblast cell-surface antigen 2，Trop2）抗体与伊立替康偶联而成的抗体偶联药物，目前 FDA 已经批准 sacituzumab govitecan 的乳腺癌适应证，有研究发现 Trop2 在宫颈癌细胞系中高表达，且在小鼠模型中，sacituzumab-govitecan 能抑制肿瘤生长[37]。相信不久的将来抗体偶联药物在宫颈癌领域能够有更多的突破。

三、神经营养酪氨酸激酶抑制剂

神经营养酪氨酸激酶基因（neurotrophic tyrosine kinase，$NTRK$）是一种肿瘤驱动基因，其融合突变在多种肿瘤中都可出现，是潜在的泛瘤种治疗靶点。当 $NTRK$ 基因与其他基因发生融合，异常的 TRK 融合蛋白可不依赖于配体，持续激活下游多条信号途径，促进肿瘤细胞的增殖和转移，$NTRK$ 融合是目前首个被发现并被认可的全癌种共发的突变基因，由 $NTRK$ 基因家族与其他基因融合所致，在所有癌症中的检出率仅有约 0.5%，目前尚无中国人群的流行病学统计数据，但整体检出率也非常低，是名副其实的"罕见靶点"，但其融合不限瘤种,目前已经在多种肿瘤中发现 *NTRK* 融合现象,在部分罕见肿瘤中如婴儿纤维肉瘤,发生率可高达 90%~100%。目前已发现 30 余种 *NTRK* 基因融合类型,如 *ETV6-NTRK3*、*NFASCNTRK1*、*BCAN-NTRK1* 等。TRK 抑制剂可以抑制激酶活性从而抑制肿瘤生长,如拉罗替尼(larotrectinib)、恩曲替尼(entrectinib)均为 TRK 抑制剂,对 *NTRK* 融合阳性的实体肿瘤患者具有明显且持久的抗肿瘤活性。但需注意的是,虽不限瘤种,但只针对特定基因突变,2020 年起,NCCN 宫颈癌指南指出,对于 *NTRK* 基因融合的复发性宫颈癌患者可推荐使用拉罗替尼、恩曲替尼,不过这两种药物在国内均未上市,仍处于临床试验阶段,另外这两款药尽管有着超高的缓解率与缓解持续时间,但仍有耐药的风险,目前已经发生多种耐药突变,但也有很多公司在研发第二代 NTRK 抑制剂如 Selitrectinib(LOXO-195)等,以期克服这种耐药突变。

四、多腺苷二磷酸核糖聚合酶抑制剂

多腺苷二磷酸核糖聚合酶(poly ADP-ribose polymerase,PARP)是一种多功能蛋白质翻译后修饰酶,当 DNA 片段发生结构损伤时,它能够识别并激活修复损伤的 DNA,是单链 DNA 损伤修复通路的关键酶,PARP 的酶活性对细胞稳定和存活至关重要,PARP 失活会导致 DNA 断裂增多,加速细胞不稳定。PARP 抑制剂可以与细胞杀伤性疗法(如放疗、化疗)联合使用,通过抑制肿瘤细胞 DNA 损伤修复、促进肿瘤细胞凋亡,从而增强放疗及烷化剂和铂类药物化疗的疗效,但这种联合治疗目前大多仍在临床研究阶段,包括宫颈癌领域也尚未突破,等待更多的研究证实。

在宫颈癌细胞中 PARP 的水平高于正常细胞,提示 PARP 可能是宫颈癌患者治疗的潜在靶点[38]。对 PARP 抑制剂在宫颈癌中的疗效进行了很多体内外实验和临床试验。Bianchi 等[39]通过体外细胞实验及动物体内实验证实了宫颈癌细胞对奥拉帕利的高反应性,为进一步临床研究提供了基础。Kunos 等[40]开展了维利帕利联合拓扑替康治疗晚期或复发性宫颈癌的 Ⅱ 期临床试验,入组 27 例患者,只有 2 例(7%)患者 PR,4 例患者获得超过 6 个月的疾病无进展期,中位 PFS 仅为 2 个月,OS 为 8 个月,提示该方案对于复发性宫颈癌疗效有限,在临床的应用价值较小,进一步免疫组化染色显示 PARP-1 水平较低的一部分女性 PFS 和 OS 在统计学上显著升高,这表明 PARP-1 可能是一种潜在的生物标志物,可以识别从该疗法中可能获益的患者。另一项 Ⅰ 期临床试验[41]报道了维利帕利(50~400mg)联合顺铂/紫杉醇方案治疗 34 例晚期或复发性宫颈癌患者,29 例可评估患者 ORR 为 34%,当维利帕利 400mg 时 ORR 达 60%,中位 PFS 为 6.2 个月(95% *CI*:2.9-10.1),OS 为 14.5 个月(95% *CI*:8.2-19.4)。仅 1 例患者在口服维利帕利 400mg 时出现剂量限制性毒性,表现为呼吸困难、3 度粒细胞缺乏 ≥3 周以及粒细胞缺乏伴发热,该研究结果提示 PARP 抑制剂在宫颈癌中有一定疗效且安全可行。而另一项 Ⅱ 期临床试验评估了贝伐珠单抗联合卢卡帕利在一线治疗失败的复发性宫颈癌和子宫内膜癌中的疗效,结果于 2022 年 4 月发表于 *Gynecologic oncology*[42],33 例患者入组,28 例可评估,宫颈癌患者 ORR 仅 14%,所有患者中位 PFS 仅 3.8 个月(95% *CI*:2.5-5.7),中位 OS 为 10.1 个月(95% *CI*:7.0-15.1),进一步研究发现携带有 *ARID1A* 基因突变的患者 ORR 较高,达 33%。综合目前 PARP 抑制剂在晚期宫颈癌中的一些临床试验,可见目前 PARP 抑制剂用于晚期复发性宫颈癌的治疗疗效非常局限,可能与宫颈癌分子分型等有关,仍需进一步探索研究。目前尼拉帕利与放化疗联合用于ⅣB 期宫颈癌患者的临床试验(NCT03644342)正在进行中,期待它的结果。

五、表皮生长因子受体抑制剂

表皮生长因子受体(epidermal growth factor receptor,EGFR,又称 ErbB-1或 HER1)是一种跨膜糖蛋白,为酪氨酸蛋白激酶 ErbB 受体家族的成员,与表皮生长因子结合可诱导酪氨酸磷酸化,通过下游信号转导通路调控细胞增殖和凋亡。该家族的其他成员包括 HER2(ErbB-2,NEU)、HER3(ErbB-3)及HER4(ErbB-4)。多种恶性肿瘤患者体内 EGFR 表达升高。EGFR 抑制剂能够阻碍 EGFR 与其配体结合,抑制受体磷酸化,从而抑制肿瘤细胞生长。EGFR通路的异常激活在宫颈癌的发生、发展中占据重要地位。研究发现,EGFR 在宫颈癌中的表达率高达 87.5%~100%,且其高表达与肿瘤不良预后和低治疗反应率密切相关,因此靶向抑制 EGFR 有望成为治疗复发转移性宫颈癌的新策略[43,44]。

目前针对 EGFR 的靶向抑制剂主要包括:① EGFR 的单克隆抗体(mAb),如西妥昔单抗(cetuximab)、曲妥珠单抗(trastuzumab)等;② EGFR 的酪氨酸激酶抑制剂(TKI),如拉帕替尼(lapatinib)、吉非替尼(gefitinib)、奈拉替尼(neratinib)等。这些 EGFR 抑制剂已在多种实体瘤如乳腺癌、肺癌、结直肠癌等中证明了疗效,其在宫颈癌中的临床研究也在不断探索中,如西妥昔单抗[45-47]、吉非替尼[48]、奈拉替尼[49]等,但大多为小样本的临床试验或回顾性研究报道(表 22-3),尽管目前 EGFR 抑制剂在宫颈癌中尚未取得非常令人满意的临床疗效,但是未来通过基于磷脂酰肌醇 -3- 激酶以及 *HER* 突变对宫颈癌进行进一步分子分型,从而针对性地选择药物敏感人群,可能成为 EGFR 抑制剂在宫颈癌中临床应用的新方向,其他 EGFR 如尼妥珠单抗(NCT03413579/NCT03469531)等临床试验也正在进行中,期待结果发布。

表 22-3 复发性宫颈癌 EGFR 抑制剂相关临床实验

临床试验	用药方案	病例数(*n*)	ORR/%	PFS;OS/ 个月
MITO CERV-2(Ⅱ期)[45]	A. 卡铂 + 紫杉醇;B. 卡铂 + 紫杉醇 + 西妥昔单抗	108	43 *vs.* 38	5.2 *vs.* 7.6;17.7 *vs.* 17.0
吉非替尼Ⅱ期临床试验试验[48]	吉非替尼	30	0	3.6
SUMMIT[49]	奈拉替尼	16	25	7.0;16.8

六、磷脂酰肌醇 -3- 激酶抑制剂

磷脂酰肌醇 -3- 激酶（phosphatidylino-sitol3-kinase，PI3K）作为脂质激酶家族成员，可根据其结构和底物特异性分为 3 个主要类别（Ⅰ、Ⅱ 和 Ⅲ 类），其中 Ⅰ 类是与人类癌症最相关的类型。PIK3CA（磷脂酰肌醇 -3- 激酶催化亚基 α）编码 Ⅰ 类 PI3K 的催化亚单位，PIK3CA 突变后可导致 PI3K 活化，提高其下游激酶的活性，不仅可以减少细胞凋亡，还可以促进肿瘤浸润。PI3K/AKT/mTOR 通路在众多血液系统肿瘤和实体瘤中起到了促进细胞增殖、存活和血管生成的关键作用，另外 PI3K/AKT/mTOR 信号通路的激活也常与 EGFR 的过表达密切相关，在肿瘤的发生、侵袭以及转移过程中发挥重要作用。PI3K 的研究开始得非常早，在 1994 年就发现了首个 PI3K 抑制剂，但并未能应用于临床，直到 2014 年才迎来首个 PI3K 抑制剂艾代拉利司（idelalisib）的上市，目前有多款 PI3K 抑制剂上市，但大部分适用于血液系统肿瘤，在宫颈癌的应用起步较晚，仍在临床研究阶段。

宫颈癌的分子基因图谱研究显示这种异常的 PI3K 信号在宫颈癌中非常常见，超过 30%~40% 的宫颈癌患者中可检出 PIK3CA 突变[50,51]，提示 PI3K 抑制剂可能在宫颈癌中有一定的疗效。Alpelisib（BYL719）可选择性抑制 PI3K，从而抑制 PI3K/AKT 信号通路，其在携带有 PIK3CA 突变的乳腺癌与卵巢癌中已显示一定的活性。在意大利米兰国家肿瘤研究所开展了一项针对 PI3K 突变的晚期 / 复发性宫颈癌的研究[52]，17 例复发性宫颈癌患者进行了二代测序，其中 6 例携带 PIK3CA 突变，这些患者均接受过至少二线以上的系统治疗，这 6 例患者均给予 alpelisib 治疗，最后 ORR 达 33%（2 例患者部分缓解），DCR 达 100%（4 例患者疾病稳定），中位 DOR 为 11.5 个月。2 例患者出现 3 级治疗相关不良反应（淋巴水肿、皮疹），无 4~5 级治疗相关不良反应发生。这项研究的初步数据提示 PI3K 抑制剂对于 PIK3CA 突变的宫颈癌患者有较好的疗效，但样本量太小，需要进一步的试验来评估其在复发 / 晚期宫颈癌中的安全性和有效性，目前也有多项相关临床试验正在进行中，期待其结果。

七、雷帕霉素靶蛋白抑制剂

哺乳动物雷帕霉素靶蛋白（mammalian target of rapamycin，mTOR）是 PI3K/AKT 信号途径下游的一种重要的丝氨酸 - 苏氨酸蛋白激酶，可通过激活核糖体激酶调节肿瘤细胞的增殖、存活和侵袭转移。近年来，mTOR 抑制剂在多种实体瘤中展现出不俗的疗效，替西罗莫司（temsirolimus）是代表药物之一，可以与细胞内蛋白 FKBP-12 结合生成药物 - 蛋白复合物，进而抑制 mTOR 活性，已被批准用于肾癌和被套细胞淋巴瘤的治疗，其在宫颈癌中的研究已初露端倪。Tinker 等[53] 开展了相关的 Ⅱ 期临床试验，使用替西罗莫司治疗 38 例晚期宫颈癌患者，结果显示，1 例（3.0%）患者在接受西罗莫司四个疗程治疗后达到 PR，19 例（57.6%）患者出现平均 6.5 个月的病情稳定期，中位 PFS 为

3.52 个月(95% *CI*：1.81-4.70)；不良反应轻微，未见大于 3 级的不良反应，展现了一定的疗效和安全性。前文提到 *PIK3CA* 突变在宫颈癌中发生率较高，而 EGFR 抑制剂在 *PIK3CA* 突变的宫颈癌中疗效不佳[45,47]，我们是否可以展望 mTOR 抑制剂与 EGFR 联合用药在宫颈癌中发挥更强的抗肿瘤效应，从而造福更多宫颈癌患者。

八、宫颈癌靶向药物治疗推荐总结

目前宫颈癌的分子分型进展并不是非常顺利，严重影响了靶向治疗在宫颈癌领域的开发和应用。近 10 年来，除了一些泛瘤种罕见靶点抑制剂如 NTRK 抑制剂外，仅有贝伐珠单抗和 Tivdak 获批宫颈癌的适应证，亟需更多的科研力量投身于此。

基于 GOG 240 的研究结果，2014 年 FDA 批准贝伐珠单抗作为包括紫杉醇和顺铂或托泊替康的联合治疗的组成部分，用于治疗持续性、复发性或转移性宫颈癌一线药物(1 类推荐)，也是目前唯一被批准用于宫颈癌的抗血管生成靶向药物。基于 GOG 240 和 JCOG 0505 的研究结果，认为紫杉醇／卡铂／贝伐珠单抗也是一种可选的针对晚期宫颈癌的治疗选择。因此目前作为复发性宫颈癌一线推荐的方案包括紫杉醇／顺铂／贝伐珠单抗、紫杉醇／卡铂／贝伐珠单抗和紫杉醇／托泊替康／贝伐珠单抗。当然贝伐珠单抗也可作为单药用于复发性宫颈癌的二线治疗。另外 Tivdak 作为全球首个获批的宫颈癌 ADC 药物也被 NCCN 指南推荐用于复发性宫颈癌的二线治疗。

此外，其他抗血管生成药物如培唑帕尼、西地尼布、阿帕替尼、安罗替尼，其他类型的靶向治疗药物如 NTRK 抑制剂、EGFR 抑制剂、PARP 抑制剂和 mTOR 抑制剂等，在晚期或复发性宫颈癌中的临床研究也开展得如火如荼，但大多为小样本临床试验或回顾性数据。另外靶向治疗的联合治疗如 EGFR 抑制剂与 mTOR 抑制剂联合、抗血管生成药物与 PARP 抑制剂联合等在复发性宫颈癌的临床试验也在不断开展中，期待有好的结果造福更多的宫颈癌患者。

第三节　免疫治疗

得益于靶向治疗研究的发展，尤其是抗血管生成药物贝伐珠单抗在宫颈癌中的使用，宫颈癌患者的生存时间得到了显著延长，然而其应用人群较局限[27]，且仍有很多患者疗效不佳。肿瘤的免疫治疗以调节人体自身的免疫系统为目的，旨在激活人体免疫系统，依靠自身免疫机能杀灭癌细胞。从 2013 年《科学》年度最大突破到 2018 年诺贝尔生理学或医学奖的颁发，肿瘤免疫治疗一路高歌猛进、发展迅速。目前肿瘤免疫治疗是肿瘤领域的大热点，在多个瘤种如淋巴瘤、肺癌、恶性黑色素瘤、肾癌等均表现出强劲的实力，在近年来获得了突破性进展。宫颈癌因其特殊的发生发展过程，使免疫治疗在宫颈癌领域四面开花,各种临床研究开展得如火如荼。

高危型HPV病毒持续感染以及整合后的基因组是宫颈癌发病的主要诱因,其 *E6/E7* 基因编码的原癌蛋白(E6和E7蛋白)是导致宫颈上皮癌变的重要因子。而我们的人体有一套完整的自我防护系统称之为免疫系统,免疫系统就像守护人体健康的"特种部队",能够清除体内的"异己"成分,如肿瘤细胞、病毒、细菌等,并避免伤害自身的组织和器官,因此HPV病毒感染产生的病毒抗原(E6和E7蛋白等)在正常生理情况下会激活机体免疫系统,从而被清除,但在机体存在免疫缺陷或高危型HPV病毒长期持续作用的情况下,少数感染者发生免疫耐受致宫颈癌发生。

因此,宫颈癌作为一种独特的非自身病毒诱发的恶性肿瘤,免疫治疗在宫颈癌中是一种非常有前景的治疗方法。首先肿瘤发生后会改变肿瘤微环境(tumor microenvironment,TME),众多免疫抑制因子上调,抑制免疫系统,肿瘤细胞发生免疫逃逸[54],因此可通过上调效应免疫细胞、逆转免疫抑制来治疗宫颈癌。如靶向T细胞的治疗以及一些针对NK细胞、巨噬细胞或免疫调节因子等的非特异性免疫药物均可以通过抑制免疫抑制因子、增强免疫刺激信号、上调已有的效应免疫细胞等治疗宫颈癌;另一方面高危型HPV感染是宫颈癌的主要发病因素,靶向高危HPV癌蛋白的抗原特异性免疫治疗(过继细胞疗法、疫苗等)可帮助或启动宿主免疫系统,从而杀伤肿瘤细胞。因此,目前针对宫颈癌治疗的免疫疗法主要包括靶向T细胞的治疗(包括免疫检查点抑制剂、免疫激动剂单抗等),过继细胞疗法(被动免疫),肿瘤疫苗(主动免疫),非特异性免疫药物及各种联合疗法等。

一、靶向T细胞的治疗

在正常生理情况下,免疫调节因子可维持自身耐受性,预防自身免疫,并在感染期间保护健康细胞免受免疫攻击。在这种内稳态过程中,细胞免疫受到由抗原提呈细胞(antigen presenting cell,APC)呈递的共刺激分子和抑制信号(抑制性免疫检查点)等免疫调节因子的调节。当组织癌变时,它们被免疫编辑,癌细胞通过这个过程逃避免疫系统的清除,不受控制地生长和播散。癌细胞经常利用自身产生的免疫调节因子,形成免疫抑制的肿瘤微环境,同时下调效应T细胞的抗癌活性以逃避免疫监视和清除。

在免疫系统中,T细胞介导的细胞免疫是消灭肿瘤的"主力军团"。T细胞需要活化才能发挥抗肿瘤效应。T细胞表面具有识别抗原信号的T细胞受体和接受调控T细胞活化所需的调节分子,简单地分为两大类,一类为T细胞活化提供信号,使其活化、增殖、分化为效应T细胞的因子,即所谓的免疫激动因子,又称为共刺激免疫检查点,是机体免疫应答的重要"油门"。而另一类调节分子如细胞毒性T淋巴细胞相关抗原4(cytotoxic T lymphocyte-associated antigen-4,CTLA-4)、程序性死亡蛋白-1(programmed death-1,PD-1)只在活化后的T细胞表达,与配体结合后,可阻断活化T细胞的增殖、分化,也就是所谓的免疫抑制因子,又称为抑制性免疫检查点,是机体免疫应答和免疫耐受的重要"刹车"分子。因此,T 细胞的活化程度和质量取决于共刺激免疫检查点和抑制性免疫检查点之间的平衡,活化性抗体发出活化信号就像车的油门,抑制性抗体发出抑制信号就像踩刹车。一般情况下我们的机体是具备自我消杀肿瘤的能力的,但总有一些"狡猾"的肿瘤细胞能逃脱免疫系统的监视,肆意生长从而危害机体的健康。"狡猾"的肿瘤细胞就是利用了免疫检查点的特点,如肿瘤细胞表面会表达 PD-L1 蛋白,抑制 T 细胞活性,从而不能杀伤肿瘤细胞,实现免疫逃逸。

因此,与过继细胞疗法和肿瘤疫苗可增加免疫效应细胞的数量不同,靶向 T 细胞的治疗是指通过各种方法增强和支持肿瘤微环境中现存的免疫细胞活性,从而提高抗肿瘤免疫反应。按 T 细胞调节相关靶点分子的不同可分为抑制性免疫检查点单抗(免疫检查点抑制剂)、免疫激动剂单抗和双特异性抗体,这种方法对抗原没有特异性,因此可用于多种实体瘤的治疗。

(一)免疫检查点抑制剂

肿瘤微环境中,肿瘤细胞表达相应配体,导致 T 细胞失能,使肿瘤细胞逃避免疫系统的监视和清除。而免疫检查点抑制剂(immune checkpoint inhibitor,ICI)则通过解除肿瘤细胞对 T 细胞功能的抑制,发挥抗肿瘤效应,也是现在研究的焦点和热点,现在最常见的靶点是程序性死亡蛋白 -1(PD-1)/程序性死亡配体(PD-L1)和细胞毒性 T 淋巴细胞相关抗原 4(CTLA-4),这两个靶点已经开发出很多相关抗体,并在多种实体瘤取得了很好的临床疗效。

1. PD-1/PD-L1 抑制剂　PD-1 是一种跨膜蛋白,是活化的 T 细胞表达的免疫检查点受体,在 T 细胞未活化时,几乎是不表达 PD-1 的。PD-1 是一种重要的免疫抑制分子,其配体 PD-L1/PD-L2 是 B7 家族的成员,PD-L1 除了表达在肿瘤细胞表面参与免疫逃逸,还会在 IFN-γ 刺激下,表达在抗原提呈细胞如树突状细胞(dendritic cell,DC)、巨噬细胞以及血管内皮细胞的表面。PD-1/PD-L1 通过下调免疫系统对人体细胞的反应,以及抑制 T 细胞炎症活动来调节免疫系统并促进自身耐受,预防自身免疫疾病。但在肿瘤发生时,PD-L1 高表达,PD-1 与 PD-L1 和 PD-L2 相互作用后,会触发一系列下游信号并抑制 T 细胞活化,导致 T 细胞无法识别癌细胞,从而被肿瘤组织利用以进行免疫逃逸。PD-1/PD-L1 单抗就是通过阻断 PD-1/PD-L1 相互作用通路,进而解除 T 细胞受到的抑制,恢复其抗肿瘤活性,而且一旦抗肿瘤免疫循环建立,可以产生较持久的抗肿瘤效应。目前全球有超过 10 个 PD-1/PD-L1 单抗获批上市,也从另一方面说明大家对这一药物的普遍看好。

有研究发现正常宫颈组织中 PD-L1 表达非常少见,但 HPV 感染后宫颈组织中 PD-L1 表达增加,HPV 阳性与 PD-L1 的表达呈正相关,而且高危型 HPV 的 E6/E7 癌蛋白可以上调 PD-1/PD-L1 轴[55,56],提示 PD-1/PD-L1 单抗可能在宫颈癌中有良好的疗效。目前国内外已有多款 PD-1/PD-L1 单抗在宫颈癌领域开展了大量的临床研究。

(1)帕博利珠单抗(pembrolizumab,又称 K 药):一种靶向 PD-1 的人源化单克隆免疫球蛋白抗体。在 KEYNOTE-158 临床试验[57]中,入组 98 例复发或转移性宫颈癌患者,其中 77 例(79%)患者的肿瘤组织检测 PD-L1 阳性,

PD-L1 表达阳性的患者平均随访 11.7 个月,ORR 为 14.3%,CR 为 2.6%,PR 为 11.7%,但是在 PD-L1 表达阴性的患者中无效;在治疗有效的患者中,91% 的患者缓解时间超过半年,尚未达到中位缓解时间。不良反应方面,8% 的患者因不良反应停药,39% 的患者发生严重不良反应。最常见的严重不良反应包括贫血(7%)、瘘管(4%)、出血(4%)和感染(泌尿系感染除外)(4%)。基于此,2018 年 6 月,FDA 批准帕博利珠单抗用于 PD-L1 表达阳性的复发或转移性宫颈癌患者的二线治疗,使其成为首款获批用于治疗宫颈癌的免疫疗法药物。因帕博利珠单抗在微卫星高度不稳定(MSI-H)/错配修复缺陷(dMMR)、肿瘤突变负荷高(TMB-H)泛瘤种中的显著疗效,NCCN 指南也推荐其用于 MSI-H/dMMR 或 TMB-H 的复发性宫颈癌患者的二线治疗。

(2)纳武利尤单抗(nivolumab,又称 O 药):一种针对 PD-1 的人源化单克隆抗体。CheckMate358 试验[58]纳入了 HPV 阳性的复发或转移性宫颈癌、阴道癌和外阴癌患者,其中 19 例复发性或转移性宫颈癌患者,均给予纳武利尤单抗治疗,研究数据显示 ORR 达 26.3%,3 例患者 CR,且缓解与 PD-L1 表达、HPV 状态或既往放化疗史无关,中位 PFS 5.1 个月(95% CI:1.9-9.1);中位 OS 为 21.9 个月(95% CI:15.1~NR);没有与治疗相关的死亡病例。可以看出纳武利尤单抗在晚期或复发性宫颈癌患者的治疗中表现出良好的安全性和抗肿瘤活性。基于此,NCCN 指南推荐纳武利尤单抗用于复发性宫颈癌患者的二线治疗。然而,最近的一项 Ⅱ 期临床试验报道[59],在纳入的 26 例一线治疗失败的复发难治性宫颈癌患者中,中位随访时间为 32 个月,仅 1 例 PR(4%,90% CI:0.4%-22.9%),缓解持续 3.8 个月,36% 的患者病情稳定(9/25,90% CI:20.2%-54.4%),SD 的中位持续时间为 5.7 个月(3.5~12.7 个月)。估计 6 个月 PFS 和 OS 分别为 16% 和 78.4%。从数据可以看出,此研究中单药纳武利尤单抗对复发难治性宫颈癌患者仅具有较低的抗肿瘤活性。另外在这两个临床试验中对于纳武利尤单抗,PD-L1 阳性表达并没有起到预测疗效的作用。

(3)西米普利单抗(cemiplimab):另一种人源化单克隆抗 PD-1 抗体,2022 年 2 月发表于 *The New England Journal of Medicine* 上的 EMPOWER-Cervical 1/GOG-3016/ENGOT-cx9 研究[60]是目前在复发转移性宫颈癌二线治疗领域开展的最大规模的随机开放多中心 Ⅲ 期临床研究,研究纳入了 608 例既往接受过含铂药物一线治疗后进展的复发转移性宫颈癌患者且不考虑 PD-L1 表达状态或组织学类型,1:1 随机入组西米普利单抗单药治疗组或研究者选择的化疗组(培美曲塞、长春新碱、拓扑替康、伊立替康或吉西他滨),其中 477 例(78%)宫颈鳞癌患者,131 例(22%)宫颈腺癌患者。由于西米普利单抗组鳞癌患者的 OS 显著获益而提前终止研究。中期分析结果提示,中位随访时间为 18.2 个月,西米普利单抗组的中位 OS 显著长于化疗组(12.0 个月 *vs.* 8.5 个月,HR:0.69);两个组织学亚组[鳞状细胞癌和腺癌(包括腺鳞癌)]的总体生存获益是一致的;西米普利单抗组相比化疗组的 PFS 也有所改善,总体人群的 ORR 在西米普利单抗组和化疗组分别为 16.4% 和 6.3%;PD-L1 表达 ≥ 1% 和 PD-L1 表达<1% 的患者的 ORR 分别为 18% 和 11%;在药物安全性方面,该研究中并未观察到西米普利单抗新的不良反应。因此,在不考虑患者

PD-L1 表达状态和组织学类型的情况下,与单药化疗相比,西米普利单抗显著改善了含铂药物一线治疗后疾病进展的复发转移性宫颈癌患者的 OS。

目前以 PD-1 及其配体 PD-L1 为靶点的免疫检查点抑制剂在各种实体瘤中的研究都蓬勃开展,给肿瘤患者带来生存的获益,国内外获批上市的 PD-1 抑制剂有帕博利珠单抗、纳武利尤单抗、西米普利单抗、dostarlimab-gxly、特瑞普利单抗(toripalimab)、信迪利单抗(sintilimab)、卡瑞利珠单抗(camrelizumab)、替雷利珠单抗(tiselizumab)、派安普利单抗(penpulimab)、赛帕利单抗(zimberelimab),PD-L1 抑制剂有阿替利珠单抗(atezolizumab)、度伐利尤单抗(durvalumab)、阿维鲁单抗(avelumab)等。但大多并未在宫颈癌中获批适应证。因宫颈癌的特殊性,目前普遍认为免疫治疗将在宫颈癌中发挥巨大的作用,因此这些以 PD-1 及其配体 PD-L1 为靶点的免疫检查点抑制剂纷纷在复发转移性宫颈癌患者中开展相关的临床研究,期待它们的研究结果。另外不同的 PD-1/PD-L1 抑制剂,其药理结构、作用机制、不良反应等都略有区别,获批的适应证也不同,患者在选择用药时,需要按照适应证和指南推荐合理化使用。另外近期研究发现,基于 PD-1/PD-L1 的联合治疗的远、近期疗效均优于单药,因此,探索以 PD-1/PD-L1 单抗为基础的多种联合治疗模式是最具前景的研发策略之一,将在后文再进行阐述。

此外,PD-1/PD-L1 抑制剂大多为静脉用药,目前也有皮下注射的抑制剂恩沃利单抗于 2021 年 11 月获批上市,成为我国首个获批的国产 PD-L1 抑制剂,同时也是全球首个皮下注射 PD-L1 抑制剂,但还未在宫颈癌中获批适应证。当然无论是静脉用药还是皮下注射,均为全身性给药,有研究者提出为避免全身治疗引起的自身免疫性毒副作用,PD-1/PD-L1 抑制剂是否可瘤内注射,进一步解除肿瘤诱导的免疫反应抑制。Rotman 等[61]在宫颈癌患者转移淋巴结中观察到巨噬细胞和调节性 T 细胞的 PD-L1 高表达,其开展了一项单臂开放 I 期临床试验(DURVIT),以评估度伐利尤单抗瘤内注射的安全性和疗效。入组拟行根治性手术的宫颈癌患者,术前 2 周宫颈肿瘤局部注射度伐利尤单抗,其局部给药检查点阻断剂的安全性和生物学疗效的证据可能扩大宫颈癌患者的辅助治疗以及早期转移性宫颈癌治疗的选择范围。

2. CTLA-4 抑制剂　CTLA-4 与 PD-1 同属于 CD28 家族的 T 细胞受体,其与抗原提呈细胞表面的共刺激分子 CD80 和 CD86 结合后,下调机体免疫应答,上调调节性 T 细胞(regulatory T cell,Treg 细胞),从而抑制机体自身的抗肿瘤免疫反应,促进肿瘤的免疫逃逸。因此,应用抗 CTLA-4 单抗可解除 CTLA-4 对 T 细胞的抑制作用,增强 T 细胞的活化增殖,诱导细胞毒性 T 细胞恢复其杀伤肿瘤细胞的功能。抗 CTLA-4 单抗伊匹木单抗(ipilimumab,yervoy),因其显著延长晚期黑色素瘤患者的 PFS 和 OS,于 2011 年由美国 FDA 批准上市,成为全球首个获批的 CTLA-4 抑制剂。Lheureux S 等[62]报道的伊匹木单抗用于转移或复发性 HPV 相关宫颈癌的临床试验结果显示,入组 42 例患者,34 例可评估患者中 PR 1 例,病情稳定 10 例,病情进展 23 例,中位 PFS 为 2.5 个月,中位 OS 为 8.5 个月。研究结果表明,抗 CTLA-4 单克隆抗体伊匹木单抗用于转移或复发性 HPV 相关宫颈癌有一定疗效,但相较于 PD-1/

PD-L1 抑制剂,疗效与安全性均较低,故未获批准用于宫颈癌。目前在宫颈癌领域,CTLA-4 抑制剂或 CTLA-4 靶点更多的是用于联合治疗或者双特异性抗体的研究,单抗治疗的研究不多。

3. 其他免疫检查点抑制制　抑制性免疫检查点分子除了常见的 CTLA-4 和 PD-1/PD-L1,还有很多在研的新型检查点分子,如淋巴细胞活化基因 3(lymphocyte activation gene 3,LAG-3)、含免疫球蛋白及 ITIM 结构域的 T 细胞免疫受体(T cell Ig and ITIM domain,TIGIT)、T 细胞免疫球蛋白黏蛋白 -3(T cell immunoglobulin and mucin domain containing protein 3,TIM-3)、脊髓灰质炎病毒受体相关免疫球蛋白结构域(poliovirus receptor related immunoglobulin domain containing,PVRIG)、T 细胞激活抑制物免疫球蛋白可变区结构域(V-domain immunoglobulin suppressor of T cell activation,VISTA)以及 B7 家族的 B7-H3 和 B7-H4 等,部分已有相关的宫颈癌临床研究报道。

(1)LAG-3 :LAG-3 的高表达与多种肿瘤的预后不良相关,是一种新型的肿瘤免疫治疗靶点,但 LAG-3 蛋白的作用机制尚未完全探究清楚,单药应用的疗效不确定。研究表明,LAG-3 抗体激活 T 效应细胞的同时也会降低 Treg 细胞抑制免疫反应的功能,而同时阻断 LAG-3 及 PD-1 或 PD-L1,可达到双重抑制效果,因此对 LAG-3 与 PD-1/PDL1 单抗联用,或与其他靶点的联合是 LAG-3 靶点的研发重点。2022 年 3 月,美国 FDA 批准了新药 opdualag(nivolumab+relatlimab-rmbw)用于治疗不可切除或转移性黑色素瘤患者。该款新药由固定剂量的抗 LAG-3 抗体药物 relatlimab-rmbw 与抗 PD-1 抗体纳武利尤单抗组合而成。因此,relatlimab-rmbw 成为全球首款 LAG-3 抗体药物,也是过去的十年里继 CTLA-4 和 PD-1/PD-L1 之后获批的第三种免疫检查点抑制剂。宫颈癌组织样本,尤其是 HPV 相关的宫颈癌样本中,显示 LAG-3 高表达[63],提示 LAG-3 抗体可能对宫颈癌有效,期待其在宫颈癌中的临床数据。

(2)TIGIT: 已经成为备受关注的免疫检查点,目前有不少 TIGIT 抗体进入临床研究阶段,但尚无针对该靶点的药物获批上市。普遍认为 TIGIT 抗体需要和 PD-1/PD-L1 抗体或其他药物联合使用才能获得最大的临床获益。在宫颈癌领域,MK-7684(TIGIT 单抗)单药或联合其他药物的多瘤种篮子试验主要纳入了晚期宫颈癌患者等,还有多个临床试验正在开展,但大多仍在进行中,尚未有结果公布。

(3)TIM-3 : 研究发现宫颈癌样本具有高 TIM-3 表达,TIM-3 可能促进宫颈癌的转移[64]。几个临床前模型(非宫颈癌)已经证明了抗 TIM-3 免疫疗法对 TIM-3 高表达癌症的潜在益处[65]。研究发现,共表达 TIM-3/PD-1 的 T 细胞表现出更严重的衰竭,并且抗 PD-1 单抗治疗无反应的患者往往与 TIM-3 的高表达相关[66]。目前全球范围内尚无 TIM-3 单抗获批上市,但有多款药物(MBG453、SHR1702)正在临床试验阶段,但大多为血液系统肿瘤或其他实体瘤,在宫颈癌中的研究不多。

(4)PVRIG: 又称 CD112R,研究发现无论 PD-L1 表达情况如何,多种肿瘤中 PVRIG 或其配体 PVRL2 均高表达[67]。但因为 PVRIG 是一个较新的靶点,其与肿瘤及免疫系统的关系尚在研究的初级阶段,因此产品及其临床研究较少,有关的数据和临床试验证据也非常少。目前正在开展的有COM701PVRIG抑制剂联合PD-1抗体纳武利尤单抗及TIGIT抗体BMS 986207治疗晚期实体瘤的 I / II 期临床研究,我国的JS-009(PVRIG抑制剂)也正在实体瘤患者中进行 I 期临床试验。总体而言,从作用机制来看,PVRIG抑制剂单药的成药可能性不大,但联合其他免疫检查点抑制剂,特别是联合PD-1/PD-L1抗体,有望成为新的高效协同药物。

4. 免疫检查点抑制剂相关不良事件　尽管免疫抑制剂的使用取得了一些疗效,但也同样伴随免疫相关不良事件(immune-related adverse events,irAEs)的发生,高效和合理地处理irAEs对提高免疫治疗疗效显得尤为重要[68]。在宫颈癌的临床研究中,应用免疫检查点抑制剂的安全性与已知其他瘤种中单药及联合用药的安全性基本一致[69]。免疫检查点抑制剂常见的irAEs多表现为甲状腺功能异常、腹泻、结肠炎、皮疹、食欲下降、疲劳、肝炎和肺炎等,相对不太常见的irAEs有关节炎、肌炎、血管炎、风湿性多肌痛、系统性硬化症、干燥综合征和系统性红斑狼疮等,但这些常发生在合并有自身免疫性疾病或先前有自身抗体的个体中,严重的irAEs发生率较低。在宫颈癌中,PD-1抑制剂的三级以上irAEs发生率约为12%~21%,以腹泻、结肠炎、皮疹、肝功能异常、关节痛等较为常见[69]。目前正在努力研发用于早期预测irAEs的生物标志物,包括基于血液的生物标志物,如CD8[+] T细胞克隆扩增、血清自身抗体等[70],希望更多的患者在使用免疫检查点抑制剂获得生存获益的同时,也能更安全、更有质量地生活。

5. 免疫检查点抑制剂标志物的探索　目前尚无精确预测免疫检查点抑制剂疗效的生物标志物出现,但相关试验的探索性终点发现了不少潜在标志物,如PD-L1表达、微卫星不稳定性(microsatellite instability,MSI)和肿瘤突变负荷(tumor mutation burden,TMB)已成为最广泛使用的免疫治疗生物标志物[70],在某些特定瘤种中受到大家的普遍认可,当然也有其他相关标志物被报道。

肿瘤PD-L1过度表达预示免疫治疗反应的良好预后[71]。多项研究确定PD-L1是宫颈癌的一个强有力的预后因素和治疗靶点[71]。研究发现宫颈癌中PD-L1阳性表达率较高,可达34.4%~96.0%[72],提示宫颈癌可能是PD-1/PD-L1抑制剂较有效的瘤种。但也在各项研究特别是联合治疗中发现,即使PD-L1表达阴性,也有不少的患者有应答,且观察到持久的临床反应。而且不同的瘤种PD-L1表达与预后关系也不同,如在肝癌中,肿瘤的PD-L1表达(≥1%)并不能预测纳武利尤单抗或帕博利珠单抗的治疗应答。

不同平台间检测方法有非常大的差异,如有些平台应用联合阳性评分(combined positive score,CPS),有些应用肿瘤细胞阳性比例分数(tumor proportion score,TPS),更有些应用免疫细胞阳性比例分数(immune cell proportion score,IPS);另外检测试剂也多种多样,如28-8、22C3、SP263、SP142等;加上由于肿瘤的异质性,PD-L1表达是动态变化的;不同的药物、不同的临床试验、不同的瘤种、不同的样本量等因素,使目前业界对于PD-L1阳性的定义不统一、不规范,PD-L1 表达目前并不是一个非常理想的预测免疫检查点抑制剂疗效的生物标志物。因此目前 FDA 只是根据 KEYNOTE-158 临床试验批准帕博利珠单抗可用于 PD-L1 阳性(固定试剂盒检测)的宫颈癌患者的二线治疗,而对于其他 PD-1/PD-L1 抑制剂或者其他瘤种,仍有待更多的研究来明确。

　　肿瘤突变负荷(TMB)指肿瘤基因组每百万碱基所含有的非同义体细胞突变的数量,一般用大 panel 或全外显子组测序(whole exome sequencing, WES)才能检测。肿瘤特异性的体细胞突变可以产生新抗原(neo-antigens),是 T 细胞的重要识别位点。理论上,肿瘤体细胞突变的数量与免疫疗效呈正相关,TMB 越高,其表达肿瘤新生抗原的可能性越大,免疫治疗效果越好。在免疫检查点抑制剂的前期临床试验中已经观察到,高的非同义突变负荷预示着更好的疗效[73,74]。然而,引起免疫应答攻击的肿瘤新生抗原可能仅由小部分基因突变产生,且 TMB 临界值尚不明确,其作为预测免疫疗效的标志物仍存在争议[75]。2020 年 FDA 加速批准帕博利珠单抗可用于治疗不可切除或转移性肿瘤组织呈现高 TMB(≥ 10 个突变 /Mb)的成人和儿童实体瘤患者(既往治疗后疾病进展且无更佳替代疗法),限定了药物品种和二线治疗,说明虽然 TMB-H 有预测价值,但有待商榷的地方还有很多。而在宫颈癌中,但 TMB-H 者占比约 14.9%[76],宫颈癌 TMB 与免疫治疗疗效的关系仍未确定,包括 TMB-H 的临界值等,有较多领域需要更多的数据支持。

　　DNA 错配修复缺陷(deficient mismatch repair,dMMR)可致 MSI,使肿瘤更易发生体细胞突变,其突变基因数量是错配修复正常(proficient mismatch repair,pMMR)肿瘤的 10 倍甚至 100 倍,目前普遍认为错配修复状态可用于预测免疫检查点抑制剂的疗效[77,78]。MSI 状态对多种肿瘤的抗 PD-1 免疫治疗具有指导意义,高频率微卫星不稳定(MSI-H)组患者对 PD-1 抑制剂的疗效显著高于低频率微卫星不稳定(MSI-L)组或微卫星稳定(MSS)组[77,79]。2017 年 5 月 FDA 批准 PD-1 抑制剂帕博利珠单抗用于有 MSI-H/dMMR 的多种不可切除及转移性实体瘤的治疗。2018 年 NCCN 宫颈癌临床指南亦推荐 PD-1 抑制剂用于 MSI-H/dMMR 亚型基因突变的复发或转移性宫颈癌患者。然而微卫星不稳定状态在宫颈癌中的研究相对较少。Lazo 等[80]的研究结果显示,MSI-H 在宫颈癌中仅为 8%。Feng 等[81]研究发现,在 66 例宫颈鳞癌中,6.1% 表现为 MSI-H。目前尚无复发或转移性宫颈癌标本中检测 MSI 的研究。在复发或转移等难治性宫颈癌中检测微卫星不稳定状态可能具有重要的临床指导意义,期待更多有关研究结果。

　　20 世纪 80 年代的研究表明,过继来自恶性黑色素瘤患者的肿瘤浸润淋巴细胞(tumor infiltrating lymphocyte,TIL)可导致肿瘤消退,后来发现 TIL 与多种肿瘤的临床预后相关[82]。TIL 作为一种生物标志物正在被积极研究中,以指导免疫检查点治疗的选择。

　　一些特定突变基因可作为生物标志物预测免疫治疗效果,如 JAK 家族、DDR 基因等;影响抗原提呈的 B2M、HLA-DRA 等基因;影响 TIL 的 PTEN、STK11 等基因。此外,研究发现 KRAS 突变的患者更易从 ICI 治疗中获益。而 EGFR、ALK 驱动基因突变的患者,在 ICI 治疗中可能存在超进展的风险[83]。

还有研究发现，在多种肿瘤中 CD274 基因发生扩增和易位，导致 PD-L1 表达增高[84]，尽管仅在一小部分患者中观察到 CD274 扩增，但在几种常见癌症类型中，CD274 扩增与 TMB、MSI 和 PD-L1 表达相关。CD274 扩增作为 PD-1/PD-L1 抑制剂的新生物标志物仍有待于未来的前瞻性临床研究。

肿瘤新抗原（neo-antigens）是指在正常组织中不表达，而仅在肿瘤组织表达的抗原，包括致瘤病毒整合进基因组产生的抗原和突变蛋白产生的抗原[85]，具有高特异性和强免疫原性。Hu 等[86]发现个性化新抗原疫苗可在恶性黑色素瘤患者中产生持续性记忆 T 细胞反应，其认为突变来源的新抗原是免疫治疗最理想的靶标，但如何应用于临床仍有待更多的研究。

目前已有多种标志物用于免疫治疗的用药指导，但对于不同的实体瘤尚无统一的标准或指南。由于肿瘤间和肿瘤内固有的异质性，多种细胞类型的复杂相互作用以及不断进化的肿瘤免疫微环境，单一的生物标志物的效用可能是有限的。近期研究表明，现有生物标志物的组合比单一生物标志物具有更好的预测能力。宫颈癌中的生物标志物目前仅有 PD-L1 得到一定认可，其他的标志物如 TMB、特定突变基因等仍有待进一步研究。

（二）免疫激动剂单抗

除了靶向共抑制受体的免疫检查点单抗，靶向共刺激受体的免疫激动剂单抗（immune agonist antibodies，IAA）也可以成为抗肿瘤免疫治疗药物。如果说免疫检查点单抗是解除免疫系统的"刹车装置"，那么免疫激动剂则是给免疫系统"踩油门"。常见的共刺激受体主要是 B7-CD28 家族和肿瘤坏死因子受体（tumor necrosis factor receptor，TNFR）超家族成员，前者包括 CD28 和诱导共刺激因子（ICOS）等，后者包括 CD27、GITR、OX40、4-1BB、Toll 样受体 3（TLR3）等。如 OX40 由激活的免疫细胞表达，OX40 与配体结合后可以持续激活下游 NF-κB、PI3K 及 AKT 等信号通路，刺激细胞因子产生和增强 T 细胞活性，另外也可促进记忆 T 细胞增殖，有利于二次免疫应答[87]。对临床前宫颈癌模型的研究表明，OX40 激动剂可能对 HPV 16 型相关癌症有治疗作用，但与 PD-1 拮抗剂抗体联合可能有害[88]。对实体瘤患者（包括 HPV 阳性和阴性的宫颈癌患者）进行 OX40 激动剂临床试验的早期结果未发现有临床获益，但发现 $Ki67^+CD4^+$ 和 $CD8^+$ T 细胞群增加，$OX40^+FOXP3^+$ Treg 细胞群减少 60%[88]。

目前免疫激动剂单抗在宫颈癌中有多项相关临床试验（如 NCT04198766、NCT03739931、NCT03241173、NCT03799003 等）在开展，但都尚未被批准宫颈癌适应证。另外，激动剂抗体使用时需严格控制剂量，预防细胞因子释放综合征等严重不良反应的发生。相比免疫激动剂单抗单药治疗，激动剂抗体更多致力于与 PD-1/PD-L1 联合疗法的开发。

（三）双特异性抗体

因免疫治疗单抗疗效仍较局限，而双免疫治疗联合治疗毒副作用较大，免疫治疗陷入"高效高毒 - 低毒低效"的困局，限制了其在临床治疗中的应用。在生物制药蓬勃发展的浪潮下，第二代抗体技术得以快速成熟。双特异性抗体可同时结合多个靶点，包括肿瘤靶点和免疫靶点。目前多个公司已构建了双特异性抗体技术平台。双特异性抗体可产生多重刺激或抑制作用,招募激活更多的免疫细胞清除肿瘤细胞,大幅度提高药物的有效率,降低联合用药的不良反应。

PD-1/CTLA-4 双特异性抗体开发得最早也最为广泛。在 2022 年 SGO 上报道了 PD-1/CTLA-4 双特异性抗体药物卡度尼利抗体(Candonilimab)在二线或三线治疗复发或难治性宫颈癌的研究结果,研究纳入 100 例患者,ORR 达到 33%,DCR 达到 52%,中位 PFS 和 OS 分别为 3.75 个月和 17.51 个月,疗效明显优于单药免疫治疗方案,且毒副作用低,安全性优势显著,疗效与安全性均获得了突破性进展。该药于 2020 年 8 月—2021 年 2 月先后获得美国 FDA 快速审批通道资格(FTD)、中国 NMPA 突破性疗法资格(BTD)、美国 FDA 孤儿药资格(ODD)。2022 年 6 月于国内率先上市,获批宫颈癌二线治疗的适应证,也是全球首个获批的免疫检查点双特异性抗体药物。

有研究者发现,导致免疫检查点抑制剂失效的一个原因可能是 Treg 细胞的产生抑制了针对肿瘤细胞的免疫反应,而 Treg 细胞又受转化生长因子 -β(TGF-β)的影响。肿瘤细胞可产生 TGF-β,通过调控 Treg 细胞使肿瘤微环境免疫失调。Y-traps 是由 CTLA-4 或 PD-L1 的抗体与 TGF-β 受体 II 胞外域序列融合而成的新型双功能免疫治疗药物[89],Y-traps 可使靶细胞微环境中自分泌或旁分泌 TGF-β 的功能失活。与 CTLA-4 或 PD-1/PD-L1 单抗相比,Y-traps 对肿瘤的抑制作用更强,甚至在对 CTLA-4 或 PD-1/PD-L1 抗体无应答的患者中,Y-traps 也具有一定疗效。M7824/Bintrafusp α(TGF-β 和 PD-L1 双功能融合蛋白)是一种首创的双功能融合蛋白,在肺癌、乳腺癌、乳腺癌、宫颈癌等实体瘤中均有相应的临床试验开展,取得了不错的疗效[90,91]。2021 年 ASCO 会议上 Strauss 等汇报了 Bintrafusp α 单药治疗未经免疫检查点抑制剂治疗的复发或转移性宫颈癌的 I 期(study 001;NCT02517398)、II 期(study 012;NCT03427411)研究的中期数据分析结果,截至 2020 年 5 月 15 日(I 期)和 2020 年 12 月 22 日(II 期),中位随访时间分别为 35.0 个月和 24.1 个月,39 名宫颈癌患者接受了 bintrafusp α 治疗,平均持续时间为 2.8 个月(95% *CI*:0.5-19.3),中位 PFS 为 2.1 个月,中位 OS 为 13.4 个月,所有患者的 ORR 为 28.2%,既往接受至少一线含铂双药治疗的患者($n=34$)ORR 为 26.5%,DCR 为 32.4%,未发生治疗相关死亡。这项汇总分析显示,在不同肿瘤病理类型患者以及不同贝伐珠单抗治疗史的患者中,均观察到对 Bintrafusp α 的反应。总的来说,Bintrafusp α 在复发或转移性宫颈癌患者中显示出良好的临床活性和可控的安全性,表明同时抑制 TGF-β 和 PD-L1 的通路值得进一步研究。Bintrafusp α 在复发或转移性宫颈癌中的其他临床研究也正在进行中(NCT04246489,NCT04551950)。

而其他双特异性抗体如抗 PD-1/VEGF、抗 PD-1/TIGIT 和 PD-L1/LAG-3 等也正在不断探索中。除了双特异性抗体,一些公司还在开发具有 3 个 Fab 蛋白域的多特异性抗体。不过这种双 / 多特异性抗体仍存在错配问题、工艺不稳定、抗体表达量不平衡等各方面挑战。

二、过继细胞疗法

过继细胞疗法(adoptive cell therapy,ACT)是利用自体或异体活化的具有抗肿瘤效应的免疫细胞经体外大量扩增或经基因工程技术改造并扩增后转输给肿瘤患者,从而特异性杀伤肿瘤细胞的高度个性化的方法。因其经体外扩增后可获得的肿瘤特异性免疫细胞数量远多于经治疗性疫苗所得的免疫细胞数量而受到广泛关注[92],是目前免疫治疗中发展最快的领域。T 细胞是抗肿瘤的主要免疫效应细胞,因此目前大多数过继细胞疗法主要指的都是过继性T 细胞治疗,包括嵌合抗原受体 T 细胞(chimeric antigen receptor T cell,CAR-T细胞)、肿瘤浸润淋巴细胞(tumor infiltrating lymphocyte,TIL)以及肿瘤抗原特异性 T 细胞受体修饰的 T 细胞(T-cell receptor therapy,TCR-T)等(表 22-4),当然也有其他细胞如细胞因子诱导的杀伤细胞(cytokine-induced killer cell,CIK细胞)、淋巴因子激活的杀伤细胞(lymphokine-activated killer cell,LAK 细胞)、自然杀伤细胞(natural killer cell,NK 细胞)等。过继细胞疗法已被证明在多种血液系统肿瘤和恶性黑色素瘤中的临床疗效,但在实体瘤中的疗效仍非常局限,大部分仍处于临床前实验或临床研究阶段,证据相对不成熟。

理论上,宫颈癌是最有可能在过继细胞治疗中有所突破的实体瘤。过继细胞疗法需要肿瘤特异性抗原活化 T 细胞并成为效应 T 细胞的靶点,宫颈癌表达 HPV 癌基因如 E6/E7,可以作为过继细胞疗法的靶点,可减少未感染宿主组织受影响的概率。过继细胞疗法不依赖宿主自身 DC 和 APC 激活的 T 细胞免疫功能,而是直接利用修饰好的活化 T 细胞。另外需要注意的是,过继细胞疗法可加入修饰的肿瘤特异性 T 细胞,克服免疫耐受,这是传统治疗性疫苗

表 22-4　三种过继细胞疗法细胞疗法的特征总结

	CAR-T 细胞治疗	TIL 治疗	TCR-T 治疗
靶点	主要靶向单一/肿瘤细胞表面抗原	靶向多个肿瘤抗原	靶向单一肿瘤抗原
使用方法	只需一次用药	只需一次用药	只需一次用药
优点	不需要癌细胞上完整的 MHC 呈递系统	可识别多种新生抗原,在异质性较高的多种实体瘤中均可能有效,具有低脱靶毒性	通过基因工程修饰宿主来源的 T 细胞以表达特定的肿瘤靶向的 TCR,可以克服机体自身的肿瘤免疫耐受;可识别肿瘤细胞内抗原
缺点	只能识别肿瘤细胞表面的抗原,易聚集在肿瘤组织表面,造成 T 细胞耗竭	耗费较多人力和时间,在免疫抑制的肿瘤微环境中 T 细胞功能易受损,成功率低	依赖 MHC 的提呈,临床可用的 TCR 序列较局限
临床应用	目前实体瘤内未见明显成功	已被应用于多种实体瘤,包括宫颈癌	至今只用于少数几种实体瘤
不良反应	可能存在免疫原性及细胞因子释放综合征	可能存在免疫原性及细胞因子释放综合征	脱靶可能

不可能达到的。过继细胞疗法的另一个好处是,能够作为高度个性化的治疗手段,具有非常显著的临床潜力。但尽管有潜在的优势,过继细胞疗法也有许多缺点,如存在细胞因子释放综合征、神经毒性和非肿瘤靶向毒性的风险[93],而且患者在治疗之前可能需要暂时性淋巴清除[94]。虽然有这些缺点,但是过继细胞疗法的个体化和免疫原性仍然使其成为癌症研究中最有趣、最热点的免疫疗法之一。

(一) 嵌合抗原受体 T 细胞治疗

嵌合抗原受体(chimeric antigen receptor,CAR)是一种合成的细胞表面受体,最关键的结构是细胞外抗原识别域,是通过基因工程给 T 细胞受体导入一个合成的识别结构,一般来源于抗原特异性单克隆抗体分离的单链可变片段,使嵌合抗原受体 T 细胞(CAR-T 细胞)保留与肿瘤细胞表达的抗原的特异性和亲和力。而所谓 CAR-T 细胞简单来说,就是从患者自身血液中分离出 T 细胞并将其激活,再给这些分离出的 T 细胞们配备上"GPS 导航系统"——CAR,即 CAR-T 细胞,一旦回输到患者体内,"GPS 导航系统"CAR 就会指引这些激活的 T 细胞专门识别善于伪装的肿瘤细胞,高效地杀灭它们,从而达到治疗恶性肿瘤的目的。CAR-T 细胞治疗有一个关键优势就是不需要肿瘤细胞上完整的主要组织相容性复合体(major histocompatibility complex,MHC)抗原提呈系统,大多数实体瘤中 TME 免疫抑制,MHC 提呈功能减弱,这使得一些依赖 MHC 呈递的抗原特异性免疫疗法无效,也是区别于 TIL、TCR-T 及其他一些治疗疫苗的优势,可用于抗原提呈或处理缺陷的肿瘤。

自从 2017 年针对 CD19 的 CAR-T 细胞治疗在血液系统肿瘤中取得重大成功,首款 CAR-T 细胞治疗被 FDA 获批上市,迄今为止,全球已有超过 10 款 CAR-T 细胞治疗产品相继获批,但仍集中于治疗血液系统肿瘤,CAR-T 细胞治疗在实体瘤中的进展一直不理想。究其原因,主要有二。首先,CAR-T 细胞治疗只能识别肿瘤细胞表面的抗原,而对于在细胞内表达的肿瘤相关抗原"无能为力",但肿瘤细胞有将近 90% 的细胞蛋白是位于细胞内。从肿瘤抗原的特异性来说,除了突变产生的靶抗原外,CAR-T 细胞很难找到只在肿瘤细胞表面表达而不在正常组织表达的安全的靶抗原;这严重限制了 CAR-T 细胞的应用,使其无法达到有效的治疗剂量。其次,由于 CAR-T 细胞对抗原的亲和力太强,容易聚集在肿瘤组织表面,造成 T 细胞耗竭,因此难以进入肿瘤内部扩增并发挥杀伤作用,对实体瘤的杀伤效果有限,因此,缺乏合适的靶标、无法有效浸润到肿瘤组织内部等问题限制了 CAR-T 细胞在临床上用于包括宫颈癌在内的实体瘤的治疗[95]。CAR-T 细胞治疗在 HPV 感染及宫颈癌方面的研究仍处于探索阶段,至今未有明显的突破。目前正在进行一项利用 CAR-T 细胞治疗宫颈癌的临床试验,与许多其他试验利用 HPV 抗原作为免疫治疗靶点不同,该 CAR-T 细胞主要用于 GD2、PSMA、Muc1 或间皮素阳性的宫颈癌患者(NCT03356795)。越来越多的 CAR-T 细胞治疗被应用于实体瘤的临床试验中,基因工程修饰靶向肿瘤的相关抗原、多靶点 CAR-T 细胞的研发等均是研究热点,如 CD123/CLL1 CAR-T、CD19/CD22 CAR-T 等都处于临床研究阶段,部分已进入 II / III 期研究[96]。

（二）肿瘤浸润淋巴细胞治疗

肿瘤浸润淋巴细胞（TIL）是一组从肿瘤组织中分离出来的异质淋巴细胞，经体外扩增，通常与IL-2一起培养，选择肿瘤抗原特异性T细胞，然后回输给患者。在肿瘤组织中大部分是肿瘤细胞，也有少部分淋巴细胞，这些淋巴细胞中有部分是针对肿瘤特异性突变抗原的T细胞，是抗肿瘤效应最强的免疫细胞，可以调控肿瘤生长，但在一些情况下（如肿瘤微环境或PD-1信号途径等），功能受抑制，从而不能在肿瘤组织中有效地杀伤肿瘤细胞。相较于外周淋巴细胞，TIL中有较高比例的肿瘤特异性T细胞，在体外经IL-2刺激后可大量扩增并表现出较强的杀瘤效应[92]。因此TIL具有以下特性：①由具有多种TCR克隆的T细胞组成，可识别多种新生抗原，在异质性较高的多种实体瘤中均可能有效；②个体化，高度特异性；③往往主要由效应记忆T细胞组成，输注后不需要额外维持治疗就可以形成免疫记忆，疗效具有持久性；④具有低脱靶毒性。但也有缺陷，如需要耗费大量人力和时间，需要从切除的肿瘤中分离出肿瘤反应性T细胞并将其扩增，在免疫抑制的肿瘤微环境中T细胞功能易受损，成功率低等。

自20世纪80年代末以来，TIL已被证明可以使转移性黑色素瘤患者的肿瘤消退[97]。最近，TIL疗法已被研究用于其他几种类型的癌症，如胃肠道、肺部和HPV相关的恶性肿瘤，也有多项TIL治疗宫颈癌的相关临床研究。Stevanovic等[98]开展了一项应用对HPV E6以及E7反应的肿瘤浸润性T细胞（tumor-infiltrating T cell，HPV-TIL）治疗HPV相关转移性恶性肿瘤（如宫颈癌、口咽癌）的Ⅱ期临床试验。该试验入组了18位HPV阳性的晚期宫颈癌患者和11位HPV阳性的其他晚期实体瘤患者（主要是头颈部鳞癌），结果显示：18例晚期宫颈癌的ORR为28%，其中2例肿瘤CR，疗效保持的时间已经分别超过67个月和53个月，另外HPV-TIL的治疗效果与T细胞的HPV反应性直接相关。治疗相关不良反应主要是由清除淋巴细胞化疗引起的血液学相关毒副作用，如贫血、淋巴细胞减少症等。该试验展现了TIL在晚期宫颈癌中的可靠疗效和安全性，值得更加深入的研究。

另一项基于TIL（LN-145）治疗晚期/复发性宫颈癌的Ⅱ期临床试验innovaTIL-04（C-145-04）于2019年ASCO会议上报道了其惊艳的中期研究结果[99]，入组的患者大多接受过2~3种治疗，均为难治性宫颈癌患者，研究结果显示：中位随访时间为3.5个月时，27例可评估患者，ORR达44%，包括1例CR，9例PR和2例未确认的PR，12例患者中有11例持续应答，DCR为89%；并且没有发生任何严重的不良反应。基于此临床试验的数据，2019年6月，美国FDA授予LN-145针对晚期宫颈癌突破性疗法的地位，特别是用于治疗在化疗期间或化疗后病情恶化的复发或转移性宫颈癌患者，这是用于实体瘤的细胞免疫疗法首次获此殊荣。该研究于2021年癌症免疫治疗学会年会（STIC）上公布了innovaTIL-04试验队列3的部分结果，在14名宫颈癌患者中，LN-145+帕博利珠单抗联合治疗ORR为57.1%（8/14，其中包括1例CR、6例PR、1例未确认PR、5例疾病稳定）；中位随访时期为7.6个月，71.4%（5/7）的患者有持续的反应。

TIL 治疗为复发性宫颈癌患者的治疗提供了新方案。最近国内也有多个 TIL 治疗获批多种实体瘤的临床试验许可,期待能在宫颈癌领域获得突破。

(三) T 细胞受体修饰的 T 细胞治疗

T 细胞受体修饰的 T 细胞(TCR-T)是对 T 细胞受体进行基因修饰,提高 TCR 对肿瘤相关抗原的亲和力和攻击力。一般是通过转导载体(如 γ 病毒或慢病毒)将目的基因序列转移到患者的 T 细胞中进行表达,从而产生工程化修饰的具有肿瘤特异性的 TCR-T,可识别特异性抗原,进一步扩增后回输给患者。与 TIL 治疗扩增体内已经存在的肿瘤特异性 T 细胞不同,TCR-T 通过基因工程修饰宿主来源的 T 细胞以表达特定的肿瘤靶向的 TCR,可以克服机体自身的肿瘤免疫耐受。与 CAR-T 细胞使用抗体片段识别细胞表面抗原不同,TCR 使用异源二聚体识别抗原(这些抗原通过 MHC 以多肽形式呈现),从而引发 T 细胞反应。因此,与其他细胞免疫治疗药物相比,TCR 在其设计上就具有多种优势。首先,实体瘤含有更多细胞内肿瘤特异性抗原,其通过 MHC 呈现在细胞表面从而可被 TCR 识别,这些可能包括肿瘤 DNA 中随机的体细胞突变引起的新表位。其次,对于由潜在病毒感染引起的实体瘤,癌病毒抗原通常在细胞内,只能通过 TCR 疗法靶向。这与 CAR-T 细胞只能识别细胞表面的抗原截然不同,TCR-T 可识别更多靶抗原,包括细胞内和细胞膜上的抗原,使 TCR-T 在实体瘤中成功的可能性更大。当然 TCR-T 也有其局限性,如由于 TCR-T 识别抗原依赖 MHC 的提呈,而人体中的 MHC 种类繁多,不同个体的抗原表达也有差异,临床可用的 TCR 序列受限。因此,虽然目前步入临床阶段的 TCR-T 管线不少,但是大多数仍处于较为早期(Ⅰ、Ⅱ期)的临床研究阶段。

Jin 等的基础实验研究报道,通过对 T 细胞进行基因工程改造,使其靶向 HPV 16 型 *E7* 基因,能够使异种移植小鼠模型中 HPV 16 型感染的宫颈癌消退,随后他开展了一项评估 E7 TCR 改造的 T 细胞在 HPV 16 型相关癌症中的安全性和有效性的 Ⅰ/Ⅱ期临床试验(NCT02858310)[100],目前该研究仍在进行中。另一项已完成的 Ⅰ/Ⅱ期试验[101]研究了 E6 靶向的 TCR-T 细胞在 HPV 16 型相关癌症中的疗效与安全性,没有出现重大不良事件,试验中显示部分患者 E6 TCR 治疗后肿瘤消退,值得进一步研究。

而最近我们国内一家公司也宣布启动了一项"关于工程化分泌抗 PD-1 单抗的 HPV 特异性 TCR-T 细胞(TC-E202)治疗 HPV 阳性复发/转移性宫颈癌的 Ⅰ/Ⅱ期临床试验研究"。据资料显示,TC-E202 是一种加载抗 PD-1 抗体的 TCR-T 治疗,它在编码 HPV 16 型 E6 TCR 的同时编码抗 PD-1 的单链抗体可变区片段。经病毒转染,T 细胞能够表达 HPV 16 型 E6 TCR 并同时分泌抗 PD-1 的单链抗体。当 TC-E202 输入患者体内,经改造的 T 细胞表面表达的 TCR 能有效识别宫颈癌肿瘤抗原 HPV 16 型 E6。经肿瘤抗原激活的 T 细胞被激活,能够起到杀伤肿瘤的作用,同时经改造的 T 细胞还可以分泌 PD-1 单链抗体,能有效消除肿瘤微环境的抑制,增加 T 细胞的浸润,增强 TC-E202 注射液对实体瘤的疗效。这种改造目前可以说是非常新颖的细胞治疗技术,期待它可以提供令人满意的试验数据。

目前 TCR-T 治疗的大部分成功案例主要是针对血液系统恶性肿瘤,对实体瘤和 HPV 相关恶性肿瘤的整体治疗效果尚未得到充分探索。另外,TCR-T 识别表达抗原表位的正常组织引起的交叉反应毒性以及如何从肿瘤浸润 T 细胞中获得安全高效的 TCR 等一系列问题也不容忽视,如靶向 CEA 和 MAGE-A3 的 TCR-T 可引起严重的结肠炎和心脏毒性[102]。TCR-T 在临床上的安全应用需谨慎评估 TCR 亲和力以及选择合适抗原。随着技术的发展,TCR-T 也经过了多次的更新迭代,目前已经发展至第 4 代,一些候选产品已经走在前列,并进入上市进程,如 tebentafusp(IMCgp100,2021 年 8 年被 FDA 批准上市,用于转移性葡萄膜黑色素瘤),afamitresgene autoleucel(afami-cel/ADP-A2M4,用于滑膜肉瘤),IMA203(靶向 PRAME,用于实体瘤)等,而在宫颈癌领域,也有多种 TCR-T 治疗正在临床试验阶段(NCT03578406、NCT04476251 和 NCT02858310 等),期待结果。

当然,其他过继细胞疗法如嵌合抗原受体 NK 细胞治疗、CIK 细胞治疗等,也在其他瘤种(如肺癌、淋巴瘤等)中不断发展,但在宫颈癌领域可能还是探索阶段。值得一提的是,CIK 细胞治疗是一种与 TIL 有相似性的过继细胞疗法。与 TIL 使用肿瘤组织中的淋巴细胞不同的是,CIK 细胞治疗主要培养和扩增外周血单核细胞(peripheral blood mononuclear cells,PBMC),并回输给患者。这种方法比其他过继细胞疗法方法更简单,仍然靶向肿瘤,已在几种实体瘤和血液系统恶性肿瘤中显示出疗效[93]。宫颈癌中也已开展相关的研究[103],值得期待。

综合来看在宫颈癌治疗领域,目前主要还是看好过继性 T 细胞免疫治疗尤其是 TIL 治疗和 TCR-T 治疗,但即使是这些免疫疗法也仍有很多技术难点需要去克服,比如如何增加癌组织内免疫效果的积累,如何更有效地靶向所需的肿瘤或者减少脱靶的不良反应等。随着这些新技术在宫颈癌中的不断开发和应用,相信不久的将来,会有更多的免疫治疗获批用于宫颈癌患者。

三、肿瘤治疗性疫苗

肿瘤治疗性疫苗主要是利用肿瘤细胞或肿瘤抗原物质主动免疫激活机体自身免疫系统,产生特异性免疫和体液免疫,增强机体自身的抗肿瘤能力,从而治疗肿瘤。而宫颈癌治疗性疫苗一般通过特异性靶向在感染细胞和癌细胞均有表达的 HPV 早期抗原(主要是 E6 和 E7 癌蛋白),使机体对病毒蛋白产生强烈的免疫应答,从而清除感染细胞或癌细胞。不过也有一个缺点,该疫苗通过刺激机体自身的免疫系统产生免疫应答,因此其疗效依赖于自身的免疫功能。在一些免疫抑制的患者中就可能会出现免疫不应答等情况,尤其是宫颈癌患者,其是由于 HPV 感染加上免疫功能低下或免疫功能抑制所导致的,比如合并器官移植、HIV 感染等情况,因此宫颈癌患者应用治疗性疫苗要尤其谨慎。

根据将 *E6/E7* 基因重组到载体的类型,宫颈癌疫苗主要分为活载体疫苗(病毒疫苗、细菌疫苗),多肽 / 蛋白质疫苗,核酸疫苗(DNA 疫苗、RNA 疫苗)

和基于细胞的疫苗（主要为树突状细胞疫苗）等。

（一）基于活载体的疫苗

基于活载体的疫苗有明显的优势：可以诱导产生强大的细胞免疫和体液免疫，而且常用一次制剂就可以完成，但也存在巨大的风险，特别是对于免疫功能低下的患者。目前用于宫颈癌的基于活载体的疫苗分为细菌载体疫苗和病毒载体疫苗，常见的有李斯特菌、乳杆菌、腺病毒、痘苗病毒等，活载体疫苗由于其高免疫原性而备受关注。

1. 细菌载体疫苗　产单核细胞性李斯特菌（Listeria monocytogenes，Lm）是一种革兰氏阳性细菌，它可感染巨噬细胞并分泌李斯特菌溶血素 O（Listeriolysin O，LLO），帮助其逃脱溶酶体的裂解作用，从而在宿主细胞如抗原提呈细胞的细胞质中复制，引发强烈的固有免疫和获得性免疫反应。Lm 细胞质复制和缺乏内毒素的独特特性，使其成为理想的载体，是最早引起关注的细菌载体[104]。

携带 E7 抗原的李斯特菌疫苗已被证明能对表达 E6/E7 的肿瘤产生显著的免疫反应[105]。疫苗 Axalimogene filolisbac（Lm-LLO-E7/ADXS11-001/ADXS-HPV）是一种通过生物工程技术开发的基于减毒李斯特菌载体的治疗性 HPV 疫苗，可通过表达 HPV 16 型 E7 抗原产生针对 E7 癌蛋白的免疫应答。GOG 265（NCT01266460）Ⅱ 期临床试验[106]评估了 ADXS11-001 在一线治疗失败的晚期宫颈癌患者中的疗效，结果于 2020 年 9 月正式发表，50 例可评估患者，中位 PFS 为 2.8 个月（95% CI：2.6-3.0），中位 OS 为 6.1 个月（95% CI：4.3-12.1），最常见的治疗相关不良反应为乏力、寒战、发热、恶心、呕吐，大多为 1~2 级，3 级的治疗相关不良事件（treatment-ralated adverse event，TRAE）仅有贫血。在印度的 25 个中心进行了 ADXS11-001 的 Ⅱ 期随机临床试验[107]，这项试验比较了 ADXS11-001 单独给药和联合顺铂在复发或难治性宫颈癌中的疗效，在这项研究中，共有 109 名女性被随机分为两组，两组患者的中位 OS 相似，ADXS11-001 组和联合用药组分别为 8.28 个月（95% CI：5.85-10.5）和 8.78 个月（95% CI：7.4-13.3），两组的中位 PFS 分别为 6.10 个月 $vs.$ 6.08 个月，而且联合用药组的不良反应明显较 ADXS11-001 组多且严重，提示 ADXS11-001 在晚期宫颈癌中可能有一席之地。另外一项Ⅲ期临床试验评估 ADXS11-001 作为放化疗后局部晚期宫颈癌患者的辅助免疫治疗方法（NCT02853604）目前还在进行中。

2. 病毒载体疫苗　由于病毒天然的特性就是将自身的遗传信息转导到宿主细胞中进行复制，并可通过宿主表达自身抗原，因此病毒是开发治疗性疫苗的良好工具。现有的病毒载体包括腺病毒、腺相关病毒、α 病毒和痘苗病毒等。

溶瘤病毒疫苗可在肿瘤细胞中选择性复制并直接裂解肿瘤细胞，释放可溶性肿瘤抗原，从而驱动抗肿瘤免疫，可作为原位疫苗杀死肿瘤细胞，并导致远处未感染病毒的肿瘤消退[108]。溶瘤病毒疫苗还可被工程改造，表达免疫检查点抑制剂、肿瘤抗原、细胞因子等治疗基因，进一步增强肿瘤免疫[109]。目前已有 3 种溶瘤病毒获批上市，且多个溶瘤病毒疫苗进入Ⅲ期临床试验，但仍有其局限性,有效率低、适应证范围小、给药途径为瘤内注射等原因限制了溶瘤病毒的临床使用,有待更有效的溶瘤病毒开发上市。目前溶瘤腺病毒治疗HPV相关疾病的临床试验也正在进行中[108、110],但大多局限于癌前病变,在晚期或复发性宫颈癌中开展得仍较少。

痘苗病毒是一种含有包膜的双链DNA病毒,属于痘病毒(Poxvirus)家族,因其高度传染性基因组,且外源DNA整合到宿主基因组中的可能性很小,已被广泛用作免疫原,被认为是目前最有前途的疫苗之一。早在1996年首例重组载体疫苗TA-HPV就将HPV 16/18型*E6/E7*基因重组到痘苗病毒载体上[111],并对晚期宫颈癌患者进行单次皮下免疫接种治疗,8例患者中,3例出现免疫获得性HPV特异性抗体反应,其中1例还检测到HPV特异性细胞毒性T淋巴细胞,2例患者肿瘤消失。随后的临床试验[112]进一步证明TA-HPV能够在HPV相关的高级别外阴上皮内瘤变(VIN Ⅲ)和高级别阴道上皮内瘤变(VAIN Ⅱ)患者中诱导HPV特异性细胞毒性T细胞反应。此外,Tipapkinogen Sovacivec(TS)疫苗利用了一种改良的安卡拉痘苗病毒载体,编码[113]HPV 16型*E6/E7*和*IL2*基因,发现在高危HPV相关CIN 2/3患者中有一定的疗效。除痘苗病毒外,还有一些其他的有潜力的病毒载体,可靶向清除表达HPV 16型E6/E7的肿瘤细胞,部分已经进入早期临床试验[114]。例如,目前正在进行的一项Ⅰ/Ⅱ期临床试验(NCT0418015)是对基于HPV 16型E6/E7的沙粒病毒疫苗在HPV相关癌症中的疗效性和安全性的评估。另外Vvax001是一种基于塞姆利基森林病毒(Semliki Forest virus)的HPV疫苗,目前正在进行一项临床研究[115]以评估其对CIN 2/3或宫颈癌患者的有效性和安全性(NCT03141463)。

基于活载体的疫苗具有明显优势,给药后的天然抗病毒/细菌免疫反应可以在疫苗表达目标抗原之前中和疫苗,从而避免重复接种。但当使用病毒载体时,可能会产生针对载体本身的免疫反应,导致只针对载体抗原而非编码抗原,当然这可能可以通过使用异源加强免疫等策略来解决。但同样的,由于初级疫苗引发的载体特异性免疫,使用相同载体的配方很难提高针对抗原的免疫效应,因此,病毒载体本身的这些问题可能会限制HPV抗原特异性免疫反应。此外,免疫功能低下的个体也可能会因使用基于活载体的疫苗而出现并发症,这可能会引起安全问题,缺陷/单次感染载体可能可以缓解这一问题。

(二) 多肽/蛋白质疫苗

基于肽/蛋白质的疫苗稳定,安全且易于生产。来自HPV抗原的多肽被DC转导,表现为主要组织相容性复合体(MHC)Ⅰ/Ⅱ特异性,需要匹配患者的人类白细胞抗原(human leucocyte antigen,HLA)类型才能有效呈现。因此基于多肽的疫苗可能只适用于具有特定HLA类型的个体,限制了其在普通人群中的应用,因此经常需要生成覆盖整个抗原的重叠长肽才能解决[116]。而对比之下,基于蛋白质的疫苗可能包含适合一般人群的多个HLA限制性细胞毒性T淋巴细胞表位。另外,基于肽/蛋白质的疫苗的免疫原性可能比基于活载体的疫苗弱,因此可能需要使用佐剂或脂质提高免疫应答[117]。

目前,有几种基于肽的疫苗正在研究中,可能可用于治疗宫颈癌。对20例晚期或复发性宫颈癌患者接种由 E6 和 E7 重叠肽(SLP)以及 51 油佐剂(Montanide ISA-51)组成的 HPV 16 合成长肽(HPV 16-SLP)疫苗后,9 例出现了 HPV 16 型特异性 T 细胞应答。在临床试验中,使用 ISA 长肽疫苗治疗 HPV 相关外阴和阴道上皮内瘤变显示出了令人鼓舞的结果[118,119],但尚不清楚该疫苗是否同样适用于晚期宫颈癌患者。由 HPV 16 型的 *E6* 和 *E7* 基因片段组成的合成长肽疫苗(ISA101/ISA101b)正在进行 II 期临床试验(NCT02128126),旨在评估其与紫杉醇和卡铂(加或不加贝伐珠单抗)联合治疗晚期或复发性宫颈癌的安全性及有效性。

在早期的治疗性疫苗中已经使用过 E6/E7 或 HPV 融合蛋白作为抗原来源,这些疫苗的优势在于包括许多 CD4$^+$ 和 CD8$^+$ T 细胞表位,因此不受 MHC 的限制,然而蛋白质疫苗的潜在缺点是它们可能诱导抗体应答而不是细胞毒性 T 细胞应答,抗原靶向 DC 的融合蛋白以及使用佐剂可以增强免疫原性。目前蛋白质疫苗如 TA-CIN(tissue antigen-CIN,TA-CIN)[120,121]、TVGV-1[122]等的临床研究仍集中在治疗 HPV 相关的宫颈癌前病变,其在晚期宫颈癌中的疗效探索处于起步阶段。

除 HPV 编码抗原外,其他肿瘤抗原疫苗也被用于宫颈癌的治疗。UCPVax(universal cancer peptides)一种独特的多肽疫苗[123,124],主要针对在多种肿瘤细胞均表达的端粒酶,可刺激 CD4$^+$T 细胞抗肿瘤效应,目前正在进行临床试验以确定其在 HPV 阳性肿瘤(包括宫颈癌)中的免疫原性效力(NCT03946358)。

（三）核酸疫苗

基于核酸的疫苗一般使用 RNA 或 DNA 质粒将编码肿瘤特异性抗原的外源基因导入宿主细胞内,通过宿主细胞的表达系统合成抗原蛋白,诱导宿主产生对该抗原蛋白的免疫应答,从而杀伤肿瘤细胞。目前 DNA 疫苗相对较多。

1. DNA 疫苗　DNA 疫苗是经过基因工程改造将目标抗原插入哺乳动物表达载体来构建的,一旦注射到体内,编码的抗原就会在体内转录,从而允许 APC 通过 MHC Ⅰ/Ⅱ呈递抗原并诱导特异性免疫。与肽和蛋白质疫苗类似,DNA 疫苗安全、稳定且易于生产,并可以反复接种。尽管使用 DNA 编码抗原癌基因(如 *E6* 和 *E7*)可能会有细胞转化的潜在风险,但大多数治疗性 HPV DNA 疫苗使用突变或重组的 E6/E7 抗原,这在保持免疫原性的同时减少了致癌性[125]。

目前大多数 HPV DNA 疫苗如 GX-188E[126]、VGX-3100[127,128]集中在治疗 HPV 相关癌前病变中。最近 MEDI0457(INO-3112)疫苗作为宫颈癌[129]和 HPV 相关头颈肿瘤[130]同步放化疗的辅助治疗,在相关临床试验中显示了耐受性和免疫原性。INO-3112 是一种针对 HPV 16/18 型 *E6* 和 *E7* 基因的类似 DNA 疫苗,不同的是添加了 IL-12 细胞因子。宫颈癌 Ⅰ 期临床试验[129]中纳入 HPV 16 型或 HPV 18 型相关的新诊断为 Ⅰ B1~ ⅣA 期(队列 1)或持续/复发(队列 2)宫颈癌放化疗后的患者 10 例,每 4 周接种疫苗 1 次,共 4 次,

10 名患者中有 8 名可检测到针对 HPV 抗原的细胞或体液免疫应答:6 名产生抗 HPV 抗体应答,6 名产生 IFN-γ 介导的 T 细胞应答。在化疗和疫苗接种完成后,宫颈活检标本可检测到 CD8$^+$T 细胞,PD-1$^+$CD8$^+$、PD-L1$^+$CD8$^+$ 和 PD-L1$^+$CD68$^+$ 亚群减少。所有患者在完成放化疗和疫苗接种后,宫颈活检中都未检测到 HPV DNA。

提高 DNA 疫苗效力的另一个策略是采用细胞内靶向策略,加强 MHC Ⅰ 向 CD8$^+$T 细胞的抗原提呈功能。pNGVL4a-Sig/E7(detox)/HSP70 DNA 疫苗就是一种利用分枝杆菌热休克蛋白(heat shock protein,HSP)70 提高免疫效能的 HPV DNA 疫苗,其编码由突变的 HPV 16 型 E7 蛋白和 HSP70 相连的信号肽组成的一种融合蛋白,HSP70 与 E7 蛋白的连接导致分泌的 E7 融合蛋白更加靶向 APC,从而增强抗原呈递能力[131]。已在 CIN 3 患者的 Ⅰ 期临床试验中验证了其安全性[132]。类似的 DNA 疫苗 pNGVL4a-CRTE6E7L2[133]使用钙网蛋白来增强 MHC Ⅰ 提呈能力,该疫苗和 TA-CIN 疫苗联合使用已进入临床试验(NCT03913117)。

2. RNA 疫苗　基于 RNA 的疫苗的 RNA 复制子是裸露的 RNA,可以自我限制的方式在转染细胞质内复制,而不需要送到细胞核进行转录,这与 DNA 疫苗不同,目前已经成为一种新型肿瘤治疗性疫苗。RNA 疫苗的工作原理是向患者注射编码 APC 提呈的特定抗原 RNA。最近获得许可的两种基于 RNA 的 COVID-19 预防疫苗代表了 RNA 疫苗领域的科学胜利,该类疫苗不仅产生体液免疫,还产生细胞免疫[134]。

RNALPX 是一种用于治疗 HPV 相关肿瘤的 RNA 疫苗[135],其靶向 HPV 16 型 E7,已在小鼠模型中证明可诱导持久的抗原特异性 CD8$^+$T 细胞反应。其衍生疫苗 BNT113 可编码 HPV 16 型 E6 和 E7,目前正在开展针对 HPV 16 型相关头颈癌的 Ⅰ / Ⅱ 期临床试验,马上会进行 HPV 16 型相关宫颈癌的临床试验(NCT03418480)。

基于 RNA 的疫苗也可以来自 RNA 病毒,通常是 α 病毒,包括辛德比斯病毒(Sindbis virus)、委内瑞拉马脑炎病毒(Venezuelan Equine Encephalitis virus)和塞姆利基森林病毒(Semliki Forest virus)。将目标抗原 RNA 插入病毒 RNA 链,从而实现自我复制,可导致持续的抗原呈递,使它比其他形式的核酸疫苗具有更强的免疫原性。另外,RNA 复制子疫苗缺乏结构基因,因此不会引发中和抗体免疫反应,从而允许重复接种,并且与宿主基因组整合的风险较低[128]。

当然 RNA 疫苗也有其局限性,稳定性差且不易在细胞间扩散。为了克服这一缺陷可将 RNA 复制子和 DNA 疫苗组合成 DNA 启动的 RNA 复制子疫苗,也称为"自杀性 DNA",可最终诱导所转染细胞的凋亡,进而避免与传统 DNA 载体相关的宿主细胞基因组整合或者转化[136]。然而临床前试验显示,"自杀性 DNA"疫苗免疫原性较差,一些增强免疫原性的策略,如使用黄病毒昆津载体(KUN)或加入 HSP70、VP22 或编码抗凋亡蛋白的基因,已经在临床前实验中得到了初步的有利结果[136,137]。另一种策略是利用 RNA 调控 APC。转染抗凋亡 RNA 的 DC 可抵抗细胞死亡,并且比不含 RNA 的 DC 疫苗提呈抗原时间更长[136]。在临床前实验中，抗凋亡小干扰 RNA（small interfering RNA，siRNA）与 HPV 16 型 E7 DNA 疫苗联合的基因枪能够有效延长 APC 的寿命，比不使用 siRNA 的 DNA 疫苗具有更强的抗肿瘤活性[138]。尽管 siRNA 策略并非严格意义上的 RNA 疫苗，它们不编码靶抗原，但可能被用于辅助其他免疫治疗疫苗的抗肿瘤效应。

（四）基于细胞的疫苗

基于细胞的疫苗目前主要指基于树突状细胞的 DC 疫苗。基于 DC 的 HPV 疫苗已成为抗 HPV 相关恶性肿瘤的潜在治疗疫苗，其需要将 HPV 抗原重组到 DC，然后将重组好的细胞输送给患者。DC 为患者提供关键的免疫细胞，帮助启动特异性免疫反应，从而增强其他抗原特异性治疗疫苗的效力。基于 DC 的疫苗可以转染额外的 siRNA，以防止凋亡分子，从而延长细胞寿命并最大限度地发挥免疫效果[139,140]。基于 DC 的疫苗可以分为用 HPV 特异性肽/蛋白质抗原脉冲化的 DC 和用编码外来抗原的 DNA/病毒载体转导的 DC。有学者先后将 DC 疫苗用于治疗早期宫颈癌和复发、难治性宫颈癌患者，结果均提示无临床获益，仅部分患者有血清学效应[141]。一项 I 期临床试验[142]发现，在 I B 期和 II A 期宫颈癌患者中，使用全长 HPV 16/18 型 E7 脉冲化 DC，然后将细胞皮下注射回患者体内是安全的，且耐受性良好，该策略还增加了 HPV 特异性体液免疫和 $CD4^+T$ 细胞免疫反应。另外 Aipire 等[143]发现甘草水提取物（GUWE）可以促进 DC 的成熟并增加机体内细胞因子的产生，同时证明 GUWE 诱导了 HPV 特异性细胞应答并抑制了荷瘤小鼠的肿瘤生长，这在某种程度上为 DC 疫苗的开发提供了策略。

目前基于 DC 的疫苗还面临众多问题，如何大规模生产、如何评估疫苗质量、如何放大疫苗诱导的免疫效应等等问题均未解决[140]，还需要更多的研究和技术支持。

肿瘤治疗性疫苗具有高免疫原性的特点，可引发强烈而持久的体液免疫及细胞免疫，不过也存在部分亟待解决的问题：①大部分疫苗免疫原性有限，不足以治疗晚期宫颈癌，目前正在探索通过佐剂、联合治疗、多次疫苗接种或改变给药方式等方法来增强免疫原性。许多针对 HPV 相关癌前病变和恶性肿瘤的 DNA 疫苗利用了电穿孔技术。另外也可考虑先用 DNA 质粒进行初始疫苗接种，然后用不同类型的免疫治疗疫苗（如蛋白质或痘苗疫苗等）进行加强疫苗接种，这种组合策略可能比单独使用任何一种疫苗都能引发更强的免疫反应[144]。但可惜的是大多数临床试验的对象仍为 HPV 相关的上皮内瘤变，而针对晚期宫颈癌的临床研究少之又少。②治疗存在潜在的危险性，对于免疫缺陷的患者更是如此，应用治疗性疫苗需慎之又慎。

目前上市的治疗性疫苗只有治疗转移性前列腺癌的 Sipuleucel-T，但相关研究在不同癌种中呈井喷式发展，大部分仍处在 I/II 期临床试验阶段，期待更多的治疗性疫苗可以进入 III 期临床试验，个性化疫苗和联合用药可能是肿瘤疫苗未来发展的方向之一。

四、非特异性免疫药物

非特异性免疫药物主要针对肿瘤细胞产生的免疫抑制因子或者促癌因子，特别是抑制免疫抑制性因子，限制免疫抑制代谢物和间质分子，这种方法不依赖于肿瘤特异性抗原提呈，因此为非特异性免疫治疗，适用范围较广。针对肿瘤微环境（TME）中免疫抑制因子的免疫疗法可以逆转免疫抑制环境，控制肿瘤进一步生长，并允许免疫细胞识别肿瘤细胞。当然这种免疫治疗策略可与肿瘤特异性免疫的策略联合使用，以进一步提高抗肿瘤治疗效果。

非特异性免疫药物主要分为两种，一种主要针对 TME 存在的抑制性免疫细胞，如 Treg 细胞、NK 细胞、肿瘤相关巨噬细胞和髓源性抑制细胞[145]，可阻止抑制性免疫细胞聚集在肿瘤附近，包括 c-MET 抑制剂、IL-23 抑制剂和 PI3K 受体等；另一种是针对 TME 存在的免疫调节分子，如腺苷、吲哚胺 2,3- 双加氧化酶（indoleamine 2,3-dioxygenase，IDO）、白介素（IL）等，如肿瘤细胞可通过精氨酸酶和 IDO 等途径操纵 TME 内的代谢物。一些针对 TME 的非特异性免疫药物的临床试验正在探索中。

IDO 是色氨酸分解代谢成犬尿氨酸的限速酶，色氨酸是淋巴细胞的重要养分，过高的 IDO 将淋巴细胞内色氨酸分解耗竭，使淋巴细胞失能，不能发挥抗肿瘤效应，同时代谢产物犬尿氨酸能引起淋巴细胞凋亡。研究发现，IDO 在多种肿瘤组织中过度表达，从而抑制效应 T 细胞的增殖成熟并诱导凋亡，同时激活 Treg 细胞，导致肿瘤免疫逃逸[146,147]。有研究发现，在宫颈癌样本中可检测到较多的 IDO 表达或 PD-L1 和 IDO 共表达[148]。IDO 抑制剂联合 PD1/PD-L1 抗体一度是最有前景的联合治疗方式之一，但 ECHO-301/KEYNOTE-252 的失败给 IDO 抑制剂浇了一盆冷水。无独有偶，CA017-003 的篮子试验（NCT 02658890）中联合应用 IDO 抑制剂 BMS-986205 与纳武利尤单抗治疗晚期肿瘤患者[149]，中期分析显示既往治疗失败的 22 例宫颈癌患者中，ORR 与 DCR 分别为 14% 和 64%；其中 PD-L1 高表达的 12 例宫颈癌患者 ORR 为 25%，7 例 PD-L1 表达量<1% 的宫颈癌患者 ORR 为 0，该试验也并未带来明显的获益信息。目前 IDO 抑制剂虽不如过去势头强劲，但也未停滞不前。目前仍有大量 IDO 抑制剂在进行中，部分已进入临床前或临床阶段。

CD39 是一种胞外核苷酸水解酶，可将胞外 ATP 和 ADP 水解为单磷酸腺苷（AMP）。CD39 参与催化产生的细胞外腺苷（ADO）通过与免疫细胞上表达的 G 蛋白耦联腺苷 A2a 受体（adenosine A2a receptor，A2aR）结合后在 TME 中起到重要的免疫抑制作用。TME 中缺氧、低 pH 值、高度细胞更新、高 CD39 和 CD73 表达的环境都会造成腺苷高水平而限制了免疫反应。研究表明，CD39 在各种人类肿瘤中均呈现高表达现象[150]。基于 CD39-CD73-A2aR 通路开发的药物包括 A2aR 拮抗剂、CD39 抑制剂、CD73 抑制剂，目前全球已有多种药物处于早期临床阶段[151]。HPV 16 型阳性的 CIN 患者样本具有高 CD39 和 CD73 表达[152]，宫颈癌细胞系同样显示高 CD39 和 CD73 表达[153]。

研究发现 HPV 反应性 CD39[+]/CD4[+]T 细胞与 HPV 相关外阴癌、口咽癌和宫颈癌的临床预后改善相关[154]。也有研究发现 A2aR 可能会影响免疫抑制的宫颈环境，表明 A2aR 抗体也是一种可能的免疫疗法[155]。基于 CD39-CD73-A2aR 通路的抑制剂还需要更多的临床研究数据来验证。

免疫细胞因子 IL-2 在很早以前就掀起过免疫治疗的热潮，在 20 世纪 90 年代被 FDA 批准用于转移性肾癌、黑色素瘤等，但因 IL-2 疗法必须以很高的剂量才能产生效果，在高剂量使用时，它不仅能够促进效应 T 细胞的增殖，驱动抗癌活性，也会控制 Treg 细胞的生长，这种免疫抑制性细胞对于帮助免疫系统识别宿主细胞而不对宿主细胞产生免疫攻击至关重要，因此毒性很强，可能引发致命的血管事件和其他副作用。目前正在基于基因工程化、双抗构建技术开发新型 IL-2 受体激动剂等[156,157]使 IL-2 疗法更安全、更有效，如使用非天然氨基酸来改善 IL-2 的治疗效果，使用细胞因子 - 抗体融合产品等。现在研发出了多种多样的工程化 IL-2，其中 simlukafusp α（SIM）是包含 IL-2 变体（IL-2v）部分和针对成纤维细胞活化蛋白 α（FAP）的抗体，工程改造的 IL-2v 部分与 IL-2Rα 结合被消除，而对 IL-2Rβγ 的亲和力得以保留，从而激活免疫效应 CD8[+]T 细胞和 NK 细胞，但不激活 Treg 细胞，因此可能可以增强 PD-1/L1 抑制剂的活性。在 2021 年 ASCO 会议上报道了 simlukafusp α 和阿替利珠单抗（ATE）联合治疗复发或转移性的宫颈鳞癌的部分研究结果，入组 47 位患者，其中 40 位患者经历过一种或以上治疗，44 例可评估疗效，其中 2 例（5%）完全缓解，10 例（23%）部分缓解，ORR 为 27%，DCR 为 71%，药物的有效时间比较持久，中位持续缓解时间为 13.3 个月。研究认为 simlukafusp α 与阿替利珠单抗联合在复发转移性宫颈鳞癌患者中表现出不错的疗效与安全性。

精氨酸酶抑制 TME 内的 T 细胞和 NK 细胞增殖，其上调与宫颈癌免疫抑制环境有关[158]。INCB001158 正在进行实体瘤（包括宫颈肿瘤）的临床试验，以确定抑制精氨酸酶活性是否可以逆转免疫抑制（NCT02903914）。

总的来说，非特异性免疫药物在宫颈癌领域的研究才刚刚起步，大部分处于Ⅰ/Ⅱ期临床试验甚至机制探索阶段，而且可能需与其他治疗相结合才能更好地发挥作用，但随着对免疫机制的进一步深究与开发，相信非特异性免疫药物会发展得更好更快。

五、联合疗法

尽管多项研究显示出免疫治疗单药对宫颈癌治疗的有效性，但是整体缓解率低、生存数据稍显薄弱，因此，越来越多的临床试验开始探索不同药物组合在晚期复发或转移性宫颈癌治疗中的作用，也是近年来的宫颈癌领域的研究热点。

（一）免疫治疗与化疗联合

免疫治疗与化疗联合是在宫颈癌中最先被提出并开展的临床研究。有研究发现铂类化疗后可上调宫颈癌细胞的 PD-L1 表达，两者联合可能有助于肿瘤消退[159]。关键Ⅲ期临床研究 KEYNOTE-826[160] 探索了帕博利珠单抗联合化疗加或不加贝伐珠单抗用于一线治疗宫颈癌的疗效,是第一个宫颈癌 PD-1/PD-L1 一线治疗 PFS/OS 双终点均获得阳性结果的Ⅲ期临床试验,且入组不区分 PD-L1 的表达状态。该研究共纳入受试者 616 例(试验组 307 例,对照组 309 例),研究结果显示,与对照组相比,无论 PD-L1 的表达状态如何,帕博利珠单抗 + 化疗 ± 贝伐珠单抗均能显著提高患者的 PFS($P<0.001$),降低死亡风险,并能显著提高患者 OS($P<0.001$)。意向性治疗人群(intention-to-treat population, ITT population)中位 OS 为 24.4 个月 *vs.* 16.5 个月,相比对照组延长约 8 个月,降低死亡风险达 33%,PD-L1 CPS ≥ 1 和 PD-L1 CPS ≥ 10 的患者中位 OS 尚未达到。除此之外,无论 PD-L1 的表达状态如何,帕博利珠单抗组 ORR 和 DOR 也都得到了显著提高,其中 ITT 人群的 ORR 为 65.9%,CR 患者比例为 21.4%,再次验证了免疫治疗联合化疗在宫颈癌一线治疗的优势,不仅高效,且一旦获益效果持久。在不良反应方面,试验组观察到的不良反应与 PD-1 抑制剂单药的不良反应一致。基于这项研究体现出来的疗效与安全性,这一方案已被 FDA 批准并获 NCCN 推荐成为晚期复发转移性宫颈癌一线治疗的新标准,为该类患者的临床治疗展开了新篇章。另一项随机多中心Ⅲ期临床试验(BEATcc/ENGOT-Cx10/GEICO 68-C/JGOG1084/GOG-3030)于 2018 年启动,比较顺铂 + 紫杉醇 + 贝伐珠单抗 + 阿替利珠单抗与标准治疗顺铂 + 紫杉醇 + 贝伐珠单抗在晚期宫颈癌中的疗效,旨在研究联用 PD-1 抑制剂是否可进一步提升一线治疗方案的疗效,其试验结果有望在 2023 年正式发表[161]。而其他免疫治疗联合化疗在复发性宫颈癌一线 / 二线治疗中的应用也在不断展开。

迄今为止,关于化疗和疫苗联合治疗宫颈癌的临床研究非常少。有研究发现化疗可以减少免疫抑制性细胞,促进效应细胞,减少不利的免疫抑制 TME,从而为疫苗创造良好的免疫环境[162]。在一项Ⅱ期临床试验[162]中将肽疫苗 ISA101 与卡铂和紫杉醇联合应用于晚期复发或转移性宫颈癌患者,77 名患者接受治疗,近 43% 的患者显示肿瘤消退,患者出现 HPV 16 型特异性 T 细胞反应。联合用药被认为是可以耐受且有效的。期待更多相关临床试验的结果。

过继细胞疗法与化疗联合用于治疗 HPV 相关癌症也有很多临床试验在探索。复发转移性宫颈癌患者一线化疗失败后给予 IL-2 和 HPV 16/18 型 E6/E7 TIL 一次输注,同时予以氟达拉滨和环磷酰胺治疗,9 名患者中,3 名患者 PR,其中 2 名患者在 22 个月和 15 个月内出现 CR[163]。然而在使用 E6 TCR、IL-2、氟达拉滨和环磷酰胺治疗的宫颈癌患者中,没有 1 例 CR,只有两名患者 PR(NCT02280811)。其他过继细胞疗法联合化疗的临床试验也正在进行中(NCT02858310 等)。

(二) 双免疫治疗

双免疫治疗也取得了非常巨大的进展。不同的免疫检查点抑制剂(ICI)联合,可抑制不同的免疫抑制因子,调控肿瘤中的免疫抑制环境,增强 T 细胞的抗肿瘤功能,而且不需要考虑 HPV 特异性抗原。例如 PD-1 抑制剂、

CTLA-4 抑制剂等,因其在抗肿瘤过程中对免疫 T 细胞的作用机制不同,且在不同阶段发挥不同作用,所以采取双免疫治疗联合的方式进行治疗可能取得更好的疗效。迄今为止最大的一项评估双免疫检查点抑制剂 PD-1/CTLA-4 在复发转移性宫颈癌中的疗效和安全性的研究结果最近发表于 *Journal of Clinical Oncology* 杂志上[164],该研究纳入 155 例一线治疗失败的复发或转移性宫颈癌患者,均接受 balstilimab(PD-1 抑制剂)联合 zalifrelimab(CTLA-4 抑制剂)治疗,最后 125 例可评估,中位随访时间为 21 个月,确认的 ORR 为 25.6%(95% *CI*:18.8-33.9),包括 10 名 CR 和 22 名 PR,未达到中位 DOR,中位 PFS 时间为 2.7 个月(95% *CI*:1.5-3.7),中位 OS 时间为 12.8 个月(95% *CI*:8.8-17.6)。PD-L1 阳性和 PD-L1 阴性肿瘤患者的 ORR 分别为 32.8% 和 9.1%。对于鳞状细胞癌患者,ORR 为 32.6%,DCR 为 52%,无非预期不良事件,有 3 例患者因治疗相关不良事件死亡。而在同期的一项 Ⅱ 期平行临床试验中,balstilimab 单药治疗一线治疗失败的复发或转移性宫颈癌患者,入组 161 例患者的 ORR 为 13%,其中 PD-L1 阳性患者 ORR 为 18%,PD-L1 阴性患者 ORR 为 8%。这两个平行试验体现了 balstilimab 联合 zalifrelimab 疗法良好的前景和持久的临床活性,尤其是 PD-L1 阳性患者,且具有良好的耐受性。CheckMate-358 临床试验虽然最终结果未出,但中期数据也提示纳武利尤单抗与伊匹木单抗的联合治疗在复发转移性宫颈癌中具有临床获益,其研究进展及应用值得关注和期待。其他如度伐利尤单抗与 tremelimumab 联合(NCT01975831),纳武利尤单抗与伊匹木单抗、relatlimab(抗 LAG-3 抗体)或 daratummab(抗 CD38)的联合使用(NCT02488759)等临床试验也正在进行中。

另外因为晚期宫颈癌患者可能自身缺乏完整而强大的免疫系统和功能,因此部分抗原特异性免疫治疗在这些患者身上往往疗效欠佳。如部分治疗性疫苗主要针对 HPV 感染和 / 或 HPV 相关癌前病变,而在晚期宫颈癌中的疗效仍未被确认,因此用其他免疫治疗(如 ICI)逆转免疫抑制环境的联合治疗的抗肿瘤策略可能成为重要的研究方向。

将 HPV 抗原特异性疫苗与抗 PD-1/PD-L1 单抗相结合的多项临床试验已经启动。ISA101 疫苗与纳武利尤单抗联合治疗 HPV 16 型阳性肿瘤患者的 Ⅱ 临床试验[165]中,24 例可评估患者 ORR 达 33%,另外值得注意的是,该试验中位 OS 为 17.5 个月,12 个月的总生存率达 70%,比单独使用 PD-1 抗体治疗高出近 2 倍。

GX-188E 是一种利用电穿孔技术的 HPV 16/18 型 E6/E7 DNA 疫苗,Keynote-567 Ⅱ 期临床试验中,纳入 54 例 HPV 16 型或 HPV 18 型阳性的一线治疗失败的晚期转移性宫颈癌患者,评估 GX-188E 联合帕博利珠单抗治疗的疗效和安全性[166],该试验中期分析结果于 2020 年发表于 *Lancet Oncol*,显示该联合治疗可显著提高缓解率,达 33.3%(16/48),PD-L1 阳性、HPV 16 型阳性和鳞状细胞癌的患者显示出更高的缓解率,其中 PD-L1 阳性患者为 41.7%,HPV 16 型阳性患者为 35.3%,鳞状细胞癌患者为 33.3%;在 PD-L1 阴性、HPV 18 型阳性和腺癌患者中也观察到临床缓解。研究证明,GX-188E 联合帕博利珠单抗治疗 HPV 16/18 型阳性的复发转移性宫颈癌,对标准治疗失败的患者是安全有效的。

其他正在进行的免疫联合治疗临床试验也多种多样,有多肽疫苗和 ICI 联合的试验如 UCPVax 和阿替利珠单抗联合(NCT03946358),PDS0101、IL12 和 M7824 联合(NCT04287868);DNA 疫苗与 ICI 联合的试验如 INO-3112 与度伐利尤单抗联合(NCT03439085),VB10.16 与阿替利珠单抗联合(NCT04405349);PDS0101 与同步放化疗联合(IMMUNOCERV)等。

过继细胞疗法联合治疗的临床试验也在如火如荼地开展,如 TIL 与帕博利珠单抗联合治疗复发、转移或持续性宫颈癌患者(NCT03108495)。Vigil 也是一种过继细胞疗法,从患者肿瘤中提取 T 细胞,转染免疫刺激性细胞因子 GMCSF 和发夹 RNA,该 RNA 可抑制多种生长因子(TGF-β1 和 TGF-β2)的表达,扩增后回输到患者体内,vigil 和阿替利珠单抗联合治疗妇科肿瘤的研究也正在进行中(NCT03073525)。

(三) 免疫治疗与抗血管生成药物治疗联合

在各类联合治疗中,免疫治疗联合抗血管生成药物治疗在近年来的各大肿瘤会议上大放异彩。抗 VEGF 可使肿瘤血管正常化,促进 T 细胞和其他免疫效应分子的输送,从而改善肿瘤微环境,使其转变为免疫治疗的"友好环境",解除免疫抑制。而免疫治疗可激活免疫细胞,从而促进血管正常化。两者联合可起到协同增效的作用。最新研究发现,VEGF 除了有促肿瘤血管生成的活性外,还可诱导免疫抑制效应。肿瘤来源的 VEGF 可抑制造血干细胞向树突状细胞以及进一步向抗原提呈细胞的分化,从而抑制抗原提呈细胞对 T 细胞的激活,并介导免疫逃逸。此外,VEGF 还可下调内皮细胞表面的黏附因子从而减少 T 细胞的迁徙、浸润。并且有研究显示,VEGF 可激活内皮细胞表面的 FAS 配体,介导效应 T 细胞的凋亡,并且产生具有免疫抑制作用的髓系来源的抑制细胞[167]。这些研究结果表明 VEGF 与肿瘤免疫密切相关,抗血管生成药物和免疫治疗药物联合使用,通过改变肿瘤微环境遏制肿瘤免疫逃逸,释放免疫检查点的免疫抑制以压制肿瘤血管生成,从而达到抗肿瘤的协同效应。

2020 年美国妇科肿瘤学会(SGO)大会上我国学者 Huang 等对一项国内 II 期临床试验的中期结果进行了口头报告,并将结果发表于当年的 *Journal of Clinical Oncology* 杂志中[168]。这项试验(CLAP 研究)是评估卡瑞利珠单抗联合 VEGFR2 酪氨酸激酶抑制剂(阿帕替尼)治疗二线及以上晚期复发宫颈癌的疗效及安全性。该研究共纳入 45 例患者,中位随访时间为 11.3 个月,ORR 达 55.6%(包括 2 例 CR、23 例 PR),中位 PFS 为 8.8 个月,中位缓解时间及中位 OS 未达到(not reached,NR)。初步结果显示卡瑞利珠单抗联合阿帕替尼治疗复发难治性宫颈癌安全有效。利用 NGS 进行进一步探索生物标志物[169],突变频率较高的基因包括 *PIK3CA*(43.8%),*STK11*(25%),*FBXW7*(15.6%) 和 *PTEN*(15.6%)。PI3K/AKT 通路是最常见的失调通路(68.8%)。*PIK3CA* 突变患者比 *PIK3CA* 野生型患者有显著延长的 PFS(HR:0.33,P=0.05)和 OS(HR:0.23,P=0.04)。*PTEN* 突变与更长的 PFS 相关(HR:3.71^{e-09},P=0.05);*PTEN* 突变显示 OS 具有升高趋势(HR:3.64^{e-09},P=0.08)。*ERBB3* 突变与生存不良相关(PFS

HR：34.9，P<0.001；OS HR：19.8，P<0.001）。TMB-H（≥5mut/Mb）与 PFS 延长（HR：0.26，P<0.01）和 OS 延长（HR：0.31，P=0.05）相关。在 CLAP 研究的生物标志物分析中发现，在 PD-1 抑制剂联合治疗的宫颈癌患者中，PIK3CA、PTEN、ERBB3 和 PI3K 通路的基因突变是新型的预测性生物标志物。

近期安罗替尼联合信迪利单抗治疗复发性晚期宫颈癌患者的研究结果也在 *Journal of Clinical Oncology* 杂志上发表[170]，又一次证明了免疫联合靶向治疗在复发性宫颈癌中的成功。该前瞻性、多中心、单臂、Ⅱ期临床研究纳入的受试者对象为接受过至少一线含铂类药物化疗、经组织病理学确诊的复发性晚期宫颈癌（包括鳞状细胞癌、腺癌或腺鳞癌）且证实为 PD-L1 阳性的患者。受试者均接受安罗替尼联合信迪利单治疗，结果显示，共计 39 例患者可评估疗效，患者的中位随访时间为 10.9 个月（0.03~19.2 个月）。在 ITT 人群中，2 例（4.8%）患者达到 CR，21 例（50%）患者达到 PR；确认的 ORR 为 54.8%。中位缓解时间为 1.71 个月，DCR 为 88.1%。在疗效评价人群中，ORR 为 59%，DCR 为 94.9%。中位 PFS 为 9.40 个月，6 个月无疾病进展率为 73.1%。中位 OS 未达到。另外基于 NGS 研究发现，*PIK3CA* 是队列中最常见的突变基因（31.7%），其次为 *PRKDC*（8/41，19.5%）、*KMT2D*（7/41，17.1%）和 *ATR*（6/41，14.6%），分析发现 *PIK3CA* 单基因突变、PI3K-AKT 信号通路相关的其他基因突变或 *KMT2D* 突变与更高的 ORR 显著相关（P<0.05）；相反，*STK11* 突变和 *JAK2* 突变与更低的 ORR 和 PFS 显著相关（P<0.05）。该研究建立了安罗替尼联合信迪利单抗治疗晚期/复发宫颈癌的疗效和安全性数据，且针对宫颈癌基因突变图谱的全基因组分析将有助于建立一个包括晚期宫颈癌分子分层治疗相关的多种生物标志物在内的综合评估体系，这也意味着抗血管联合免疫治疗的人群需要更精准的细分，挑选出更加获益的人群。

然而同样的获益并未在阿替利珠单抗和贝伐珠单抗联合治疗晚期宫颈癌患者的临床试验中体现[171]（NCT02921269），这项Ⅱ期临床试验的 10 例可评估患者中，ORR 为 0，DCR 达 60%，中位 PFS 为 2.9 个月，中位 OS 为 8.9 个月，可能从另一个方面说明并不是所有 ICI 与抗血管生成药物联合都能起到明显的临床获益。

此外，免疫治疗与放疗的联合应用在宫颈癌中也有众多临床试验在开展。如探索局部晚期宫颈癌同步放化疗同时维持帕博利珠单抗治疗的联合应用Ⅲ期临床试验 KEYNOTE-A18 正在进行中。度伐利尤单抗（PD-L1 单抗）与同步放化疗联合治疗局部晚期宫颈癌的Ⅲ期 CALLA 试验也正在进行中。

六、宫颈癌免疫治疗推荐总结

复发性宫颈癌的免疫治疗在最近几年开展得如火如荼，多项临床试验取得了突破性进展。

基于 KEYNOTE-826 研究，帕博利珠单抗联合化疗 ± 贝伐珠单抗显著改善了一线晚期转移性宫颈癌患者的 OS 和 PFS，且具有可靠的安全性，这一方案已被 FDA 批准并获 NCCN 推荐成为晚期复发、转移性宫颈癌一线治疗的新标准，为该类患者的临床治疗展开新篇章。

基于 KEYNOTE-158 及 CheckMate358 研究，帕博利珠单抗和纳武利尤单抗被批准用于 PD-L1 表达阳性的复发性宫颈癌一线含铂类药物化疗失败的二线治疗。基于其他实体瘤中的数据，NCCN 指南同时推荐帕博利珠单抗用于 MSI-H/dMMR 或 TMB-H 的复发性宫颈癌患者的二线治疗。今年 6 月，双特异性抗体药物卡度尼利抗体（Candonilimab）于国内率先上市，获批宫颈癌二线治疗的适应证，也是全球首个获批的免疫检查点双特异性抗体药物。

而新开发的免疫检查点抑制剂、过继细胞疗法、联合疗法等均在复发性宫颈癌的临床试验中取得了不俗的成绩。肿瘤免疫疗法为众多肿瘤患者带来了新的治疗，但大部分研究仍处于 Ⅰ 期或 Ⅱ 期临床试验阶段，Ⅲ 期临床研究的数据较少。尽管从现有的数据来看，免疫治疗在宫颈癌治疗中取得了令人鼓舞的结果，但其报道的整体有效率尚不成熟且单一免疫疗法的疗效有限，免疫疗法依然面临着诸多挑战，需要更多的研究和临床证据去证实与完善才能真正走入临床市场。另外，目前大家普遍看好免疫治疗在宫颈癌领域的效果，但真实世界数据显示，仅有部分患者可从免疫治疗中获益，部分患者治疗有效一段时间后，病情出现进展或复发，还有部分患者一开始就对治疗无应答。也就是说，仍有很多宫颈癌患者原发或继发性免疫耐药，这些问题都需要科学工作者和临床医生去逐一突破。解决耐药问题可以采取通过生物标志物来选择优势人群、联合治疗和个体化免疫治疗等治疗策略来尝试解决。在现有的研究中多数免疫有效的宫颈癌患者的肿瘤组织 PD-L1 表达呈阳性，其他的生物标志物尚且探索不够深入，肿瘤突变负荷、错配修复缺陷或微卫星高度不稳定、基因突变[83]（如 PI3KCA、JAK 家族、PTEN、STK11 等基因，包括可能与超进展相关的基因如 EGFR、ALK 驱动基因）等领域均需要临床与科研工作者进一步研究。

通常来说复发性或转移性宫颈癌是无法治愈的，迫切需要更有效的治疗方案。在过去十年中，高质量的临床试验、医疗创新技术的开展以及对宫颈癌分子基因和免疫学领域的进一步了解，彻底改变了宫颈癌的现有治疗方案。第一个突破来自 GOG 240 试验，证明了抗血管生成药物贝伐珠单抗在晚期宫颈癌中的一线治疗地位，可以延长 OS 3.5 个月，在先前未接受盆腔放疗的患者中更是将 OS 延长了 8 个月，而且有研究发现高危人群更能从贝伐珠单抗治疗中获益。另一个重大突破来自免疫治疗，基于 KEYNOTE-158 研究，帕博利珠单抗作为第一个免疫检查点抑制剂被 FDA 批准宫颈癌二线治疗的适应证并被写入 NCCN 指南，而近期公布的 KEYNOTE-826 研究更是奠定了其一线治疗的地位，无论是否添加贝伐珠单抗，帕博利珠单抗联合化疗均较单纯化疗明显获益，可延长 OS，且 PD-L1 高表达人群获益更明显。复发性宫颈癌系统治疗的另一个突破是 tisotumab vedotin-tftv 的上市，这是第一个获准用于治疗宫颈癌的 ADC 药物，成为复发性宫颈癌二线治疗的又一个选择。而 2022 年 6 月 PD-1/CTLA-4 双特异性抗体卡度尼利抗体于国内率先上市，获批宫颈癌二线治疗的适应证，也是全球首个获批的免疫检查点双抗，为宫颈癌治疗又带来了新的希望。免疫治疗与其他治疗的联合也非常令人期待。

目前对于复发性宫颈癌的一线治疗,若患者经济条件和身体条件许可,可首选顺铂/紫杉醇+贝伐珠单抗+帕博利珠单抗。卡铂可作为既往接受过顺铂治疗的晚期宫颈癌患者的首选,且管理方便;对于不适合紫杉醇类的患者,顺铂/托泊替康依然是合理的替代方案。对于不耐受铂类治疗的患者,可考虑紫杉醇/托泊替康代替。

而对于一线治疗后进展的患者,可考虑免疫治疗如帕博利珠单抗和纳武利尤单抗、ADC药物Tivdak、双特异性抗体卡度尼利抗体、化疗单药(白蛋白结合型紫杉醇、多西紫杉醇、5-氟尿嘧啶、吉西他滨、异环磷酰胺、伊立替康、丝裂霉素、培美曲塞、托泊替康、长春新碱)或抗血管生成药物贝伐珠单抗。当然也可以考虑参加新药临床试验等。

新疗法的出现改变了晚期宫颈癌的治疗格局,各种亮眼的数据纷纷呈现,双特异性抗体、TIL治疗、TCR-T治疗、疫苗以及各种联合治疗等在复发性宫颈癌中取得了非常不俗的成绩。但是目前针对复发转移性宫颈癌的系统治疗方案仍不完善,如何更有效地挑选合适的可能获益的人群、何种联合治疗模式最优、宫颈癌的分子分型将走向何方等有待进一步明确。随着肿瘤精准治疗的不断发展,现有的医疗手段和药物治疗将逐步完善既往治疗模式的局限与不足,越来越多的新药临床试验陆续开展,期待有更多的阳性结果为宫颈癌患者带来疗效和生活质量的双重获益。另外,复发性宫颈癌的治疗始终需遵循个体化规范治疗原则,在治疗选择时需充分考虑患者病情、身体情况、经济情况、适应证等。

参考文献

[1] THIGPEN T, SHINGLETON H, HOMESLEY H, et al. Cis-platinum in treatment of advanced or recurrent squamous cell carcinoma of the cervix: a phase II study of the Gynecologic Oncology Group. Cancer, 1981, 48 (4): 899-903.

[2] MOORE DH, BLESSING JA, MCQUELLON RP, et al. Phase III study of cisplatin with or without paclitaxel in stage IV B, recurrent, or persistent squamous cell carcinoma of the cervix: a gynecologic oncology group study. Journal of clinical oncology, 2004, 22 (15): 3113-3119.

[3] LONG HJ, BUNDY BN, GRENDYS EC, et al. Randomized phase III trial of cisplatin with or without topotecan in carcinoma of the uterine cervix: a Gynecologic Oncology Group Study. Journal of clinical oncology, 2005, 23 (21): 4626-4633.

[4] TAO X, HU W, RAMIREZ PT, et al. Chemotherapy for recurrent and metastatic cervical cancer. Gynecologic oncology, 2008, 110 (3 Suppl 2): S67-71.

[5] MOORE DH. Chemotherapy for advanced, recurrent, and metastatic cervical cancer. J Natl Compr Canc Netw, 2008, 6 (1): 53-57.

[6] MONK BJ, SILL MW, MCMEEKIN DS, et al. Phase III trial of four cisplatin-containing doublet combinations in stage IVB, recurrent, or persistent cervical carcinoma: a Gynecologic

Oncology Group study. Journal of clinical oncology, 2009, 27 (28): 4649-4655.

［7］ MOORE KN, HERZOG TJ, LEWIN S, et al. A comparison of cisplatin/paclitaxel and carboplatin/paclitaxel in stage IVB, recurrent or persistent cervical cancer. Gynecologic oncology, 2007, 105 (2): 299-303.

［8］ LORUSSO D, PETRELLI F, COINU A, et al. A systematic review comparing cisplatin and carboplatin plus paclitaxel-based chemotherapy for recurrent or metastatic cervical cancer. Gynecologic oncology, 2014, 133 (1): 117-123.

［9］ KITAGAWA R, KATSUMATA N, SHIBATA T, et al. Paclitaxel plus carboplatin versus paclitaxel plus cisplatin in metastatic or recurrent cervical cancer: the open-label randomized phase Ⅲ trial JCOG0505. Journal of clinical oncology, 2015, 33 (19): 2129-2135.

［10］ DOWNS LS, CHURA JC, ARGENTA PA, et al. Ifosfamide, paclitaxel, and carboplatin, a novel triplet regimen for advanced, recurrent, or persistent carcinoma of the cervix: a phase Ⅱ trial. Gynecologic oncology, 2011, 120 (2): 265-269.

［11］ CHOI HJ, LEE YY, CHOI CH, et al. Triplet chemotherapy vs doublet chemotherapy plus bevacizumab in metastatic, recurrent, and persistent cervical cancer. Curr Probl Cancer, 2020, 44 (5): 100557.

［12］ MCGUIRE WP, ARSENEAU J, BLESSING JA, et al. A randomized comparative trial of carboplatin and iproplatin in advanced squamous carcinoma of the uterine cervix: a Gynecologic Oncology Group study. Journal of clinical oncology, 1989, 7 (10): 1462-1468.

［13］ WEISS GR, GREEN S, HANNIGAN EV, et al. A phase Ⅱ trial of carboplatin for recurrent or metastatic squamous carcinoma of the uterine cervix: a Southwest Oncology Group study. Gynecologic oncology, 1990, 39 (3): 332-336.

［14］ MCGUIRE WP, BLESSING JA, MOORE D, et al. Paclitaxel has moderate activity in squamous cervix cancer. A Gynecologic Oncology Group study. Journal of clinical oncology, 1996, 14 (3): 792-795.

［15］ THIGPEN JT, BLESSING JA, DISAIA PJ, et al. A randomized comparison of a rapid versus prolonged (24 hr) infusion of cisplatin in therapy of squamous cell carcinoma of the uterine cervix: a Gynecologic Oncology Group study. Gynecologic oncology, 1989, 32 (2): 198-202.

［16］ HICKLIN DJ, ELLIS LM. Role of the vascular endothelial growth factor pathway in tumor growth and angiogenesis. Journal of clinical oncology, 2005, 23 (5): 1011-1027.

［17］ FERRARA N, GERBER H P, LECOUTER J. The biology of VEGF and its receptors. Nature medicine, 2003, 9 (6): 669-676.

［18］ APTE RS, CHEN DS, FERRARA N. VEGF in signaling and disease: beyond discovery and development. Cell, 2019, 176 (6): 1248-1264.

［19］ YUAN Y, MIN SJ, XU DQ, et al. Expressions of VEGF and miR-21 in tumor tissues of cervical cancer patients with HPV infection and their relationships with prognosis. European review for medical and pharmacological sciences, 2018, 22 (19): 6274-6279.

［20］ MONK BJ, SILL MW, BURGER RA, et al. Phase Ⅱ trial of bevacizumab in the treatment of persistent or recurrent squamous cell carcinoma of the cervix: a gynecologic oncology group study. Journal of clinical oncology, 2009, 27 (7): 1069-1074.

[21] TEWARI KS, SILL MW, LONG HJ, et al. Improved survival with bevacizumab in advanced cervical cancer. The New England journal of medicine, 2014, 370 (8): 734-743.

[22] TEWARI KS, SILL MW, PENSON RT, et al. Bevacizumab for advanced cervical cancer: final overall survival and adverse event analysis of a randomised, controlled, open-label, phase 3 trial (Gynecologic Oncology Group 240). Lancet, 2017, 390 (10103): 1654-1663.

[23] PENSON RT, HUANG HQ, WENZEL LB, et al. Bevacizumab for advanced cervical cancer: patient-reported outcomes of a randomised, phase 3 trial (NRG Oncology-Gynecologic Oncology Group protocol 240). Lancet Oncol, 2015, 16 (3): 301-311.

[24] ROSEN VM, GUERRA I, MCCORMACK M, et al. Systematic review and network meta-analysis of bevacizumab plus first-line topotecan-paclitaxel or cisplatin-paclitaxel versus non-bevacizumab-containing therapies in persistent, recurrent, or metastatic cervical cancer. International journal of gynecological cancer, 2017, 27 (6): 1237-1246.

[25] REDONDO A, COLOMBO N, MCCORMACK M, et al. Primary results from CECILIA, a global single-arm phase II study evaluating bevacizumab, carboplatin and paclitaxel for advanced cervical cancer. Gynecologic oncology, 2020, 159 (1): 142-149.

[26] TEWARI KS, SILL MW, MONK BJ, et al. Prospective validation of pooled prognostic factors in women with advanced cervical cancer treated with chemotherapy with/without bevacizumab: NRG Oncology/GOG Study. Clinical cancer research, 2015, 21 (24): 5480-5487.

[27] SKELTON WPT, CASTAGNO J, CARDENAS-GOICOECHEA J, et al. Bevacizumab eligibility in patients with metastatic and recurrent cervical cancer: a retrospective review. Clinical Medicine Insights Oncology, 2018, 12: 1179554918779587.

[28] PHIPPEN NT, LEATH CA, HAVRILESKY LJ, et al. Bevacizumab in recurrent, persistent, or advanced stage carcinoma of the cervix: is it cost-effective？Gynecologic oncology, 2015, 136 (1): 43-47.

[29] MONK BJ, MAS LOPEZ L, ZARBA JJ, et al. Phase II, open-label study of pazopanib or lapatinib monotherapy compared with pazopanib plus lapatinib combination therapy in patients with advanced and recurrent cervical cancer. Journal of clinical oncology, 2010, 28 (22): 3562-3569.

[30] SYMONDS RP, GOURLEY C, DAVIDSON S, et al. Cediranib combined with carboplatin and paclitaxel in patients with metastatic or recurrent cervical cancer (CIRCCa): a randomised, double-blind, placebo-controlled phase 2 trial. Lancet Oncol, 2015, 16 (15): 1515-1524.

[31] MACKAY HJ, TINKER A, WINQUIST E, et al. A phase II study of sunitinib in patients with locally advanced or metastatic cervical carcinoma: NCIC CTG Trial IND. 184. Gynecologic oncology, 2010, 116 (2): 163-167.

[32] XIA X, JIANG W, QI W, et al. Clinical efficacy and safety of apatinib for the treatment of patients with metastatic, recurrent cervical cancer after failure of radiotherapy and

first-line chemotherapy: a prospective study. Oncol Res Treat, 2020, 43 (12): 649-655.

[33] ZHU J, SONG C, ZHENG Z, et al. Anlotinib in chinese patients with recurrent advanced cervical cancer: a prospective single-arm, open-label phase Ⅱ trial. Frontiers in oncology, 2021, 11: 720343.

[34] CHAN JK, DENG W, HIGGINS RV, et al. A phase Ⅱ evaluation of brivanib in the treatment of persistent or recurrent carcinoma of the cervix: An NRG Oncology/Gynecologic Oncology Group study. Gynecologic oncology, 2017, 146 (3): 554-559.

[35] ZHAO X, CHENG C, GOU J, et al. Expression of tissue factor in human cervical carcinoma tissue. Experimental and therapeutic medicine, 2018, 16 (5): 4075-4081.

[36] COLEMAN R L, LORUSSO D, GENNIGENS C, et al. Efficacy and safety of tisotumab vedotin in previously treated recurrent or metastatic cervical cancer (innovaTV 204/ GOG-3023/ENGOT-cx6): a multicentre, open-label, single-arm, phase 2 study. Lancet Oncol, 2021, 22 (5): 609-619.

[37] ZEYBEK B, MANZANO A, BIANCHI A, et al. Cervical carcinomas that overexpress human trophoblast cell-surface marker (Trop-2) are highly sensitive to the antibody-drug conjugate sacituzumab govitecan. Scientific reports, 2020, 10 (1): 973.

[38] FUKUSHIMA M, KUZUYA K, OTA K, et al. Poly (ADP-ribose) synthesis in human cervical cancer cell-diagnostic cytological usefulness. Cancer Lett, 1981, 14 (3): 227-236.

[39] BIANCHI A, LOPEZ S, ALTWERGER G, et al. PARP-1 activity (PAR) determines the sensitivity of cervical cancer to olaparib. Gynecologic oncology, 2019, 155 (1): 144-150.

[40] KUNOS C, DENG W, DAWSON D, et al. A phase Ⅰ - Ⅱ evaluation of veliparib (NSC# 737664), topotecan, and filgrastim or pegfilgrastim in the treatment of persistent or recurrent carcinoma of the uterine cervix: an NRG Oncology/Gynecologic Oncology Group study. International journal of gynecological cancer, 2015, 25 (3): 484-492.

[41] THAKER PH, SALANI R, BRADY WE, et al. A phase Ⅰ trial of paclitaxel, cisplatin, and veliparib in the treatment of persistent or recurrent carcinoma of the cervix: an NRG Oncology Study (NCT#01281852). Annals of oncology, 2017, 28 (3): 505-511.

[42] JACKSON CG, MOORE KN, CANTRELL L, et al. A phase Ⅱ trial of bevacizumab and rucaparib in recurrent carcinoma of the cervix or endometrium. Gynecologic oncology, 2022, 166 (1): 44-49.

[43] MUTHUSAMI S, SABANAYAGAM R, PERIYASAMY L, et al. A review on the role of epidermal growth factor signaling in the development, progression and treatment of cervical cancer. International journal of biological macromolecules, 2022, 194: 179-187.

[44] NOORDHUIS MG, EIJSINK JJ, TEN HOOR KA, et al. Expression of epidermal growth factor receptor (EGFR) and activated EGFR predict poor response to (chemo) radiation and survival in cervical cancer. Clinical cancer research, 2009, 15 (23): 7389-7397.

[45] PIGNATA S, SCAMBIA G, LORUSSO D, et al. The MITO CERV-2 trial: A randomized phase Ⅱ study of cetuximab plus carboplatin and paclitaxel, in advanced or recurrent cervical cancer. Gynecologic oncology, 2019, 153 (3): 535-540.

[46] SANTIN AD, SILL MW, MCMEEKIN DS, et al. Phase Ⅱ trial of cetuximab in the

treatment of persistent or recurrent squamous or non-squamous cell carcinoma of the cervix: a Gynecologic Oncology Group study. Gynecologic oncology, 2011, 122 (3): 495-500.

[47] DE LA ROCHEFORDIERE A, KAMAL M, FLOQUET A, et al. PIK3CA pathway mutations predictive of poor response following standard radiochemotherapy ± cetuximab in cervical cancer patients. Clinical cancer research, 2015, 21 (11): 2530-2537.

[48] GONCALVES A, FABBRO M, LHOMMÉ C, et al. A phase Ⅱ trial to evaluate gefitinib as second-or third-line treatment in patients with recurring locoregionally advanced or metastatic cervical cancer. Gynecologic oncology, 2008, 108 (1): 42-46.

[49] HYMAN DM, PIHA-PAUL SA, WON H, et al. HER kinase inhibition in patients with HER2-and HER3-mutant cancers. Nature, 2018, 554 (7691): 189-194.

[50] ZAMMATARO L, LOPEZ S, BELLONE S, et al. Whole-exome sequencing of cervical carcinomas identifies activating ERBB2 and PIK3CA mutations as targets for combination therapy. Proc Natl Acad Sci U S A, 2019, 116 (45): 22730-22736.

[51] Cancer Genome Atlas Research Network, Albert Einstein College of Medicine, Analytical Biological Services, et al. Integrated genomic and molecular characterization of cervical cancer. Nature, 2017, 543 (7645): 378-384.

[52] BOGANI G, CHIAPPA V, BINI M, et al. BYL719 (alpelisib) for the treatment of PIK3CA-mutated, recurrent/advanced cervical cancer. Tumori, 2022, 3008916211073621.

[53] TINKER AV, ELLARD S, WELCH S, et al. Phase Ⅱ study of temsirolimus (CCI-779) in women with recurrent, unresectable, locally advanced or metastatic carcinoma of the cervix. A trial of the NCIC Clinical Trials Group (NCIC CTG IND 199). Gynecologic oncology, 2013, 130 (2): 269-274.

[54] MORTEZAEE K. Immune escape: A critical hallmark in solid tumors. Life sciences, 2020, 258: 118110.

[55] ALLOUCH S, MALKI A, ALLOUCH A, et al. High-risk HPV Oncoproteins and PD-1/PD-L1 interplay in human cervical cancer: recent evidence and future directions. Frontiers in oncology, 2020, 10: 914.

[56] MEZACHE L, PANICCIA B, NYINAWABERA A, et al. Enhanced expression of PD L1 in cervical intraepithelial neoplasia and cervical cancers. Modern pathology, 2015, 28 (12): 1594-1602.

[57] CHUNG HC, ROS W, DELORD JP, et al. Efficacy and safety of pembrolizumab in previously treated advanced cervical cancer: results from the phase Ⅱ KEYNOTE-158 Study. Journal of clinical oncology, 2019, 37 (17): 1470-1478.

[58] NAUMANN R W, HOLLEBECQUE A, MEYER T, et al. Safety and efficacy of nivolumab monotherapy in recurrent or metastatic cervical, vaginal, or vulvar carcinoma: results from the phase Ⅰ/Ⅱ CheckMate 358 trial. Journal of clinical oncology, 2019, 37 (31): 2825-2834.

[59] SANTIN AD, DENG W, FRUMOVITZ M, et al. Phase Ⅱ evaluation of nivolumab in the treatment of persistent or recurrent cervical cancer (NCT02257528/NRG-GY002). Gyne-

cologic oncology, 2020, 157 (1): 161-166.

[60] TEWARI KS, MONK BJ, VERGOTE I, et al. Survival with cemiplimab in recurrent cervical cancer. The New England journal of medicine, 2022, 386 (6): 544-555.

[61] ROTMAN J, MOM CH, JORDANOVA ES, et al.'DURVIT': a phase-Ⅰ trial of single low-dose durvalumab (Medi4736) IntraTumourally injected in cervical cancer: safety, toxicity and effect on the primary tumour-and lymph node microenvironment. BMC cancer, 2018, 18 (1): 888.

[62] LHEUREUX S, BUTLER MO, CLARKE B, et al. Association of ipilimumab with safety and antitumor activity in women with metastatic or recurrent human papillomavirus-related cervical carcinoma. JAMA Oncol, 2018, 4 (7): e173776.

[63] PANDA A, ROSENFELD JA, SINGER EA, et al. Genomic and immunologic correlates of LAG-3 expression in cancer. Oncoimmunology, 2020, 9 (1): 1756116.

[64] CAO Y, ZHOU X, HUANG X, et al. Tim-3 expression in cervical cancer promotes tumor metastasis. PloS one, 2013, 8 (1): e53834.

[65] SOLINAS C, DE SILVA P, BRON D, et al. Significance of TIM3 expression in cancer: From biology to the clinic. Semin Oncol, 2019, 46 (4-5): 372-379.

[66] SAKUISHI K, APETOH L, SULLIVAN JM, et al. Targeting Tim-3 and PD-1 pathways to reverse T cell exhaustion and restore anti-tumor immunity. The Journal of experimental medicine, 2010, 207 (10): 2187-2194.

[67] WHELAN S, OPHIR E, KOTTURI M F, et al. PVRIG and PVRL2 are induced in cancer and inhibit CD8 (+) T-cell function. Cancer Immunol Res, 2019, 7 (2): 257-268.

[68] HELMINK BA, ROLAND CL, KIERNAN CM, et al. Toxicity of immune checkpoint inhibitors: considerations for the surgeon. Annals of surgical oncology, 2020, 27 (5): 1533-1545.

[69] MINION LE, TEWARI KS. Cervical cancer-State of the science: From angiogenesis blockade to checkpoint inhibition. Gynecologic oncology, 2018, 148 (3): 609-621.

[70] SHARMA P, SIDDIQUI BA, ANANDHAN S, et al. The next decade of immune checkpoint therapy. Cancer discovery, 2021, 11 (4): 838-857.

[71] DIGGS LP, HSUEH EC. Utility of PD-L1 immunohistochemistry assays for predicting PD-1/PD-L1 inhibitor response. Biomarker research, 2017, 5: 12.

[72] LIU Y, WU L, TONG R, et al. PD-1/PD-L1 inhibitors in cervical cancer. Frontiers in pharmacology, 2019, 10: 65.

[73] SCHUMACHER TN, SCHREIBER RD. Neoantigens in cancer immunotherapy. Science, 2015, 348 (6230): 69-74.

[74] GUBIN MM, ZHANG X, SCHUSTER H, et al. Checkpoint blockade cancer immunotherapy targets tumour-specific mutant antigens. Nature, 2014, 515 (7528): 577-581.

[75] KIM JY, KRONBICHLER A, EISENHUT M, et al. Tumor mutational burden and efficacy of immune checkpoint inhibitors: a systematic review and meta-analysis. Cancers, 2019, 11 (11): 1798.

[76] SHAO C, LI G, HUANG L, et al. Prevalence of high tumor mutational burden and asso-

ciation with survival in patients with less common solid tumors. JAMA network open, 2020, 3 (10): e2025109.

［77］ LE DT, URAM JN, WANG H, et al. PD-1 blockade in tumors with mismatch-repair deficiency. The New England journal of medicine, 2015, 372 (26): 2509-2520.

［78］ DUDLEY JC, LIN MT, LE DT, et al. Microsatellite instability as a biomarker for PD-1 blockade. Clinical cancer research, 2016, 22 (4): 813-820.

［79］ LE DT, DURHAM JN, SMITH KN, et al. Mismatch repair deficiency predicts response of solid tumors to PD-1 blockade. Science, 2017, 357 (6349): 409-413.

［80］ LAZO PA. The molecular genetics of cervical carcinoma. British journal of cancer, 1999, 80 (12): 2008-2018.

［81］ FENG YC, JI WL, YUE N, et al. The relationship between the PD-1/PD-L1 pathway and DNA mismatch repair in cervical cancer and its clinical significance. Cancer management and research, 2018, 10: 105-113.

［82］ VILAIN RE, MENZIES AM, WILMOTT J S, et al. Dynamic changes in PD-L1 expression and immune infiltrates early during treatment predict response to PD-1 blockade in melanoma. Clinical cancer research, 2017, 23 (17): 5024-5033.

［83］ CHEN PL, ROH W, REUBEN A, et al. Analysis of immune signatures in longitudinal tumor samples yields insight into biomarkers of response and mechanisms of resistance to immune checkpoint blockade. Cancer discovery, 2016, 6 (8): 827-837.

［84］ GAO G, ZHANG XD, QU H, et al. A comprehensive pan-cancer analysis of CD274 gene amplification, tumor mutation burden, microsatellite instability, and PD-L1 expression in Chinese cancer patients. Annals of translational medicine, 2021, 9 (8): 677.

［85］ OKADA M, SHIMIZU K, FUJII SI. Identification of neoantigens in cancer cells as targets for immunotherapy. International journal of molecular sciences, 2022, 23 (5): 2594.

［86］ HU Z, LEET DE, ALLESØE RL, et al. Personal neoantigen vaccines induce persistent memory T cell responses and epitope spreading in patients with melanoma. Nature medicine, 2021, 27 (3): 515-525.

［87］ ASPESLAGH S, POSTEL-VINAY S, RUSAKIEWICZ S, et al. Rationale for anti-OX40 cancer immunotherapy. Eur J Cancer, 2016, 52: 50-66.

［88］ SHRIMALI RK, AHMAD S, VERMA V, et al. Concurrent PD-1 blockade negates the effects of OX40 agonist antibody in combination immunotherapy through inducing T-cell apoptosis. Cancer Immunol Res, 2017, 5 (9): 755-766.

［89］ RAVI R, NOONAN KA, PHAM V, et al. Bifunctional immune checkpoint-targeted antibody-ligand traps that simultaneously disable TGF β enhance the efficacy of cancer immunotherapy. Nature communications, 2018, 9 (1): 741.

［90］ LIND H, GAMEIRO SR, JOCHEMS C, et al. Dual targeting of TGF-β and PD-L1 via a bifunctional anti-PD-L1/TGF-βR II agent: status of preclinical and clinical advances. J Immunother Cancer, 2020, 8 (1): e000433.

［91］ STRAUSS J, HEERY CR, SCHLOM J, et al. Phase I trial of M7824 (MSB0011359C), a bifunctional fusion protein targeting PD-L1 and TGF β, in advanced solid tumors.

Clinical cancer research, 2018, 24 (6): 1287-1295.

［92］BOLLARD CM, GOTTSCHALK S, TORRANO V, et al. Sustained complete responses in patients with lymphoma receiving autologous cytotoxic T lymphocytes targeting Epstein-Barr virus latent membrane proteins. Journal of clinical oncology, 2014, 32 (8): 798-808.

［93］SUKARI A, ABDALLAH N, NAGASAKA M. Unleash the power of the mighty T cells-basis of adoptive cellular therapy. Critical reviews in oncology/hematology, 2019, 136: 1-12.

［94］ROHAAN MW, WILGENHOF S, HAANEN J. Adoptive cellular therapies: the current landscape. Virchows Archiv, 2019, 474 (4): 449-461.

［95］WEBER EW, MAUS MV, MACKALL CL. The emerging landscape of immune cell therapies. Cell, 2020, 181 (1): 46-62.

［96］DAI H, WU Z, JIA H, et al. Bispecific CAR-T cells targeting both CD19 and CD22 for therapy of adults with relapsed or refractory B cell acute lymphoblastic leukemia. Journal of hematology & oncology, 2020, 13 (1): 30.

［97］KELDERMAN S, HEEMSKERK B, FANCHI L, et al. Antigen-specific TIL therapy for melanoma: A flexible platform for personalized cancer immunotherapy. European journal of immunology, 2016, 46 (6): 1351-1360.

［98］STEVANOVIĆ S, HELMAN SR, WUNDERLICH JR, et al. A phase Ⅱ study of tumor-infiltrating lymphocyte therapy for human papillomavirus-associated epithelial cancers. Clinical cancer research, 2019, 25 (5): 1486-1493.

［99］AL JAERZEE. A phase Ⅱ, multicenter study to evaluate the efficacy and safety using autologous tumor infiltrating lymphocytes (LN-145) in patients with recurrent, metastatic, or persistent cervical carcinoma. J Clinical Oncol, 2018, 149: 118.

［100］JIN BY, CAMPBELL TE, DRAPER LM, et al. Engineered T cells targeting E7 mediate regression of human papillomavirus cancers in a murine model. JCI insight, 2018, 3 (8): e99488.

［101］DORAN SL, STEVANOVIĆ S, ADHIKARY S, et al. T-Cell receptor gene therapy for human papillomavirus-associated epithelial cancers: a first-in-human, phase Ⅰ/Ⅱ study. Journal of clinical oncology, 2019, 37 (30): 2759-2768.

［102］LINETTE GP, STADTMAUER EA, MAUS MV, et al. Cardiovascular toxicity and titin cross-reactivity of affinity-enhanced T cells in myeloma and melanoma. Blood, 2013, 122 (6): 863-871.

［103］LI N, TIAN YW, XU Y, et al. Combined treatment with autologous CIK cells, radio-therapy and chemotherapy in advanced cervical cancer. Pathology oncology research, 2019, 25 (2): 691-696.

［104］PAMER EG. Immune responses to Listeria monocytogenes. Nature reviews Immu-nology, 2004, 4 (10): 812-823.

［105］CHEN Z, OZBUN L, CHONG N, et al. Episomal expression of truncated listeriolysin O in LmddA-LLO-E7 vaccine enhances antitumor efficacy by preferentially inducing expansions of CD4$^+$FoxP3-and CD8$^+$ T cells. Cancer Immunol Res, 2014, 2 (9): 911-922.

[106] HUH WK, BRADY WE, FRACASSO PM, et al. Phase Ⅱ study of axalimogene filolisbac (ADXS-HPV) for platinum-refractory cervical carcinoma: An NRG oncology/gynecologic oncology group study. Gynecologic oncology, 2020, 158 (3): 562-569.

[107] BASU P, MEHTA A, JAIN M, et al. A randomized phase 2 study of ADXS11-001 Listeria monocytogenes-Listeriolysin O immunotherapy with or without cisplatin in treatment of advanced cervical cancer. International journal of gynecological cancer, 2018, 28 (4): 764-772.

[108] PETER M, KÜHNEL F. Oncolytic adenovirus in cancer immunotherapy. Cancers, 2020, 12 (11): 3354.

[109] HUANG H, LIU Y, LIAO W, et al. Oncolytic adenovirus programmed by synthetic gene circuit for cancer immunotherapy. Nature communications, 2019, 10 (1): 4801.

[110] ÇUBURU N, KHAN S, THOMPSON CD, et al. Adenovirus vector-based prime-boost vaccination via heterologous routes induces cervicovaginal CD8 (+) T cell responses against HPV16 oncoproteins. International journal of cancer, 2018, 142 (7): 1467-1479.

[111] BORYSIEWICZ LK, FIANDER A, NIMAKO M, et al. A recombinant vaccinia virus encoding human papillomavirus types 16 and 18, E6 and E7 proteins as immunotherapy for cervical cancer. Lancet, 1996, 347 (9014): 1523-1527.

[112] BALDWIN PJ, VAN DER BURG SH, BOSWELL CM, et al. Vaccinia-expressed human papillomavirus 16 and 18 e6 and e7 as a therapeutic vaccination for vulval and vaginal intraepithelial neoplasia. Clinical cancer research, 2003, 9 (14): 5205-5213.

[113] HARPER DM, NIEMINEN P, DONDERS G, et al. The efficacy and safety of Tipapkinogen Sovacivec therapeutic HPV vaccine in cervical intraepithelial neoplasia grades 2 and 3: Randomized controlled phase Ⅱ trial with 2. 5 years of follow-up. Gynecologic oncology, 2019, 153 (3): 521-529.

[114] YANG A, FARMER E, LIN J, et al. The current state of therapeutic and T cell-based vaccines against human papillomaviruses. Virus research, 2017, 231: 148-165.

[115] KOMDEUR FL, SINGH A, VAN DE WALL S, et al. First-in-human phase Ⅰ clinical trial of an SFV-Based RNA replicon cancer vaccine against HPV-induced cancers. Mol Ther, 2021, 29 (2): 611-625.

[116] KENTER GG, WELTERS MJ, VALENTIJN AR, et al. Phase Ⅰ immunotherapeutic trial with long peptides spanning the E6 and E7 sequences of high-risk human papillomavirus 16 in end-stage cervical cancer patients shows low toxicity and robust immunogenicity. Clinical cancer research, 2008, 14 (1): 169-177.

[117] YANG A, JEANG J, CHENG K, et al. Current state in the development of candidate therapeutic HPV vaccines. Expert review of vaccines, 2016, 15 (8): 989-1007.

[118] KENTER GG, WELTERS MJ, VALENTIJN AR, et al. Vaccination against HPV-16 oncoproteins for vulvar intraepithelial neoplasia. The New England journal of medicine, 2009, 361 (19): 1838-1847.

[119] VAN POELGEEST MI, WELTERS MJ, VERMEIJ R, et al. Vaccination against onco-proteins of HPV16 for noninvasive vulvar/vaginal lesions: lesion clearance is related to the strength of the T-Cell response. Clinical cancer research, 2016, 22 (10): 2342-2350.

[120] DAVIDSON EJ, FAULKNER RL, SEHR P, et al. Effect of TA-CIN (HPV 16 L2E6E7) booster immunisation in vulval intraepithelial neoplasia patients previously vaccinated with TA-HPV (vaccinia virus encoding HPV 16/18 E6E7). Vaccine, 2004, 22 (21/22): 2722-2729.

[121] SMYTH LJ, VAN POELGEEST MI, DAVIDSON EJ, et al. Immunological responses in women with human papillomavirus type 16 (HPV-16)-associated anogenital intraepithelial neoplasia induced by heterologous prime-boost HPV-16 oncogene vaccination. Clinical cancer research, 2004, 10 (9): 2954-2961.

[122] DA SILVA DM, SKEATE JG, CHAVEZ-JUAN E, et al. Therapeutic efficacy of a human papillomavirus type 16 E7 bacterial exotoxin fusion protein adjuvanted with CpG or GPI-0100 in a preclinical mouse model for HPV-associated disease. Vaccine, 2019, 37 (22): 2915-2924.

[123] DOSSET M, VAUCHY C, BEZIAUD L, et al. Universal tumor-reactive helper peptides from telomerase as new tools for anticancer vaccination. Oncoimmunology, 2013, 2 (3): e23430.

[124] DOSSET M, GODET Y, VAUCHY C, et al. Universal cancer peptide-based therapeutic vaccine breaks tolerance against telomerase and eradicates established tumor. Clinical cancer research, 2012, 18 (22): 6284-6295.

[125] KIM JW, HUNG CF, JUANG J, et al. Comparison of HPV DNA vaccines employing intracellular targeting strategies. Gene therapy, 2004, 11 (12): 1011-1018.

[126] KIM TJ, JIN HT, HUR SY, et al. Clearance of persistent HPV infection and cervical lesion by therapeutic DNA vaccine in CIN3 patients. Nature communications, 2014, 5: 5317.

[127] TRIMBLE CL, MORROW MP, KRAYNYAK KA, et al. Safety, efficacy, and immunogenicity of VGX-3100, a therapeutic synthetic DNA vaccine targeting human papillomavirus 16 and 18 E6 and E7 proteins for cervical intraepithelial neoplasia 2/3: a randomised, double-blind, placebo-controlled phase 2b trial. Lancet, 2015, 386 (10008): 2078-2088.

[128] FERRALL L, LIN KY, RODEN R BS, et al. Cervical cancer immunotherapy: facts and hopes. Clinical cancer research, 2021, 27 (18): 4953-4973.

[129] HASAN Y, FURTADO L, TERGAS A, et al. A Phase 1 trial assessing the safety and tolerability of a therapeutic DNA vaccination against HPV16 and HPV18 E6/E7 oncogenes after chemoradiation for cervical cancer. International journal of radiation oncology, biology, physics, 2020, 107 (3): 487-498.

[130] AGGARWAL C, COHEN RB, MORROW MP, et al. Immunotherapy targeting HPV16/18 generates potent immune responses in HPV-associated head and neck cancer. Clinical cancer research, 2019, 25 (1): 110-124.

[131] ARNOLD-SCHILD D, HANAU D, SPEHNER D, et al. Cutting edge: receptor-

mediated endocytosis of heat shock proteins by professional antigen-presenting cells. J Immunol, 1999, 162 (7): 3757-3760.

[132] TRIMBLE CL, PENG S, KOS F, et al. A phase I trial of a human papillomavirus DNA vaccine for HPV16+ cervical intraepithelial neoplasia 2/3. Clinical cancer research, 2009, 15 (1): 361-367.

[133] KIM D, GAMBHIRA R, KARANAM B, et al. Generation and characterization of a preventive and therapeutic HPV DNA vaccine. Vaccine, 2008, 26 (3): 351-360.

[134] SAHIN U, MUIK A, DERHOVANESSIAN E, et al. COVID-19 vaccine BNT162b1 elicits human antibody and T (H) 1 T cell responses. Nature, 2020, 586 (7830): 594-599.

[135] GRUNWITZ C, SALOMON N, VASCOTTO F, et al. HPV16 RNA-LPX vaccine mediates complete regression of aggressively growing HPV-positive mouse tumors and establishes protective T cell memory. Oncoimmunology, 2019, 8 (9): e1629259.

[136] KIM TW, HUNG CF, JUANG J, et al. Enhancement of suicidal DNA vaccine potency by delaying suicidal DNA-induced cell death. Gene therapy, 2004, 11 (3): 336-342.

[137] VAN DE WALL S, LJUNGBERG K, IP PP, et al. Potent therapeutic efficacy of an alphavirus replicon DNA vaccine expressing human papilloma virus E6 and E7 antigens. Oncoimmunology, 2018, 7 (10): e1487913.

[138] KIM TW, LEE JH, HE L, et al. Modification of professional antigen-presenting cells with small interfering RNA in vivo to enhance cancer vaccine potency. Cancer research, 2005, 65 (1): 309-316.

[139] PENG S, KIM TW, LEE JH, et al. Vaccination with dendritic cells transfected with BAK and BAX siRNA enhances antigen-specific immune responses by prolonging dendritic cell life. Human gene therapy, 2005, 16 (5): 584-593.

[140] SCHETTERS STT, JONG WSP, HORREVORTS SK, et al. Outer membrane vesicles engineered to express membrane-bound antigen program dendritic cells for cross-presentation to CD8 (+) T cells. Acta Biomaterialia, 2019, 91: 248-257.

[141] SANTIN AD, BELLONE S, PALMIERI M, et al. HPV16/18 E7-pulsed dendritic cell vaccination in cervical cancer patients with recurrent disease refractory to standard treatment modalities. Gynecologic oncology, 2006, 100 (3): 469-478.

[142] SANTIN AD, BELLONE S, PALMIERI M, et al. Human papillomavirus type 16 and 18 E7-pulsed dendritic cell vaccination of stage IB or IIA cervical cancer patients: a phase I escalating-dose trial. Journal of virology, 2008, 82 (4): 1968-1979.

[143] AIPIRE A, LI J, YUAN P, et al. Glycyrrhiza uralensis water extract enhances dendritic cell maturation and antitumor efficacy of HPV dendritic cell-based vaccine. Scientific reports, 2017, 7: 43796.

[144] PENG S, QIU J, YANG A, et al. Optimization of heterologous DNA-prime, protein boost regimens and site of vaccination to enhance therapeutic immunity against human papillomavirus-associated disease. Cell & Bioscience, 2016, 6: 16.

[145] O'DONNELL JS, TENG MWL, SMYTH MJ. Cancer immunoediting and resistance to T cell-based immunotherapy. Nature reviews Clinical oncology, 2019, 16 (3): 151-167.

［146］ PRENDERGAST GC, SMITH C, THOMAS S, et al. Indoleamine 2, 3-dioxygenase pathways of pathogenic inflammation and immune escape in cancer. Cancer Immunol Immunother, 2014, 63 (7): 721-735.

［147］ MUNN DH, MELLOR AL. IDO in the tumor microenvironment: inflammation, counter-regulation, and tolerance. Trends in immunology, 2016, 37 (3): 193-207.

［148］ CHINN Z, STOLER MH, MILLS AM. PD-L1 and IDO expression in cervical and vulvar invasive and intraepithelial squamous neoplasias: implications for combination immunotherapy. Histopathology, 2019, 74 (2): 256-268.

［149］ American Association for Cancer Research. Blocking IDO1 Helps Shrink Bladder, Cervical Tumors. Cancer discovery, 2018, 8 (1): OF3.

［150］ VIJAYAN D, YOUNG A, TENG MWL, et al. Targeting immunosuppressive adenosine in cancer. Nature reviews Cancer, 2017, 17 (12): 765.

［151］ MOESTA AK, LI XY, SMYTH MJ. Targeting CD39 in cancer. Nature reviews Immunology, 2020, 20 (12): 739-755.

［152］ DE LOURDES MORA-GARCíA M, LóPEZ-CISNEROS S, GUTIéRREZ-SERRANO V, et al. HPV-16 infection is associated with a high content of CD39 and CD73 Ecto-nucleotidases in cervical samples from patients with CIN-1. Mediators of inflammation, 2019, 2019: 4651627.

［153］ GUTIÉRREZ-HOYA A, ZERECERO-CARREÓN O, VALLE-MENDIOLA A, et al. Cervical cancer cells express markers associated with immunosurveillance. Journal of immunology research, 2019, 2019: 1242979.

［154］ KORTEKAAS KE, SANTEGOETS SJ, STURM G, et al. CD39 identifies the CD4 (+) tumor-specific T-cell population in human cancer. Cancer Immunol Res, 2020, 8 (10): 1311-1321.

［155］ GARCÍA-ROCHA R, MONROY-GARCÍA A, HERNÁNDEZ-MONTES J, et al. Cervical cancer cells produce TGF-β1 through the CD73-adenosine pathway and maintain CD73 expression through the autocrine activity of TGF-β1. Cytokine, 2019, 118: 71-79.

［156］ CHARYCH DH, HOCH U, LANGOWSKI JL, et al. NKTR-214, an engineered cytokine with biased IL2 receptor binding, increased tumor exposure, and marked efficacy in mouse tumor models. Clinical cancer research, 2016, 22 (3): 680-690.

［157］ KLEIN C, WALDHAUER I, NICOLINI VG, et al. Cergutuzumab amunaleukin (CEA-IL2v), a CEA-targeted IL-2 variant-based immunocytokine for combination cancer immunotherapy: Overcoming limitations of aldesleukin and conventional IL-2-based immunocytokines. Oncoimmunology, 2017, 6 (3): e1277306.

［158］ BEDOYA AM, TATE DJ, BAENA A, et al. Immunosuppression in cervical cancer with special reference to arginase activity. Gynecologic oncology, 2014, 135 (1): 74-80.

［159］ LIANG Y, YU M, ZHOU C, et al. Variation of PD-L1 expression in locally advanced cervical cancer following neoadjuvant chemotherapy. Diagn Pathol, 2020, 15 (1): 67.

［160］ COLOMBO N, DUBOT C, LORUSSO D, et al. Pembrolizumab for persistent, recurrent, or metastatic cervical cancer. The New England journal of medicine, 2021, 385 (20):

1856-1867.

[161] GRAU JF, FARINAS-MADRID L, OAKNIN A. A randomized phase Ⅲ trial of platinum chemotherapy plus paclitaxel with bevacizumab and atezolizumab versus platinum chemotherapy plus paclitaxel and bevacizumab in metastatic (stage IVB), persistent, or recurrent carcinoma of the cervix: the BEATcc study (ENGOT-Cx10/GEICO 68-C/JGOG1084/GOG-3030). International journal of gynecological cancer, 2020, 30 (1): 139-143.

[162] MELIEF CJM, WELTERS MJP, VERGOTE I, et al. Strong vaccine responses during chemotherapy are associated with prolonged cancer survival. Science translational medicine, 2020, 12 (535): eaaz8235.

[163] STEVANOVIĆ S, DRAPER LM, LANGHAN MM, et al. Complete regression of metastatic cervical cancer after treatment with human papillomavirus-targeted tumor-infiltrating T cells. Journal of clinical oncology, 2015, 33 (14): 1543-1550.

[164] O'MALLEY DM, NEFFA M, MONK BJ, et al. Dual PD-1 and CTLA-4 checkpoint blockade using balstilimab and zalifrelimab combination as second-line treatment for advanced cervical cancer: an open-label phase Ⅱ study. Journal of clinical oncology, 2022, 40 (7): 762-771.

[165] MASSARELLI E, WILLIAM W, JOHNSON F, et al. Combining immune checkpoint blockade and tumor-specific vaccine for patients with incurable human papillomavirus 16-related cancer: A phase 2 clinical trial. JAMA Oncol, 2019, 5 (1): 67-73.

[166] YOUN JW, HUR SY, WOO JW, et al. Pembrolizumab plus GX-188E therapeutic DNA vaccine in patients with HPV-16-positive or HPV-18-positive advanced cervical cancer: interim results of a single-arm, phase 2 trial. Lancet Oncol, 2020, 21 (12): 1653-1660.

[167] HUANG Y, KIM BYS, CHAN CK, et al. Improving immune-vascular crosstalk for cancer immunotherapy. Nature reviews Immunology, 2018, 18 (3): 195-203.

[168] LAN C, SHEN J, WANG Y, et al. Camrelizumab plus apatinib in patients with advanced cervical cancer (CLAP): A multicenter, open-label, single-arm, phase Ⅱ trial. Journal of clinical oncology, 2020, 38 (34): 4095-4106.

[169] HUANG X, HE M, PENG H, et al. Genomic profiling of advanced cervical cancer to predict response to programmed death-1 inhibitor combination therapy: a secondary analysis of the CLAP trial. J Immunother Cancer, 2021, 9 (5): e002223.

[170] XU Q, WANG J, SUN Y, et al. Efficacy and safety of sintilimab plus anlotinib for PD-L1-positive recurrent or metastatic cervical cancer: a multicenter, single-arm, prospective phase Ⅱ trial. Journal of clinical oncology, 2022, 40 (16): 1795-1805.

[171] FRIEDMAN CF, SNYDER CHAREN A, ZHOU Q, et al. Phase Ⅱ study of atezolizumab in combination with bevacizumab in patients with advanced cervical cancer. J Immunother Cancer, 2020, 8 (2): e001126.

第二十三章　盆腔廓清术

Chapter 23　Pelvic Exenteration

陈小军

　　宫颈癌保育患者术后复发比例较低,其中绝大部分复发患者可以通过放疗达到局部控制的目的,然而并非所有复发患者均能通过放疗达到局部的完全缓解,极少数复发患者可能存在放疗不敏感的情况。虽然目前未有保育患者术后复发放疗后未控或者再局部复发的报道,但是理论上盆腔廓清手术仍然是这类患者获得根治性治疗目的的最后选择。

第一节　盆腔廓清术手术的适应证及分类

　　盆腔廓清术(pelvic exenteration)最早由 Brunschwig 于 1948 年首先报道,用于晚期盆腔恶性肿瘤的姑息性治疗,然而报道的 22 例患者,有 5 例(23%)患者出现围手术期死亡,患者最长生存时间仅 8 个月。随着外科手术技术及术后管理方面的进步,虽然仍然存在较高的术后并发症风险,但是全盆腔廓清手术的围手术期死亡率已经降至 2%,而患者 5 年总生存率可以达到 20%~65%[1]。全盆腔廓清术较广泛地应用于局限于盆腔的晚期或复发性恶性肿瘤,其中泌尿系恶性肿瘤约占 45%,结直肠癌约占 35%,妇科恶性肿瘤约占 15%[1]。其中在妇科恶性肿瘤中行盆腔廓清术占比最高的是宫颈癌(45.1%),其次为阴道癌(27.6%)、子宫癌(14.9%)、外阴癌(12.4%)[2]。

　　盆腔廓清术作为最后的一种治愈手段在多种晚期或复发的局限于盆腔的肿瘤中得以开展,然而并没有统一的手术适应证。从治愈目标来讲,患者需要排除远处转移,并且术前评估能达到 R0 切除。以宫颈癌复发为例,首先需要评估患者的复发类型,有无远处转移,是否存在治愈机会。先前未接受放疗的患者首选局部放疗,而先前接受过放疗、放疗野内复发累及多个器官且术前评估病灶可 R0 切除的患者可考虑治愈性目的的盆腔廓清术。

　　每例复发性宫颈癌患者进行盆腔廓清术前均应进行详细的评估和多学科讨论。评估内容包括患者年龄、营养状态、肥胖程度、合并症、病灶累及范围、远处转移和腹膜多灶转移等。过去曾将盆腔淋巴结转移或者盆壁转移作为盆腔廓清术的相对禁忌证,但随着技术进步,侧向扩大盆腔切除术(LEER)为这类患者提供了达到 R0 切除的可能性,甚至 5 年生存率可以达到 50%[3]。患

491

者术前影像学评估方面,需要局部评估和全身评估,局部评估选择增强核磁共振检查能判断病灶累及的周围器官的情况及盆壁受累情况,而使用 PET/CT 检查有助于发现远处转移病灶及腹膜面的病灶情况。LACC 研究发现行腹腔镜根治性宫颈癌术的患者复发率和死亡率较经腹手术显著增加,且盆腔复发病灶多为多灶腹膜复发,这种病灶达到 R0 切除的可能性较小,因此行盆腔廓清术时还需要考虑患者前次手术的方式。

盆腔廓清术可以根据不同的分类方式进行分类:根据手术目的分为治疗性盆腔廓清术和姑息性盆腔廓清术;根据手术切除器官分为前盆腔廓清术(切除膀胱、女性生殖系统),后盆腔廓清术(切除直肠、乙状结肠、女性生殖系统)和全盆腔廓清术(切除膀胱、直肠、乙状结肠、女性生殖系统);根据手术范围与肛提肌的关系分为Ⅰ型(肛提肌以上水平),Ⅱ型(肛提肌以下、会阴皮肤以上水平)和Ⅲ型(肛提肌以下,切除部分会阴皮肤)(图 23-1)。

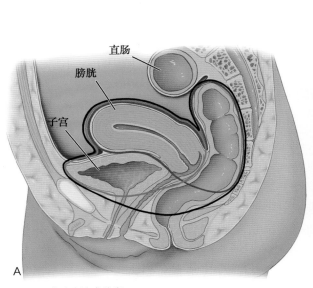

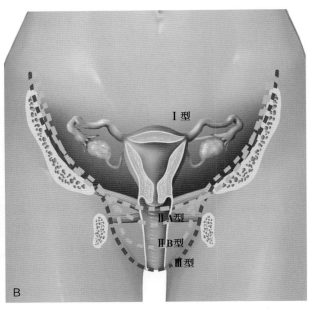

图 23-1　盆腔廓清术分类

A. 根据脏器切除分类。绿线内为前盆腔廓清术范围,包括膀胱及子宫;蓝线内为后盆腔廓清术范围,包括子宫及直肠;黑线内为全盆腔廓清术范围,包括膀胱、子宫及直肠。B. 根据切除范围与盆底肌关系分类。切除范围位于肛提肌以上(浅绿线)为Ⅰ型盆腔廓清术;切除范围为肛提肌以下,会阴皮肤以上(黄色线)为Ⅱ型盆腔廓清术,其中会阴深横肌以上为ⅡA型,会阴深横肌以下为ⅡB型;切除范围包括会阴部分皮肤(蓝色线)为Ⅲ型盆腔廓清术。

视频23-1

视频 23-1
盆腔廓清术
(陈小军)

第二节　手术步骤

盆腔廓清术一般以经腹手术方式为主,也有使用腹腔镜及机器人行盆腔廓清术的报道,手术步骤相似,本文以经腹全盆腔廓清术为例介绍手术的一般步骤(视频 23-1)。

进腹探查后排除远处及腹膜多发转移灶,于髂内外血管分叉水平外则切开后腹膜,分离、钳夹、切断骨盆漏斗韧带,结扎。分离、钳夹、切断髂内动脉,结扎并缝扎。小心分离暴露髂内、外静脉。钳夹、切断髂内静脉,缝扎。静脉拉钩提起髂外动静脉沿腰大肌表面、紧贴盆壁分离闭孔窝组织,分离保留闭孔神经。游离中下段输尿管直至接近病灶累及部位,尽量保留足够长度的无病灶累及的输尿管,截断输尿管。打开乙状结肠系膜及同一平面的后腹膜,分次处理、切断、结扎乙状结肠血管及直肠上动脉,离断乙状结肠。于乙状结肠和直肠的腹膜后疏松组织内分离骶前组织直至肿瘤累及部位的下方,注意骶前分离时,侧方先不要超过髂内静脉沿线以减少不易充分暴露的静脉出血。向头侧牵拉膀胱,充分分离膀胱耻骨间隙,紧贴盆壁并向两侧延伸髂内动脉终末支、闭锁脐动脉外侧,向下至肿瘤累及部位以下,注意缝扎处理此处阴蒂背深静脉。以Ⅰ型盆腔廓清术为例,此时要切除的标本与盆腔附着部位主要有侧盆壁和骶前间隙间的髂内动静脉到盆壁的血管分支、尿道、阴道、直肠。紧贴盆壁肌肉分次钳夹、切断髂内动静脉到盆壁的血管分支,使用4-0血管缝线连续缝合血管盆壁断端,止血。依次离断尿道、阴道及直肠,残端分别封闭缝合,取下全盆腔廓清手术标本。手术标本侧向及上下各切缘送检快速病理保证切缘无肿瘤累及。

在病灶切除阶段,复旦大学附属肿瘤医院的经验是先处理盆腔主要供血的血管髂内动脉,以减少术中出血,把需要保留的神经和正常的输尿管游离保护好,先处理易暴露、有间隙、出血少、易分离的部位。在盆腔病灶相对固定时,盆壁血管较难暴露分离和处理,因此需待切除标本与盆腔有所松动后再处理容易出血的髂内动、静脉到盆壁的血管分支,并使用血管缝线连续往复缝合止血。

重建阶段以复旦大学附属肿瘤医院最常开展的输尿管回肠导管术为例。以距离回盲部约15cm部位为远端截取一段约15cm的末端回肠,分离肠系膜,注意保护好该段回肠系膜血管及血管弓,以保证回肠导管血供。回肠的近、远端行侧侧吻合保持肠道延续通畅,通常采用直线切割闭合器插入两端肠腔,于非系膜缘切割闭合,使远端和近端肠腔融合,再给予闭合器关闭端口,3-0可吸收线对吻合口进行加强缝合。截取的回肠导管近端采用闭合器关闭形成盲端,并分别使用3-0倒刺缝线连续缝合及3-0可吸收线间断缝合加固。使用碘伏盐水冲洗净导管内残留物后,距离盲端约2cm处的非系膜缘切开回肠导管,自回肠导管流出道置入单J管,分别通过切开处插入双侧输尿管,将输尿管吻合于切开处。将单J管固定于回肠导管流出口并标记左、右侧,一根橡胶引流管置入回肠导管内并固定于导管流出口。将乙状结肠自左侧腹壁引出造瘘,回肠导管流出道开口造瘘于右侧腹壁。将大网膜从横结肠及胃大弯自右向左逐把游离并结扎血管,保留大网膜左侧与横结肠、胃大弯血管,形成"J"形的大网膜瓣,游离段大网膜填充于盆腔空缺处,减少"空盆腔综合征"的发生。

第三节　不同的尿流改道方法

行全盆腔廓清术或者前盆腔廓清术的患者需要行尿流改道,尿流改道主要可分为不可控尿流改道和可控尿流改道两类。不可控尿流改道主要包括直接输尿管皮肤造口术、回肠导管术(Bricker术)和结肠导管术。可控尿流改道方法使用小肠或者结肠去肠管化后重新组合形成一个容量大、顺应性好的低压储尿容器,通过肠乳头内陷或者黏膜下管路实现控尿作用,包括Kock、Mainz、Indiana、Miami和Rome。由于妇科肿瘤患者病灶累及范围较低,行膀胱切除时膀胱颈和尿道括约肌通常很难保持,因此原位新膀胱再造的方法很难进行,一般不作为主要的改道方法。

如前所述,回肠导管术仍然是全盆腔廓清术或前盆腔廓清术的主要尿流改道方法。但是需要根据患者具体情况决定,大部分盆腔复发患者接受过盆腔放疗,肠管状态决定了尿流改道后患者的并发症发生风险的大小,比如大部分接受过根治性手术的患者存在盆腔粘连,小肠肠管粘连于盆底接受了较大剂量的放疗,肠管愈合能力弱,可能增加术后肠瘘或者尿漏的风险。术中如发现根治术后患者小肠粘连于盆底且接受过放疗,则行输尿管皮肤造口术相对简单安全,但患者需要终身携带输尿管支架并定期更换,肾盂逆行感染,肾功能下降较为多见。如患者未进行过根治性手术,小肠状态好,行回肠导管术比较安全,患者不需要终身保留输尿管支架,逆行感染和肾功能下降相对较少,对有长期生存可能的患者更为方便安全(图23-2)。

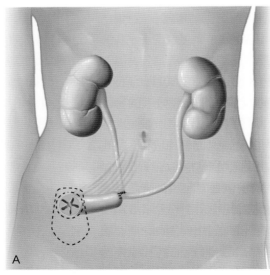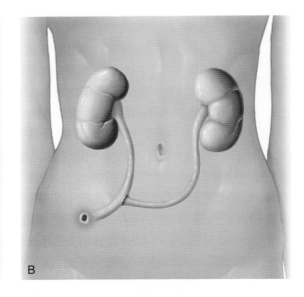

图 23-2　常用非可控尿流改道方案

A. 回肠导管术,适用于营养状况较好,初次治疗未行手术而行根治性放疗且回肠条件较好的患者。内圈虚线:回肠导管造瘘口;外圈虚线:造瘘袋粘贴处。B. 输尿管皮肤造口术,适用于经过根治术并放疗后复发的患者,通常术后有小肠粘连于盆腔,局部小肠放疗量较高、预后能力较差的患者。

可控尿流改道方法使患者能通过定时自行导尿排空尿液,患者不需要腹壁造口袋,对患者的体型、生活质量和社交的影响较小。但是由于需要比较复杂的肠道手术,手术并发症风险较大,同时约 10% 的患者存在尿流不可控而漏尿,18% 的患者存在自行导尿困难,远期泌尿系结石发生率达到 34.8%,约 3% 的患者出现肠储尿袋的第二原发肿瘤[4,5]。

第四节　盆腔廓清术生存预后的影响因素

盆腔廓清术是一种少见的手术,大部分的文献报道为小样本的单中心回顾性分析,患者 5 年总生存率报道范围在 20%~65%[1]。其中与患者生存预后相关的因素主要包括是否达到 R0 切除,肿瘤大小及肿瘤组织学类型等。

Agnieszka 等报道的 44 例复发性宫颈癌行盆腔廓清术的患者中 21 例鳞癌和 22 例腺癌患者的中位总生存时间分别为 20.5 个月和 10.7 个月,提示鳞癌患者的预后更好[6]。Smith 等分析了 151 例行盆腔廓清术的患者,发现肿瘤大小与预后相关,病灶大于 4cm 与阳性切缘、复发风险及不良预后相关[7]。R0 切除一般认为与患者预后密切相关,盆腔廓清合作组织分析了 1 293 例各类肿瘤盆腔廓清术的 R0 切除率,研究发现原发肿瘤和复发肿瘤中 R0 切除率分别为 71% 和 64%[8]。Shannon 等报道 160 例妇科恶性肿瘤患者行盆腔廓清术,患者 5 年无复发生存率和 5 年总生存率分别为 33% 和 40%,多因素分析显示阳性切缘、淋巴结阳性和脉管癌栓是 5 年无复发生存率的不良预后因素,而淋巴结阳性和脉管癌栓是 5 年总生存率的独立不良预后因素[9]。研究发现,手术医师的经验与患者手术中的出血、输血及主要天数相关,而与患者术后并发症、总生存及疾病相关的生存无显著关联[10]。

第五节　并发症预防及处理

盆腔廓清手术是高风险、高并发症发生率的手术,Clavien Dindo 手术并发症分级 Ⅲ 级以上的手术相关并发症发生率高达 15%~40%[1,11]。手术并发症的发生可能与年龄、营养状态、肥胖及合并症等因素相关[2,12]。

手术在盆腔留下巨大空腔导致术后积液、脓肿形成、肠梗阻和小肠瘘等发生,统称为空盆腔综合征。空盆腔综合征是盆腔廓清术后较为常见的并发症,目前通常采用较多的预防方法为大网膜填充法。但是有时大网膜体积较小,无法充分填充,则需要其他填充方法,如垂直腹直肌皮瓣[13]、股薄肌皮瓣[14]或者臀大肌折叠皮瓣盆底修复[15]、大网膜加无细胞的真皮基质加脂肪干细胞的多层修复方式[16],或采用 Bakri 球囊充填逐步撤退法[17]。

尿流改道后的患者术后容易出现泌尿系并发症,如导管脱落、吻合口瘘、吻合口狭窄等问题。由于妇科肿瘤患者盆腔廓清术前大多数接受过放疗,输尿管吻合口愈合能力差,泌尿外科输尿管支架一般需要放置时间更长时间,行回肠导管术的患者建议输尿管支架和引流由通常的 2 周延长至 1 个月以上,防止吻合口瘘的问题。同时术中注意使用冗余的结肠系膜覆盖吻合口减少牵拉和张力。一旦发生导管脱落,应及时行输尿管支架重新置入,必要时行输尿管镜下支架置入。术后输尿管支架容易堵塞,应每天用注射器进行输尿管支架的低压冲洗。

参考文献

[1] VIGNESWARAN HT, SCHWARZMAN LS, MADUEKE IC, et al. Morbidity and mortality of total pelvic exenteration for malignancy in the US. Ann Surg Oncol, 2021, 28 (5): 2790-2800.

[2] MATSUO K, MANDELBAUM RS, ADAMS CL, et al. Performance and outcome of pelvic exenteration for gynecologic malignancies: A population-based study. Gynecol Oncol, 2019, 153 (2): 368-375.

[3] PARK SJ, MUN J, LEE S, et al. Laterally extended endopelvic resection versus chemo or targeted therapy alone for pelvic sidewall recurrence of cervical cancer. Front Oncol, 2021, 11: 683441.

[4] MARTINEZ-GOMEZB C, ANGELES MA, MARTINEZ A, et al. Urinary diversion after pelvic exenteration for gynecologic malignancies. Int J Gynecol Cancer, 2021, 31 (1): 1-10.

[5] URH A, SOLIMAN PT, SCHMELER KM, et al. Postoperative outcomes after continent versus incontinent urinary diversion at the time of pelvic exenteration for gynecologic malignancies. Gynecol Oncol, 2013, 129 (3): 580-585.

[6] LEWANDOWSKA A, SZUBERT S, KOPER K, et al. Analysis of long-term outcomes in 44 patients following pelvic exenteration due to cervical cancer. World J Surg Oncol, 2020, 18 (1): 234.

[7] SMITH, B, JONES EL, KITANO M, et al. Influence of tumor size on outcomes following pelvic exenteration. Gynecol Oncol, 2017, 147 (2): 345-350.

[8] PelvExCollaborative. Pelvic exenteration for advanced nonrectal pelvic malignancy. Ann Surg, 2019, 270 (5): 899-905.

[9] WESTIN SN, RALLAPALLI V, FELLMAN B, et al. Overall survival after pelvic exenteration for gynecologic malignancy. Gynecol Oncol, 2014, 134 (3): 546-551.

[10] JALLOUL RJ, NICK AM, MUNSELL MF, et al. The influence of surgeon volume on outcomes after pelvic exenteration for a gynecologic cancer. J Gynecol Oncol, 2018, 29 (5): e68.

[11] TER GLANE L, HEGELE A, WAGNER U, et al. Pelvic exenteration for recurrent or advanced gynecologic malignancies-Analysis of outcome and complications. Gynecol Oncol Rep, 2021, 36: 100757.

［12］ BACALBASA N, BALESCU I, VILCU M, et al. The impact of the preoperative status on the short-term outcomes after exenteration and pelvic reconstruction. In Vivo, 2019, 33 (6): 2147-2152.

［13］ CHOKSHI RJ, KUHRT MP, ARRESE D, et al. Reconstruction of total pelvic exenteration defects with rectus abdominus myocutaneous flaps versus primary closure. Am J Surg, 2013. 205 (1): 64-70.

［14］ STEIN MJ, KARIR A, RAMJI M, et al. Surgical outcomes of VRAM versus gracilis flaps for the reconstruction of pelvic defects following oncologic resection. J Plast Reconstr Aesthet Surg, 2019, 72 (4): 565-571.

［15］ ISHIKAWA S, YOKOGAWA H, SATO T, et al. Gluteal fold flap for pelvic and perineal reconstruction following total pelvic exenteration. JPRAS Open, 2019, 19: 45-49.

［16］ PERRONE AM, LIVI A, FINI M, et al. A surgical multi-layer technique for pelvic reconstruction after total exenteration using a combination of pedicled omental flap, human acellular dermal matrix and autologous adipose derived cells. Gynecol Oncol Rep, 2016, 18: 36-39.

［17］ BANKAR S, DESOUZA A, PALIWAL V, et al. Novel use of the Bakri balloon to minimize empty pelvis syndrome following laparoscopic total pelvic exenteration. Colorectal Dis, 2020, 22 (12): 2322-2325.

第二十四章 宫颈癌保育治疗相关心理问题

Chapter 24

Psychological Problems Associated with Fertility-sparing Treatment

于泽 刘群 佘蔚 冯威

第一节 医患沟通与病情告知

宫颈癌的医疗质量不仅取决于医疗技术,还取决于沟通技能。在临床实践过程中,告知宫颈癌患者疾病和治疗相关信息已成为肿瘤医生的一项职责。宫颈癌保育治疗术作为一项新型的治疗手段,患者除了普通癌症所遇到的常见心理问题外,还会遇到与保育取舍、妊娠与否等特殊因素相关的心理问题。因此,医生在与宫颈癌患者的沟通过程中更要注意以下几个方面[1]。

一、共情

共情(empathy)是指治疗者正确地了解受检者内在主观世界的态度、能力,以及相应的反应。宫颈癌患者的心理更为细腻、敏感和脆弱,在沟通的开始阶段,临床医生对宫颈癌患者最好使用开放式提问,给予共情,感同身受,帮助患者。只有真正了解患者所担忧的和急需的,才会找出简单直接的方法构建有效沟通。

二、不同的提问方式

提问是沟通中的重要技巧之一,提问方式主要有"开放式提问"和"封闭式提问"。与宫颈癌患者交流时,医生需要使用不同的提问方式从患者处获得完整的信息。开放式提问可以鼓励对方自由交谈、积极参与到话题中,不容易引起对方的警惕和排斥感。建议问诊时,通常以一个开放式问题让患者开始陈述症状,最后以封闭式问题逐渐实现信息的完善。

三、非言语交流

成功的沟通不仅只有语言,表情、姿势、动作、语气及语调等非语言性信息也起着重要的作用。在与宫颈癌患者沟通的过程中,医生学会利用非语言沟通技巧,不但可以提高患者的满意度,降低患者的痛苦,还可以改善关系,促进患者健康。

四、沟通过程中要确保患者理解和记忆

宫颈癌保育治疗术前、术中、术后的注意事项和医疗信息比较多。医生在告知患者和家属信息时,给予的信息越多,患者和家属能够记住的往往越少。因此,医生要通过一些方式提高患者的理解和记忆。在此我们建议尝试以下方式:①给予清晰的、具体的信息;②解释医学术语和避免医学专业术语,有时可用图示的方法直观描述;③针对不同的患者给予不同的告知方式,而不是固定的方式;④最先告知最重要的信息;⑤重复和总结重要的信息;⑥主动鼓励提问;⑦主动询问理解程度,如"到现在为止,我所解释的都清楚吗?您可以总结一下您的理解是什么吗?"。

五、以患者为中心的沟通模式

宫颈癌保育手术不仅需要得到患者的理解配合,还需要得到家属尤其是伴侣的支持和理解,才能达到更好的治疗效果,良好的沟通模式尤为重要。肿瘤患者及其家属更喜欢以患者为中心的沟通模式,特别是预后不好的患者更倾向于这种模式。因为以患者为中心的模式包括更多的情感行为,并且能让患者和家属参与到决策制订中。在告知宫颈癌患者诊断时,采用以患者为中心的沟通模式,可以降低患者的焦虑,提高患者和家属对治疗的配合度。

若要赢得患者与家属的信任与尊重,沟通是非常重要的环节,贯穿诊疗的各个阶段,尤其在告知坏消息这一环节,例如告知宫颈癌患者由于有禁忌证而不能保育,或者因为保育手术过程中发现了高危因素而要放弃保育手术。我们需要一套既真实、有同情心,又能给予患者和家属希望的告知坏消息的方法。目前在东方国家运用较多的是 SHARE 模型[2]。

【SHARE 模型】 该模型认为,良好的沟通应具备四要素。

1. 支持的环境(supportive environment)

(1)在保护隐私的场所进行(避免在病房床边或楼道里,宜使用面谈室)。

(2)设定充分的时间。

(3)确保面谈不被中断(在传达坏消息时,不要接手机,事先调为静音,如果必须接听,要向患者和家属致歉)。

(4)建议患者和家属一同在场,这点更符合东方文化。

2. 如何告知坏消息(how to deliver the bad news)

(1)态度诚实、清楚易懂,仔细说明病情,包括疾病的诊断、复发或转移。

（2）采用患者可以接受的说明方式。

（3）避免反复使用"肿瘤"或"癌症"字眼。

（4）用字遣词应格外谨慎,恰当地使用委婉的表达方式。例如"接下来要说的是你这几天一直担心的问题(停顿),你准备好之后,我再继续说明(停顿,面向患者,视线停在患者身上,等待患者回应),我可以继续说吗？"。

（5）鼓励对方提问,并回答其问题。

3. 提供附加信息（additional information）

（1）讨论今后的治疗方案。

（2）讨论疾病对患者日常生活的影响。

（3）鼓励患者说出疑问或不安。

（4）依照患者情况,适时提出替代治疗方案、备选意见或预后情形等话题。

4. 提供保证及情绪支持（reassurance and emotional support）

（1）表现体贴、真诚、温暖的态度。

（2）鼓励患者表达情感,当患者表达情感时,真诚地理解接受。

（3）同时对家属与患者表达关心。

（4）帮助患者维持求生意志。

（5）对患者说"我会和你一起努力的"。

临床中的医患沟通和病情告知还包括保育治疗术的相关内容及注意事项,为方便医务工作者了解如何告知,并在临床中实际应用,相关告知内容可参考《宫颈恶性肿瘤保育治疗患者告知书》(表 24-1)。

表 24-1　宫颈恶性肿瘤保育治疗告知书

宫颈恶性肿瘤保育治疗患者告知书
尊敬的患友: 　　您好! 　　宫颈恶性肿瘤的保育治疗,根据不同阶段,包括术前、术中和术后的各个环节,特将相关问题向您告知。 　　1. 宫颈恶性肿瘤保育术前的检查和准备 　　(1)完善各项检查,包括血常规、肝肾功能、全套凝血功能等术前常规,排除手术禁忌。 　　(2)如为外院病理,请行病理会诊,目前保育治疗适应证的病理亚型包括鳞癌、腺癌、腺鳞癌。其他的病理类型,除宫颈小细胞神经内分泌肿瘤、宫颈微偏腺癌等绝对禁忌的病理类型外,需要跟您的主管医生沟通保育治疗可能性。 　　(3)完善盆腔磁共振、腹部 CT、下肢静脉超声,如有必要时行全身 PET 等,排除肿瘤远处转移、淋巴结转移以及宫颈管内口侵犯情况。 　　(4)如果您和您的家人有强烈的保留生育功能(或保留女性特征)的愿望,我们将根据您的病情跟您探讨合适的方案。 　　(5)目前常规的保留生育功能治疗仅限于宫颈癌病期为 FIGO 分期 Ⅰ B2 期及更早的患者,如您有特殊情况,请与您的主管医生沟通,或考虑相应的临床试验。 　　2. 宫颈恶性肿瘤保留生育功能手术 　　(1)如果您已经完成了术前检查,且您的主管医生根据结果考虑您仍有保留生育功能的可行性,那么恭喜您,我们可以进入保留生育功能治疗最关键的环节——保留生育功能的手术。但是请您理解,肿瘤治疗考虑的第一位,必须是肿瘤学安全性;其次才是保留生育功能和提高生活质量。因此,我们在手术的过程中还将根据术中病理和术中探查的具体结果,决定您的手术方式。 　　(2)手术中我们将先进行全面探查和腹膜后淋巴结清扫,如有播散性病灶或经过术中快速病理证实的转移淋巴结,从肿瘤学安全性考虑,我们将放弃保留生育功能的手术。

（3）在淋巴结切除术后，我们将行宫颈病灶的切除术，具体的手术方式我们将根据您的病情而定。术中将行宫颈病灶上切缘的快速冰冻病理评估，根据不同的术式，安全切缘的距离应当在5~10mm，这是保证肿瘤治疗安全性的关键。如果无法达到这一安全切缘，我们仍将放弃保留生育功能的手术。

（4）在某些保留生育功能手术过程中，我们将行亚甲蓝通液术，了解双侧输卵管的通畅情况，并据此对术后的生育计划给出建议。

（5）我们会在术中，宫体和阴道吻合前，放置带尾丝的宫颈管防粘连装置，这将在一定程度上有效预防术后宫颈管口粘连狭窄的发生。在术后合适的时间，在随访中由主管医生取出。

（6）如您有比较确切的术后妊娠计划，我们会在术中给予子宫体下段黏膜下环扎。目前采用的环扎线为Gore-Tex-CV3不可吸收缝线。该操作的目的是降低术后妊娠流产和早产的概率，但妊娠后需要剖宫产。

3. 宫颈恶性肿瘤保育术后的告知

（1）如果您已经接受了保留生育功能的手术，那么恭喜您，这个保留生育功能的治疗方案大概率已经成功。但由于术中冰冻病理和术后石蜡病理的吻合率约95%，仍会有一小部分患者术后石蜡病理不符合保留生育功能的治疗指征，在这种情况下，我们将建议您：①通过腹腔镜手术行卵巢移位，并根据病理行术后辅助治疗；②手术切除子宫、卵巢移位，并根据病理行术后辅助治疗。

（2）在成功接受保留生育功能手术后，根据术后的最终石蜡病理报告，依据不同的危险因素情况，您可能需要接受术后辅助化疗。

（3）治疗结束后的随访安排：前两年每三个月随访一次，包括妇科检查、影像学检查、脱落细胞学检查以及肿瘤指标、激素水平等其他血液检查；两年后每半年检查一次；五年后每年检查一次。

（4）术后可能会出现月经情况的改变：包括月经周期紊乱、经期延长、经量减少。出现这些情况的原因很多，可能与手术后的宫颈管粘连狭窄有关，也可能与术后化疗造成的卵巢功能异常有关。总之，请您密切关注您治疗后的月经状态并及时与您的医生沟通。严重的月经改变，诸如闭经，可能需要行B超引导下宫颈管切开扩张术进行治疗，且越早干预越好。

（5）如果您有生育计划，且您的保留生育功能治疗仅包括手术，则通常情况下术后半年可考虑妊娠。如果您还接受了术前新辅助化疗或术后的辅助化疗，则建议您在治疗结束的一年后考虑生育。

（6）尽管您接受的治疗提供了肿瘤治疗同时保留生育功能的可能，但是因为宫颈的切除或其他原因，或多或少会增加自然受孕的难度。因此我们建议您根据实际情况考虑辅助生殖技术。目前的研究证明，这不会对您肿瘤治疗的安全性造成影响，您可以放心。

（7）恶性肿瘤的治疗是一个平衡风险和获益的过程。相对而言，接受保留生育功能治疗的患者肿瘤复发转移的概率较低，但仍存在这一可能性。如果随访期间发现肿瘤复发转移，请积极和主管医生沟通并接受治疗。

（8）保留生育功能治疗术后面临的问题横跨肿瘤学、生殖医学、心理学，且受到家庭、社会、经济生活等方方面面的影响，如您在治疗后遇到任何困难或情绪低谷，请向我们提出，我们会安排多学科团队讨论您的情况并给予帮助。

最后，祝您治疗过程顺利，拥有健康的身体和充满希望的明天！

第二节　常用心理评估量表

随着医学的发展以及医学模式的转变，逐渐形成了当前以患者为中心，纳入心理、社会支持的医学常规照护模式。对于宫颈癌患者，尤其是育龄宫颈癌患者而言，在治疗宫颈癌的同时，也为能否保留生育能力而倍感担忧。及时进行痛苦筛查，识别患者的心理、社会需求，整合心理、社会支持和生物医学治疗，为患者提供高质量的综合服务显得尤为重要。临床中常需要通过心理评估或调查问卷了解患者心理状态、社会功能、生活质量等多个维度的情况。调查问卷常根据临床或科研中需要了解或研究的内容制订主题,问题内容应结构合理、逻辑性强,问题的排列具有一定逻辑顺序,通俗易懂,避免使用过多专业术语,并适当控制问卷长度,便于资料的校验、整理和统计。问卷因常为研究者自行设计内容,多用于聚焦现象的调查或质性研究,无法很好地量化比较,难以形成高质量研究成果。临床或科研中更多使用的专业量表,系经过标准化的测量工具,能更好地量化症状严重程度并客观全面地反映患者真实情况。通过量表评估可以对宫颈癌患者的心理症状进行筛查,为综合治疗提供参考,并监测病情及心理、社会方面问题的变化。量表应尽量采用国际公认量表,汉化版量表应有中国人群信效度研究及标准化常模。本书重点介绍临床中最常用的评定量表,包括自评量表和他评量表。

自评量表的填表人为受评者。受评者按照指导语,对照量表各条目选择符合自己情况的答案。此类量表实施方便,适用于大样本筛查或科研评估,但要求受评者有一定的阅读和理解能力,并尽可能鼓励受评者真实作答。

他评量表的填表人为评定者。评定者由专业人员担任,如心理评估师、医师或护士等。评定者既可根据自己的观察,也可通过询问知情者意见或受评者感受,或综合以上两方面情况对受评者加以评定。评定者要具有与所使用量表内容相关的专业知识,并经过培训认证。高质量的科研项目应适当纳入他评量表,当有多名评定者时,应接受一致性培训,避免评定结果差异较大。

本节主要介绍宫颈癌患者出现抑郁、焦虑、失眠等症状时常用的评定量表,以及由于宫颈癌的疾病特点引起生活质量、性功能等相关问题时常用的评定量表。抑郁、焦虑、失眠自评量表如分值达到中度以上,一般建议患者前往心理科或精神科进一步就诊,进行必要的诊断和治疗。他评量表及其他相关量表全文详见附表。

一、9项患者健康问卷

9项患者健康问卷(patient health questionnaire-9 items,PHQ-9)源自 Spitzer 等编制的患者健康问卷(PHQ)中的抑郁模块,本量表为抑郁筛查的自评量表[3](表 24-2)。

1. 项目 本量表共 10 项。包括 9 项症状量表和 1 项功能总评。症状量表分别评定:①兴趣减退;②情绪低落;③睡眠障碍;④疲劳感;⑤进食障碍;⑥自卑感;⑦注意集中困难;⑧精神运动迟缓;⑨自杀症状。项目定义以短句的方式表达,为 0~3 分,4 级评分,按近 2 周内症状的出现频度评定。0 分表示无症状,1 分表示有过几天出现症状,2 分表示 7 天以上有症状,3 分表示几乎每天都有症状。功能总评项,按症状对工作、家庭或社交功能的影响程度分为:毫无困难,有点困难,非常困难,极度困难。

2. 评分标准 PHQ-9 的总分范围为 0~27 分。总分可以用来评估抑郁症状的严重程度:0~4 分为无抑郁症状,5~9 分为轻度抑郁症状,10~14 分为中度抑郁症状,≥15 分为重度抑郁症状。

表 24-2 9 项患者健康问卷

在过去两个星期,有多少时间您被以下问题所困扰? (在您的选择下打"√")	完全不会	几天	一半以上的日子	几乎每天
1 做什么事都感到没有兴趣或乐趣	0	1	2	3
2 感到心情低落	0	1	2	3
3 入睡困难、很难熟睡或睡太多	0	1	2	3
4 感觉疲倦或无精打采	0	1	2	3
5 胃口不好或吃太多	0	1	2	3
6 觉得自己很糟,或很失败,或让自己或家人失望	0	1	2	3
7 注意很难集中,例如阅读报纸或看电视	0	1	2	3
8 动作或说话速度缓慢到别人可察觉的程度,或正好相反——您烦躁或坐立不安、动来动去的情况比平常更严重	0	1	2	3
9 有不如死掉或用某种方式伤害自己的念头	0	1	2	3
这些问题在您工作、处理家庭事务、或与他人相处上造成了多大的困难?				
	毫无困难□	有点困难□	非常困难□	极度困难□

注:①本量表为自评量表。测试前,要让受评者了解评定的目的和方法;然后,请受评者仔细阅读每一条文字内容,理解后独立填写。②临床医师要仔细检查受评者的自填表格,如发现有遗漏或多选的条目,要让受评者补填或改正。

二、7 项广泛性焦虑障碍量表

7 项广泛性焦虑障碍量表(generalized anxiety disorder-7 items,GAD-7)源自 Spitzer 等编制的患者健康问卷(PHQ)中的焦虑模块[3](表 24-3)。

1. 项目 GAD-7 共 7 个项目,分别评定:①紧张焦虑;②不能控制的担忧;③过度担忧;④不能放松;⑤静坐不能;⑥易激惹;⑦不祥预感。本量表为自评量表,项目定义以短句文字表达。本量表为 0~3 分,4 级评定。以最近 2 周内出现靶症状的天数评估:0 分表示无症状,1 分表示为有过几天,2 分表示半数以上日子出现,3 分表示几乎每天都有。

2. 评分标准 本量表的主要统计指标为总分,即项目分的总和。GAD-7 的总分范围为 0~21 分,根据总分评估焦虑症状的严重程度:0~4 分为无具临床意义的焦虑;5~9 分为轻度焦虑症状;10~14 分为中度焦虑症状;≥15 分为重度焦虑症状。

表 24-3 7 项广泛性焦虑障碍量表

在过去两个星期,有多少时候您受到以下任何问题困扰?(在您的选择下打"√")				
	完全不会	几天	一半以上的日子	几乎每天
1. 感到紧张、焦虑或烦躁	0	1	2	3
2. 不能停止或控制担忧	0	1	2	3
3. 对各种各样的事情担忧过多	0	1	2	3
4. 很难放松下来	0	1	2	3
5. 由于不安而无法静坐	0	1	2	3
6. 变得容易烦恼或急躁	0	1	2	3
7. 害怕将有可怕的事发生	0	1	2	3

三、汉密尔顿抑郁量表

汉密尔顿抑郁量表(Hamilton depression scale,HAMD)由 Hamilton 于 1960 年编制,是最经典、也是目前临床上应用最广泛的抑郁症状他评量表,具有良好的一致性,可较好地反映临床症状的严重程度,且条目数量适中,有明确的操作用评定标准,简便易行。HAMD 有 17 项、21 项和 24 项 3 种版本,应用较广的是 17 项和 24 项版本,现介绍的是 24 项版本[3](该量表详细内容参见附表 1)。

1. 评定标准 HAMD 多数项目采用 0~4 分的 5 级评分法。各级的标准为:0 分表示无;1 分表示轻度;2 分表示中度;3 分表示重度;4 分表示极重度。少数项目采用 0~2 分的 3 级评分法,分级标准为:0 分表示无;1 分表示轻至中度;2 分表示重度。24 项版本总分 ≥35 分,可能为严重抑郁;≥20 分,可能是轻度或中度抑郁;如<8 分,没有抑郁症状。

2. 注意事项 ①本量表适用于具有抑郁症状的成年患者;②应由经过培训的评定者对患者进行检查,一般采用交谈与观察的方式;③评定的时间范围一般为前 1 周的情况,也可按需要另作规定;④ HAMD 中的第 8、9 及 11 项,依据对患者的观察进行评定,其余各项则根据患者自己的口头叙述评分,其中第 1 项需两者兼顾。另外,第 7 和 22 项,还需向患者家属或病房工作人员收集相关资料,而第 16 项最好是根据体重记录,也可依据患者主诉及其家属或病房工作人员所提供的资料评定。

四、汉密尔顿焦虑量表

汉密尔顿焦虑量表(Hamilton anxiety scale,HAMA)是由 Hamilton 于 1959 年编制,适用于有焦虑症状的成年人,尤其是焦虑性神经症患者[3](该量表详细内容参见附表 2)。评分标准:HAMA 采用 0~4 分的 5 级评分法,0 分表示无症状,1 分表示症状轻,2 分表示症状中等(有肯定的症状,但不影响生活与活动),3 分表示症状重(需加处理或已影响生活活动),4 分表示症状极重(严重影响其生活)。总分 ≥29 分,可能为严重焦虑;≥21 分,有明显焦虑;≥14 分,肯定有焦虑;≥7 分,可能有焦虑;<7 分,没有焦虑。

五、匹兹堡睡眠质量指数量表

匹兹堡睡眠质量指数量表(Pittsburgh sleep quality index,PSQI)用于睡眠障碍或精神障碍患者评价睡眠质量,同时也适用于正常人群睡眠质量的评估[4](表 24-4)。

1. 统计方法　PSQI 用于评定受评者最近 1 个月的睡眠质量,由 19 个自评和 5 个他评条目构成,其中第 19 个自评条目和 5 个他评条目不参与计分。参与计分的 18 个自评条目可组合成 7 个成分,每个成分按 0~3 计分,累积各成分得分为 PSQI 总分,总分范围为 0~21 分,0 分为睡眠没有困难,21 分为在睡眠的各个方面都很困难。受评者完成测试一般需要 5~10 分钟。

2. 各成分含义及计分方法

(1)成分Ⅰ(睡眠质量):根据条目 6 的应答计分,"很好"计 0 分,"较好"计 1 分,"较差"计 2 分,"很差"计 3 分。

(2)成分Ⅱ(入睡时间):条目 2 的计分为"≤15 分"计 0 分,"16~30 分"计 1 分,"31~60 分"计 2 分,">60 分"计 3 分。条目 5a 的计分为"无"计 0 分,"<1 次/周"计 1 分,"1~2 次/周"计 2 分,"≥3 次/周"计 3 分。成分Ⅱ得分 = 条目 2 得分 + 条目 5a 得分,若累加分为"0"计 0 分,"1~2"计 1 分,"3~4"计 2 分,"5~6"计 3 分。

(3)成分Ⅲ(睡眠时间):根据条目 4 的应答计分,">7 小时"计 0 分,"6~7 小时"计 1 分,"5~6 小时"计 2 分,"<5 小时"计 3 分。

(4)成分Ⅳ(睡眠效率):①床上时间 = 条目 3(起床时间)- 条目 1(上床时间);②睡眠效率 = 条目 4(睡眠时间)/ 床上时间 ×100%;③成分Ⅳ计分,睡眠效率">85%"计 0 分,"75%~84%"计 1 分,"65%~74%"计 2 分,"<65%"计 3 分。

(5)成分Ⅴ(睡眠障碍):根据条目 5b 至 5j 的应答计分,"无"计 0 分,"<1 次/周"计 1 分,"1~2 次/周"计 2 分,"≥3 次/周"计 3 分。累加条目 5b 至 5j 的总分,若累加分为"0"则成分Ⅴ计 0 分,"1~9"计 1 分,"10~18"计 2 分,"19~27"计 3 分。

(6)成分Ⅵ(催眠药物):根据条目 7 的应答计分,"无"计 0 分,"<1 次/周"计 1 分,"1~2 次/周"计 2 分,"≥3 次/周"计 3 分。

(7)成分Ⅶ(日间功能):①根据条目 8 的应答计分,"无"计 0 分,"<1 次/周"计 1 分,"1~2 次/周"计 2 分,"≥3 次/周"计 3 分;②根据条目 9 的应答计分,"没有"计 0 分,"偶尔有"计 1 分,"有时有"计 2 分,"经常有"计 3 分;③累加条目 8 和 9 的得分,若累加分为"0"则成分Ⅶ计 0 分,"1~2"计 1 分,

"3~4" 计 2 分，"5~6" 计 3 分。

（8）PSQI 总分 = 成分 I + 成分 II + 成分 III + 成分 IV + 成分 V + 成分 VI + 成分 VII。

表 24-4　匹兹堡睡眠质量指数量表

1. 近 1 个月，晚上睡觉通常是_____点钟

2. 近 1 个月，每晚入睡通常需_____分钟

3. 近 1 个月，通常早上_____点起床

4. 近 1 个月，每夜通常实际睡眠_____小时（不等于卧床时间）

对下列问题请选择 1 个最适合您的答案

5. 近 1 个月，因下列情况影响睡眠而烦恼：	无	<1 次 /周	1~2 次 /周	≥3 次 /周
a. 入睡困难（30 分钟内不能入睡）	0	1	2	3
b. 夜间易醒或早醒	0	1	2	3
c. 夜间去厕所	0	1	2	3
d. 呼吸不畅	0	1	2	3
e. 咳嗽或鼾声高	0	1	2	3
f. 感觉冷	0	1	2	3
g. 感觉热	0	1	2	3
h. 做噩梦	0	1	2	3
i. 疼痛不适	0	1	2	3
j. 其他影响睡眠的事情	0	1	2	3

如有，请说明：

6. 近 1 个月，总的来说，您认为自己的睡眠	很好	较好	较差	很差
7. 近 1 个月，您用药催眠的情况	无	<1 次 /周	1~2 次 /周	≥3 次 /周
8. 近 1 个月，您常感到困倦吗	无	<1 次 /周	1~2 次 /周	≥3 次 /周
9. 近 1 个月，您做事情的精力不足吗	没有	偶尔有	有时有	经常有
10. 近 1 个月有无下列情况（请问同寝者）：	无	<1 次 /周	1~2 次 /周	≥3 次 /周

a. 高声打鼾

b. 睡眠中，您有呼吸较长时间的暂停（呼吸憋气）现象吗？

c. 睡眠中，您因腿部不适必须踢蹬腿或活动腿吗？

d. 睡眠中，您有转向或睡迷糊的情况吗？

e. 您在睡眠过程中，有无其他特殊情况

成分 I __成分 II __成分 III __成分 IV __成分 V __成分 VI __成分 VII __

总分

六、欧洲癌症研究与治疗组织生活质量核心问卷

欧洲癌症研究与治疗组织生活质量核心问卷（EORTC quality of life questionnaire-core 30, QLQ-C30）是在国际上应用最广泛的测量癌症患者生活质量的量表[5,6]（该量表第 3 版 V3.0 详细内容参见附表 3）。量表为自我报告形式，由 30 个条目构成，可分为 15 个维度，包括 5 个功能维度（躯体功能、角色功能、认知功能、情绪功能和社会功能）、3 个症状维度（疲劳、恶心呕吐、疼痛）、1 个总体健康状况 / 生命质量维度和 6 个由单一条目（气促、失眠、食欲丧失、便秘、腹泻和经济困难）组成的维度。其中，条目 29、30 分为七个等级，根据受评者选项，计为 1 分到 7 分，其他条目分为 4 个等级：没有、有点、相当、非常，评分时直接评 1 分到 4 分。

维度得分（粗分）的计算：将各个领域所包括的条目得分相加并除以所包括的条目数即可得到该领域的粗分（raw score, RS），即 $RS=(Q_1+Q_2+\cdots+Q_n)/n$（表 24-5）。

标准分的计算：为使各维度得分能相互比较，可进一步采用极差化方法进行线性变换，将粗分转化为在 0~100 内取值的标准化得分（standard score, SS）。功能维度：$SS=[1-(RS-1)/R]\times100$，症状维度和总体健康状况维度：$SS=[(RS-1)R]\times100$（式中 R 为各维度或条目的得分全距）。

表 24-5　QLQ-C30 V3.0 各维度计分方法（粗分 RS）

维度	代码	性质	条目数	得分全距（R）	计分方法
躯体功能	PF	功能型	5	3	$(Q_1+Q_2+Q_3+Q_4+Q_5)/5$
角色功能	RF	功能型	2	3	$(Q_6+Q_7)/2$
情绪功能	EF	功能型	4	3	$(Q_{21}+Q_{22}+Q_{23}+Q_{24})/4$
认知功能	CF	功能型	2	3	$(Q_{20}+Q_{25})/2$
社会功能	SF	功能型	2	3	$(Q_{26}+Q_{27})/2$
总体健康状况	QL		2	6	$(Q_{29}+Q_{30})/2$
疲劳	FA	症状型	3	3	$(Q_{10}+Q_{12}+Q_{18})/3$
恶心与呕吐	NV	症状型	2	3	$(Q_{14}+Q_{15})/2$
疼痛	PA	症状型	2	3	$(Q_9+Q_{19})/2$
气促	DY	症状型	1	3	Q_8
失眠	SL	症状型	1	3	Q_{11}
食欲丧失	AP	症状型	1	3	Q_{13}
便秘	CO	症状型	1	3	Q_{16}
腹泻	DI	症状型	1	3	Q_{17}
经济困难	FI	症状型	1	3	Q_{28}

七、女性性功能指数调查量表

女性性功能指数调查量表(female sexual function index,FSFI)由美国罗伯特伍德约翰逊医学院的心理学博士 Rosen R 等于 2000 年编制,是用于评估过去 4 周内异性恋女性性功能情况的自评量表[7-9](该量表详细内容参见附表 4)。

FSFI 量表要求受评者提供近 4 周来关于性生活的感受与反应,非远期性生活状况。在量表使用中,根据受评者受教育程度,进行有关性知识的讲解与宣教,这样有利于受评者准确完成量表的调查。性活动包括:亲吻、性爱抚、性自慰和经阴道性交。性交是指阴茎插入(进入)阴道。性刺激包括:性前戏或各种活动,自我性刺激(自慰)或性幻想。性欲或性兴趣是指渴望或幻想做爱,是一种想要进行性行为的感受,愿意接受性伴侣发起的性活动。性唤起:生理和精神两方面的性兴奋,包括生殖器兴奋或有发热的感觉,阴道分泌物增多(润滑)或肌肉收缩。

1. **项目** 本量表共包含 19 个条目,6 个维度,分别为性欲望(2 项)、患者的主观性唤起能力(4 项)、性活动时阴道润滑性(4 项)、性高潮(3 项)、性生活的满意度(3 项)和性交痛(3 项)。

2. **评分标准** 各条目得分采用 0~5 分或 1~5 分,总分为 36 分。0 分表示无性生活或没有尝试性交,1 分表示该问题中有关性功能或性生活满意与舒适度最低,5 分表示该问题中有关性功能或性生活满意与舒适度最高。

具体 FSFI 各个维度(共 6 个)评分与总评分计算方法如下:各个维度的评分与总评分可以参照评分表(表 24-6)。对每一个维度而言,每个问题的得分总和与该维度的系数相乘得出该领域的得分。如果得分为 0,说明在近 4 周内无性行为或性生活。6 个维度的得分相加得出总评分。

表 24-6 FSFI 评分表

调查维度	问题序号	得分范围	系数	最低得分	最高得分	合计得分(2~36)
性欲望	1,2	1~5	0.6	1.2	6.0	
主观性唤起能力	3,4,5,6	0~5	0.3	0	6.0	
性活动时阴道润滑性	7,8,9,10	0~5	0.3	0	6.0	
性高潮	11,12,13	0~5	0.4	0	6.0	
性生活满意度	14,15,16	0(或 1)~5	0.4	0.8	6.0	
性交痛	17,18,19	0~5	0.4	0	6.0	

分数越低,性功能障碍越严重。一般认为低于 26.55 分时,患者有性功能障碍,且每个维度分值均有诊断意义。因此,FSFI 不仅能评估女性性功能障碍(female sexual dysfunction,FSD)的严重程度,还能为 FSD 分类提供依据。但

FSD 受文化、种族等因素影响,在制定各国版本时应对诊断标准分值进行修订。目前伊朗修订为 23 分,土耳其和韩国为 25 分,中国城市女性为 23.45 分。

第三节　宫颈癌保育治疗患者各时期心理特征

一、确诊前后心理特征

(一)诊断等待期

由于大多数患者对宫颈癌的疾病知识缺乏了解、认识片面,往往会出现恐惧、怀疑的心理反应。面对不同检查结果时,情绪容易产生较大波动。这一阶段的患者,情感比较脆弱,对医护人员的言谈举止十分敏感。

(二)震惊否认期

许多患者在疾病确诊初期,会启动"否认"的心理防御机制以保护自己、减轻痛苦体验。这一时期,患者大多比较震惊,对于有生育意愿的女性而言,丧失生育功能可能令她们产生焦虑、沮丧、绝望的情绪反应;有些患者会怀疑是否存在误诊,重复去各大医院检查,期待有不同结果出现。

(三)愤怒焦虑期

当诊断明确、无法再否认事实后,随之而来的心理反应是愤怒、恐惧与不甘心。此阶段患者可能会以"攻击"来防御心理冲突,可能表现为哭闹、怨天尤人、责怪命运不公、迁怒家人和医护人员,甚至通过与他人发生争执来释放恐惧和痛苦的情绪。

(四)妥协接纳期

经过前期的愤怒宣泄,患者逐渐接受患病现实,会进入妥协或称"讨价还价"阶段,这一阶段持续时间较短,且不如前两个阶段明显。此阶段患者求治意愿强烈,会有较好的依从性;还有部分患者由于求治心切,出现病急乱投医的现象;甚至有些患者会祈求好运降临,出现癌症消失或自愈的奇迹。

二、围手术期心理特征

(一)对治疗过程的担忧

对于严格符合宫颈癌保育手术适应证的患者,可建议行宫颈癌保育术。由于最终能否成功保留生育功能仍需由手术情况及术后病理等因素决定,因此患者在术前可能会出现针对治疗过程的担忧[10]。一方面,患者期待早日手术,但当手术日期确定后,有些患者可能会惶恐不安,对手术感到害怕,担心自己是否被重视以及术中是否能清除彻底、是否会出现意外;另一方面,患者会对能否成功保留生育功能存在持续性地担忧,直至手术结束、病理符合保育要求等尘埃落定后,患者的担忧方能逐渐减少。

（二）对肿瘤安全性与保留生育功能需求间的矛盾心理

宫颈癌保育手术能够实施需要符合严格的适应证，在经过多项检查、层层筛选后，对患者而言，实施保育手术相较于传统术式，并不存在更大的复发风险。尽管在实施手术前，医生会将"不会增加复发概率"告知患者，但是患者仍会存在担忧肿瘤安全性与保留生育功能需求间的矛盾心理，患得患失，纠结"如果全切，切干净了会不会就不复发了""保留生育功能到底是不是一个更好的选择"等，从而出现焦虑、失眠等症状。甚至希望可以从医生处反复获得"不会增加复发概率"甚至"不会复发"一类的"承诺"。

（三）社会心理因素的影响

保留生育功能对患者来说，不仅是生理方面的生育需求。对很多患者来说，保留生育功能代表着保留一部分重要的女性特征，如果不能成功保留生育功能，患者会感觉自己是不完整的，产生自卑心理；另一方面，对一部分患者来说，能否保留生育功能在择偶及与伴侣、伴侣家庭、周围人的关系中举足轻重，如果无法成功保留生育功能，那么无论是健康还是家庭关系等都可能会遭遇较大的挑战；由于宫颈癌的发生与 HPV 病毒的相关性，有些患者担心确诊宫颈癌在他人眼里意味着生活不检点，担心他人议论，不敢告诉朋友、同事自己患病的真实情况，缺乏自信、回避社交。在生物、心理、社会多重因素叠加下，患者会出现紧张、担忧、恐惧、沮丧等情绪症状[11]，也可能会出现心慌、手抖、食欲减退等躯体症状[12]。

三、术后 2 年内心理特征

（一）未成功保留生育功能的失望心理

对于未能成功保留生育功能的患者来说，原本的预期落空，会产生失望心理，可能引发抑郁等情绪反应，出现情绪低落、沮丧，觉得生活没有乐趣、甚至活着没什么意义等症状[13]；如症状持续时间较短、程度较轻，可以通过与家人、朋友排解或自我调节等方式改善，如症状持续时间较长且对生活产生影响，应建议患者及时就诊，注意患者是否存在消极观念，预防自杀风险。由于保留生育功能需求背后往往不仅仅是生理需求，心理与社会需求的落空会对患者原有生活产生冲击，如有些患者担心自己成为家庭的负担、担心生理功能改变后遭丈夫嫌弃等，进一步加重情绪反应[14]。

（二）担心肿瘤复发的恐惧心理

术后 2 年内是肿瘤复发的高风险期，在此期间，患者对肿瘤复发存在畏惧心理，经常担心自己是否复发，每次复查前都会出现紧张、担心、恐惧等情绪。复查时常反复向医生确认"是否全切更好""自己的情况是不是应该全切""保留生育功能是否增加复发概率"等问题。由于可选择宫颈癌保留生育功能术式的患者在全部可进行手术的宫颈癌患者中占比较少，患者有时会与全切的病友进行病情交流，从而对自己的手术方式产生怀疑，有时即使经医生反复解释，患者仍会在下次复查时再次重复确认自己选择的术式是否正确。与此同时，患者可能会在出现一些不适症状时，将症状与肿瘤复发关联，十分紧张,尽管这些症状大多数情况下与肿瘤毫无关联。

(三) 生育与否的矛盾心理

如患者保留生育功能术后不需进行辅助化疗,术后半年即可备孕;如进行辅助化疗,化疗结束后 1 年也可备孕。但大部分患者在术后 2 年内并不会考虑备孕,与担心肿瘤复发存在很大关联。对于一些有生育需求的高龄患者而言,追求尽早生育与担心健康间的矛盾,是主要的焦虑来源。

(四) 伴侣关系问题

癌症康复者在性生活中会缺乏自信,认为自己缺乏吸引力。由于保育手术经腹部实施,患者腹部会有较长的瘢痕,常会觉得自己不够美观,产生自卑。她们时常会问自己"能否拥有性生活""露出伤疤怎么办"。术后部分患者在性生活过程中会有疼痛感,在此过程中夫妻双方都会有恐惧:伴侣担心弄伤自己的爱人,而患者则可能把这种行为理解为另一半对自己的拒绝或排斥[15]。同时,一些患者在术后同房时可能出现阴道出血的情况,出血可能引发患者对于疾病复发的担忧,因此对于同房、备孕过程有心理负担[16-18]。对于部分未婚患者而言,能否生育与未来婚姻生活息息相关,因此存在巨大心理压力。

(五) 体相及认知变化

部分保留生育功能手术患者在术后需要化疗。化疗产生的脱发、色素沉着等都会影响患者的个体形象,严重影响患者的信心,部分患者会采取逃避的态度,回避社交。化疗数周期后还可能会出现记忆力下降,患者也会因此出现自我评价下降、自信心不足等情况。

四、术后 5 年心理特征

术后 5 年内,患者面临的最主要威胁是癌症给生活带来的限制。初步治疗后,康复期的患者主要心理反应仍然表现为焦虑,大多数癌症康复者会有一系列的困惑:"我的癌症是否完全治愈了? 现在我的体内还有癌细胞吗?""我觉得自己不可能再像患癌以前那样对自己、对生活、对未来充满自信了。"她们不断担忧癌症会再次复发,这种焦虑会随着时间的推移慢慢消退,但当复查日期临近,这种焦虑会迅速重返[19-21]。

康复期的患者也可以表现为抑郁。久病后,朋友、同事的疏远,配偶间亲密关系的变化[22],使患者可能产生孤独和被遗弃感,进而发展成抑郁。抑郁引起行为的退缩,如活动少、沉默不语、兴趣索然、对周遭事物表现冷淡。

(一) 月经改变的影响

术后,很多患者会出现宫颈的粘连狭窄,月经淋漓不尽,行经不规律,需要接受再通治疗,此时患者可能会有诸多不满与抱怨,认为手术后生活质量下降,不像从前一样。

(二) 受孕困难的影响

当决定进行生育时,大部分患者需要借助辅助生殖技术受孕,且由于年龄、内环境等因素影响,比未手术人群受孕更加困难,由此带来的经济、时间、精力消耗以及心情波动,会使患者产生负面情绪。对于术后多年未能成功生育的女性而言,生育需求变得迫切,可能会为患者带来婚姻危机。对一些未婚、未育的患者而言,生育压力更像一座大山,使她们在情感关系中自卑。因此患者常易出现抑郁、焦虑、失眠等情况[23]。

（三）家庭、社会关系的变化

部分患者的伴侣及长辈希望患者尽快生育,易因此产生家庭矛盾、人际冲突。部分患者康复后重返职场时,一方面会担心自己的身体情况无法胜任压力较大的工作岗位,一方面会担心因为自己的身体情况不被上司重视,无法实现个人成就。

康复期患者一方面希望掌握更多的疾病知识,获得有利于疾病的信息,如如何提高受孕概率、如何降低生育对自身健康的威胁、怀孕后是否会引起肿瘤复发等问题;另一方面也希望得到专业的心理支持、家庭支持以及社会大众对疾病的理解[24,25]。

五、常见异常心理问题及应对方法

患者在宫颈癌诊断后的全生命周期中,都可能出现异常心理问题,以下列出几种常见异常心理问题的症状及应对方法,以帮助肿瘤专业人员及患者、家属尽早识别,积极应对。

（一）抑郁障碍

1. 症状　抑郁（depression）是一种伴随负性生活事件的正常心理体验。当抑郁情绪持续存在,则会发展成以显著而持久的心境低落为主要临床特征的抑郁障碍,并伴有不同程度的认知和行为改变,对生活、工作和社会功能造成影响。根据国际疾病分类第 10 版（ICD-10）中精神和行为障碍的分类[26],包括抑郁障碍、复发性抑郁障碍、持续性心境障碍（包括恶劣心境）等。目前主要根据症状的特征与演变进行诊断和鉴别诊断:

(1) 典型症状:①心境低落;②兴趣与愉快感丧失;③易疲劳。

(2) 附加症状:①集中注意和注意的能力降低;②自我评价和自信降低;③自罪观念和无价值感;④认为前途悲观、黯淡;⑤自伤或自杀的观念或行为;⑥睡眠障碍;⑦食欲减退或增加。严重者会出现幻听、幻视、妄想等精神病性症状,自杀观念和行为风险增高。

2. 治疗　抑郁障碍的治疗包括:药物治疗、心理治疗和物理治疗等,倡导基于评估的全病程治疗。

(1) 常用药物:包括选择性 5- 羟色胺再摄取抑制剂（SSRI）、5- 羟色胺和去甲肾上腺素再摄取抑制剂（SNRI）、去甲肾上腺素能和特异性 5- 羟色胺能抗抑郁剂（NaSSA）、去甲肾上腺素与多巴胺再摄取抑制剂（NDRI）等。

(2) 抑郁障碍急性期疗效肯定的心理治疗:包括认知行为治疗、人际心理治疗和行为心理治疗。以上治疗方式对轻中度抑郁障碍的疗效与抗抑郁药相仿,但重度或内源性抑郁障碍须在药物治疗的基础上联合使用心理治疗。

(3) 物理治疗:包括改良电抽搐治疗、重复经颅磁刺激等。

（二）焦虑障碍

1. **症状** 焦虑是个体对未知情境出现过度担心、紧张、恐惧等表现的心理体验,除精神性焦虑症状,常伴有躯体性焦虑症状,如心悸、胸闷、频繁如厕等。患者在宫颈癌保育全生命周期中均可能由于疾病治疗、伴侣关系等出现不同程度的焦虑,并由于个体心理韧性、生活环境等存在差异而受到不同程度的影响。焦虑情绪是一种正常的反应,通常在短期内逐渐消失,若焦虑症状持续存在,则会发展为焦虑障碍（anxiety disorder）。焦虑障碍的临床表现为焦虑症状群,包括精神和躯体症状。

(1)精神症状:主要表现为持续的提心吊胆、恐惧和忧虑的内心体验并伴有紧张不安。如果是急性焦虑发作（惊恐发作）,会有突然出现的心慌、胸闷、气短等感觉,甚至有濒临死亡的感觉。

(2)躯体症状:表现多种多样。心血管系统方面可能出现心跳加快、胸痛、胸闷感;呼吸系统方面可能出现咽部不适、呼吸困难、过度通气;消化系统方面可能出现吞咽困难、食欲减退、腹部绞痛、恶心、腹泻或便秘;还可能出现坐立不安、出汗、头晕、震颤、易疲劳等症状。

目前主要依据焦虑的临床症状群和病程来确定特定的焦虑障碍。在诊断焦虑障碍前,应完善相应的实验室检查以排除躯体疾病。部分躯体疾病可以出现焦虑症状,如二尖瓣脱垂、甲状腺功能亢进等。常规的实验室及辅助检查包括:心电图、心脏彩超、甲状腺功能检查、头颅磁共振等。

2. **治疗** 目前焦虑障碍常用的治疗方法包括:药物治疗、心理治疗、物理治疗等。

(1)常用药物:包括抗抑郁药（SNRI、SSRI 等）、抗焦虑药(5- 羟色胺 1A 受体部分激动剂)、苯二氮䓬类药物等。

(2)常用的心理治疗:包括认知行为治疗、精神动力治疗、催眠治疗、正念治疗等。

(3)物理治疗:包括重复经颅磁刺激、针灸治疗等。

（三）躯体症状障碍

1. **症状** 躯体症状障碍是指患者有一个或多个躯体症状时,产生过度困扰,出现过度情绪激活和 / 或过度的疾病相关行为,并由此导致显著的痛苦和 / 或功能受损。患者的躯体症状既可用一个已识别的医学疾病解释,也可以不符合任何医学疾病的诊断。

在遇到以下情况时医生要想到对患者进行躯体症状障碍相关的评估:①现病史描述不清、前后不一致或不适症状涉及多系统;②虽然进行了充分检查和解释,患者的健康焦虑仍不能缓解;③将正常的生理感受归因为疾病问题;④重复检查;⑤有避免体育活动等回避行为;⑥对药物副作用十分敏感;⑦因同一症状反复就诊多位医生;⑧医患关系令医生感到受挫。

躯体症状障碍的诊断要点是:①患者具有持续或反复出现的躯体症状,症状可以为一个或多个,也可以为不固定的症状,但有症状的状态是持续的(通常超过 6 个月),这些症状通常不是应激紧张时引发的生理反应或者自主神经症状;②躯体症状本身引起显著的关注和困扰,如过度关注和担心,反复就医和寻求检查；③躯体症状及其所致心理行为反应导致患者过度认知，并伴随显著的内心痛苦或影响到其生活、工作、社交等重要功能。

2. 治疗　躯体症状障碍的综合治疗原则有以下几点：①以患者为中心；②心身并重；③对共病给予适当的治疗；④治疗任务分阶段制订。其中药物治疗应按照宫颈癌保育的治疗方案对症治疗，改善功能；精神科常用药物包括抗焦虑药、抗抑郁药。心理治疗也是躯体症状障碍治疗中的重要部分。

由于患者确实已诊断宫颈癌，因此出现躯体症状时，会使妇科医生无法很好地区分是疾病进展还是患者心理因素导致的躯体症状，因此躯体症状障碍的疾病管理需要妇科与精神科密切合作，形成多学科团队。

（四）失眠障碍

1. 症状　失眠障碍是指在有适宜睡眠机会和环境的情况下，个体依然对睡眠质量和/或时间不满，同时伴随对日间功能的显著影响，可独立存在或与其他精神障碍、躯体疾病或物质滥用共病。失眠障碍主要包括睡眠起始障碍和睡眠维持障碍，后者指睡眠过程中觉醒后再次入睡困难或比预期起床时间更早醒来，更常见的临床表现是同时合并睡眠起始障碍和睡眠维持障碍。

2. 治疗　失眠障碍的治疗原则包括：①增加有效睡眠时间和/或改善睡眠质量；②改善失眠相关性日间功能损害；③减少或消除短期失眠障碍向慢性失眠障碍转化的风险；④减少与失眠相关的躯体疾病或与精神障碍的共病风险。对于存在失眠障碍的患者可以采用认知行为治疗、药物治疗或物理治疗等方式。

(1) 常用药物：包括苯二氮䓬类药物（艾司唑仑、劳拉西泮、阿普唑仑等），新型非苯二氮䓬类药物（唑吡坦、右佐匹克隆等），具有镇静作用的抗抑郁药（曲唑酮、米氮平等），小剂量第二代抗精神病药（喹硫平、奥氮平等）等。

(2) 物理治疗：包括光照疗法、重复经颅磁刺激、经颅直流电刺激、生物反馈治疗等。

（五）简便易行的应对技巧

当患者遇到情绪问题时，可以教授患者尝试以下方法来调整情绪。

1. 合理情绪疗法　不良情绪的出现，源于个体对外界刺激的感受、解释和认知。错误的认知诱发不良的情绪。当受到不良生活事件刺激时，需要客观、冷静、理智地分析处境，理清关系，并做出合理的决定。

2. 积极自我暗示　通过语言和想象等方式来进行自我暗示，以此来释放消极情绪。例如：当遇到挫折失败时，默默地告诉自己"只有历经坎坷，才会苦尽甘来"。

3. 寻求亲朋好友的支持　当遭受到外界生活事件刺激，自身无力面对外界刺激带来的不良情绪时，可以将自己此时的不愉快与朋友或家人倾诉，通过与家人或朋友的交流，来获得他们的支持与建议，以此获得更客观、理智、全面的认识，从而改善不良情绪。

4. 换个角度看待问题　当受到挫折与打击时，不要只关注于眼前的不幸，"祸兮福所倚，福兮祸所伏"，凡事都具有两面性，不好的一面有可能向好的一面转化，保持积极向上的心态去面对生活中遇到的不幸，就会有希望走出困境。

5. 合理的发泄途径　合理、适度的宣泄有时可以消除或缓解低沉、消极的情绪，如旅行、唱歌、运动、绘画、听音乐等，在情绪反应强烈的时候，不妨让自己暂停一下，通过健康的方式舒缓情绪，待情绪平稳、可控后再处理当前棘手的问题。

6. 寻求专业帮助　当情绪不良已影响到生活、学习、工作，且长时间无法自我调整，可以寻求精神或心理科医生、心理治疗师的帮助，通过药物、心理治疗、物理康复治疗来改善不良情绪。

参考文献

［1］ 唐丽丽. 中国肿瘤心理临床实践指南. 北京：人民卫生出版社, 2020.

［2］ FUJIMORI M, SHIRAI Y, ASAI M, et al. Effect of communication skills training program for oncologists based on patient preferences for communication when receiving bad news: a randomized controlled trial. J Clin Oncol, 2014, 32 (20): 2166-2172.

［3］ 张明园, 何燕玲. 精神科评定量表手册. 长沙：湖南科学技术出版社, 2015.

［4］ BUYSSE DJ, REYNOLDS CF, MONK TH, et al. The Pittsburgh Sleep Quality Index: a new instrument for psychiatric practice and research. Psychiatry Res, 1989, 28 (2): 193-213.

［5］ AARONSON NK, AHMEDZAI S, BERGMAN B, et al. The European Organization for Research and Treatment of Cancer QLQ-C30: a quality-of-life instrument for use in international clinical trials in oncology. J Natl Cancer Inst, 1993, 85 (5): 365-376.

［6］ 万崇华, 陈明清, 张灿珍, 等. 癌症患者生命质量测定量表 EORTC QLQ-C30 中文版评介. 实用肿瘤杂志, 2005 (04): 353-355.

［7］ ROSEN R, BROWN C, HEIMAN J, et al. The Female Sexual Function Index (FSFI): a multidimensional self-report instrument for the assessment of female sexual function. J Sex Marital Ther, 2000, 26 (2): 191-208.

［8］ NEIJENHUIJS KI, HOOGHIEMSTRA N, HOLTMAAT K, et al. The Female Sexual Function Index (FSFI)-A systematic review of measurement properties. J Sex Med, 2019, 16 (5): 640-660.

［9］ 叶然, 张爱霞, 徒文静, 等. 女性性功能障碍评估量表的研究进展. 中国妇幼保健, 2014, 29 (28): 4686-4689.

［10］ FREDERIKSEN ME, NJOR S, LYNGE E, et al. Psychological effects of diagnosis and treatment of cervical intraepithelial neoplasia: a systematic review. Sex Transm Infect, 2015, 91 (4): 248-256.

［11］ SHERMAN SM, MOSS E, REDMAN CW. The invasive cervical cancer review: psychological issues surrounding disclosure. Cytopathology, 2013, 24 (2): 77-80.

［12］ SHI Y, CAI J, WU Z, et al. Effects of a nurse-led positive psychology intervention on sexual function, depression and subjective well-being in postoperative patients with early-stage cervical cancer: A randomized controlled trial. Int J Nurs Stud, 2020, 111: 103768.

［13］ LAU KL, YIM PH, CHEUNG EY. Psychiatric morbidity in Chinese women after cervical cancer treatment in a regional gynaecology clinic. East Asian Arch Psychiatry, 2013, 23 (4): 144-153.

［14］ MANTEGNA G, PETRILLO M, FUOCO G, et al. Long-term prospective longitudinal evaluation of emotional distress and quality of life in cervical cancer patients who remained disease-free 2-years from diagnosis. BMC Cancer, 2013, 13: 127.

［15］ BAE H, PARK H. Sexual function, depression, and quality of life in patients with cervical cancer. Support Care Cancer, 2016, 24 (3): 1277-1283.

［16］ ABBOTT-ANDERSON K, KWEKKEBOOM KL. A systematic review of sexual concerns reported by gynecological cancer survivors. Gynecol Oncol, 2012, 124 (3): 477-489.

［17］ LEE Y, LIM MC, KIM SI, et al. Comparison of quality of life and sexuality between cervical cancer survivors and healthy women. Cancer Res Treat, 2016, 48 (4): 1321-1329.

［18］ VERMEER WM, BAKKER RM, KENTER GG, et al. Cervical cancer survivors' and partners' experiences with sexual dysfunction and psychosexual support. Support Care Cancer, 2016, 24 (4): 1679-1687.

［19］ GREENWALD HP, MCCORKLE R, BAUMGARTNER K, et al. Quality of life and disparities among long-term cervical cancer survivors. J Cancer Surviv, 2014, 8 (3): 419-426.

［20］ ZENG YC, LI D, LOKE AY. Life after cervical cancer: quality of life among Chinese women. Nurs Health Sci, 2011, 13 (3): 296-302.

［21］ AZMAWATI MN, NAJIBAH E, HATTA MD, et al. Quality of life by stage of cervical cancer among Malaysian patients. Asian Pac J Cancer Prev, 2014, 15 (13): 5283-5286.

［22］ LOPES AC, BACALHAU R, SANTOS M, et al. Contribution of sociodemographic, clinical, and psychological variables to quality of life in women with cervical cancer in the follow-up phase. J Clin Psychol Med Settings, 2020, 27 (3): 603-614.

［23］ KLÜGEL S, LÜCKE C, META A, et al. Concomitant psychiatric symptoms and impaired quality of life in women with cervical cancer: a critical review. Int J Womens Health, 2017, 9: 795-805.

［24］ KIMMEL M, FAIRBAIRN M, GIUNTOLI R 2ND, et al. The importance of social support for women with elevated anxiety undergoing care for gynecologic malignancies. Int J Gynecol Cancer, 2014, 24 (9): 1700-1708.

［25］ PFAENDLER KS, WENZEL L, MECHANIC MB, et al. Cervical cancer survivorship: long-term quality of life and social support. Clin Ther, 2015, 37 (1): 39-48.

［26］ 世界卫生组织. ICD-10 精神与行为障碍分类. 北京: 人民卫生出版社, 1993.

附表

附表 1.　汉密尔顿抑郁量表（Hamilton depression scale，HAMD）

项目
1. 抑郁情绪
0 没有
1 只在问到时才诉述
2 在访谈中自发地表达
3 不用言语也可以从表情、姿势、声音或欲哭中流露出这种情绪
4 患者的自发言语和非语言表达（表情、动作）几乎完全表现为这种情绪
2. 有罪感
0 没有
1 责备自己，感到自己已连累他人
2 认为自己犯了罪或反复思考以往的过失和错误
3 认为目前的疾病是对自己错误的惩罚或有罪恶妄想
4 罪恶妄想伴有指责或威胁性幻觉
3. 自杀
0 没有
1 觉得活着没有意义
2 希望自己已经死去，或常想到与死有关的事
3 消极观念（自杀念头）
4 有严重自杀行为
4. 入睡困难（初段失眠）
0 没有
1 主诉有入睡困难，上床半小时后仍不能入睡（应注意平时患者入睡的时间）
2 主诉每晚均有入睡困难
5. 睡眠不深（中段失眠）
0 没有
1 睡眠浅，多噩梦
2 半夜（晚 12 点钟以前）曾醒来（不包括上厕所）
6. 早醒（末段失眠）
0 没有
1 有早醒，比平时早醒 1 小时，但能重新入睡（应排除平时习惯）
2 早醒后无法重新入睡
7. 工作和兴趣
0 没有
1 提问时才诉述
2 自发地直接或间接表达对活动、工作或学习失去兴趣，如感到无精打采、犹豫不决、不能坚持或需强迫自己去工作或活动
3 病室劳动或娱乐不足 3 小时
4 因目前的疾病而停止工作，住院者不参加任何活动或者没有他人帮助便不能完成病室日常事务（注意不能凡住院就打 4 分）

517

项目

8. 阻滞（指思维和言语缓慢，注意力难以集中，主动性减退）
0 没有
1 精神检查中发现轻度阻滞
2 精神检查中发现明显阻滞
3 精神检查进行困难
4 完全不能回答问题（木僵）

9. 激越
0 没有
1 检查时有些心神不定
2 明显心神不定或小动作多
3 不能静坐，检查中曾起立
4 搓手、咬手指、扯头发、咬嘴唇

10. 精神性焦虑
0 没有
1 问及时诉述
2 自发地表达
3 表情和言谈流露出明显忧虑
4 明显惊恐

11. 躯体性焦虑（指焦虑的生理症状，包括口干、腹胀、腹泻、打呃、腹绞痛、心悸、头痛、过度换气和叹气，以及尿频和出汗）
0 没有
1 轻度
2 中度，有肯定的上述症状
3 重度，上述症状严重，影响生活或需要处理
4 严重影响生活和活动

12. 胃肠道症状
0 没有
1 食欲减退，但不需他人鼓励便自行进食
2 进食需他人催促或请求，需要应用泻药或助消化药

13. 全身症状
0 没有
1 四肢、背部或颈部沉重感，背痛、头痛、肌肉疼痛，全身乏力或疲倦
2 症状明显

14. 性症状（指性欲减退，月经不调等）
0 没有
1 轻度
2 重度
3 不能肯定，或该项对被评者不适合（不计入总分）

15. 疑病
0 没有
1 对身体过分关注
2 反复考虑健康问题
3 有疑病妄想
4 伴幻觉的疑病妄想

项目	
16. 体重减轻	

16. 体重减轻

(1)按病史评定

0 没有

1 患者诉述可能有体重减轻

2 肯定有体重减轻

(2)按体重记录评定

0 没有

1 一周内体重减轻超过 0.5kg

2 一周内体重减轻超过 1kg

17. 自知力

0 知道自己有病,表现为抑郁

1 知道自己有病,但归咎于伙食太差,环境问题,工作过忙,病毒感染或需要休息

2 完全否认有病

18. 日夜变化(如果症状在早晨或傍晚加重,先指出哪一种,然后按其变化程度评分)

0 早晚情绪无区别

1 轻度变化:晨 1,晚 1

2 重度变化:晨 2,晚 2

19. 人格解体或现实解体(指非真实感或虚无妄想)

0 没有

1 问及时才诉述

2 自然诉述

3 有虚无妄想

4 伴幻觉的虚无妄想

20. 偏执症状

0 没有

1 有猜疑

2 有牵连观念

3 有关系妄想或被害妄想

4 伴有幻觉的关系妄想或被害妄想

21. 强迫症状(指强迫思维和强迫行为)

0 没有

1 问及时才诉述

2 自觉诉述

22. 无助感,能力减退感

0 没有

1 仅于提问时方引出主观体验

2 患者主动表示有能力减退感

3 需鼓励、指导和安慰才能完成病室日常事务或个人卫生

4 穿衣、梳洗、进食、铺床或个人卫生均需他人协助

续表

项目

23. 绝望感
0 没有
1 有时怀疑情况是否会好转,但解释后能接受
2 持续感到没有希望,但解释后能接受
3 对未来感到灰心、悲观和失望,解释后不能解除
4 自动地反复诉述"我的病好不了啦"或诸如此类的情况

24. 自卑感
0 没有
1 仅在询问时诉述自卑感(我不如他人)
2 自动地诉述有自卑感
3 患者主动诉述自己一无是处或低人一等(与评 2 分者,只是程度上的差别)
4 自卑感达妄想的程度,如"我是废物"或类似情况

附表 2. 汉密尔顿焦虑量表(Hamilton anxiety scale,HAMA)

圈出最适合患者情况的分数					
身心症状	无症状	轻	中等	重	极重
1. 焦虑心境	0	1	2	3	4
2. 紧张	0	1	2	3	4
3. 害怕	0	1	2	3	4
4. 失眠	0	1	2	3	4
5. 认知功能	0	1	2	3	4
6. 抑郁心境	0	1	2	3	4
7. 肌肉系统症状	0	1	2	3	4
8. 感觉系统症状	0	1	2	3	4
9. 心血管系统症状	0	1	2	3	4
10. 呼吸系统症状	0	1	2	3	4
11. 胃肠道症状	0	1	2	3	4
12. 生殖泌尿系统症状	0	1	2	3	4
13. 自主神经系统症状	0	1	2	3	4
14. 会谈时行为表现	0	1	2	3	4

附表3. 欧洲癌症研究与治疗组织生活质量核心问卷(第3版)
(EORTC quality of life questionnaire-core 30 version3, QLQ-C30 V3.0)

指导语:我们想了解有关您和您的健康的一些情况,请您亲自回答下面所有问题,这里的答案并无"对"与"不对"之分,只要求在能反映您情况的那个数字上画圈。您所提供的资料我们将会严格保密。

	具体条目	没有	有点	相当	非常
1	您从事一些费力的活动有困难吗,比如说提很重的购物袋或手提箱?	1	2	3	4
2	长距离行走对您来说有困难吗?	1	2	3	4
3	户外短距离行走对您来说有困难吗?	1	2	3	4
4	您白天需要待在床上或椅子上吗?	1	2	3	4
5	您在吃饭、穿衣、洗澡或上厕所时需要他人帮忙吗?	1	2	3	4
	在过去的一星期内	没有	有点	相当	非常
6	您在工作和日常活动中是否受到限制?	1	2	3	4
7	您在从事您的爱好或休闲活动时是否受到限制?	1	2	3	4
8	您有气短吗?	1	2	3	4
9	您有疼痛吗?	1	2	3	4
10	您需要休息吗?	1	2	3	4
11	您睡眠有困难吗?	1	2	3	4
12	您觉得虚弱吗?	1	2	3	4
13	您食欲不振(没有胃口)吗?	1	2	3	4
14	您觉得恶心吗?	1	2	3	4
15	您有呕吐吗?	1	2	3	4
16	您有便秘吗?	1	2	3	4
17	您有腹泻吗?	1	2	3	4
18	您觉得累吗?	1	2	3	4
19	疼痛影响您的日常活动吗?	1	2	3	4
20	您集中精力做事有困难吗,如读报纸或看电视?	1	2	3	4
21	您觉得紧张吗?	1	2	3	4
22	您觉得忧虑吗?	1	2	3	4
23	您觉得脾气急躁吗?	1	2	3	4
24	您觉得压抑(情绪低落)吗?	1	2	3	4
25	您感到记忆困难吗?	1	2	3	4
26	您的身体状况或治疗影响您的家庭生活吗?	1	2	3	4
27	您的身体状况或治疗影响您的社交活动吗?	1	2	3	4
28	您的身体状况或治疗使您陷入经济困难吗?	1	2	3	4

对下列问题,请在1~7之间选出一个最适合您的数字并画圈(1指非常差;7指非常好)。

29 您如何评价在过去一星期内您总的健康情况?

1	2	3	4	5	6	7

30 您如何评价在过去一星期内您总的生命质量?

1	2	3	4	5	6	7

附表 4.　女性性功能量表（female sexual function inventory，FSFI）

每个问题只能选择一个选项：

项目

1. 在近 4 周里，您感到有性欲望或对异性有性兴趣的频率如何？
5 总是有或几乎总是
4 大多数时候（超过一半的时间）
3 有时（大约一半的时间）
2 较少（不到一半的时间）
1 几乎没有或没有

2. 在近 4 周里，您怎样评价您的性欲望或性兴趣的等级（或水平）？
5 非常高
4 高
3 中等
2 低
1 很低或没有

3. 在近 4 周里，在性行为或者性交时，您感受到性唤起（性兴奋）的频率如何？
0 没有性行为
5 总是能够或几乎总
4 大多数时候（超过一半的时间）
3 有时（大约一半的时间）
2 较少（少于一半的时间）
1 几乎没有或没有

4. 在近 4 周里，您在性行为或者性交时性唤起（性兴奋）的程度（或水平）如何？
0 没有性行为
5 非常高
4 高
3 中等
2 低
1 很低或几乎没有

5. 在近 4 周里，您在性行为或者性交时对性唤起（性兴奋）有足够的自信吗？
0 没有性行为
5 非常自信
4 高度自信
3 中度自信
2 低度自信
1 非常低或没有自信

6. 在近 4 周里，您在性行为或者性交时有多少次对性唤起（性兴奋）感到满意？
0 没有性行为
5 总是或几乎总是
4 大多数时候（超过一半的次数）
3 有时（大约一半的次数）
2 较少（不到一半的次数）
1 几乎没有或没有

项目

7. 在近4周里,在性行为或性交时您经常感到阴道湿润吗?

0 没有性行为

5 总是或几乎总是

4 大多数时候(超过一半的次数)

3 有时(大约一半的次数)

2 较少(不到一半的次数)

1 几乎没有或没有

8. 在近4周里,您在过性行为或性交时阴道湿润的困难程度?

0 没有性行为

1 极度困难或根本不可能

2 非常困难

3 困难

4 稍有困难

5 没有困难

9. 近4周里,在性行为或性交过程中,有多少时候您觉得能够保持阴道润滑(湿润)一直到性活动结束?

0 没有性行为

5 总是或几乎总是能

4 大多数时候(超过一半的次数)

3 有时(大约一半的次数)

2 较少(不到一半的次数)

1 几乎没有或没有

10. 在近4周里,您维持阴道润滑(湿润)一直到性行为或性交结束的困难程度如何?

0 没有性行为

1 极度困难或根本不可能

2 非常困难

3 困难

4 稍有困难

5 没有困难

11. 近4周内,当您受到性刺激或性交时,达到性高潮的频率有多少?

0 没有性行为

5 总是或几乎总是能达到

4 大多数时候(超过一半的次数)

3 有时(大约一半的次数)

2 较少(不到一半的次数)

1 几乎不能或不能

12. 近4周来,您在性刺激或性交时,达到性高潮的困难程度如何?

0 没有性活动

1 极度困难或根本不能

2 非常困难

3 困难

4 稍有困难

5 没有困难

项目

13. 近 4 周来,您对您在性行为或性交时达到性高潮的能力满意吗?
0 没有性行为
5 非常满意
4 比较满意
3 满意和不满各占一半
2 不满意
1 非常不满意

14. 近 4 周来,在性生活过程中您与丈夫(或性伴侣)的感情亲密度满意程度怎么样?
0 没有性行为
5 非常满意
4 比较满意
3 满意和不满各占一半
2 不满意
1 非常不满意

15. 近 4 周来,您对您和丈夫(或性伴侣)的性关系满意吗?
0 没有性行为
5 非常满意
4 比较满意
3 满意和不满各占一半
2 不满意
1 非常不满意

16. 近 4 周来,您对性生活的整体满意度如何?
0 没有性行为
5 非常满意
4 比较满意
3 满意和不满各占一半
2 不满意
1 非常不满意

17. 近 4 周来,在阴茎插入阴道时,有多少次您感到阴道不适或疼痛?
0 没有尝试性交
1 总是或几乎总是
2 大多数时候(超过一半的次数)
3 有时(大约一半的次数)
4 较少(不到一半的次数)
5 几乎没有或没有

18. 近 4 周来,您在阴茎插入阴道后感觉阴道不适或疼痛的频率是?
0 没有尝试性交
1 总是或几乎总是
2 大多数时候(超过一半的次数)
3 有时(大约一半的次数)
4 较少(不到一半的次数)
5 几乎没有或没有

项目	

19. 近 4 周来,您在阴道插入过程中或结束后感到阴道不舒服或疼痛的程度如何?

0 没有尝试性交

1 非常严重

2 比较严重

3 中度

4 低

5 非常低或没有

宫颈癌保育手术治疗学

Fertility-sparing Surgery for
Cervical Cancer

第五篇　预防篇

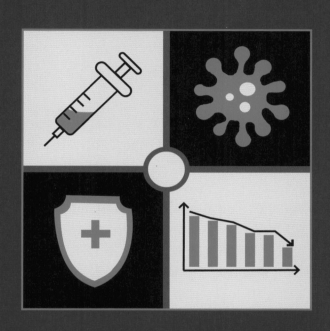

第二十五章　宫颈癌的 HPV 感染和疫苗

Chapter 25　HPV Infection and Vaccines of Cervical Cancer

黄官梦茜　温灏

宫颈癌是女性中第四常见的恶性肿瘤。20 世纪 60 年代起,随着宫颈筛查及早期干预的普及,发达国家宫颈癌发病率及死亡率逐步下降;而与此相反,由于卫生资源有限,发展中国家的宫颈癌仍持续高发[1]。2020 年,全世界约有 60.4 万例宫颈癌新发病例以及 34.2 万例宫颈癌死亡病例,发展中国家分别占其中的 85% 及 90%[2]。2020 年,我国的宫颈癌新发病例约为 10.6 万,死亡病例约为 6 万,依然是危害我国女性健康的一大杀手。

流行病学研究显示过早的初次性生活(<16 岁)、多个性伴侣、高危性伴侣、性传播疾病史、多次阴道分娩史、长期口服避孕药、吸烟、种族因素、社会经济状况不佳、免疫功能低下(如人类免疫缺陷病毒感染、器官移植后等)等均是宫颈癌及其癌前病变发病的危险因素,提示宫颈癌可能与某种通过性传播的生物因素有关。基于大量确切的流行病学及实验室研究证据,1995 年国际癌症研究所(International Agency for Research on Cancer,IARC)正式提出高危型人乳头瘤病毒(high-risk human papilloma virus,HR-HPV)是宫颈癌发病的主要病因[3]。

人乳头瘤病毒(human papilloma virus,HPV)是一类特异性感染人皮肤和黏膜的双链闭合环状 DNA 病毒,具有高度的嗜上皮性、组织特异性和宿主特异性。目前已发现 100 多种具有不同核苷酸序列的 HPV 型别,不同型别的 HPV 具有不同的组织嗜性,并据此可分为皮肤型和黏膜型。皮肤型主要引起手部、足部皮肤的感染,而黏膜型则主要感染泌尿生殖道、口腔、喉部和呼吸道的黏膜。临床上,根据黏膜型 HPV 与恶性肿瘤发病的关系又可分为两类:①高危型 HPV,包括 16、18、31、33、35、39、45、51、52、56、58、59、68、73、82 型等,能够引起高级别宫颈上皮内瘤变(CIN 2+)和宫颈癌、外阴癌等病变,又称致癌性 HPV(oncogenic HPV),其中 HPV 16/18 型与世界范围内 70% 左右的宫颈癌发病有关[4-6];②低危型 HPV,包括 6、11、42、43、44、54、61、70、72、81 型等,则主要引起生殖器疣(尖锐湿疣)和低级别宫颈上皮内病变(CIN 1),又称非致癌性 HPV(non-carcinogenic HPV),约 90% 的生殖道疣与 HPV 6/11 型有关[7]。

肛门、生殖道 HPV 感染相当普遍,一般人群的流行率为 9%~13%,而感染的终生风险更是接近 70%,是最常见的肛门和生殖道感染[8-9]。HPV 主要通过性接触(生殖器皮肤 - 生殖器皮肤接触)进行传播,插入式的性交是病毒传播的主要途径[10]。HPV 还可以通过口交传播,约 1/4 的头颈部鳞癌与 HPV 感染有关。此外,一些 HPV 感染的传播途径仍不明确,文献报道的儿童中高危型 HPV 感染率为 5%~10%[11-13]。

高危型 HPV 持续感染在宫颈癌发生中的必要性,为针对 HPV 的宫颈癌预防性疫苗研发提供了理论上的可能性。预防性疫苗应当尽可能覆盖引起宫颈癌的最常见 HPV 型别。目前,三种针对 HPV 16/18 型的预防性疫苗(Gardasil 还针对 HPV 6/11 型,Gardasil9 还针对 HPV 6/11/31/33/45/52/58 型),Gardasil、Gardasil 9 及 Cervarix 已在多中心、双盲、随机、对照临床试验中被证实能够有效地预防疫苗型 HPV 感染和由此引起的宫颈癌及癌前病变的发生,并在包括我国在内的 100 余个国家和地区被批准投入使用。此外,2019 年底我国首支国产宫颈癌疫苗——双价人乳头瘤病毒疫苗(大肠埃希菌)获得我国国家药品监督管理局的上市批准。

2018 年 5 月,世卫组织总干事呼吁全球各国采取行动消除宫颈癌,并于 2019 年发布了《全球消除宫颈癌战略草案》(*the Draft WHO Strategic Plan for Elimination of Cervical Cancer*),提出了未来 100 年在全球消除宫颈癌的目标,并倡议全面实施三项干预措施:扩大疫苗接种、宫颈癌筛查以及促进癌前治疗、侵袭性癌症治疗。该战略明确了到 2030 年实现 "90-70-90" 的三个具体目标:15 岁以下女孩 HPV 疫苗接种覆盖率达到 90% 以上、35~45 岁成年女性接受有效的宫颈癌筛查的覆盖率达到 70% 以上,筛查之后有病变的女性 90% 以上可获得合理治疗和合理管理。发达国家的 HPV 接种率已经较高,以美国为例,作为最早开始 HPV 疫苗接种的 HDI 高水平国家之一,年轻女孩 / 男孩的 HPV 接种覆盖率为 42%,仅 14.4% 的女性从未接受过任何方式的宫颈癌筛查。世界卫生组织宫颈癌消除模型联盟(the WHO Cervical Cancer Elimination Modelling Consortium,CCEMC)利用三个独立的传播动力学模型,根据 WHO 消除宫颈癌预设的目标,显示女孩 HPV 接种需达到 90% 的覆盖率才可让大部分中低收入国家在 21 世纪末达到宫颈癌消除的目标。HPV 疫苗在国外普及度很高,有些国家甚至将其列为国家计划强制实施。英国在 2008 年启动全民 HPV 疫苗接种计划后的真实世界研究数据显示,接种最早上市的二价 HPV 疫苗后,宫颈癌和癌前病变的发病率已明显下降,且越早接种疫苗,保护效果越好(表 25-1)。

表 25-1　二价 HPV 疫苗接种年龄与宫颈病变发病率

二价 HPV 疫苗	宫颈癌发病率下降率	宫颈癌前病变发生率降低率
12~13 岁接种	87%	97%
14~16 岁接种	62%	75%
16~18 岁接种	34%	39%

中国作为宫颈癌负担大国,将在实现 "2030 年全球消灭宫颈癌" 这一目标的过程中发挥重要的作用。我国人口基数大,不同地区经济、卫生资源及卫生发展水平极不平衡,HPV 接种率低,宫颈癌筛查的人群接受度不高,目前适

齡妇女中仅 30% 的女性接受了筛查,且 15 岁以下女孩 HPV 接种率不足 1%。针对不同地区制订适宜的、符合中国特色的宫颈癌筛查方案,并通过各种有效途径增加 HPV 疫苗在 15 岁以下女孩中的接种覆盖率,将是我国宫颈癌防控的核心问题。

本章将主要介绍 HPV 疫苗的临床试验资料及应用推荐。

第一节　宫颈癌预防性疫苗

HPV 病毒衣壳具有高度的免疫原性,由主要衣壳蛋白 L1 和次要衣壳蛋白 L2 共同构成,L1 可以单独自发组装成为与天然病毒颗粒在结构、免疫特性方面类似的病毒样颗粒(virus-like particles,VLPs)[14]。研究发现,接种 L1 VLPs 可以诱导机体产生高滴度的中和性抗体[15-16]。在对 L1 基因序列进行分析时发现,VLPs 表面的氨基酸残基位于高度可变环上,在不同型别之间具有差异性,而位于 VLPs 内部的氨基酸残基则是高度保守的,这可以解释针对 VLPs 产生的中和性抗体主要是型别特异性的。此外 L1 分子上尚存在交叉反应性的抗原表位,但此类表位位于病毒颗粒内部,仅在病毒颗粒灭活后才具有免疫反应性。L2 亦参与 HPV 衣壳的构成,尽管对于构成病毒衣壳并非必需,但其对于天然病毒颗粒的装配及保证病毒颗粒的感染性则是必需的。L2 的大部分序列位于衣壳内部,仅小段 L2 位于衣壳表面并且能够诱导中和性抗体的产生,但针对 L2 的中和性抗体的效价远不及针对 L1 的中和性抗体。

目前国内上市的四种疫苗均为基因工程生产的重组蛋白亚单位疫苗,由疫苗型 HPV 衣壳蛋白 L1 构成的 VLPs 及含铝佐剂成分(用于诱发体液免疫应答)组成,不含病毒 DNA,不具有感染人体、引起疾病的能力(表 25-2)。

表 25-2　四种 HPV 疫苗成分对比

	Gardasil	Gardasil 9	Cervarix	国产双价人乳头瘤病毒疫苗(大肠埃希菌)
疫苗类型	HPV 6、11、16、18 型病毒样颗粒 衣壳蛋白 L1 成分	HPV 6、11、16、18、31、33、45、52、58 型病毒样颗粒 衣壳蛋白 L1 成分	HPV16 型、HPV18 型病毒样颗粒 衣壳蛋白 L1 成分	HPV16 型、HPV18 型病毒样颗粒 衣壳蛋白 L1 成分
有效成分	20μg HPV 6 型 40μg HPV 11 型 40μg HPV 16 型 20μg HPV 18 型	30μg HPV 6 型 40μg HPV 11 型 60μg HPV 16 型 40μg HPV 18 型 20μg HPV 31 型 20μg HPV 33 型 20μg HPV45 型 20μg HPV52 型 20μg HPV58 型	20μg HPV 16 型 20μg HPV 18 型	40μg HPV 16 型 20μg HPV 18 型

续表

	Gardasil	Gardasil 9	Cervarix	国产双价人乳头瘤病毒疫苗（大肠埃希菌）
佐剂	225μg 非晶形铝的羟基磷酸硫酸盐	225μg 非晶形铝的羟基磷酸硫酸盐	ASO4 500μg 氢氧化铝，50μg 单磷酰脂质体 A	氢氧化铝佐剂
基因工程表达体系	酿酒酵母的酵母表达系统	酿酒酵母的酵母表达系统	昆虫细胞中的杆状病毒表达体系	大肠埃希菌表达系统

  Gardasil 和 Gardasil 9 分别是四价和九价人乳头瘤病毒疫苗，疫苗主要成分由 4 种和 9 种 HPV L1 蛋白的编码基因在酵母表达体系中生产、纯化而成，此外还包含有硫酸羟磷酸铝佐剂系统，较一般含铝佐剂相比，该佐剂系统在动物实验中显示出与 HPV 16 型 VLPs 更好的结合性。目前国家药品监督管理局批准的 Gardasil 适应证包括：在 9~45 岁的女性中预防由 HPV 6、11、16、18 型感染引起的宫颈癌、阴道癌、外阴癌、生殖器疣（尖锐湿疣）及宫颈、阴道、外阴癌前病变；在 9~26 岁男性中预防由 HPV 6 型或 11 型感染引起的生殖器疣。Gardasil 9 适应证包括：在 9~45 岁的女性中预防由 HPV 16、18、31、33、45、52、58 型感染引起的宫颈癌，由 HPV 6、11、16、18、31、33、45、52、58 型感染引起的宫颈上皮内瘤变、宫颈原位腺癌，以及 HPV 6、11、16、18、31、33、45、52、58 型引起的持续感染。

  Cervarix 是二价人乳头瘤病毒（HPV16、18 型）疫苗，主要成分由 2 种 HPV L1 蛋白的编码基因在粉纹夜蛾细胞中的杆状病毒表达体系中生产、纯化而成，此外还含有新的佐剂系统 ASO4（氢氧化铝和 3-O- 去乙酰基单磷酸酯质 A），该新型佐剂系统较一般的铝剂能够诱导产生更高的抗体滴度。目前国家药品监督管理局批准的适应证包括：在 9~45 岁的女性中预防 HPV 16 型或 18 型引起的宫颈癌及其癌前病变。

  国产双价人乳头瘤病毒疫苗，主要成分由 2 种 HPV L1 蛋白的编码基因在大肠埃希菌表达体系中生产、纯化，加入氢氧化铝佐剂制成。目前国家药品监督管理局批准的适应证包括：在 9~45 岁的女性中预防 HPV 16 型或 18 型引起的宫颈癌及其癌前病变。

  美国疾病预防控制中心于 2016 年 4 月起只采购 Gardasil 9，至 2016 年底之后 Cervarix 及 Gardasil 已不再供应美国市场，但仍广泛运用于包括我国在内的全球各个国家和地区。

第二节 宫颈癌疫苗的有效性

  美国 FDA 批准 Gardasil 预防宫颈癌及其癌前病变主要基于 4 项安慰剂对照、随机、双盲临床试验，其中两项Ⅲ期临床试验，FUTURE（Females United

To Unilaterally Reduce Endo/Ectocervical Disease）Ⅰ期和Ⅱ期研究,构成了 Gardasil 临床试验的核心[17-19]。

FUTURE Ⅰ/ Ⅱ研究统计分析集

符合方案的易感人群(per-protocol susceptible population):在 12 个月内接种 3 剂次疫苗或安慰剂,在研究开始时(接种第 1 天)HPV 6、11、16、18 型血清抗体及 HPV-DNA 检测阴性,在第三剂次疫苗或安慰剂接种后 1 个月血清学及 HPV-DNA 检测仍然为阴性,且无明显违反研究方案的人群(研究开始时宫颈细胞学检查结果异常的人群仍然包括于此)。

非限制易感人群(unrestricted susceptible population):研究开始时(接种第 1 天)HPV 血清抗体及 HPV-DNA 检测阴性的人群(违反研究方案的人群、研究开始时宫颈细胞学检查异常的人群亦包含于此)。

意向性治疗一般人群(intention-to-treat general study population):包括所有可评估的受试者,而不论基线时 HPV 感染、细胞学检查结果及接种完成情况。

FUTURE Ⅰ期研究共入组 5 455 名 16~23 岁的女性,分别在研究开始的第一天、第二个月和第六个月接种三剂次疫苗或安慰剂[17]。在接受第一剂疫苗或安慰剂接种后平均随访 3 年,超过 95% 的受试者按照试验流程完成了 3 剂次疫苗或安慰剂的接种。主要复合研究终点为 HPV 6/11/16/18 型相关的生殖道疣,外阴或阴道上皮内瘤变(VIN 或 VAIN),或宫颈上皮内瘤变(CIN)、宫颈癌、宫颈原位腺癌(AIS)。在符合方案的易感人群中,疫苗预防肛门外生殖器病变和生殖道疣的有效率为 100%(95% *CI*:94%~100%),预防宫颈病变的有效率为 100%(95% *CI*:94%~100%)。在非限制易感人群中,疫苗预防肛门外生殖器病变和生殖道疣的有效率为 95%(95% *CI*:87%~99%),预防宫颈病变的有效率为 98%(95% *CI*:92%~100%),预防高级别外阴或阴道病变的有效率为 91%(95% *CI*:37%~100%)。研究共进行了两项意向性治疗人群分析,第一项分析中预防疫苗型 HPV 相关的肛门外生殖器病变和生殖道疣的有效率为 73%(95% *CI*:58%~83%),预防疫苗型 HPV 相关的宫颈病变的有效率为 55%(95% *CI*:40%~66%);第二项分析中,预防所有 HPV 相关(包括疫苗型 HPV 及非疫苗型 HPV)的肛门外生殖器病变和生殖道疣的有效率为 34%(95% *CI*:15%~49%),预防所有 HPV 相关的宫颈病变的有效率为 20%(95% *CI*:8%~31%)。

FUTURE Ⅱ期研究共入组 12 167 名 16~26 岁的女性,接种程序同 FUTURE Ⅰ期[18]。在第一剂疫苗或安慰剂接种后平均随访 3 年,超过 97% 的受试者在一年内完成了三剂疫苗或安慰剂接种。主要复合研究终点为 HPV 16 型或 18 型相关的高级别宫颈上皮内瘤变(CIN 2+),原位腺癌(AIS)或宫颈癌。在符合方案的易感人群中,疫苗预防复合终点事件发生的有效率为 98%(95% *CI*:86%~100%)。在非限制易感人群中,疫苗预防宫颈高级别病变和宫颈癌的有效率为 95%(95% *CI*:85%~99%)。在意向性治疗人群,第一项分析显示,疫苗预防相应 HPV 型别相关的宫颈高级别病变和宫颈癌的有效率为 44%(95% *CI*:26%~58%);在第二项分析中,预防所有 HPV 相关(包括疫苗型 HPV 及非疫苗型 HPV)宫颈高级别病变和宫颈癌的有效率为 17%(95% *CI*:

1%~31%)。在 HPV 16 型或 HPV 18 型感染的女性中,疫苗可以预防尚未发生感染的疫苗型 HPV 相关的感染及病变。FUTURE I/ II 期研究均未发现疫苗对于已经发生的疫苗型 HPV 感染具有治疗作用。

在中国女性中评价 Gardasil 保护效力的主要依据为一项安慰剂对照、随机、双盲 III 期临床试验[20]。

Gardasil 中国临床试验研究统计分析集

符合方案的效用人群(per-protocol efficacy population):在 12 个月内接种 3 剂次疫苗或安慰剂,在研究开始时(接种第 1 天)HPV 6、11、16、18 型血清抗体及 HPV-DNA 检测阴性,在 7 个月后 HPV-DNA 检测仍然为阴性,且无明显违反研究方案的人群。

未感染人群[naive to relevant HPV-type(HNRT)population]:研究开始时(接种第 1 天)HPV 血清抗体及 HPV-DNA 检测阴性的未感染人群(至少完成一次接种)。

总分析人群(full analysis set):包括所有可评估的受试者,至少完成一次接种,且首次接种后有随访数据。

研究共纳入 3 006 名 20~45 岁受试者,疫苗组和安慰剂组各 1 503 名,接种程序同 FUTURE 研究,在接受第一剂疫苗或安慰剂接种后随访 30 个月(基线研究)、78 个月(延长研究),超过 97% 的受试者按照试验流程完成了 3 剂次疫苗或安慰剂的接种。基线研究主要有效性研究终点为 HPV 6/11/16/18 型相关的持续感染,生殖道疣,外阴或阴道上皮内瘤变、外阴或阴道癌,或宫颈上皮内瘤变、宫颈原位腺癌、宫颈癌。延长研究的主要有效性研究终点为 HPV 16/18 型相关的宫颈上皮内瘤变 2~3 级(CIN 2/3)、宫颈原位腺癌、宫颈癌。延长研究终点时,在符合方案的效用人群中,预防疫苗相关宫颈病变的有效率为 100.0%(95% CI:70.9%~100.0%),预防超过 12 个月宫颈持续感染的有效率为 97.5%(95% CI:85.1%~99.9%)。在未感染人群中,预防疫苗相关宫颈病变的有效率为 90.8%(95% CI:62.3%~99.0%),预防超过 12 个月宫颈持续感染的有效率为 80.8%(95% CI:61.7%~91.3%)。总分析人群中,预防疫苗相关宫颈病变的有效率为 30.5%(95% CI:12.5%~57.6%),预防超过 12 个月宫颈持续感染的有效率为 49.2%(95% CI:23.3%~66.8%)。研究期间,仅在未感染人群中出现 1 例生殖道疣(疫苗组),无其他外阴疾病数据。

美国 FDA 批准 Gardasil 9 预防宫颈癌及其癌前病变基于两项 Gardasil 对照、多中心、随机、双盲临床试验[21,22],其中有效性研究主要为一项 II B~ III 期临床试验(NCT00543543)。

NCT00543543 研究统计分析集

符合方案的效用人群(per-protocol efficacy population):在 12 个月内接种 3 剂次疫苗或 Gardasil,在研究开始时(接种第 1 天)HPV 6、11、16、18 型血清抗体及 HPV-DNA 检测阴性,在 7 个月后 HPV-DNA 检测仍然为阴性,且无明显违反研究方案的人群。

改良意向性治疗人群(modified intention-to-treat population):包括所有至少完成 1 次接种的可评估受试者,而不论基线时 HPV 感染、细胞学检查结果及接种完成情况。

研究共入组 14 215 名 16~26 岁的女性,分别在研究开始的第 1 天、第 2 个月和第 6 个月接种 3 剂次 Gardasil 9 疫苗或 Gardasil[21]。在接受第 1 剂

疫苗或安慰剂接种后随访 67 个月(中位随访时间 43 个月)。主要研究终点为 HPV 31/33/45/52/58 型相关的高级别外阴或阴道上皮内瘤变,或高级别宫颈上皮内瘤变、宫颈癌、宫颈原位腺癌。在符合方案的效用人群中,疫苗预防 HPV 31/33/45/52/58 型相关宫颈病变的有效率为 96.3%(95% CI:79.5%~99.8%),HPV 6/11/16/18 型的抗体反应不差于 Gardasil 四价疫苗,对于非疫苗型 HPV 未能证实有交叉保护作用。改良意向性治疗人群分析中,基线无 HPV 感染人群预防疫苗型 HPV 相关的宫颈病变的有效率为 100%(95% CI:70.3%~100%),基线 HPV 感染人群预防疫苗型 HPV 相关的宫颈病变的有效率为 −11.3%(95% CI:−30.9%~11%)。

2017 年此项研究公布了其 6 年随访结果[23]。在符合方案的效用人群中,疫苗预防 HPV 31/33/45/52/58 型相关宫颈病变的有效率达到为 98.2%(95% CI:93.7%~99.7%)。

Garland SM 等[24]对该研究的亚洲人群做了亚组分析。共计 1 717 名受试者来自中国香港、中国台湾、日本、韩国以及泰国,疫苗预防 HPV 31/33/45/52/58 型相关宫颈病变的有效率为 100%(95% CI:39.7%~100%),且能显著降低 HPV 31/33/45/52/58 型引起的 6 个月以上的持续感染,有效率为 95.8%(95% CI:87.8%~98.9%)。

美国 FDA 批准 Cervarix 上市则是基于两项多中心、双盲、随机对照临床试验,包括一项 Ⅱ b 期临床试验和一项 Ⅲ 期临床试验。下面介绍这项 Ⅲ 期临床试验中有效性研究的结果[25-28]。

PATIACIA 研究统计分析集

总接种队列(total vaccinated cohort,TVC):接种至少一剂次疫苗并可评估有效性(具有基线及另一次随访时的 PCR 或细胞学样本)的受试者,而不考虑其他标准(如基线 HPV 状态)。

总接种有效性分析队列(total vaccinated cohort for efficacy,TVC-E):接种至少一剂次疫苗并可评估有效性,且基线时细胞学检查正常或存在低级别病变的受试者(即细胞学阴性,ASC-US 或 LSIL)。

符合方案有效性分析队列(according-to-protocol cohort for efficacy,ATP-E):完成三剂次疫苗接种并可评估有效性,且基线时细胞学检查正常或存在低级别病变的受试者(即细胞学阴性,ASC-US 或 LSIL)。

总接种未感染队列(total vaccinated naive cohort,TVC-naive):接种至少一剂次疫苗并可评估有效性,且在基线时细胞学检查正常、高危型 HPV-DNA 检测阴性,HPV 16 型及 HPV 18 型血清学阴性的受试者,该队列代表性生活开始前的年轻女性(类似于性生活开始前的青少年)。

Ⅲ 期临床试验 PATIACIA(PApilloma TRIal against Cancer In young Adults)共入组 18 729 名 15~25 岁女性,分别在研究开始的第 1 天、第 1 个月和第 6 个月接种三剂次 HPV 疫苗或对照甲肝疫苗,其中 17 106(92%)名受试者完成了 3 剂次的疫苗接种[25]。第 3 剂疫苗接种后 ATP-E 队列平均随访 34.9 个月,TVC-E 平均随访 39.4 个月。主要终点为 HPV 16/18 型相关的 CIN 2+ 宫颈病变,主要终点分析在 ATP-E(87%TVC)中进行。疫苗预防 HPV 16/18 型相关 CIN 2/3 或 AIS 的有效率为 98.1%(96.1% CI:88.4%~100.0%);

疫苗预防持续 6 个月的 HPV 16/18 型感染有效率为 94.3%（96.1% *CI*：91.5%~96.3%）；疫苗预防 HPV 16/18 型之外 5 种最常见（可能伴 HPV 16/18 型共感染）高危型 HPV 31/33/45/52/58 型相关 CIN 2+ 病变的有效率为 53.0%（ATP-E）；预防 HPV 16/18 型之外所有高危型 HPV 相关 CIN 2+ 病变的有效率为 54.0%（ATP-E）；排除 HPV 16/18 型共感染后，疫苗预防 HPV 16/18 型之外其他高危型 HPV 相关 CIN 2+ 病变的有效率为 37.4%（ATP-E），其中预防 HPV 31 型相关病变的有效率为 92.0%（ATP-E），HPV 45 型为 100%（TVC-E），HPV 33、58 型的有效率也在 50% 以上（ATP-E）；疫苗能够减少 10.6% 的阴道镜检查（TVC-E），及 25.7% 的宫颈病变切除治疗（TVC-E）；疫苗对于入组时疫苗型 HPV-DNA 阳性的受试者无治疗作用。

在中国女性中评价 Cervarix 保护效力的主要依据为一项随机对照、随机、双盲 Ⅱ / Ⅲ 期临床试验（HPV-039）[29]。研究共纳入 6 051 名 18~25 岁受试者，疫苗组 3 026 名，氢氧化铝对照组 3 025 名，接种程序同 PATIACIA 研究，97.3% 的受试者按照试验流程完成了 3 剂次疫苗或安慰剂的接种。第 3 剂疫苗接种后 ATP-E 队列平均随访 15.3 个月，TVC、TVC-E 平均随访 21 个月，计划随访 48 个月。主要复合研究终点为 HPV 16/18 型相关的超过 6 个月的持续感染，和 / 或 CIN 1+ 宫颈病变，主要终点分析在 ATP-E（95.6%TVC）中进行。疫苗预防 HPV 16/18 型相关 CIN 1+ 宫颈病变的有效率为 100%（95% *CI*：50.4%~100.0%）；疫苗预防持续 6 个月的 HPV 16/18 型感染有效率为 93.4%（95% *CI*：57.1%~99.8%）。

2019 年底，中国国家药品监督管理局批准的首个国产 HPV 疫苗——国产双价人乳头瘤病毒疫苗（大肠埃希菌）上市，主要根据以下一项 Ⅲ 期对照、随机、双盲临床试验[30]。

国产双价人乳头瘤病毒疫苗（大肠埃希菌）Ⅲ 期临床研究统计分析集

符合方案的易感人群（per-protocol susceptible population）：在 12 个月内接种 3 剂次疫苗或安慰剂，在研究开始时（接种第 1 天）HPV 16、18 型血清抗体阴性，在 7 个月后 HPV-DNA 检测为阴性且有 HPV 16、18 型血清抗体结果，无明显违反研究方案的人群。

非限制易感人群（unrestricted susceptible population）：在研究开始时（接种第 1 天）HPV 16、18 型血清抗体阴性，7 个月后 HPV-DNA 检测为阴性，至少完成一次接种的人群。

研究共纳入 7 372 名 18~25 岁受试者，疫苗组 3 689 名，对照组 3 683 名，分别在研究开始的第 1 天、第 1 个月和第 6 个月接种 3 剂次 HPV 疫苗或对照戊肝疫苗，95.1% 的受试者按照试验流程完成了 3 剂次疫苗或安慰剂的接种，平均随访 3.3 年，PPS 人群占比 89.6%。主要复合研究终点为 HPV 16/18 型相关的超过 6 个月的持续感染，和 / 或宫颈、阴道、外阴病变，主要终点分析在符合方案的易感人群（89.6% 总人群）中进行。符合方案的易感人群中，疫苗预防 HPV 16/18 型相关宫颈、阴道、外阴病变的有效率为 100%（95% *CI*：70%~100.0%）；疫苗预防持续 6 个月的 HPV 16/18 型感染有效率为 97.8%（95% *CI*：87.1%~99.9%）。非限制易感人群中，疫苗预防 HPV 16/18 型相关宫颈、阴道、外阴病变的有效率为 100.0%（95% *CI*：69.9%~100.0%）；疫苗预防持

续 6 个月的 HPV 16/18 型感染有效率为 97.9%（95% CI：88.0%~99.9%）。

除上述主要研究结果外，研究人员还在研究结束后对试验的数据进行多项探索性分析，以进一步了解疫苗在各类研究人群中的预防作用。另外，针对已上市疫苗的研究仍在继续，以进一步了解疫苗有效性、安全性及免疫原性。

Wheeler CM[31]和 Brown DR[32]等对 FUTURE Ⅰ/Ⅱ 期研究中 HPV 疫苗对非疫苗型 HPV 的交叉保护作用进行了探索性分析，结果显示 Gardasil 能够降低 17.7%（95% CI：5.1%~28.7%）的 HPV 31/33/45/52/58 型感染率及 18.8%（95% CI：7.4%~28.9%）CIN 1~3 或 AIS 的发生率，降低 HPV 31/58/59 型相关 CIN 1~3/AIS 风险，分别为 26.0%（95% CI：6.7%~41.4%），28.1%（95% CI：5.3%~45.6%）及 37.6%（95% CI：6.0%~59.1%）。Kann H[33]等对 FUTURE Ⅱ 期研究和 PATRICIA 研究中的芬兰人群亚组进行了交叉保护作用研究，证实了受试者血清 HPV 31/33/35/45/51/52/58/59/68/73 型抗体水平在 Gardasil 或 Cervarix 接种后 12 年显著高于对照组。疫苗型与非疫苗型 HPV 间共同的交叉中和表位能够解释 HPV 疫苗所产生的交叉保护作用。然而，目前对于非疫苗型 HPV 交叉保护效力的估计仍受限于随访时间短等因素，尚不清楚试验中对于持续感染或高级别病变的部分交叉保护作用是否能够转化为降低非疫苗型 HPV 相关宫颈癌的发病率。

Lukács A 等[34]对四价疫苗预防 HPV 6、11、16、18 型引起的生殖道疣的有效性进行了 meta 分析，证实可显著降低接种女性生殖道疣的发生率（OR 0.03，95% CI：0.01~0.09），时间趋势分析中，显著降低接种女性（OR 0.36，95% CI：0.26~0.51）、男性的生殖道疣的发生率（OR 0.69，95% CI：0.61~0.78）。虽然多数生殖道疣病变会在免疫健全的个体中自发消退，但是这些病变还是会给患者和社会带来了巨大的经济、心理和医疗负担。该探索性研究结果从公共卫生和临床医疗角度为 Gardasil 的推广应用进一步提供了支持。

Olsson SE 等[35]对 Gardasil 研究中基线血清学阳性而 HPV-DNA 阴性个体（既往感染清除患者）的疫苗保护效果进行了探索性分析，发现在此人群中疫苗预防 HPV 6、11、16、18 型相关宫颈病变的有效率为 100%（95% CI：0.028 7~1.000），相关外生殖道病变的有效率亦达到 100%（95% CI：0.395~1.000），既往感染已经清除的人群对于同种 HPV 仍然易感。Cervarix 的临床研究亦得出一致的结论。对于既往感染已经清除的女性，天然感染后产生的机体免疫不足以提供对同种类型 HPV 感染的完全保护，通过接种疫苗可以在这些人群中预防疫苗型 HPV 的再次感染。这项结论对于支持在年轻女性中进行常规免疫接种十分重要，因为在性生活开始前的儿童中高危型 HPV 的感染率为 5%~10%，这些人群的感染自发清除后仍需接种疫苗才能够提供近乎 100% 的保护力。

Joura 等[36]对 FUTURE Ⅰ/Ⅱ 期研究在因宫颈上皮内瘤变而接受切除性治疗或者诊断患有生殖道疣、外阴上皮内瘤变或阴道上皮内瘤变的受试者中，对疫苗预防随后发生的 HPV 相关病变的有效性进行探索分析，结果显示疫苗能够降低接受宫颈手术者 46.2% 的 HPV 相关疾病发生率，降低诊断患有生殖道疣、外阴 / 阴道上皮内瘤变女性 35.2% 的 HPV 相关疾病发生率。

Gardasil 9 在 9~15 岁女性和男性中的 8 年结果证明了九价疫苗对女性和男性均具有长期有效的保护效力[37]。在符合方案的人群中,中位随访时间 7.6 年,未出现疫苗相关的 CIN 2+ 病变或者生殖道疣,疫苗相关 HPV 6 个月以上持续感染发生率在疫苗组发生率预测范围内,万人随访年的事件发生率分别为女性中 49.2%(95% *CI*:26.9%~82.6%)和男性中 37.3%(95% *CI*:7.7%~109.1%)。

尽管 HPV 的感染高峰出现在初次性生活后的 5~10 年内,随年龄的增长 HPV 感染率逐渐下降,但所有的女性均存在 HPV 感染的风险。过去的一些年中,行为因素方面的变化致使中年人群 HPV 感染风险较既往有所升高。Castellsagué X 等[38]对中年女性(24~45 岁)接种四价疫苗的有效性、安全性及免疫原性进行了一项Ⅲ期临床研究。试验入组 3 819 名女性,与既往的临床试验所不同的是,该项研究并不限定受试者性伴侣的数目。主要复合终点为持续 6 个月以上 HPV 6、11、16、18 型感染及相关宫颈外生殖器病变,次要复合终点为持续 6 个月以上的 HPV 6 型或 11 型感染及相关病变。在符合方案的人群中,预防主要复合终点的有效性为 88.7%(95% *CI*:78.1%~94.5%),预防次要复合终点的有效性为 84.7%(95% *CI*:67.5%~93.7%)。在意向性治疗人群中,预防主要复合终点的有效性为 47.2%(95% *CI*:33.5%~58.2%),预防次要复合终点的有效性为 41.6%(95% *CI*:24.3%~55.2%)。这项研究提供了疫苗在中年妇女中应用的资料,但当前国外的接种政策并不推荐在中年妇女中进行常规及强化接种。

多项临床证明,CIN 2+ 行宫颈锥切术后接种预防性疫苗可以显著降低术后 CIN 2+ 以上病变的复发(*RR* 0.41 ;95% *CI*:0.27~0.64)[39],且获益与患者年龄、HPV 类型无关。总体而言,术前或术后每预防接种 45.5 名患者可以降低 1 例 CIN 2+ 以上病变的复发。另一篇 meta 分析也报道了一致的结果[40]。

总而言之,预防性疫苗对于疫苗型 HPV 感染及相关病变具有很好的预防作用,疫苗还能提供对非疫苗型 HPV 感染的交叉保护(如 Cervarix 对 HPV 31、33、45 型感染的保护,Gardasil 对 HPV 31 型感染的保护),使得大约 90% 的宫颈癌能够通过接种疫苗得到预防。预防性疫苗对于已经发生的疫苗型 HPV 感染及其引起的相关病变并不具有任何治疗作用。然而,我们需要时刻谨记的是两种预防性疫苗的有效性研究均是针对宫颈癌癌前病变等替代终点进行的,其对生殖系统 HPV 相关性肿瘤的发病影响仍需多年随访才能够真正观察到,并且仍有约 10% 的宫颈癌是目前疫苗所不能预防的。

第三节　宫颈癌疫苗的免疫原性及保护期限

在临床试验中,Cervarix、Gardasil、Gardasil 9 和国产双价人乳头瘤病毒疫苗(大肠埃希菌)均显示出高度的免疫原性,在接种 3 剂次后均能够引起近乎

100% 的抗体阳转。几何平均抗体滴度（geometric mean antibody titers，GMTs）是自然感染后的 50~100 倍，抗体滴度通常在第 3 剂次疫苗注射后的 1 个月达到高峰，随后 GMTs 下降，并在 7~9 年内维持相对稳定。即便在平台期，抗体滴度仍然高于天然感染之后[41-44]。在 9~15 岁的男、女性中进行的 Gardasil 9 非劣效性免疫原性研究显示抗体阳转率>99%，与 16~26 岁的女性相比，首剂接种后第 7 个月疫苗产生的抗体 GMTs 在女孩和男孩中并不低，分别为 16~26 岁女性的 1.83~2.62 倍和 2.1~3.3 倍[45]。在 10~14 岁的女孩中，Cervarix 的随访研究亦显示接种疫苗 48 个月后青少年女性中产生的抗 HPV 16/18 型滴度较有效性研究中的年轻女性更高[46]。这些免疫桥接试验为疫苗应用于<16 岁的主要接种人群提供了间接证据。另外，国产双价人乳头瘤病毒疫苗（大肠埃希菌）疫苗免疫原性研究中还发现随着年龄的增长，个体对疫苗的反应逐渐降低[47]。

疫苗的保护期限对于疫苗的价值及公共卫生干预至关重要。尽管临床研究中两种疫苗均显示出 5 年以上的保护效力，但疫苗能否产生长久的保护效力仍有待进一步的观察，至少目前尚未发现因疫苗效力降低继发 HPV 感染暴发的情况。有研究发现，Cervarix 和 Gardasil 均能诱导记忆性 B 细胞的产生。一项研究显示在疫苗接种 5 年之后注射 1 剂 Gardasil 可以激发强烈的免疫记忆反应，针对疫苗型 HPV 的抗体滴度至少可以达到初次接种后的峰值水平[48]。免疫记忆的产生为疫苗具有长期的保护效力提供了重要的初步证据。

第四节　宫颈癌疫苗的安全性

临床试验及上市后的研究报道均显示接种 Gardasil、Gardasil 9、Cervarix 和国产双价人乳头瘤病毒疫苗（大肠埃希菌）是相对安全的，除了注射部位不良反应在疫苗组发生率较高外，其他不良事件（包括全身不良反应、严重不良反应）在疫苗组和安慰剂/对照疫苗组发生比率相似[30,49-53]。自从 2006 年 Gardasil 在美国上市后，美国疾病预防控制中心及食品药品监督管理局对上市后 HPV 疫苗的安全性进行了密切的监测，以便在更大的人群中进一步监测疫苗的不良反应并发现临床试验中难以发现的少见的不良反应。最重要的一个监测系统是疫苗不良事件报告系统（the vaccine adverse event reporting system，VAERS）。然而 VAERS 不能反映疫苗接种和不良事件之间的因果关系，故而在对 VAERS 的报告进行分析时要十分审慎。2017 年起美国 HPV 疫苗只有 Gardasil 9，VAERS 统计了从 2014 年 12 月至 2017 年 12 月期间上报的 Gardasil 9 相关不良事件共 7 244 例，其中非严重的不良事件占 97%，严重的不良事件占 3%[54]。VAERS 定义的非严重的不良事件是指不会引起住院、死亡、长期的致残及危及生命的情况，Gardasil 9 引起的常见的非严重不良事件包括头晕、昏厥、头痛、恶心以及注射部位反应。注射后发生昏厥是常见的不良事件,尤其是在青少年中。昏厥继发的坠落有可能引起严重的损伤,如损伤头部等,而这些可以通过在注射后观察 15 分钟得到预防。VAERS 定义的严重不良事件是指导致住院治疗、长期致残、威胁生命的疾病及死亡的情况。跟所有 VAERS 的报告一样,严重的不良事件与疫苗之间不存在肯定的因果关系。Gardasil 9 接种后发生的所有的严重不良事件在经过医学专家仔细分析后并没有发现严重不良事件如格林 - 巴利综合征(Guillain-Barré syndrome,GBS)、血栓事件、死亡等与疫苗之间存在关联。没有证据显示 Gardasil 9 提高了 GBS 在女性中的发病率,接种 Gardasil 9 后并未显著提高血栓风险[55]。2014 年 12 月至 2017 年 12 月期间,美国有 7 例在接种 Gardasil 疫苗后死亡的报告,其中 2 例经过确认的死亡报告经专家分析后并不能说明与疫苗接种间存在因果关系。基于现有的有效性及安全性信息,美国疾控中心推荐接种 HPV 疫苗以预防宫颈癌。

HPV 疫苗的接种对象包括生育期女性,在进行疫苗接种时有在妊娠妇女中接种的可能性。根据动物试验的结果,两种 HPV 预防性疫苗均被美国 FDA 划分为妊娠期 B 类药物,不推荐在妊娠期妇女中进行接种。临床试验中并未发现疫苗对妊娠结局有不良的影响。Garland SM 等[56]对五项 Gardasil Ⅲ 期临床试验中怀孕妇女的妊娠结局进行了聚类分析,这些研究的随访时间为 0.6~3.7 年,共 20 551 名 15~45 岁的女性接种疫苗或安慰剂。研究过程中,疫苗组怀孕女性为 1 796 名(2 008 次已知结局妊娠),对照组为 1 824 名(2 029 次已知结局妊娠)。疫苗组和对照组间活产、流产的比率无统计学差异。疫苗组出生的 40 名新生儿和安慰剂组出生的 30 名新生儿存在先天异常,两者间无显著的统计学差异(P=0.20)。研究还对有可能暴露于疫苗的母乳喂养胎儿的健康结局进行了统计,发现新生儿的健康没有受到明显的影响。Bukowinski 等[57]回顾分析了 2007—2014 年中,Gardasil 疫苗接种期间怀孕妇女的妊娠结局,并未发现疫苗暴露与早产、先天缺陷、胎儿成长发育情况以及胎儿性别等有显著联系。美国疫苗安全数据库(Vaccine Safety Datalink,VSD)中的数据回顾分析的结果也相类似[58]。类似的结果在 Cervarix 的 Ⅲ 期临床试验 PATIACIA 研究中也有报道。VAERS 数据库中,在 2014 年 12 月至 2017 年 12 月期间上报的 Gardasil 9 接种期间妊娠数为 82 例,其中出现 3 例发生自发性流产和 2 例阴道流血,但目前尚无足够的数据可供统计分析[59]。为了更好地了解疫苗在妊娠妇女中的安全性,疫苗公司在上市后继续对有疫苗暴露的妊娠妇女进行了随访。2015 年 6 月,发布了对上市后疫苗接种过程中妊娠女性随访的年度报告,提供了上市后疫苗妊娠期暴露的安全性资料[60]。在 1 752 例妊娠期疫苗暴露的报告中,1 518 次(86.6%)妊娠为活产,自发性流产率为 6.7%(95% CI:5.5%~8.2%);在 1 527 名新生儿中,正常新生儿 1 444 名(94.6%);主要出生缺陷的发生率为 2.4%(95% CI:1.7%~3.3%),共 12 例胎儿死亡(0.8%,95% CI:0.4%~1.4%)。妊娠期疫苗暴露并未增加自发性流产和主要出生缺陷的发生率,疫苗并未影响到妊娠妇女的妊娠结局。

第五节　宫颈癌疫苗接种指南

迄今,美国预防接种咨询委员会(Advisory Committee on Immunization Practices,ACIP)世界卫生组织及美国国家癌症综合网络等多个组织均提出了 HPV 预防性疫苗的接种指南及建议[61,62]。由于 2016 年后美国不再上市除 Gardasil 9 以外的疫苗,而 Cervarix、Gardasil 仍在包括我国的多个国家、地区广泛使用,下文将介绍在 2015 年 3 月 27 日由 ACIP 发布的 HPV 预防性疫苗的接种建议[61]。

(一) 一般性建议

推荐使用 Cervarix、Gardasil 或 Gardasil 9 预防宫颈癌及其癌前病变。三种疫苗还可预防宫颈癌以外其他 HPV 相关癌症的发生,虽然目前的直接研究证据仅支持 Gardasil、Gardasil 9 对于阴道、外阴癌及其癌前病变具有预防作用。此外,Gardasil、Gardasil 9 还被推荐用于预防肛门和生殖道疣(尖锐湿疣)。

建议对 11~12 岁的男性和女性常规接种 3 剂次的预防性疫苗,接种最早可以提早至 9 岁。对于尚未接种或尚未完成 3 剂次接种程序的 13~26 岁的女性或 13~21 岁的男性亦推荐进行后续疫苗接种(follow-up vaccination)。22~26 岁男性也可以接种疫苗。倘若受种者已达 26 岁,而接种程序尚未完成时,可以继续完成剩余剂次的疫苗接种。疫苗接种最理想的情形是在女性开始性生活前完成。女性建议接种 Cervarix、Gardasil 或 Gardasil 9,男性建议接种 Gardasil 或 Gardasil 9。

(二) 剂量、接种途径及接种程序

三种预防性疫苗的剂量相同,均为每剂次 0.5ml,肌内注射,最佳注射部位在三角肌。三种疫苗推荐接种程序亦相同(说明书建议 Cervarix 的第二剂在第一剂后 1 个月进行接种,Gardasil、Gardasil 9 在第一剂后 2 个月进行第二剂的接种),均需接种三剂,第二剂在第一剂接种 1~2 个月后进行接种,第三剂则在第一剂接种 6 个月后进行接种,第一剂和第二剂之间最少间隔 4 周,第二剂和第三剂之间最少间隔 12 周,第一剂和第三剂之间最少间隔 24 周。在短于上述推荐接种间隔的情况下,需要重新补种。如疫苗接种程序中断,并不需要重新开始接种程序。2015 年 WHO 推荐在 9~15 岁女性中可仅接种两剂,但是尚无充分数据表明两剂接种后的免疫原性与三剂相似,目前一项Ⅲ期临床试验(NCT02834637)正在进行中[63]。因为 HPV 预防性疫苗不是活疫苗,所以可以同时或在 HPV 疫苗接种前后接种其他灭活疫苗或活疫苗。尽可能采用相同种类的疫苗完成整个接种程序。如果疫苗接种提供者不知道或以前没有使用过的 HPV 疫苗产品,或者正在过渡到 Gardasil 9,女性中可以使用任何可用的 HPV 疫苗产品完成接种程序,以提供对 HPV 16 型和 HPV 18 型的免疫力;男性中可以使用 Gardasil 或 Gardasil 9 完成接种。接种少于 3 剂的

Gardasil 较接种 3 剂的预防效果要差,目前没有少于 3 剂 Gardasil 9 的疗效数据。目前我国的宫颈癌疫苗接种程序推荐总结如表 25-3。

表 25-3 中国宫颈癌疫苗接种程序推荐表

	Gardasil	Gardasil 9	Cervarix	国产双价人乳头瘤病毒疫苗(大肠埃希菌)
预防 HPV 型别	HPV 6/11/16/18 型	HPV 6/11/16/18/31/33/45/52/58 型	HPV 16/18 型	HPV 16/18 型
可接种年龄	9~45 岁	9~45 岁	9~45 岁	9~45 岁
接种针次及时间	第 0 个月、1 个月、6 个月,共 3 针	第 0 个月、2 个月、6 个月,共 3 针	第 0 个月、2 个月、6 个月,共 3 针	第 0 个月、1 个月、6 个月,共 3 针

(三)特殊情况

宫颈细胞学筛查结果异常的妇女可能已经感染一种或者多种 HPV,并随巴氏涂片级别的升高,感染 HPV 16 型或 HPV 18 型的可能性进一步增加,接种预防性疫苗的受益亦随之下降。然而,此时接种疫苗仍能提供对尚未感染 HPV 型的保护,ACIP 仍然推荐对这些妇女进行疫苗接种,并同时提醒这些女性,疫苗对于已经存在的 HPV 感染或细胞学筛查结果异常不具有治疗作用。ACIP 不推荐在任何年龄的人群中进行接种前的评估(如巴氏涂片、HPV-DNA 检测或 HPV 抗体检测)。既往或目前患有生殖道疣的妇女存在 HPV 感染,最常见的类型是 HPV 6 型和 HPV 11 型,ACIP 推荐对这些妇女进行疫苗接种,因为疫苗仍可提供对尚未感染 HPV 型的保护。哺乳期妇女可以接种 HPV 疫苗。三种疫苗均不是活疫苗,可以对免疫受损患者(疾病或药物引起)进行接种,然而在这些人群中免疫反应和疫苗的有效性可能较免疫正常的人群更低。

(四)预防及禁忌

ACIP 不推荐在妊娠妇女中接种预防性疫苗,然而不需要在接种前进行妊娠试验。如果发现妇女在接种程序中妊娠,剩余的剂次应延后至妊娠结束继续进行。如果已经在妊娠中接种疫苗,并不需要特殊处理,同时受种者或医务工作者应向医药公司或相关监测机构报告妊娠期接种的情况。HPV 疫苗可以在轻微的急性疾病期间进行接种,对中、重度急性疾病患者的接种需要延后至患者身体状况改善后进行。在青少年中,有发生接种后晕厥的报告,为避免晕厥造成的严重损伤,应在接种后至少观察 15 分钟。对于疫苗中任何成分过敏的患者为疫苗接种的禁忌证。四价和九价疫苗是在酿酒酵母中生产的,酵母过敏史为 Gardasil 和 Gardasil 9 的禁忌证。二价疫苗预充注射器含乳胶成分,乳胶过敏史为其接种禁忌,但非预充的二价疫苗的不含乳胶成分。

第六节　问题及展望

截至目前,研究证据显示 HPV 预防性疫苗具有高度的有效性、免疫原性及安全性,包括 WHO 在内的多个组织推荐在年轻女性中进行常规免疫接种,但即使在发达国家进行 HPV 疫苗的常规计划免疫仍然存在不少问题及争论。

第一,目前最高价预防性疫苗也只能预防约 90% 的宫颈癌,仍有约 10% 的 HPV 相关宫颈癌是现有的 HPV 疫苗无法预防的。除此之外,尚有少数非 HPV 相关宫颈癌是无法通过疫苗进行预防的,已有在完成 Gardasil 完整接种流程后发生 HR-HPV 阴性宫颈腺癌的病例报道[64]。即便在接种 HPV 疫苗后,妇女仍需接受定期的宫颈筛查。

第二,Gardasil、Gardasil 9 和 Cervarix 价格十分昂贵,而贫困的、缺乏宫颈筛查体系的发展中国家才是宫颈癌的高发地区,这之间的矛盾在短期内仍无法解决。国产双价人乳头瘤病毒疫苗(大肠埃希菌)的价格虽约为 Cervarix 一半,但是仍有很大一部分需要接种的中国女性因价格而止步。基于 HPV 疫苗对于宫颈癌有限的预防作用,在 HPV 疫苗引入的同时需要确保建立系统完善的宫颈筛查体系。WHO 全球消除宫颈癌战略目标建议两次宫颈癌筛查的终生覆盖率达到 70%。HPV 疫苗接种联合宫颈癌筛查,预估十年内可降低宫颈癌死亡率 34.2%,至 2070 年,宫颈癌死亡率可降低 92.3%,基本消除宫颈癌死亡。

第三,HPV 感染至宫颈癌的发生是个缓慢的过程,预防性疫苗对于宫颈癌发病的影响仍有待长期的随访以明确。

第四,目前的研究显示预防性疫苗具有 5 年以上的保护力,能够诱导免疫记忆的产生,并且尚无疫苗效力降低、继发 HPV 感染暴发的报道,均间接提示预防性疫苗具有长期的有效性。但疫苗的长期保护效力究竟如何,是否需要强化免疫接种,亦需要长期的观察才能够最终明确。

第五,HPV 预防性疫苗有可能会给人们带来错误的预期。有人会认为接种 HPV 疫苗后能够预防所有的宫颈病变,而不再需要接受宫颈筛查。这要求在预防性疫苗引入的同时,配合系统完善的宫颈筛查及行为健康教育体系。

第六,HPV 疫苗对于青少年的性行为方式可能产生影响。有人担忧预防性疫苗的引入会影响青少年的性行为及性爱观,如性生活提早、多个性伴侣等。这也要求在预防性疫苗引入的同时配合完善的行为健康教育。

然而,由于 HPV 疫苗对于疫苗型 HPV 感染及相关病变确切的保护作用,即使存在上述未解决的问题及担忧,在社会资源允许的情况下仍应当引入疫苗,并建立起"预防性疫苗 - 筛查 - 行为健康教育"的综合体系。

现有的预防性疫苗保护作用有限且价格昂贵,进一步降低生产成本并提供更广谱的保护作用是目前宫颈癌预防性疫苗的主要研究方向。目前研究者还在对 L2 广谱预防性疫苗、宫颈癌治疗性疫苗等进行研究[65,66]。相信,随着未来更廉价、广谱的预防性疫苗、治疗性疫苗的应用，HPV 相关性宫颈癌将会是人类消灭的第一个恶性肿瘤。

参考文献

［1］黄啸 . 宫颈癌综合治疗 . 南京 : 江苏科学技术出版社 , 2009: 6.

［2］SUNG H, FERLAY J, SIEGEL RL, et al. Global Cancer Statistics 2020: GLOBOCAN Estimates of Incidence and Mortality Worldwide for 36 Cancers in 185 Countries. CA Cancer J Clin. 2021 May; 71 (3): 209-249.

［3］International Agency for Research on Cancer. IARC monographs on the evaluation of carcinogenic risks to humans. Volume 64. Human pappilomavirus. Lyon: IARC, 1995.

［4］RODEN RBS, STERN PL. Opportunities and challenges for human papillomavirus vaccination in cancer. Nat Rev Cancer, 2018, 18 (4): 240-254.

［5］鲍彦平 , 李霓 , 王鹤 , 等 . 中国妇女子宫颈人乳头瘤病毒型别分布的 Meta 分析 . 中华流行病学杂志 , 2007, 28: 6.

［6］MARTEL C, PLUMMER M, VIGNAT J, et al. Worldwide burden of cancer attributable to HPV by site, country and HPV type. Int J Cancer, 2017, 141 (4): 664-670.

［7］SERRANO B, SANJOSE S, TOUS S, et al. Human papillomavirus genotype attribution for HPVs 6, 11, 16, 18, 31, 33, 45, 52 and 58 in female anogenital lesions. Eur J Cancer, 2015, 51 (13): 1732-1741.

［8］CLIFFORD GM, GALLUS S, HERRERO R, et al. Worldwide distribution of HPV types in cytologically normal women: Pooled analysis of the IARC HPV prevalence surveys. Lancet, 2005, 366: 991-998.

［9］BOSCH FX, DE SANJOSE S. Chapter 1: human papillomavirus and cervical cancer—burden and assessment of causality. J Natl Cancer Inst Monogr, 2003, 31: 3-13.

［10］BRIANTI P, DE FLAMMINEIS E, MERCURI SR. Review of HPV-related diseases and cancers. New Microbiol, 2017, 40 (2): 80-85.

［11］DOERFLER D, BERNHAUS A, KOTTMEL A, et al. Human papilloma virus infection prior to coitarche. Am J Obstet Gynecol, 2009, 200 (5): 487. e1-5.

［12］DUNNE EF, KAREM KL, STERNBERG MR, et al. Seroprevalence of human papillomavirus type 16 in children. J Infect Dis, 2005, 191 (11): 1817-1819.

［13］STONE KM, KAREM KL, STERNBERG MR, et al. Seroprevalence of human papillomavirus type 16 infection in the United States. J Infect Dis, 2002, 186 (10): 1396-1402.

［14］ROSE RC, BONNEZ W, REICHMAN RC, et al. Expression of human papillomavirus type 11 L1 protein in insect cells: in vivo and in vitro assembly of virus like particles. J Virol, 1993, 67 (4): 1936-1944.

［15］HARRO CD, PANG YY, RODEN RB, et al. Safety and immunogenicity trial in adult volunteers of a human papillomavirus 16 L1 virus-like particle vaccine. J Natl Cancer Inst, 2001, 93 (4): 284-292.

［16］EVANS TG, BONNEZ W, ROSE RC, et al. A Phase 1 study of a recombinant virus-like particle vaccine against human papillomavirus type 11 in healthy adult volunteers. J Infect Dis, 2001, 183 (10): 1485-1493.

［17］GARLAND SM, AVILA MH, WHEELER CM, et al. For the Females United to Unilaterally Reduce Endo/Ectocervical Disease (FUTURE) I investigators. quadrivalent vaccine against human papillomavirus to prevent anogenital diseases. N Engl J Med, 2007, 356: 1928-1943.

［18］The FUTURE Ⅱ Study Group. Quadrivalent vaccine against human papillomavirus to prevent high-grade cervical lesions. N Engl J Med, 2007, 356: 1915-1927.

［19］The FUTURE Ⅰ / Ⅱ Study Group. Four year efficacy of prophylactic human papillomavirus quadrivalent vaccine against low grade cervical, vulvar, and vaginal intraepithelial neoplasia and anogenital warts: randomised controlled trial. BMJ, 2010, 340: c3493.

［20］WEI L, XIE X, LIU J, et al. Efficacy of quadrivalent human papillomavirus vaccine against persistent infection and genital disease in Chinese women: A randomized, placebo-controlled trial with 78-month follow-up. Vaccine, 2019, 37: 3617-3624.

［21］JOURA EA, GIULIANO AR, IVERSEN OE, et al. A 9-Valent HPV vaccine against infection and intraepithelial neoplasia in women. N Engl J Med, 2015, 372: 711-723.

［22］VESIKARI T, BRODSZKI N, VAN DAMME P, et al. A randomized, double-blind, phase Ⅲ study of the immunogenicity and safety of a 9-valent human papillomavirus L1 virus-like particle vaccine (V503) versus Gardasil® in 9-15-year-old girls. Pediatr Infect Dis J, 2015, 34: 992-998.

［23］HUH WK, JOURA EA, GIULIANO AR, et al. Final efficacy, immunogenicity, and safety analyses of a nine-valent human papillomavirus vaccine in women aged 16-26 years: a randomised, double-blind trial. Lancet, 2017, 390: 2143-2159.

［24］GARLAND SM, PITISUTTITHUM P, NGAN HYS, et al. Efficacy, immunogenicity, and safety of a 9-valent human papillomavirus vaccine: subgroup analysis of participants from Asian countries. JID, 2018, 218 (1): 95-108.

［25］PAAVONEN J, NAUD P, SALMERON J, et al. Efficacy of human papillomavirus (HPV)-16/18 AS04-adjuvanted vaccine against cervical infection and precancer caused by oncogenic HPV types (PATRICIA): final analysis of a double-blind, randomised study in young women. Lancet, 2009, 374: 301-314.

［26］ROMANOWSKI B, DE BORBA PC, NAUD PS, et al. Sustained efficacy and immunogenicity of the human papillomavirus (HPV)-16/18 AS04-adjuvanted vaccine: analysis of a randomised placebo-controlled trial up to 6. 4 years. Lancet, 2009, 374: 1975-1985.

［27］LEHTINEN M, PAAVONEN J, WHEELER CM, et al. Overall efficacy of HPV16/18 AS04-adjuvanted vaccine against grade 3 or greater cervical intraepithelial neoplasia: 4-year end-of-study analysis of the randomised, double-blind PATRICIA trial. Lancet Oncol, 2012, 13 (1): 89-99.

［28］WHEELER CM, CASTELLSAGUÉ X, GARLAND SM, et al. HPV PATRICIA Study Group. Cross-protective efficacy of HPV16/18 AS04-adjuvanted vaccine against cervical infection and precancer caused by non-vaccine oncogenic HPV types: 4-year end-of-study analysis of the randomised, double-blind PATRICIA trial. Lancet Oncol, 2012, 13 (1): 100-110.

[29] ZHU F, CHEN W, HU Y, et al. Efficacy, immunogenicity and safety of the HPV16/18 AS04-adjuvanted vaccine in healthy Chinese women aged 18-25 years: results from a randomized controlled trial. Int J Cancer, 2014, 135 (11): 2612-2622.

[30] QIAO Y, WU T, LI R, et al. Efficacy, safety, and immunogenicity of an Escherichia coli-produced bivalent human papillomavirus vaccine: An interim analysis of a randomized clinical trial. J Natl Cancer Inst, 2020, 112 (2): 145-153.

[31] WHEELER CM, KJAER SK, SIGURDSSON K, et al. The impact of quadrivalent human papillomavirus (HPV; types 6, 11, 16, and 18) L1 virus-like particle vaccine on infection and disease due to oncogenic non-vaccine HPV types in sexually active women aged 16-26 years. J Infect Dis, 2009, 199: 936-944.

[32] BROWN DR, KJAER SK, SIGURDSSON K, et al. The impact of quadrivalent human papillomavirus (HPV; types 6, 11, 16, and 18) L1 virus-like particle vaccine on infection and disease due to oncogenic nonvaccine HPV types in generally HPV-naive women aged 16-26 years. J Infect Dis, 2009, 199: 926-935.

[33] KANN H, LEHTINEN M, ERIKSSON T, et al. Sustained cross-reactive antibody responses after human papillomavirus vaccinations: Up to 12 years follow-up in the finnish maternity cohort. J Infect Dis, 2020, 223 (11): 1992-2000.

[34] LUKACS A, MATE Z, FARKAS N, et al. The quadrivalent HPV vaccine is protective against genital warts: a meta-analysis. BMC Public Health, 2020, 20 (1): 691.

[35] OLSSON SE, KJAER SK, SIGURDSSON K, et al. Evaluation of quadrivalent HPV 6/11/16/18 vaccine efficacy against cervical and anogenital disease in subjects with serological evidence of prior vaccine type HPV infection. Human Vaccines, 2009, 5: 696-704.

[36] JOURA EA, GARLAND SM, PAAVONEN J, et al. Effect of the human papillomavirus (HPV) quadrivalent vaccine in a subgroup of women with cervical and vulvar disease: retrospective pooled analysis of trial data. BMJ, 2012, 344: e1401.

[37] OLSSON SE, RESTREPO JA, REINA JC, et al. Long-term immunogenicity, effectiveness, and safety of nine-valent human papillomavirus vaccine in girls and boys 9 to 15 years of age: Interim analysis after 8 years of follow-up. Papillomavirus Res, 2020, 10: 100203.

[38] CASTELLSAGUÉ X, MUÑOZ N, PITISUTTITHUM P, et al. End-of-study safety, immunogenicity, and efficacy of quadrivalent HPV (types 6, 11, 16, 18) recombinant vaccine in adult women 24-45 years of age. Br J Cancer, 2011, 105 (1): 28-37.

[39] JENTSCHKE X, KAMPERS J, BECKER J, et al. Prophylactic HPV vaccination after conization: A systematic review and meta-analysis. Vaccine, 2020, 38 (41): 6402-6409.

[40] LICHTER K, KRAUSE D, XU J, et al. Adjuvant human papillomavirus vaccine to reduce recurrent cervical dysplasia in unvaccinated women: a systematic review and meta-analysis. Obstet Gynecol, 2020, 135 (5): 1070-1083.

［41］GODI A, PANWAR K, HAQUE M, et al. Durability of the neutralizing antibody response to vaccine and non-vaccine HPV types 7 years following immunization with either Cervarix® or Gardasil® vaccine. Vaccine, 2019, 37 (18): 2455-2462.

［42］HU Y, ZHANG X, HE Y, et al. Long-term persistence of immune response to the AS04-adjuvanted HPV16/18 vaccine in Chinese girls aged 9-17 years: Results from an 8-9-year follow-up phase Ⅲ open-label study. Asia Pac J Clin Oncol, 2020, 16 (6): 392-399.

［43］WU T, HU YM, LI J, et al. Immunogenicity and safety of an E. coli-produced bivalent human papillomavirus (type 16 and 18) vaccine: A randomized controlled phase 2 clinical trial. Vaccine, 2015, 33 (32): 3940-3946.

［44］PETERSEN LK, RESTREPO J, MOREIRA ED, et al. Impact of baseline covariates on the immunogenicity of the 9-valent HPV vaccine-A combined analysis of five phase Ⅲ clinical trials. Papillomavirus Res, 2017, 3: 105-115.

［45］VAN DAMME P, OLSSON SE, BLOCK S, et al. Immunogenicity and safety of a 9-valent HPV vaccine. Pediatrics, 2015, 136 (1): e28-39.

［46］SCHWARZ TF, HUANG L, VALENCIA A, et al. A ten-year study of immunogenicity and safety of the AS04-HPV16/18 vaccine in adolescent girls aged 10-14 years. Hum Vaccin Immunother, 2019, 15 (7/8): 1970-1979.

［47］CHEN Q, ZHAO H, YAO X, et al. Comparing immunogenicity of the Escherichia coli-produced bivalent human papillomavirus vaccine in females of different ages. Vaccine, 2020, 38 (39): 6096-6102.

［48］OLSSON SE, VILLA LL, COSTA RL, et al. Induction of immune memory following administration of a prophylactic quadrivalent human papillomavirus (HPV) types 6/11/16/18 L1 virus-like particle (VLP) vaccine. Vaccine, 2007, 25: 4931-4939.

［49］BLOCK SL, BROWN DR, CHATTERJEE A, et al. Clinical trial and post-licensure safety profile of a prophylactic human papillomavirus (types 6, 11, 16, and 18) L1 virus-like particle vaccine. Pediatr Infect Dis J, 2010, 29: 95-101.

［50］DESCAMPS D, HARDT K, SPIESSENS B, et al. Safety of human papillomavirus (HPV)-16/18 AS04-adjuvanted vaccine for cervical cancer prevention: a pooled analysis of 11 clinical trials. Hum Vaccin, 2009, 5: 332-340.

［51］VERSTRAETEN T, DESCAMPS D, DAVID MP, et al. Analysis of adverse events of potential autoimmune aetiology in a large integrated safety database of AS04 adjuvanted vaccines. Vaccine, 2008, 26: 6630-6638.

［52］CHEN W, ZHAO Y, XIE X, et al. Safety of a quadrivalent human papillomavirus vaccine in a Phase 3, randomized, double-blind, placebo-controlled clinical trial among Chinese women during 90 months of follow-up. Vaccine, 2019, 37: 889-897.

［53］GARLAND SM, CHEUNG TH, MCNEILL S, et al. Safety and immunogenicity of a 9-valent HPV vaccine in females 12-26 years of age who previously received the quadrivalent HPV vaccine. Vaccine, 2015, 33 (48): 6855-6864.

［54］SHIMABUKURO TT, SU JR, MARQUEZ PL, et al. Safety of the 9-valent human papillomavirus vaccine. Pediatrics, 2019, 144 (6): e20191791.

[55] DONAHUE JG, KIEKE BA, LEWIS EM, et al. Near real-time surveillance to assess the safety of the 9-valent human papillomavirus vaccine. Pediatrics, 2019, 144 (6): e20191808.

[56] GARLAND SM, AULT KA, GALL SA, et al. Pregnancy and Infant Outcomes in the Clinical Trials of a Human Papillomavirus Type 6/11/16/18 Vaccince. Obstet Gynecol, 2009, 114: 1179-1188.

[57] BUKOWINSKI AT, HALL C, CHANG RN, et al. Maternal and infant outcomes following exposure to quadrivalent human papillomavirus vaccine during pregnancy. Vaccine, 2020, 38 (37): 5933-5939.

[58] KHARBANDA EO, VAZQUEZ-BENITEZ G, LIPKIND HS, et al. Risk of spontaneous abortion after inadvertent human papillomavirus vaccination in pregnancy. Obstet Gynecol, 2018, 132 (1): 35-44.

[59] LANDAZABAL CS, MORO PL, LEWIS P, et al. Safety of 9-valent human papillomavirus vaccine administration among pregnant women: Adverse event reports in the Vaccine Adverse Event Reporting System (VAERS), 2014-2017. Vaccine, 2019, 37 (9): 1229-1234.

[60] GOSS MA, LIEVANO F, BUCHANAN KM, et al. Final report on exposure during pregnancy from a pregnancy registry for quadrivalent human papillomavirus vaccine. Vaccine, 2015, 33 (29): 3422-3428.

[61] PETROSKY E, BOCCHINI JA, HARIRI S, et al. Use of 9-valent human papillomavirus (HPV) vaccine: Updated HPV vaccination recommendations of the Advisory Committee on Immunization Practices. MMWR, 2015, 64 (11): 300-304.

[62] American College of Obstetricians and Gynecologists' Committee on Adolescent Health Care, Immunization, Infectious Disease, and Public Health Preparedness Expert Work Group. Human Papillomavirus Vaccination: ACOG Committee Opinion, Number 809. Obstet Gynecol, 2020, 136 (2): e15-e21.

[63] HARPER DM, DEMARS LR. HPV vaccines-a review of the first decade. Gynecol Oncol, 2017, 146 (1): 196-204.

[64] BELLER U, ABU-RUSTUM NR. Cervical cancer after human papillomavirus vaccination. Obstet Gynecol, 2009, 113: 550-552.

[65] YADAV R, ZHAI L, TUMBAN E, et al. Virus-like Particle-Based L2 Vaccines against HPVs: Where Are We Today？ Viruses, 2019, 12 (1): 18.

[66] YANG A, FARMER E, WU TC, et al. Perspectives for therapeutic HPV vaccine development. J Biomed Sci, 2016, 23 (1): 75.

宫颈癌保育手术治疗学

Fertility-sparing Surgery for
Cervical Cancer

附　　录

附录1 Radical Vaginal Trachelectomy for Selected Early-stage Cervix Carcinomas

Éric Leblanc, Fabrice Narducci, Carlos Martínez Gómez, Houssein El Hajj, Delphine Hudry Department of gynecologic oncology, Centre Oscar Lambret, Lille France

Cervix cancer is the 4th cause of feminine cancer worldwide and affects 21% of ladies less than 40 years old (Globocan 2018 et 2020)[1, 2]. As the age of first pregnancy is progressively increasing in a lot of countries, the issue of preserving fertility when affected by this disease has become a frequent and important issue for these ladies.

As radical operation is the gold standard of treatment of any early-stage invasive carcinoma. Aburel was the firs who attempted in 1957 to perform by laparotomy, a limited but radical operation while preserving fertility. It consisted of the resection of the cervix along with a part of the upper vagina and both proximal parametria, followed by the re-anastomosis of corpus uteri onto the vagina. He called this operation, sub-corporeal radical colpo-hysterectomy[3]. Unfortunately, it was never followed by a successful pregnancy. This concept was no longer used, until D Dargent reproduced, in 1987, the same operation but using a vaginal approach, after controlling that pelvic node are sane, thanks to an initial laparoscopic lymphadenectomy and frozen section. Basically, this procedure is a modification, limited to cervix, of the proximal Schauta-Stöckel radical hysterectomy. He called it vaginal radical trachelectomy (VRT).

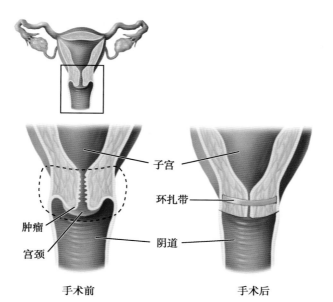

Fig 1.　General principle of a vaginal radical trachelectomy (VRT)

子宫

环扎带

阴道

肿瘤

宫颈

手术前　　　　　　手术后

Thanks to good oncological and fertility results [4-6], VRT was rapidly called the Dargent's operation [7].

In parallel, the abdominal approach has been reintroduced [8], with successful pregnancies, while others developed the minimally invasive approaches, full laparoscopic [9] and robotically-assisted [10] radical trachelectomy.

However, VRT remains today the most popular fertility-sparing radical operation, with the greatest number of cases and the longest follow-up. One can say that this operation has been a revolution for number of young ladies carrying an early-stage cervical tumor previously systematically condemned to infertility.

Thanks to these large experiences on fertility/obstetrical and oncological outcomes with the different techniques, criteria for an adequate selection of patients have been defined [11,12]. Indeed, preserving fertility is important but should not compromise the oncological results that must not be different from classical more radical operations.

1　Current selection criteria

They are summarized in table 1 and have not differed over time.

With respect of all these criteria only 40% of potential candidates could receive a colpo-trachelectomy [13]

Table 1.　Eligibility criteria for a trachelectomy [from Schneider[11] and Cibula[12]]

No evidence of infertility
Usual cervical carcinoma (squamous, adenocarcinoma, adenosquamous)
Non carcinoma (sarcoma) or poor prognostic carcinoma (undifferentiated, neuroendocrine carcinoma or adenoma malignum) should be ruled out
2018 FIGO stage Ⅰ A1+LVSI-Ⅰ B1 = tumor size ≤ 2 cm in greatest dimension
No or rare LVSI
No important intracervical extent
Pelvic pN_0

2　Preoperative workup

Thus, a thorough preoperative workup is mandatory.

2.1　Investigation about infertility

An evident cause of infertility in the couple must be ruled out prior to consider a surgical fertility preserving procedure for the treatment of a cervical cancer. In this case, other options should be discussed.

2.2　Imaging

MRI with T_1-T_2 sequences after gadolinium injection, is the key preoperative imaging of any early cervix cancer[14]. If not tolerated of contraindicated, MRI can be replaced by a thorough pelvic and transvaginal ultrasonography (US) imaging if performed by an expert sonographist[15].

2.3　Histology

Direct tumor punch biopsies in a non-necrotic area are mandatory to confirm the usual invasive carcinoma. A preoperative "staging conization" can be performed as well. The advantages of this policy are, for a documented decision, to precisely know the tumor type, size, and the presence or not of LVSI. Should it be systematic or reserved to tumor at limit for the indication (endocervical involvement, uncertain histology…) is not answered today. It seems acceptable if specific features, such as presence of LVSI or deep stroma invasion (>10mm), are criteria for contraindication of this surgery.

A staging conization can be performed at the time of the pelvic lymph node dissection. A delay of 4-6 weeks is advocated before performing a radical trachelectomy, to obtain definitive pathological results and, particularly, to limit difficulties of dissection and blood loss, related to the conization inflammatory healing process.

3　Pelvic lymph node assessment

It is mandatory as the first operative step, although node metastases is infrequent in low volume early-stage cervical carcinomas [16]. In this situation, surgery is usually abandoned for chemoradiation therapy.

A laparoscopic sentinel-lymph-node (SLN)-guided bilateral full pelvic dissection is currently recommended outside any trial, in which limitation to SLN only is possible as in the international SENTICOL3 randomized trial [17]. This procedure usually combined with radical trachelectomy, can be disconnected and performed a couple of weeks before to ensure diagnosis [as frozen section is not so efficient [49% of misdiagnoses in the large prospective SENTIX trial [18]], and to adapt further management.

4　Surgical technique of vaginal radical trachelectomy (see the atlas at the end of the chapter)

The techniques of pelvic lymph node dissections are addressed in chapter 10.

Patient, under general or loco-regional anesthesia, is installed in a lithotomy position on the operative table. Surgeon is operating between patients' legs with 2 assistants, one on each side, and a scrub nurse. A classical set of vaginal instruments, encompassing Breisky's vaginal retractors of different sizes and a Mangiagalli posterior retractor to maintain the douglas pouch exposed, is necessary, along with Kocher forceps, Cotte or Chrobak forceps for vaginal cuff handling. An O'Shaugnessy dissector, some JL Faure forceps are used for paracervix clamping. Then a classical set of instruments with cold knife, scissors, dissecting forceps, needle holders, electrocautery and aspiration device is prepared.

After local disinfection, an indwelling foley catheter is placed into the bladder. Then cervix is exposed thanks to the vaginal retractors. 6 Kocher forceps are placed at a distance from the tumor at least to completely wrap the cervix and the tumor. 1ml of xylocaine adrenalin 2% in injected between the forceps to reduce oozing (Photo 1).

4.1　Vaginal cuff preparation

A circular colpotomy of the most superficial vaginal layer is performed beyond Kocher forceps (Photo 2). They are replaced by Chrobak or Cotte forceps in order to hermetically enclose the cervix into this vaginal cuff (Photo 3). They will be used to mobilize the cervix.

4.2　Posterior steps

The colpotomy is performed using cold knife. Cautery is an option.

Although not absolutely necessary, the Douglas pouch is entered (Photo 4). Then the recto-uterine ligaments (lower part of the uterosacral ligaments) are divided, to enlarge the posterior space and facilitate uterine exposition. Two Kocher forceps are placed at 3 and 4 o'clock on the vagina (left patient's side) and

8 and 9 o'clock (right patient's side). To open the pararectal space, closed scissors are delicately pushed between the forceps, along the lateral vaginal wall until the space is reached (loss of resistance). Then blades are gently opened to enlarge the orifice. Thus, between the opened Douglas pouch and pararectal spaces, rectovaginal ligaments are now individualized (Photo 5). They are divided 2-3 cm using monopolar cautery, bipolar scissors or any integrated device (eg LigaSure®). The Mangiagalli retractor is now easily installed to maintain this space widely opened.

4.3　Anterior steps

It starts with the opening of the vesico-uterine space, as for a simple vaginal hysterectomy (Photo 6). However, care must be paid at this step, not to injury the bladder base, as it is very close due to a higher anterior vaginal incision. Its position can be assessed using rigid bladder catheter and/or by filling the bladder with some blue dyed water. To succeed, a dissecting forceps grasps the upper edge of the vaginal incision and elevate it vertically. The curved scissors divide, perpendicularly, the connective tissue, starting closer to the inferior edge and progressing cranially. Then surgeon's forefinger completes urinary bladder separation, until the U-shape aspect of the vesico-uterine peritoneum becomes clearly visible. A Breisky retractor is installed in this space to expose and protect the bladder (Photo 7). Paravesical spaces are now to be entered to expose the bladder pillars that contain the terminal parts of ureters. For this purpose, two Kocher forceps grasp the vagina at 3 and 1 o'clock (patient's left side) and 9 and 11 o'clock (right side) (Photo 8). Similar to pararectal space development, scissors are delicately introduced closed, horizontally, between the forceps following the inside aspect of vagina, until they seem "swallowed" into the para-vesical space. Blades are then slowly opened to enlarge the orifice and a narrow Breisky is installed in this space (Photo 9).

Then surgeon's forefinger is then introduced into the vesico-vaginal space and palpates the content of the antero-posterior vesico-vaginal ligament on the rigid surface of the lateral Breisky. At the upper part, when descending, one can palpate (and hear the plop/click of) the ureter (Photos 10 and 11). All connective tissues below ureter (forming the external and internal bladder pillars) are divided until the knee of ureter is made visible. Then with the forefinger introduced posteriorly, the lateral paracervix is exposed and the arch of the uterine artery is visible (and sometime its utero-cervical descending branch), medially to the ureter (Photo 12). A O'Shaugnessy dissector is introduced from posteriorly through the Rutledge's para-isthmic window located just under the uterine artery arch (Photo 13). The orifice is enlarged to enable the placement of a JL Faure forceps, that clamps the proximal paracervix under uterine artery (preserved) and ureter, always visible (Photo 14). A second clamp is placed nearby and paracervix is divided. A last, a hemostatic forceps is placed on the cervico-uterine branch and cut (Photo 15). Paracervix is completely transected below ureter and arch of the uterine artery until cervical stroma (Photo 16). The procedure is bilateral. Sutures replace the forceps (Photos 17 and 18). Integrated devices can be used too.

4.4 Cervix division

With cold knife, cervix is divided at the level of preserved uterine arteries (Photo 19). The specimen of radical colpo-trachelectomy is then sent to frozen section for assessment of the upper limit (in sano is mandatory), ideally with a free margin from the tumor of at least 5mm (recommended)(Photo 20).

If frozen section is positive with intraepithelial dysplasia, a new slice of cervix is cut and sent for control.

If frozen section is positive with invasive carcinoma, or if the remaining corpus is too small, corpus uteri along with salpingectomy is completed (the patient should have been informed previously of this possibility). However, this diagnosis is not always easy at frozen section (especially in case of adeno carcinoma), and a secondary totalization may be necessary (or radiation therapy)

Optionally, checking of bladder or rectal injury using blue test is performed at that moment.

4.5 Placement of an isthmic cerclage

Any dedicated non absorbable suture is good. In our department, we use a Prolene® strap, of 5mm width, placed tenseless around the isthmus, close to uterine arches, in order not to impair cervix blood supply, limit the risk of vagina erosion, cervical stenosis, and eventually create a reliable fibrotic cerclage. The knot is usually posteriorly (Photo 21). Peritonization is performed at this moment, with a resorbable suture and placed above the cerclage (Photo 22).

4.6 Utero-vaginal anastomosis

Once frozen section has confirmed the quality of resection, corpus uteri is anastomosed onto vagina. Sturmdorff sutures should be avoided, as they favor cervical stenosis. We prefer using two resorbable running sutures (12 to 6 and 6 to 12 o'clock) joining the vaginal edge onto the cut surface of residual cervix, taking care of respecting a distance with the cervical canal (Photo 23). Patency of the new cervical orifice is tested (using a 7mm dilator, corresponding to the size of Karman canula if future miscarriage), and the operation is finished (Photo 24). The final view shows a new centered cervical orifice (Photo 25)

5 Patient's discharge from hospital and surveillance protocol

The patient is discharged on the second or third post-operative day, when bladder voiding has been controlled. In case of retention (residuum > 100ml), self-catheterization is taught. Post-operative anticoagulation using low weight heparins is systematic for 3 weeks along with mobilization.

A consultation is scheduled on the second month for scar checking and return to a normal intimate life with contraception for at least 6 months.

The program of surveillance consists of a visit every 3rd month for the first 2 years then every 6 months until 5th year then yearly, with Pap-smears +/−HPV testing at reach visit. Post-operative MRIs (or specialized US) are scheduled at 3 and 6 months then yearly, or at any moment if symptoms. Pregnancy is allowed from 6th month if clinical, cytological and radiographical workup is quite fine.

In case of pregnancy, a specific obstetrical management is necessary as the risk of obstetrical complication is high (miscarriage, PROM, preterm delivery...) after radical trachelectomy (with any approach). A C-section will be mandatory due to the cerclage.

6 Common issues

6.1 Surgical issues

6.1.1 Uterine arteries (UA): preservation or not ?

Sacrifice of uterine arteries is supposed to be a factor of endometrial adhesions (Asherman's syndrome), preterm deliveries or utero-placental insufficiency. However, in this operation both IP ligaments are intact and compensate through utero-ovarian anastomoses, uterus blood supply. In a recent experiment using ICG, Escobar demonstrated that the sacrifice of both UA during ART does not compromise on uterus blood supply [19]. In addition, in a review of literature, bilateral ligation of UA had no impact on fertility rate (44% if preservation of at least one UA versus 45% if bilateral ligation) [20].

6.1.2 In case of poor vaginal access

A narrow vagina along with a highly placed cervix may limit the possibilities for a comfortable and efficient vaginal approach. In this situation, a laparoscopically-assisted vaginal approach is feasible [21] with complete laparoscopic ureter dissections. Some suggest placing colored sutures around ureters during laparoscopy to retrieve them at the vaginal step [22]. Others recommend a temporary preoperative ureteral stenting through cystoscopy [23]. So far, in our experience, we never have to use these tips, as ureters were always visible and/or palpable through vagina.

6.1.3 In case of small residual corpus

When there is less than 1cm of neo-cervix left, it will be quite impossible to retain a pregnancy [23] and a completion hysterectomy should be considered. This situation can be anticipated thanks to preoperative MRI, but specimen frozen section must oblige to remove more than expected...and patients should be informed preoperatively.

In this context, one suggests calibrating the size of cervix resection. The arches of uterine arteries can be located at MRI and the distance with the upper pole of the tumor can be measured. During the operation, the surgeon can see the arches of UAs and is able to precisely define the adequate level of cervical transection, previously indicated by the radiologist [24].

6.1.4　Organ perforation

In case of any doubt, bladder (or exceptional rectal) perforation can be detected by specific blue tests at the end of the procedure before re-anastomosis and managed adequately. Ureter injury is more complex to diagnose. Care must be paid when using integrated devices such as LigaSure® or Ultracision® devices, source of ureter thermal injuries. A thorough ureter checking at the end of the procure, along with an intravenous injection of blue if any doubt can help to detect this kind of problem and fix it immediately.

6.1.5　Hemorrhage

A huge bleeding is rare during VRT and is usually fixed by local compression followed by an elective coagulation or ligature. Laparo-conversion is exceptional. More frequent is a significant blood oozing due to pericervical inflammation, especially after a previous cone biopsy, stressing the importance of a 4-6 week-delay between the operations and the large and selective use mono/bipolar coagulations.

6.1.6　Prophylactic placement of a pericervical cerclage or not ?

Mathevet and Dargent clearly demonstrated the positive effect on miscarriage by placing a cerclage at the time of the procedure, with a drop from 55 to 22% incidence after a prophylactic cerclage [5]. Since this publication, most of surgeons have been placing an isthmic cerclage at the end of the procedure, although it can be a source or infection, vaginal erosion or cervical stenosis [25].

The adequate material to be used between braided versus non-braided non absorbable sutures is still an unsolved issue [26]. Anyway, it should be placed just under the uterine arches and not too deep in the stroma (to prevent stenosis), avoiding too tight a knot to prevent necrosis. A control of the cervical patency using a 7-or 8-mm dilator is useful.

6.2　Non oncologic outcomes issues

Apart from classical complications due to any radical uterine operation (such as lymphedema, voiding troubles or constipation), VRT present some specific adverse effects, any gynecologist must be aware of.

6.2.1　Post-surgery quality of life

VRT is a source of dyspareunia and bleeding disorders that may significantly impact patient's sexual life. They are more frequent after trachelectomy, often due to the exposition of endometrial mucosa at the neo os [27]. A prospective trial is ongoing to assess this issue (NCT00813007).

6.2.2　Cervix anatomical deviation

Due to an asymmetrical healing process, the neocervix may be deviated in around 15% of cases, and this be another factor of deep dyspareunia and difficulty for cytological surveillance of the neo os [28]

6.2.3 Cervical stenosis

In a recent review [29] this complication occurs in 8% of VRT, less than 11% and 9% for ART and LRT respectively. This complication is a source of dysmenorrhea or blood retention and may impair fertility and surveillance. Iterative surgical dilatation may cure, but temporarily only, this problem.

Cerclage seems to be the main cause of cervical stenosis (10% with vs 3% without cerclage). The impact of material is uncertain: braided sutures are strong with a higher risk of infection compared to non-braided ones with less tissue reactivity. The placement of anti-stenosis devices (Foley catheter, smit-sleeve or intrauterine device) seems effectively reduce the incidence from 12 to 4% of cervical stenosis in the series where it is used. Other prospective studies are awaited to confirm this advantage.

6.2.4 Cervical cytologic abnormalities

Although the risk of recurrence after VRT is low (around 4%), it can be cured either by a re-surgery or radiation therapy. Thus, surveillance is important. In a series of 41 patients followed by Pap-smear after trachelectomy 18% were abnormal at 17 months median follow-up but without carcinoma recurrence [30]. An annual surveillance combining cytology and HPV testing seems reasonable and, if normal, the frequency can be adapted to HPV results as recommended by ESGO [12]. However, additional research is necessary to clarify modality of cytological surveillance.

7　Oncologic outcomes

In 3 recent reviews of literature of retrospective studies, the recurrence and death rates after VRT are stable. They vary from 3.1%-3.8% and 1%-1.7% respectively. These results are equivalent to those obtained after Abdominal RT or Laparoscopic RT [31-33]. Apart from unusual pathologies (e. g. neuro-endocrine carcinomas) and positive pelvic nodes, tumor size>2cm seems to be the most important negative factor for recurrence and survival. Thus, VRT should not be performed in this situation.

By contrast, 40% of VRT had lymph vascular space invasion (LVSI) and its negative prognostic value is not clear, as poorly described (number of emboli？ location intra, peritumoral or both？). Therefore, the importance of LVSI status should be explained to patient as a possible risk of local recurrence, but not sufficient by itself to contraindicate surgery. However, it implies a closed and prolonged surveillance of these ladies [31].

If parametrial involvement is exceptional with such small-sized tumor [34], the adequate dimension of the free upper margin above the cervical tumor is a matter of debate. Indeed, most of recurrences are located on the remaining cervix. Thus, trachelectomy specimen is sent for frozen section to assess and measure the upper limit of cervical transection. If positive for intraepithelial lesion, another slice is taken; if positive for invasive carcinoma, the uterine corpus must be removed (patient must have be informed preoperatively). If negative, practices are variable concerning the size of free margin from the tumor: some advocate a free margin of 3mm, some 8mm some 10mm. It seems that 5mm is a reasonable cut off between oncological and fertility-obstetrical safety, as local recurrence rate increase beyond this limit[35].

The advantage to perform a complementary hysterectomy, at the time or after a delivery, is to be discussed with the patient. Recurrence rate is low after RT and early completion hysterectomy will prevent the patients for future pregnancies. However, individual complaints are important to consider for the decision, especially in case of discomfort, anxiousness, repeated vaginal discharge and/ or cytological abnormality.

8　Fertility outcomes

Assessment of fertility is challenging as methods of measures are not similar. It should be focused on the population who attempt to conceive, which is not easy to define, and the cause of infertility are not only linked to cervix surgery as already demonstrated by Plante[36].

However, it is clear that cervix shortening with the proportional reduction of cervical mucus production is an important factor of post-operative infertility and possible obstetrical complications.

The post-operative measurement of cervical length seems predictive of such problems. In Alvarez series, when residual cervix was less than 1cm at MRI, risk of PROM and prematurity were 38% and 66% respectively compared to 0 and 22% if cervix measured more than 1 cm[37].

This problem of cervical size is likely to be an explanation of the discrepancy in pregnancy rates between ART and VRT. Indeed, the lateral radicality along with resection of UA and high transection of the cervix during ART, contributes to a more generous cervical resection, and consequently a shorter residual cervix. Thus, the number of pregnancy and term deliveries is higher with VRT than ART or LRT[33]. By contrast more conservative procedures such as conization[38] or simple vaginal trachelectomy[39] have better fertility results than VRT, confirming the importance of the size of residual cervix.

9　Obstetrical issues and outcomes

Compared to other approaches, VRT seems the one that provides the best obstetrical results [20, 33,40].

However, if the rate of first trimester miscarriage is not different form the general population, it is significantly higher for the second trimester (6%-8%), inferior for VRT compared to other approaches, but carrying a risk of C-section delivery. The reason is a frequent ascending chorio-amniotitis in these shortened cervices (as observed after large conizations or in case or multiple pregnancy). Local progesterone therapy or prophylactic antibiotherapy have been suggested to prevent PROM without convincing results [41, 42]. D Dargent suggested performing a Saling procedure before 15 WP, if cervix was less than 1 cm at US [43]. Grossly this procedure consists of the early total cervix occlusion after a limited desepidermization of the cervical orifice [44], with good results obtained in multiple pregnancies [45, 46]. Care is necessary not to rupture membranes during suturing. Of course, this procedure implies the repermeabilization of the cervix at the time of the C-section. But so far, no results have been published about this practice in VRT.

Pregnancy after VRT is always a high-risk situation and some simple rules should be respected to increase success rates [42, 47]. Only experienced obstetrical teams, in connection with the oncologic team in charge of the patient, should manage these high-risk pregnancies along with possible specific complications [48].

10　Personal single-center experience

We started performing radical trachelectomy in 1994. Until 2020, 52 patients have been selected for VRT for an early cervix cancer FIGO stage Ⅰ B1 of less than 20mm in greatest diameter. Median age was 31 (23-40) years old, and BMI was 21, 3 (17.7-37.4). Forty-two were nulligravida while ten had already delivered (5 Para 1 and 5 Para 2). Median tumor size was 11mm (3-20mm). 2018 FIGO stage was: Ⅰ A1+ LVSI for 2; Ⅰ A2 for 8 and Ⅰ B1 in 40. Of interest 30 had a prior in sano conization with 6 containing LVSI. Pelvic lymph node dissection was performed at the time of VRT with frozen section of nodes. VRT had to be aborted in 2 cases, the former because of pelvic pN_1, managed with concurrent chemoradiation, and the latter because of positive superior margin indicating a completion hysterectomy. One laparoscopic RT was necessary, due to poor vaginal conditions for this route. Finally, 48 VRT were effectively performed. OR time was 120 min for lymphadenectomy step and 100 min for VRT. Blood loss was not significant ($\leqslant$ 100ml).

The median follow-up of 57 months (6-49) but 15 foreign patients were lost of distant follow-up. We observe 2 recurrences (4%) at 3 and 18 months, but no death. Both patients had a VRT for a small pN_0 glassy cell carcinoma and recurred locally. Both were managed with radiation therapy and are free of disease at 83 and 88 months from the recurrence. Although not explicitly mentioned in the criteria list, glassy cell carcinoma should be added as a histological contraindication for this kind of surgery. Indeed, it carries a worse prognosis than squamous type, with a higher risk of local and distant failure [49].

26 ladies attempted to conceive and 17 succeeded (65%) with a total of 22 pregnancies: 16 spontaneously, 4 with ART and 2 abortions during the 2nd trimester. Deliveries were obtained by C section at>37 weeks in 18, 34 WP in 3. Two prophylactic Saling procedures had been performed for a short cervix, with deliveries>37 WP in both cases. One pregnancy is currently ongoing. All these pregnant ladies were followed in a reference maternity. One patient chose to perform the hysterectomy at the time of cesarean section and 3 secondarily. All hysterectomy specimens were disease free.

11　Possible developments of the technique

11.1　Less radical approaches

Pelvic lymphadenectomy followed by conization or simple trachelectomy (cervix amputation) has been suggested as a surrogates policy of VRT in highly selected low-risk patients, as early as 2008 [50]. Recently Li et al summarized along with their personal experience, the current international experience with this strategy with few recurrences, although indications spanned from ⅠA1- ⅠB1, and compared to RT (any technique), lower rates of second trimester miscarriages and preterm deliveries. In addition, vaginal delivery is possible since cerclage is not mandatory avoiding the adverse effects of this procedure [38]. However, it seems best indicated for small tumors ⅠA1- ⅠA2 or ⅠB1 with less than 10mm stromal invasion, pN_0, without LVSI [51].

Some controlled prospective randomized studies are currently exploring this strategy of radicality versus a non-radical operation in early cervix cancer such as GOG 278 (NTC01649089), ConCerv (NTC01048853), SHAPE (NTC01658930) and LESSER (NTC02613286) trials. Of course, given the scarce indication, these trials are not focused on fertility preservation, but this situation will make out equivalent subgroups.

11.2　For carcinomas larger than 2cm

As early as 2006 [52], platinum-based neoadjuvant chemotherapy (NACT) has been suggested to enable preserving fertility in early carcinomas more than 2cm, followed, when response, by VRT [52-55].

In a recent review of literature, NACT followed by RT, seems a viable option in a pool of 249 patients with IB2 carcinomas, pN_0, in which VRT was the most employed method. The recurrence rate is 6.1% with 1.8% death and 76% of viable deliveries [56]. However, caution may be paid in the interpretation of these results, as they come from pooled retrospective studies with usually low volume of patients each and mixed clinical situations, finally managed with different surgeries.

In her large literature review, with similar limitations, Bentivegna already concluded that VRT should be contraindicated when tumor is greater than 2cm. Even if response to chemotherapy was complete, the recurrence rate seems high in some series. This surgical approach should be balanced with a more radical abdominal approach [31].

Anyway, as for more limited operations, these I B2 patients who wish a fertility preservation management should enter prospective studies such as the Chinese SYSUGO-005 (NCT02624531) or the Canadian-Dutch CONTESSA (NCT04483557) trials.

12   Current international guidelines

As mentioned above, in 2018, ESGO published European recommendations for the management of cervix cancer. Fertility preservation should be considered only in usual carcinomas, pelvic pN0. For 2018 FIGO stage I A1- I A2 with LVSI (V) RT is possible, with conization of VST as possible options. For I B1 carcinomas (V) RT is the only option. But RT is not recommended for any pN_1 nor from FIGO stage I B2 and beyond carcinomas, and should be considered as an experimental management.

2021 NCCN recommendations are: in I A2- I B1, pN_0 carcinomas, VRT (or ART), for a Querleu-Morrow type B [57] surgery, is advocated. For IB1-IB2 pN_0 carcinomas ART should be privileged for a type C radical surgery.

13   Conclusions

Waiting for the results of current ongoing trials on less conservative approach in early cervix cancer, VRT remains a standard for usual carcinoma up to stage I B1, pelvic pN_0. It provides very good oncological outcomes and the best chance to become pregnant and deliver on term.

Beyond this stage there is no place for VRT, outside a controlled study on neoadjuvant chemotherapy, if indicated.

The best approach is always the best mastered by the surgeon. Indeed, VRT needs a specific training and a regular practice to maintain surgeon's proficiency, along with the knowledge of alternative routes in case of difficulty or impossibility to use vagina. Thus, reference centers are required to concentrate the indications.

REFERENCES

[1] SUNG H, FERLAY J, SIEGEL RL, et al. Global Cancer Statistics 2020: GLOBOCAN Estimates of Incidence and Mortality Worldwide for 36 Cancers in 185 Countries. CA Cancer J Clin, 2021, 71 (3): 209-249.

[2] BRAY F, FERLAY J, SOERJOMATARAM I, et al. Global cancer statistics 2018: GLOBOCAN estimates of incidence and mortality worldwide for 36 cancers in 185 countries. CA Cancer J Clin, 2018, 68 (6): 394-424.

[3] ABUREL E. Sub-corporeal extended colpohysterectomy in therapy of incipient cancer of cervix. Comptes Rendus Soc Francaise Gynecol, 1957, 27 (6): 237-243.

[4] DARGENT D, BURN J, ROY M, et al. Pregnancies following radical trachelectomy. Gynecologic Oncology, 1994, 105 (abstract 14).

[5] DARGENT D, MARTIN X, SACCHETONI A, et al. Laparoscopic vaginal radical trachelectomy: a treatment to preserve the fertility of cervical carcinoma patients. Cancer, 2000, 88 (8): 1877-1882.

[6] MARCHIOLE P, BENCHAIB M, BUENERD A, et al. Oncological safety of laparoscopic-assisted vaginal radical trachelectomy (LARVT or Dargent's operation): a comparative study with laparoscopic-assisted vaginal radical hysterectomy (LARVH). Gynecol Oncol, 2007, 106 (1): 132-141.

[7] DURSUN P, LEBLANC E, NOGUEIRA MC. Radical vaginal trachelectomy (Dargent's operation): a critical review of the literature. Eur J Surg Oncol J Eur Soc Surg Oncol Br Assoc Surg Oncol, 2007, 33 (8): 933-941.

[8] ABU-RUSTUM NR, SONODA Y, BLACK D, et al. Fertility-sparing radical abdominal trachelectomy for cervical carcinoma: technique and review of the literature. Gynecol Oncol, 2006, 103 (3): 807-813.

[9] LEE CL, HUANG KG, WANG CJ, et al. Laparoscopic radical trachelectomy for stage Ib1 cervical cancer. J Am Assoc Gynecol Laparosc, 2003, 10 (1): 111-115.

[10] PERSSON J, KANNISTO P, BOSSMAR T. Robot-assisted abdominal laparoscopic radical trachelectomy. Gynecol Oncol, 2008, 111 (3): 564-567.

[11] SCHNEIDER A, ERDEMOGLU E, CHIANTERA V, et al. Clinical recommendation radical trachelectomy for fertility preservation in patients with early-stage cervical cancer. Int J Gynecol Cancer Off J Int Gynecol Cancer Soc, 2012, 22 (4): 659-666.

[12] CIBULA D, PÖTTER R, PLANCHAMP F, et al. The European Society of Gynaecological Oncology/European Society for Radiotherapy and Oncology/European Society of Pathology Guidelines for the management of patients with cervical cancer. Int J Gynecol Cancer Off J Int Gynecol Cancer Soc, 2018, 28 (4): 641-655.

[13] SONODA Y, ABU-RUSTUM NR, GEMIGNANI ML, et al. A fertility-sparing alterna-

tive to radical hysterectomy: how many patients may be eligible？ Gynecol Oncol, 2004, 95 (3): 534-538.

[14] BALCACER P, SHERGILL A, LITKOUHI B. MRI of cervical cancer with a surgical perspective: staging, prognostic implications and pitfalls. Abdom Radiol N Y, 2019, 44 (7): 2557-2571.

[15] HALDORSEN IS, LURA N, BLAAKÆR J, et al. What is the role of imaging at primary diagnostic work-up in uterine cervical cancer？ Curr Oncol Rep, 2019, 21 (9): 77.

[16] MINIG L, FAGOTTI A, SCAMBIA G, et al. Incidence of lymph node metastases in women with low-risk early cervical cancer (<2cm) without lymph-vascular invasion. Int J Gynecol Cancer Off J Int Gynecol Cancer Soc, 2018, 28 (4): 788-793.

[17] LECURU FR, MCCORMACK M, HILLEMANNS P, et al. SENTICOL Ⅲ: an international validation study of sentinel node biopsy in early cervical cancer. A GINECO, ENGOT, GCIG and multicenter study. Int J Gynecol Cancer Off J Int Gynecol Cancer Soc, 2019, 29 (4): 829-834.

[18] CIBULA D, KOCIAN R, PLAIKNER A, et al. Sentinel lymph node mapping and intra-operative assessment in a prospective, international, multicentre, observational trial of patients with cervical cancer: The SENTIX trial. Eur J Cancer Oxf Eng, 2020, 37: 69-80.

[19] ESCOBAR PF, RAMIREZ PT, GARCIA OCASIO RE, et al. Utility of indocyanine green (ICG) intra-operative angiography to determine uterine vascular perfusion at the time of radical trachelectomy. Gynecol Oncol, 2016, 143 (2): 357-361.

[20] BENTIVEGNA E, MAULARD A, PAUTIER P, et al. Fertility results and pregnancy outcomes after conservative treatment of cervical cancer: a systematic review of the literature. Fertil Steril, 2016, 106 (5): 1195-1211. e5.

[21] SCHLAERTH JB, SPIRTOS NM, SCHLAERTH AC. Radical trachelectomy and pelvic lymphadenectomy with uterine preservation in the treatment of cervical cancer. Am J Obstet Gynecol, 2003, 188 (1): 29-34.

[22] PLAIKNER A, JACOB A, SIEGLER K, et al. Modification of Dargent's radical vaginal trachelectomy to facilitate ureteral dissection: description of technique. Int J Gynecol Cancer Off J Int Gynecol Cancer Soc, 2020, 30 (8): 1210-1214.

[23] JOHANSEN G, LÖNNERFORS C, FALCONER H, et al. Reproductive and oncologic outcome following robot-assisted laparoscopic radical trachelectomy for early stage cervical cancer. Gynecol Oncol, 2016, 141 (1): 160-165.

[24] JUMELLE C, LEBLANC E, CEUGNART L, et al. MR imaging in the management of trachelectomy. Diagn Interv Imaging, 2016, 97 (1): 129-132.

[25] KIM M, ISHIOKA S, ENDO T, et al. Importance of uterine cervical cerclage to maintain a successful pregnancy for patients who undergo vaginal radical trachelectomy. Int J Clin Oncol, 2014, 19 (5): 906-911.

[26] BROWN R, GAGNON R, DELISLE M-F. No. 373-Cervical Insufficiency and Cervical Cerclage. J Obstet Gynaecol Can JOGC J Obstet Gynecol Can JOGC, 2019, 41 (2): 233-247.

［27］ FROEDING LP, OTTOSEN C, RUNG-HANSEN H, et al. Sexual functioning and vaginal changes after radical vaginal trachelectomy in early stage cervical cancer patients: a longitudinal study. J Sex Med, 2014, 11 (2): 595-604.

［28］ SPEISER D, MALIK S, LANOWSKA M, et al. Follow-up after radical vaginal trachelectomy (RVT): patients' problems and physicians' difficulties. Arch Gynecol Obstet, 2017, 296 (3): 559-564.

［29］ LI X, LI J, WU X. Incidence, risk factors and treatment of cervical stenosis after radical trachelectomy: A systematic review. Eur J Cancer Oxf Engl, 2015, 51 (13): 1751-1759.

［30］ BROWN AJ, SHAH JS, FLEMING ND, et al. Role of cervical cytology in surveillance after radical trachelectomy for cervical cancer. Gynecol Oncol, 2016, 142 (2): 283-285.

［31］ BENTIVEGNA E, GOUY S, MAULARD A, et al. Oncological outcomes after fertility-sparing surgery for cervical cancer: a systematic review. Lancet Oncol, 2016, 17 (6): e240-253.

［32］ NEZHAT C, ROMAN RA, RAMBHATLA A, et al. Reproductive and oncologic outcomes after fertility-sparing surgery for early stage cervical cancer: a systematic review. Fertil Steril, 2020, 113 (4): 685-703.

［33］ SMITH ES, MOON AS, O'HANLON R, et al. Radical trachelectomy for the treatment of early-stage cervical cancer: a systematic review. Obstet Gynecol, 2020, 136 (3): 533-542.

［34］ VAN DER VELDEN J, MOM CH. Tailoring radicality in early cervical cancer: how far can we go？ J Gynecol Oncol, 2019, 30 (1): e30.

［35］ TANGUAY C, PLANTE M, RENAUD MC, et al. Vaginal radical trachelectomy in the treatment of cervical cancer: the role of frozen section. Int J Gynecol Pathol Off J Int Soc Gynecol Pathol, 2004, 23 (2): 170-175.

［36］ PLANTE M, GREGOIRE J, RENAUD MC, et al. The vaginal radical trachelectomy: an update of a series of 125 cases and 106 pregnancies. Gynecol Oncol, 2011, 121 (2): 290-297.

［37］ ALVAREZ RM, BILIATIS I, ROCKALL A, et al. MRI measurement of residual cervical length after radical trachelectomy for cervical cancer and the risk of adverse pregnancy outcomes: a blinded imaging analysis. BJOG Int J Obstet Gynaecol, 2018, 125 (13): 1726-1733.

［38］ LI X, XIA L, CHEN X, et al. Simple conization and pelvic lymphadenectomy in early-stage cervical cancer: A retrospective analysis and review of the literature. Gynecol Oncol, 2020, 158 (2): 231-235.

［39］ RAJU SK, PAPADOPOULOS AJ, MONTALTO SA, et al. Fertility-sparing surgery for early cervical cancer-approach to less radical surgery. Int J Gynecol Cancer Off J Int Gynecol Cancer Soc, 2012, 22 (2): 311-317.

［40］ COSTALES A, MICHENER C, ESCOBAR-RODRIGUEZ PF. Radical trachelectomy for early stage cervical cancer. Curr Treat Options Oncol, 2018, 19 (12): 75.

［41］ SATO Y, HIDAKA N, SAKAI A, et al. Evaluation of the efficacy of vaginal progesterone in preventing preterm birth after abdominal trachelectomy. Eur J Obstet Gynecol

Reprod Biol, 2021, 259: 119-124.

[42] TAKADA S, ISHIOKA S-I, ENDO T, et al. Difficulty in the management of pregnancy after vaginal radical trachelectomy. Int J Clin Oncol, 2013, 18 (6): 1085-1090.

[43] PLANTE M, ROY M. New approaches in the surgical management of early stage cervical cancer. Curr Opin Obstet Gynecol, 2001, 13 (1): 41-46.

[44] SALING E. Early total occlusion of os uteri prevent habitual abortion and premature deliveries (author's transl). Z Geburtshilfe Perinatol, 1981, 185 (5): 259-261.

[45] SCHULZE G. Results of early total cervix occlusion (ETCO) according to Saling in multiple pregnancies--a retrospective study of the period 1995 to 2005. Z Geburtshilfe Neonatol, 2008, 212 (1): 13-17.

[46] SNEIDER K, POULSEN MØ, OTTOSEN C, Langhoff-Roos J. Successful delivery after vaginal occlusion in addition to cerclage in a trachelectomy patient with recurrent second trimester pregnancy loss: a case report. Clin Case Rep, 2014, 2 (4): 153-155.

[47] SPEISER D, KÖHLER C, SCHNEIDER A, et al. Radical vaginal trachelectomy: a fertility-preserving procedure in early cervical cancer in young women. Dtsch Arzteblatt Int, 2013, 110 (17): 289-295.

[48] KASUGA Y, IKENOUE S, TANAKA M, et al. Management of pregnancy after radical trachelectomy. Gynecol Oncol, 2021: S0090-8258 (21) 00343-7.

[49] GUITARTE C, ALAGKIOZIDIS I, MIZE B, et al. Glassy cell carcinoma of the cervix: a systematic review and meta-analysis. Gynecol Oncol, 2014, 133 (2): 186-191.

[50] ROB L, PLUTA M, STRNAD P, et al. A less radical treatment option to the fertility-sparing radical trachelectomy in patients with stage I cervical cancer. Gynecol Oncol, 2008, 111 (2 Suppl): S116-120.

[51] RAMIREZ PT, PAREJA R, RENDÓN GJ, et al. Management of low-risk early-stage cervical cancer: should conization, simple trachelectomy, or simple hysterectomy replace radical surgery as the new standard of care？Gynecol Oncol, 2014, 132 (1): 254-259.

[52] PLANTE M, LAU S, BRYDON L, et al. Neoadjuvant chemotherapy followed by vaginal radical trachelectomy in bulky stage IB1 cervical cancer: case report. Gynecol Oncol, 2006, 101 (2): 367-370.

[53] ROBOVA H, HALASKA MJ, PLUTA M, et al. Oncological and pregnancy outcomes after high-dose density neoadjuvant chemotherapy and fertility-sparing surgery in cervical cancer. Gynecol Oncol, 2014, 135 (2): 213-216.

[54] LANOWSKA M, MANGLER M, SPEISER D, et al. Radical vaginal trachelectomy after laparoscopic staging and neoadjuvant chemotherapy in women with early-stage cervical cancer over 2 cm: oncologic, fertility, and neonatal outcome in a series of 20 patients. Int J Gynecol Cancer Off J Int Gynecol Cancer Soc, 2014, 24 (3): 586-593.

[55] ZUSTERZEEL PLM, AARTS JWM, POL FJM, et al. Neoadjuvant chemotherapy followed by vaginal radical trachelectomy as fertility-preserving treatment for patients with FIGO 2018 stage 1B2 cervical cancer. The Oncologist, 2020, 25 (7): e1051-1059.

［56］GWACHAM NI, MCKENZIE ND, FITZGERALD ER, et al. Neoadjuvant chemotherapy followed by fertility sparing surgery in cervical cancers size 2-4 cm; emerging data and future perspectives. Gynecol Oncol, 2021: S0090-8258 (21) 00486-8.

［57］CIBULA D, ABU-RUSTUM NR, BENEDETTI-PANICI P, et al. New classification system of radical hysterectomy: emphasis on a three-dimensional anatomic template for parametrial resection. Gynecol Oncol, 2011, 122 (2): 264-268.

Atlas of a vaginal radical trachelectomy

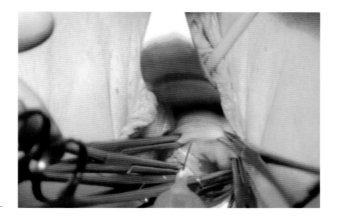

Photo1.　Kocher forceps and infiltration

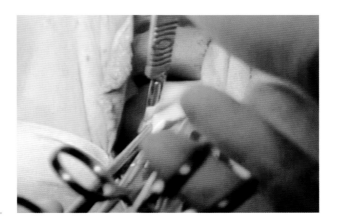

Photo 2.　Circumferential vaginal incision

Photo 3. Cervix into the
closed vaginal cuff

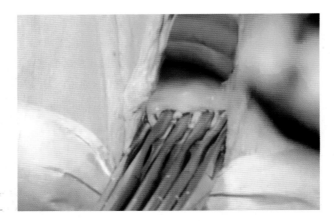

Photo 4. Opening the
Douglas pouch

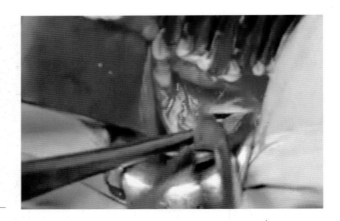

Photo 5. opening the right
pararectal space

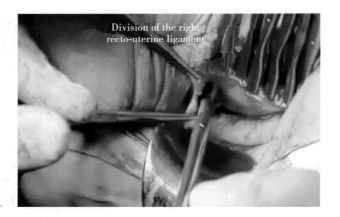

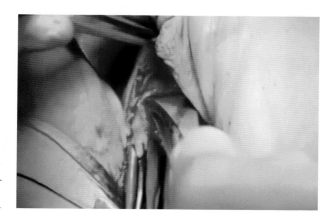

Photo 6.　opening the vesico-vaginal space

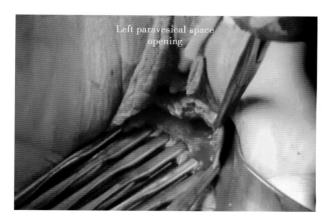

Photo 7.　paravesical space approach

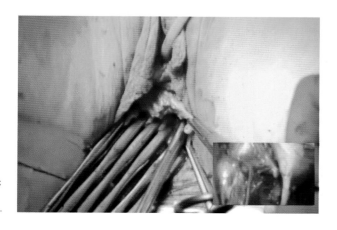

Photo 8.　opening with scissors (lapscopic view)

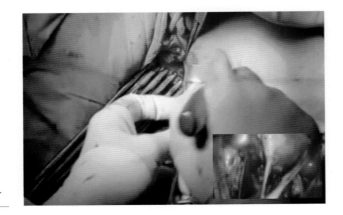

Photo9.　placement of a
　　　　Breisky retractor

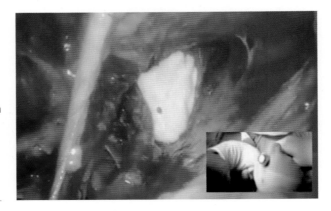

Photo10.　laparoscopic vision
　　　　of left ureter
　　　　palpation through
　　　　bladder pillar, on
　　　　the breisky
　　　　retractor（"click"）

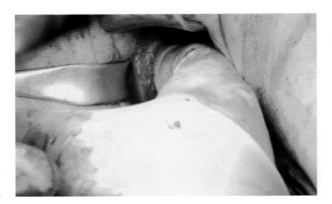

Photo 11.　the same on the
　　　　right side

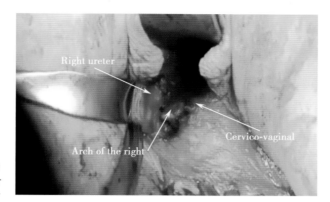

Photo 12. After division of the left bladder pillar

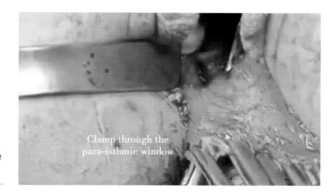

Photo 13. dissector above paracervix

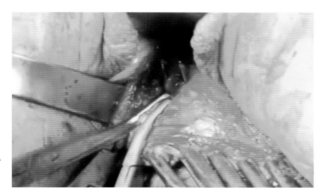

Photo 14. clamps on paracer-vix below ureter

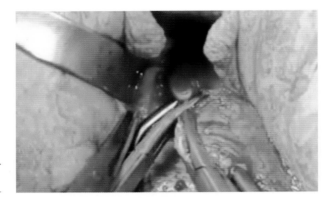

Photo 15. clamp on cervico-vaginal artery

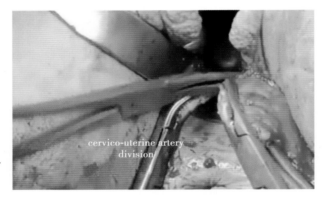

cervico-uterine artery division

Photo 16. complete transection of paracervix

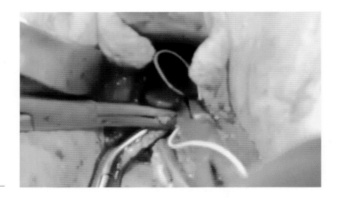

Photo 17. ligature of C-V artery

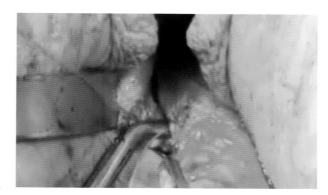

Photo 18.　ligature of paracer-
　　　　　vix below ureter

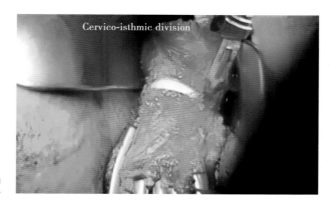

Photo 19.　cervix transection

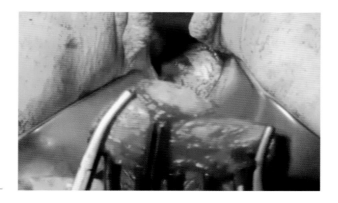

Photo 20.　trachelectomy
　　　　　specimen

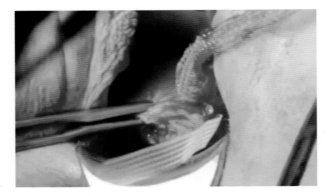

Photo 21. placement of an
isthmic strap

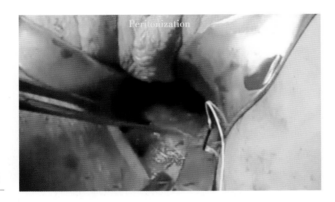

Photo 22. peritonization
above cerclage

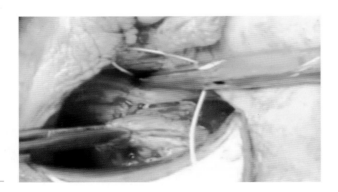

Photo 23. utero-vaginal
reanastomosis

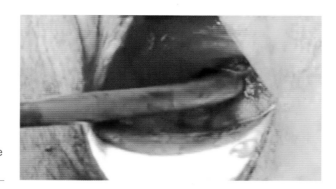

Photo 24.　control of orifice patency

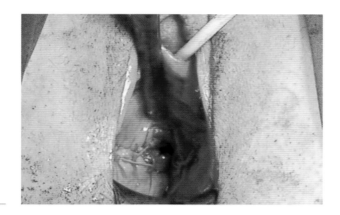

Photo 25.　final aspect

附录2 Minimally Invasive Radical Trachelectomy: Considerations on Surgical Approach

Gloria Salvo, Pedro T. Ramirez
Department of Gynecologic Oncology and Reproductive Medicine,
Division of Surgery，The University of Texas MD Anderson Cancer
Center, Houston, TX, USA

Abstract

Supported by evidence, radical trachelectomy is a safe and feasible alternative to patients with early-stage cervical cancer who wish to preserve fertility. In addition, published retrospective literature supports that oncologic outcomes are equivalent to those of radical hysterectomy. First published as a vaginal approach, other approaches including laparotomic, laparoscopic, and robotic have been reported in retrospective case series. In 2018, the first ever prospective randomize trial (LACC) comparing open *vs.* minimally invasive radical hysterectomy showed worse disease-free and overall survival for the minimally invasive (both laparoscopic and robotic) approach when compared to the open approach. This landmark publication raised concerns regarding the oncologic safety of minimally invasive radical trachelectomy.

In 2011, minimally invasive became the dominant approach in the United States, for radical trachelectomy. Given that radical trachelectomy is an infrequently performed procedure only small retrospective studies, systematic reviews, and large database studies have been published. These studies are limited by their retrospective nature, small sample size, patient selection bias, unbalanced groups, and sequential temporal surgical approach comparisons. However, the available evidence thus far shows that oncologic outcomes for both open and minimally invasive radical trachelectomy are equivalent.

Because of the rarity of the procedure and the low recurrence and death rates of patients with early-stage cervical cancer undergoing radical trachelectomy, a prospective randomized trial seems improbable. Recently, the results of a multi-institutional international registry study (International Radical Trachelectomy

Assesement study-IRTA) became available evaluating oncologic outcomes of open vs. minimally invasive radical trachelectomy. Moreover, a single arm prospective study (ConCerv) evaluating oncologic outcomes of even less radical surgery (conization alone or simple hysterectomy) in a low-risk early stage cervical cancer population was recently published. There are two ongoing prospective studies evaluating conservative surgery in patients with low-risk early stage cervical cancer: SHAPE, and GOG 278. The final results of these studies will hopefully shed light on the optimal treatment option for patients with early-stage cervical cancer. This chapter will review the most relevant publications comparing open *vs.* minimally invasive radical trachelectomy and analyze the limitations of the current literature.

Keywords

Cervical cancer, radical trachelectomy, fertility-sparing, minimally invasive approach.

Introduction

Cervical cancer is the 4th most common cancer in women worldwide[1]. It is frequently diagnosed at reproductive age, with 37% of new cervical cancers diagnosed under the age of 45[2]. Due to a delay in childbearing, an increasing number of reproductive-aged women diagnosed with cervical cancer desire fertility-sparing treatment.

Vaginal radical trachelectomy, first reported in 1994 by Dargent et al[3]. was the first option for fertility preservation in patients with early stage cervical cancer. Single institution[4, 5], reviews[6], and national cancer database studies[7] have described comparable morbidity, mortality, and recurrence rates compared to the standard radical hysterectomy leading to the conclusion that radical trachelectomy is a viable fertility-sparing option for early-stage cervical cancer patients. The rates of radical trachelectomy have increased in the past decades. In the United States, trachelectomy rates increased from 1.5% in 2004 to 3.8% by 2014 ($P<0.001$) with the greatest increase seen in women<30 years of age (4.6% in 2004 to 17.0% in 2014, $P<0.001$)[7].

Since its first publication as a vaginal procedure, radical trachelectomy has been reported via laparotomy (1997), laparoscopy (2003), and robotic (2008) approach. A recent systematic review by Smith et al[8]. included a total of 2,566 patients that underwent radical trachelectomy from 1999 to 2019 through various approaches. Due to the time of publication, most cases included in this review were performed using the vaginal approach (58.1%) followed by abdominal (37.2%), and laparoscopic (4.7%). Overall, the median tumor size was 1.5cm. Tumor size $\leqslant 2$ cm accounted for 69.2% and tumors larger than 2cm for 30.8% of all cases with a median depth of stromal invasion of 5mm (range, 3-12). Most patients had FIGO 2009 stage IB1 tumors (74.8%) followed by IA2 (15.5%). Approximately one-third of tumors had lymphovascular space invasion (31.2%) and 6.1% had pelvic lymph node involvement. With a median follow-up of 48 months (range, 2-202) across studies, the median recurrence rate was 3.3%(range, 0-25); the median time to recurrence was 26 months (range, 8-44). Median 5-year recurrence-free and overall survivals were 94.6% (range, 88-97.3) and 97.4%(range, 95-99), respectively. The post trachelectomy pregnancy rate was 23.9%, with a live-birth rate of 75.1%.

The vaginal approach has the advantage of a faster recovery and return to daily activities with the disadvantage of requiring training in complex vaginal surgery. The reported rate of intraoperative conversion to hysterectomy is 3.9% and the rate of adjuvant therapy is 4.4%. With a follow up time of 50.9 months (range, 9.8-202) the recurrence rate is 3.8%(0-9.9), median 5-year recurrence-free survival 94.4%(range, 88-97.3), death rate 1.7%(range, 0-3), and median 5-year overall survival 97.4%(range, 95-99)[8].

A subsequent publication in 1997 described the laparotomic or open radical tracheletomy approach[9]. Of note, the first abdominal radical trachelectomy was published by Eugen Bogdan Aburel in 1957; however, often not credited as none of the patients became pregnant. The main advantage of this approach is not requiring specific training in complex vaginal surgery. Moreover, it became the approach of choice in patients with larger tumors as it allows for larger parametrium resection than its vaginal counterpart[10]. As a disadvantage, the open approach has higher estimated blood loss and transfusion rates, with longer hospital stay when compared to vaginal radical trachelectomy. For the open approach, the reported rate of intraoperative conversion to hysterectomy is 12.6% with 5.4% of patients receiving adjuvant therapy. With a median follow-up time of 38 months (range, 2-66) the recurrence rate is 3.3%(range; 0-9.8), the 5-year recurrence-free survival 96.3%, the death rate 1.5%(range, 0-1.7), and a 5-year overall survival 98.6%[8].

In 2003 laparoscopic[11] and 2008 robotic[12, 13] radical trachelectomy were published offering the perioperative advantages already known for minimally invasive surgery, such as less blood loss, lower transfusion rates, shorter length of hospital stay, and faster return to daily activities. Similar to the vaginal and open approach, publications on minimally invasive surgery are retrospective case series with small sample size and short follow-up time. In the study by Smith et al. for the laparoscopic approach, the rate of intraoperative conversion to hysterectomy was 11.8% with no patients receiving adjuvant therapy. With a follow-up time of 25 months (range, 3.5-52.8) the median recurrence rate was 0 (range, 0-25), the 5-year recurrence-free survival was not reported, death rate 0 (range, 0-3.7), and the 5-year overall survival was not reported[8].

In 2018, a randomized prospective trial (LACC) comparing open vs. minimally invasive radical hysterectomy showed worse oncologic outcomes for the minimally invasive surgery group with a worse disease-free survival and overall survival [14]. This lead many to question the safety of minimally invasive radical trachelectomy given that the fertility-sparing procedure routinely includes similar patient population as those included in the LACC trial.

This chapter aims to review single institutions, systematic reviews, National Cancer Database, and international collaboration study reporting on the oncologic outcomes of open and minimally invasive approach for radical trachelectomy. Furthermore, we will also outline published data on the possibility of less radical surgery by discussing a single-arm recently published study and two ongoing prospective randomized studies.

Surgical Approaches

Open Radical Trachelectomy

The largest series on open radical trachelectomy published to date is a single-institution retrospective study by Li et al [15]. The study included 333 patients with FIGO 2009 stage IA1 with LVSI-IB1 cervical cancer who underwent open radical trachelectomy from 2004 to 2017. The most common histology was squamous carcinoma 271 (81.4%) and stage IB1 255 (76.6%). One hundred thirty-two women (39.6%) had tumors ≥ 2cm. With a median follow-up of 56 months (range, 6-169), 11 patients (3.3%) had a recurrence, and five patients (1.5%) died of the disease. The cumulative 5-year recurrence-free survival and overall survival rates were 96.3 and 98.6%, respectively. Recurrence rate in women with tumors ≥ 2cm was comparable to that in patients with tumors < 2 cm (5.3% vs. 2.0%, respectively, P=NS). The study showed a significantly higher recurrence rate for patients with adenosquamous carcinoma than for squamous or adenocarcinomas (18.2%, 3.9%, and 2.6%, respectively, P < 0.05). All patients with adenosquamous carcinomas that recurred had tumors ≥ 2cm. On multivariate analysis, the only independent risk factor for recurrence was histology type. The authors concluded that the survival rate following open radical trachelectomy was favorable and a safe option for well-selected patients with stage IB1 cervical cancers ≥ 2cm. However, according to the authors, in case of tumors ≥ 2cm and adenosquamous histology, patients should be advised with great caution regarding open radical trachelectomy.

Minimally Invasive Radical Trachelectomy

With less ginecologic surgeons trained in vaginal surgery and with the advantages of minimally invasive surgery over the open approach with regards to perioperative outcomes, comparable to the vaginal approach, minimally invasive surgery gained popularity for advanced pelvic surgery in gynecologic oncology worldwide. The first laparoscopic abdominal radical trachelectomy was reported by Lee and colleagues in 2003 [11] and later, in 2008, the first publications on robotic radical trachelectomy were published [12, 13]. Thus far, oncologic outcomes as published in small retrospective series and systematic reviews have suggested that the minimally invasive approach may be equivalent to its open counterpart. However, one should note that when evaluating the literature on minimally invasive surgery, studies are limited by the fact that in comparison to other studies, particularly those evaluating the vaginal or open radical trachelectomy, the follow up time is shorter in the minimally invasive surgery groups thus events for recurrence might not have manifested at the time of publication. In addition, given the time trend of publication, many of these studies that provide comparative data with the vaginal or open approaches, are not concurrent temporal comparisons but rather sequential comparisons.

The first series comparing robotic to open radical trachelectomy was published in 2012 and included 37 patients (open, 25; robotic, 12)[16]. Patients undergoing robotic radical trachelectomy had significantly less blood loss (62.5 ml $vs.$ 300ml, P =0.000 1) and decreased length of postoperative stay (1 $vs.$ 4 days, P <0.001), with no difference in operative time (328min $vs.$ 294min, P = 0.26). Twenty-three patients (62%) had no residual cervical disease on final pathology. Five (open, 1; robotic, 4) underwent conversion to radical hysterectomy secondary to close (<5mm) endocervical margin (P =0.08). Acknowledging a shorter median time of follow-up among patients in the robotic group [10.8 months (range, 0.43-24.6) $vs.$ 26.4 months (0.30-64.9); P =0.004] no recurrences were reported for either approach. In 2015, Vieira et al [17]. published a retrospective study comparing 100 patients [open, 58; minimally invasive surgery, 42 (robotic or laparoscopic)] from 3 institutions who underwent radical trachelectomy from 2002 to 2013. Both approaches were compared in terms of perioperative, oncologic, and pregnancy outcomes. Both groups were similar in terms of age, body mass index, histology, lymph vascular space invasion, and stage (p>0.05). Median surgical time was 272 minutes (range, 130-441) and 270 minutes (range, 150-373) for minimally invasive surgery and open, respectively (P=0.78). Blood loss was significantly lower for minimally invasive surgery $vs.$ laparotomy [50 ml (range, 10-225ml) $vs.$ 300ml (50-1, 100ml)](P<0.000 1). Length of hospitalization was shorter for minimally invasive surgery than for laparotomy [1 day (1-3) $vs.$ 4 days (1-9), P<0.000 1]. Among 83 patients who preserved their fertility (minimally invasive surgery, 33; open, 50), 34 (41%) patients attempted to get pregnant. Sixteen (47%) patients were able to do so (minimally invasive surgery, 2 $vs.$ laparotomy, 14, P =0.01). The pregnancy rate was higher in the open surgery group when compared to the minimally invasive surgery group (51% *vs.* 28%, *P* = 0.018). Median follow-up was shorter in the minimally invasive surgery group compared with the open surgery group [25 months (range, 10-69) *vs.* 66 months (range, 11-147)]. At the time of publication, there was one recurrence in the laparotomy group and none in the minimally invasive surgery group with no deaths from disease reported for either group[18].

In 2016 Bentivegna et al[19]. published a systematic review on oncologic outcomes of six fertility-sparing procedures (conization or simple trachelectomy, neoadjuvant chemotherapy followed by fertility-sparing surgery, radical trachelectomy via vaginal, open, laparoscopic, or robotic approach). A total of 28 series including 660 patients that underwent open surgery were included in the review. The recurrence rate for the open approach was 5% with 9 deaths reported. Laparoscopic radical trachelectomies were reported in 18 series including 238 patients. With a median follow-up of 24 months (range, 4-66) the recurrence rate in the laparoscopic group was 6%. For the robotic approach, 89 patients were reported in nine series. Only one series reported a follow-up time with 2 recurrences reported. Among patients with FIGO 2009 stage IB1 disease, 20% had close or positive margins. Only one series reported follow-up time longer than 34 months, and four series did not report any follow-up suggesting that robotic radical trachelectomy was still in the feasibility stage. Given that this was systematic review, not a meta-analysis, there were no perioperative or oncologic outcomes comparisons among surgical approaches.

In 2018, a National Cancer Database study was published to assess the trends in the use of trachelectomy in the United States and to examine the outcomes of the procedure compared with hysterectomy in women < 50 years of age with FIGO 2009 stage IA2-IB2 cervical cancer[7]. A total of 15, 150 patients (hysterectomy, 14, 714; trachelectomy 436) who underwent surgery from 2004 to 2014 were included. During the study period, trachelectomy rates increased from 1.5% to 3.8% (*P* < 0.001) with the greatest increase seen in women < 30 years of age (4.6% in 2004 to 17.0% in 2014, *P* < 0.001). After propensity score matching, there was no association between trachelectomy and the risk of mortality (hazard ratio 1.24, 95% *CI* 0.70-2.22). Mortality rate was 6.0% for hysterectomy vs 5.2% for trachelectomy. Similarly, 5-year survival rates were similar between trachelectomy and hysterectomy for all stages examined, 92.4%(95% *CI* 89.7-94.4) and 92.3%(95% *CI* 88.5-94.9), *P* =0.70, respectively. The authors concluded that the use of trachelectomy for early-stage cervical cancer has increased in the United States, particularly in young women (< 30 years of age) with similar survival rates for trachelectomy and hysterectomy.

Impact of LACC Trial

In 2018, a prospective, randomized trial (LACC Trial) including patients with FIGO 2009 stage IA1 with lymphascular space invasion-IB1 cervical cancer who underwent radical hysterectomy via open *vs.* minimally invasive approach (laparoscopic or robotic) showed 4.5-year disease-free survival of 86% for minimally invasive radical hysterectomy and 96.5% for the open approach. Minimally invasive surgery was also associated with higher rates of loco-regional recurrences [HR: 4.26 (95% *CI* 1.44-12.6), *P* =0.009] and a higher risk of death [HR: 6.00 (95% *CI* 1.77-20.3), *P* =0.004][14]. Several retrospectives and national database studies have subsequently shown comparable results to the LACC trial [20-24]. Moreover, secondary objectives from the LACC trial were published showing no difference between the open and minimally invasive surgery group in terms of perioperative complications rate or quality of life outcomes [25]. The unanticipated results of the LACC trial raised concern regarding the oncologic safety of minimally invasive radical trachelectomy.

After the publication of the LACC Trial, a National Cancer Database study including 246 patients aged < 50 years, with early-stage cervical cancer who underwent open (n=102) versus minimally invasive (n=144) radical trachelectomy between 2010 to 2015 was published [26]. The primary objective of the study was to evaluate the trends of minimally invasive radical trachelectomy in the United States. The study showed a significant increase in the use of minimally invasive trachelectomy from 29.3% in 2010 to 75.0% in 2015 (*P*<0.001), with minimally invasive surgery becoming the dominant approach for trachelectomy by 2011 (54.8%). Although oncologic outcomes were not the primary endpoint of the study, as a secondary observation, the 4-year overall survival rates were 95.7%(95% *CI*, 88.7-98.4) for the minimally invasive surgery and 92.3%(95% *CI*, 83.5-96.5) for the open group. With a median follow-up time of 37 months (interquartile range, 23-51) for the minimally invasive surgery and 40 months (interquartile range, 26-67) for the open approach group, there were 11 (5.3%) deaths [minimally invasive surgery, 4 (3.5%); open, 7 (7.6%), *P* = 0.25]. The authors concluded that minimally invasive surgery has become the dominant modality for radical trachelectomy in reproductive-aged women with FIGO 2009 stage IA2-IB cervical cancer after the year 2011 and that survival of these patients who underwent radical trachelectomy is favorable regardless of surgical modality. Although the study showed no difference in survival between the minimally invasive surgery and laparotomy approaches, the effects of minimally invasive on survival remain unknown and further study is warranted.

Given the limited number of patients who are candidates for radical trachelectomy and the low recurrence rates, a randomized control trial comparing open to minimally invasive approaches is unlikely. A recently published collaborative, international retrospective study (International Radical Trachelectomy Assessment Study-IRTA Study) compared 4.5-year disease-free survival after open vs minimally invasive radical trachelectomy [27]. The study included patients treated from 2005 to 2017 at 18 centers in 12 countries. Patients were elegible if they had squamous carcinoma, adenocarcinoma, or adenosquamous carcinoma; had a preoperative tumor size of ≤ 2 cm; and underwent open or minimally invasive (robotic or laparoscopic) radical trachelectomy with pelvic lymphadenectomy and/or sentinel lymph node biopsy. Patients that received neoadjuvant chemotherapy or preoperative pelvic radiotherapy, were pregnant, had stage IA1 disease with lymphovascular space invasion, aborted trachelectomy (conversion to radical hysterectomy), or vaginal approach were excluded. The primary study endpoint was the 4.5-year disease-free survival rate. Secondary objectives included 4.5-year overall survival rate and recurrence rate. A total of 646 patients were included in the final analysis (open=358; minimally invasive surgery=288). The median (range) patient age was 32 (20-42) years for open surgery vs 31 (18-45) years for minimally invasive surgery (P=0.11). Median (range) pathologic tumor size was 15mm (0-31) for open surgery and 12mm (0.8-40) for minimally invasive surgery (P =0.33). The rates of pelvic nodal involvement were 5.3%(19 of 358 patients) for open surgery and 4.9%(14 of 288 patients) for minimally invasive surgery (P =0.81). Median (range) follow-up time was 5.5 (0.20-16.70) years for open surgery and 3.1 years (0.02-11.10) years for minimally invasive surgery (P<0.001). At 4.5 years, 17 of 358 patients (4.7%) with open surgery and 18 of 288 patients (6.2%) with minimally invasive surgery had recurrence (P = 0.40). The 4.5-year disease-free survival rates were 94.3%(95% CI, 91.6-97.0) for open surgery and 91.5%(95% CI, 87.6-95.6) for minimally invasive surgery (logrank P=0.37). Post hoc propensity score analysis of recurrence risk showed no difference between surgical approaches (P=0.42). At 4.5 years, there were 6 disease-related deaths (open surgery, 3; minimally invasive surgery, 3) (log-rank P=0.49). The 4.5-year overall survival rates were 99.2%(95% CI, 97.6-99.7) for open surgery and 99.0%(95% CI, 79.0-99.8) for minimally invasive surgery. With low recurrence rates in both groups, the 4.5-year disease-free survival rates did not differ between open radical trachelectomy and minimally invasive radical trachelectomy. Less radical procedures such as conization and pelvic lymph node assesement may be additional options for patients with early stage cervical cancer that wish to preserve fertility.

Published Studies Limitations

When comparing open versus minimally invasive surgery radical trachelectomy there are several limitations of the published literature. One of the consistent flaws lies in the fact that all studies are retrospective in nature with small sample sizes. Therefore, none of the studies have enough power to identify a statistically significant difference between open and minimally invasive surgery. In other words, none have enough events to declare a power of 80% and significance level of 0.05. Although the conclusions routinely suggest that minimally invasive radical trachelectomy is associated with the same oncologic outcomes (recurrence and death) as the open approach, as p values are >0.05, one should keep in mind that the absence of statistical significance, does not mean that both approaches are equivalent but, possibly a consequence of a small sample size.

Another limitation of these studies is the use of historical controls. In other words, surgeries performed by both approaches were not concurrent, but rather sequential. As for other diseases, cervical cancer staging, diagnostic images, adjuvant treatment, and recommendation guidelines have changed over time. First, the use of cross-sectional imaging studies to better estimate tumor size and local spread of disease to determine if a patient is an ideal candidate for fertility-sparing surgery has evolved. Second, the increased use of sentinel lymph node biopsy allows for evaluation of lymph nodes in atypical locations that would have been missed with routine lymphadenectomy. In addition, the detection of micrometastasis, and the use of ultrastaging has lead to a more accurate staging and determination for the need of adjuvant therapy. Third, improvements in adjuvant treatment options may have also lead to improving outcomes over time favoring the minimally invasive approach. Fourth, progress in treatment for patients with recurrent disease may have led to improving oncologic outcomes over time, and finally, better supportive and end-of-life care may have also influenced the reported outcomes in these series. As shown in the case series and reviews published, the follow-up time for open and minimally invasive approaches are often not balanced, with shorter follow up times in the minimally invasive groups, thus leading to fewer recurrences reported in such groups.

Moreover, none of the case series that compared oncologic outcomes between minimally invasive surgery and open radical trachelectomy adjusted for confounders using a statistical method. Patients in the minimally invasive surgery group tend to have smaller tumors, earlier disease stage, lower rates of lymph node involvement, less need for adjuvant therapy than patients undergoing open surgery. Unadjusted or inadequately adjusted survival analyses are prone to be biased in favor of minimally invasive surgery as these factors are associated with a better prognosis.

It is not infrequent that centers have evaluated 'their own data', and proposed no difference in recurrences when comparing both approaches. Radical trachelectomy is not a frequently performed surgery in gynecologic oncology. No multicenter, nor National Cancer Database study will be able to include enough cases to find a significant difference in oncologic outcomes between approaches, particularly noting that the recurrence rates, regardless of approach, are extremely small. One might consider that the reason for the equivalency between approaches may be due to some, or all of the variables mentioned in the previous paragraph (sample size, non-concurrent surgeries, dissimilar follow-up time, patient selection bias) are unbalanced with a more favorable oncologic profile in the minimally invasive group and thus leading to the concern as to why outcomes are the same when the minimally invasive group is often a much more favorable group thus suggesting that perhaps if larger numbers of patients were included, results might be similar to those of the LACC trial [28]. A National Cancer Database study published in 2020 by Matsuo et al [29], showed that fertility-sparing trachelectomy for young women with cervical cancer is a rare surgical procedure performed by only 89 centers in the United States from 2001 to 2011 and most hospitals (82%) perform<2 cases per year. Six hospitals (6.7%) accounted for the top decile centers performing>2.5 cases annually. The numbers published by the study by Matsuo et al. are per site, not per surgeon, which might be even smaller. As stated by Melamed et al [30]. in a recent publication titled *Minimally Invasive Radical Hysterectomy for Cervical Cancer: When Adoption of a Novel Treatment Precedes Prospective, Randomized Evidence*, "the experience of a single surgeon or institution cannot produce estimates that are sufficiently accurate or precise to guide clinical practice".

In the aforementioned multi-institutional IRTA study, there are several items that should be highlighted. First, it is a retrospective study prone to several biases related to this type of report. Patients were not randomized to receive open or minimally invasive surgery, but the decision was based on the surgeon's choice. Moreover, the fact that both groups were unbalanced, with the open group having more high-risk factors for recurrence and higher rates of adjuvant therapy, could have impacted the preliminary results thus far reported. Second, the sample size is also a point to consider. Although it is not accurate to perform a sample size calculation for a retrospective study as the length of follow-up time and accrual rate play an important role in determining sample size, in order to observe a statistically significant difference in 5-year survival rates, one would need to observe a total of 179 events. Given survival rates exceeding 90%, a total of 1, 382 patients would be needed in order to observe 179 events. Third, although surgeries included were performed in recent years, patients underwent surgery over a period of approximately 12 years at a rate of 4.4 patients/month. This shows the difficulty in performing a randomized prospective trial.

585

After the LACC Trial publication, at MD Anderson Cancer Center all patients scheduled for radical trachelectomies are recommended a laparotomic approach within an Enhanced Recovery Under Surgery (ERAS) protocol [31, 32].

Less Radical Surgery-Tumors<2cm: ConCerv, SHAPE and GOG 278

An anticipated trial evaluating the role of conservative surgery in the setting of low-risk early stage cervical cancer patients (ConCerv Trial) has been recently published [33]. The ConCerv study was a prospective, multi-institutional international, single arm trial evaluating the safety and feasibility of conservative surgery in 100 patients with early-stage (FIGO 2018 stage IA2 or IB1) cervical cancer with tumor size 2 cm or less, squamous cell carcinoma (any grade) or adenocarcinoma (grades 1 or 2). Patients with high-risk histology or lymphovascular space invasion were excluded. Patients could have undergone treatment by one of two ways depending on desire for future fertility. Of note, this was not a randomized trial. Treatment options were cervical conization and pelvic lymph node dissection [with or without sentinel lymph node (SLN) biopsy] for those desiring future fertility or a simple hysterectomy and pelvic lymph node dissection (with or without SLN biopsy) for those not interested in fertility. The primary objective was to evaluate the safety and feasibility of performing conservative surgery in this group of patients. There were a number of secondary objectives which included assessing the treatment-associated morbidity and quality of life in patients undergoing conservative surgery compared with historical outcomes in matched patients treated with radical hysterectomy.

The results of the study showed that the median age at surgery was 38 years (range 23-67). Stage was IA2 (33%) and IB1 (67%). Surgery included conization followed by lymph node assessment in 44 women, conization followed by simple hysterectomy with lymph node assessment in 40 women, and inadvertent simple hysterectomy followed by lymph node dissection in 16 women. Positive lymph nodes were noted in five patients (5%). Residual disease in the post-conization hysterectomy specimen was noted in 2.5%(1/40) patients. The median follow-up for all patients was 36.3 months (range 0.0-68.3). Three patients developed recurrent disease within 2 years of surgery for a cumulative incidence of 3.5%(95% *CI* 0.9% to 9.0%). In total, at study completion, 14 pregnancies were reported among 11 of 40 women (27.5%) who underwent cervical conization and lymph node assessment for fertility preservation. Of these 14 pregnancies, 13 (92.9%) delivered at term and one (7.1%) resulted in a fetal demise at 22 weeks of gestation. The results of the ConCerv Trial have shown that conservative surgery in patients with low-risk cervical cancer may be feasible and oncologically safe.

Results from two additional ongoing prospective trials are highly anticipated. The first is the Radical versus Simple Hysterectomy and Pelvic Node Dissection with Low-Risk Early-Stage Cervical Cancer (SHAPE) Trial (NCT01658930). This is a non-inferiority randomized phase Ⅲ study comparing simple hysterectomy plus pelvic lymph node dissection with radical hysterectomy plus pelvic lymph node dissection in patients with FIGO 2009 stage IA2-IB1 disease (tumors<2cm). The primary outcomes are safety and pelvic relapse-free survival. The secondary endpoints include treatment-related toxic effects, extra pelvic relapse-free survival, overall survival, rate of sentinel node detection, rate of metastasis to the parametria, surgical margin status, pelvic node status, and quality of life. The study has completed accrual and results are anticipated in 2023. The second of these studies is the Gynecologic Oncology Group (GOG) 278 Trial (NCT01649089), which is assessing the impact of non-radical surgery (simple hysterectomy or cone biopsy, both with lymphadenectomy) on functional outcomes of lymphedema, bladder, bowel, and sexual function in women with FIGO 2009 stage IA2-IB1 (tumors<2cm) cervical cancer. Secondary outcomes include recurrence and survival rates. All patients must have had a cone biopsy or loop electrosurgical excision procedure with margins negative for carcinoma and high-grade dysplasia. In this study, patients are stratified according to their wish for fertility preservation to either cone biopsy and pelvic lymphadenectomy or simple hysterectomy and pelvic lymphadenectomy. This study is still ongoing and continues to accrue patients. If the SHAPE and GOG 278 both show results which affirm the safety of less radical surgery in patients with low-risk cervical cancer, the standard of care will likely change to simple conization or simple hysterectomy for patients who meet criteria for conservative management.

Tumors>2cm

It has been previously shown that almost 40% of women with cervical cancer are diagnosed between the ages of 20 and 44 years, with disease confined to the cervix in approximately 46% of cases[34]. It is known that the radical trachelectomy procedure is now recognized as an alternative to the 'standard' radical hysterectomy for young women with lesions<2cm who wish to preserve fertility as per National Comprehensive Cancer Network (NCCN) guidelines[35]. However, previous data has shown that the size of the cervical lesion is one of the most important prognostic factors in terms of outcome, with a statistically increased risk of recurrence for patients with tumors larger than 2cms when undergoing fertility sparing surgery[19]. In most centers, current standard treatment for cervical cancers measuring 2-4cm is a definitive radical hysterectomy. Although, a radical trachelectomy may be performed, the rate of patients undergoing adjuvant treatment may be high due to high-risk features such as positive nodes, involved surgical margins or parametria. In addition, factors such as depth of stromal invasion, tumor size, and lympho-vascular invasion, when combined may also lead to a recommendation for adjuvant treatment [36]. To date, the optimal management of patients with tumors>2 cms who wish to preserve fertility is not defined.

There is published data on the use of neoadjuvant chemotherapy followed by radical hysterectomy with the goal of reducing tumor size [37]. With this evidence, some have sought to incorporate neoadjuvant chemotherapy in young patients with early cervical cancer with the goal of fertility-sparing surgery after documentation of reduction in tumor size. In a review by Plante et al., the authors compiled data from five studies of neoadjuvant chemotherapy followed by fertility-sparing surgery which showed a 71% response rate and improved obstetrical outcomes when compared to upfront trachelectomy [38]. One important point to highlight is that patients who experienced a poor response to neoadjuvant chemotherapy were at higher risk of recurrence and death from cervical cancer.

Currently, there is an ongoing prospective study evaluating the feasibility of preserving fertility in patients with early cervical cancer. This trial is titled FIGO 2018 stage IB2 (2-4cm) Cervical cancer treated with Neoadjuvant chemotherapy followed by fertility Sparing Surgery (CONTESSA); Neoadjuvant Chemotherapy and Conservative Surgery in Cervical Cancer to Preserve Fertility (NEOCON-F). A PMHC, DGOG, GCIG/CCRN and multicenter study [39]. Patients in the study will receive three cycles of platinum and paclitaxel chemotherapy. Those with complete/partial response will undergo fertility-sparing surgery and will be followed for three years to monitor outcomes. Patients with suboptimal response (residual lesion ≥2cm) will undergo definitive radical hysterectomy and/or chemotherapy and radiation. The eligibility criteria for the study is as follows: patients must have histologically confirmed invasive cervical cancer, 2-4 cm lesion, by clinical examination and magnetic resonance imaging (MRI), negative node, and pre-menopausal (≤40 years old). Following three cycles of neo-adjuvant chemotherapy, patients must achieve a complete/partial response (residual lesion< 2cm). Exclusion criteria include high-risk histology, tumor extension to uterine corpus/isthmus (as per MRI), and suboptimal response/progression following neo-adjuvant chemotherapy. The primary endpoint of the study will be to assess the rate of functional uterus defined as successful fertility-sparing surgery and no adjuvant therapy. The aim for total accrual is 90 patients.

SUMMARY

Radical trachelectomy is a feasible alternative to radical hysterectomy for patients with early-stage cervical cancer wishing to preserve fertility. Retrospective studies have shown that it has similar oncologic outcomes as the standard radical hysterectomy. Published data supports that radical trachelectomy may be performed via the vaginal, open abdominal, or minimally invasive approach. A prospective randomized trial evaluating open *vs.* minimally invasive approach is unlikely given the rarity of the procedure and the large number of patients required for such trial. Preliminary results from the largest retrospective international collaboration study (IRTA), have shown similar progression-free and overall survival for patients with tumors up to 2cm undergoing open *vs.* minimally invasive radical trachelectomy. The safety and feasibility of conservative surgery in patients with low-risk cervical cancer has been recently published by a prospective single-arm (non-randomized) study. Two ongoing prospective randomized trials of patients with early-stage cervical cancer undergoing less radical surgery (conization or simple hysterectomy) are to be reported soon. These trials will provide evidence as to the role and oncologic safety of conservative management in patients with early cervical cancer categorized as low risk. Such results may change the standard of care towards either conization or simple hysterectomy instead of radical trachelectomy or hysterectomy for qualified patients.

Conflicts of interest

The authors have no conflicts of interest or financial disclosures to declare.

REFERENCES

[1] BRAY F, FERLAY J, SOERJOMATARAM I, et al. Global cancer statistics 2018: GLOBOCAN estimates of incidence and mortality worldwide for 36 cancers in 185 countries. CA Cancer J Clin, 2018, 68 (6): 394-424.

[2] American Cancer Society. Cancer Facts & Figures 2020. CA Cancer J Clin, 2020: 1-76.

[3] DARGENT D, BRUN JL, ROY MRI. Pregnancies following radical trachelectomy for invasive cervical cancer. Gynecol Oncol, 1994, 52: 105.

[4] BEINER ME, HAUSPY J, ROSEN B, et al. Radical vaginal trachelectomy vs. radical hysterectomy for small early stage cervical cancer: a matched case-control study. Gynecol Oncol, 2008, 110 (2): 168-171.

[5] MARCHIOLE P, BENCHAIB M, BUENERD A, et al. Oncological safety of laparoscopic-assisted vaginal radical trachelectomy (LARVT or Dargent's operation): a comparative study with laparoscopic-assisted vaginal radical hysterectomy (LARVH). Gynecol Oncol, 2007, 106 (1): 132-141.

[6] PAREJA R, RENDÓN GJ, SANZ-LOMANA CM, et al. Surgical, oncological, and

obstetrical outcomes after abdominal radical trachelectomy-a systematic literature review. Gynecol Oncol, 2013, 131 (1): 77-82.

[7] CUI RR, CHEN L, TERGAS AI, et al. Trends in use and survival associated with fertility-sparing trachelectomy for young women with early-stage cervical cancer. Obstet Gynecol, 2018, 131 (6): 1085-1094.

[8] SMITH ES, MOON AS, O'HANLON R, et al. Radical trachelectomy for the treatment of early-stage cervical cancer: a systematic review. Obstet Gynecol, 2020, 136 (3): 533-542.

[9] SMITH JR, BOYLE DC, CORLESS DJ, et al. Abdominal radical trachelectomy: a new surgical technique for the conservative management of cervical carcinoma. Br J Obstet Gynaecol, 1997, 104 (10): 1196-1200.

[10] EINSTEIN MH, PARK KJ, SONODA Y, et al. Radical vaginal versus abdominal trachelectomy for stage IB1 cervical cancer: a comparison of surgical and pathologic outcomes. Gynecol Oncol, 2009, 112 (1): 73-77.

[11] LEE CL, HUANG KG, WANG CJ, et al. Laparoscopic radical trachelectomy for stage Ib1 cervical cancer. J Am Assoc Gynecol Laparosc, 2003, 10 (1): 111-115.

[12] PERSSON J, KANNISTO P, BOSSMAR T. Robot-assisted abdominal laparoscopic radical trachelectomy. Gynecol Oncol, 2008, 111 (3): 564-567.

[13] GEISLER JP, ORR CJ, MANAHAN KJ. Robotically assisted total laparoscopic radical trachelectomy for fertility sparing in stage IB1 adenosarcoma of the cervix. J Laparoendosc Adv Surg Tech A, 2008, 18 (5): 727-729.

[14] RAMIREZ PT, FRUMOVITZ M, PAREJA R, et al. Minimally invasive versus abdominal radical hysterectomy for cervical cancer. N Engl J Med, 2018, 379 (20): 1895-1904.

[15] LI X, LI J, JIANG Z, et al. Oncological results and recurrent risk factors following abdominal radical trachelectomy: an updated series of 333 patients. BJOG, 2019, 126 (9): 1169-1174.

[16] NICK AM, FRUMOVITZ MM, SOLIMAN PT, et al. Fertility sparing surgery for treatment of early-stage cervical cancer: open vs. robotic radical trachelectomy. Gynecol Oncol, 2012, 124 (2): 276-280.

[17] VIEIRA MA, RENDÓN GJ, MUNSELL M, et al. Radical trachelectomy in early-stage cervical cancer: a comparison of laparotomy and minimally invasive surgery. Gynecol Oncol, 2015, 138 (3): 585-589.

[18] API M, BOZA A, CEYHAN M. Robotic versus laparoscopic radical trachelectomy for early-stage cervical cancer: case report and review of literature. J Minim Invasive Gynecol, 2016, 23 (5): 677-683.

[19] BENTIVEGNA E, GOUY S, MAULARD A, et al. Oncological outcomes after fertility-sparing surgery for cervical cancer: a systematic review. Lancet Oncol, 2016, 17 (6): e240-e53.

[20] MELAMED A, MARGUL DJ, CHEN L, et al. Survival after minimally invasive radical hysterectomy for early-stage cervical cancer. N Engl J Med, 2018, 379 (20): 1905-1914.

[21] NITECKI R, RAMIREZ PT, FRUMOVITZ M, et al. Survival after minimally invasive vs

open radical hysterectomy for early-stage cervical cancer: a systematic review and meta-analysis. JAMA Oncol, 2020, 6 (7): 1019-1027.

[22] ODETTO D, PUGA MC, SAADI J, et al. Minimally invasive radical hysterectomy: An analysis of oncologic outcomes from Hospital Italiano (Argentina). Int J Gynecol Cancer, 2019, 29 (5): 863-868.

[23] UPPAL S, GEHRIG PA, PENG K, et al. Recurrence rates in patients with cervical cancer treated with abdominal versus minimally invasive radical hysterectomy: a multi-institutional retrospective review study. J Clin Oncol, 2020, 38 (10): 1030-1040.

[24] CUSIMANO MC, BAXTER NN, GIEN LT, et al. Impact of surgical approach on oncologic outcomes in women undergoing radical hysterectomy for cervical cancer. Am J Obstet Gynecol, 2019, 221 (6): 619 e1-e24.

[25] FRUMOVITZ M, OBERMAIR A, COLEMAN RL, et al. Quality of life in patients with cervical cancer after open versus minimally invasive radical hysterectomy (LACC): a secondary outcome of a multicentre, randomised, open-label, phase 3, non-inferiority trial. Lancet Oncol, 2020, 21 (6): 851-860.

[26] MATSUO K, CHEN L, MANDELBAUM RS, et al. Trachelectomy for reproductive-aged women with early-stage cervical cancer: minimally invasive surgery versus laparotomy. Am J Obstet Gynecol, 2019, 220 (5): 469 e1-e13.

[27] SALVO G, RAMIREZ PT, LEITAO MM, et al. Open vs minimally invasive radical trachelectomy in early-stage cervical cancer: International Radical Trachelectomy Assessment Study. Am J Obstet Gynecol, 2022, 226 (1): 97 e1-e16.

[28] SALVO G, RAMIREZ PT, LEITAO M, et al. International radical trachelectomy assessment: IRTA study. Int J Gynecol Cancer, 2019, 29 (3): 635-638.

[29] MATSUO K, MATSUZAKI S, MANDELBAUM RS, et al. Association between hospital surgical volume and perioperative outcomes of fertility-sparing trachelectomy for cervical cancer: a national study in the United States. Gynecol Oncol, 2020, 157 (1): 173-180.

[30] MELAMED A, RAUH-HAIN JA, RAMIREZ PT. Minimally invasive radical hysterectomy for cervical cancer: when adoption of a novel treatment precedes prospective, randomized evidence. J Clin Oncol, 2019, 37 (33): 3069-3074.

[31] NELSON G, BAKKUM-GAMEZ J, KALOGERA E, et al. Guidelines for perioperative care in gynecologic/oncology: Enhanced Recovery after Surgery (ERAS) society recommendations-2019 update. Int J Gynecol Cancer, 2019, 29 (4): 651-668.

[32] INIESTA MD, LASALA J, MENA G, et al. Impact of compliance with an enhanced recovery after surgery pathway on patient outcomes in open gynecologic surgery. Int J Gynecol Cancer, 2019, 29 (9): 1417-1424.

[33] SCHMELER KM, PAREJA R, LOPEZ BLANCO A, et al. ConCerv: a prospective trial of conservative surgery for low-risk early stage cervical cancer. Int J Gynecol Cancer, 2021, 31 (10): 1317-1325.

[34] SIEGEL RL, MILLER KD, JEMAL A. Cancer statistics, 2020. CA Cancer J Clin, 2020, 70 (1): 7-30.

［35］ National Comprehensive Cancer Network. NCCN Clinical practice guidelines in oncology (NCCN Guidelines). Cervical Cancer. Version 1.2021.

［36］ SEDLIS A, BUNDY BN, ROTMAN MZ, et al. A randomized trial of pelvic radiation therapy versus no further therapy in selected patients with stage IB carcinoma of the cervix after radical hysterectomy and pelvic lymphadenectomy. Obstet Gynecol Surv, 1999, 54 (9): 571-573.

［37］ KIM HS, SARDI JE, KATSUMATA N, et al. Efficacy of neoadjuvant chemotherapy in patients with FIGO stage ⅠB1 to ⅡA cervical cancer: an international collaborative meta-analysis. Eur J Surg Oncol, 2013, 39 (2): 115-124.

［38］ PLANTE M. Bulky early-stage cervical cancer (2-4cm lesions): upfront radical trachelectomy or neoadjuvant chemotherapyfollowed by fertility-preserving surgery: which is the best option？ Int J Gynecol Cancer, 2015, 25 (4): 722-728.

［39］ PLANTE M, VAN TROMMEL N, LHEUREUX S, et al. FIGO 2018 stage IB2 (2-4 cm) Cervical cancer treated with Neo-adjuvant chemotherapy followed by fertility Sparing Surgery (CONTESSA); Neo-Adjuvant Chemotherapy and Conservative Surgery in Cervical Cancer to Preserve Fertility (NEOCON-F). A PMHC, DGOG, GCI. Int J Gynecol Cancer, 2019, 29 (5): 969-975.

中英文名词对照索引